甲状腺癌
全程管理

主　编｜林岩松

副主编｜张　波　王卓颖　李小毅　高再荣　陈立波

人民卫生出版社
·北　京·

图书在版编目（CIP）数据

甲状腺癌全程管理 / 林岩松主编 . —北京：人民
卫生出版社，2023.2
ISBN 978-7-117-32870-8

Ⅰ.①甲… Ⅱ.①林… Ⅲ.①甲状腺疾病 —腺癌 —诊疗 Ⅳ.①R736.1

中国版本图书馆 CIP 数据核字（2022）第 028675 号

人卫智网	www.ipmph.com	医学教育、学术、考试、健康，购书智慧智能综合服务平台
人卫官网	www.pmph.com	人卫官方资讯发布平台

甲状腺癌全程管理

Jiazhuangxian Ai Quancheng Guanli

主　　编：林岩松
出版发行：人民卫生出版社（中继线 010-59780011）
地　　址：北京市朝阳区潘家园南里 19 号
邮　　编：100021
E - mail：pmph @ pmph.com
购书热线：010-59787592　010-59787584　010-65264830
印　　刷：北京盛通印刷股份有限公司
经　　销：新华书店
开　　本：787 × 1092　1/16　印张：30
字　　数：674 千字
版　　次：2023 年 2 月第 1 版
印　　次：2023 年 2 月第 1 次印刷
标准书号：ISBN 978-7-117-32870-8
定　　价：198.00 元

打击盗版举报电话：010-59787491　E-mail：WQ @ pmph.com
质量问题联系电话：010-59787234　E-mail：zhiliang @ pmph.com
数字融合服务电话：4001118166　E-mail：zengzhi @ pmph.com

编　委

曹　卫　华中科技大学同济医学院附属协和医院

陈　革　中国医学科学院北京协和医院

陈　伟　中国医学科学院北京协和医院

陈立波　上海交通大学附属第六人民医院

程歆琦　中国医学科学院北京协和医院

高再荣　华中科技大学同济医学院附属协和医院

郭　晔　同济大学附属东方医院

何慧婧　中国医学科学院基础医学研究所

侯　鹏　西安交通大学第一附属医院

侯晓荣　中国医学科学院北京协和医院

黄　蕤　四川大学华西医院

李　超　四川省肿瘤医院（四川省癌症防治中心）

李　丽　北京大学国际医院

李　梅　中国医学科学院北京协和医院

李乃适　中国医学科学院北京协和医院

李小毅　中国医学科学院北京协和医院

梁　军　北京大学国际医院

林承赫　吉林大学白求恩第一医院

林岩松　中国医学科学院北京协和医院

刘志艳　上海交通大学附属第六人民医院

吕　静　青岛大学附属医院

齐志宏　中国医学科学院北京协和医院

石　峰　湖南省肿瘤医院

隋　昕　中国医学科学院北京协和医院

王　军　甘肃省肿瘤医院

王　颖　中山大学附属第五医院

王任飞　同济大学附属第十人民医院

王生才　首都医科大学附属北京儿童医院

王叙馥　青岛大学附属医院

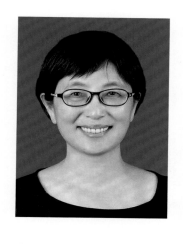

林岩松

主任医师,教授,博士研究生导师。中国医学科学院北京协和医院核医学科副主任。

国家卫生健康委员会专业技术职称考试专家委员会专家;国际原子能机构 IEAE RAS6074、RAS6083 项目中国区协调员。中国临床肿瘤学会(CSCO)核医学专家委员会主任委员;中国医师协会科普分会甲状腺科普专家委员会主任委员;中国医疗保健国际交流促进会甲状腺疾病专业委员会副主任委员;中国研究型医院学会分子诊断专业委员会副主任委员;中国抗癌协会甲状腺癌专业委员会常务委员;北京医学会核医学分会常委,治疗组组长;中华医学会核医学分会及中国医师协会核医学分会治疗学组副组长;2020 年《全国医疗服务项目技术规范》核医学专业临床专家工作组专家;《中华核医学与分子影像杂志》常务编委。

从事治疗核医学工作,并致力于分化型甲状腺癌的术后评估、治疗决策、全程管理及碘难治性分化型甲状腺癌的诊断与后续治疗探索。先后多次获得国家自然科学基金及科技部国际合作项目等资助。于 2006、2015、2018 年三度荣获中华医学科技奖,2018、2020 年两度荣获华夏医学科技奖。作为主编完成中国临床肿瘤学会(CSCO)《分化型甲状腺癌术后 ^{131}I 治疗前评估专家共识》《复发转移性分化型甲状腺癌诊治共识》《甲状腺癌患者教育手册》《持续 / 复发及转移性甲状腺癌诊疗指南》(2018、2019、2021 版),及 2019 版《持续 / 复发及转移性甲状腺癌诊疗指南》英文版。作为主要执笔人先后完成我国《^{131}I 治疗 Graves 甲亢专家共识 2010 版》《甲状腺结节和分化型甲状腺癌诊治指南》(2012 版)《^{131}I 治疗 Graves 甲亢指南》(2013、2021 版)《^{131}I 治疗分化型甲状腺癌指南》(2014、2021 版)。

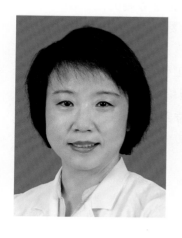

张 波

主任医师,教授,博士研究生导师。中日友好医院超声医学科主任,超声医学住院医师规范化培训基地教学主任。

中国医师协会浅表超声专业委员会副主任委员,中国临床肿瘤学会(CSCO)甲状腺癌专家委员会副主任委员,北京抗癌协会甲状腺专业委员会副主任委员,北京女医师协会超声医学专业委员会指导专家、副主任委员,北京医学会浅表器官与外周血管超声学组委员等。《中国医疗设备》杂志编委、《中国医学影像学》杂志审稿专家。

从事临床超声诊疗工作 20 余年,专业领域涉及腹部、妇产科、浅表器官及外周血管等器官系统病变的超声诊断及介入诊疗,尤其擅长小器官的超声诊断,在甲状腺疾病超声诊疗及新技术应用方面有较深造诣,全面参与了甲状腺疾病超声诊断及治疗长达十多年的系列研究。执笔中英文共识与指南 9 篇,主编专著 2 部。获 2021 年度中国研究型医院学会医学科技奖医学研究创新奖一等奖 1 项,2021 年度华夏医学科技奖二等奖 1 项,2020 年国之名医之"青年新锐"。

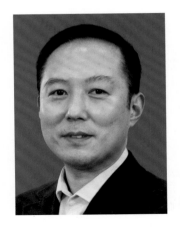

王卓颖

主任医师,博士研究生导师。上海交通大学医学院附属仁济医院头颈外科主任。

中国临床肿瘤学会(CSCO)甲状腺癌专家委员会副主任委员,中国抗癌协会头颈肿瘤专业委员会常务委员,中国医学教育促进会头颈肿瘤专业委员会副主任委员,中国医师协会甲状腺科普专业委员会副主任委员。

长期从事头颈外科临床治疗工作,专业方向为头颈部及甲状腺良恶性肿瘤的外科及多学科综合治疗等。现任《肿瘤》《中国癌症杂志》等杂志编委,《实用肿瘤外科学》副主编。主持多项国家自然科学基金研究项目。

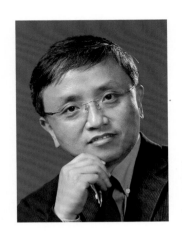

李小毅

北京协和医院普通外科主任医师,教授,博士研究生导师。

中国肿瘤临床学会(CSCO)甲状腺癌专家委员会副主任委员,中国医疗保健国际交流促进会甲状腺疾病分会常务委员,中国医疗保健国际交流促进会甲状腺疾病防治分会(颈清扫)学组副组长,中国抗癌协会甲状腺癌专业委员会委员,中国医师协会医学科学普及分会甲状腺疾病科普专业委员会委员。

努力提倡并开展规范的甲状腺癌手术及综合治疗模式。在甲状腺微小乳头状癌的诊治、复杂甲状腺癌的手术及综合治疗方面积累了较丰富的经验。主持、参与各类甲状腺疾病的临床、基础研究10项;参与编写了《复发转移性分化型甲状腺癌诊治共识》《持续/复发及转移性甲状腺癌诊疗指南(中、英文版)》《分化型甲状腺癌诊疗指南》《甲状腺癌患者教育手册》等。

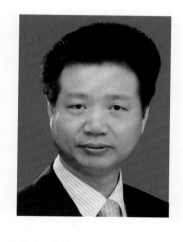

高再荣

华中科技大学同济医学院附属协和医院二级教授,主任医师,博士研究生导师。

湖北省医学会核医学分会主任委员;中华医学会核医学分会常务委员、治疗学组组长;中国医师协会核医学医师分会总干事、核素治疗工作组组长;中国临床肿瘤学会(CSCO)甲状腺癌专家委员会副主任委员;中国核学会近距离治疗与智慧放疗分会副理事长;全国医师定期考核核医学专业编辑委员会副主任委员;中国医疗保健国际交流促进会甲状腺疾病分会常务委员。

临床研究方向为肿瘤核医学和治疗核医学,在甲状腺癌、甲状腺功能亢进和转移性骨肿瘤的核素治疗方面处于国内领先水平。

主持或承担国家863计划项目、国家自然科学基金重点项目、国家自然科学基金面上项目等课题8项。获湖北省科技进步奖一等奖2项、三等奖1项,教育部科技进步奖二等奖1项,武汉市科技进步奖二等奖1项,湖北省自然科学优秀学术论文一等奖1项。主编或参编学术专著18部。

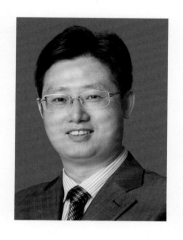

陈立波

主任医师,教授,博士研究生导师。上海交通大学附属第六人民医院核医学科副主任兼临港院区核医学科主任。

上海市医学会核医学分会治疗学组副组长,中华医学会肿瘤学分会甲状腺肿瘤专委会委员,中国临床肿瘤学会甲状腺癌专委会常务副主任委员,中国研究型医院学会甲状腺疾病专委会核医学学组副组长。

长期从事甲状腺疾病及骨转移瘤诊治及SPECT/PET/CT影像诊断。主持国家自然科学基金等科研课题10余项,研究方向为甲状腺疾病靶向治疗和肿瘤分子影像;获上海医学科技奖、教育部科技进步奖、中华医学科技奖、日本核医学会亚洲青年研究者奖和世界核医学和生物学联盟杰出贡献奖。

前　言

　　历经十个多月的构思、撰写、讨论及修改，由三十余位活跃在我国临床一线的甲状腺癌专家编纂的《甲状腺癌全程管理》终于问世。全书力求汇集最新的国内外研究证据，以患者为中心，以临床实践为基础，从多学科角度出发，围绕常见、热点及难点问题，全方位阐述甲状腺癌领域全程管理的理念和方法，旨在为临床医师、医学生和研究人员提供一部实用的甲状腺癌诊治参考书。

　　甲状腺癌具备独特的生物学特性，大多数甲状腺癌生物学行为相对惰性，患者在诊疗过程中需要辗转多个学科，在长期随访中亦会遇到许多诸如疾病预后、治疗风险等问题。多学科协作的全程管理模式极大地促进了各学科之间的充分交流，以患者为中心的理念不断地促进诊治决策的修正、疗效和风险的利弊平衡，最终能够真正使患者长期获益。本书立足于国内外最新诊疗规范，放眼个体化和精准化诊疗方向，按甲状腺癌的"发生—发展—诊断—治疗—随访"的全程管理思路进行阐述，为读者提供了从病理、影像、检验到手术、核素治疗、内分泌治疗、放化疗、靶向治疗、儿童生长发育及妊娠期管理等甲状腺领域最前沿的理念和内容，期望在疾病发展的不同阶段，指导临床医师基于循证医学证据给予患者合理、恰当的干预，最大程度上实现甲状腺癌患者生存时间和生活质量双重获益。同时，从公共卫生角度看，患者所经历的每一个临床决策，都是一个卫生经济学问题，将对患者个人及家庭、医疗资源、社会经济产生影响。临床治疗决策者、医疗政策制定者都应该对甲状腺癌有更深层的思索、更全面的视野。

　　医学是一门永远进步的学科，我们在期待本书以简洁明了的方式介绍甲状腺癌全程诊疗、管理方案的同时，也意识到相关领域仍存在着诸多悬而未决的问题。限于时间、观点差别等因素的影响，本书尚存不足，但是我们希望它能够尽量提供新鲜实用的知识，使读者全方位了解和认识甲状腺癌，也能启发同道深入思考，助力甲状腺癌规范化诊疗和科学研究。

2022 年 7 月

目 录

第一章 总 论

　　甲状腺癌是内分泌系统和头颈部肿瘤中最常见的恶性肿瘤,也是危害女性健康的常见恶性肿瘤。最近几十年,全球甲状腺癌的发病率几乎增长了一倍。我国甲状腺癌发病率同样呈上升趋势。根据《2018中国肿瘤登记年报》公布的最新数据,我国甲状腺癌排在女性恶性肿瘤发病顺位的第4位。了解甲状腺癌的流行现状,探索其发病和预后的影响因素,对于甲状腺癌的预防、治疗和健康管理有重要价值。与甲状腺癌快速上升的发病率形成对比,其死亡率稳定维持在较低水平,因此带来存活甲状腺癌患者数量的快速增长,也明显增加了相应医疗卫生资源的使用。甲状腺癌患者的临床分型与预后和治疗方案密切相关,在医疗卫生资源有限的情况下,有必要对甲状腺癌的防治进行卫生经济学研究,以合理配置卫生资源,优化卫生决策。本章分为三个部分:第一部分主要介绍甲状腺癌的流行现状和影响其发病及预后的因素;第二部分则结合卫生经济学知识,介绍有关甲状腺癌卫生经济学的研究现状和进展;第三部分立足于当前甲状腺癌管理模式的演进,明确了本书的思路,强调了多学科全程管理的重要意义。

第一节 甲状腺癌的流行病学

一、甲状腺癌的流行现状

(一) 全球甲状腺癌的流行现状

　　最近几十年,甲状腺癌的发病率在全球范围内都呈现出上升趋势,其中主要表现为甲状腺乳头状癌发病率的增长。2018年,全球甲状腺癌新发病例估计数为567 200例(535 100~601 300例),其中女性436 300例(408 100~466 600例),占76.9%;死亡41 100例(37 500~45 000例),其中女性25 500例(22 900~28 500例),占62.0%。根据美国癌症学会公

1

布的数据,2020 年美国甲状腺癌预测的新发病例数为 52 890 例,其中 76% 为女性。与甲状腺癌快速上升的发病率形成对比,甲状腺癌的死亡率一直维持在较低水平。例如,2020 年美国因甲状腺癌死亡的人数预计为 2 180 例,男女构成相似,分别为 1 040 例和 1 140 例。

1. **地区分布**　根据国际癌症研究所(International Agency for Research on Cancer,IARC)的全球癌症报告,甲状腺癌的发病率在经济发达地区较高,如 2012 年北美洲和欧洲人群的发病率达 16.5/10 万和 7.1/10 万;但在经济相对欠发达地区,如亚洲和非洲等地区较低,发病率分别为 3.4/10 万和 1.1/10 万。然而,近年来随着甲状腺癌筛查技术的快速发展和卫生服务利用度的提高,一些发展中国家的甲状腺癌发病率也随之升高。韩国 2011 年甲状腺癌发病率是 1993 年的 15 倍,成为全球甲状腺癌发病率最高的国家,但死亡率保持相对稳定。韩国女性甲状腺癌发病率居全球首位,高达 89/10 万,已成为该国女性最常见的恶性肿瘤。在意大利,甲状腺癌是该国 45 岁以下女性排在第二位的恶性肿瘤。

2. **时间分布**　过去 30 年里,甲状腺癌的发病率在全球范围内快速上升。发病率上升较快的主要是一些高收入国家。但在一些中等收入国家,如中国、巴西和土耳其,甲状腺癌的发病率也出现了快速增长。五大洲(Cancer Incidence in Five Continents,CI5)的癌症统计数据显示,1998—2002 年全球甲状腺癌的年龄标化发病率比 1993—1998 年增加了约 58%,其中女性的增长(66.7%)更为明显。美国健康监测、流行病学及结局数据库(Surveillance,Epidemiology,and End Results Program,SEER)数据显示,甲状腺癌的发病率从 1974—1977 年的 4.56/10 万上升至 2010—2013 年的 14.42/10 万,年增长率为 3%;而死亡率变化不大,1994—1997 年为 0.40/10 万,2010—2013 年为 0.46/10 万。

3. **人群分布**　甲状腺癌的发病率呈现出明显的性别差异,女性的发病率显著高于男性。根据 IARC 2020 年的报告,在全球范围内,女性甲状腺癌的发病风险约为男性的 3 倍。美国 2020 年肿瘤监测数据显示,女性甲状腺癌的新发病例数是男性的 3.16 倍(40 170:12 720),甲状腺癌新发病例数在女性所有恶性肿瘤中排在第 5 位;2014—2016 年,全年龄段女性患甲状腺癌的风险是男性的 2.71 倍(1.9%:0.7%)。在日本,女性和男性的发病率比约为 13:1。甲状腺癌的发病率也存在种族间的差异,美国国立癌症研究所收集的 1992—2004 年的数据显示,非拉美裔白人甲状腺癌发病率的年均增长率最高,非洲裔次之,亚裔和印第安人最低。

(二) 我国甲状腺癌的流行现状

根据 IARC 2014 年的全球癌症报告,我国的甲状腺癌新发病例数已超过 14 万,占全球新发病例数的 15.6%,死亡数占 13.8%。近年来我国甲状腺癌发病率明显上升,但死亡率稳定在较低水平;东部沿海地区的发病率高于中、西部地区,女性发病率明显高于男性。

《2018 中国肿瘤登记数据》显示,2015 年甲状腺癌发病位居癌症发病谱第 8 位。全部甲状腺癌病例中有明确组织学类型的病例占 84.25%,其中绝大多数为甲状腺乳头状癌(papillary thyroid cancer,PTC),占 92.38%;其次为甲状腺滤泡癌(follicular thyroid cancer,FTC),占 1.37%;甲状腺髓样癌(medullary thyroid cancer,MTC)占 0.30%。新发病例数为 42 249 例,占全部癌症发病的 4.58%;其中男性 10 178 例,女性 32 071 例。发病率为

13.17/10 万,以中国人口构成计算的标准化发病率(中标发病率,age-standardized incidence rates by Chinese standard population,ASIRC)为 11.05/10 万,以世界人口构成计算的标准化发病率(世标发病率,age-standardized incidence rates by world standard population,ASIRW)为 9.61/10 万;女性中标发病率是男性的 3.1 倍;0~74 岁的累积发病率为 0.92%。甲状腺癌死亡位居癌症死亡谱第 22 位,因甲状腺癌死亡病例 1 865 例,占全部癌症死亡的 0.33%。甲状腺癌的死亡率为 0.58/10 万,中标死亡率为 0.36/10 万,世标死亡率为 0.35/10 万。

1. **地区分布** 根据 2015 年全国肿瘤登记数据,我国东、中、西部地区甲状腺癌发病率存在差异:东部最高(中标发病率 14.71/10 万),中部次之(中标发病率 7.48/10 万),西部最低(中标发病率 4.98/10 万)。甲状腺癌的发病率在城乡之间也存在差异,城市甲状腺癌发病率(中标发病率 15.33/10 万)高于农村地区(中标发病率 6.86/10 万)。甲状腺癌的死亡率中部地区(中标死亡率 0.44/10 万)高于东部(0.33/10 万)和西部地区(0.33/10 万);城市的中标死亡率为 0.39/10 万,农村中标死亡率为 0.33/10 万,城市高于农村。

2. **时间分布** 中国肿瘤登记数据显示,2003—2011 年,中国女性人群甲状腺癌的发病率以年度变化百分比(annual percent change,APC)20.1% 的速度增长,已成为我国增长最快的恶性肿瘤之一。我国沿海地区近年来发病率上升尤为明显。例如,浙江省 2010—2014 年甲状腺癌中标发病率为 24.11/10 万,呈逐年上升趋势,APC 为 28.62%;中标死亡率为 0.23/10 万。青岛市甲状腺癌发病率由 2010 年的 1.0/10 万上升到 2017 年的 11.68/10 万,但死亡率总体保持平稳,大约为 0.20/10 万。深圳市甲状腺癌的发病率由 2001 年的 3.55/10 万上升至 2015 年的 17.97/10 万,APC 约 11%。

3. **人群分布**

(1)性别分布:《2018 中国肿瘤登记年报》显示,2015 年我国女性甲状腺癌发病率在各年龄段均高于男性,女性中标发病率(16.79/10 万)是男性(5.42/10 万)的 3.1 倍。

(2)年龄分布:女性甲状腺癌发病自 15~19 岁组开始快速上升,至 50~54 岁组达高峰;而男性从 15~19 岁组开始呈缓慢上升趋势。儿童青少年人群甲状腺癌发病率较低,约 1.45/10 万。14 岁后甲状腺癌的发病率显著增加,占青少年人群发病率的 74%。

二、甲状腺癌的危险因素

(一)影响甲状腺癌发病的危险因素

对于近年来全球甲状腺癌发病率快速上升的原因,意见尚不统一。有学者认为主要是由影像学筛查灵敏度的提高和检测范围扩大导致,依据是甲状腺癌发病率的增长主要归因于微小癌(癌肿直径<1cm)发病率的增加,而死亡率却长期稳定在较低水平;但也有学者认为,甲状腺癌发病相关环境危险因素的变化,如碘摄入量、肥胖等也有可能导致甲状腺癌发病率的上升,其依据是癌肿直径>4cm 的甲状腺癌发病率也在增加,而死亡率的相对稳定主要是由于甲状腺癌的死亡风险较低,而观察时间相对不够所致。探讨甲状腺癌的危险因素及其分布,对于降低发病风险、减少疾病负担有重要的公共卫生意义。

1. **生理因素** 甲状腺癌的发病风险与性别和年龄相关。如前所述,世界范围内女性的甲状腺癌发病率均显著高于男性,我国女性甲状腺癌发病率是男性的 3 倍左右。这些现象提示,女性生殖与生育相关因素可能是甲状腺癌的危险因素。多项研究结果显示甲状腺癌组织中有雌激素受体(estrogen receptor,ER)的表达,雌激素本身可能是促癌物,其代谢中 2-羟基化反应增强可能与甲状腺癌发生有关。美国 1973—2013 年白种人不同性别各年龄段甲状腺癌发病率数据显示,育龄期女性发病率高,60 岁以前女性甲状腺癌发病率随年龄增加而上升,60 岁以后逐渐下降。与女性不同,男性甲状腺癌发病率基本呈现随年龄上升的趋势,仅在 80 岁以后发病率下降。

2. 生活和环境因素

(1)电离辐射:暴露于电离辐射是甲状腺癌一个比较明确的危险因素,核电站或者核武器产生的放射性物质,以及一些医疗设备检查是电离辐射的主要来源,如切尔诺贝利核电厂事故产生的核污染物、暴露于头颈部和胸背部上端的放射性检查等。儿童时期的电离辐射暴露史与甲状腺乳头状癌密切相关,可能与儿童对放射线较成人更加敏感有关。

(2)肥胖:近年来全球肥胖和甲状腺癌的发病率都在增长,并且两者的变化几乎同步。多项流行病学研究指出,无论儿童或成人,超重或肥胖均可能增加甲状腺癌的发病风险。超重和肥胖对甲状腺癌的影响与其病理分型有关:可能增加 PTC 和甲状腺未分化癌的风险,而降低 MTC 的发病风险。肥胖影响甲状腺癌的机制尚不明确,可能通过胰岛素抵抗、影响甲状腺激素和雌激素通路等影响发病风险。

(3)碘摄入量:碘是人体合成甲状腺激素的原料,人体每天通过饮食摄入一定量的碘。世界卫生组织(World Health Organization,WHO)推荐的碘摄入量为:0~59 个月学龄前儿童为 90μg/d,6~12 岁儿童为 120μg/d,12 岁以上儿童和成人为 150μg/d,妊娠期和哺乳期女性为 250μg/d。碘摄入量和甲状腺疾病的发病风险呈 U 形曲线,摄入缺乏或过量均可影响甲状腺疾病的发生和发展。碘的长期过高或过低摄入可能导致脑垂体过度分泌促甲状腺激素,从而促使甲状腺滤泡上皮细胞增生,使甲状腺癌发病的可能性增加。此外,碘摄入量还与甲状腺癌的病理分型有关:碘摄入过量则 PTC 发病率升高,而碘摄入不足可能导致 FTC 发病率升高。缺碘的甲状腺对放射性物质更加敏感,暴露于电离辐射环境更容易诱发甲状腺癌。

随着食盐碘化的普及,高碘与甲状腺癌发病率的关系受到关注,但目前国内外研究尚无定论。我国学者研究发现,高碘地区甲状腺癌的发病率高,且多为 PTC。在韩国人群中开展的研究显示,碘缺乏或过量摄入可能会引起 *BRAF* 基因的突变,而该基因突变被认为是诱发甲状腺癌的重要危险因素,且与肿瘤向甲状腺外侵犯、淋巴结转移及癌症进展密切相关。

(4)其他:精神因素如不良情绪、压力、焦虑等可能增加甲状腺癌的发病风险。关于饮食因素与甲状腺癌关联性的研究提示,烟熏、高脂、高淀粉食品的过多摄入可能增加甲状腺癌的发病风险,但仍需进一步研究确证。

3. 遗传学因素　甲状腺癌发病率的种族差异提示其可能与遗传因素有关。家族史是甲状腺癌可能的危险因素,约 5% 的患者有相同类型的甲状腺癌家族史,且部分研究显示家族性甲状腺癌比散在发生的甲状腺癌预后差。原癌基因突变、错配修复基因突变和抑癌基因失活等均可能导致甲状腺癌变。目前被普遍认可的与甲状腺癌发生、发展或预后有关的基因有 RET、BRAF、RAS 和 p53 等。原癌基因 BRAF 突变是甲状腺癌常见的基因突变,有研究显示甲状腺癌患者中 BRAF 基因突变频率为 29%~83%。抑癌基因如控制细胞周期的 p53 基因可阻止受损的 DNA 重新复制,其基因突变可能促使分化型甲状腺癌向低分化型甲状腺癌和甲状腺未分化癌转化,且与甲状腺癌发展、转移、侵袭和预后有关。

(二)影响甲状腺癌发展和预后的相关因素

甲状腺癌患者大部分为分化型甲状腺癌(differentiated thyroid cancer,DTC),多数预后良好,有 10~30 年生存期。甲状腺癌的发展和预后受多种因素综合影响,了解这些相关因素,对于指导治疗、判断预后和健康管理有重要意义。

1. **病理分型** 甲状腺癌的病理分型是影响预后的重要因素。PTC 多见于 30~45 岁女性,较早出现颈部淋巴结转移,分化较好,恶性程度相对较低,预后良好;FTC 常见于 50 岁左右中年人,中度恶性、可侵犯血管,经血运转移至肺、肝、骨及中枢神经系统。FTC 较 PTC 预后差。例如,美国国家癌症研究所的数据显示,1969—2013 年,在美国阿拉斯加原住民中 PTC 的 5 年存活率为 100%,而 FTC 的 5 年生存率为 86.3%(95% 置信区间为 54.7%~96.5%)。但目前的研究结论尚不一致,也有学者认为两者的预后并不存在明显差异。PTC 和 FTC 有时亦可共存,例如,PTC 又可进一步分为经典的甲状腺乳头状癌(classical papillary thyroid carcinoma,CPTC)和滤泡型甲状腺乳头状癌(follicular variant of papillary thyroid carcinoma,FVPTC)等,它们的预后也可能不同。MTC 较为少见,恶性程度高,可有颈部淋巴结侵犯和血行转移。未分化型甲状腺癌(anaplastic thyroid cancer,ATC)最为少见,但侵袭性强,发病迅速、恶性程度高,预后差,1 年生存率仅为 5%~15%。

2. **临床分期** 美国癌症联合委员会(American Joint Committee on Cancer,AJCC)发布的甲状腺癌 TNM(tumor node metastasis)分期系统是目前公认的评估患者生存预后的参考标准。AJCC 于 2017 年发布了 TNM 分期系统的第 8 版。根据该分期方法,临床上把肿瘤大小、被膜侵犯、淋巴转移作为评定甲状腺癌分期及预后的重要指标。在分化型甲状腺癌中,肿瘤直径>4cm、癌组织突破腺体、颈部淋巴结转移及远处转移者预后较差;TNM Ⅰ、Ⅱ期预后较好,Ⅲ、Ⅳ期较差;多灶性甲状腺癌也被列为不良预后的危险因素。

3. **生理因素** 在分化型甲状腺癌中,虽然女性甲状腺癌的发病率高于男性,但女性的总体预后优于男性。甲状腺癌确诊时的年龄也是影响甲状腺癌预后的重要因素:美国癌症联合会将年龄>45 岁作为 TNM 分期的危险因素,而 AJCC 2017 年更新的《甲状腺癌 TNM 分期系统》(第 8 版)将高危年龄由 45 岁升至 55 岁。一项针对未接受手术治疗的低危型甲状腺微小乳头状癌患者的研究显示,发病年龄是影响疾病进展的独立风险因素,低龄患者疾病进展更快。

4. **遗传学因素** 不同种族甲状腺癌生存率存在差异,提示遗传因素可能影响甲状腺癌的发病和预后。在基因层面,前述影响甲状腺癌发生的原癌基因和抑癌基因突变,也可能对甲状腺癌的发展和预后产生影响。多个研究显示 BRAF 基因突变与甲状腺癌的复发和不良预后相关,p53 基因突变可能促进分化型甲状腺癌向低分化型和未分化型转化,并且与甲状腺癌的发展、转移、侵袭和预后相关;*IG20* 基因在甲状腺癌中有促增殖的功能等。然而根据单个基因作为临床预后的判断尚存在争议,可联合其他多个基因进行检测和风险评估。

5. **环境因素**　社会经济学状况可能影响甲状腺癌患者的生存。例如,一项对美国加利福尼亚州 15~39 岁分化型甲状腺癌患者的研究发现,社会经济状况较差的男性患者死亡风险是社会经济状况较好男性患者的 3.11 倍。

三、甲状腺癌的预防

虽然甲状腺癌的病因尚不明确,但对已知的、明确的致病因素如电离辐射暴露可进行有效预防。服用碘化钾是在核事故中保护公众的医学应急措施之一,能够有效阻止甲状腺对放射性碘的吸收。对于医疗检查中的电离辐射,美国食品药品监督管理局于 2010 年倡导减少不必要的医疗辐射暴露,以影像检查的合理性与暴露剂量的最优化为原则保护患者安全。及时干预肥胖等和生活方式密切相关的危险因素,可能对于甲状腺癌的预防有积极意义。同时,对于甲状腺髓样癌,特别是遗传性髓样癌,根据易感基因的检测结果有针对性地进行预防性治疗也可能起到预防癌症的效果。

（何慧婧）

第二节　甲状腺癌的卫生经济学

对甲状腺癌的卫生经济学进行研究,有助于合理配置有限卫生资源和优化防治策略。为了更好地理解卫生经济学在甲状腺癌预防和治疗中的应用,本节简要介绍了卫生经济学的基本原理和方法,并重点描述卫生经济学评价的内容。本节第二部分对国内外甲状腺癌相关卫生经济学研究的现状进行了综述,以便对目前国内外该领域研究有较为宏观的认识。

一、卫生经济学的基本原理和方法

(一) 卫生经济学的主要研究内容和意义

卫生经济学研究的目的是怎样最佳、有效、公平地利用稀缺的卫生资源,以满足人们日益增长的卫生服务需求或需要。卫生经济学的研究范围很广,包括卫生服务需求与供给、卫生费用与卫生资源配置、医疗保险、卫生服务购买和支付、卫生经济学评价、卫生政策等。以下简要介绍部分与甲状腺癌卫生经济学研究有关的内容。

1. **健康需求和医疗服务供给**　人们通常认为健康需求是缺乏弹性或缺乏价格敏感性的,但事实并非如此。医疗保险对人们的健康或医疗需求有着重要的影响,例如,医疗费用自付比例高的患者和享受免费医疗的患者,对于甲状腺癌筛查的医疗服务需求往往不同。同时,人们对于不同的医疗项目或不同疾病的治疗需求也不一样,这可以用需求弹性来表示。需求弹性（elasticity of demand）是指商品需求量变化百分数与价格变化百分数的比值，或者说，需求弹性是指价格变化 1% 引起的需求量变化的百分数。例如，甲状腺结节患者的医疗需求弹性一般情况下会高于甲状腺未分化癌患者。影响健康需求的因素还有很多，包括个人生理因素、社会经济状况和卫生政策等。科学、合理地评估人们的健康需求，可以为卫生资源供给和配置提供参考依据。

医疗服务供给和健康需求密切相关，其存在的前提之一便是有与其对应的健康需求。医疗服务供给具有不确定性、技术性等特征，例如，同样是甲状腺癌患者，由于病理分型和临床分期不同，从而有不同的医疗服务供给方案。不确定性还体现在，患者在面对一个以上的供给方案（即治疗方案）时，常常不清楚每种方案的预期结果，甚至连医生也无法保证病情的转归和方案的效果。医疗服务供给的技术性体现在服务提供者必须具备医学专业知识和技能，这样才能避免由于提供低质量的医疗服务而造成的生命损失。

2. **健康的社会经济学差异** 国内外大量研究表明社会经济状况（socioeconomic status，SES）会影响人们的健康水平，而反过来健康也可能影响人的社会经济状况（图 1-2-1）。研究健康的社会经济学差异的意义在于提示卫生决策者，健康可能在哪些方面存在不公平性，为促进卫生资源分配和卫生决策的公正性提供参考。甲状腺癌的治疗和预后同样与社会经济状况有关。

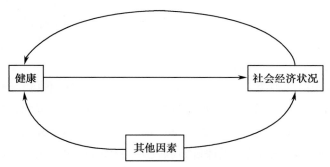

图 1-2-1　健康、社会经济地位、其他变量之间的关系

3. **疾病经济负担研究** 疾病经济负担是指由于发病、伤残（失能）或早逝给患者本人和社会带来的经济损失和由于预防疾病所消耗的经济资源。

疾病经济负担可表现为直接经济负担、间接经济负担和无形经济负担。直接经济负担是指由于预防和治疗疾病所直接消耗的经济资源。例如，甲状腺癌患者确诊后所消耗的医疗卫生资源，如门诊费用、住院费用等；以及由于生病导致的财产损失或额外费用支出，如住宿费、陪护费等。间接经济负担是指由于发病、伤残和早逝给患者本人和社会所带来的时间及劳动力损失而导致的经济负担。间接经济负担包括损失的劳动工作时间、工作能力或效率降低而造成的损失、由于陪护患者而损失的工作时间和患者本人及家属的精神损失四个方面。无形经济负担是指患者或其亲属因病在心理、精神和生活上遭受的痛苦、忧虑和不便等因生活质量下降而产生的无形损失。无形经济负担常使用支付意愿或质量调整生命年

（quality-adjusted life year，QALY）来衡量。例如，甲状腺癌患者确诊后往往要接受长期的治疗和随访，生活质量较之从前有所下降，国内外不乏对其生活质量的调查，以了解甲状腺癌对人群造成的无形经济负担。

4. **卫生经济学评价**　卫生经济学评价（亦称卫生技术评估）是卫生经济学研究中的重要内容。由于资源稀缺性和需求无限性的矛盾存在，当一定量的卫生资源被用于某医疗方案时，这些资源就不能再用于其他医疗方案。例如，甲状腺癌患者的筛查和治疗方案可能有多样化的选择，对于某种特定类型的患者，哪一种筛查或治疗方案具有最好的成本 - 效果或成本 - 效用？因此，在多种备选医疗技术方案中，评价哪一种方案效果 / 效用 / 收益最好，有助于使有限的卫生资源发挥最大的效益。卫生经济学评价可以分为成本效果、成本效用和成本效益评价 3 类。卫生经济学评价的重点在于比较和评价多个医疗技术方案的成本和效果 / 效用 / 效益，为卫生决策者提供优化资源配置的参考依据。目前国内外对于甲状腺癌的卫生经济学研究主要内容为卫生经济学评价，因此下文将详细介绍卫生经济学评价的概念、关键指标和方法。

（二）卫生经济学评价

1. **卫生经济学评价的概念和意义**　卫生经济学评价是指运用经济学和卫生经济学的基本理论和方法，对不同医疗技术或项目（包括公共卫生服务、干预措施或卫生政策等）或同一项目、措施在不同时间和地区的成本和效果 / 效用进行科学的分析、评价和比较，为提高卫生资源的配置效率和决策的正确性提供科学依据。通过卫生经济学评价，对医疗卫生服务决策的经济性和公平性进行定量的评估，可以有效地避免或减少医疗决策失误，减少资源浪费，优化资源配置，从而使决策更加科学、公平和高效。

2. **卫生经济学评价的种类**　卫生经济学评价主要包含 3 类不同的分析方法：成本效果分析、成本效用分析和成本效益分析。按照评估的全面性，可分为全面评估和部分评估。全部评估不仅考虑不同方案的投入，同时也考虑产出，并且要在两个或两个以上的方案之间进行比较。如果只进行成本评价或结果评价，则属于部分评估。

（1）卫生经济学评价中的几个重要概念及其含义

1）成本：经济学中的成本是指生产某种商品或劳务（或产出）所消耗的资源或投入的人力、物力、财力等，是从投入的角度将资源的消耗转化为货币来进行计量。经济学的成本指的是资源的消耗。从是否发生货币支付的角度，分为直接成本、间接成本、机会成本和无形成本。

2）效果（effectiveness）：效果是指实施医疗技术或干预措施后产生的健康结果变化（或改善）。评价指标有多种，以甲状腺癌为例，可以是甲状腺癌患者术后的生存时间，也可以是死亡率的变化。评价指标建议选取能够精确测量并且客观的指标。

3）效用（utility）：对于健康的评价，人们不仅看重存活的年数，而且看重活着时的健康状况。医疗卫生中的效用是指医疗技术或干预措施实施后，被干预人群某个目标健康状况的期望值，常用生命质量或健康损失的变化来衡量。衡量效用的两个重要指标是质量调整生命年和伤残调整生命年。

质量调整生命年（quality-adjusted life year，QALY）：QALY 是经过生命质量调整以后的期望生命单位。在质量调整生命年的计算中，每一个生命年都被赋予了一个介于 0 和 1 之间的质量权重（quality weight）。这个权重反映了这一年的生命质量。权重为 0 代表死亡，权重为 1 代表完全健康。一定时段的 QALY 等于这个时段乘以它的质量权重。例如，一位甲状腺癌患者术后以质量权重 0.25（如由于心理压力以及躯体症状带来的生命质量下降）生活了 4 年，以质量权重 0.5 生活了 2 年，以质量权重 1 生活了 1 年，那么这 3 个时期分别的 QALY 都等于 1。质量权重可以借助已开发的成熟工具来测量，如欧洲 5 维健康量表（EuroQol-5 dimensions，EQ-5D）、6 维健康测量量表（short-form six-dimensions，SF-6D）、健康质量量表（quality of well-being，QWB）等；也可以通过专家咨询或者文献复习来估计。

伤残调整生命年（disability adjusted life year，DALY）：DALY 是指从发病到死亡所损失的全部健康生命年，包括因早死所导致的寿命损失年（years of life lost，YLL）和伤残所导致的健康寿命损失年（years lived with disability，YLD）两部分。1 单位的 DALY 代表 1 个完全健康生命年的损失。DALY 是对疾病引起的非致死性健康结果与早逝的复合评价指标，用来衡量健康的改善和疾病的经济负担。

4）效益（benefit）：指由于实施项目或干预措施所获得的健康效果或效用的改善转换成的货币价值，是以货币的形式反映公共卫生项目干预的效果。需要注意的是，由于不同国家或地区经济发展及物价水平存在较大差异，同一项目或干预措施在不同国家或地区的效益测算结果也不同。目前关于甲状腺癌效益的研究较少。

（2）成本效果和成本效用分析

1）成本效果分析（cost-effectiveness analysis，CEA）：CEA 是对单个（不同阶段或不同地区、人群等）、两个或两个以上项目或干预措施所投入的成本与其所带来的健康效果进行比较的一种方法，目的是在资源有限的条件下，评价某一项目或干预措施的实施效果，以从不同的方案中选择成本 - 效果最好的方案。成本效用分析与成本效果分析的概念类似，只是评估的指标不同，成果效用分析考察的是不同项目或干预措施所带来的健康效用（utility）。

如果一种疾病有多种治疗方案，例如甲状腺癌，如何进行选择？成果 - 效果分析的目的正是在于比较这些方案的优劣。然而现实世界中的情况往往比较复杂，并没有明确的劣势治疗方案：有时备选的治疗方案比较类似，成本和效果也比较接近；而有时备选的治疗方案完全不同，如甲状腺患者是否进行手术治疗等。在后者的情况下，各个方案的成本和效果可能差别都很大，不容易直观看出哪种方案更好。为了使不同方案的成本效果具有可比性，可以使用增量成本效果比值（incremental cost-effectiveness ratio，ICER）来比较多个方案或干预措施。ICER 的计算公式如下。

$$ICER = \frac{\Delta C}{\Delta E} = \frac{C_A - C_B}{E_A - E_B}$$

ICER 表示增量成本效果比，C_A 和 C_B 分别表示方案 A 和方案 B 的成本，E_A 和 E_B 分别表示方案 A 和方案 B 的效果差额，即增量效果。在实际应用时，效果指标可以有多个。例如，某学者拟比较甲状腺癌患者的两种颈部淋巴结清扫术（双侧同时清扫和两阶段清扫），研究结果汇总于表 1-2-1。该案例中,不同手术方案的优劣比较容易判断,因为双侧同时清扫方案的成本远低于两阶段清扫方案,而且效果也优于后者,因此不难判断双侧同时清扫方案的成本效果更好。然而有些时候不同方案间的优劣并不容易判断,比如有的治疗方案虽然更贵,但效果也更好。这时可根据文献复习、专家咨询等方式,确定一个支付意愿阈值(willingness-to-pay threshold),只要多获得 1 个单位效果指标值的费用(即 ICER)不高于该阈值,便认为某治疗方案或措施具有较好的成本效果。

表 1-2-1　甲状腺癌颈部淋巴结双侧同时清扫和两阶段清扫术的成本和效果比较

手术方式	成本 / 美元	效果		
		住院时间 /d	手术时间 /min	并发症 /%
双侧同时清扫	4 000	15	200	15
两阶段清扫	7 000	25	300	20
ΔC	3 000	—	—	—
ΔE	—	10	100	5
ICER	—	300	30	600

　　2)成本效用分析(cost-utility analysis,CUA):目前国内外发表的甲状腺癌相关卫生经济学评价研究,虽然很多自称成本效果评价,但实际测量指标既包括效果又包括效用(如计算 QALY)。因此,这些研究中"效果"一词指的是广义上的效果,即与投入相关的所有健康产出,也包括效用。

　　与成本效果分析的原理类似,成本效用分析中可以通过计算增量成本效用比(incremental cost-utility ratio,ICUR)来评价多个方案的相对经济性,表示每增加一单位效用所增加的成本。

$$ICUR=\frac{\Delta C}{\Delta U}=\frac{C_a-C_b}{U_a-U_b}$$

　　ICUR 与 ICER 相比,优点在于将不同的健康改善结果统一到同样的度量单位,即衡量每增加一个单位的 QALY 或 DALY 所需要的成本,从而达到比较不同方案的经济性的目的。

　　卫生经济学评价除了成本效果和成本效用分析,还包括成本效益分析(cost-benefit analysis,CBA)。成本效益分析是通过比较不同备选方案的全部预期成本和全部预期效益来评价备选方案。它是将医疗项目或不同方案的投入和产出均转化为货币,然后进行比较的一种评价方法。因为这种分析方法要求将投入和产出均用货币单位来表示,就使得不仅项目间可以用精确的货币单位来比较优劣,而且项目自身也可以比较投入与产出效益大小。由于甲状腺癌目前的卫生技术评价研究主要集中于成本效果和成本效用分析,因此本书对于成本效益分析的内容不再详述,感兴趣的读者可参阅相关书籍。

二、甲状腺癌的卫生经济学研究

虽然大部分甲状腺癌预后良好,但有相当比例患者需要接受手术治疗或长期的放射性碘治疗和药物治疗等,并且需要长期随访和监测。由于发病率快速上升而死亡率却保持在较低的稳定水平,造成目前存活患者数量增多,疾病经济负担增加。由于卫生资源存在稀缺性和竞争性等特征,有必要对甲状腺癌治疗和健康管理相关技术方案进行卫生经济学评价,评估甲状腺癌相关费用,以便更加科学、合理地分配卫生资源和优化卫生决策。

(一)甲状腺癌的卫生经济学评价研究

1. 甲状腺癌筛查的成本效果评价 癌症筛查是早期发现癌症,早期治疗,提高患者生活质量、延长生存期的有效手段。但卫生资源有限,癌症的筛查策略制订需要遵循成本-效果/效用原则。

目前公认适合筛查的癌种包括宫颈癌、结直肠癌和乳腺癌,这些癌症具有发病率高、死亡率高等特点,近年来已形成较为成熟且经过卫生经济学评价的筛查推荐方案。甲状腺癌近来年快速上升的发病率不断被学者质疑其本质是"过度诊断",因此需要对甲状腺癌筛查进行卫生经济学评价。

甲状腺癌主要的筛查手段是超声检查。目前国内外关于甲状腺癌筛查的成本效果和成果效用评价研究不多。美国一项研究发现,进行结节触诊的肥胖患者中,每筛出 1 例甲状腺癌的成本为 210.73 美元,超声检查每筛出 1 例患者的成本为 434.10 美元;而在高危肥胖患者中,进行超声检查的成本仅为 166.72 美元/例,与触诊相比节省了 21% 的成本。该研究结果提示在肥胖且伴有甲状腺癌高危因素的人群中进行超声检查具有较好的成本效果。

一些学者对甲状腺癌的早期诊断技术进行了成本效果分析。如我国学者研究了血清降钙素检测对甲状腺髓样癌诊治的临床意义并进行了成本效果分析。通过比较 141 例病理诊断为甲状腺髓样癌的患者降钙素检测与冰冻病理检查诊断甲状腺髓样癌的阳性率和正确检出费用(正确检出费用 = 所有检查病例数 × 检查费用 / 正确检出病例数),研究者发现前者的阳性率更高,正确检出费用更少,比传统的冰冻病理检测更加经济实用。

2. 甲状腺癌不同治疗和健康管理方案的卫生经济学评价 由于大部分甲状腺癌,特别是甲状腺微小乳头状癌(癌肿直径<1cm)的预后良好,比较不同类型和临床分期的甲状腺癌治疗和随访方案也是甲状腺癌成本-效果和成本-效用评价所关注的焦点。

(1)不同治疗方案的卫生经济学评价:研究表明病理分型是影响甲状腺癌预后的重要因素。甲状腺微小乳头状癌近年来检出率较之从前大大增加,但预后良好,死亡率低,因此国内外不乏学者对其采用非手术治疗(主动监测)还是手术治疗持不同观点,对其治疗方式的卫生经济学评价也因此应运而生。国内外学者开展了针对甲状腺微小乳头状癌不同治疗方案的成本效用研究。

美国的一项研究对甲状腺微小乳头状癌采用非手术治疗(主动监测)和半侧甲状腺切除术两种治疗方式的成本效用进行了分析。结果显示,对于那些认为主动监测可能对生活质量带来中度影响的患者来说,半叶切除术可能成本效用较好。与之相似,我国香港地区的一项研究应用模型模拟和评估了甲状腺微小乳头状癌患者采取早期手术治疗和非手术治疗的成本效用。结果显示，每位接受早期手术治疗的患者比保守治疗的患者多花费 682.54 美元，不过同时也多获得了 0.26 的 QALY，总体来看，保守治疗具有较好的成本效用。不同地区研究人群不同，医疗费用情况也存在较大差异，因此有必要针对不同地区、不同类型的甲状腺癌治疗方案开展有针对性的成本效果和成本效用评价。

除了对甲状腺微小乳头状癌不同治疗方案的成本 - 效用评价之外，还有一些关于甲状腺癌其他治疗问题的卫生经济学评价。例如，我国学者基于回顾性队列研究，评价了甲状腺癌患者两种颈部淋巴结清扫术（双侧同时清扫和两阶段清扫）的成本 - 效果。研究发现，与分两阶段进行颈部淋巴结清扫术的患者相比，同时进行双侧清扫术的患者医疗费用更少，住院天数和手术时间均更短，而两种方案的并发症的发生率没有差异，同时清扫术的成本 - 效果可能优于两阶段清扫术。

（2）不同健康监测方案的成本 - 效果和成本 - 效用评价：甲状腺癌患者进行甲状腺切除术后，需要定期评估复发风险。美国的一项研究根据本国甲状腺联合会的风险等级划分标准，将 2000—2010 年进行甲状腺切除术的 PTC 患者分为低危、中危和高危三组，分析和评价这三组人群复发风险监测的成本 - 效果。结果显示在术后随访的 36 个月里，低、中、高危组的复发率分别为 0.8%、7.8% 和 13.4%，而监测 1 例复发病例所需要的费用在这三组分别为 147 819 美元、22 434 美元和 20 680 美元。因此，在资源有限的情况下，应优先考虑中高危型患者的监测。

预后良好的低危型甲状腺乳头状癌患者，甲状腺切除术后长期监测是否有必要每年进行？为了回答这个问题，美国的另一项研究应用模型模拟并比较了 PTC 患者在完成术后 5 年的常规年度监测后，改为 3 年间隔的监测和继续每年监测的 QALY。结果显示，手术满 5 年之后继续每年监测的成本为 5 239 美元 / 人，QALY 值为 22.49，而每隔 3 年监测的成本比每年监测减少 2 601 美元 / 人，QALY 值仅比每年监测少 0.01。因此，低危型 PTC 患者术后监测满 5 年改为 3 年间隔的监测更具有成本 - 效用。

（二）甲状腺癌的经济负担研究

除了比较不同治疗或筛查方案的成本效益，国内外学者对甲状腺癌相关的其他卫生经济学问题也进行了探讨，例如对甲状腺癌治疗及管理的成本和经济负担的研究。

美国花费在癌症诊疗方面的费用一直较高，据估计到 2020 年累计年度费用（cumulative annual cost）将超过 1 500 亿美元。1985—2016 年，美国在分化良好的甲状腺癌护理上的累计年度费用据估计已超过 16 亿美元，其中诊断和手术治疗约占 41%，术后监测占 37%，非手术原因死亡占 22%；并预计累计年度费用到 2030 年将超过 35 亿美元。2013 年基于美国 SEER 数据库的一项研究调查了 1995—2005 年间分化型甲状腺癌患者 Medicare 项目的报销账目，发现诊断后第 1 年的费用为 18 000 美元 / 人，而在第 5 年则接近 50 000 美元 / 人；对于复发患者来说，监测成本则超过 10 万美元 / 年。

巴西的一项研究对该国甲状腺治疗和随访的程序进行了总结，描述和分析了 2008—2015 年巴西公共系统用于甲状腺癌相关治疗和随访的费用。研究显示该国用于支付甲状腺癌的相关费用显著增加,主要是由于甲状腺超声检查(增加 91%)和甲状腺结节活检的增加(增加 128%)所致。

澳大利亚的一项研究对 2003—2012 年 DTC 切除术的增加所带来的额外经济负担进行了评估。结果发现 10 年间澳大利亚新南威尔士 DTC 的发病率和甲状腺切除术的数量翻了一番,而同期的死亡率却保持不变;该研究估计 2003—2012 年间甲状腺切除术增加了 2 196例,而由此带来的手术相关医疗保健支出高达 1 860 万澳元(约合 1 150 万美元)。因此,研究认为对于 DTC 患者,应减少不必要的检测并采用保守的治疗方法,这不仅可以降低成本,也可能减少对患者的伤害。

我国关于甲状腺癌费用和成本的研究较少,广州的一项调查显示,2012—2016 年当地某综合医院的甲状腺癌患者人均住院费用为 1.5 万 ~2.0 万元人民币,住院费用与住院天数、收治科室和治疗方式有关。考虑到 DTC 的迅速上升可能给医疗保健系统带来较重的经济负担,香港大学的学者估算了香港玛丽医院接受甲状腺切除术的 357 例 DTC 患者第一年的治疗成本,并且估计了当地医疗系统所负担的费用以评价甲状腺癌对当地卫生资源的影响。通过测算直接成本,研究者得出 DTC 患者第一年的平均费用为 11 560 美元 / 人,其中手术费用约占 67%。

(三)医疗保险、社会经济状况与甲状腺癌

不同的医疗保险模式可能通过影响健康或医疗服务需求及供给从而影响甲状腺癌的诊断与治疗方案。美国麻省总医院的学者利用美国医疗研究机构和国家住院患者数据库(quality state inpatient database)的数据,以马萨诸塞州 2001—2011 年因甲状腺癌住院并接受甲状腺切除术的患者作为研究对象,以其他三个州的甲状腺癌患者作为对照,分析和评估了2006 年该州实施医疗保险改革前后,不同医疗保险模式与甲状腺切除术数量之间的关系。结果发现,有政府补贴或自费比例的参保患者接受甲状腺切除术的比例低于参加私人保险者;马萨诸塞州在扩大医疗保险的疾病覆盖范围后,与其他 3 个州相比,甲状腺切除术的发生率增加了 26%,而颈部淋巴结清扫的发生率增加了 22%,提示医疗保险模式的改变可能影响疾病的治疗方案。我国山东省的一项研究也发现,不同医疗保险模式甲状腺癌患者的住院天数存在差异,自付比例较低者的住院天数长于自付比例高者。

社会经济状况与疾病或健康状况相关。一项基于 SEER 数据库的包括美国 497 个城镇的生态学研究发现,不同地区 PTC 发病率的差异与社会经济状况相关:文化程度高、白领阶层、家庭收入高的地区的发病率较高,推测社会经济状况导致的高发病率可能与卫生服务可及性高有关。除了甲状腺癌的诊断和治疗,患者的生活质量也是研究关注的重要方面。例如,荷兰学者开展了一项甲状腺癌患者就业、医疗保险和社会经济状况及其对生活质量影响的横断面研究。该研究发现,甲状腺癌患者在获得保险救助方面存在一定的困难;就业可以一定程度上提高甲状腺癌患者的生活质量,文化程度较低、年龄较大、存在疲劳等症状者就业难度较大。社会经济状况还可能影响甲状腺癌的预后,如来自美国的学者利用加利福尼亚州的肿瘤登记数据,分析了 1988—2010 年 15~39 岁的 DTC 患者的预后情况,发现社会经济状况较差者其死亡风险是较好者的 3 倍多。

综上,目前我国关于甲状腺癌相关的卫生经济学评价相对较少,因此难以比较不同筛查、治疗和随访管理方案在甲状腺癌患者中的成本效果和成本效用。随着甲状腺癌患者数量的增加,对甲状腺癌相关费用进行测算和估计,通过科学、合理地设计成本效果、成本效用或成本效益评价等卫生经济学评价研究,对于合理配置卫生资源、优化卫生决策具有重要价值和现实意义。

(何慧婧)

第三节 甲状腺癌全程管理理念

甲状腺癌以其发病率逐年增高、患病基数巨大成为临床上最常见的内分泌系统肿瘤。由于占甲状腺癌 90% 的分化型甲状腺癌(DTC)经手术、碘 -131 治疗及促甲状腺激素(TSH)抑制治疗后多数预后良好,准确监测可能的复发、使患者达到无病状态,是针对甲状腺癌患者终生随诊管理的主要目的。然而,如何在甲状腺癌患者漫长的终生管理中,有效地协调外科、核医学、内分泌、放疗科、肿瘤科等多学科团队(MDT),利用最佳的病理、影像学、血清学等诊断、监测手段,权衡利弊,为患者制订切实的治疗及随访方案,达到控制疾病、预防复发、改善患者生存质量的目的,仍是甲状腺癌临床全程管理的重点、难点和努力的方向。本节主要以 DTC 为例,从 DTC 一线治疗理念的形成、诊断技术的进步、多学科团队(MDT)及精准医学四个方面对甲状腺癌全程管理理念的推动角度,浅谈甲状腺癌的全程管理理念的形成。

一、分化型甲状腺癌一线治疗体系的形成

从人类认识、探索甲状腺及其疾病的历史中,可以一窥甲状腺癌诊治与随访的全程管理理念的形成历程(图 1-3-1)。甲状腺癌的外科治疗可追溯至 961 年,A. Kasim 第一次描述了甲状腺肿的切除;A. Vesalius 于 1543 年在《人体构造》一书中描述了甲状腺的解剖结构。1646年,W. Fabicus 报道了第一例甲状腺腺叶切除术,但他却因患者术后死亡而入狱,为甲状腺手术的创新探索付出了代价。1857 年,M. Sciff 成功完成动物甲状腺全切除术后,E. T. Kocher 更是利用扎实的精细解剖知识、细致的止血技术和卓越的手术技能,将甲状腺切除术这项当时出血多、伴有甲状旁腺及喉返神经损伤等严重并发症、死亡率高达 40% 以上的"外科禁区",变成了死亡率 1% 以下的"无血的"安全术式,自此开启了甲状腺癌规范化手术治疗的里程。

同样可贵的是,在手术的同时,Kocher 也非常注重观察临床症状、善于思考总结。1874年他注意到 11 岁患儿甲状腺术后出现的懒散、呆笨、发育迟缓等表现可能与甲状腺切除过多有关,并尝试通过注射甲状腺组织提取物对患者进行治疗。随后,他总结出甲状腺的主要功能是合成甲状腺激素,甲状腺激素参与机体生长、发育、代谢的调节。Kocher 因其在甲状腺领域生理学、病理学及手术的卓越成就获 1909 年诺贝尔生理学或医学奖。1997 年 C. S. Huscher 报道了首例腔镜手术治疗甲状腺癌,开启了甲状腺癌微创手术治疗的先河。外科学

技术的不断改进及外科医生的探索不仅在甲状腺癌全程管理理念中起到了引领作用,更促进了内分泌等相关学科在甲状腺癌诊疗中的发展。

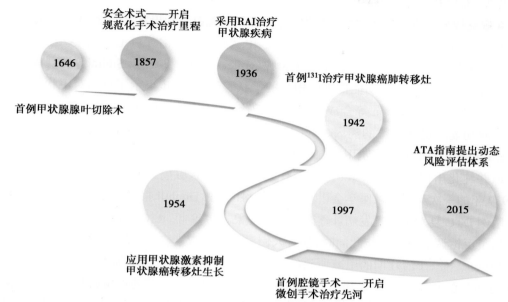

图 1-3-1 甲状腺癌诊治与随访全程管理理念的形成历程

虽然核医学在甲状腺癌诊治中的应用得益于现代物理学的蓬勃发展及其与相关学科的融合及互动,但碘与甲状腺的关系则可追溯至公元前 2700 年,《神农本草经》中就记载了采用海藻治疗甲状腺肿(中医称"瘿瘤")的方法。19 世纪起,诸多的探索和发现使碘与甲状腺疾病之间的联系逐渐明晰,如 1811 年 B. Courtois 用硫酸氧化海草灰的过程中发现了碘元素;1820 年 J. F. Coindet 提出碘缺乏致甲状腺肿的理论,并用碘来治疗甲状腺肿;1825 年 J. B. Boussingault 在天然盐中发现了碘,并推荐用加碘盐来预防和治疗地方性甲状腺肿;1896 年 E. Baumann 发现碘是甲状腺组织的天然组成部分,并将甲状腺摄碘的部位命名为"iodothyrin"。这些研究使人们逐渐意识到碘在甲状腺生理及病理中的重要意义。1917 年 M. Seymour 采用 X 射线治疗格雷夫斯病(Graves disease),创立了外放射治疗甲状腺疾病的理念。随着现代物理学及放射性示踪技术的发展,放射性碘 131(131I 或称 RAI)在甲状腺疾病诊治中的创新应用应运而生。在 1936 年 11 月 12 日波士顿的一次由麻省理工学院(MIT)主持的与麻省总医院(MGH)午餐座谈上 MIT 校长、物理学家 K. Compton 做了"物理学可以为生物学和医学做些什么?"主题报告后,来自 MGH 甲状腺专科主任 Saul Hertz 提出"是否可以人工生产碘的放射性同位素",并在随后与 Compton 的通信中,提出基于甲状腺可以特异性摄取碘的现象,采用 RAI 治疗甲状腺功能亢进的想法。内分泌学与核物理碰撞产生的这一创新性的设想开启了核医学在甲状腺疾病诊治中的应用。1936—1943 年 Hertz 等采用 RAI 进行甲状腺生理学研究,并成功将其用于甲状腺机能亢进的治疗。1943 年在碘显像上发现一例甲状腺癌伴甲亢患者的肺转移灶可以浓聚放射性碘后,S. M. Seidlin 第一次成

15

功采用 ^{131}I 治疗控制该患者的甲状腺癌转移灶及其肿瘤源性甲亢症状。1948 年 Hertz 在一次研讨会中提出 RAI 是第一个癌症的靶向治疗手段的理念,从此,放射性碘成为甲状腺癌术后的重要辅助治疗手段。

在甲状腺癌的内分泌治疗方面,我们同样看到了无数善于思索又不乏勤奋的身影,体味到内分泌学与外科学、核医学间密切的联系。甲状腺激素的治疗可追溯到 1475 年的中国,中医王喜采用破碎甲状腺组织治疗甲状腺肿(goiter)。1922 年 P. E. Smith 等发现用牛垂体提取物可以有效刺激垂体功能低下的蝌蚪的甲状腺组织,初步揭示了垂体对甲状腺的调控作用;1927 年 C. R. Hariton 等合成甲状腺素、确定了其化学结构,并证实了其生理学活性,为甲状腺功能减退(甲减)的病因、诊断及后续甲状腺激素抑制治疗奠定了基础。1931 年,C. van Caulaert 等的研究提示甲状腺与垂体间的反馈调节机制;1937 年 L. Loeb 等从牛垂体中提取并纯化出促甲状腺激素(TSH)。有关 TSH 与甲状腺癌抑制治疗关系的记载应追溯到 1937 年的一次英国伦敦医学会讲座,来自外科的 TP. Dunhill 报道了给予大剂量干甲状腺片后两例 DTC 复发患者复发病灶逐渐消失的现象。1949 年,R. G. Hoskins 发现了甲状腺对垂体的负反馈调节机制。与此同时,随着人们对甲状腺激素、TSH 及甲状腺组织 ^{131}I 摄取率关系的认识,围 ^{131}I 治疗期的甲减所致的高 TSH 水平被视为可以增加 RAI 疗效的"得力助手";但亦有在甲减期间 DTC 患者转移灶快速生长的报道。在前述现象的基础上,Balme 医生通过观察停用甲状腺素前后患者对 ^{131}I 摄取率的变化,提出应用甲状腺激素抑制甲状腺癌转移灶生长的抑制治疗模式,指出其可能通过抑制 TSH 而阻止甲状腺癌肺转移的进展。1954 年 Balme 医生在 Lancet 杂志开创性报道了应用甲状腺激素抑制甲状腺癌转移灶生长的发现及其理论。

从上述甲状腺癌一线治疗体系的发展历程,我们看到每一个勤奋探索者的发现,每一个有准备的头脑在学科间碰撞中所暴发的灵感,及其带给后人的启发。事实上,很难用学科的概念将上述三种治疗严格划分,可以看到在对甲状腺癌的认识和治疗的探索中三者相互融合、相互促进,从而形成了甲状腺癌一线治疗间彼此密切的协作关系,这也正是一个多学科治疗模式建立的过程。对于有长期生存可能的甲状腺癌患者,MDT 的管理目前已经成为甲状腺癌从诊断、治疗到随访的全程管理的持续模式,这种全程管理模式要求我们在甲状腺癌患者的长期管理中,应兼顾疗效及治疗风险,以提高患者生活质量为最终目的。

目前,DTC 外科治疗被认为是影响预后的最重要治疗措施,已形成了基于系统术前评估来决定术式的治疗体系,并且是后续 ^{131}I 治疗的前提(详见本书第六章)。^{131}I 治疗形成基于术后、^{131}I 治疗前实时动态风险评估的循证治疗体系,并将治疗的理念细化为"清甲""辅助"治疗及"清灶"治疗,作为 DTC 尤其是中高危患者术后重要治疗手段,降低了转移性DTC 的复发及死亡风险(详见本书第七章)。DTC 的 TSH 抑制治疗亦已形成基于 DTC 双风险分层的细化管理体系(详见本书第八章)。

二、诊断技术的进步

"工欲善其事,必先利其器",在甲状腺癌全程管理中,兼顾灵敏度和特异性的有效诊断监测手段至关重要。治疗前精准识别甲状腺癌累及范围及转移等情况,尽可能对病情进行全面准确的评估,以降低过度治疗或治疗不足的风险。甲状腺癌诊断手段的不断进步和突破,对甲状腺癌全程管理有着明确的推动作用。

早在公元 961 年,A. Kasim 便描述了甲状腺的针吸活检术;1948 年,T. Tempka 等提出采用细针穿刺作为甲状腺疾病的诊断手段;1975 年,R. Petzoldt 等开始在超声引导下对囊性甲状腺结节进行囊液抽吸,并对实性成分进行细胞学活检。发展至今,更为精准的超声引导下细胞学活检诊断技术已成为甲状腺癌常规的术前评估手段,是甲状腺癌的全程管理初期的重要环节。

甲状腺癌病理学诊断的发展可以追溯至 1822 年,M. J. Chetuins 报道一例弥漫浸润性甲状腺癌导致颈部肿大的病例,肿瘤广泛浸润至周围气管、肌肉等邻近组织;1843 年,C. Hawkings 报道了当时非常罕见的甲状腺癌;1855 年,T. Billroth 报道了甲状腺肿瘤伴颈部淋巴结转移。1876 年,J. Cohnheim 首次提出甲状腺癌组织学分类,并指出部分甲状腺癌形似正常腺体,将其命名为“良性转移性甲状腺肿”;1934 年,BF. Schreiner 提出将甲状腺恶性肿瘤分为癌、腺癌和肉瘤。1948 年,G. J. Crile 等将甲状腺癌分为乳头状和非乳头状癌;在 1953 年 S. Warren 等所编撰的《甲状腺肿瘤》的病理图谱中,提出将甲状腺癌分为分化型(包括乳头状癌和滤泡癌)和未分化型(甲状腺未分化癌);1959 年,J. B. Hazard 等确认甲状腺髓样癌是一种与其他甲状腺癌截然不同的病理类型;1961 年 L. B. Woolner 提出甲状腺癌的主要分类,即乳头状癌(papillary thyroid cancer,PTC)、滤泡癌(follicular thyroid cancer,FTC)、髓样癌(medullary thyroid cancer,MTC)及未分化癌(anaplastic thyroid cancer,ATC);1984 年,M. L. Carcangiu 等描述了介于甲状腺癌分化型与未分化型之间的侵袭性较强的分化较差型 DTC。1987 年,*RET/PTC* 作为第一个甲状腺癌的基因变异特征被鉴别出来,此后人们逐渐认识到 *RET/PTC*、*TRK*、*PAX8-PPARG* 等基因重排所编码的融合蛋白在甲状腺癌细胞转化中的作用;伴随着癌症基因图谱(TCGA)研究在甲状腺癌的深入,更多有关甲状腺癌的基因突变如 *BRAF*^{V600E} 突变、重排等被识别,使人们明确了这些分子特征在甲状腺癌发生、进展中的决定性作用的同时,也将传统的病理分型进一步细化,例如将 PTC 进一步分为伴有 *RAS* 基因变异的“RAS 样肿瘤”和 *BRAF* 基因变异的“BRAF 样肿瘤”。随着生命科学技术的不断发展,对甲状腺癌病理学的认识也从组织 - 细胞逐渐向基因深入,本书的病理学章节将向读者展示目前甲状腺癌病理学分型的细化。

DTC 的血清学监测指标的探索可以追溯到 1923 年,L. Hektoen 等首次用沉淀反应法发现犬的甲状腺组织中存在甲状腺球蛋白(Tg),并在 1925 年报道了用抗原抗体反应在人血液中检测出 Tg;1956 年 N. R. Rose 等报道了对甲状腺球蛋白(Tg)的自身免疫反应;1956 年 I. M. Roitt 等发现在桥本甲状腺炎组织中存在自身抗体,并进一步证实该病是由这些抗体针对正常甲状腺组织的细胞毒性破坏所致。随后,人们逐渐认识到,在甲状腺全切以及 ^{131}I 清甲后,无抗甲状腺球蛋白抗体(TgAb)干扰下,具有高度组织特异性的 Tg 可以在一定程度上提供 DTC 肿瘤负荷、复发、转移等信息,成为监测分化型甲状腺癌复发及转移的灵敏指标。因此,Tg 作为 DTC 治疗、随访及全程管理中监测病情变化的最经济、实用指标,其监测及意义将在本书检验及核医学治疗部分进行阐述。1961 年,D. H. Copp 首次描述了降钙素,这为甲状腺髓样癌的监测及随访带来了便利。1965 年 S. Berson 和 R. Yalow 发展了放射免疫分析法,并因此获得 1977 年的诺贝尔生理学或医学奖,为甲状腺癌相关血清学指标的检测及随诊提供了灵敏的方法。

超声作为甲状腺癌重要的一线评估手段,具备灵敏、便捷、经济、无辐射、人群(包括儿童及孕妇)普适性高等其他影像学所不具备的优势,在全程管理中发挥着重要作用。超声技术在甲状腺方面的应用始于 1964 年,M. Takano 试验性地将 A 型超声波应用于甲状腺疾病的诊断,而随后更先进的 B 超提供了甲状腺及周围组织器官二维灰阶断面图像,彩色多普勒提供大于 100μm 以上血管的信息,使其应用从甲状腺肿及"冷"结节定性诊断逐渐发展至良恶性鉴别。1968 年,R. Gramiak 和 Shah 在心导管检查时发现可以利用快速推注生理盐水时产生的微气泡成像,从此开启了超声成像的二次革命——超声造影(contrast enhanced ultrasound,CEUS),为甲状腺癌的诊断与鉴别诊断提供了微循环灌注信息。1991 年,J. Ophir 等提出了超声弹性成像(ultrasonic elastography,UE)的概念,尝试利用超声来反映结节硬度,从而推断结节的良恶性。这些新技术已使超声成为甲状腺癌全程管理,包括甲状腺结节诊断、疗效评估及随访的重要手段。而随着计算机深度学习理论(deep learning,DL)的不断突破和创新,人工智能(artificial intelligence,AI)在超声中的应用有可能对未来的甲状腺癌诊断、治疗及临床路径带来革命性变化,为甲状腺癌高效、精准的全程管理提供了无限的可能性。本书的超声诊断章节将介绍超声在甲状腺结节及甲状腺癌的诊断及监测的全程管理中的作用。

计算机断层扫描(computed tomography,CT)作为当今最重要的影像学手段之一,在甲状腺癌的评估中也发挥着重要的作用。早在 1967 年,G. Hounsfield 发明出第一台 CT 机,并在 1973 年正式投入临床应用。1977 年,B. S. Wolf 等提出 CT 可以用于甲状腺及其低密度结节的成像,增强后成像效果更佳。1989 年,滑环技术的发明促使螺旋 CT(spiral CT)问世,1998 年,多层螺旋 CT(MDCT)的问世,开创了容积数据成像的新时代,伴随着 CT 技术的飞速发展,扫描时间不断缩短,图像的分辨率不断提高,CT 能清晰显示各种形态大小的钙化灶,平扫即可清晰显示含碘量高的甲状腺组织;应用薄层图像联合多平面重建技术(multiplanar reformation,MPR)能很好地观察病变范围、与邻近结构的关系。在显示病变整体、局部侵犯、区域淋巴结转移情况及病变与大血管的关系等方面,CT 有着不可取代的作用,对明确肿瘤分期、术前制订手术方案、预测手术中可能发生的损伤、治疗后的随访有重要意义。

磁共振成像(magnetic resonance imaging,MRI)是继 CT 之后影像医学领域的另一重大突破。1973 年,P. Lauterbur 和 P. Mansfield 搭建了最初的磁共振成像系统,并对充满液体的物体进行了成像。1978 年,0.15T 的磁共振系统问世,并于 1980 年得到了第一幅人类头部磁共振图像和第一幅二维傅里叶变换后的图像。1984 年,D. D. Stark 等首次将 MRI 用于甲状腺成像。随后,MRI 的磁场强度不断提升,从最初的 0.15T 到如今临床应用最广的 3T,大大提高了图像的信噪比及空间和时间分辨率,使其在甲状腺癌的探测中具有软组织分辨率高,无电离辐射,可多序列扫描,进行解剖及功能成像等优势。除探查病变的大小、周围组织的侵犯及可疑颈部淋巴结的转移外,磁共振扩散加权成像、动态增强成像、波谱成像有助于鉴别甲状腺癌的良恶性。同时,MRI 避免了增强 CT 含碘造影剂延后 ^{131}I 治疗可能贻误高危 DTC 患者治疗的问题,成为 CT 等影像学检查重要的补充手段。

而相较于超声、CT、MRI 成像,核医学成像技术可采用反映糖代谢、生长抑素受体、前列腺特异膜抗原 PSMA 表达等多种分子显像手段来协助探测分化较差或不摄碘 DTC 病灶的生化特性,为其后续治疗提供依据。

目前,上述诊断技术已成为甲状腺癌 MDT 的重要组成部分,为全程管理中的临床后续治疗及随访决策制定提供了重要依据(图 1-3-2)。

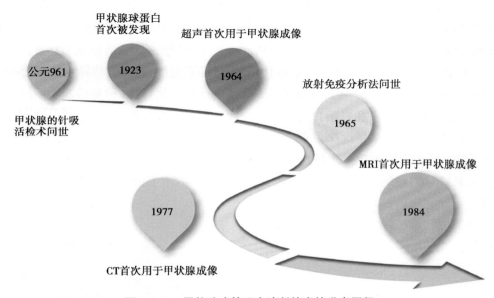

图 1-3-2 甲状腺癌管理中诊断技术的进步历程

三、多学科团队在甲状腺癌全程管理中的意义

对甲状腺癌的认识和治疗的探索中处处都体现了各学科之间的相互融合、相互促进,MDT 在甲状腺癌全程管理中的重要性不言而喻。MDT 是强调以患者为中心的多学科管理模式,这种贯穿甲状腺癌全程管理的 MDT 模式可减少单一专科医生判断及决策的局限性,各科医生群策群力、扬长避短、互相补充,以期达到:①更精确的疾病分期;②较少的治疗混乱和延误;③更个性化的评估和治疗;④更好的治疗衔接;⑤更高的生活质量;⑥最佳的临床和生存获益。

DTC 独特的生物学特征,如部分保留了甲状腺滤泡细胞摄碘和碘的有机化、对 TSH 刺激的反应等,使 ^{131}I 治疗及 TSH 抑制治疗得以成为术后重要的辅助治疗手段,更奠定了 DTC 独特的多学科 MDT 管理模式的基础。DTC 一线治疗的相关理念(图 1-3-3)已逐渐成熟,不论是外科、核医学科或内分泌科,更先进的治疗理念、更合理而个体化的方案、更佳的生存获益都是大家共同的追求。而更精细的病理分期、更精准的检验及显像技术所提供的患者疾病状态信息，则是一切治疗决策的依据和基础。从诊断、治疗到长期管理，患者始终都处于多学科的监管下；每一学科的理念进步，也在促成其余相关领域的不断更新。

由于兼具发射 β、γ 射线的核素性质，^{131}I 在 DTC 的管理中有着独特的诊治一体化功能，这使 ^{131}I 治疗得以形成不同于其他肿瘤系统治疗的"可视化"治疗模式；通过 SPECT 成像，我们可以追踪患者甲状腺残余组织及转移病灶的摄碘情况，预估治疗疗效。虽然 DTC 在一定程度上保留了摄碘及碘有机化功能，但 DTC 细胞摄碘及有机化功能存在缺陷，表现为对 ^{131}I 的快速释放、相对短的有效半衰期及低的甲状腺激素合成速率，这会使 ^{131}I 治疗效果欠佳，呈现碘难治性。放射性碘难治性 DTC（radioiodine refractory differentiated thyroid cancer，RAIR-DTC）的全程管理中更体现了开放灵活的 MDT 协作模式的重要性。^{131}I 治疗前或治疗后的核医学显像可以快速、灵敏地监测到病灶不摄碘的特征，早期判定病灶 RAIR-DTC 的性质；而利用超声、放射等手段均有助于来协同寻找不摄碘的病灶；活检及细针穿刺病理学则有助于明确其分子特征；核医学显示糖代谢、生长抑素受体、前列腺特异膜抗原 PSMA 表达等多种分子影像学手段可用于协助探测不摄碘病灶的生化特性；种种诊断学手段为其后续放疗、化疗、靶向治疗及免疫治疗提供依据。而外科、放疗科、肿瘤科、放射及超声介入治疗等专科将依据病灶进展情况决策进一步的必要干预治疗。这些更大范围的 MDT 团队协作体现了除一线治疗外的更多学科在甲状腺癌尤其是 DTC 全程诊治、随访决策中的协同作用。有关 RAIR-DTC 的 MDT 协作诊治模式详见图 1-3-4，本书的治疗部分的各章节将做详细介绍。

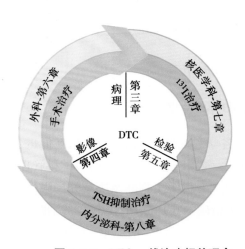

图 1-3-3　DTC 一线治疗相关理念

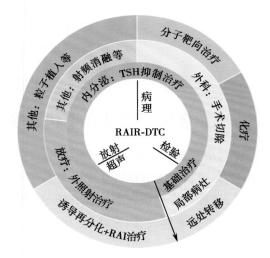

图 1-3-4　RAIR-DTC 的 MDT 协作诊治模式

围绕甲状腺癌的临床诊治，1987 年 3 月，来自 13 个国家的外科、核医学科、内分泌科及病理科专家在荷兰莱顿就甲状腺癌的诊治中的争议进行讨论并推出共识。随着此类多学科、多地区间的交流的兴盛，1996 年美国甲状腺协会（American Thyroid Association，ATA）、美国国立综合癌症网络(National Comprehensive Cancer Network,NCCN)及日本甲状腺协会先后出台了有关甲状腺结节及分化型甲状腺癌的临床诊治指南,2003—2010 年德国及欧洲甲状腺协会出台了相关指南;2012 年我会中华医学会等四学会制定了中国甲状腺结节及甲状腺癌诊治指南。各类指南及规范的出台,推动了世界范围内甲状腺癌诊治的规范化进程,改善了患者的生存质量及无病生存。

另外,在治疗方案的选择中,患者的意愿和就诊时的具体情况也有着极大的权重。每一项临床决策都应与患者讨论,以明确风险及获益、可能的不确定因素及其临床意义。尊重患者的价值观及偏好,依据情况作出最可行的选择,不仅是个体化医疗的体现,更是甲状腺癌全程管理的重要组成部分。

四、有关甲状腺癌的精准治疗

伴随着基因组、蛋白质组、影像组等组学技术及数据信息及人工智能技术等的不断进步,精准医疗(precision medicine)已逐渐成为集疾病个体生物信息与大数据科学的交叉应用于一体的新型医疗管理模式。其旨在最终实现对于疾病和特定患者的个性化精准治疗,提高疾病诊治与预防的效益。精准医疗正在悄无声息地改变着我们对甲状腺癌的深入认知和理解,推动着全程管理理念的进步。

早在 1953 年,在显微镜的帮助下人们了解了分化型及未分化型甲状腺癌两种亚型,但却解释不清同样是 DTC,为什么多数患者在手术、^{131}I 及 TSH 抑制治疗下可达到完全缓解,而有些人却出现复发及转移? 随着对甲状腺癌的不断认知,人们了解到病灶的大小、甲状腺外侵犯、淋巴结侵犯、脉管侵犯及治疗干预时机等均影响着 DTC 患者的预后。2002 年,Davies 等首次发现包括甲状腺癌在内的人类肿瘤中广泛存在的 B 型丝氨酸/苏氨酸蛋白激酶(BRAF)突变,随后,邢明照等先后证实,作为丝裂原活化蛋白激酶(mitogen-activated protein kinase,MAPK)信号传导通路中的主要分子事件,*BRAF* 基因突变导致 MAPK 通路的过度激活使其与甲状腺乳头状癌的侵袭性、复发、转移及死亡风险密切相关,并在甲状腺癌的失分化机制中起到主导作用。在先前研究基础上,X Yang 等观察到伴有 *BRAF* 基因突变的甲状腺乳头状癌远处转移灶的摄碘能力明显低于 *BRAF* 野生组远处转移灶,从在体角度为 *BRAF* 基因突变下调甲状腺相关基因如钠碘转运体(sodium-iodide symporter,NIS)的表达而使 ^{131}I 治疗疗效欠佳提供了核医学分子影像学依据。目前,BRAF、TERT、P53 等分子特征正逐渐渗透至 DTC 患者术后管理的复发风险分层中,而靶向 RET 变异的药物普拉替尼等在碘难治性甲状腺癌的优异表现令我们期待未来分子特征驱动的 DTC 术后 ^{131}I 治疗及靶向治疗。

从 *BRAF* 这一基因变异事件的相关探索可以看到,分子生物学技术的进步为我们从分子机制深入了解甲状腺癌开启了一扇门。本书甲状腺癌的分子机制相关章节全面地从遗传学及表观遗传学背景深入解释了甲状腺癌发生发展的机制。对甲状腺癌的认识已从之前的病理组织学水平逐渐转变为结合了分子病理特征等多层次、多维度的辨识。

这种深入的理解和认知也为 RAIR-DTC 的治疗带来了希望,新的靶向治疗策略随着分子机制的探索不断推进到临床应用。在 1996 年的 ATA 指南中，RAIR-DTC 的后续治疗仅为多柔比星的单一化疗推荐。而随着全球多中心Ⅲ期随机对照试验提示 RAIR-DTC 患者从索拉非尼（mPFS：10.8 个月 vs. 5.8 个月，$HR=0.59$，95% CI 0.45~0.76，$P=0.001$）及仑伐替尼（mPFS：18.3 个月 vs. 3.6 个月，$HR=0.21$，99% CI 0.14~0.31，$P<0.001$）治疗中 PFS 的获益甚至生存获益，它们先后被美国食品和药品监督管理局（United States Food and Drug Administration，USFDA）及欧洲药品管理局（European Medicines Agency，EMA）批准用于进展性 RAIR-DTC。2018 年，ASCO 会议报道了 BLU667 和 LOXO 292 作为 RET 基因高度选择性药物在甲状腺癌的探索。2020 年 5 月 selpercatinib 基于Ⅰ/Ⅱ期临床研究 LIBRETTO-001 的数据被美国 FDA 批准用于治疗包括 RAIR-DTC 及甲状腺髓样癌在内存在 RET 基因重排、突变或融合的肿瘤，成为全球首个 RET 激酶抑制剂。此外，采用靶向 BRAF 及 MEK 的药物成功诱导 RAIR-DTC 再摄取碘的初步研究，正为 RAIR-DTC 的后续治疗探索靶向治疗与 ^{131}I 联合的新型治疗模式。

同时，反映肿瘤糖代谢的 ^{18}F-FDG PET/CT 和反映肿瘤新生血管生成的 ^{68}Ga-NOTA-PRGD2 PET/CT 等核医学分子影像学手段有望早期预测药物疗效，并可在治疗后短期（8 周）观察到代谢变化，且与 CT 评估的病灶变化及预后显著相关，在弥补 RECIST 评估标准的不足的同时，为靶向药物治疗的后续治疗决策提供实时在体的代谢证据。

综上，从上述 DTC 一线治疗理念的形成、诊断技术的进步、MDT 及精准医学四个方面，我们可以看到甲状腺癌全程管理的理念形成不只是技术进步的产物，更是数代甲状腺领域的科学家共同深入探索的历程。像是从荒芜之地探出小径不断前行而愈走愈宽的路，在这条甲状腺癌全程管理的路上，人们正带着对甲状腺癌的探究精神、医者的仁爱前赴后继。

（林岩松）

参考文献

［1］AHN H S, KIM H J, WELCH H G. Korea's thyroid-cancer "epidemic": screening and overdiagnosis [J]. N Engl J Med, 2014, 371 (19): 1765-1767.

［2］ALMQUIST M, JOHANSEN D, BJÖRGE T, et al. Metabolic factors and risk of thyroid cancer in the metabolic syndrome and cancer project (Me-Can)[J]. Cancer Causes Control, 2011, 22 (5): 743-751.

［3］BAKER S R, BHATTI W A. The thyroid cancer epidemic: is it the dark side of the CT revolution?[J]. Eur J Radiol, 2006, 60 (1): 67-69.

［4］BARREA L, GALLO M, RUGGERI R M, et al. Nutritional status and follicular-derived thyroid cancer: An update [J]. Crit Rev Food Sci Nutr, 2021, 61 (1): 25-59.

［5］BARROWS C E, BELLE J M, FLEISHMAN A, et al. Financial burden of thyroid cancer in the United States: An estimate of economic and psychological hardship among thyroid cancer survivors [J]. Surgery, 2020, 167 (2): 378-384.

［6］BOLTZ M M, HOLLENBEAK C S, SCHAEFER E, et al. Attributable costs of differentiated thyroid cancer in the elderly Medicare population [J]. Surgery, 2013, 154 (6): 1363-1369.

［7］BROSE M S, NUTTING C M, JARZAB B, et al. Sorafenib in radioactive iodine-refractory, locally advanced or metastatic differentiated thyroid cancer: A randomised, double-blind, phase 3 trial [J]. Lancet, 2014, 384

(9940): 319-328.

［8］ CHAM S, ZANOCCO K, STURGEON C, et al. Risk-based ultrasound screening for thyroid cancer in obese patients is cost-effective [J]. Thyroid, 2014, 24 (6): 975-986.

［9］ CHEN W, ZHENG R, BAADE P D, et al. Cancer statistics in China, 2015 [J]. CA Cancer J Clin, 2016, 66 (2): 115-132.

［10］ DAL MASO L, LISE M, ZAMBON P, et al. Incidence of thyroid cancer in Italy, 1991-2005: time trends and age-period-cohort effects [J]. Ann Oncol, 2011, 22 (4): 957-963.

［11］ DAVIES H, BIGNELL G R, COX C, et al. Mutations of the BRAF gene in human cancer [J]. Nature, 2002, 417 (6892): 949-954.

［12］ ELISEI R, MOLINARO E, AGATE L, et al. Are the clinical and pathological features of differentiated thyroid carcinoma really changed over the last 35 years?: Study on 4187 patients from a single Italian institution to answer this question [J]. J Clin Endocrinol Metab, 2010, 95 (4): 1516-1527.

［13］ FERLAY J, COLOMBET M, SOERJOMATARAM I, et al. Estimating the global cancer incidence and mortality in 2018: GLOBOCAN sources and methods [J]. Int J Cancer, 2019, 144 (8): 1941-1953.

［14］ FILETTI S, DURANTE C, HARTL D, et al. Thyroid cancer: ESMO Clinical Practice Guidelines for diagnosis, treatment and follow-up[J]. Ann Oncol, 2019, 30 (12): 1856-1883.

［15］ FURUYA-KANAMORI L, SEDRAKYAN A, ONITILO A A, et al. Differentiated thyroid cancer: millions spent with no tangible gain？ [J]. Endocr Relat Cancer, 2018, 25 (1): 51-57.

［16］ GUO K, ZHENG X, LI D, et al. Cost-effectiveness analysis in papillary thyroid carcinoma patients with different neck dissection strategy: A retrospective cohort study [J]. Int J Surg, 2018, 50: 1-5.

［17］ HO A L, GREWAL R K, LEBOEUF R, et al. Selumetinib-enhanced radioiodine uptake in advanced thyroid cancer [J]. N Engl J Med, 2013, 368 (7): 623-632.

［18］ ITO Y, MIYAUCHI A, KIHARA M, et al. Patient age is significantly related to the progression of papillary microcarcinoma of the thyroid under observation [J]. Thyroid, 2014, 24 (1): 27-34.

［19］ JANOVSKY C, BITTENCOURT M S, NOVAIS M, et al. Thyroid cancer burden and economic impact on the Brazilian public health system [J]. Arch Endocrinol Metab, 2018, 62 (5): 537-544.

［20］ JUNG S K, KIM K, TAE K, et al. The effect of raw vegetable and fruit intake on thyroid cancer risk among women: a case-control study in South Korea [J]. Br J Nutr, 2013, 109 (1): 118-128.

［21］ KEEGAN T H, GROGAN R H, PARSONS H M, et al. Sociodemographic disparities in differentiated thyroid cancer survival among adolescents and young adults in California [J]. Thyroid, 2015, 25 (6): 635-648.

［22］ KILFOY B, ZHENG T, HOLFORD T, et al. International patterns and trends in thyroid cancer incidence, 1973-2002 [J]. Cancer Causes Control, 2009, 20 (5): 525-531.

［23］ KIM H J, PARK H K, BYUN D W, et al. Iodine intake as a risk factor for *BRAF* mutations in papillary thyroid cancer patients from an iodine-replete area [J]. Eur J Nutr, 2018, 57 (2): 809-815.

［24］ KITAHARA C M, MCCULLOUGH M L, FRANCESCHI S, et al. Anthropometric factors and thyroid cancer risk by histological subtype: pooled analysis of 22 prospective studies [J]. Thyroid, 2016, 26 (2): 306-318.

［25］ KITAHARA C M, SOSA J A. The changing incidence of thyroid cancer [J]. Nat Rev Endocrinol, 2016, 12 (11): 646-653.

［26］ LANG B H, WONG C K, CHAN C T. Initial attributable cost and economic burden of clinically-relevant differentiated thyroid cancer: A health care service provider perspective [J]. Eur J Surg Oncol, 2015, 41 (6): 758-765.

［27］ LANG B H, WONG C K. A cost-effectiveness comparison between early surgery and non-surgical approach for incidental papillary thyroid microcarcinoma [J]. Eur J Endocrinol, 2015, 173 (3): 367-375.

［28］ LAURBERG P, BüLOW PEDERSEN I, KNUDSEN N, et al. Environmental iodine intake affects the type of nonmalignant thyroid disease [J]. Thyroid, 2001, 11 (5): 457-469.

［29］ LI N, DU X L, REITZEL L R, et al. Impact of enhanced detection on the increase in thyroid cancer incidence in the united states: Review of incidence trends by socioeconomic status within the surveillance, epidemiology, and end results registry, 1980-2008 [J]. Thyroid, 2013, 23 (1): 103-110.

［30］ LIM H, DEVESA S S, SOSA J A, et al. Trends in thyroid cancer incidence and mortality in the United States, 1974-2013 [J]. JAMA, 2017, 317 (13): 1338.

［31］ LOEHRER A P, MURTHY S S, SONG Z, et al. Association of insurance expansion with surgical management of thyroid cancer [J]. JAMA Surg, 2017, 152 (8): 734-740.

［32］ LUBITZ C C, KONG C Y, MCMAHON P M, et al. Annual financial impact of well-differentiated thyroid cancer care in the United States [J]. Cancer, 2014, 120 (9): 1345-1352.

［33］ WANG L Y, ROMAN B R, MIGLIACCI J C, et al. Cost-effectiveness analysis of papillary thyroid cancer surveillance [J]. Cancer, 2015, 121 (23): 4132-4140.

［34］ MEMON A, ROGERS I, PAUDYAL P, et al. Dental X-rays and the risk of thyroid cancer and meningioma: A systematic review and meta-analysis of current epidemiological evidence [J]. Thyroid, 2019, 29 (11): 1572-1593.

［35］ MORRIS L G, SIKORA A G, TOSTESON T D, et al. The increasing incidence of thyroid cancer: The influence of access to care [J]. Thyroid, 2013, 23 (7): 885-891.

［36］ NASH S H, LANIER A P, SOUTHWORTH M B. Occurrence of endocrine and thyroid cancers among Alaska native people, 1969-2013 [J]. Thyroid, 2018, 28 (4): 481-487.

［37］ PAPPA T, ALEVIZAKI M. Obesity and thyroid cancer: A clinical update [J]. Thyroid, 2014, 24 (2): 190-199.

［38］ ROCHE A M, FEDEWA S A, SHI L L, et al. Treatment and survival vary by race/ethnicity in patients with anaplastic thyroid cancer [J]. Cancer, 2018, 124 (8): 1780-1790.

［39］ ROTHENBERG S M, DANIELS G H, WIRTH L J. Redifferentiation of iodine-refractory *BRAF V600E*-mutant metastatic papillary thyroid cancer with dabrafenib-response [J]. Clin Cancer Res, 2015, 21 (24): 5640-5641.

［40］ SCHLUMBERGER M, TAHARA M, WIRTH L J, et al. Lenvatinib versus placebo in radioiodine-refractory thyroid cancer [J]. N Engl J Med, 2015, 372 (7): 621-630.

［41］ SCHMID D, RICCI C, BEHRENS G, et al. Adiposity and risk of thyroid cancer: a systematic review and meta-analysis [J]. Obes Rev, 2015, 16 (12): 1042-1054.

［42］ SCIUTO R, ROMANO L, REA S, et al. Natural history and clinical outcome of differentiated thyroid carcinoma: A retrospective analysis of 1503 patients treated at a single institution [J]. Ann Oncol, 2009, 20 (10): 1728-1735.

［43］ SIEGEL R L, MILLER K D, JEMAL A. Cancer statistics, 2020 [J]. CA Cancer J Clin, 2020, 70 (1): 7-30.

［44］ TAMMINGA S J, BÜLTMANN U, HUSSON O, et al. Employment and insurance outcomes and factors associated with employment among long-term thyroid cancer survivors: A population-based study from the PROFILES registry [J]. Qual Life Res, 2016, 25 (4): 997-1005.

［45］ TANG J, KONG D, CUI Q, et al. Racial disparities of differentiated thyroid carcinoma: Clinical behavior, treatments, and long-term outcomes [J]. World J Surg Oncol, 2018, 16 (1): 45.

［46］ THE CLARK T. Sawin history resource center thyroid history timeline [EB/OL]. https://www. thyroid. org/about-american-thyroid-association/clark-t-sawin-history-resource-center/thyroid-history-timeline/; American Thyroid Association. 2015-10-04/2020-07-01.

［47］ U. S. FOOD & DRUG ADMINISTRATION. White Paper: Initiative to reduce unnecessary radiation exposure from medical imaging [EB/OL]. https://www. fda. gov/radiation-emitting-products/initiative-reduce-unnecessary-radiation-exposure-medical-imaging/white-paper-initiative-reduce-unnecessary-radiation-exposure-medical-imaging. 2019-06-14/2020-07-01.

［48］VENKATESH S, PASTERNAK J D, BENINATO T, et al. Cost-effectiveness of active surveillance versus hemithyroidectomy for micropapillary thyroid cancer [J]. Surgery, 2017, 161 (1): 116-126.

［49］WANG C, ZHANG X, YANG X, et al. PET response assessment in apatinib-treated radioactive iodine-refractory thyroid cancer [J]. Endocr Relat Cancer, 2018, 25 (6): 653-663.

［50］WARTOFSKY L. Increasing world incidence of thyroid cancer: Increased detection or higher radiation exposure？ [J]. Hormones (Athens), 2010, 9 (2): 103-108.

［51］WU J X, BENI C E, ZANOCCO K A, et al. Cost-effectiveness of long-term every three-year versus annual postoperative surveillance for low-risk papillary thyroid cancer [J]. Thyroid, 2015, 25 (7): 797-803.

［52］XING M, ALZAHRANI A S, CARSON K A, et al. Association between *BRAF V600E* mutation and recurrence of papillary thyroid cancer [J]. J Clin Oncol, 2015, 33 (1): 42-50.

［53］XING M, LIU R, LIU X, et al. *BRAF V600E* and TERT promoter mutations cooperatively identify the most aggressive papillary thyroid cancer with highest recurrence [J]. J Clin Oncol, 2014, 32 (25): 2718-2726.

［54］YANG X, LI J, LI X, et al. TERT promoter mutation predicts radioiodine-refractory character in distant metastatic differentiated thyroid cancer [J]. J Nucl Med, 2017, 58 (2): 258-265.

［55］YU G P, LI J C, BRANOVAN D, et al. Thyroid cancer incidence and survival in the national cancer institute surveillance, epidemiology, and end results race/ethnicity groups [J]. Thyroid, 2010, 20 (5): 465-473.

［56］JAY B, TIMOTHY H, PETER T. 健康经济学 [M]. 曹乾，译. 桂林：广西师范大学出版社，2019.

［57］敖小凤，高志红. 甲状腺癌流行现状研究进展 [J]. 中国慢性病预防与控制，2008, 16 (2): 217-219.

［58］陈芳，吴凯，徐明星，等. 基于病例对照研究的甲状腺癌危险因素的 meta 分析 [J]. 中华地方病学杂志，2017, 36 (4): 250-256.

［59］陈龙，马利，何文英，等. 甲状腺癌病人平均住院日影响因素分析 [J]. 中国卫生统计，2014, 31 (2): 304-306.

［60］陈万青，孙可欣，郑荣寿，等. 2014 年中国分地区恶性肿瘤发病和死亡分析 [J]. 中国肿瘤，2018, 27 (1): 1-14.

［61］陈文，刘国祥，江启成，等. 卫生经济学 [M]. 4 版. 北京：人民卫生出版社，2017.

［62］陈孝平，汪建平. 外科学 [M]. 8 版. 北京：人民卫生出版社，2018: 244.

［63］董芬，张彪，单广良. 中国甲状腺癌的流行现状和影响因素 [J]. 中国癌症杂志，2016, 26 (1): 47-52.

［64］杜瑞，梁楠，孙辉. 儿童及青少年甲状腺癌诊疗进展 [J]. 中国普通外科杂志，2019, 28 (11): 1431-1436.

［65］关海霞，滕卫平，杨世明，等. 不同碘摄入量地区甲状腺癌的流行病学研究 [J]. 中华医学杂志，2001, 81 (8): 457-458.

［66］郝伟静，张寰，于洋，等. 血清降钙素检测对甲状腺髓样癌诊治的临床意义及成本效益分析 [J]. 中华耳鼻咽喉头颈外科杂志，2019, 54 (7): 506-509.

［67］赫捷. 2018 中国肿瘤登记年报 [M]. 北京：人民卫生出版社，2019.

［68］黄美玲，李永平，凌瑞. *BRAFV600E* 基因突变与乳头状甲状腺癌淋巴结转移相关性的 meta 分析 [J]. 中国肿瘤，2017, 26 (2): 145-151.

［69］黄小玲，张帆，廖宇航. 公共卫生项目经济学评价方法 [M]. 北京：人民卫生出版社，2017.

［70］雷林，尚庆刚，刘维耿，等. 深圳市 2001~2015 年甲状腺癌发病现状和趋势分析 [J]. 中国肿瘤，2019, 28 (7): 504-508.

［71］梁岭. 甲状腺癌临床特征分布与发病相关因素研究 [D]. 合肥：安徽医科大学，2019.

［72］罗亭亭，孟迪，张华，等. 2010—2017 年青岛市居民甲状腺癌发病与死亡分析 [J]. 中华肿瘤防治杂志，2019, 26 (17): 1231-1236.

［73］邱贝，赵波，王涛，等. 基于倾向评分匹配分析甲状腺乳头状癌多灶性对不良预后的影响 [J]. 中华医学杂志，2019, 99 (30): 2332-2336.

［74］ 任艳军,刘庆敏,葛明华,等.2010—2014 年浙江省肿瘤登记地区甲状腺癌发病和死亡情况分析 [J]. 中华预防医学杂志, 2019, 53 (10): 1062-1064.

［75］ 宋创业,严丽,孟艳林,等.甲状腺癌发生发展及预后的相关影响因素 [J]. 中华普通外科学文献 (电子版), 2020, 14 (01): 72-75.

［76］ 吴菲,刘霄宇,赵根明,等.癌症筛查成本效果评估的研究进展 [J]. 中国肿瘤, 2016, 25 (2): 81-87.

［77］ 吴恋,于健春,康维明,等.碘营养状况与甲状腺疾病 [J]. 中国医学科学院学报, 2013, 35 (4): 363-368.

［78］ 谢岱仪,王前,李超,等.甲状腺癌患者住院费用影响因素分析 [J]. 中国医疗保险, 2018 (1): 46-50.

［79］ 杨雷,王宁.甲状腺癌流行病学研究进展 [J]. 中华预防医学杂志, 2014, 48 (8): 744-748.

［80］ 张乐升.碘摄入量与地方病碘防治政策探讨 [J]. 医药前沿, 2014 (4): 119-120.

［81］ 张磊,董云伟,胡神保,等.美国癌症联合委员会甲状腺癌分期系统 (第 8 版) 修订对甲状腺乳头状癌分期的影响 [J]. 中国癌症杂志, 2018, 28 (7): 491-496.

［82］ 郑维晖,龚巍巍,陆凤,等.甲状腺癌相关基因突变和表观遗传学研究进展 [J]. 中华流行病学杂志, 2017, 38 (11): 1579-1583.

第二章　甲状腺癌的发病机制

甲状腺癌是内分泌系统中最常见的恶性肿瘤,近几十年来,其发病率在中国乃至全球范围内快速增长。根据肿瘤细胞的来源甲状腺癌主要分为甲状腺滤泡上皮细胞来源的肿瘤和滤泡旁 C 细胞来源的肿瘤。其中,滤泡上皮细胞来源的肿瘤包括:乳头状甲状腺癌(papillary thyroid carcinoma,PTC)、滤泡状甲状腺癌(follicular thyroid carcinoma,FTC)、低分化甲状腺癌(poorly differentiated thyroid carcinoma,PDTC)和未分化甲状腺癌(anaplastic thyroid carcinoma,ATC)。滤泡旁 C 细胞来源的肿瘤为甲状腺髓样癌(medullary thyroid carcinoma,MTC)。现阶段的研究表明,滤泡上皮细胞来源的甲状腺癌有着明显的进展过程,而各种分子事件的积累在这一过程中发挥了重要的作用(图 2-0-1)。目前认为,不同类型的

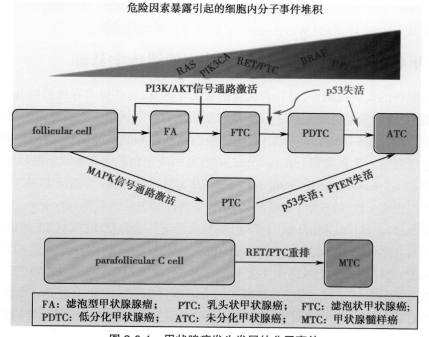

图 2-0-1　甲状腺癌发生发展的分子事件

甲状腺癌的分子生物学发病机制具有很多的共性,比如丝裂原活化蛋白激酶信号通路（MAPK/ERK 信号通路）和磷脂酰肌醇信号通路（PI3K/AKT 信号通路）的激活。本章节将立足于甲状腺癌的遗传学和表观遗传学基础,从分子水平讲述甲状腺癌发生发展的机制,以及甲状腺癌精准靶向治疗的研究现状。

第一节　甲状腺癌发生的遗传学基础

与大多数肿瘤发生的分子机制类似,甲状腺肿瘤的发生也是由各种遗传学及表观遗传学的突变累积导致,主要是体细胞中的原癌基因的激活与抑癌基因的失活,相关基因的表达模式的改变,非编码基因的表达及基因的甲基化程度发生改变。在这些突变因素中,体细胞中遗传物质的改变通常是发生肿瘤的先决条件,并且在肿瘤发展的进程中也发挥着十分重要的作用。体细胞的遗传因素改变主要包括:①点突变,特定基因的单一核苷酸位点发生突变;②染色质重排,同一或不同染色质的断裂或融合所导致的遗传信息的大面积突变。无论发生哪种突变,一旦体细胞的遗传物质发生改变势必会将其异常的信号传递至细胞进而对细胞的行为产生影响。承担起这一系列的信号传递工作的分子所联系构建起的途径被称为分子信号通路。甲状腺癌的发生、发展、侵袭及转移与细胞多个信号转导通路及相关分子的功能紊乱密切相关,如肉瘤基因（sarcoma gene，*Src*）、JAK/STAT、丝裂原活化蛋白（MAPK/ERK）激酶信号通路、磷脂酰肌醇信号通路（PI3K/AKT）信号通路、核因子 -κB（nuclear factor kappa-B，NF-κB）信号通路、促甲状腺激素受体（thyroid stimulating hormone receptor，TSHR）信号通路及 Wnt/β- 连环蛋白（Wnt/β-catenin）信号通路等信号通路。

一、甲状腺滤泡上皮细胞来源肿瘤的遗传学基础

在甲状腺癌的发病机制中,存在着大量的遗传学异常,这些异常导致抑癌基因失活及原癌基因的激活,为肿瘤的进展提供了分子基础及驱动力。甲状腺癌中最经典的遗传学异常,主要是丝裂原活化蛋白（MAPK/ERK）激酶信号通路和磷脂酰肌醇信号通路（PI3K/AKT）信号通路的过度激活。大鼠肉瘤（rat sarcoma，*Ras*）基因或蛋白的突变和磷脂酰肌醇 -3 羟基激酶催化亚单位 α（phosphatidylinositol 3-kinase，*PIK3CA*）的突变作为激活 PI3K/AKT 通路的早期事件可以促进 FTC 的发生,随着人第 10 号染色体缺失的磷酸酶（phosphatase and tensin homolog deleted on chromosome ten，*PTEN*）突变失活进一步激活 PI3K/AKT 通路,而一些晚期的分子事件如肿瘤蛋白 p53（tumor protein P53，*TP53*）突变,则进一步促进 FTC 去分化为 PDTC 或 ATC。MAPK/ERK 通路中主要基因的改变,如 *BRAF* 突变及 *RET/PTC* 重排,促进甲状腺滤泡细胞转化成 PTC,同样一些晚期的分子事件如 *p53* 突变也会进一步促进 PTC 去分化为 PDTC 或 ATC。本节将对甲状腺滤泡上皮细胞来源甲状腺癌中的重要信号分子通路进行详细介绍。

（一）丝裂原活化蛋白信号通路

丝裂原活化蛋白是信号从细胞表面传导到细胞核内部的重要传递者,是一组能被不同的细胞外刺激,如细胞因子、神经递质、激素、细胞应激及细胞黏附等激活的丝氨酸 - 苏氨酸蛋白激酶。由于 MAPK 是培养细胞在受到生长因子等丝裂原刺激时被激活而被鉴定的,因而得名为丝裂原活化蛋白激酶。在 MAPK 信号通路中,细胞膜上的酪氨酸激酶受体接收到胞外刺激,逐级将来自胞外的信号传递至细胞核内进而调节下游靶基因的表达,最终影响细胞的增殖、分化及凋亡等行为。所有的真核细胞都能表达 MAPK。MAPK 通路的基本组成是一种从酵母到人类都保守的三级激酶模式,包括 MAPK 激酶激酶(MAP kinase kinase kinase,MKKK)、MAPK 激酶(MAP kinase kinase,MKK)和 MAPK,这三种激酶能依次激活,共同调节着细胞的生长、分化、对环境的应激适应、炎症反应等多种重要的细胞生理 / 病理过程。

MAPK 属于丝氨酸 / 苏氨酸蛋白激酶家族,在哺乳动物细胞中发现了四种平行的 MAPK 信号通路,分别是 MAPK/ERK、MAPK/JNK、MAPK/P38 和 MAPK/ERK5。在哺乳动物中,ERK 广泛存在于各种组织,参与细胞的增殖分化的调控。多种生长因子受体、营养相关因子受体等都需要细胞外调节蛋白激酶(extracellular regulated protein kinases,ERK)的活化来完成信号转导过程。Jun 氨基末端激酶(Jun N-terminal kinase,JNK)家族是细胞对各种应激原诱导的信号转导的关键分子,参与细胞对辐射、渗透压、温度变化等应激反应。肿瘤蛋白 p38(tumor protein 38,p38)介导炎症、凋亡等,因而成为开发抗炎药物的靶点。

MAPK/ERK 信号通路的过度激活在甲状腺肿瘤中十分普遍。该通路的过度激活可导致大量的致癌蛋白的表达上调,如趋化因子、血管内皮生长因子 A(vascular endothelial cell growth factor A,VEGFA)、基质金属蛋白酶类(matrix metalloproteinases,MMPs)、缺氧诱导因子(hypoxia inducible factor-1a,HIF-1a)及波形蛋白(vimentin)等,最终引起或加速甲状腺肿瘤的发生与恶性进展。在甲状腺癌中,ERK 行使的 MAPK 功能的通路占主要途径。当细胞膜上的酪氨酸激酶受体在与生长因子结合时被激活,被逐级激活的 ERK 能够促进细胞质和细胞核中下游效应因子的激活,控制不同的细胞过程(图 2-1-1)。而当通路上的相关分子发生突变时,细胞在不需接受胞外刺激因素的情况下便可引起该通路的异常激活。已有研究证实 *BRAF* 突变、*Ras* 突变或 *RET/PTC* 重排等因素均能持续激活 MAPK/ERK 信号通路。

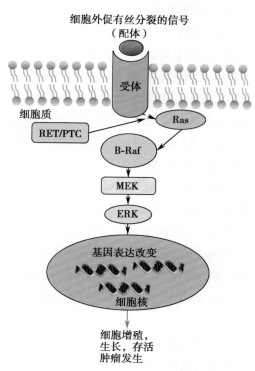

图 2-1-1　MAPK/ERK 信号通路
Ras:大鼠肉瘤蛋白;B-Raf:B 型丝氨酸 / 苏氨酸蛋白激酶;RET/PTC:RET/PTC 重排;MEK:MAPK 激酶;ERK:细胞外调节蛋白激酶。

1. **_BRAF_ 基因突变** B 型丝氨酸 / 苏氨酸蛋白激酶（BRAF）突变被发现是人类癌症中 MAPK 通路异常激活的一个主要原因。RAF 激酶有三种：A-RAF、B-RAF（Braf）和 C-RAF。在这三者之中，BRAF 是 MAPK 通路最有效的激活因子。_BRAF_ 基因位于人类 7 号染色体上，编码 RAF 家族丝氨酸 / 苏氨酸蛋白激酶。该蛋白在调节 MAPK/ERK 信号通路中起 MKKK 的作用，影响细胞分裂、分化和分泌。

BRAF 基因突变是影响 MAPK 信号通路异常激活的最重要且最常见的因素。该基因突变后可不受上游信号的调控，导致编码的激酶持续活化，引起细胞不断增殖分裂，最终诱发细胞的恶性转变。已有报导称约有 83% 的甲状腺癌患者携带 _Braf_ 基因的突变，其中超过 90% 的 _BRAF_ 突变为 $BRAF^{V600E}$ 突变。该基因突变发生在第 15 外显子 1 799 位点，使存在于激酶域上的 600 位的氨基酸发生变化，导致 BRAF 激酶持续激活。大量研究证实，$BRAF^{V600E}$ 突变是甲状腺癌中最为常见的遗传学改变，主要存在于 PTC 中，在部分 ATC 中也存在该突变，是甲状腺癌发生发展的主要驱动力，目前已经成为甲状腺癌主要的治疗靶点。

2. **_Ras_ 基因突变** _Ras_ 基因是一种原癌基因，早期是从 Harvey 和 Kirsten 两株大鼠肉瘤病毒中克隆出来的转化基因，被称为 _H-Ras_ 和 _K-Ras_，另一种相似的基因是在人神经母细胞瘤 DNA 感染 NIH3T3 细胞时发现的与 _Ras_ 类似的基因，称为 _N-Ras_，它们分别定位在 11、12 和 1 号染色体上。Ras 蛋白是 _Ras_ 基因表达产物，是由 190 个氨基酸残基组成的小的单体三磷酸鸟苷（guanosinetriphosphate，GTP）结合蛋白，具有 GTPase 活性，分布于质膜胞质一侧，结合 GTP 时为活化状态，而结合二磷酸鸟苷（Guanosine diphosphate，GDP）时为失活态，所以 Ras 蛋白也是 GTPase 开关蛋白。当 GTP 取代 GDP 与 Ras 结合，Ras 被激活，召集细胞质内 Raf 丝苏氨酸蛋白激酶至细胞膜上，Raf 激酶磷酸化 MAPK 激酶（MAPKK），MAPKK 激活 MAPK，MAPK 被激活后，转至细胞核内，直接激活下游的转录因子。

突变的 Ras 蛋白亦可持续激活 MAPK 信号通路。三种 _Ras_ 基因的突变均可能导致该酶的过度活化，即便没有发生 Ras 突变，肿瘤的生成也可能因 RAS 上游（如 EGFR）的突变而依赖于 Ras 活性。Fukahori 等研究发现 30% 甲状腺腺瘤有 _Ras_ 基因突变，57% 的 FTC 患者有 _Ras_ 基因突变，尤其是 _N-Ras Q61R_。Rivera 等研究发现，在滤泡型甲状腺乳头状癌（FvPTC）中发现 36% 的非浸润性癌中存在 _Ras_ 突变，而浸润性癌中仅 10% 突变。Jang 等研究发现，_Ras_ 突变与甲状腺癌的远处转移风险及预后密切相关。在发生远处转移的患者中，_Ras_ 突变率为 61%，其突变类型均为 _N-Ras S61_ 突变。

3. **_RET/PTC_ 重排** 在 PTC 中，10 号染色体长臂发生的重排引起 _RET_ 基因被打断，和多种不同的基因融合重排，形成嵌合体致癌基因，称为 _RET/PTC_。通常，_RET/PTC_ 由 RET 胞内段翻译为激酶区域的 3' 端序列（一般是第 12 个外显子到 3' 末端）与其他基因编码蛋白二聚结构域的 5' 部分相互融合而组成。_RET/PTC_ 重排导致的融合基因是引起 PTC 发生的主要原因。通常情况下，_RET_ 基因仅仅在神经外胚层来源的细胞中所表达，但是 _RET_ 与其他基因融合后所使用的是该基因的启动子，而相融合的另一个基因多是在体内泛在表达的基因，这样就导致融合后 _RET_ 基因可以在甲状腺滤泡上皮中表达；另一方面，与 _RET_ 融合的部分多为相融合的基因编码蛋白二聚体结构的区域,因此融合后的 *RET/PTC* 基因会以稳定二聚体形式出现,导致 RET 激酶因为二聚化而具有持续激活下游信号通路的能力,不再受到配体调控。发生二聚后的 RET 激酶会招募信号适配器,促使 RET 胞内段 Y1062 位点发生磷酸化,导致甲状腺滤泡细胞长期暴露在 MAPK 信号通路的激活中,导致细胞发生恶性转化,如细胞的增殖和侵袭能力增强。

此外,研究发现部分 *RET* 重排同样会影响与 *RET* 相融合的另一个原本属于抑癌功能的基因,这也是 *RET/PTC* 引起 PTC 的一个原因。目前,研究较多的是 *RET/PTC2* 和 *RET/PTC6*。*RET/PTC2* 是 *RET* 与 *PRKARIA* 基因相融合而形成的,这种融合会使得 *PRKARIA* 基因的功能失活。目前研究已经证实,*PRKARIA* 基因编码蛋白激酶 A 的一个调节亚单位 RIα,其功能失活和一些卵巢肿瘤,睾丸肿瘤以及甲状腺肿瘤的形成密切相关。*RET/PTC6* 则是使得 *TRIM24*(tripartite motif containing 24)基因因为融合而失活,*TRIM24* 基因失活被证实与肝癌的发生密切相关,且不表达 *TRIM24* 的转基因小鼠会自发形成肝癌。目前,关于核受体共激活基因 4(nuclear receptor coactivator gene-4,NCOA4)和含有基因 6 的盘管结构域(coiled-coil domain containing gene 6,CCDC6)在一些肿瘤中可能发挥抑癌作用也有报道,所以该机制在最常见的 RET/PTC1 和 RET/PTC3 引起的 PTC 中亦可能发挥了一定的作用。

目前发现的 *RET/PTC* 融合已经超过 12 种,但是最常见的还是 *RET* 与 *CCDC6* 基因或者 *NCOA4* 基因融合而成的 *RET/PTC1* 和 *RET/PTC3*,占 90% 以上。这两种重排是由于 10 号染色体本身发生了长臂的臂内倒位,而其余的 RET/PTC 重排则是因为染色体间发生易位。*RET/PTC* 重排的发生率在不同的地区和国家差别较大。目前认为,放射性物质的暴露是引起 *RET/PTC* 重排的首要原因。研究发现,在放射物暴露的地区其发生率可以高达 50%~70%,如乌克兰切尔诺贝利和日本广岛。放射引起 *RET/PET* 重排的原因尚未完全明确,目前认为可能是因为 RET 以及其重排的伴侣:NCOA4 和 CCDC6 的第 11 外显子所在的 DNA 结构区域较为脆弱,在放射线照射的情况下发生 DNA 断裂,进而在修复过程中发生重排。因此,对于辐射暴露的保护水平在很大程度上决定了该地区 PTC 患者中 *RET/PTC* 重排的发生率。

4. 其他 MAPK 信号通路亦可受到其他因素的调控而激活,如生长因子、细胞因子、射线、渗透压以及体液流过细胞表面时产生的切应力等因素。此外,一些能够激活受体酪氨酸激酶(receptor tyrosine kinases,RTKs)的信号分子,如 EGFR、VEGFR、KIT 和 c-MET 等都已被证实可激活 MAPK 信号通路的活性。

(二)磷脂酰肌醇信号通路

PI3K 是一种胞内磷脂酰肌醇激酶,与 *Src* 和 *Ras* 等癌基因的产物相关。PI3K 本身具有丝氨酸 / 苏氨酸(Ser/Thr)激酶的活性,也具有磷脂酰肌醇激酶的活性。PI3K 可分为 3 类,其结构与功能各异。其中研究最广泛的为 I 类 PI3K,此类 PI3K 为异源二聚体,由一个调节亚基和一个催化亚基组成。调节亚基含有 SH2 和 SH3 结构域,与含有相应结合位点的靶蛋白相互作用,该亚基通常称为 p85。催化亚基有 4 种,即 p110α、β、δ 和 γ,而 δ 和 γ 仅限于白细胞,其余则广泛分布于各种细胞中。

　　当细胞因子、激素、缺氧等细胞外来刺激因素与细胞膜表面的受体结合后,细胞内
PI3K 被激活,并将底物 3,4- 二磷酸磷脂酰肌醇(PIP2)磷酸化为 3,4,5- 三磷酸磷脂酰肌
醇(PIP3)。PIP3 作为第二信使与蛋白激酶 B(protein kinase B,AKT)蛋白相互作用,使
AKT 蛋白聚集到细胞膜上,在三磷酸磷脂酰肌醇依赖性蛋白激酶(PDK1)的帮助下,磷酸
化 AKT 蛋白上的 Thr308 和 Ser473 位点将其激活,活化的 AKT 可直接激活西罗莫司复合
体(mammalian target of rapamycin,mTOR),也可通过抑制结节性硬化复合物 1/2(tuberous
sclerosis complex1/2,TSC1/2)形成复合物,激活该信号通路。西罗莫司复合体 mTOR 则磷
酸化其 2 个下游分子,即抑制翻译抑制因子 eIF-4E 结合蛋白 1(4BP1)和激活核糖体蛋白
S6K1,从而激活致癌蛋白,如血管内皮生长因子(VEGF)及细胞周期蛋白 D(Cyclin D)的表
达,促进核糖体蛋白及翻译调节蛋白的合成(图 2-1-2)。

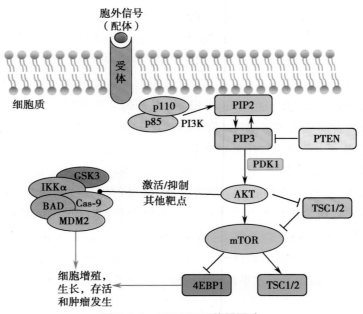

图 2-1-2　PI3K/AKT 信号通路

p85：PI3K 调节亚基;p110：PI3K 催化亚基;PIP2：phosphatidylinositol bisphos-
phate,二磷酸磷脂酰肌醇;PIP3：Phosphatidylinositol triphosphate,三磷酸磷
脂酰肌醇;PTEN：phosphatase and tensin homology deleted on chromosome
10,PTEN 蛋白;PDK1：Pyruvate Dehydrogenase Kinase 1,磷酸肌醇依赖
性蛋白激酶 1；AKT：AKT Serine/Threonine Kinase,蛋白激酶 B;TSC1/2：
TSC Complex Subunit 1/2,抑癌蛋白 TSC1/2；mTOR：Mechanistic Target Of
Rapamycin Kinase,哺乳动物西罗莫司靶蛋白;4EBP1：Eukaryotic Translation
Initiation Factor 4E Binding Protein,重组人翻译起始因子 4E 结合蛋白 1；
GSK3：Glycogen Synthase Kinase-3,糖原合酶激酶 3；IKKa：Nuclear Factor
NF-Kappa-B Inhibitor Kinase Alpha,核因子 NF-Kappa-B 抑制激酶 α;Cas-9：
Caspase-9,半胱天冬酶 -9；BAD：BCL2-Antagonist Of Cell Death Protein,细
胞死亡蛋白拮抗剂 bcl2；MDM2：E3 Ubiquitin-Protein Ligase Mdm2,E3 泛
素连接酶 MDM2。

大量研究显示,93% 的 FTC 和 96% 的 ATC 中存在 PI3K/AKT 信号通道相关基因的异常改变,包括受体型酪氨酸激酶(RTKs)、Ras 及 *PTEN* 基因突变,磷脂酰肌醇 -3 羟基激酶催化亚单位 α(phosphatidylino-sitol 3-kinasesα,PIK3Cα)、磷脂酰肌醇 -3 羟基激酶催化亚单位 β(phosphatidylino-sitol 3-kinasesβ,PIK3Cβ)磷酸肌醇依赖性蛋白激酶 1(PDK1)基因拷贝增加及过氧化物酶体增殖物激活受体 γ/ 配对盒基因(*PPARγ/Pax8*)基因重排等。

1. *PIK3CA* 基因突变或扩增　*PIK3CA* 基因定位于染色体 3q26.3,长 34kb,包含 20 个外显子,编码 1 068 种氨基酸,该组氨基酸产生一组长 124kD 的蛋白。PIK3CA 编码 I 类磷脂酰肌醇 -3- 激酶(phosphatidylino-sitol-3-kinases,PI3Ks)的 p110 催化亚单位。*PIK3CA* 基因突变可持续激活 PI3K 激酶,把那个通过磷酸化下游的 AKT,促进细胞的恶性转化,因此在肿瘤的发生发展中起着至关重要的作用。大量研究证实,多种人类实体肿瘤中存在着 *PIK3CA* 基因突变,包括甲状腺癌。*PIK3CA* 基因突变的位点常为 9 号和 20 号外显子,主要突变类型包括 *E542K*、*E545K*、*E545Q*、*H1047R*、*M1043I*、*Q546K*、*Q546P* 和 *Q546R* 等。此外,在甲状腺癌中存在高频率的 *PIK3CA* 基因扩增。研究证实,*PIK3CA* 基因扩增可显著上调其蛋白水平,进而激活 PI3K/AKT 信号通路,促进甲状腺癌的发生及发展。

2. *PTEN* 基因失活　*PTEN* 基因位于染色体 10q23.3,编码由 403 个氨基酸组成的蛋白质。PTEN 蛋白有 3 个主要的结构域:位于 N 端的磷酸酶结构域具备双重特异性蛋白磷酸酶及磷脂酰肌醇磷酸酶的活性,是 PTEN 发挥抑癌作用的核心序列;中央的 C2 结构域主要介导 PTEN 蛋白与质膜的相互作用及与磷脂酰肌醇等其他潜在底物的结合;C 端的 C 尾结构域主要参与对 PTEN 蛋白的调控。PTEN 作为一种磷酸酶同源物,几乎存在于所有的组织。一旦通过磷酸化激活,PTEN 可以终止磷酸酶活性途径的信号传递。PTEN 主要依靠其编码产物 PTEN 蛋白的双重特异磷酸酶活性调控细胞内的信号通路而发挥抑癌作用。PTEN 蛋白的脂质磷酸酶活性可特异性地使磷脂酰肌醇 3,4,5- 三磷酸(PIP3)第 3 位去磷酸化还原为磷脂酰肌醇 4,5- 二磷酸(PIP2),阻止 AKT 在质膜的定位及激活,从而抑制 PI3K/AKT 通路的激活。

研究证实,在肿瘤的发生及发展过程中,PTEN 时常处于失活状态。点突变、碱基缺失以及启动子的过度甲基化均可导致 PTEN 的失活,解除其对 PI3K/AKT 信号通路的抑制作用,促进肿瘤的恶性进展。研究发现,约有 37% 的 FTC 中 PTEN 处于失活状态,进一步支持 PI3K/AKT 信号通路在 FTC 发生过程中的重要作用。

3. *Ras* 基因突变　*Ras* 突变不仅能持续激活 MAPK/ERK 信号通路,同样可以激活 PI3K/AKT 信号通路。PI3K 能通过其调节亚基的 *SH2* 基团结合到一些配体激活的受体上,并磷酸化位于细胞膜上的含肌醇磷脂。而 GTP 激活的 Ras 能结合 PI3K,进而增强其活性,激活 PI3K/AKT 信号通路,促进肿瘤的恶性转化及进展。

（三）肿瘤蛋白 p53 信号通路

肿瘤蛋白 p53(tumor protein P53,*TP53*)基因是一种抑癌基因,定位于人类染色体 17p13.1,编码 p53 蛋白。p53 可响应多种细胞应激而激活,如 DNA 损伤、癌基因激活和缺氧等,并通过调节靶基因的表达,诱导细胞发生周期停滞和凋亡;同时,p53 也被证实参与衰老、DNA 修复、细胞代谢等过程。

研究证实,在超过 50% 的人类肿瘤中 p53 发生失活突变,导致其抑癌功能丧失,无法调控细胞的周期及凋亡。p53 突变不仅在肿瘤进展中发挥重要作用,而且也影响肿瘤细胞对放化疗的敏感性。突变的 p53 蛋白不具有与 DNA 结合的能力,因此失去了肿瘤抑制作用,而且突变的 p53 蛋白还可以与野生的 p53 蛋白结合,形成异二聚体,抑制野生型 p53 蛋白的功能,发挥癌基因的作用。在甲状腺细胞中 p53 失活已被证实可促进肿瘤的生长,同时也会导致细胞分化的持续丧失。p53 在甲状腺癌中的失活往往是在甲状腺癌失分化后期才被观察到。例如,*p53* 突变通常见于 15%~30% 的 PDTC 和 60%~80% 的 ATC 中,在 DTC 中少见,提示 p53 失活可能是甲状腺癌的晚期事件,参与肿瘤细胞的去分化过程。

(四)核因子 -κB 信号通路

核因子 -κB(nuclear factor kappa-B,NF-κB)是细胞内重要的核转录因子,可调节基因表达,并可影响到各种不同的生物学过程,包括先天和适应性免疫、炎症、应激反应、B 细胞发育和淋巴器官形成。NF-κB 家族的成员:p50 亚基及其前体 p105、p52 亚基及其前体 p100、p65 亚基、c-Rel 和 RelB。这些成员均有一个约 300 个氨基酸的 Rel 同源结构域(rel homology domain,RHD)。NF-κB 以二聚体的形式与 DNA 结合,其中 p50/p65 异二聚体是 NF-κB 二聚体中含量最多和分布最广的。

NF-κB 通路在调节与诱发癌症有关的炎症反应中发挥重要作用。激活 NF-kB 的信号转导通路主要有以下两种。①经典通路:由炎性细胞因子、Toll 样受体、抗原受体或其他刺激物所触发,激活了最常见的 NF-κB 二聚体;②非经典途径:参与 p100/RelB 二聚体的激活,由特定刺激激活,如 B 细胞激活因子(B cell activating factor of the tumor necrosis factor family,BAFF)、淋巴毒素 β、CD40 配体或 NF-κB 受体活化因子配体(receptor activator of NF-κB ligand,RANKL)。非经典的 NF-κB 通路主要参与免疫细胞功能的调节和骨骼重塑。在静止状态下,NF-κB 二聚体通过与 NF-κB 抑制剂(inhibitor of NF-κB,IκB)的结合并被隔离在细胞质中而处于非活性状态。细胞外刺激通过作用于细胞膜上的受体激活 NF-κB 途径,从而激活 IκB 激酶抑制剂(inhibitor of nuclear factor kappa-B kinase,IKK),导致 IκB 磷酸化。磷酸化的 IκB 与 NF-κB 分离,磷酸化的 IκB 发生泛素化和蛋白酶体降解。然后,游离的 NF-κB 进入细胞核调控肿瘤相关基因的表达,进而促进肿瘤的恶性进展,包括甲状腺癌。此外,研究证实甲状腺癌中常见的遗传学改变如 RET/PTC 重排、*RAS* 突变、*BRAF* 突变和 *PTEN* 失活也可导致 NF-κB 信号通路的激活。

(五)Wnt/β- 连环蛋白信号通路

Wnt 蛋白是高度保守分泌的富含半胱氨酸的糖蛋白家族,由 19 个基因编码。这些蛋白质通过控制细胞增殖,细胞命运,组织模式和细胞极性,在胚胎发育中发挥重要作用。Wnt 信号传导包括两条主要途径:①经典途径或 Wnt/β- 连环蛋白(β-catenin)途径;②不涉及 β-catenin 稳定性的非经典途径。

当 Wnt 未激活时,β-catenin 被破坏复合物的蛋白质复合物不断降解,导致 β-catenin 泛素化,发生蛋白酶体降解。转录因子 T 细胞因子(T cell factor,*TCF*)/ 淋巴样增强因子(lymphoid enhancer factor,LEF）起转录抑制因子的作用。当 Wnt 途径被激活时，Wnt-Fzd-LRP 复合物形成，诱导胞质蛋白蓬乱蛋白（dishevelled,Dvl）与 Frizzled 受体（Fzd）的结合以及轴蛋白（Axin）募集到膜上，进而促进 β-catenin 的释放及其在细胞质和细胞核中的积累。在细胞核中，β-catenin 取代 TLE/Groucho 核心加压因子并募集共激活因子，从而激活 Wnt 靶基因的表达。非经典途径：①平面细胞极性（planar cell polarity,PCP）途径，该途径可通过多种 Fzd 受体触发，并激活小的 GTP 结合蛋白 *Ras* 同源基因家族成员 A（Ras homolog gene family,member A,RhoA）和 Rac 及其下游效应子 Rho 激酶（Rho-associated coiled-coilforming kinases,ROCK）和 c-Jun 氨基末端蛋白激酶（c-Jun NH$_2$-terminalprotein kinase,JNK）;②Ca^{2+} 途径，可以通过与 Fzd 受体或受体酪氨酸激酶样孤儿受体 2（receptor tyrosine kinase-like orphan receptor 2,ROR2）的相互作用来激活。该途径的激活导致 PKC 的激活和细胞内 Ca^{2+} 水平的增加，从而激活钙/钙调蛋白依赖性蛋白激酶 Ⅱ（calcium/calmodulin-dependent protein kinase Ⅱ,CaMK Ⅱ）和钙调神经磷酸酶（calcineurin,CaN）并调节细胞迁移和增殖。

WNT/β-catenin 信号通路在调节细胞生长和增殖以及干细胞分化中具有发挥重要的作用。通常认为 Wnt 信号通路的激活是甲状腺癌的晚期事件，参与 PDTC 或 ATC 的形成。例如，在 PDTC 和 ATC 中编码 β-catenin 的基因 *CTNNB1* 会发生突变，导致 WNT/β-catenin 信号通路的激活。此外，大量研究证实 ATC 中的 β-catenin 的表达显著高于 DTC。值得关注的是，WNT/β-catenin 信号通路的活性也受到 PI3K/AKT 信号通路的调控。研究发现糖原合酶激酶 3β（glycogen synthase kinase-3β,GSK3β）促进 β-catenin 降解，GSK3β 可被 AKT 直接磷酸化而失活，进而导致 WNT/β-catenin 信号通路的激活，促进肿瘤的恶性进展。

（六）缺氧诱导因子 1α 信号通路

缺氧是癌症代谢，生长和进展的强烈刺激。缺氧可通过促进基因组不稳定性，肿瘤细胞转移和侵袭影响患者的预后，其中缺氧诱导因子 1（hypoxia inducible factor-1,HIF-1）发挥了重要的作用。HIF-1 是一种异二聚体转录因子，由两个亚基 HIF-1α（或其类似物 HIF-2α 和 HIF-3α）和 HIF-1β 亚基组成。HIF-1α 是一个氧敏感亚基，其表达在缺氧条件下被诱导。相反，HIF-1β 是组成型表达。HIF-1β 也被称为芳烃核转运子（Aryl Hydrocarbon receptor nuclear translocator,ARNT）。HIF-1β 与芳香烃受体（Aryl Hydrocarbon receptor,AhR）结合，促进其易位至细胞核。HIF-1α 和 HIF-2α 的羧基末端结构域由调节其稳定性的结构域（氧依赖性降解结构域，ODD）和转录活性［两个反式激活结构域（TAD),N-TAD 和 C-TAD］组成。HIF-1α 蛋白的活性和积累在细胞内的整个生命周期中受到不同水平的调节。

在常氧条件，脯氨酰羟化酶（Prolyl Hydroxylase domain,PHD）蛋白会被激活，并能使 HIF-1α 的 ODD 结构域羟基化，从而使 von Hippel-Lindau 肿瘤抑制蛋白（Von Hippel-Lindau tumor suppressor protein,pVHL）结合并多聚泛素化 HIF,HIF-1α 被快速降解，通常具有非常短的半衰期（约 5 分钟）。相反，在低氧条件下，HIF-1α 亚基无法被 pVHL 识别，HIF-1α 不能被泛素化降解。HIF-1α 在细胞核内调控其下游靶基因的表达，例如 Bcl2 与腺病毒 E1B 19kDa 相互作用蛋白 3（bcl2/adenovirus E1B 19kDa interacting protein 3,BNIP3）、磷酸甘油酸激酶 1（phosphoglycerate kinase 1,PGK1）和己糖激酶 1（hexokinase 1,HK1），参与癌细胞的

增殖、凋亡、代谢、侵袭以及对放化疗及免疫治疗的耐药性。此外,HIF-1α 还可以激活 NOS (一氧化氮合成酶) 的转录,从而促进血管生成和血管舒张。

HIF-1α 在正常甲状腺组织中不表达,但在甲状腺癌中的表达显著升高,特别是 ATC,提示 HIF-1 在甲状腺癌的恶性进展中发挥了重要作用。大量研究证实,HIF-1 受 PI3K/AKT 和 MAPK/ERK 等信号通路的调控。激活的 PI3K/AKT 和 MAPK/ERK 信号通路可显著上调 HIF-1α 的表达,而阻断这些通路则抑制其表达。上述结果提示,靶向 HIF-1 将为甲状腺癌的治疗提供新的策略和思路。

(七) 促甲状腺激素受体信号通路

促甲状腺激素受体 (thyroid stimulating hormone receptor, TSHR) 是 G 蛋白偶联受体超家族中的 764 个氨基酸的 7 个跨膜结构域受体,主要表达在甲状腺滤泡细胞的基底外侧膜上。在人其他组织中也可以检测到 TSHR 蛋白,如神经、免疫组织、眼肌和骨骼。

通过促甲状腺激素 (thyroid stimulating hormone, TSH) 的激活,TSH 受体 (TSHR) 在调节甲状腺细胞的增殖、分化和功能以及甲状腺的发育中起着基础性作用。TSH 可触发两个细胞内信号传导途径:Gsα 介导的腺苷酸环化酶 - 环 AMP (cAMP) 信号传导和 G_q 或 G_{11} 介导的磷脂酶 Cβ- 肌醇 1,4,5- 三磷酸酯 - 细胞内 Ca^{2+} 信号传导。TSHR 与 TSH 结合可直接刺激甲状腺细胞的生长,也可刺激自分泌生长因子、血管内皮因子和其他生长因子等间接促进甲状腺细胞的增殖,同时也促进钠 / 碘同向转运体 (sodium/Iodide symporter, NIS) 的转录及合成,促进碘 -131 的摄取。

在甲状腺癌发生和发展过程中 TSHR 信号也发挥了重要作用。*TRβ* 突变的小鼠可发展成 FTC;然而,当这些小鼠与 *TSHR*$^{-/-}$ 小鼠 (*TSHR* 敲除小鼠) 杂交后,则无法进展成 FTC。另一项研究显示,甲状腺特异性敲入 *BRAF*^{V600E} 的小鼠可发展为 PTC,在此基础上敲除 *TSHR* 则无法形成 PTC。上述结果提示 TSHR 信号通路在甲状腺癌发生中发挥了重要作用。然而,TSHR 信号的过度激活可导致良性功能亢进的 FTA,但是这些肿瘤几乎都不是恶性的,提示 TSHR 信号通路可能对甲状腺细胞的恶性转化具有保护作用。与之相一致,低血清 TSH 水平与常见的遗传变异有关,这些遗传变异可导致甲状腺癌的风险增加。激活的 *TSHR* 突变可在血液供应不足且缺乏生长因子的情况下促进甲状腺转录因子 - 过氧化物酶体增殖物激活受体 γ (PAX8-PPARγ) 阳性甲状腺细胞体内 FTC 的进展,但在提供生长因子时抑制肿瘤的生长。因此,TSH/TSHR 信号通路在甲状腺癌的发展中具有双面作用:它可以抑制甲状腺细胞的恶性转化,从而抑制甲状腺癌的发生,但是细胞一旦发生癌变它将促进甲状腺癌的恶性进展。

(八) 端粒酶逆转录酶基因启动子突变

端粒酶 (telomerase) 是一种能够以自身的 RNA 组分为模板在染色体末端添加端粒重复序列的核酸蛋白复合体酶,主要由端粒酶 RNA 组分 (telomerase RNA component, TERC) 与端粒酶逆转录酶 (telomerase reverse transcriptase, TERT) 构成。*TERT* 是控制端粒酶活性的限速成分。端粒酶在保持端粒稳定、基因组完整、细胞长期的活性和潜在的继续增殖能力等方面有重要作用。人 *TERT* 基因位于染色体 5p15.33 上,其启动子区是调控端粒酶活性表达的重要结构。该基因的核心启动子区包含 260 个碱基,启动子富含 GC 序列,缺少 TATA 盒和 CAAT 盒,可结合多种转录因子,如 *c-Myc*、*SP1*、*STAT3*、*p53* 等。

近年来,在多种癌症类型中发现 *TERT* 启动子区的体细胞突变,包括黑素瘤、神经胶质瘤、尿路上皮癌、肝细胞癌、甲状腺癌等。这些突变主要发生在翻译起始位点上游的两个位置:-228 处的 C228T 和 -146 处的 C250T。这些突变可明显促进 *TERT* 的转录,从而通过延长端粒重新激活端粒酶以促进细胞永生。研究表明,*TERT* 启动子突变在 DTC 和 PDTC 中的突变率较低,在 ATC 中的突变率超过 70%,而在良性肿瘤或正常甲状腺组织中检测不到该突变。研究证实,*TERT* 启动子突变与甲状腺癌患者更高的复发风险、更低的甲状腺分化和更高的死亡风险相关。值得注意的是,在甲状腺癌中 *TERT* 启动子突变与 *BRAF* 突变共存以及与原发肿瘤中 *RAS* 突变呈正相关。此外,有研究证实同时发生 *TERT* 启动子和 *BRAF* 突变的甲状腺癌患者预后不良,其潜在的机制可能与 MAPK/ERK 和 / 或 PI3K/AKT 通路的激活与有关。这两个通路的激活可上调 ETS(E-twenty six)转录因子的表达,而 *ETS* 则与突变的 *TERT* 启动子结合,促进 *TERT* 的转录。

(九)肿瘤免疫相关通路

近年来,免疫疗法已经改变了多种人类癌症的治疗方式。免疫系统对肿瘤形成的反应分为三个阶段:消除、平衡和逃逸。在消除阶段,免疫系统可以识别和消除转化的细胞。在平衡阶段,由于免疫系统的初始压力,产生了具有逃避免疫监视能力的肿瘤细胞变异体。在逃逸阶段,新出现和进化的肿瘤细胞变体最终能够逃逸免疫系统,从而导致肿瘤生长。多项研究集中在开发免疫调节上,以恢复不同免疫细胞对肿瘤细胞的功能。

研究发现,在甲状腺肿瘤组织中 CSF-1 和 CCL-2 水平升高,其为肿瘤相关巨噬细胞(tumor-associated macrophages,TAM)的化学诱导剂。TAM 占 ATC 的 50% 以上,阻断和靶向 CCL-2/CCR2 和 CSF-1/CSF-1R 途径不仅可以抑制肿瘤 M2 表型 TAM 的募集,而且将其复极化为 M1 抗肿瘤表型。此外,在大多数肿瘤细胞中,包括甲状腺癌,都表达一种抑制受体 CD47,CD47 是一种"不要吃我"的信号,它通过与巨噬细胞上的信号调节蛋白 α(signal-regulatory protein α,SIRPα)结合来阻止癌细胞的吞噬作用,并损害树突状细胞的肿瘤抗原呈递。在 ATC 异种移植小鼠模型中,抗 CD47 抗体治疗可增强肿瘤细胞的吞噬作用,抑制肿瘤的生长。靶向 CD47 或 CD47 结合 PD-1 可能会改善 ATC 患者的预后。此外,研究发现参麦注射液(Shenmai injection,SMI)通过 miR-103/GPER1 轴抑制 $CD4^+T$ 细胞向调节性 T 细胞(regulatory T cell,Treg)的分化,从而改善了碘放射治疗的 PTC 患者的术后免疫功能。

肿瘤相关抗原如黑素瘤抗原(melanoma antigen,MAGE)、黏蛋白 1 抗原(Mucin 1,MUC1)和原癌基因 *c-MET*,可与甲状腺特异性蛋白(甲状腺球蛋白和甲状腺过氧化物酶)共表达。多项研究表明,与早期分化阶段相比,低分化和间变性肿瘤中遗传改变和甲状腺肿瘤新抗原的负担更为普遍。有研究表明,IFN-DC 免疫可在 MTC 患者中引起肿瘤表位特异性免疫反应。针对 MTC 中普遍表达的癌胚抗原(carcinoembryonic antigen,CEA)的树突状细胞(dendritic cell,DC)疫苗已在这些患者中显示出一定的临床前景。

免疫检查点抑制剂(ICIs)是一种阻断免疫调节"检查点"受体 CTLA-4,PD-1 或其配体 PD-L1 的单克隆抗体。CTLA-4 和 PD-1 与其相应配体的阻断抗体代表了癌症免疫治疗的新希望。已经有多项 PD-L1 在甲状腺癌中的表达的研究。PD-L1 阳性的频率范围为甲状腺癌的 23%~87.5%，根据研究而有所不同，并且高于其他癌症类型。美国 FDA 批准了 CTLA-4 抗体（如 ipilimumab 和 tremelimumab）以及 PD-1 抗体（如 pembrolizumab 和 novilumab）用于治疗多种类型的癌症，包括黑色素瘤、非小细胞肺癌和肾癌。PTC 患者的甲状腺肿瘤相关淋巴结中 PD-1（+）T 细胞增加，表明这些检查点抑制剂在晚期甲状腺癌中具有潜在的用途。乙酰胆碱通过激活 CD133/AKT 途径来促进免疫调节剂 PD-L1 的表达，从而导致 $CD133^+$ 甲状腺癌细胞对 $CD8^+T$ 细胞产生抗性。BRAF 抑制剂 PLX4720 和抗 PD-L1/PD-1 抗体的组合可显著缩小小鼠 ATC 的肿瘤体积，延长生存期并改善其抗肿瘤免疫特性，与 $CD8^+T$ 细胞和 NK 细胞数量和细胞毒性的增加，M1 型肿瘤相关巨噬细胞的增加以及骨髓来源的抑制性细胞（myeloid-derived suppressor cells，MDSCs）的减少有关。

二、甲状腺髓样癌发生的遗传学基础

甲状腺髓样癌是一种较为罕见的甲状腺癌类型，与其他类型的甲状腺肿瘤不同，起源于甲状腺滤泡旁细胞。经调查在美国，MTC 占比约为甲状腺恶性肿瘤总数的 5%。但是在中国，MTC 的发病情况尚缺乏系统性的调查和研究。根据遗传学特性，MTC 主要分为两大类：遗传型（20%~30%）和散发型（70%~80%）。遗传型的 MTC 患者发病原因大多是生殖细胞 *RET* 原癌基因（*RET*）突变，属于常染色体显性遗传性疾病，临床多表现为多发性内分泌腺瘤综合征（multiple endocrine adenoma syndrome，MENS），包括多发性内分泌腺瘤综合征 2A 型（multiple endocrine adenoma syndrome type 2A，MEN2A）、多发性内分泌腺瘤综合征 2B 型（multiple endocrine adenoma syndrome type 2B，MEN2B）和家族性甲状腺髓样癌（familial medullary thyroid carcinoma，FMTC），如果不进行甲状腺切除术，携带这部分突变的个体最终都会进展出 MTC。相对于遗传型 MTC，散发型的 MTC 一般发病较晚，且不伴随多发性内分泌腺瘤综合征。这类患者大多数是由于体细胞的 *RET* 突变所致。研究发现，散发型患者携带有 *RET* 突变的比例可以高达 50%，部分散发型的患者还可以合并或者单独检测到肿瘤细胞中 *Ras* 突变。由于 RET 和 Ras 均可以激活 MAPK 信号通路，所以目前认为 MAPK 信号通路的激活对于 MTC 的发生和发展至关重要。

第二节　甲状腺癌发生的表观遗传学基础

表观遗传学与遗传学相对应，是一种可以稳定遗传但又不引起基因 DNA 碱基序列变化的基因表达调节方式（图 2-2-1）。从转录调节的层面上可以将表观遗传学分为转录前水平、转录水平和转录后水平的调节。在甲状腺癌中，表观遗传学的改变也参与了甲状腺肿瘤的发生和恶性化转变的进程。在本节中，我们将从转录前水平、转录及转录后水平分别讲述表观遗传学改变对甲状腺癌发生和发展的影响。

一、转录前水平的调控

（一）DNA 修饰

5- 甲基胞嘧啶（5-methylcytosine，5mC）是真核生物中最常见的 DNA 修饰，也是甲状腺癌表观遗传学研究的一个热点。哺乳动物中，5mC 主要位于 CpG 二聚核苷酸处。在该位点的表观遗传修饰可通过改变染色体结构或阻碍转录调节因子与 DNA 的结合。5mC 是一种可逆的表观遗传学改变，受到甲基转移酶 DNMT1、DNMT3a 和 DNMT3b 的调节。DNMT1 保持了 DNA 复制过程中甲基化修饰的稳定，而 DNMT3a 和 DNMT3b 催化产生了新的 DNA 位点甲基化。同时，5mC 可以被 TET（ten-eleven translocation）酶通过连续的氧化反应逐渐转化为 5- 羟甲基胞嘧啶（5-hydroxymethylcytosine，5hmC）、5- 甲酰基胞嘧啶（5-formylcytosine，5fC）、5- 羧胞嘧啶（5-carboxylcytosine，5caC），最终形成非甲基化的胞嘧啶脱氧核苷酸。比较有趣的是 5hmC、5fC 和 5caC 这几种 5mC 氧化衍生物不仅仅是 DNA 去甲基化过程中的中间产物，其本身也具有表观遗传学的调节能力。在正常组织中，DNA 甲基化与去甲基化在酶的作用下保持着动态平衡。若这种平衡被打破，则正常细胞便逐渐转化为肿瘤（图 2-2-1）。

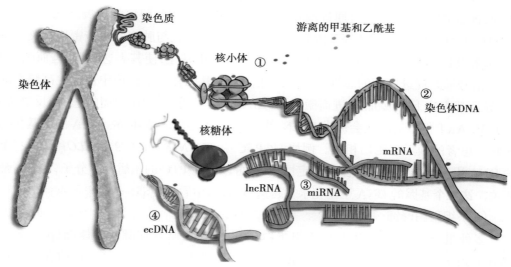

图 2-2-1　表观遗传修饰

①组蛋白修饰；② DNA 或 RNA 修饰；③ LncRNAs 和 microRNAs 参与转录与翻译的调节；
④染色体外 DNA 参与表观遗传学调控。

DNA 上 CpG 聚集的区域被称为 CpG 岛。CpG 岛反映了基因组整体的甲基化分布情况。80% 的甲状腺癌组织 CpG 位点的甲基化差异大于正常组织，且其 CpG 岛边界更为模糊，表现出肿瘤的异质性。25% 的人类 CpG 位点位于 Alu 重复序列中，且多数为甲基化的。研究显示 Alu 序列的甲基化与全基因甲基化程度有关，可以作为低甲基化水平的替代标记。通过测量肿瘤组织样本中的 Alu 序列甲基化水平，可以评定肿瘤组织的整体甲基化水平。在包括甲状腺癌内的多种肿瘤中 Alu 序列的甲基化水平是整体降低的。在低风险的 DTC

中肿瘤的甲基化水平与正常组织相似。而具有远端转移的 DTC 患者中原位的肿瘤组织和正常组织相比 Alu 序列甲基化水平更低,同样现象出现在 PDTC 和 ATC 的患者中。甚至 PDTC 和 ATC 患者的 DNA 低甲基化范围更广、程度更高。由于低风险 DTC 患者的肿瘤组织内不出现低甲基化改变,而有远端转移的 DTC 和多数 PDTC、ATC 的患者肿瘤组织中均出现了低甲基化改变,有研究认为 Alu 重复区域的整体低甲基化改变是甲状腺肿瘤发生过程中的晚期事件。同一患者的远端转移瘤和原位瘤中 Alu 区的低甲基化水平无明显增加,这说明在肿瘤播散过程中甲基化修饰是较为稳定的。特别的是,Alu 甲基化是针对 DNA 重复序列的研究,有另一项研究显示甲状腺良性病变和滤泡状腺瘤中出现了 DNA 的广泛低甲基化改变。这说明广泛的 DNA 低甲基化是甲状腺癌发生的早期事件。

启动子过度甲基化是基因表达沉默的主要机制之一。在甲状腺癌中,可以观察到大量基因由于甲基化导致其表达下调甚至沉默。例如,ABI3(ABL-interactor member3)在甲状腺癌的恶化中发挥重要的肿瘤抑制作用,研究证实在 FTC 中由于 *ABI3* 基因启动子区发生过度甲基化达致其表达降低或缺失。*BRAF*^*V600E* 突变是甲状腺癌中最常见的遗传学改变,与多种肿瘤抑制基因的高甲基化密切相关,如 *TIMP3*、*SLC5A8*、*DAPK1*、*RARB* 等。同时,另一项研究显示 *BRAF*^*V600E* 突变在基因组范围内可导致甲状腺癌细胞的 DNA 甲基化发生改变,提示 *BRAF*^*V600E* 突变可通过调控 DNA 甲基化促进甲状腺癌的进展。此外,在 PTC 中 *RASSF1A*、*DAPK* 和 *TIMP3* 等基因启动子区的过度甲基化与肿瘤的侵袭密切相关。研究显示,抑癌基因 *MT1G* 和 *ZNF677* 在 PTC 中发生过度甲基化,使其表达下调,进而激活 PI3K/AKT 信号通路促进肿瘤的恶性进展。此外,*PTEN* 基因在甲状腺癌中也发生高频率的甲基化,导致其表达下降或沉默,进而激活 PI3K/AKT 信号通路,加速肿瘤的进展;反过来,激活的 PI3K/AKT 信号通路也会促进 PTEN 甲基化,进而形成恶性环路。DNA 的甲基化与甲状腺肿瘤患者的预后也密切相关。例如,在 PTC 中 *TMEN18*、*UBAC2* 和 *ELOVL2* 这三个基因的 DNA 甲基化水平与染色体不稳定性相关,可以作为 PTC 的预后标志分子,与患者的生存相关。这三个基因的 DNA 甲基化水平越低,患者的预后越差。

(二)组蛋白修饰

多种组蛋白残基,特别是位于组蛋白尾部的残基,常存在翻译后修饰(post-translation Modification,PTM),包括甲基化、磷酸化、乙酰化、糖基化、泛素化等。目前在组蛋白上已经发现至少 12 种不同类型的修饰位于超过 60 个氨基酸位点(图 2-2-2)。这些 PTM 往往与染色体稳定性、转录的完整性、DNA 的损伤修复及 DNA 的复制密切相关。在特定部位出现的 PTM 可以通过改变局部染色体的结构和染色体的带电荷状态,改变 DNA 结合蛋白与染色体的亲和性来实现对转录的调节。例如,H3 组蛋白中第四位赖氨酸的三甲基化(trimethylation of lysine 4 of histone 3,H3K4me3)可以激活转录启动子,相同位置的单一甲基化 H3K4me1(monomethylation of lysine 4 of histone 3)可以激活增强子。组蛋白的甲基化也可以与转录抑制相关。如 H3 组蛋白第 9 位赖氨酸的二甲基化(dimethylation of lysine 9 of histone 3,H3K9me2)和 H3 组蛋白第 27 位赖氨酸的三甲基化(trimethylation of lysine 27 of histone 3,H3K27me3)均与转录抑制相关,前者是异染色质形成的标志,后者则提示了

polycomb 复合物蛋白(一个进化保守的转录抑制位点)沉默位点的存在。

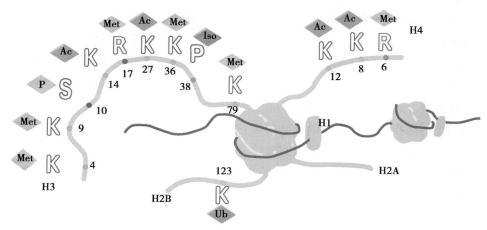

图 2-2-2　组蛋白表观遗传修饰
组蛋白存在着不同类型的修饰,包括甲基化(Met)、乙酰化(Ac)、磷酸化(P)、泛素化(Ub)以及
氨基酸的异构化(Iso)。其中 H3 组蛋白的甲基化修饰最广泛。

组蛋白乙酰化也是常见的组蛋白表观遗传修饰,如 H3K27ac、H3K9ac 和 H3K14ac 都与转录激活相关。在 FA、PTC、FTC 及 ATC 中 H3K9-K14Ac 水平明显高于正常组织,且高水平的 *H3K18Ac*、*H3K9-K14Ac* 与 *RAS*、*BRAF*、*RET-PTC* 等癌基因激活也密切相关。以上结果说明组蛋白的乙酰化参与了甲状腺癌发生发展的全过程,其中 H4K12ac 发生时间较早,而 H3K18ac 是肿瘤去分化的分水岭。RIZ 作为核蛋白甲基转移酶超家族的一员,发挥抑癌基因作用,在包括甲状腺癌在内的多种肿瘤中均表达下调,并且其表达下调与其启动子过度甲基化相关,提示组蛋白的修饰与 DNA 甲基化相关联,并受到 DNA 甲基化的调控。EZH2 是一种组蛋白甲基转移酶,在 ATC 中高表达,通过调控 H3K27me3 水平促进肿瘤的恶性进展。值得注意的是,一项研究证实 *BRAF^{V600E}* 突变介导的 MAPK/ERK 信号通路在基因组范围内可通过调节 H3K27me3 水平促进甲状腺癌的发生与发展。

二、转录及转录后水平的调控

(一) microRNA 介导的表观遗传学调控

microRNA(miRNA)是一类由 9~25 个核苷酸组成的天然小分子单链 RNA,可以通过剪切 RNA 或阻碍 RNA 翻译来发挥其对基因表达的抑制作用。microRNA 可以调节肿瘤细胞增殖、侵袭、迁移和耐药能力。

microRNA 在不同肿瘤中可能发挥不同的作用。例如,miR-144 在喉癌中通过抑制 PTEN 来实现其增强肿瘤生长、迁移和侵袭的能力,发挥促癌作用。然而,miR-144 在多个甲状腺癌细胞和组织中均表达下调,且其表达水平与肿瘤大小呈负相关,发挥潜在的抑癌作用。E3F8 作为细胞周期进展过程中重要的调节因子,在 PTC 中表达上调。miR-144 可通过靶向抑制 E3F8 抑制甲状腺癌细胞的增殖。miR-520a-3p 在 PTC 中低表达,参与肿瘤细胞的

间质 - 上皮转化（epithelial-mesenchymal transition，EMT）过程；同时 miR-520a-3p 也可通过负向调控 JAK1/STAT 信号通路来抑制肿瘤的进展。

在 ATC 中，miR-146 家族表达显著上调，并受到 NF-κB 信号通路的调节。其中，miR-146-5p 可刺激 PTC 细胞 EMT 的发生；miR-146b 也可通过下调 PTEN 激活 PI3K/AKT 信号通路，影响甲状腺癌细胞的 EMT 进程，促进肿瘤的恶性进展。miR-200 家族和 miR-30 则在 ATC 中发挥抑癌作用。研究显示，激活 EGF 信号通路和下调 miR-200 家族均能促进肿瘤细胞的恶性进展。此外，大量证据显示 *TP53* 基因突变可能参与了 PTC 到 ATC 的转变。而 *TP53* 发生基因突变时，伴随着 miR-200 的表达下调，提示 miR-200 的表达下调可能参与甲状腺癌的去分化过程。除了调节肿瘤的恶性进展，ATC 中 microRNAs 还可以参与耐药的过程。miRNA-30d 的下调改变了 ATC 细胞的自噬能力，进而对顺铂产生耐药性。

与 DNA 甲基化一样，microRNAs 也可以用来预测肿瘤患者的预后。在 MTC 中多种 micorRNAs 的过表达与诊断时肿瘤分级、远端转移、淋巴转移和总生存时间相关，包括 miR-375、miR-183、miR-21 及 miR-200。例如，这四种 microRNAs 与淋巴结转移风险增加有关。在没有淋巴转移的影像学或外科学证据时，这四种 microRNAs 的表达水平可以辅助医生进行治疗决策。

（二）LncRNA 介导的表观遗传学调控

长链非编码 RNA（long-noncoding RNA，lncRNA）指的是不编码任何蛋白质而长度超过 200 个核酸的 RNA 转录本，可通过转录及转录后水平参与表观遗传学的调控。自 1990 年第一次发现 lncRNA 依赖，人们对非编码 RNA 的研究不断深入。LncRNA 可简单地分为小 RNA 前体转录本、增强子相关 RNA（enhancer-associated RNA，eRNAs）、转录方向与编码基因相同或相反且覆盖编码基因的转录本和位于编码蛋白的基因之间的独立转录单元。这些不同种类的 lncRNAs 通过引导转录相关调节蛋白、作为支架募集调控因子或妨碍蛋白及 miRNA 的功能来发挥其对基因表达的调节作用。

与正常甲状腺组织相比，在 ATC 中与细胞分化及肿瘤生成相关的一些 lncRNAs 表达上调，如 HOTAIRM1 和 ROS6KA2-As1。BRAF 激活相关的非蛋白编码 RNA（BRAF-activated non-protein-coding RNA，BANCR）在 PTC 中表达上调，可通过调控 MAPK/ERK 信号通路促进肿瘤细胞的恶性进展。LINC00673 在甲状腺癌组织中表达显著上调，其高表达与肿瘤体积正相关，且可通过促进 EMT 进程加速肿瘤的进展。肺癌相关转录本 1（lung cancer associated transcripter 1，LUCAT1）在 PTC 中表达水平上调，且与患者的不良预后相关。功能研究显示，敲减 LUCAT1 可诱导肿瘤细胞发生周期阻滞，抑制细胞增殖，促进细胞凋亡，并降低其侵袭能力。进一步证实，LUCAT1 通过调节 DNA 甲基化及多条信号通路促进甲状腺癌的进展。相反，lncRNAs 也可以发挥肿瘤抑制作用。例如，过表达 lncRNA CASC2 可抑制 PTC 细胞的增殖和迁移，以及 EMT 进程。此外，与 X 染色体沉默相关的 lncRNA XIST 在 ATC 中则表达下调，提示 ATC 的发生可能与性染色体相关。

大量研究证实，LncRNA 可通过抑制 miRNAs 的功能来实现基因表达的转录后调控。LncRNA 不仅可以作为 miRNA 的前体，还可以作为吸收 miRNA 的海绵（sponge）双向调控 miRNA 的水平。通过 miRNA 来调节基因的表达。例如，Taurineupregulated gene 1（TUG1）

是一种竞争性内源 RNA（competing endogenous RNAs），可通过与 miRNAs 的相互作用，参与基因的转录后的调控。研究证实，TUG1 在甲状腺癌组织中表达上调，与 miR-145 相互作用，进而通过 miR-145/Zeb1 信号通路促进肿瘤的恶性进展。此外，Linc-ROR 也可以通过与 miRNAs 相互作用，参与其下游靶基因的转录后调控。在正常人类胚胎干细胞中 Linc-ROR 参与调节细胞自更新和去分化。在 PTC 中，linc-ROR 表达上调，且并通过抑制 miR-145 发挥其促进细胞增殖和侵袭的作用。

LncRNA 与 microRNAs 介导的表观遗传学调控的具体机制见图 2-2-3。

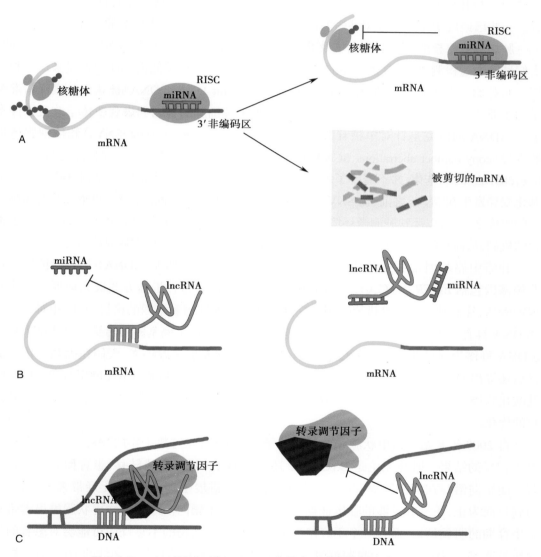

图 2-2-3　microRNAs 及 lncRNAs 介导表观遗传学调控的作用示意

A. microRNA 通过与 mRNA 结合抑制其翻译（上）或促进其降解（下）；B. lncRNA 通过占位（左）或吸收 microRNA（右）抑制 microRNAs 的功能；C. lncRNA 通过与 DNA 作用引导（左）或拮抗（右）转录因子与 DNA 的相互作用。

第三节 展 望

近年来,随着高通量技术的发展,甲状腺癌发生的分子机制被逐步阐释,特别是遗传学方面。在表观遗传方面,DNA 及组蛋白的甲基化、乙酰化,miRNA 和 lncRNA 也逐步成为研究热点。与其他恶性肿瘤相比,甲状腺癌在表观遗传学方面的研究还有许多可以探究的地方。一些已经应用于其他类型肿瘤的研究方法,同样可以尝试在甲状腺癌中使用。

肿瘤细胞将核酸、囊泡、蛋白质及其他生物化合物释放进入体液,特别是血液中。因此,人们试图通过检测血液,寻找可靠的肿瘤生物标志物来,以一种低创伤性的方式来预测和早期诊断肿瘤。近年来,循环肿瘤 DNA(circulating tumor DNA,ctDNA)被认为是实现精准医学的重要工具,受到重点关注。ctDNA 可以反映来源细胞的基因和表观遗传学改变。许多关于 ctDNA 的研究是针对单核苷酸多态性(single-nucleotide variant,SNVs)和体细胞拷贝数变异(copy-number aberrations,SCNAs),而表观遗传学关注的是针对于细胞外的 DNA(cell-free,cfDNA)的甲基化,并不需要了解 SNVs 或 SCNAs 的信息。更重要的是,肿瘤的 DNA 甲基化变异发生在 SNVs 之前,比 SNVs 更适合用于肿瘤的早期诊断。此外,cfDNA 是肿瘤微环境的组成之一,可以反映肿瘤微环境的变异。针对 cfDNA 的研究可以有助于人们揭示肿瘤逃逸的机制,从而对症下药,控制肿瘤进展。这方面的研究在甲状腺癌中略显滞后。

肿瘤中癌基因常在染色体外 DNA(extrachromosomal DNA,ecDNA)上进行扩增。这些癌基因包括 *EGFR*、*MYC*、*CKD4*、*MDM2* 等。研究表明,这种扩增方式极大地促进了癌基因的表达,加速肿瘤的恶性进展。因为它除了能够增加肿瘤癌基因的拷贝数外,相对于染色体 DNA 具有更强的染色质可及性。通过这两条途径,促进了癌基因的转录。这些结果提示 ecDNA 可作为一种新的表观遗传学内涵,参与肿瘤的发生。近年来,人们在表观遗传学的领域还提出的许多新的概念和方法,例如单细胞 DNA 甲基化检测、RNA 的甲基化、DNA 的乳酸化修饰等等。这些新概念与方法若应用于甲状腺癌的研究将促进甲状腺肿瘤诊断和治疗的优化。

自 2009 年开始尝试甲状腺癌的新型分子靶向治疗,经过数十年的发展,也已经取得了令人喜悦的结果。既往无论是 DTC、ATC 还是 MTC,一旦复发或转移,患者预后都不容乐观。而靶向治疗在缩小肿瘤、改善症状,乃至延长无进展生存期方面,无疑带来了新希望。但到目前为止,还没有足够的临床证据表明现有的分子靶向治疗可以给甲状腺癌患者带来总生存期的明显延长,而另一个不容忽视的方面是靶向药物的不良反应可能会对患者的生存质量造成一定影响。对于晚期难治性甲状腺癌,靶向药物治疗是长期性的治疗,且药物价格昂贵,不良反应较多,过早治疗容易影响患者的生活质量,同时增加其经济负担。因此,在临床工作中需要权衡各方面因素,在合适的时间给予干预及治疗,尽可能给患者带来最大的获益。

现阶段药物靶点明显不足是制约靶向治疗效果的又一重要因素,寻求新的药物靶点成为探索精准靶向治疗的新策略。蛋白-蛋白相互作用几乎贯穿生命活动的各个过程,是一类极具潜力的新靶标,具有成药潜力的蛋白-蛋白相互作用靶点超过 65 000 个,可以解决现阶段药物靶点不足的瓶颈问题。此外,相较于传统的小分子药物,多肽药物与靶蛋白的结合面积更大,具有更高的亲和力和选择性。然而,目前多肽药物仍存在靶向性不足、生物稳定性差以及难以穿膜等瓶颈问题,而发展抗肿瘤药物的精准递送体系将会为肿瘤治疗带来前所未有的希望。

尽管 ATC 的发病率较低,但预后很差,目前仍缺少有效的治疗方案。随着对 ATC 发生机制的深入研究,已经发现不少潜在的治疗靶点。其中,靶向 *VEGFR*、*PDGFR*、*cKIT* 等的多激酶抑制剂研究最为广泛,同时针对 MAPK/ERK 通路、PI3K/AKT/mTOR 通路、血管生成以及表观遗传学等也是目前研究的重点。尽管如此,由于 ATC 发病率低,临床样本获得较难,靶向治疗试验大多由小型单臂临床研究组成,多数研究结果并不显著,目前美国 FDA 也仅批准了一项靶向治疗方案,即 dabrafenib 和 trametinib 和联合用于 $BRAF^{V600E}$ 突变的不能通过手术切除或已发生转移的 ATC 患者。由于在前瞻性研究中,ATC 患者数量有限对研究产生一定的限制,因此在这方面,未来 5 年临床和科学界面临的挑战则是共同努力建立大型多中心临床试验,以明确靶向治疗的有效性和安全性。

在肿瘤靶向治疗中存在一个概念,合成致死(synthetic lethality),即依赖某些癌基因的肿瘤,靶向另一个基因进行治疗时,可使肿瘤细胞丧失生存能力,那么这两个基因之间就会发生合成致死相互作用。在肿瘤治疗中开发合成致死药物的关键是如何确定合成致死性基因间的相互作用。利用合成致死的概念治疗肿瘤的优势在于可以选择性的靶向肿瘤特异性的突变;治疗窗较大,小剂量治疗即可观察到疗效且副作用小。这个概念可以应用于任何类型的肿瘤突变,在甲状腺癌中,包括抑癌基因(如 *TP53* 和 *PTEN*)和难以设计靶向药物的突变(如 *c-Myc* 和 *KRAS*)。尽管这一概念在 20 余年前就被提出,但目前仅有 PARP 抑制剂获得批准用于治疗携带 *BRCA* 基因突变的晚期卵巢癌患者,缺乏有效的手段鉴定显著的、临床相关的合成致死关系是其进展缓慢的主要原因。而今,全基因组相互作用网络的绘制以及 RNA 干扰、CRISPR 技术等高通量筛选手段的开发,为合成致死候选基因的筛选提供了更有力的支持,亟待研究者最大化的开发利用该治疗手段的优势。期待在不久的未来,更多合成致死基因被鉴定,进而开发靶向药物用于甲状腺癌的治疗。

(侯 鹏 王思蒙)

参考文献

[1] BASTMAN J J, SERRACINO H S, ZHU Y, et al. Tumor-infiltrating T Cells and the PD-1 check-point pathway in advanced differentiated and anaplastic thyroid cancer [J]. J Clin Endocrinol Metab, 2016, 101 (7): 2863-2873.

[2] CARR L L, MANKOFF D A, GOULART B H, et al. Phase Ⅱ study of daily sunitinib in FDG-PET-posi-

tive, iodine-refractory differentiated thyroid cancer and metastatic medullary carcinoma of the thyroid with functional imaging correlation [J]. Clin Cancer Res, 2010, 16 (21): 5260-5268.

[3] CHERNOCK R D, HAGEMANN I S. Molecular pathology of hereditary and sporadic medullary thyroid carcinomas [J]. Am J Clin Pathol, 2015, 143 (6): 768-777.

[4] CHOUKRALLAH M A. Computational epigenomics: From fundamental research to disease prediction and risk assessment [M]. Brisbane (AU): Codon Publications, 2019.

[5] FUSSEY J M, VAIDYA B, KIM D, et al. The role of molecular genetics in the clinical management of sporadic medullary thyroid carcinoma: A systematic review [J]. Clin Endocrinol (Oxf), 2019, 91 (6): 697-707.

[6] HOU P, LIU D, SHAN Y, et al. Genetic alterations and their relationship in the phosphatidylinositol 3-kinase/ Akt pathway in thyroid cancer [J]. Clin Cancer Res, 2007, 13 (4): 1161-1170.

[7] KLEIN HESSELINK E N, ZAFON C, VILLALMANZO N, et al. Increased global DNA hypomethylation in distant metastatic and dedifferentiated thyroid cancer [J]. J Clin Endocrinol Metab, 2018, 103 (2): 397-406.

[8] LI Z, ZHANG Y, WANG R, et al. Genetic alterations in anaplastic thyroid carcinoma and targeted therapies [J]. Exp Ther Med, 2019, 18 (4): 2369-2377.

[9] LJUBAS J, OVESEN T, RUSAN M. A systematic review of phase ii targeted therapy clinical trials in anaplastic thyroid cancer [J]. Cancers (Basel), 2019, 11 (7): 943.

[10] LOCATI L D, LICITRA L, AGATE L, et al. Treatment of advanced thyroid cancer with axitinib: Phase 2 study with pharmacokinetic/pharmacodynamic and quality-of-life assessments [J]. Cancer, 2014, 120 (17): 2694-2703.

[11] MOLINARO E, ROMEI C, BIAGINI A, et al. Anaplastic thyroid carcinoma: from clinicopathology to genetics and advanced therapies [J]. Nat Rev Endocrinol, 2017, 13 (11): 644-660.

[12] NIKIFOROV Y E, NIKIFOROVA M N. Molecular genetics and diagnosis of thyroid cancer [J]. Nat Rev Endocrinol, 2011, 7 (10): 569-580.

[13] NIKIFOROV Y E. Thyroid cancer in 2015: Molecular landscape of thyroid cancer continues to be deciphered [J]. Nat Rev Endocrinol, 2016, 12 (2): 67-68.

[14] SAINI S, TULLA K, MAKER A V, et al. Therapeutic advances in anaplastic thyroid cancer: A current perspective [J]. Mol Cancer, 2018, 17 (1): 154.

[15] SHAKIB H, RAJABI S, DEHGHAN M H, et al. Epithelial-to-mesenchymal transition in thyroid cancer: A comprehensive review [J]. Endocrine, 2019, 66 (3): 435-455.

[16] TAHARA M, KIYOTA N, YAMAZAKI T, et al. Lenvatinib for anaplastic thyroid cancer [J]. Front Oncol, 2017, 7: 25.

[17] VAN DER POL Y, MOULIERE F. Toward the early detection of cancer by decoding the epigenetic and environmental fingerprints of cell-Free DNA [J]. Cancer Cell, 2019, 36 (4): 350-368.

[18] WANG Y, HARDIN H, CHU Y H, et al. Long non-coding RNA expression in anaplastic thyroid carcinomas [J]. Endocr Pathol, 2019, 30 (4): 262-269.

[19] XING M. Molecular pathogenesis and mechanisms of thyroid cancer [J]. Nat Rev Cancer, 2013, 13 (3): 184-199.

[20] ZHU X, CHENG S Y. Epigenetic modifications: Novel therapeutic approach for thyroid cancer [J]. Endocrinol Metab (Seoul), 2017, 32 (3): 326-331.

第三章　甲状腺肿瘤的病理学

本章详细介绍了第四版 WHO 甲状腺肿瘤分类,并从概论、组织学分类、分子特征、基因易感性及可能的预后及其影响因子等方面分述了甲状腺滤泡腺瘤、交界性肿瘤、乳头状癌、滤泡腺癌、嗜酸细胞癌、低分化癌、甲状腺间变性癌及髓样癌。

第一节　新版 WHO 甲状腺肿瘤分类概论

根据 2017 年新版 WHO 内分泌肿瘤分类,甲状腺肿瘤总体可分为上皮性肿瘤、非上皮性肿瘤和继发肿瘤三大类(表 3-1-1)。新版 WHO 对甲状腺滤泡上皮细胞起源的高分化肿瘤分类进行了更新,并新增加了一组甲状腺交界性肿瘤。嗜酸细胞肿瘤从滤泡性肿瘤中剔除,成为一组独立的病变。低分化癌诊断标准进一步明确。间变性癌和鳞状细胞癌之间的相关性,其他如涎腺、胸腺和其他腮弓衍生物罕见肿瘤等也有描述。

甲状腺具有两种不同内分泌细胞、具有不同的功能。滤泡上皮细胞构成甲状腺滤泡,通过作用于甲状腺激素调节新陈代谢。滤泡旁细胞散在分布于甲状腺滤泡上皮细胞周围,为弥散神经内分泌细胞,调节血钙水平。甲状腺上皮性肿瘤主要起源于这两种细胞。向滤泡旁细胞分化的癌为髓样癌,为甲状腺内最常见的神经内分泌肿瘤。向甲状腺滤泡上皮细胞分化的肿瘤为甲状腺内最常见的原发上皮性肿瘤,这些肿瘤称为非髓样甲状腺肿瘤,包括一系列良性肿瘤、癌前病变和恶性肿瘤,其中良性肿瘤为甲状腺滤泡腺瘤(follicular thyroid adenoma,FTA),恶性肿瘤包括甲状腺乳头状癌(papillary thyroid carcinoma,PTC)、甲状腺滤泡腺癌(follicular thyroid carcinoma,FTC)、嗜酸细胞癌(Hürthle cell carcinoma,HCC)、低分化癌(poorly differentiated carcinoma,PDC)和间变性癌(anaplastic thyroid carcinoma,ATC)。

表 3-1-1 2017 年新版 WHO 甲状腺肿瘤分类

新版 WHO 甲状腺肿瘤分类	ICD-O 编码	新版 WHO 甲状腺肿瘤分类	ICD-O 编码
滤泡腺瘤	8330/0	异位胸腺瘤	8580/3
透明变梁状肿瘤	8336/1*	显示胸腺样分化的梭形细胞肿瘤	8588/3
其他包裹性滤泡性肿瘤		甲状腺内胸腺癌	8589/3
恶性潜能未定的滤泡性肿瘤	8335/1*	副神经节瘤和间叶 / 平滑肌源性肿瘤	
（FT-UMP）		副神经节瘤	8693/3
恶性潜能未定的高分化肿瘤	8348/1*	外周神经鞘瘤（PNSTs）	
（WT-UMP）		神经鞘瘤	9560/0
具有乳头样核特征的非浸润性	8349/1*	恶性外周神经鞘瘤	9540/3
甲状腺滤泡性肿瘤（NIFTP）		良性血管源性肿瘤	
甲状腺乳头状癌（PTC）		血管瘤	9120/0
甲状腺乳头状癌	8260/3	海绵状血管瘤	9121/0
滤泡型乳头状癌	8340/3	淋巴管瘤	9170/0
包裹型乳头状癌	8343/3	血管肉瘤	9120/3
微小乳头状癌	8341/3	平滑肌源性肿瘤	
柱状细胞型	8344/3	平滑肌瘤	8890/0
嗜酸细胞型	8342/3	平滑肌肉瘤	8890/3
甲状腺滤泡腺癌（FTC），非特指型	8330/3	孤立性纤维性肿瘤	8815/1
滤泡腺癌，微小浸润型	8335/3	淋巴造血系统肿瘤	
滤泡腺癌，包裹型血管浸润型	8339/3*	朗格汉斯细胞组织细胞增生症	9751/3
滤泡腺癌，广泛浸润型	8330/3	Rosai-Dorfman 病	
嗜酸细胞肿瘤		滤泡树突状细胞肉瘤	9758/3
嗜酸细胞腺瘤	8290/0	甲状腺原发性淋巴瘤	
嗜酸细胞癌	8290/3	生殖细胞肿瘤	
甲状腺低分化癌	8337/3	良性畸胎瘤（0 级或 1 级）	9080/0
甲状腺未分化癌	8020/3	未成熟畸胎瘤（2 级）	9080/1
鳞状细胞癌	8070/3	恶性畸胎瘤（3 级）	9080/3
甲状腺髓样癌	8345/3	继发性肿瘤	
混合性髓样 - 滤泡性癌	8346/3		
黏液表皮样癌	8430/3		
黏液表皮样癌伴嗜酸性粒细胞增多	8430/3		
黏液癌	8480/3		

注：ICD-O 编码，形态学编码来源于国际疾病分类（ICD-O）(898A)。编码 0 代表良性肿瘤，1 代表可疑、不确定或交界性肿瘤，2 代表原位癌和上皮内肿瘤Ⅲ级，3 代表恶性肿瘤。鉴于对疾病的最新理解，新版 WHO 进行了部分修订。
* 代表 IARC/WHO 协会新证实的形态学编码。

根据 2017 年 WHO 甲状腺肿瘤分类,分化性甲状腺癌(differentiated thyroid carcinoma, DTC)包括起源于甲状腺滤泡上皮细胞的具有诊断性 PTC 细胞核特点和不具有 PTC 细胞核特点的甲状腺癌,包括 PTC、FTC 和 HCC。DTC 通常可以治愈,偶可去分化成为侵袭性和致命性甲状腺癌。PTC 和 FTC 对放射性碘治疗敏感,但 HCC 放射性碘治疗抵抗。

ATC 缺乏甲状腺滤泡上皮细胞分化的证据,为高侵袭性肿瘤。PDC 介于分化性和间变性癌之间,组织学特点为实性、梁状、岛屿状结构(solid trabecular insular pattern,STI 结构)、坏死和病理性核分裂象增加。免疫组织化学标志物 TTF-1、TG、PAX-8 有助于明确甲状腺癌的滤泡上皮细胞起源。

第二节　甲状腺滤泡腺瘤

一、概论

因缺乏鉴别增生性结节和 FTA 的可重复性组织病理学诊断标准,FTA 的流行病学调查比较困难。多结节性病变、缺乏明确恶性形态学证据者,多被诊断为增生性结节。FTA 为克隆性肿瘤性增生,而增生性结节为多克隆非肿瘤性增生。如无分子检测,两者鉴别可能会遇到困难。

FTA 多发生于女性,各个年龄段均可发生,以 50~60 岁最为多见。根据系列解剖研究结果,成人 FTA 发病率为 3%~5%。碘缺乏区域 3%~7% 成人可触及甲状腺结节,其中 3/4 为孤立性结节,可能为 FTA。

FTA 多为散发性病例,危险因子包括电离辐射暴露和碘缺乏。可发生于甲状腺内、异位甲状腺组织和卵巢甲状腺肿。多表现为颈部无痛性结节,多数缺乏临床症状。超声表现为实性、边界清楚的均质强回声或等回声冷结节。高功能腺瘤可能表现为热结节,伴有甲状腺功能亢进。

二、组织学分型

肉眼观,FTA 通常为孤立性圆形或椭圆形结节,具有完整纤维结缔组织包膜。多结节 FTA 少见,可能为遗传综合种相关病例。肿瘤大小为 1~3cm,包膜可厚可薄。切面均质,富于细胞者多为灰白色、有滤泡形成者多为灰黄色。可见出血囊性变。

FTA 和 FTC 鉴别诊断的要点在于包膜和 / 或血管浸润。根据组织形态学特点,可分为 FTA 伴乳头状增生、脂肪腺瘤、FTA 伴异型细胞核、透明细胞型 FTA、梭形细胞型 FTA、黑色 FTA 几种类型。

三、分子特征

(一)克隆性

FTA 为单克隆起源。

（二）细胞遗传学和杂合性缺失

近一半 FTA 检测出克隆性细胞遗传学异常，多数为染色体数目异常，典型表现为累及一或几个染色体的全染色体增多。三体型 7 最常见，其次是染色体 12 和 5 增多。染色体结构改变最常见的是 19q13.4 和 2p21，两个断裂位点已确认，分别对应 *ZNF331* 基因和 *THADA* 基因，但尚未证实是否为转位靶点。FTA 每个染色体臂有 6% 杂合性缺失。

（三）体细胞突变

30%FTA 存在 *RAS* 基因突变，最常见受累的是 *NRAS* 的 61 密码子，*KRAS* 最少受累。*PAX8/PPARG* 基因重排可见于约 8% 的 FTA，多富于细胞、具有厚包膜，但缺乏浸润。个别病例有 *BRAF*K601E 突变的报道。*TSHR* 和 *GNAS* 突变多见于高功能滤泡腺瘤。*PIK3CA* 和 *PTEN* 突变发生率大约为 5%。

四、基因易感性

PTEN 错构瘤综合征［尤其是多发性错构瘤综合征（考登综合征）和卡尼综合征］患者容易发生 FTA。卡尼综合征由 *PRKAR1A* 基因胚系突变所导致，可能与多结节性、嗜酸性 FTA 相关。*PTEN* 错构瘤综合征由 *PTEN* 基因胚系突变所导致，FTA 多发生于年轻患者、多结节、双侧；通常为经典型，也可为嗜酸细胞腺瘤、透明细胞腺瘤和脂肪腺瘤。

五、预后及预测因子

FTA 完整切除后无进展风险。

第三节　甲状腺交界性肿瘤

2017 年新版 WHO 分类引入了甲状腺交界性（intermediate，borderline）肿瘤的概念，使甲状腺肿瘤谱系得以完善。甲状腺交界性肿瘤，主要包括甲状腺透明变梁状肿瘤（hyalinizing trabecular tumour，HTT）和其他包裹性甲状腺滤泡性肿瘤两大类，后者再根据是否具有甲状腺乳头状癌细胞学特点、包膜或血管浸润，分为恶性潜能未定的高分化肿瘤、恶性潜能未定的滤泡性肿瘤和具有乳头样核特征的非浸润性甲状腺滤泡性肿瘤三种（表 3-3-1）。

表 3-3-1　2017 年新版 WHO 包裹性甲状腺滤泡性肿瘤分类

		包膜或血管浸润		
		有	可疑	无
PTC 细胞核特点	有	浸润性包裹性滤泡亚型甲状腺乳头状癌	恶性潜能未定的高分化肿瘤	具有乳头样核特征的非浸润性甲状腺滤泡性肿瘤
	可疑	高分化癌，非特指		
	无	滤泡腺癌	恶性潜能未定的滤泡性肿瘤	滤泡腺瘤

一、甲状腺恶性潜能未定的肿瘤

2017 年新版 WHO 分类引入了甲状腺交界性肿瘤的概念，使甲状腺肿瘤谱系得以完善。

（一）甲状腺恶性潜能未定的肿瘤发展简史

2000 年，Williams 提出了"恶性潜能未定的高分化肿瘤"（well differentiated tumour of uncertain malignant potential，WT-UMP）的概念，用来命名在形态学上非浸润性或者可疑浸润、具有不确定 PTC 细胞核特点的包裹性滤泡生长模式的病变；"高分化癌，非特指型"（well differentiated carcinoma，not other special，WDC-NOS），用来特指伴有明确包膜浸润和 / 或血管内癌栓、但伴有不确定 PTC 细胞核特征的包裹性滤泡生长模式的病变；"恶性潜能未定的滤泡性肿瘤"（follicular tumour of uncertain malignant potential，FT-UMP），用来特指伴有可疑包膜浸润、但不伴有血管内癌栓和 PTC 细胞核特征的包裹性滤泡生长模式的病变，并指出 WT-UMP 和 FT-UMP 均为交界性肿瘤。

2004 年第三版 WHO 内分泌肿瘤分册将将滤泡型 PTC（follicular variant PTC，FVPTC）作为一个独立的组织病理类型提出，指出其通常为包裹性，几乎无乳头生长结构。以日本 Kuma 病院为代表的临床医师在实践中逐渐发现，FVPTC 中具有包膜的一部分肿瘤，即使单纯切除后，依然具有良好的生物学行为，不伴有复发和转移。随之研究表明，根据是否具有包膜，FVPTC 应该分为两个亚型，即浸润性 FVPTC（infiltrative FVPTC，IFVPTC）和包裹性 FVPTC（encapsulated FVPTC，EFVPTC），IFVPTC 具有和经典型 PTC 相似的分子生物学特点和生物学行为。并根据是否伴有包膜和 / 或血管浸润，将包裹性 FVPTC 进一步分为非浸润性 EFVPTC 和浸润性 EFVPTC，其分子生物学特点和生物学行为分别类似于 FTA 和 FTC。笔者研究表明，非浸润性包裹性 FVPTC 和 Williams 的 WT-UMP 具有相似的形态学、免疫组织化学特点和分子生物学特点。并提议使用交界性"恶性行为未定的高分化肿瘤（well differentiated tumour，uncertain behavior，WT-UB）"这一概念，来同时概括这两种肿瘤。该类肿瘤发病率较低，笔者 2011 年研究中，日本 EFVPTC 仅占 0.6%，而 WT-UB 共占 5.6%。

2014 年 AFIP《甲状腺及甲状旁腺肿瘤》分册引用了 Williams 的概念，并将包裹性甲状腺滤泡性肿瘤总结如下：具有典型 PTC 细胞核特点，无论是否有包膜侵犯，均诊断为 FVPTC。PTC 细胞核特点不确定，但具有包膜侵犯者，诊断为 WDC-NOS；PTC 细胞核特点可疑 / 不确定、包膜侵犯不确定或无包膜侵犯者，诊断为 WT-UMP。如无 PTC 细胞核特点，有包膜浸润即为 FTC；无包膜浸润即为 FTA；而包膜浸润不确定者，应命名为 FT-UMP。

（二）2017 年新版 WHO 恶性潜能未定的肿瘤概念更新

2017 年新版 WHO 甲状腺交界性肿瘤中恶性潜能未定（uncertain malignant potential，UMP）的甲状腺肿瘤，为伴有可疑包膜或脉管浸润的包裹性或境界清楚的甲状腺滤泡生长模式的肿瘤，不关注 PTC 细胞核特点。再根据是否具有 PTC 细胞核特点，进一步分为两类：① FT-UMP，指缺乏 PTC 细胞核特点的 UMP；② WT-UMP，指具有明确或者不确定性 PTC 细胞核特点的 UMP。Williams 概念中的非浸润性 WT-UMP 已不在 UMP 的肿瘤概念中，而归入了"具有乳头样核特征的非浸润性甲状腺滤泡性肿瘤（non-invasive follicular thyroid neoplasm with papillary-like nuclear features, NIFTP)"。

FT-UMP 的免疫表型与 FTA、增生性结节和微小浸润性滤泡腺癌相似。WT-UMP 可阳性表达 HBME-1、galectin-3 和 CK19，但这些指标并无诊断意义。这三个免疫标志物在 WT-UMP 中的表达类似于滤泡亚型甲状腺乳头状癌，提示两者之间存在相关性。

恶性潜能未定的肿瘤多数存在 RAS 家族突变，而缺乏 *BRAF* V600E 突变，与 FTA 基因表达谱类似。约 10% WT-UMP 存在 *RET*/PTC1 基因重排。基因表型和 microRNA 谱存在一致性，介于良性滤泡性结节和 PTC 之间。

包裹性甲状腺滤泡结构的肿瘤的鉴别诊断，仅依据肿瘤包膜和 / 或 PTC 细胞核特点进行区分，复发和转移风险极低。针对 FT-UMP 和 WT-UMP 的长期随访资料有限。目前有限报道提示无淋巴结或远处转移、无肿瘤复发或肿瘤相关性死亡病例。笔者的一项研究提示，2978 例初始诊断为良性，其中 5 例发生远处转移，应修改诊断为 FT-UMP（其中 1 例伴有可疑血管浸润、另一例可疑浸润至周围甲状腺组织）。

二、具有乳头样核特征的非浸润性甲状腺滤泡性肿瘤

2016 年，Nikiforov 等全球多中心病理专家针对 210 例伴有 / 不伴有浸润的包裹性甲状腺滤泡性肿瘤随访后进行重新评估，发现所有非浸润性病变即使是单纯手术切除后，也不伴有复发和转移，具有良好的生物学行为。因而提出了"NIFTP"，定义为一种起源于滤泡上皮细胞的具有 PTC 细胞核特征的包裹性或界限清楚的非浸润性滤泡性肿瘤，该肿瘤具有极低度恶性潜能，为交界性肿瘤。

大体上 NIFTP 为具有完整包膜或界清的肿瘤，切面灰白质韧，出血囊性变等少见，通常直径 2~4cm。组织学上诊断 NIFTP 必须满足以下 4 条：①包膜完整，或界限清楚；②缺乏浸润；③滤泡状生长模式；④ PTC 细胞核特点。细胞核评分主要依据以下三点：细胞核大小和形状；核膜不规则度；染色质特点。诊断 NIFTP 细胞核评分必须 ≥2 分。

NIFTP 分子特征与其他滤泡生长模式的甲状腺肿瘤类似，*RAS* 家族突变率高，可发生 *PPARG* 和 *THADA* 基因融合，也可发生 *BRAF* K601E 突变，但缺乏 *BRAF* V600E 基因突变和 *RET* 基因融合。2018 年，Nikiforov 等根据有关 NIFTP 的最新研究，提出了修订标准，诊断 NIFTP 除了以上形态学标准、无砂粒体、无肿瘤性坏死、无高核分裂象（≥ 3/10HPF）及其他细胞特点（如 >30% 实性 / 梁状 / 岛屿状生长方式）之外，如细胞核评分为 3，必须整个肿瘤完全无真性乳头存在。建议、而非必须对评分为 3 的肿瘤行 *BRAF* V600E 和其他高风险突变的分子检测或免疫组化检测 *BRAF*（表 3-3-2）。

除非浸润性包裹性滤泡亚型 PTC 之外，NIFTP 尚且包括"界限清楚（clear demarcation）"者，即原 WHO 中不伴有包膜的"非典型腺瘤样增生性"病变。结合 UMP 的概念不难看出，原"可疑浸润的腺瘤样增生（UMP）""不伴有浸润的非典型腺瘤样增生（NIFTP）"，在新版 WHO 中均界定为交界性肿瘤，其诊断同样依据细胞核评判标准进行评分，结合浸润的有无进行分类。该概念的更新，势必会将原来病理诊断中的一部分腺瘤样增生性病变，修订为 UMP 或 NIFTP（良性增生到交界性病变的更新），而另一部分原来病理诊断中的非浸润性

EFVPTC,修订为 NIFTP(癌到交界性病变的更新),均为极低度恶性潜能,预后良好,推荐随访或单纯肿瘤切除。

表 3-3-2　2018 年 6 月新修订 NIFTP 诊断标准

首要标准

- 包膜完整或界限清楚 [a]
- 滤泡生长模式
  - 缺乏典型乳头
  - 无砂粒体
  - 小于 30% 实性 / 梁状 / 岛屿状生长模式
- 细胞核评分 2~3 分 [b]
- 无血管或包膜浸润 [c]
- 无肿瘤性坏死或高核分裂象活性 [d]

次要标准 [e]

- 分子生物学检测或免疫组化染色:缺乏 *BRAF*V600E 突变
- 缺乏 *BRAF*V600E 样突变或其他高风险突变(*TERT* 启动子,*TP53*)

a:厚、薄或部分包膜,或与周围甲状腺组织界限清楚;

b:典型者细胞核评分为 2(中等度 PTC 细胞核特点)。如具有典型 PTC 细胞核特点(细胞核评分为 3),需检查整个肿瘤以除外乳头的存在。建议、而非必须对评分为 3 的肿瘤行 *BRAF*V600E 和其他突变的分子检测或免疫组化检测 *BRAF*V600E;

c:需显微镜下检查整个肿瘤的包膜;

d:高核分裂活性,定义为 10 个高倍镜视野(×400)查见 3 个或以上核分裂象;

e:次要标准有助于诊断 NIFTP,但并非必备标准。

NIFTP 男女比例约为 1:(3~4),发病年龄跨度较大,多数在 40~60 岁。临床表现为无症状、可移动的包块,肿瘤较大的话可引起局部压迫症状,B 超示界清的均匀低回声结节。NIFTP 常见的基因学改变是 *RAS* 突变和 *THADH* 基因融合,偶见 *BRAF*K601E 突变,但一般无 *BRAF*V600E 突变。生物学行为上 NIFTP 类似于滤泡腺瘤,完整切除肿瘤后 15 年内复发和转移率低于 1%,但若切缘阳性可致肿瘤复发。

在欧洲和北美国家,已报道 NIFTP 约占所有甲状腺癌的 10%~20%。亚洲甲状腺工作组新近统计了各国 NIFTP 构成比界于 0%~4.7%,平均为 0.8%,其中山东大学齐鲁医院的 EFVPTC 仅占 0.7%,无锡江原医院 EFVPTC 仅占 0.9%;两家医院 NIFTP 所占比例仅为 0.3%,我国台湾地区 NIFTP 所占比例为 4.7%,为亚洲最高,但均远低于西方国家。

笔者及亚洲甲状腺工作组最新研究发现,目前对于包裹性甲状腺滤泡性肿瘤的诊断主要依据形态学观察,无论是对包膜浸润还是 PTC 细胞核特点的判读,均存在不容忽视的诊断者间、甚至诊断者自身不同时间段的差异,从而导致最终病理诊断良恶性、交界性肿瘤的一致性较差。我国病理医生对于 NIFTP 细胞核特点的判读一致性微弱,其中对肿瘤细胞核核膜不规则度的评价一致性最高,但均低于亚洲甲状腺工作组以及国际内分泌病理医生的判读一致性,应进一步完善判读指标,并寻求诸如分子检测等辅助手段增加诊断准确性。

三、透明变梁状肿瘤

HTT 患者平均年龄 50 岁 (21~79 岁)，多见于女性患者，个别病例报道有放射暴露史。

2017 年新版 WHO 分类中，原 HTT 被重新界定为交界性病变，为包膜完整或境界清楚的单个实性肿瘤，缺乏包膜、脉管或甲状腺实质的浸润 (仅 1 例浸润病例报道)。由长梭形或多角形细胞构成实性巢团状结构。肿瘤细胞可见细胞核内假包涵体和砂粒体，在细胞学上容易误诊为 PTC。细胞形态多样，在细胞学上容易误诊为 MTC。细胞核周围细胞质内偶可见典型黄色小体。肿瘤巢团内外有较多玻璃样物质，故又称"玻璃样变梁状肿瘤"(图 3-3-1)。肿瘤细胞阳性表达滤泡上皮细胞标志物，0%~5% 病例可表达 HBME-1、galectin-3 和 CK19。玻璃样物质阳性表达Ⅳ型胶原。抗 ki67 单克隆 MIB1 抗体特异性表达于肿瘤细胞膜和细胞质，而不表达于细胞核。最新研究表明，*PAX8-GLIS3* 基因融合在 HTT 发生发展中发挥重要作用，*GLIS* 基因重排可用于该肿瘤的术前诊断。

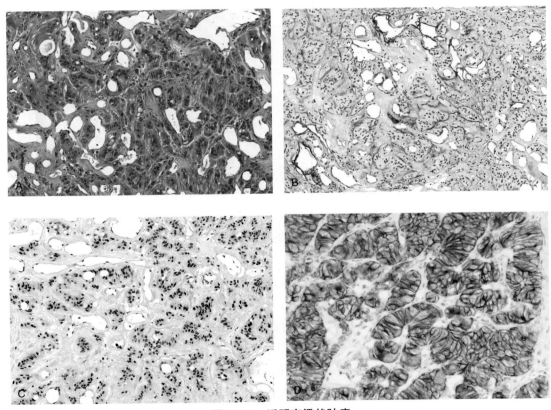

图 3-3-1　透明变梁状肿瘤

会诊病例：59 岁，女，自述约 4 年前因无意中发现颈前肿物，局部向体表膨出，无饮水呛咳，无声音嘶哑，无明显喘憋、胸闷，夜间可平卧入睡，遂未予以诊治，遂就诊本院行彩超提示：甲状腺回声不均伴双侧叶结节。A. 苏木精 - 伊红染色，×200；B. Ⅳ型胶原 (免疫组织化学染色，×100)；C. PAX-8 (免疫组织化学染色，×200)；D. ki67 (免疫组织化学染色，×200)。

综上所述,甲状腺交界性肿瘤除包括具有包膜的滤泡生长模式的肿瘤外,尚且包括边界清楚(缺乏包膜)的病变。提示原有"非典型腺瘤样增生",在新版 WHO 甲状腺肿瘤分类中同样归入了交界性肿瘤,应根据细胞核特点进行评分做出相应诊断。非浸润性包裹性滤泡型乳头状癌,已不再使用"癌"的概念,而重新命名为 NIFTP。同时,新版 WHO 新增了"包裹型 PTC(乳头状生长方式、具有 PTC 细胞核特点)",非浸润性包裹型 PTC 同样预后较好,是否应归为交界性肿瘤,尚需一系列研究去验证。包裹性 / 边界清楚的甲状腺滤泡性肿瘤的诊断与鉴别诊断主要依据包膜和 / 或脉管浸润以及 PTC 细胞核特点,各肿瘤之间的关系详见图 3-3-2。

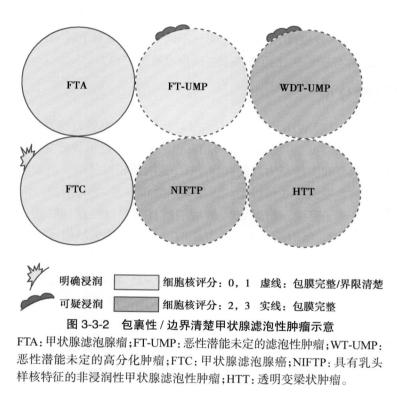

图 3-3-2　包裹性 / 边界清楚甲状腺滤泡性肿瘤示意
FTA:甲状腺滤泡腺瘤;FT-UMP:恶性潜能未定的滤泡性肿瘤;WT-UMP:恶性潜能未定的高分化肿瘤;FTC:甲状腺滤泡癌;NIFTP:具有乳头样核特征的非浸润性甲状腺滤泡性肿瘤;HTT:透明变梁状肿瘤。

第四节　甲状腺乳头状癌

PTC 是成人和儿童最常见甲状腺癌,约占美国甲状腺癌的 86.2%、爱尔兰甲状腺癌的 65%、日本和韩国甲状腺癌的 93.0%。近 30 年,甲状腺癌发病率成倍增加,主要归因于亚临床病例的增加。在美国,患者平均发病年龄为 50 岁,其中 91% 在 20~74 岁被确诊。女性患者发病率为男性患者的 3 倍,但该趋势随着年龄增加而减少。甲状腺癌发病率增加以 PTC、包括微小乳头状癌增加为主,滤泡腺癌、间变性癌和髓样癌发病率无明显变化。约 20% 的

PTC为多灶性。淋巴结转移常见,主要为侧颈部和中央区淋巴结转移。血道转移少见,最常见累及肺脏。PTC死亡率相对稳定,美国成人和儿童PTC五年生存率高于99.4%。我国2018年数据显示,PTC十年生存率为84.3%,其原因有待进一步研究。

一、概论

PTC是指甲状腺滤泡上皮细胞起源、具有特征性PTC细胞核特征的恶性上皮性肿瘤。经典型PTC具有两种基本形态特点,包括乳头和浸润/PTC细胞核特征。典型乳头中央为纤维血管轴心,被覆肿瘤性上皮细胞。乳头可长、直或呈流产性;肿瘤细胞平行、排列有规律,或短粗,或紧致。如缺乏乳头和浸润,PTC型细胞核特点成为诊断癌的必要条件,包括细胞核大小和形状、核膜不规则度、染色质透明。不同病理医师对PTC细胞核特点的判读有着明显差异,有报道称亚洲地区比西方国家判读标准更为严格。

二、组织学分型

根据组织学特征,新版WHO将PTC分为14个亚型,其中鞋钉型和包裹型为新增亚型(表3-4-1)。侵袭性形态特征、甲状腺外浸润和淋巴结转移等提示肿瘤复发风险高。高细胞型、鞋钉型、柱状细胞型和实性型为高侵袭性PTC,基因型相对复杂。高细胞型PTC为超过30%肿瘤细胞高度是宽度的2~3倍以上。该型无病生存率差、生存期短。常见BRAFV600E基因突变和TERT启动子突变。超过30%肿瘤细胞具有鞋钉特点(细胞失黏附、极性消失)的PTC称为鞋钉型PTC。组织学上表现为复杂的乳头和微乳头结构,肿瘤细胞极性和黏附性消失,为甲状腺癌发生上皮间叶转化的一种形态学表型。BRAFV600E突变为该型最常见的基因突变,其次是TP53基因突变。柱状细胞型PTC特点为细胞核复层,细胞核不具有PTC核特点。可阳性表达免疫标志物CDX2,但基因特征不明确。笔者研究表明,伴有β-Hcg分泌的柱状细胞型PTC侵袭性低。实性型PTC肿瘤细胞呈实性、梁状、岛屿状生长模式,但具有典型PTC细胞核特点,缺乏病理性核分裂象和肿瘤性坏死。常见于年轻伴有放射暴露史的患者。肺转移常见,成人患者死亡率略高(≤10%)。儿童或放射暴露史患者常伴RET/PTC3基因融合。

表3-4-1　2017年WHO甲状腺乳头状癌各亚型基因学改变及其临床生物学行为

亚型	基因学改变	临床生物学行为
微小乳头状癌(≤1cm)	BRAFV600E	好
包裹型	未强调	好
滤泡型	RAS基因突变	好
弥漫硬化型	RET/PTC	略差
高细胞型	BRAFV600E	高侵袭性
柱状细胞型	未强调	高侵袭性

续表

亚型	基因学改变	临床生物学行为
筛状桑葚型	*APC*	好
鞋钉型（微乳头/失黏附）	*BRAF*V600E	高侵袭性
结节性筋膜炎样型	未强调	无相关报道
实性/梁状型	*RET*/PTC3（儿童）	高侵袭性
嗜酸细胞型	未强调	略差
梭形细胞型	未强调	无相关报道
透明细胞型	未强调	无相关报道
Warthin 样型	未强调	无相关报道

（一）微小乳头状癌

微小乳头状癌（papillary thyroid microcarcinoma，PTMC）直径≤1cm，也称隐匿性硬化性癌、隐匿性 PTC 和非包裹性硬化性肿瘤（图 3-4-1）。最近有提议命名为"微小乳头状肿瘤"。该类型从出生到成人均可发生，因体积小而在体检时容易被忽略。镜下多边界不清、伴有纤维化或局灶钙化，肿瘤细胞具有 PTC 细胞核特点。预后极好。有研究表明 93% 患者无病生存，无远处转移。但也有恶性行为病例报道，如伴有 *BRAF* 基因突变者。

（二）包裹型

包裹型 PTC（encapsulated variant PTC，En-PTC）特点为结构和细胞学特征为典型 PTC，但完全由纤维包膜包绕，可包膜完整或仅局灶为肿瘤所浸润（图 3-4-2）。该型大约占 PTC 的 10%，预后极佳。可见区域淋巴结转移，血道转移罕见。生存率近 100%。主要鉴别诊断为伴有乳头状增生的滤泡腺瘤、结节性甲状腺肿（图 3-4-2）。

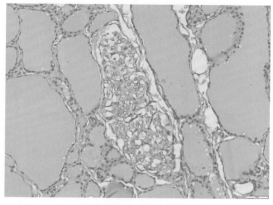

图 3-4-1　甲状腺微小乳头状癌
（苏木精 - 伊红染色，×200）

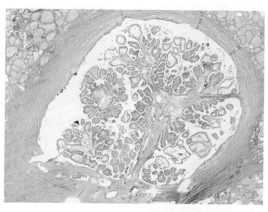

图 3-4-2　包裹型甲状腺乳头状癌
（苏木精 - 伊红染色，×100）

(三)滤泡型

滤泡型 PTC 几乎全部由滤泡生长结构构成。主要分为两型：浸润性(无包膜)和浸润性包裹性,其中最常见的是浸润性。其重要特点为构成滤泡的肿瘤细胞具有典型 PTC 细胞核的特点,肿瘤性滤泡内胶质浓染、均质嗜伊红染色。肿瘤细胞可呈现喷洒征,背景中为正常甲状腺滤泡。

另外还有少见类型弥漫或多结节型(可累及整个甲状腺,但并无明显肉眼可见结节)、巨滤泡型(形似结节性甲状腺肿),因其大体及形态学特殊性,极易漏诊。

(四)弥漫硬化型

弥漫硬化亚型 PTC(diffuse sclerosing variant PTC,DSV-PTC)是一种少见亚型,占所有PTC 的 0.7%~6.6%。通常女性比男性多见,发病年龄较轻,多为 10~30 岁,是 20 岁以下最常见的 PTC 亚型。血清抗甲状腺球蛋白抗体和抗微生物抗体升高与桥本甲状腺炎类似。伴显著硬化者与 Riedel 甲状腺炎类似。最常见的表现为双侧或单侧甲状腺弥漫性增大,而非单个显著的结节,但是也可出现伴有显著结节的单侧叶弥漫性增大。

镜下特征为肿瘤累及单叶或者整个甲状腺,伴有特征性致密硬化、大量砂粒体(图 3-4-4)。肿瘤背景为慢性淋巴细胞性甲状腺炎。肿瘤细胞巢伴有硬化和鳞状上皮化生,可见桑葚体。肿瘤细胞多侵犯甲状腺内淋巴管、多伴有甲状腺外浸润。不同程度表达 TG、TTF-1 和CK19。*RET/PTC* 基因重排常见,但 *BRAF* 基因突变少见。与经典型 PTC 相比,该型发生腺外侵犯、颈部淋巴结转移(单侧和双侧)、远处转移(约 10%~15% 病例;多为肺转移)概率高,无病生存期短。但其致死率与经典型 PTC 相似,可能是因为好发于年轻患者;10 年疾病相关生存率高达 93%(图 3-4-3、图 3-4-4)。

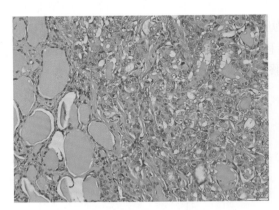

图 3-4-3　浸润性滤泡型甲状腺乳头状癌
(苏木精 - 伊红染色,×200)

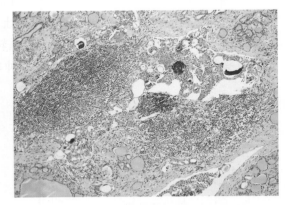

图 3-4-4　弥漫硬化型甲状腺乳头状癌
(苏木精 - 伊红染色,×100)
患者 11 岁,女,发现颈部肿物 3 天,伴触痛。
左颈部淋巴结呈 16/26 转移。

(五)高细胞型

高细胞型 PTC(tall cell variant PTC,TCV-PTC),特指 ≥30% 肿瘤细胞高度是宽度的

2~3 倍以上的 PTC、细胞质多为嗜酸性（图 3-4-5）。多发生于老年人，较经典型 PTC 更容易侵犯腺外组织和发生转移，为侵袭性 PTC。无腺外浸润或仅有少许高细胞区域的 PTC 预后略差，Ericksons 等提倡在病理报告中注明高细胞成分的比例。高细胞型 PTC 占碘抵抗甲状腺癌相当大的比例。多数伴有 *BRAF* 基因突变。与其他侵袭亚型 PTC 类似，*TERT* 启动子突变常见。

（六）柱状细胞型

柱状细胞型 PTC（columnar cell variant PTC，CCV-PTC）罕见，约占 PTC 的 0.2%。主要由假复层柱状细胞构成。与高细胞型不同的是，柱状细胞型特点为细胞核拉长浓染，缺乏经典型 PTC 细胞核特征，在细胞学上容易误诊。通常细胞丰富，呈细乳头状或腺样结构，被覆假复层上皮。肿瘤细胞偶可见核下空泡或子宫内膜癌样、肠腺癌样透明细胞质。通常表达消化道肿瘤标志物 CDX-2，易与转移性肠腺癌相混淆。但柱状细胞型 PTC 可不同程度表达甲状腺滤泡上皮细胞标志物 TTF-1。该型预后与肿瘤亚分型有关。具有包膜者预后好，浸润性生长且伴腺外浸润者预后差。同经典型 PTC 相似，约 1/3 的柱状细胞型 PTC 具有 *BRAF* V600E 基因突变。

目前已报道的甲状腺滤泡上皮细胞起源的癌伴副肿瘤综合征者少见，而伴有 β-hCG 分泌者尤为罕见，已有报道包括 1 例筛状型 PTC、5 例间变性甲状腺癌和 1 例柱状细胞型 PTC。β-hCG 和 TSH 前 114 个氨基酸相似，可激活 TSH 受体导致甲状腺功能亢进而导致相应临床症状。笔者曾报道一 43 岁女性患者，甲状腺右叶 3.2cm 实性结节，浸润性柱状细胞型 PTC 伴同侧颈部淋巴结转移（ly1，v0，pEx1，pT2，pN2，pMx）（图 3-4-6），无滋养叶细胞分化但伴有 β-hCG 异位分泌，术后仅行 TSH 抑制治疗，随访五年余无复发和转移。是否伴有 β-hCG 分泌的柱状细胞型 PTC 均预后较好、是否与 β-hCG 拟 TSH 活性有关，均尚需更多病例和相关研究。

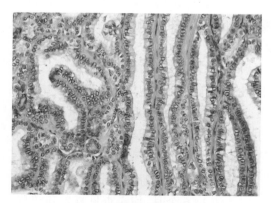

图 3-4-5　高细胞型甲状腺乳头状癌
（苏木精 - 伊红染色，×200）
患者 82 岁，男性，右叶甲状腺乳头状癌，直径 2.5cm，ly0，v1，pEx2，pT4，pN1，pM0，术后同年发现双肺转移。

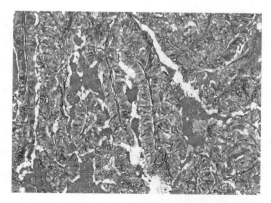

图 3-4-6　伴 β-hCG 分泌的柱状细胞型甲状腺
乳头状癌（苏木精 - 伊红染色，×200）
患者 43 岁，女性，浸润性柱状细胞型 PTC 伴异位 β-hCG 分泌及同侧颈部淋巴结转移，术后行激素抑制治疗，随访 5 年无复发和转移。

（七）筛状桑葚型

筛状桑葚型 PTC（cribriform-morular variant PTC，CMV-PTC）是最罕见的亚型之一，在所有 PTC 中所占比例不足 0.5%。可为散发或为家族性腺瘤性息肉病（familial adenomatous polyposis，FAP）伴发病例。几乎全部发生于女性。散发病例多为孤立性结节，而与 FAP 相关者多为多灶性病例（图 3-4-7）。CMV-PTC 并非唯一与 FAP 相关的甲状腺疾病，有报道个别高细胞型 PTC、甲状腺功能亢进与 FAP 相关。该肿瘤通常具有包膜，混合有筛状、滤泡状、乳头状、梁状和实性生长方式，伴有桑葚体形成。可伴有包膜和 / 或脉管浸润。乳头多数由柱状细胞构成，腔内缺乏或仅有稀薄胶质。细胞核通常不透明，有不同程度的核沟或核内包涵体。桑葚体内可见具有奇异性透明核的细胞。

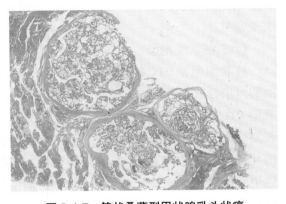

图 3-4-7　筛状桑葚型甲状腺乳头状癌
（苏木精 - 伊红染色，×40）
患者女，18 岁，双侧甲状腺多发性结节。未见颈部淋巴结转移，伴有体细胞 *APC* 基因突变。

澳大利亚 Lam 等新近总结了全球 CMV-PTC，共 164 例，女性和男性比例约 4.9∶1。患者平均发病年龄为 24 岁。筛状桑葚型 PTC 临床病史缺乏特异性，因少见且细胞学不典型，术前 FNA 细胞学容易漏诊。笔者在 2018 年回顾性分析了全国会诊病例中 10 例筛状桑葚型 PTC，对其临床病理学、免疫组织化学及分子生物学特征做了分析。肿瘤直径 0.8~4.8cm，多数具有不同程度包膜，呈推挤性边界；切面实性均质，灰白色，质中，可伴囊变。组织学筛状或腺状、腔内缺乏胶质成分为其特征性改变。癌细胞呈高细胞、柱状，个别病例出现细胞核倒置现象。无砂粒体、钙化或骨化。"桑葚体"结构可无、罕见、少量或者多量，也可不形成典型的桑葚体结构。偶尔可见病理性核分裂象。原单位诊断中与乳头状增生、腺瘤性甲状腺肿、经典型、柱状细胞型或高细胞型 PTC，甚至低分化癌相混淆，从而造成过诊、漏诊或误诊。

筛状桑葚型 PTC 具有独特的免疫表型及分子特征。TG、TTF-1、β-catenin、ER 是诊断该肿瘤较为特异的免疫组织化学指标。TTF-1、ER 阳性表达于肿瘤细胞核；TG 阴性表达。因肿瘤多数伴有 *APC* 基因体细胞突变，APC 基因突变导致合成 APC 蛋白截短，而不表达于肿瘤细胞，失去对 β-catenin 的调控，导致其聚集到肿瘤细胞质并转移至细胞核，与周围正常甲状腺组织表达于细胞膜明显不同。这四种抗体在桑葚体或具有桑葚体样细胞特点的区域中均不表达。Ki-67 增殖指数为 1%~30%。我们在 9 个病例中测出 6 例 *APC* 基因体细胞突变，而 *BRAF* V600E 均为野生型。10 例肿瘤平均随访 14.6 个月，均未查见复发和转移。其中 4 例行肠镜检查，仅 1 例发现结肠多发性腺瘤性息肉，外周血基因检测出 *APC* 杂合突变。一例患者体细胞 *APC* 基因突变与大肠癌相关，其母亲 45 岁死于肠癌，提示患者可并发 FAP。FAP 可发生在 CMV-PTC 发病前后，已报道伴发率为 20%~50%。应提醒患者及其直系亲属检测 APC 胚系和体细胞突变，以做到早防、早诊、早治。

（八）鞋钉型

鞋钉型（hobnail variant）PTC 罕见，为新版 WHO 分类新增类型，特指 >30% 肿瘤细胞具有鞋钉特点。组织学上，表现为复杂的乳头和微乳头结构，被覆具有嗜酸性细胞质和核质比失调、细胞核位于顶部的失黏附性肿瘤细胞（图 3-4-8）。具有鞋钉特征的肿瘤细胞可形成乳头，也可形成肿瘤细胞簇。可见少量砂粒体。易见坏死、核分裂象、血管淋巴管浸润、甲状腺外侵犯。常见复发、淋巴结或者远处器官转移。免疫表型与经典型 PTC 相同。>25% 肿瘤细胞可表达 p53。ki67 增殖指数平均为 10%。最常见 *BRAF*V600E 基因突变，其次是 *TP*53 突变。

日本 Kakudo 等自 2002 年开始发现，具有 >20% 肿瘤细胞极性 / 黏附性缺失（loss of cellular polarity/cohesiveness，LOP/C）的 PTC 为高危型 PTC，容易发生腺外侵犯、淋巴结转移、术后复发，且死亡率高于经典型 PTC。而具有 LOP/C 特点的肿瘤细胞多位于肿瘤浸润前沿。笔者等进一步研究发现，这种肿瘤细胞上皮标志物 E-cadherin、β-catenin 不同程度丢失，而获得间叶组织标志物 vimentin 的异常表达，TTF1 表达逐渐丢失。因而提出，LOP/C 为 PTC 中肿瘤细胞发生上皮间叶转化（epithelial mesenchymal transition）的一种形态学表型，这些肿瘤细胞更具有侵袭性，容易发生浸润和转移。从形态学上看，鞋钉型 PTC 发生 LOP/C 的肿瘤细胞更多见，因而侵袭性更强。图 3-4-8 为一 53 岁男性患者，颈部淋巴结穿刺诊断为鞋钉型 PTC，回顾 2 年前初次手术标本，肿瘤中央为经典型 PTC，周边可见仅 5% 具有 LOP/C 特征的肿瘤细胞。该肿瘤术后 2 年进展为鞋钉型 PTC，提示两者之间存在相关性。患者复发 2 个月后死于肿瘤肺转移，提示鞋钉型 PTC 为侵袭性甲状腺癌。

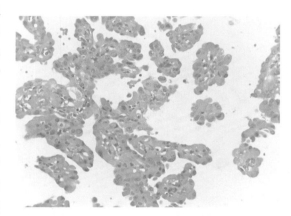

图 3-4-8 鞋钉型甲状腺乳头状癌
（苏木精 - 伊红染色，×200）

（九）甲状腺乳头状癌伴纤维瘤病 / 结节性筋膜炎样间质

该型罕见。肿瘤间质富于细胞，形似结节性筋膜炎、纤维瘤病或其他肌纤维母细胞增生性病变。

（十）实性 / 梁状型

实性 / 梁状型（solid/trabecular variant）PTC 伴有灶性实性和 / 或梁状结构者不少见。在儿童肿瘤中尤为常见。"实性型"用于特指无法归类于其他亚型、几乎全部肿瘤呈现实性、梁状或岛屿状结构、具有 PTC 细胞核特点的肿瘤（图 3-4-9）。占成人甲状腺乳头状癌的 1%~3%。年轻患者和电离辐射暴露史者多见。更易发生肺转移，成人患者死亡率略高（约 10%）。儿童和电离辐射暴露患者多与 *RET/PTC*3 基因融合相关。该型应与甲状腺低分化癌进行鉴别，后者缺乏 PTC 细胞核特征、伴有坏死和病理性核分裂象多见。有报道称实性型比经典型侵袭性高。

（十一）嗜酸细胞型

嗜酸细胞型（oncocytic variant）PTC 十分罕见，为浸润性乳头状，通常具有包膜，全部为嗜酸细胞，需与高细胞型 PTC 进行鉴别。

（十二）梭形细胞型

梭形细胞型（spindle cell variant）PTC 罕见，目前仅有十余例报道，患者年龄 16~61 岁（中位年龄 40 岁），肿瘤通常局限于甲状腺内，平均直径约 2.5cm，通常合并经典或滤泡型的PTC，梭形细胞成分可占肿瘤的局灶（<5%）到全部（>95%）（图 3-4-10），呈结节状或弥漫分布，细胞细长或胖梭形，核仁不明显，胞浆嗜酸，边界不清，典型 PTC 细胞核特征不常见，偶见核沟和毛玻璃核，核分裂活性低，无肿瘤性坏死，缺乏或仅有轻微的炎症背景。肿瘤细胞通常表达 TG、TTF1、PAX8，偶见 TG 阴性的病例，个别病例可表达 SMA、S-100 和 Vimentin。降钙素、P53、P63、Syn、NSE、desmin、CD34 及 HMB45 通常阴性，ki67 增殖指数为 1%~5%。

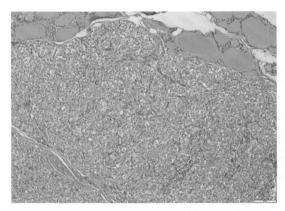

图 3-4-9 实性梁状型甲状腺乳头状癌
（苏木精 - 伊红染色，×200）

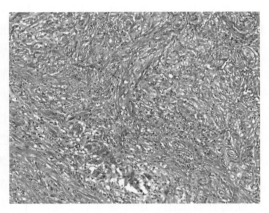

图 3-4-10 梭形细胞型甲状腺乳头状癌
（苏木精 - 伊红染色，×200）

该型需要与甲状腺肉瘤样癌、穿刺后反应性梭形细胞结节和梭形细胞型 MTC 进行鉴别。前者侵袭性强，多可见肿瘤性坏死、病理性核分裂象，血管侵犯常见。穿刺后反应性梭形细胞结节和不表达甲状腺滤泡上皮细胞免疫标志物。梭形细胞型 MTC 多表达降钙素和神经内分泌标志物，免疫组化染色有助于鉴别诊断。

（十三）透明细胞型

肿瘤细胞质内富含糖原而透明，可呈实性、梁状、乳头状结构（图 3-4-11）。该型十分罕见，多与嗜酸细胞型或其他肿瘤细胞混合存在，需要与透明细胞型髓样癌、甲状腺内甲状旁腺增生、转移性肾透明细胞癌进行鉴别。免疫组织化学染色如 TTF-1 和神经内分泌标志物如嗜铬素、突触素、肾细胞癌标志物等有助于鉴别诊断。需要特别注意的是，滤泡型和实性型 PTC 肿瘤细胞容易伴发透明变性，当实性型混合有透明细胞特点时，因实性型为侵袭性PTC，笔者推荐使用实性型伴透明细胞特点或实性透明细胞混合型的诊断，提示其侵袭性生物学行为。

（十四）Warthin 样型

该型通常边界清楚、但罕见被覆纤维结缔组织包膜,因形态类似涎腺源性 Warthin 瘤而得名（图 3-4-12）。乳头被覆肿瘤细胞嗜酸、增大,乳头轴心可见显著淋巴细胞、浆细胞浸润。常常伴有慢性淋巴细胞性甲状腺炎背景,因之容易漏诊。该型预后类似于相同大小和肿瘤分期的经典型 PTC。

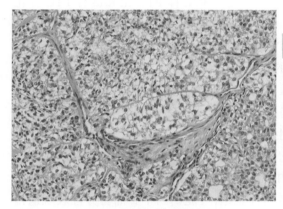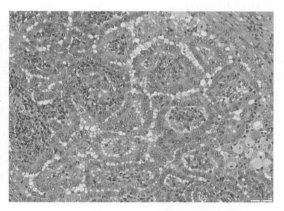

图 3-4-11　实性透明细胞混合型甲状腺乳头状癌　　　图 3-4-12　Warthin 样型甲状腺乳头状癌
（苏木精 - 伊红染色,×200）　　　　　　　　　　　　（苏木精 - 伊红染色,×200）

三、分子特征

新版 WHO 甲状腺肿瘤分类总结了 PTC 癌基因图谱（the cancer genome atlas,TCGA）数据,并根据其分子特点,对 PTC 进行了分子分型。TCGA 采用了二代 DNA 和 RNA 测序技术、基因芯片基因拷贝数检测技术、表观遗传学和蛋白质组学分析技术,为整合 PTC 基因组学和阐述 PTC 发生机制提供了依据。其首要结论为 PTC 分子改变相对简单,基因突变负荷低,总体基因组相对静止,仅伴有相对少量拷贝数变化。PTC 主要由相互排斥的基因改变所驱动,其中点突变大约占 75%（如 *BRAF*V600E 和 *RAS* 突变）,基因融合约占 15%。拷贝数改变作为肿瘤驱动因子者大约占 7%。PTC 惰性生物学行为与其基因表型和低突变负荷相关。其中经典型、滤泡型和高细胞型 PTC 分别与 *BRAF*V600E 基因突变和 *RET/PTC* 基因融合、*RAS* 突变以及 *BRAF*V600E 基因突变明显相关。*BRAF*V600E 为最常见基因突变和癌驱动基因。其他常见基因改变为 *RAS* 家族基因突变、*RET* 和 *NTRK* 基因融合。

TCGA 新发现了 *BRAF* 基因融合和插入以及其他 *RET* 基因改变。*TERT* 启动子突变见于 9% 的 PTC,可与 *BRAF*V600E 和 *RAS* 突变共存,与肿瘤高复发风险、低分化和高死亡风险相关。根据组织形态及基因型与 *BRAF*V600E 和 *RAS* 突变肿瘤的相似性,TCGA 数据库将 PTC 分为 *BRAF*V600E 样（*BRAF*V600E like,BVL）和 *RAS* 样（*RAS*-like）两组。BVL 样 PTC 具有乳头结构,多数为经典型或高细胞型 PTC,伴有 *BRAF*V600E 突变,MAPK 信号通路产物水平高,分子表达谱呈现多样性。相反,*RAS* 样 PTC 多数伴有滤泡结构,80% 以上病例具有包膜。*RAS* 样突变率高(或 *EIF1AX* 突变、*BRAF*K601E 突变而非 *BRAF*V600E),MAPK 信号通路产物水平低,分子表达谱相似。因此,具有乳头结构和具有滤泡结构的 PTC 分子特征不同。FTC 容易发生 *RAS* 突变,而浸润性包裹性 FVPTC 和 FTC 之间主要区别为 PTC 细胞核特点,因此,FVPTC 具有滤泡结构、以 *RAS* 基因型为主,分子特征与 FTC 相似。TCGA 进一步提出了甲状腺分化分数(thyroid differentiation score,TDS)的概念,通过 16 个甲状腺相关基因的改变,来判定甲状腺特异性分化程度。BVL 样 PTC 比 *RAS* 样 PTC 分化差,*RAS* 样 PTC 分化程度近似于正常甲状腺。这两组 PTC 具有独特信号传导通路。根据 *BRAF*V600E 突变信号通路下游基因改变,将 BVL 样 PTC 进一步分为基因静止型和基因活跃型两组,以解释 *BRAF*V600E 突变 PTC 预后的不同。

我国 PTC 体细胞基因突变和美国 TCGA 数据库略有不同,*BRAF*V600E 基因突变最常见(72.4%),高于美国的 59.7%。*RAS* 家族基因突变率仅为 2.8%,*TERT* 启动子突变率为 2.0%。Cheng 等通过系列基因型、肿瘤进展和生存分析,发现了一组基因,其表达、非静止突变和拷贝数变化可调控 PTC 进展。现行 AJCC 肿瘤分期系统,结合风险指数模型和基因改变,可筛选出更具临床侵袭性的 PTC 患者。PTC 进展与 FOXM1 信号通路上调显著相关。某些甲状腺癌基因突变谱相对简单但仍具有侵袭性表型,可能归因于肿瘤特异性表观遗传谱、非编码基因表达谱或某些未知基因型 - 表型改变。

四、基因易感性

大约 5% PTC 有家族倾向性,多为 FAP 相关性遗传性癌症综合征的一部分,由位于 5q21 染色体的 *APC* 基因胚系突变导致的常染色体显性遗传病。1%~2% 的 FAP 患者发生甲状腺癌(原发性 PTC,尤其是筛状桑葚型)。其他与 PTC 相关的遗传性癌症综合征包括卡尼综合征(Carney syndrome)和沃纳综合征(Werner syndrome)。家族性非髓样甲状腺癌可发生于非遗传性癌症综合征相关的患者,通常为多灶性,起源于良性病变或良性结节。有研究发现 *HABP2* 可能为易感基因,但尚且存在争议。

五、预后及其影响因子

(一) 预后

PTC 总体具有惰性生物学行为,预后良好。5 年生存率高达 96%,10 年生存率可达 93%,20 年生存率达 90%。大宗研究显示其死亡率为 1%~6.5%。肿瘤预后与临床分期有关,如 I 期患者 10 年生存率高达 99.8%,而IV期患者大约 41%。PTC 预后独立影响因子:诊断时患者年龄,大于 40~45 岁患者死亡率增高;肿瘤大小,直径大于 3~4cm 肿瘤患者死亡率高;肿瘤分期,伴有甲状腺外侵犯、尤其是广泛侵犯者(pT4)预后不良;远处转移者,远处转移部位与预后有关,伴有骨和内脏(肺除外)转移者预后不良。非独立性预后不良因子包括男性、淋巴结转移、切缘阳性、肿瘤生长模式(如柱状细胞、高细胞、鞋钉、实性或岛屿状生长模式)。

预后不良的分子标志物包括 *TERT* 启动子突变和多重复合性突变。*BRAF*V600E 是否为独立预后不良因子尚且存在争论。目前已有 PTC 预后评分系统：AMES（患者年龄、远处转移、原发肿瘤范围和大小）、AGES（患者年龄，组织学分级、原发肿瘤范围和大小）、MACIS（转移、患者年龄、手术完整度、浸润、肿瘤大小）。

（二）预测因子

肿瘤以及受累颈部淋巴结完整手术切除是决定预后的重要因子，不完整手术切除增加复发风险。基础治疗后，复发多数发生在术后前 20 年，且与死亡率增高有关。复发也可发生在初诊 20 年后。瘤床、颈部淋巴结、远处转移总体复发率为 15%~35%。淋巴结转移与复发风险显著相关，但与生存率无关。转移淋巴结外浸润与肿瘤复发和癌特异性死亡率显著相关。甲状腺外浸润与转移淋巴结外侵犯相关。血清甲状腺球蛋白检测对预测顽固或复发性病例高度敏感（95%~100%）。

第五节　甲状腺滤泡腺癌

1980—2009 年美国女性 FTC 发病率约为十万分之 1.19、男性为十万分之 0.55。占甲状腺癌的 6%~10%。FTC 主要发生于成人，儿童罕见。通常表现为颈部无痛性肿块，肿瘤直径 1cm 至数厘米。与 PTC 相比，局部淋巴结受累极其罕见。有些病例初始症状为转移，如骨折或肺结节。明确转移性 FTC 后，可发现甲状腺内结节。偶见原来低诊为滤泡腺瘤的病例，可能是因为包膜取材不完整所致。饮食中碘缺乏是结节性甲状腺肿和 FTC 的重要危险因子。碘缺乏区域补充碘后，FTC 发病率降低。但补充碘是否影响甲状腺癌总体发病率尚无定论。电离辐射暴露与 FTC 发病率增加相关。

一、概论

FTC 定义为甲状腺滤泡上皮细胞起源、缺乏 PTC 细胞核特征的恶性肿瘤，大约占甲状腺癌 10%，5 年生存率近 88%，10 年生存率为 78%。通常具有包膜，浸润性生长。FTC 和 FTA 鉴别诊断的组织学特征为包膜和 / 或血管浸润；与浸润性包裹性滤泡型 PTC 之间的鉴别点在于缺乏 PTC 细胞核特征。因此，充分的包膜取材对 FTC 的准确诊断意义巨大，严格把握 PTC 细胞核特征可减少诊断不一致性。

二、组织学分型

（一）依据浸润特征进行分型

诊断 FTC 须判定包膜和 / 或血管浸润，可分为以下三类：①微小浸润型（仅包膜浸润）；②包裹性血管浸润型（图 3-5-1）；③弥漫浸润型。FTC 细胞学特征和 FTA 类似，可呈实性 / 梁状、微滤泡、正常滤泡、巨滤泡和其他形态（如筛状），各形态可以混合存在，但缺乏 PTC 细胞核特征。

FTC 通常有厚而不规则的包膜，可以发生钙化。诊断包膜浸润须肿瘤性细胞穿透整个厚纤维结缔组织包膜。纤维包膜内侧缘不整、推挤性边界或肿瘤细胞巢内陷入纤维结缔组织包膜；手术造成的包膜破裂、穿刺等创伤造成的假性浸润、制片原因造成的周边肿瘤细胞等，均不足以诊断包膜浸润。肿瘤浸润可形成蘑菇样外观。肿瘤细胞/滤泡浸润至邻近正常甲状腺组织时，常可见到少许反应性纤维带。

血管浸润是指肿瘤细胞浸润至血管，与血管尺寸大小无关，但血管必须位于 FTC 纤维结缔组织当中或整个肿瘤纤维结缔组织包膜外。血管内肿瘤细胞须贴附血管壁，伴有血管内皮被覆、或者伴有血栓形成或纤维素。FTC 血管浸润的范围与预后相关，但 FTC 很少侵犯淋巴管，淋巴结转移同样罕见。如包裹性滤泡型肿瘤诊断中发现淋巴管侵犯，病理医生应想到滤泡型 PTC 或者 HCC 的诊断，而非 FTC 的诊断。<4 个血管浸润的预后要好于广泛浸润者和 ≥4 个血管浸润者。

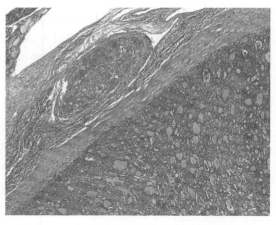

图 3-5-1　包裹性血管浸润型甲状腺滤泡腺癌
（苏木精-伊红染色，×200）

弥漫浸润型 FTC 弥漫浸润至整个甲状腺和甲状腺外软组织，血管浸润常见，但单纯血管浸润并非"弥漫浸润"。比甲状腺或软组织浸润范围更为重要的是，广泛血管浸润为预后差的指标。弥漫浸润型 FTC 通常体积较大。具有实性梁状生长方式的弥漫浸润型 FTC 需与 PDC 进行鉴别。PTC 细胞核特征的判读有助于区别弥漫/多结节型滤泡型 PTC 和实性型 PTC。

（二）依据形态特征进行分型

1. **透明细胞型**　定义为 50% 以上肿瘤细胞为透明细胞，约占甲状腺癌少于 1%。透明肿瘤细胞多与嗜酸性肿瘤细胞同时存在。肿瘤细胞圆形或椭圆形，均匀一致，伴有小核仁，无 PTC 细胞核特点；富于糖原、脂质、黏液和甲状腺球蛋白。可能由于线粒体、高尔基体肿大所致。

该型需与转移性肾透明细胞癌、甲状腺髓样癌、甲状旁腺肿瘤、唾液腺透明细胞肿瘤等相鉴别。转移性肾透明细胞癌形态学表现为实性巢团结构，但间质血管更为丰富，细胞核多为圆形，轻、中、重度异型，可见核仁。免疫表型不表达甲状腺滤泡上皮细胞标志物 TTF-1、PAX8 和 TG，但特异性表达 CD10、P504S、vimentin。追问病史、或临床影像学检查可发现肺内占位。甲状腺髓样癌表达降钙素和神经内分泌标志物 CgA、Syn 等。甲状旁腺肿瘤表达特异性表达 GATA-3、PTH、部分神经内分泌标志物。唾液腺透明细胞癌可伴有或者不伴有玻璃样变性，神经浸润常见，不表达甲状腺滤泡上皮细胞标志物，*EWSR1-ATF1* 基因融合常见，有助于鉴别诊断。

2. **其他类型** 其他类型组织学差别较小,十分罕见。如印戒细胞型,免疫组化表达甲状腺滤泡上皮细胞标志物,可与转移性印戒细胞癌相鉴别。肾小球样型具有肾小球样结构、梭形细胞型由梭型细胞构成,形态温和,不伴有异型性、病理性核分裂象和坏死,均极为罕见。

三、分子特征

FTC染色体异常较PTC多见,约65%的FTC存在基因异常。其中染色体臂杂合性缺失可见于20%的FTC,6%的滤泡腺瘤,仅见于2.5%的PTC。

最常见体细胞突变为 *RAS* 点突变(30%~50%)和 *PPARG* 基因融合。最常见位点为 *NRAS* 61密码子点突变,其次为 *HRAS* 61密码子点突变、*PPARG* 基因重排、*PAX8-PPARG* 或 *CREB3L2-PPARG*,见于20%~30% FTC。

PAX8-PPARG 基因融合见于高达35%的FTC、少数FVPTC,FTA中罕见。FTC伴有 *PAX8-PPARG* 基因融合者具有独特临床病理特征和分子特点,多为年轻患者和/或具有血管浸润者。*PIK3CA* 基因突变参与PI3K/PTEN/AKT信号通路,可见于近10%肿瘤,也可发生 *PIK3CA* 拷贝数增加;*PTEN* 突变失活可见于近10%肿瘤。可发生 *TSHR* 活化突变,尤其是高功能性FTC。*TERT* 启动子突变可见于约20%的FTC,与其侵袭性生物学行为相关,肿瘤复发率和死亡率高。最新研究表明 *TERT* 启动子突变是甲状腺滤泡性肿瘤尚未形成包膜或血管浸润的早期基因事件。

FTA、微小浸润型FTC和包裹型FVPTC基因型相似。*RAS* 家族基因突变为FTC最常见基因改变。经典型PTC和微小浸润型FTC *BRAF* V600E和 *RAS* 家族基因突变率不同,FVPTC介于两者之间。微小浸润型FTC基因融合少见(仅 *PAX8-PPARG*),但PTC中多见。新近提出了第三种甲状腺癌分子亚型,即非 *BRAF* 非 *RAS* 肿瘤(Non-*BRAF*-Non-*RAS* tumor,NBNR肿瘤)。NBNR肿瘤与 *DICER1*、*EIF1AX*、*IDH1*、*PTEN*、*SOS1*、*SPOP*、*PAX8-PPARG* 突变类似,均为FTC死亡和复发的独立预测因子。

四、基因易感性

遗传性肿瘤综合征如多发性错构瘤综合征(考登综合征,Cowden syndrome)、*PTEN* 错构瘤综合征(包括考登综合征)等。考登综合征是一种少见的常染色体显性遗传病,表现为胃肠道多发性息肉伴有面部小丘疹、肢端角化病和口腔黏膜乳头瘤样病变,可恶变。该综合征与FTC和滤泡型PTC相关,由数个基因的胚系突变所致,其中最重要的是肿瘤抑制基因 *PTEN*。其中大约三分之二患者可发生甲状腺病变。特点为年轻患者、多发病变、常见特征性具有包膜的甲状腺结节。沃纳综合征(Werner syndrome)是由 *WRN* 基因突变导致的常染色体隐性遗传病。甲状腺癌,尤其是FTC可发生于3%的沃纳综合征患者。FTC还是卡尼综合征(*PRKAR1A* 和其他基因胚系突变所致)的少见症状之一。

五、预后及其影响因子

仅有包膜浸润而无血管浸润的FTC预后好。即便只有1~2个血管侵犯的FTC,亦可发生远处转移；血管受累越多，预后越差。最常见的远处转移部位为骨、肺、脑和肝脏。亦有少数皮肤转移病例的报道。*TERT* 启动子突变是复发和癌症死亡的独立危险因子。

多数 FTC 为高分化癌，放射性碘治疗效果好，生存期长。

第六节　甲状腺嗜酸细胞癌

一、概论

嗜酸细胞肿瘤、非嗜酸细胞肿瘤以及桥本甲状腺炎中的增生性嗜酸细胞结节混合存在，病因及发病率尚未明确。嗜酸细胞肿瘤可发生于甲状腺任何部位，包括纵隔异位甲状腺组织。临床表现为无痛性结节，少数直径 1cm 以下，多数直径大于 2cm。偶有伴坏死的病例表现为颈部疼痛。自发性出血可导致肿瘤迅速增大，导致呼吸道危害。多数研究表明好发于男性，与 PTC 和 FTC 相比发病年龄偏大，平均 57 岁。一大规模长期随访研究表明，HCC 比非 HCC 肿瘤大、肿瘤分期高、患者生存率低。

二、组织学分类

(一) 嗜酸细胞癌

HCC 与嗜酸细胞腺瘤相比，多呈实性梁状结构，滤泡结构罕见，可见灶性小细胞。HCC 可由纤维结缔组织分割为巢团状或簇状，肿瘤含少量间质，可形成假乳头结构。不具有 PTC 细胞核特点。肿瘤滤泡内可见钙化的胶质，易误诊为砂粒体，多见于良性嗜酸细胞腺瘤。嗜酸细胞体积大，细胞质中可见大量嗜酸性颗粒，主要为线粒体成分；细胞核中央具有核仁，形似正常肝细胞。嗜酸细胞肿瘤良恶性诊断标准与 FTC 相同，包括包膜和 / 或血管浸润（图 3-6-1），缺乏浸润者即嗜酸细胞腺瘤。HCC 在穿刺等创伤后易发生坏死。嗜酸细胞肿瘤阳性表达滤泡上皮细胞标志物 TTF-1 和 TG，多数肿瘤 TG 呈现细胞核周围点状阳性。

FTC 几乎从不转移至颈部淋巴结，HCC 不同于 FTC 的特异性表现是可发生颈部淋巴结转移。HCC 亦可侵犯静脉经血道转移至肝、肺和其他远处器官。大的孤立性肝脏内转移结节容易误诊为原发性肝细胞肝癌。颈部多个血管转移性结节（癌栓）可表现为多结节状，形似淋巴结转移。

(二) 低分化嗜酸细胞癌

低分化 HCC 具有以下特点：直径超过 4cm 的 HCC、灶性肿瘤性坏死（图 3-6-2）、核分裂象增加（含病理性核分裂象）、小细胞灶易见。低分化 HCC 预后差，更容易发生碘抵抗。需要注意的是，低分化 / 小细胞成分更容易出现在转移灶，同时免疫组化多不表达 TG 和 TTF-1，从而易误诊为非甲状腺起源的肿瘤。

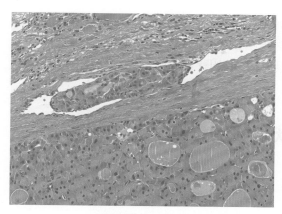

图 3-6-1 甲状腺嗜酸细胞癌,可见血管内癌栓
(苏木精 - 伊红染色,×200)

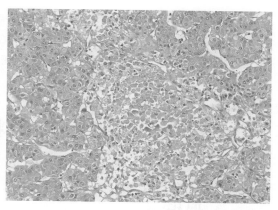

图 3-6-2 低分化甲状腺嗜酸细胞癌,可见肿瘤性
坏死(苏木精 - 伊红染色,×200)

三、分子特征

HCC 中 *BRAF*V600E 突变、*RET/PTC* 基因融合、*PAX8/PPARG* 重排和 *RAS* 突变发生率低(约 10%)。10%~20% 非高级别或分化性嗜酸细胞肿瘤可发生 *TP53* 基因突变,有时与 *PTEN* 突变相关。HCC 线粒体 DNA 突变率高,可发生点突变、小的插入突变和缺失,从而导致移码突变、过早的终止密码子、大规模缺失突变。

嗜酸细胞肿瘤线粒体 DNA(mtDNA)突变率高于其他肿瘤。其独特的染色体改变提示其侵袭性生物学行为。电子传递链复合体 I 的 mtDNA 突变明显增多;*DAXX*、*TERT*、*TP53*、*NRAS*、*NF1*、*CDKN1A*、*ARHGAP35* 突变和肿瘤的复发相关;有些突变可以在翻译水平进行调控。HCC 中存在 *TMEM233-PRKAB1* 等复发性融合基因,也可见 *EIF1AX* 基因突变。

嗜酸细胞肿瘤多为非整倍体,多数由线粒体 DNA 拷贝数增加所导致,通常累及整段或大段染色体。最常见染色体拷贝数增加为 5、7、12 和 17;最常见染色体缺失为 2q、9q 和22。12q、19q 和 20p 拷贝数增加与肿瘤复发相关。

四、基因易感性

某些已知基因相关综合征与嗜酸细胞肿瘤发病风险增加相关。最常见的是考登综合征(也是 *PTEN* 错构瘤综合征的一种),可发生增生性结节、嗜酸细胞腺瘤和 HCC。

五、预后及其影响因子

HCC 的预后与血管受累程度有关,受累血管越多,预后越差。具有包膜的 HCC 可伴有局灶血管浸润,但容易被低诊,几年后可发生转移。弥漫浸润型 HCC 伴有广泛血管浸润,死亡率高(10 年死亡率高达 90%)。有研究表明伴广泛血管浸润(>4 个)者具有特定分子改变,与侵袭性生物学行为相关。

因嗜酸细胞肿瘤碘抵抗,临床治疗方案较 PTC 和 FTC 局限。微小浸润性 HCC 总体生存率约 85%,弥漫浸润型约 10%,伴有低分化组织学特征者预后更差。小部分 HCC 转化成间变性癌,可发生在复发性 HCC,也可发生在具有 HCC 的背景病变中。

第七节　甲状腺低分化癌

一、概论

PDC 仅占甲状腺癌一小部分,在日本约占 0.3%,在美国约占 1.8%。在拉丁美洲和欧洲区域发病率略高,可达 4%~6.7%。患者平均年龄为 55~63 岁,年轻患者罕见。女性患者略多,女性男性发病率为(1.1~2.1):1。

PDC 的发病可能与碘缺乏相关,与电离辐射暴露无关。部分肿瘤可由 PTC 或者 FTC 失分化而来,也可原发即是 PDC。PDC 可发生于任何部位的甲状腺组织,包括纵隔异位甲状腺和卵巢甲状腺肿。最常见临床表现为大的孤立性结节,可发生于长时间存在的单发或多发结节迅速增大。15% 肿瘤发现时伴有远处转移。超声提示冷结节。FDG-PET 检测阳性。

二、诊断标准

新版 WHO 中 PDC 诊断标准依据 2007 年都灵共识:①滤泡上皮细胞起源的癌;②实性、梁状、岛屿状生长模式;③缺乏 PTC 细胞核特点;④具有以下三条中至少一条,即扭曲核、10 个高倍镜视野 ≥3 个核分裂象、肿瘤性坏死(图 3-7-1)。该标准同样适用于低分化嗜酸细胞癌的诊断。该标准用于界定预后介于分化性和未分化甲状腺癌之间的中间型病变,但并非唯一预后差的肿瘤。坏死和核分裂象活性增加均为预后不良甲状腺癌的指标,可与都灵共识重叠。如有明确肿瘤分化特征,侵袭性 PTC 和 FTC 不应被诊断为 PDC。

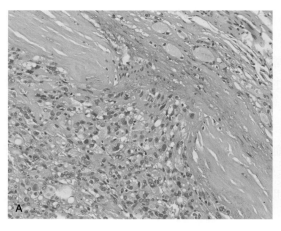
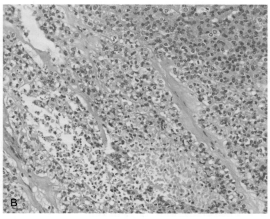

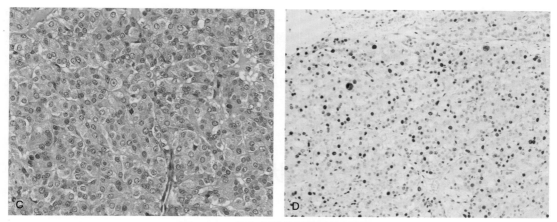

图 3-7-1　具有包膜的甲状腺低分化癌

A. 不确定性包膜浸润（苏木精 - 伊红染色，×200）；B. 肿瘤性坏死（苏木精 - 伊红染色，×200）；
C. 病理性核分裂象（苏木精 - 伊红染色，×400）；D. ki67 增殖指数高达 25%（免疫组织化学染色，×200）。

PDC 鉴别诊断包括甲状腺髓样癌、甲状旁腺癌和转移性癌。免疫表型介于分化性甲状腺癌和间变性癌之间，肿瘤细胞表达 TTF1 和 PAX8，TG 表达减少，仅核周或微滤泡内表达。ki67 增殖指数 10%~30%。p53 灶性表达，表达 cyclinD1，p21 和 p27 灶性表达。

研究表明，具有完整包膜、诊断标准达到以上 PDC 诊断都灵共识、但缺乏浸润的病例，平均随访 10 年以上无复发和转移。

三、分子特征

PDC 可见甲状腺癌发生的早期驱动事件，如 *RAS* 家族和 *BRAF* 突变，*ALK* 基因融合；其他肿瘤进展过程中的晚期事件，如 *TP53* 基因突变、*TERT* 启动子突变、*CTNNB1* 和 *AKT*1 突变等。

PDC 突变负荷介于低危 PTC 和间变性癌之间，多发性突变更为常见，多数是早期驱动突变和进展期突变混合存在。*AKT*1 基因突变激活发生于 19% 侵袭性、碘抵抗 PDC，几乎均与 *BRAF*V600E 突变混合存在。在高分化和低分化、未分化成分并存的肿瘤，两种肿瘤成分中均可发现早期驱动突变，而进展期突变多局限于分化差的区域。*TERT* 启动子突变在低分化和间变性癌中多数为克隆性，而在高分化 PTC 中为亚克隆。*SW1/SNF* 染色质重塑复合体、组蛋白甲基转移酶突变、DNA 错配修复系统失活均可见于 5%~10% PDC，在间变性癌中更多见。

分化型甲状腺癌中常见的某些重排，如 *RET*/PTC 和 *PAX8/PPARG*，仅见于 5%~10% 的 PDC，提示这些基因不在肿瘤失分化过程中发挥作用。同时，PDC 的 microRNA 谱系与高分化甲状腺癌和 ATC 不同。PDC 和 ATC 的基因表达谱与细胞周期调控失调明显相关，可能提示重要预后信息。

四、预后及其影响因子

PDC 五年生存率为 60%~70%，复发多发生于发病前三年，平均疾病特异性生存时间为诊断后五年。放射性碘治疗反应差。预后差的临床病理因子为：患者年龄 ≥ 45 岁、肿瘤 ≥ 5cm、手术时肉眼可见明确甲状腺外浸润（pT4a）、发现时伴有远处转移；组织学和免疫组化因素：肿瘤性坏死、IMP3 阳性表达、嗜酸细胞；分子特征：*RAS* 基因突变、miR-150 表达下调。其中最重要的预后因子为肿瘤分期和患者年龄。具有扭曲核（PTC 样）肿瘤细胞成分提示预后好。具有完整包膜者预后好。

第八节　甲状腺间变性癌

一、概论

ATC 为高侵袭性甲状腺恶性肿瘤，死亡率近 90%。患者多表现为颈部迅速增大、固定、广泛浸润性结节。最常见症状为疼痛、声音嘶哑、呼吸和吞咽困难。30%~40% 患者伴有远处转移，最常见肺、骨、脑转移。肉眼可见肿瘤浸润性生长，切面多为灰白色、鱼肉样，伴出血和坏死。

二、组织学分类

根据其形态学特征，可分为肉瘤样型、巨细胞型和上皮型，肿瘤均伴有坏死、核分裂象增多、浸润性生长。上皮型偶可见鳞状分化。血管浸润常见，血管腔内多充满肿瘤细胞。其次，ATC 多伴有急性炎细胞浸润和肿瘤性巨细胞浸润。

ATC 甲状腺滤泡上皮细胞标志物 TTF-1 和 TG 通常失表达（图 3-8-1），亚洲甲状腺工作组最新研究表明，约 80% ATC 可表达多克隆 PAX-8 抗体 10336-1-AP，约 54.4% 可表达单克隆 PAX-8 抗体 MRQ-50。CK 阳性表达支持其上皮起源，但 CK 阴性表达不能完全排除 ATC。

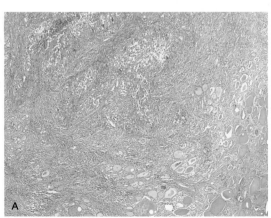
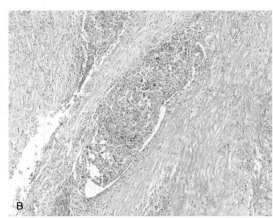

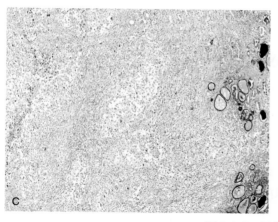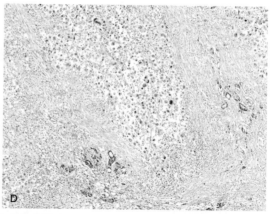

图 3-8-1　甲状腺间变性癌

A. 肿瘤浸润至甲状腺组织 (苏木精 - 伊红染色, ×20); B. 血管浸润 (苏木精 - 伊红染色, ×40);
C. 肿瘤细胞 TG 失表达 (免疫组织化学染色, ×40); D. 肿瘤细胞弱表达 PAX8 (免疫组织化学染色, ×40)。

三、分子特征

ATC 最常见基因突变为 *TP53*, 可见于 30%~70% 肿瘤。其他改变包括 *BRAF* V600E 基因突变 (20%)、*RAS* 基因突变 (*NRAS*、*KRAS* 或 *HRAS*, 约见于 20% ATC)、*PIK3CA* (10%~20%)、*PTEN* (10%~15%) 和 *ALK*。最新研究表明, p73、β-catenin、*RAF*、*OEATC1* 基因突变既可以发生于新发性 ATC 也可发生于由分化型甲状腺癌去分化导致的 ATC。有病例发现基因拷贝数增加, 如 *EGFR* (46%)、*FLIT1* (45%)、*PDGFRB* (38%)、*PIK3CA/B* (38%)。表观和 microRNA 改变也有报道。提示 ATC 起源于分化型甲状腺癌的相关基因学研究正在增加。

四、基因易感性

ATC 特异性基因易感性尚且未知。但肿瘤可发生于遗传性癌综合征, 包括考登综合征、沃纳综合征、卡尼综合征和 FAP 患者, 这些综合征同时存在分化型甲状腺癌患病风险。

五、预后及预测因子

ATC 预后差, 死亡率>90%。原发肿瘤伴广泛浸润为预后差的指标。老年患者、急性症状、白细胞增多均与生存率低相关。尽管多数 ATC 发现时已无法手术, 少数选择性患者可选择手术治疗并辅助局部放疗和化疗。分化型甲状腺癌中偶然发现 ATC 成分者预后较好, 报告中应注明 ATC 成分的比例。

ATC 可表达 *EGFR*, 可用于选择靶向治疗患者。*VEGFR* 和 *ALK* 基因突变也可用于靶向治疗患者评估。

第九节　甲状腺髓样癌

一、概论

MTC 约占甲状腺恶性肿瘤 2%~3%,因 PTC 发病率的相应增加,该范围较以往引用范围低。散发病例约占 70%,女性患者略多。好发年龄为 50~60 岁,年轻患者多为遗传性病例。MTC 病因不明,与外源性电子辐射暴露无关。

MTC 多发生于甲状腺上中叶,与正常 C 细胞分布一致。多数患者表现为甲状腺无痛性结节,超声表现为冷结节。70% 能够触摸到的结节伴有颈部淋巴结转移,10% 伴有远处转移。肿瘤增大可导致气道阻塞和吞咽困难。血清降钙素水平与肿瘤大小有关,<1% 肿瘤为无功能性。癌胚抗原为 MTC 患者随访的重要指标,部分肿瘤可分泌 ACTH 或 CRH,可导致库欣综合征。

二、组织学特征

MTC 大小不一,从 0.1cm 到累及整个甲状腺叶。散发性病例多边界清楚、无包膜、灰白灰黄色。遗传性病例多为双叶多发性结节。伴有家族综合征的患者甲状腺预防性切除后须仔细查找病变。<1cm 的肿瘤被称为微小 MTC。

MTC 组织形态多种多样,可为实性、分叶状、梁状、岛屿状、假滤泡结构(图 3-9-1)等。肿瘤细胞大小形态多样,圆形、多角形、浆细胞样、梭形细胞样等,常多种形态混合存在。细胞核通常为圆形,染色质呈粗颗粒状,可见小核仁和核内假包涵体。多数肿瘤核分裂象少见。细胞质可嗜酸或淡染。偶见砂粒体。约90% 病例可见淀粉样物质沉积。

肿瘤细胞多表达降钙素和降钙素基因相关肽,偶有肿瘤仅表达后者。肿瘤细胞表达神经内分泌标志物,包括嗜铬素和突触素等。多数病例表达 TTF1,但弱于周围正常甲状腺滤泡上皮细胞。PAX8 表达各异。肿瘤细胞不表达 TG,但可阳性表达于肿瘤内甲状腺滤泡。绝大多数肿瘤表达癌胚抗原。

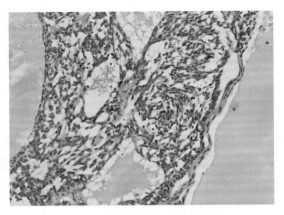

图 3-9-1　梭形细胞型甲状腺髓样癌
(苏木精 - 伊红染色,×200)

三、分子特征

RET 原癌基因获得性胚系突变为遗传性 MTC 重要驱动因子。40%~60% 散发病例存在

RET 基因体细胞突变。16 外显子 M918T 突变可见于 98% 的 MEN2B 患者,是散发病例最常见的体细胞突变。微小 MTC 比 MTC M918T 突变率低,提示 *RET* 突变可能为 MTC 发生过程中的继发事件而非驱动因子。约 2.5% *RET* 基因突变的 MTC 伴有 *RAS* 基因突变,但在 *RET* 基因无突变 MTC 中,*HRAS* 和 *KRAS* 突变率分别为 56% 和 12%。*RET* 基因和 *RAS* 家族基因突变互斥存在,提示 *RAS* 激活可能为肿瘤恶变的另一分子通路。*MTH13-RET* 基因融合多发生在缺乏 *RET* 和 *RAS* 基因点突变的情况下,被认为是散发性 MTC 新驱动突变,这些肿瘤中也有 *ALK* 基因融合(*GFPT1-ALK* 和 *EML4-ALK*)的报道。

四、基因易感性

约 30% 的 MTC 病例为遗传性,由 *RET* 原癌基因获得性胚系突变所致。多发性内分泌腺瘤综合征(MEN)2 型包括 MEN2A、MEN2B 和家族性 MTC。目前认为家族性 MTC 属于 MEN2A 的一种。

五、预后及预测因子

约 75% MTC 患者伴有颈部淋巴结转移,多累及中央区淋巴结(50%~75%)、同侧淋巴结(50%~60%)和对侧颈动脉旁淋巴结(25%~50%)。血道转移常见肺脏、肝脏和骨转移,也有肾上腺、垂体和乳腺转移的报道。

MTC 五年和十年生存率分别为 65%~90% 和 45%~85%。肿瘤年龄(50 岁为界)、TNM 分期是独立预后因子。伴有腹泻、骨痛、脸红等系统症状的散发和遗传性病例多伴有广泛转移。甲状腺外浸润、术后降钙素增高为预后不良因子。

RET 基因突变为 MTC 重要预后因子。MEN2B 综合征相关性 MTC 较 MEN2A 综合征相关性 MTC 侵袭性强。*RET M918T* 突变侵袭性最强。伴有 *RAS* 突变的散发性 MTC 为中度侵袭性,伴有 15 和 16 外显子 *RET* 突变的肿瘤侵袭性风险最高,而其他 *RET* 突变者多为惰性生物学行为。

第十节　甲状腺肿瘤 TNM 分期

表 3-10-1　2016 年第八版甲状腺恶性肿瘤 TNM 分期

T- 原发肿瘤 *	
T_x	原发肿瘤无法评估
T_0	无原发肿瘤的证据
T_1	肿瘤最大直径 ≤2cm,局限于甲状腺内
T_{1a}	肿瘤最大直径 ≤1cm,局限于甲状腺内

续表

T_{1b}	1cm<肿瘤直径≤2cm,局限于甲状腺内
T_2	2cm<肿瘤直径≤4cm,局限于甲状腺内
T_3	肿瘤直径>4cm,局限于甲状腺内或肉眼上有腺外侵犯(仅限于胸骨舌骨肌、胸骨甲状肌、肩胛舌骨肌)
T_{3a}	肿瘤直径>4cm,局限于甲状腺内
T_{3b}	任何肿瘤体积,肉眼上可见腺外肌肉侵犯(仅限于胸骨舌骨肌、胸骨甲状肌、肩胛舌骨肌)
T_{4a}	肿瘤扩散至甲状腺被膜以外,并有以下任何一项受累(皮下软组织、喉、气管、食管、喉返神经)
T_{4b}	肿瘤侵犯椎前筋膜或纵隔血管或包绕颈动脉
N- 区域淋巴结	
N_x	区域淋巴结无法评估
N_0	无区域淋巴结转移
N_1	有区域淋巴结转移
N_{1a}	转移至Ⅵ区淋巴结(气管前淋巴结、气管旁淋巴结、喉前淋巴结)或上纵隔淋巴结
N_{1b}	转移至其他单侧、双侧或对侧颈部淋巴结(Ⅰ、Ⅱ、Ⅲ、Ⅳ或Ⅴ区)或咽后淋巴结
M- 远处转移	
M_0	无远处转移
M_1	有远处转移

注:* 包括甲状腺乳头状癌、滤泡腺癌、低分化癌、嗜酸细胞癌、髓样癌、未分化癌。

表 3-10-2　不同甲状腺癌肿瘤分期

肿瘤分期			
甲状腺乳头状癌、滤泡腺癌(分化型、并嗜酸细胞癌、低分化癌)、髓样癌及未分化癌实行单独分级			
甲状腺乳头状癌和滤泡腺癌(包括嗜酸细胞癌和低分化癌);年龄<55岁			
Ⅰ期	任何 T	任何 N	M_0
Ⅱ期	任何 T	任何 N	M_1
甲状腺乳头状癌和滤泡腺癌;年龄≥55岁			
Ⅰ期	T_{1a},T_{1b},T_2	N_0	M_0
Ⅱ期	T_3	N_0	M_0
	T_1,T_2,T_3	N_1	M_0
Ⅲ期	T_{4a}	任何 N	M_0
ⅣA 期	T_{4b}	任何 N	M_0
ⅣB 期	任何 T	任何 N	M_1
甲状腺髓样癌			
Ⅰ期	T_{1a},T_{1b}	N_0	M_0

续表

肿瘤分期			
II 期	T_2, T_3	N_0	M_0
III 期	T_1, T_2, T_3	N_{1a}	M_0
IVA 期	T_1, T_2, T_3	N_{1b}	M_0
	T_{4a}	任何 N	M_0
IVB 期	T_{4b}	任何 N	M_0
IVC 期	任何 T	任何 N	M_1
未分化癌			
IVA 期	T_1, T_2, T_{3a}	N_0	M_0
IVB 期	T_1, T_2, T_{3a}	N_1	M_0
	T_{3b}, T_{4a}, T_{4b}	N_0, N_1	M_0
IVC 期	任何 T	任何 N	M_1

（刘志艳）

参考文献

［1］ BYCHKOV A, HIROKAWA M, JUNG C K, et al. Low rate of noninvasive follicular thyroid neoplasm with papillary-like nuclear features in asian practice [J]. Thyroid, 2017, 27 (7): 983-984.

［2］ BYCHKOV A, JUNG CK, LIU Z, et al. Noninvasive follicular thyroid neoplasm with papillary-like nuclear features in Asian practice: Perspectives for surgical pathology and cytopathology [J]. Endocr Pathol, 2018, 29 (3): 276-288.

［3］ CAHOON E K, NADYROV E A, POLYANSKAYA O N, et al. Risk of thyroid nodules in residents of belarus exposed to chernobyl fallout as children and adolescents [J]. J Clin Endocrinol Metab, 2017, 102 (7): 2207-2217.

［4］ CHEN W, ZHENG R, BAADE P D, et al. Cancer statistics in China, 2015 [J]. CA Cancer J Clin, 2016, 66 (2): 115-132.

［5］ GANLY I, MAKAROV V, DERAJE S, et al. Integrated genomic analysis of Hürthle cell cancer reveals oncogenic drivers, recurrent mitochondrial mutations, and unique chromosomal landscapes [J]. Cancer Cell, 2018, 34 (2): 256-270.

［6］ GIORDANO T J. Genomic hallmarks of thyroid neoplasia [J]. Annu Rev Pathol, 2018, 13: 141-162.

［7］ GOPAL R K, KÜBLER K, CALVO S E, et al. Widespread chromosomal losses and mitochondrial dna alterations as genetic drivers in Hürthle cell carcinoma [J]. Cancer Cell, 2018, 34 (2): 242-255.

［8］ GU H, SUI S, CUI X, et al. Thyroid carcinoma producing β-human chorionic gonadotropin shows different clinical behavior [J]. Pathol Int, 2018, 68 (4): 207-213.

［9］ HOADLEY K A, YAU C, HINOUE T, et al. Cell-of-origin patterns dominate the molecular classification of 10, 000 tumors from 33 types of cancer [J]. Cell, 2018, 173 (2): 291-304.

［10］ JIN L, CHEN E, DONG S, et al. BRAF and TERT promoter mutations in the aggressiveness of papillary thyroid carcinoma: a study of 653 patients [J]. Oncotarget, 2016, 7 (14): 18346-18355.

［11］ JUNG S H, KIM M S, JUNG C K, et al. Mutational burdens and evolutionary ages of thyroid follicular adenoma are comparable to those of follicular carcinoma [J]. Oncotarget, 2016, 7 (43): 69638-69648.

[12] LIANG J, CAI W, FENG D, et al. Genetic landscape of papillary thyroid carcinoma in the Chinese population [J]. J Pathol, 2018, 244 (2): 215-226.

[13] LIU Z, BYCHKOV A, JUNG C K, et al. Interobserver and intraobserver variation in the morphological evaluation of noninvasive follicular thyroid neoplasm with papillary-like nuclear features in Asian practice [J]. Pathol Int, 2019, 69 (4): 202-210.

[14] LIU Z, KAKUDO K, BAI Y, et al. Loss of cellular polarity/cohesiveness in the invasive front of papillary thyroid carcinoma, a novel predictor for lymph node metastasis; possible morphological indicator of epithelial mesenchymal transition [J]. J Clin Pathol, 2011, 64 (4): 325-329.

[15] LIU Z, ZHOU G, NAKAMURA M, et al. Encapsulated follicular thyroid tumor with equivocal nuclear changes, so-called well-differentiated tumor of uncertain malignant potential: A morphological, immunohistochemical, and molecular appraisal [J]. Cancer Sci, 2011, 102 (1): 288-294.

[16] LUBITZ C C, ECONOMOPOULOS K P, PAWLAK AC, et al. Hobnail variant of papillary thyroid carcinoma: an institutional case series and molecular profile [J]. Thyroid, 2014, 24 (6): 958-965.

[17] NICOLSON N G, MURTHA T D, DONG W, et al. Comprehensive genetic analysis of follicular thyroid carcinoma predicts prognosis independent of histology [J]. J Clin Endocrinol Metab, 2018, 103 (7): 2640-2650.

[18] NIKIFOROV Y E, SEETHALA R R, TALLINI G, et al. Nomenclature revision for encapsulated follicular variant of papillary thyroid carcinoma: A paradigm shift to reduce overtreatment of indolent tumors [J]. JAMA Oncol, 2016, 2 (8): 1023-1029.

[19] TORRE L A, BRAY F, SIEGEL R L, et al. Global cancer statistics, 2012 [J]. CA Cancer J Clin, 2015, 65 (2): 87-108.

[20] YOO S K, LEE S, KIM S J, et al. Comprehensive analysis of the transcriptional and mutational landscape of follicular and papillary thyroid cancers [J]. PLoS Genet, 2016, 12 (8): e1006239.

[21] 崔秀杰, 赵海鸥, 苏鹏, 等. 筛状桑葚型甲状腺乳头状癌临床病理及分子生物学特征 [J]. 中华病理学杂志, 2018, 47 (5): 354-359.

[22] 刘志艳, 周庚寅, KENNICHI KAKUDO, 等. 2017 版 WHO 甲状腺肿瘤分类解读 [J]. 中华病理学杂志, 2018, 47 (4): 302-306.

[23] 刘志艳. 分化性甲状腺癌形态学谱系与分子生物学特征 [J]. 中华病理学杂志, 2020, 49 (3): 284-288.

[24] 刘志艳. 具有乳头样核特征的非浸润性甲状腺滤泡性肿瘤及其诊断标准 [J]. 中华病理学杂志, 2017, 46 (3): 205-208.

[25] 苏鹏, 张晓芳, 刘红刚, 等. 具有乳头样核特征的非浸润性甲状腺滤泡性肿瘤细胞核特征判读一致性研究 [J]. 中华内分泌代谢杂志, 2020, 36 (7): 598-602.

[26] 张晓芳, 刘志艳. 2018 版甲状腺细针穿刺活检细胞病理学 Bethesda 报告系统解读 [J]. 中华病理学杂志, 2018, 47 (9): 729-732.

第四章　影像学在甲状腺癌中的应用

　　甲状腺癌的初诊和持续/复发、转移的诊疗都涉及疗效评估,甲状腺癌患者中更强调应根据患者完整的临床资料信息,包括手术情况、血清学、影像学等来进行疗效评估、预测复发风险。影像学检查结合血清甲状腺球蛋白、降钙素及癌胚抗原(carcinoembryonic antigen, CEA)等监测在甲状腺癌治疗后的疗效评估、复发监测中发挥着主导作用。

　　超声、CT、MRI 是结构和功能成像手段,放射性碘全身扫描和 PET 是功能成像手段,在不同阶段的患者中有不同的作用和价值(图 4-0-1)。超声是最基本、最重要的评估疗效、发

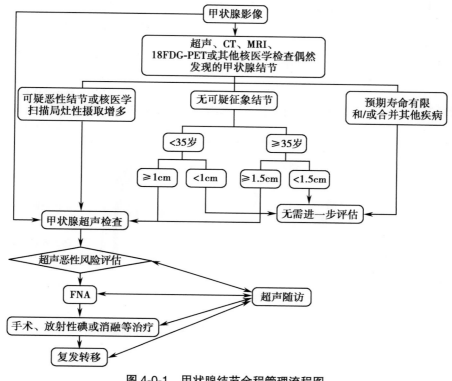

图 4-0-1　甲状腺结节全程管理流程图

现和定位局部病变的影像检查,对再次手术和其他决策有重要影响;增强 CT 也是这类患者治疗决策前重要的检查;放射性碘全身扫描在全切或近全切的患者中可以评估是否存在局部残留、复发和远处转移病灶;而在血清学异常、上述常规影像检查未能发现病灶的患者中PET 显像对病情评估可能有较好的帮助。

第一节 超声在甲状腺癌中的应用

一、甲状腺超声解剖

由于超声的组织分辨率较高,可以生动地展示甲状腺及其周围组织结构。甲状腺形如H,分为左右两个侧叶,中间以峡部相连,侧叶贴附在喉下部和气管上部的外侧,上达甲状软骨的中部,下抵第 6 气管软骨环。峡部多位于第 2~4 气管软骨的前方,10%~30% 具有第三叶(锥状叶),从峡部发出,沿中线或稍左的方向上行达甲状软骨。外覆被膜,即纤维囊,深入到腺组织,将腺体分为大小不等的小叶。其前方有颈浅肌(胸骨舌骨肌和胸骨甲状肌)、胸锁乳突肌、肩胛舌骨肌。侧方及后方有颈动脉鞘(颈总动脉、颈内静脉、迷走神经)、前斜角肌。中后方有喉和气管、食管、颈长肌(覆盖椎体表面)、喉返神经(走行于气管食管沟,颈长肌前方)(图 4-1-1、图 4-1-2)。

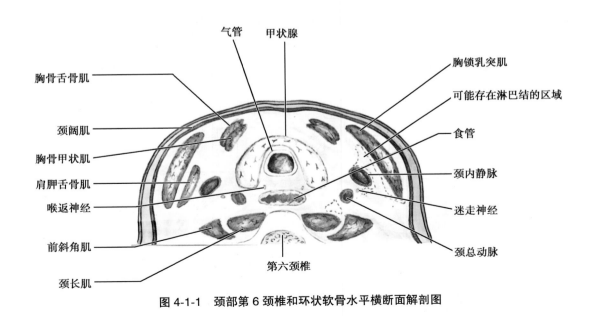

图 4-1-1 颈部第 6 颈椎和环状软骨水平横断面解剖图

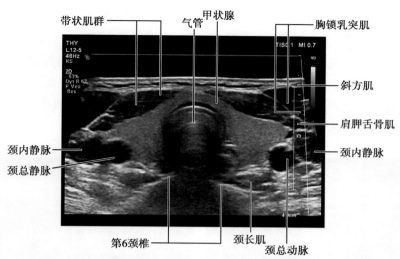

图 4-1-2 颈部平第 6 颈椎和环状软骨水平横断面超声灰阶图

甲状腺的血供非常丰富,主要有双侧甲状腺上、下动脉及少数人存在的甲状腺最下动脉供血。甲状腺的静脉起自甲状腺腺体表面和气管前面的静脉丛,分为上、中、下 3 对静脉(图 4-1-3、图 4-1-4)。

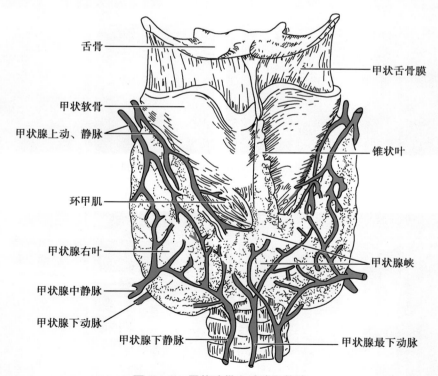

图 4-1-3 甲状腺供血动脉和静脉

迷走神经颈段走行于颈动脉鞘内,在颈内静脉和颈总动脉之间后方下行至颈根部(图 4-1-5)。喉上神经为其颈部一个分支,在舌骨大角处分为内、外支。内支(感觉支)分布在喉黏膜上,手术损伤会出现饮水呛咳。外支(运动支)与甲状腺上动脉贴近、同行,支配环甲肌,使声带紧张,损伤后引起声带松弛,音调降低。喉返神经为迷走神经胸段分支,走行于气管食管沟,直径1mm,左侧钩绕主动脉弓,右侧钩绕锁骨下动脉,喉返神经与甲状腺下动脉在甲状腺侧叶下极的后方有复杂的交叉关系(图4-1-6)。喉返神经支配除环甲肌以外的所有喉肌,一侧损伤引起声音嘶哑,双侧损伤可引起失音或严重的呼吸困难。如要结扎甲状腺下动脉,要尽量离开腺体背面,靠近颈总动脉结扎其主干。

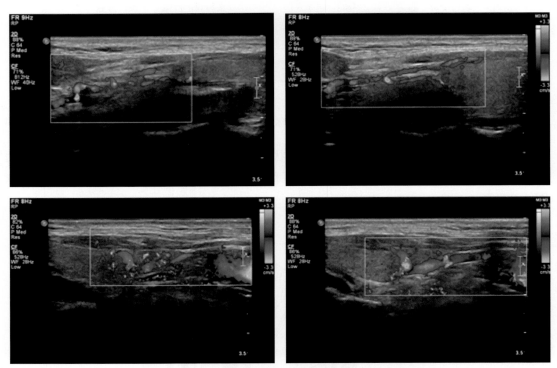

图 4-1-4　彩色多普勒超声显示甲状腺供血动脉和静脉

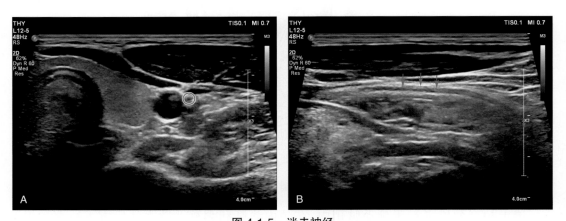

图 4-1-5　迷走神经
A.迷走神经横断面(红色圆圈);B.迷走神经纵断面(红色箭头)。

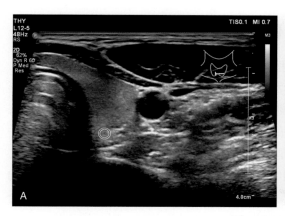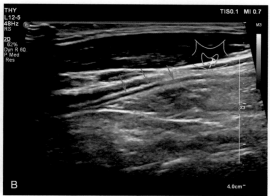

图 4-1-6　喉返神经

A. 喉返神经横断面(红色圆圈);B. 喉返神经纵断面(红色箭头)。

　　颈部淋巴结是全身数目最多的区域,正常淋巴结具有皮质、髓质和淋巴结门(图 4-1-7)。甲状腺疾病,特别是甲状腺癌,常伴有颈部淋巴结的转移。可疑淋巴结所在分区的描述对手术决策起着至关重要的作用。

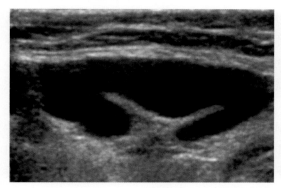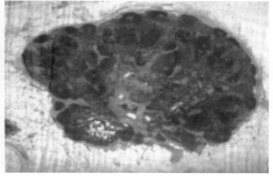

图 4-1-7　淋巴结解剖及超声灰阶断面成像

　　Ⅰ区包括颏下区及颌下区淋巴结;Ⅱ区为颈内静脉上组淋巴结,为颅底至舌骨水平或颈总动脉分叉水平;Ⅲ区为颈内静脉中组淋巴结,为舌骨至环状软骨水平或颈总动脉分叉处至肩胛舌骨肌与颈内静脉交叉处;Ⅳ区为颈内静脉下组淋巴结,为环状软骨水平或肩胛舌骨肌与颈内静脉交叉处至锁骨上水平;Ⅴ区为颈后三角区,包括锁骨上淋巴结;Ⅵ区为中央区,为舌骨水平至胸骨上窝;Ⅶ区为上纵隔淋巴结,为胸骨上窝至主动脉弓水平(图 4-1-8)。

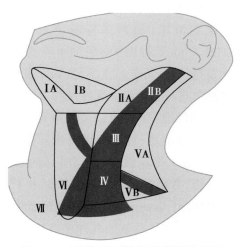

图 4-1-8　颈部淋巴结超声分区示意图

二、甲状腺结节风险的超声评估

(一) 甲状腺结节风险的超声评估发展历程

随着超声成像理论和电子计算机技术的发展,人们对甲状腺结节超声图像的认识经历了从简单到复杂、从局部到整体、从肤浅到深刻的演变过程。超声对甲状腺结节的诊断愈来愈走向标准化、规范化,诊断准确性得到提升的同时,愈来愈成为临床医师首选的影像学手段。通过对甲状腺结节进行风险评估,决定是否进行细针抽吸活检(fine-needle aspiration,FNA)、制订诊疗方案以及随访,超声在甲状腺结节诊治的全过程中发挥重要的、不可或缺的作用。实际工作中,难以通过单一的超声指标来准确评估甲状腺结节的恶性风险,需要联合使用多个超声指标并对其加权,继而对甲状腺结节进行恶性风险分层。甲状腺影像报告与数据分级系统(thyroid imaging reporting and data system,TI-RADS)就是在这一环境下应运而生,并不断更新、完善,经历了十数年的进展,各种版本层出不穷。但到目前为止,国内外尚没有完全统一的标准。总的来说,经历了四个阶段:超声单一特征定性分级模式、超声多特征联合定性分级模式、超声多特征定量分级模式和甲状腺结节临床管理指南。

第一阶段:超声单一特征定性分级模式。从2002年起,Kim、美国甲状腺学会(American Thyroid Association,ATA)指南及Moon等依次提出了微钙化、纵向生长、不规则边缘、极低回声、实性和粗大钙化等超声特征作为预测甲状腺恶性结节的相关超声特征,并作为推荐FNA的指征。但以上研究均没有考虑到多种超声指标联合评估甲状腺结节恶性风险的必要性,如,低回声结节中出现微钙化提示高度恶性风险,而等回声结节中出现微钙化其恶性风险似乎并不增高。

第二阶段:超声多特征联合定性分级模式。2005—2007年,Reading及Ito等提出各种超声特征组合的模式或对不同征象赋予不同分值,综合评估甲状腺结节风险。Reading和Ito等所提出的多种超声指标联合评估风险分层系统较单一超声指标风险分层系统有了质的飞跃。然而,这些评估系统都是以描述性的方式来分析超声指标,从本质上来说,仍然是定性的风险评估方法。

第三阶段:超声多特征定量分级模式。2009—2015年,Horvath、Park、Kwak、Kwak、KSThR、Choi等提出了各种简单或复杂的相关TI-RADS及定量风险分层标准。但部分标准繁琐复杂,部分特征权重不足,临床应用有限,同时缺乏相对应的临床管理系统,有必要对甲状腺结节进行更精细的恶性风险分层。

第四阶段:甲状腺结节临床管理指南。随着基于多特征的甲状腺结节超声风险评估系统的日渐成熟,各相关指南将其作为甲状腺结节管理的重要组成。2015年ATA发布的《2015年成人甲状腺结节与分化型甲状腺癌治疗指南》提出了从良性到高度可疑恶性5个超声分级,并依据超声分级结果提出了甲状腺结节和甲状腺癌的全程管理建议。2017年美国放射协会(American College of Radiology,ACR)推出了全新的TI-RADS,即ACR TI-RADS。该系统通过评估结节的各种超声特征,对每种超声特征按其恶性风险的高低赋予不同的分值(0~3分),相加所得总分作为最后分类的依据。

TI-RADS 最大的贡献在于建立了甲状腺结节超声标准化诊断的体系,为临床医师和超声医师搭建了有效沟通的桥梁。尽管甲状腺结节超声风险分层的出现受到了医师和患者的广泛认可,但也存在着一些不足,如 2015 版 ATA 权威指南不能对少部分结节进行分类。近年来国内外专家学者不断致力于 TI-RADS 版本的修订和内容的统一,遗憾的是,目前广大学者尚未对 TI-RADS 的内容达成共识。

总之,TI-RADS 是甲状腺结节超声诊断标准化、规范化的历史性探索的成果,但是距离成熟、完善的 TI-RADS 尚有漫长的路要走,在我国尤其如此。

(二)甲状腺结节超声特征评估

甲状腺结节超声特征评估标准主要参考 ACR 超声报告词典。

1. **大小**　轴向测量三个径:①横切面最大径;②同一图像上垂直于前述最大径的前后径的最大径;③矢状面最大长径(图 4-1-9)。如果结节周边有晕,测量时注意将晕包括在内。结节是否恶性与结节大小无关,小结节同大结节一样具有恶性可能性。

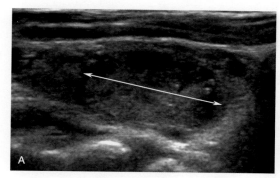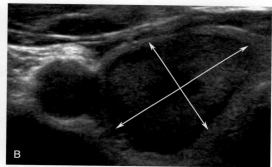

图 4-1-9　甲状腺结节测量

A.结节矢状切面测量;B.结节横切面测量。

2. **成分**　成分为描述结节的内部结构,即软组织及液体的组成比例。

(1)实性结节:结节完全或几乎完全由软组织组成,仅有极少的囊性成分(图 4-1-10A)。

(2)实性为主结节:软组织占结节体积的 50% 以上(图 4-1-10B)。

(3)囊性为主结节:软组织占结节体积的 50% 以下(图 4-1-10C)。

(4)囊性结节:完全为液性成分。

(5)海绵征:主要由微小囊性成分组成,占结节体积的 50% 以上(图 4-1-10D)。

任何一个结节均符合 5 种分类中的一类,不易判断内部为出血还是实性成分时,采用彩色多普勒血流成像有助于鉴别诊断。15%~27% 的实性结节为恶性结节,囊实性结节无论囊性为主还是实性为主,其恶性比例都较低,前者约 6.1%,后者约 5.7%。评估囊实性结节,最重要的是评估实性部分。纯囊性或海绵征结节恶性风险极低。

3. **回声**　结节内实性部分(非钙化)的回声水平,参照物为周围甲状腺组织。

(1)高回声:回声水平高于甲状腺组织(图 4-1-11A)。

(2)等回声:回声水平与甲状腺组织相近。

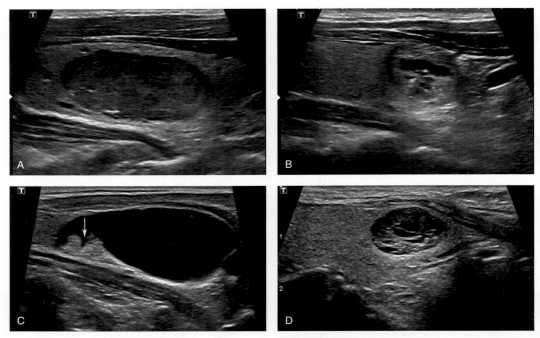

图 4-1-10　结节成分

A. 实性结节。46 岁男性,3.5cm 实性低回声结节。边缘光滑,其他切面上见粗大钙化。诊断:髓样癌。B. 实性为主结节。63 岁女性,1.6cm 实性为主低回声结节。边缘光滑,内部点状强回声后伴彗星尾。诊断:胶体结节(Bethesda 2)。C. 囊性为主结节。26 岁男性,4.5cm 囊性为主结节,后壁可见实性成分(箭头)。诊断:囊性结节,标本无诊断价值(Bethesda 1),穿刺抽吸液为陈旧性积血,随后结节复发,随访 2 年大小无变化。D. 海绵征。49 岁女性,甲状腺左叶 1.9cm 中等回声结节,海绵征。诊断:根据成像特征诊断为胶体结节,未穿刺活检。

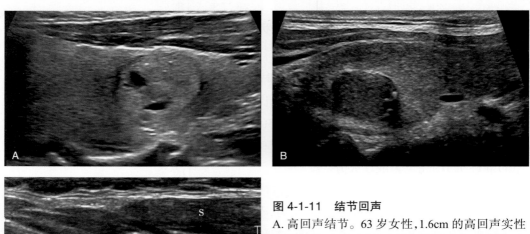

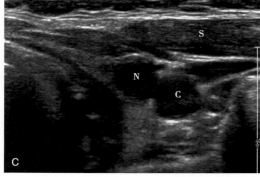

图 4-1-11　结节回声

A. 高回声结节。63 岁女性,1.6cm 的高回声实性为主结节,边缘光滑,内见点状强回声。诊断:胶体结节(Bethesda 2)。B. 低回声结节。62 岁男性,1.6cm 的低回声实性结节,边缘光滑,结节边缘见大彗星尾征。诊断:乳头状癌。C. 极低回声结节。55 岁女性,甲状腺左叶可见 1.0cm 极低回声结节(N),边缘光滑,回声水平低于邻近带状肌(S),与颈动脉回声相似(C)。诊断:乳头状癌。

（3）低回声：回声水平低于甲状腺组织（图 4-1-11B）。

（4）极低回声：回声水平低于邻近颈部肌肉（图 4-1-11C）。

回声参照物应选择紧邻结节的正常甲状腺组织作对比。当甲状腺组织背景回声异常时，如桥本甲状腺炎，甲状腺结节实性成分的回声仍应以邻近甲状腺组织为参照，但需注明甲状腺组织背景回声改变情况。如果结节为混合回声，可以描述为以高回声、等回声或低回声为主。

4. 边缘 边缘是结节与甲状腺腺体组织或邻近腺体外结构的边界或界面。

（1）光滑：完整、规则的圆形或椭圆形（图 4-1-12A）。

（2）边缘不规则：结节边缘有毛刺、锯齿或成锐角，伴或不伴周围组织浸润（图 4-1-12B）。

（3）分叶：边缘局限性圆形软组织突入邻近腺体组织，单发或多发，大小不一（图 4-1-12C）。

（4）边界不清：结节与甲状腺腺体组织边界难以辨认，无边缘不规则或分叶。

（5）腺体外侵犯：结节延伸突破甲状腺被膜（图 4-1-12D）。

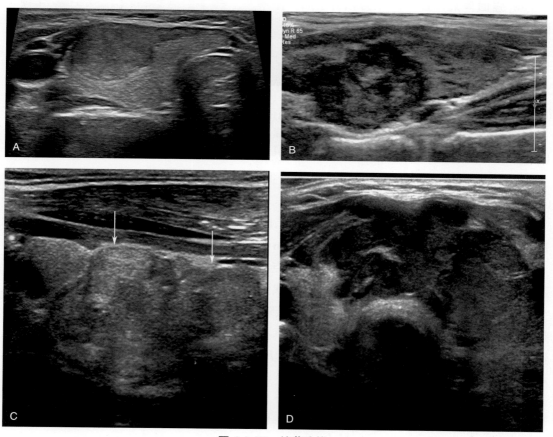

图 4-1-12 结节边缘

A. 边缘光滑。49 岁女性，2.2cm 低回声结节，边缘光滑。诊断：良性滤泡性结节（Bethesda 2）。B. 边缘不规则。47 岁女性，1.6cm 不均质低回声结节，边缘不规则，前缘成角，突出被膜外。诊断乳头状癌。C. 边缘分叶。56 岁男性，3.4cm 分叶状低回声结节，其他切面可见粗大钙化。诊断：乳头状癌。D. 腺体外侵犯。73 岁男性，结节体积较大，占据左叶及峡部，分叶状，与前方组织界线消失，可疑腺体外侵犯。诊断：未分化癌。

（6）晕：由环绕结节周围的低回声形成的边界，完全或不完全环绕结节。可分为均匀细晕、均匀粗晕或不规则晕。

边界光滑常见于良性结节，不规则或分叶状提示可疑恶性，不规则边缘体现了结节的侵袭性生长模式。边界不清不是恶性结节的特征，良性增生结节和甲状腺炎亦非常常见。晕可能为结节周边的纤维包膜或假包膜。均匀的晕提示为良性结节，大部分恶性结节没有包膜。然而，10%~24% 的恶性结节有完整或不完整的晕。甲状腺结节突破甲状腺被膜累及周围软组织提示侵袭性病变，部分炎性结节和合并纤维化的结节性甲状腺肿亦可出现局部被膜连续性中断表现。

5. **形态**　纵横比大于 1 是指横切面前后径与横径之比大于 1 或纵切面前后径与上下径之比大于 1。纵横比大于 1 是可疑恶性结节的重要超声特征（图 4-1-13）。

6. **强回声灶**　强回声灶为相对于周围组织回声显著增加的局部病灶，大小、形态不一，单发或簇状分布，后可伴声影。

（1）点状强回声：无后方声影，直径小于 1mm，包括实性成分内的小彗星尾征（图 4-1-14A）。

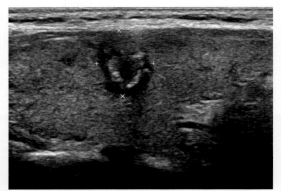

图 4-1-13　结节形态

31 岁女性，甲状腺右叶内结节纵横比 >1，纵切面测量 1.0cm（上下径）×1.3cm（前后径）。诊断：经典型乳头状癌。

（2）粗大钙化：后伴声影，可形态不规则（图 4-1-14B）。

（3）周边钙化：钙化完全、部分环绕或占据结节的大部分边缘，常遮挡结节内部成分（图 4-1-14C）。

（4）彗星尾征：彗星尾征是一种混响伪像，随深度增加回声衰减，宽度逐渐变窄，呈三角形。大彗星尾征：>1mm；小彗星尾征：≤1mm（图 4-1-14D）。

强回声灶可以出现在良性、恶性结节。点状强回声除了 PTC 的微钙化，还可以为一些不容易分辨的细小囊的后壁。尽管如此，点状强回声诊断恶性结节具有很高的特异度。粗大钙化结节的恶性风险增加，略高于原结节风险的 2 倍。边缘钙化目前的研究结果不一致。最近有作者将彗星尾征分为大小两种：15% 具有小彗星尾征的结节为恶性；相反，在囊性或囊实性结节内发现大彗星尾征则良性可能性大。对结节内的强回声，应该描述类型。如同一结节内有多种类型的强回声，均分别列举。

（三）甲状腺结节超声评估思维

甲状腺结节的声像图变化多样。良恶性特征交叉重叠，诊断具有一定的挑战性。但是并不是没有规律可循。掌握正确的超声诊断思维至关重要。在全面了解患者病史的前提下，对甲状腺及其周围邻近器官进行详尽的扫查。认真观察结节特征、正确按照不同指南进行分类。

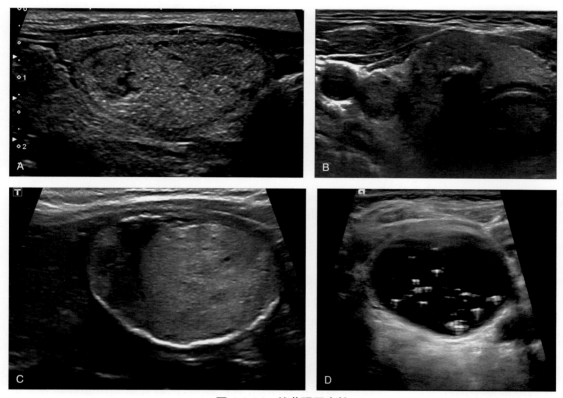

图 4-1-14　结节强回声灶

A. 点状强回声。44 岁女性,3.2cm 等回声结节,边缘光滑,内部多数点状强回声,无彗星尾征。诊断:胶体结节(Bethesda 2)。B. 粗大钙化。49 岁女性,右叶及峡部交界处 1.7cm 低回声不规则结节,结节内部后方见粗大强回声后伴声影。诊断:胶体结节(Bethesda 2)。C. 周边钙化。43 岁女性,3.1cm 实性高回声结节,周边钙化。诊断:滤泡癌。D. 点状强回声后伴大彗星尾征。41 岁男性,2.7cm 囊性结节,内见多数可移动点状强回声后伴彗星尾征。诊断:胶体结节(Bethesda 2)。

　　甲状腺结节的常规超声评估通常包括位置、大小、单发/多发、边缘与边界、纵横比、回声水平、蜂巢征/海绵征、晕、钙化灶等,具体见美国放射学会(American College of Radiology,ACR)超声特征词典。特别强调在观察结节灰阶特征的同时,还应该注意以下几点。

　　1. 结节与被膜的关系　良性结节多呈膨胀性生长,被膜可局部隆起,但连续性好。恶性结节靠近被膜浸润性生长者,被膜受到侵犯,连续性可出现中断。部分炎性结节和合并纤维化的结节性甲状腺肿亦可出现局部被膜连续性中断表现,容易导致假阳性的诊断。

　　2. 彩色多普勒血流显像　甲状腺结节的彩色多普勒血流分布对判断结节的良恶性也有一定的帮助。通常甲状腺结节的血流信号分布表现为三种模式:①结节内部及周边完全没有血流信号;②结节周边血流信号;③结节内部丰富、杂乱分布的血流信号,周边有或没有血流信号。模式③通常为恶性结节的血流特征。而模式①与②多为良性结节的血流特征。由于检查者在调节彩色增益方面没有统一标准,观察者间差异较大,血流模式这项指标的敏感性和特异性范围广泛。使得指标的应用受到了限制。特别需要指出的是,血管走行不规则和局部血流丰富对诊断具有重要价值。局部血流丰富定义为血管空间分布不对称,局部出现或者中心部分出现单支粗大营养血管。75%的恶性结节血管走行不规则或欠规则,64.3%存在或可疑存在局限性血流丰富。

3. 警惕桥本甲状腺炎(桥本病)背景下的实性结节　原因有两点:①桥本病合并恶性肿瘤的可能性较没有桥本病显著增加,合并癌结节的特征符合前述判断标准;②甲状腺非霍奇金淋巴瘤多发生在桥本病的背景上,淋巴瘤的声像图变化多端,部分与炎症病灶难以鉴别,增加了诊断的难度。

4. 重视滤泡病变　滤泡病变包括以下疾病:腺瘤、滤泡癌、滤泡型乳头状癌。滤泡癌分为两种类型:一为广泛浸润型,病变较大,侵及周围组织,合并远处脏器转移等,容易诊断;二为微小浸润型,包膜完整,形态规则,往往没有合并周围脏器受侵及远处脏器转移,病理诊断主要依靠包膜侵犯和血管受侵,需对切除的大标本进行连续切片仔细观察方可作出诊断。超声不易判断滤泡病变的具体病理类型。建议对于怀疑滤泡病变的结节,可以在 TI-RADS 分级后,增加可疑滤泡病变的提示。

5. 重视超声造影及弹性成像结果　如一个实性结节具备形态不规则、纵横比大于1、可疑微钙化等超声特征,超声诊断为高风险或 ACR TI-RADS 5 级,超声造影显示为无增强,则考虑为良性,多为结甲纤维化结节。弹性成像受到的影响因素较多,如动脉搏动、是否靠近被膜、是否合并钙化等,结果的解释一定要全面考虑。

6. 参考其他影像学检查　多数患者为影像学偶发甲状腺结节,超声评估时应认真核查其他影像学图片及诊断。做到多影像相互印证,取长补短,从而克服超声整体观较差的缺点。

7. 在疾病的自然史过程中认识疾病是重要的诊断思维方法　患者来就诊时可能处于疾病自然史的不同阶段,病理改变不同,声像图表现不同。例如:桥本病可以经历解剖结构无明显改变、腺体明显增大、纤维化加重、腺体缩小等过程。因此,对于某些难以与恶性病变相鉴别的炎症病灶,随访是一个非常重要的方法。亚急性炎症病灶随着时间的延长,其大小、形态、部位均发生改变,最后病变缩小或消失,而乳头状癌结节在短期内形态、大小变化不大。随着随访时间的延长病灶会逐渐增大、出现新的恶性病灶及淋巴结转移等;低分化或未分化甲状腺癌可在短期内迅速增大,并出现颈部及远处脏器转移。癌结节为低回声时容易与炎症病灶早期、合并多量纤维化的结节性甲状腺肿混淆,超声引导下穿刺活检对鉴别低回声结节有重要意义。另外,超声医师应该会识别甲状腺癌和淋巴结癌转移的假阳性征象,后者包括食管、咽食管憩室、甲状旁腺腺瘤、术后肉芽肿、术后神经瘤和胸腺。

深刻理解甲状腺结节的超声特征,遵从在疾病的自然史过程中认识疾病的正确诊断思维,去伪存真,辨证分析,可提高甲状腺结节的超声诊断正确性。

(四)甲状腺结节风险的超声评估标准

自 2002 年以来,一些专业学会和研究者制定了各种版本对超声风险分级来评估甲状腺结节,包括 Horvath 版、Park 版、Kwak 版、Na 版、NCCN 版、欧洲甲状腺学会及 ACR 版等的 TI-RADS 分级及 2015 年 ATA《成人分化型甲状腺癌诊治指南》(简称 2015 年 ATA 指南)等。本书就 Kwak 版 TI-RADS、2015 年 ATA 指南、ACR 版 TI-RADS 分类、Na 版 TI-RADS

分类作出详细介绍。

1. Kwak 版 TI-RADS(表 4-1-1) 提出了 5 项可疑超声征象,包括实性、低回声或极低回声、边缘不规则、微钙化及纵横比>1。分类标准如表 4-1-1。随访或 FNA 建议:目前尚无统一的针对 Kwak 版 TI-RADS 分类的 FNA 指征标准,Moon 等的研究中常规对 TI-RADS 4、5 级及较大结节进行 FNA,并提出以下结节应重复 FNA:有 2 个或以上恶性特征而 FNA 不能诊断者;有 3 个以上恶性特征而 FNA 诊断为良性者。

表 4-1-1 Kwak 版 TI-RADS 分级标准

TI-RADS	分类标准	恶性风险 /%
1 级	正常甲状腺	0
2 级	良性	0
3 级	良性可能性大,无可疑超声特征	2~2.8
4 级	可能恶性结节	
4a	出现 1 个可疑超声特征	3.6~12.7
4b	出现 2 个可疑超声特征	6.8~37.8
4c	出现 3 个或 4 个可疑超声特征	21~91.9
5 级	恶性结节可能性大,出现 5 个可疑超声特征	88.7~97.9

2. 2015 年 ATA 指南(表 4-1-2)

(1)2015 年 ATA 指南分级、FNA 指征及随访

表 4-1-2 2015 年 ATA 指南分级、FNA 指征及随访

超声风险分层	超声特征	恶性风险 /%	FNA 指征(结节最大径)	随访周期
高度可疑恶性	实性低回声或囊实性结节中的实性成分为低回声,同时具有以下一项或多项超声特征:①不规则边缘(小分叶、毛刺、浸润性);②微钙化;③纵横比>1;④边缘钙化中断,低回声突出钙化外;⑤甲状腺被膜外侵犯	>70~90	≥ 1 cm	<1cm,6~12 个月
中度可疑恶性	实性低回声结节,边缘光滑、规则,无微钙化、纵横比大于 1 及腺体外侵犯	10~20	≥ 1cm	<1cm,12~24 个月 <0.5cm,无须超声随访
低度可疑恶性	等回声或高回声的实性结节或囊实性结节的实性部分偏心,无微钙化、边缘不规则、纵横比>1 及腺体外侵犯	5~10	≥ 1.5cm	<1.5cm,12~24 个月 <0.5cm,无须超声随访
极低度可疑恶性	①"海绵"样的结节;②囊实性结节实性部分不偏心,无微钙化、边缘不规则、纵横比>1 及被膜外侵犯	<3	≥ 2.0cm	1.0~2.0cm,24 个月; <1.0cm,无须超声随访
良性	囊性结节	<1	无须 FNA	无须超声随访

（2）多发结节恶性风险的 FNA 建议

在经过超声精准评估后，如果同一患者多个甲状腺结节均有 FNA 指征，应遵循以下原则进行选择。

1）风险、径线优先原则：首先选择风险最高的结节进行穿刺，对于同等风险的结节，应首先穿刺径线最大的结节。

2）兼顾双侧叶和峡部原则：如果双侧叶和峡部均有高风险结节，应分别选择双侧和峡部结节进行穿刺，原则上穿刺结节总数 ≤ 2 个，但可根据实际需求酌情增加。

3）淋巴结优先原则：如果有可疑的转移性淋巴结，即使甲状腺高风险结节直径 <1cm，也应同时对结节和淋巴结进行 FNAC。

4）被膜可疑受侵优先原则：在遵循前 3 条原则的基础上，优先对被膜可疑受侵的结节进行穿刺。

多发结节与单发结节具有相同的恶性风险。尽管有研究认为，单发结节的恶性风险要略高于多发结节，但是，如果 FNA 只选择了大的或主要的结节，则可能遗漏恶性病变。因此，2015 年 ATA 指南推荐宜对各个结节的超声特征分别评估，根据每个结节的超声特征及各自的大小界值来决定是否进行 FNA。

3. ACR TI-RADS 分级、FNA 指征及随访（图 4-1-15）

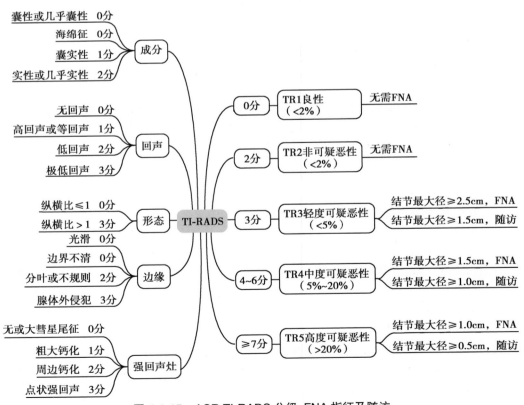

图 4-1-15　ACR TI-RADS 分级、FNA 指征及随访
注：一个结节内出现多种强回声灶，其分值累加计入总分。

4. Na 版 TI-RADS 分级 (表 4-1-3)

表 4-1-3　Na 版 TI-RADS 分级标准

TI-RADS	分类标准	恶性风险 /%
1 级	无甲状腺结节	0
2 级	良性	
	海绵征	<3
	纯囊性或囊实性结节伴彗星尾	<1
3 级	低度可疑恶性	3~15
	无可疑恶性特征的囊实性或等回声及高回声实性结节	
4 级	中度可疑恶性	15~50
	实性低回声结节无可疑恶性特征	
	囊实性或等回声及高回声实性结节伴任意一个可疑恶性特征	
5 级	高度可疑恶性,实性低回声结节伴任意一个可疑恶性特征	88.7~97.9

可疑恶性特征:微钙化,纵横比大于 1,边缘毛刺或小分叶。

(五)超声新技术对甲状腺结节的评估

1. 超声造影　超声造影(contrast enhanced ultrasound,CEUS)是指通过外周静脉注射超声造影剂,清楚显示微细血管和组织血流灌注,观察目标与周围组织造影灌注特征(即增强特征)的差别,以此提高病变的检出率以及诊断的准确性。超声造影通过显示造影剂微泡的运动和分布,了解感兴趣区域的血流灌注状态及血流动力学变化。

甲状腺结节内部微泡增强方向分为向心性、离心性、弥漫性增强。向心性增强是指由病灶周边开始向中央增强;离心性增强指由病灶中央开始向周边增强;弥漫性增强指病灶周边及中央同时增强。增强水平分为高增强、等增强、低增强及无增强。高于周围甲状腺组织为高增强;等同于甲状腺组织为等增强;低于甲状腺组织者为低增强;病灶内未见造影增强信号为无增强(图 4-1-16)。结节内微泡分布分为均匀增强(图 4-1-17)和不均匀增强(图 4-1-18)。此外,还可对感兴趣区进行造影剂灌注的时间 - 强度曲线分析,得到开始增强时间、持续时间、达峰时间、峰值强度及廓清时间等数据,以便进行定量评估。

甲状腺恶性结节多数呈向心性或弥漫性低增强,分布多呈不均匀增强,造影剂多呈慢进快出,但也有少部分呈等增强或高增强。良性病变多呈弥漫性等或高增强,快进慢出,环状增强(图 4-1-19)。此外,超声造影还可用于识别出血囊性变后囊液吸收结节,多表现为内部无增强或少许条索状增强;监测甲状腺结节射频消融术后治疗效果,消融后的结节多呈无增强;在超声引导甲状腺结节细针抽吸活检中,对超声造影显示病变内的增强区域进行细针抽吸活检,有助于提高甲状腺病变活检阳性率。但超声造影能否提高甲状腺良恶性结节鉴别诊断的准确率尚不明确,其结果的最终判断应建立在常规超声基础上。且对于甲状腺的微小病灶,特别是小于 0.5cm 的病灶,由于受到空间分辨力的制约及呼吸、脉搏波动的影响,超声造影很难提供有利信息。

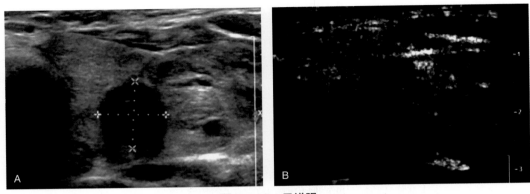

图 4-1-16 无增强

44 岁,女,甲状腺左叶不可触及结节,外科病理证实为伴陈旧性出血的增生性结节。

A. 灰阶超声横切面显示低回声肿物,1.5cm×1.7cm,边界清;B. 超声造影显示结节无增强。

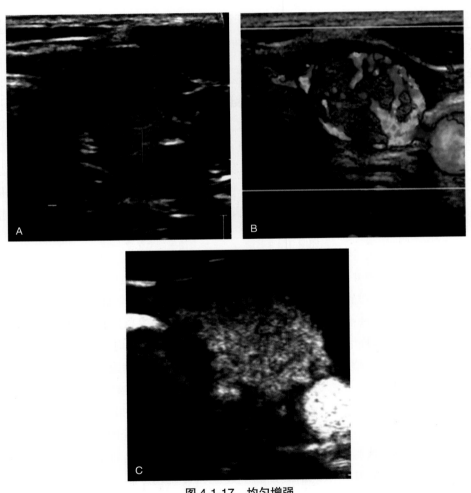

图 4-1-17 均匀增强

53 岁,女,甲状腺左叶可触及结节,外科病理证实为增生性结节。A. 灰阶超声横切面显示等回声肿块,
1.3cm×0.8cm;B. 彩色多普勒超声显示肿块血流信号丰富;C. 超声造影显示整个病灶弥漫及均匀增强。

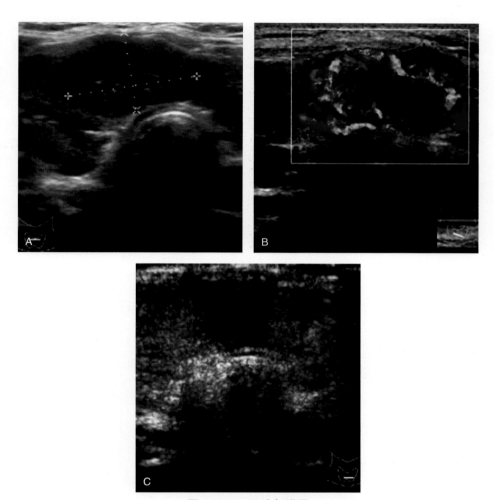

图 4-1-18　不均匀增强

19 岁，女，甲状腺峡部可触及结节，外科病理证实为甲状腺乳头状癌。A. 灰阶超声横切面显示低回声肿块，1.8cm×1.2cm，边界清；B. 彩色多普勒超声纵切面显示肿块周边丰富血流信号；C. 超声造影显示不均匀增强，病灶中央无增强。

2. 超声弹性成像　超声弹性成像是一个新的判断甲状腺结节良恶性的超声技术。通过对结节施加一个标准的外力后测量甲状腺组织的硬度，计算超声波的变形程度。与良性结节比较（图 4-1-20），恶性结节通常质地较硬（图 4-1-21）。对于内部囊性成分>20%、具有粗大钙化、小于 8mm 或者相互融合的结节，不适合弹性成像。此外，超声弹性成像对于诊断颈部淋巴结转移具有一定意义，恶性转移性淋巴结硬度明显高于周围软组织。

3. 三维超声成像　三维超声成像能够多角度、多切面、多方位观察病灶特征，提供的信息量较丰富。三维超声可以精确自动测量甲状腺结节体积；全面评估甲状腺结节内部结构及甲状腺结节与周边组织的关系，尤其是对甲状腺结节与被膜的关系评估（图 4-1-22、图 4-1-23），对甲状腺结节内部血流进行定量及动态整体评估，有助于鉴别甲状腺结节良恶性；此外三维超声还可用于术前精确定位病灶，术后观察残留情况等。

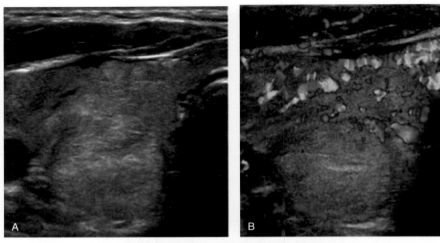

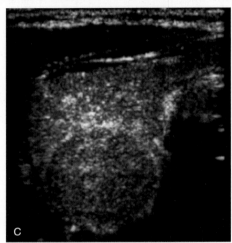

图 4-1-19　环状增强

60岁,女,甲状腺右叶可触及肿物,外科病理证实为增生性结节。A. 灰阶超声横切面显示等回声肿块,2.1cm×2.0cm,边界清,周边有晕;B. 彩色多普勒超声显示周边血流信号;C. 超声造影显示环状增强。

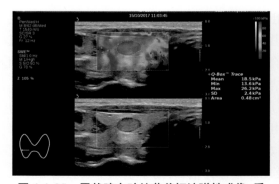

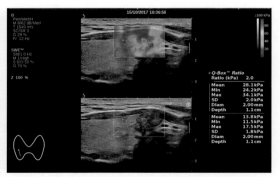

图 4-1-20　甲状腺右叶结节剪切波弹性成像,质软,E_{max}=26.2kPa,病理结果为结节性甲状腺肿

图 4-1-21　甲状腺右叶结节剪切波弹性成像,质硬,E_{max}=34.1kPa,病理结果为经典型甲状腺乳头状癌

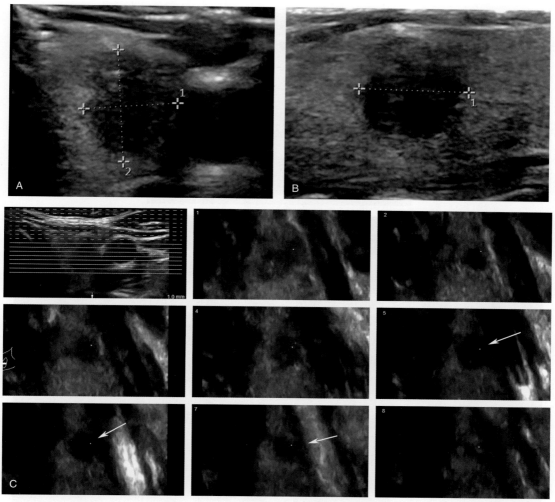

图 4-1-22　甲状腺结节与被膜的关系评估

A. 二维超声横切面显示结节紧邻血管侧被膜；B. 二维超声结节纵切面；
C. 三维超声冠状面显示血管侧腺体外侵犯（白色箭头）。

4. 人工智能　近年来，由于甲状腺癌的发病率逐渐上升，以超声图像特征作为诊断基础的良恶性结节的鉴别具有严重的诊断者经验依赖，如何实现高效同质化检查，是亟待解决的问题，随着人工智能（artificial intelligence，AI）深度学习算法的不断成熟，其诊断效率不断提高。一项 meta 分析表明 AI 诊断灵敏度为 0.87（95% CI 0.73~0.94），特异度为 0.79（95% CI 0.63~0.89），阳性似然比为 4.1（95% CI 2.5~6.9），阴性似然比为 0.17（95% CI 0.09~0.32），同时超声影像结合 AI 具有更高的准确率、精准率、灵敏度及特异度，表明 AI 能够提高超声影像诊断甲状腺结节良恶性的能力。但也有部分结果显示，AI 的诊断效率比超声影像人工判读低，可能是入选的甲状腺结节均为术后病理证实，而 AI 仅仅分析静态图像不能动态观察，增加了鉴别难度，未来要不断优化模型来适用不同患者，提高 AI 产品性能。

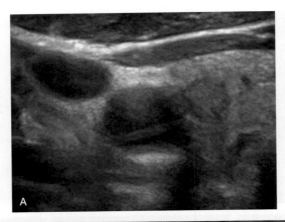

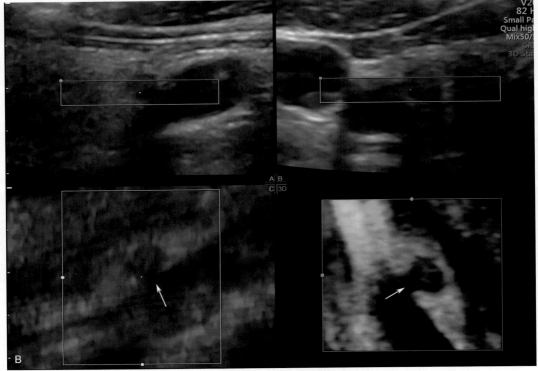

图 4-1-23　甲状腺结节与被膜关系评估

A. 二维超声横切面显示结节紧邻血管；B. 三维超声冠状切面及
三维重建平面显示血管侧被膜连续性中断（白色箭头）。

目前，甲状腺结节的 AI 诊断（图 4-1-24、图 4-1-25）临床需求迫切，从政策、技术和数据上均有一定的优势，但存在性能单一和模型不稳定的不足，完全对接临床使用有一定的难度，同时在医学伦理、法律法规、信息安全等领域的界定与患者隐私的保护还需要进一步明确。因此，将 AI 应用于甲状腺结节良恶临床性辅助诊断具有可行性，其前景可期。

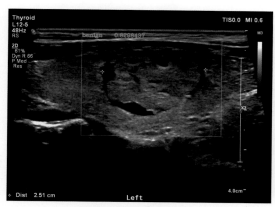

图 4-1-24 甲状腺左叶囊实性结节 AI 诊断为良性，病理结果为结节性甲状腺肿

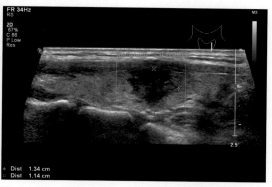

图 4-1-25 甲状腺左叶实性结节 AI 诊断为恶性，病理结果为乳头状甲状腺癌

5. 超声分子成像技术 疾病出现形态学上的改变一般都明显晚于基因、分子、代谢及功能变化，因而基于形态学的传统超声影像学方法在早期发现和诊疗疾病方面具有局限性。超声分子显像已成为了一种潜在的、较为理想的分子显影方法。超声分子成像是指超声造影剂通过血管途径进入靶组织，应用超声造影技术来观察靶区在组织、细胞及亚细胞水平的成像，借以反映病变区组织在分子基础方面的变化。超声分子成像并不是对传统超声造影概念的简单替代，而是通过靶向超声造影剂特异性作用于生物分子来突出显示病变组织的显微病理基础，从而反映真正的发病机制，大幅度提高诊断的准确性和灵敏性。超声分子成像研究经历了微泡超声靶向造影剂、非微泡造影技术和超声分子探针三个阶段的研发及应用。微泡超声靶向成像可以敏感地反映微小血管血流动力学特征。超声分子探针应用于监测新生血管生成、靶向肿瘤新生血管、靶向血栓、靶向炎症、靶向动脉粥样硬化斑块、靶向淋巴成像。近年来，微泡制备技术的成熟和超声造影检测技术的发展，使得靶向超声微泡在分子成像方面具有良好的发展前景，特别是在肿瘤血管生成、血栓形成和炎症等方面显示出巨大的应用空间。微米级超声造影剂难以通过正常血管内皮到达组织间隙，只能停留在血管内进行血流灌注显像或微循环显影，限制了其对血管外病变的探测能力。纳米技术的迅猛发展开启了纳米级微泡在超声分子影像学中广阔的应用前景。新型纳米级造影剂的出现，进一步促进了超声分子显像与靶向治疗向血管外领域和细胞分子水平进一步飞跃。基于纳米药物的肿瘤治疗新方法包括光动力治疗、光热治疗、免疫疗法等，不断地被开发和研究。在光动力疗法（photodynamic therapy，PDT）、声动力疗法（sonodynamic therapy，SDT）和光热疗法（photothermal therapy，PTT）中，纳米药物在外界激发光或超声脉冲的照射下，分别产生具有细胞杀伤效果的活性氧物质或热效应，从而可控地杀死肿瘤细胞。由于甲状腺位置表浅，便于进行激光照射，对光的吸收效果较好，使得 PDT 在甲状腺癌的治疗中具有一定应用的可行性。化疗药物具有较好的药理作用，能够有效杀伤肿瘤细胞，但多数化疗药物在体内无法富集在肿瘤组织，或者在肿瘤组织的药物浓度较低，因此就会提高药物用量，但随之而来的严重的不良反应也使其治疗效果受到限制。

如今,随着分子生物学的迅速发展,早期分子和基因水平的诊断与治疗成为新的研究热点。随着对肿瘤微环境的深入理解和基因编辑工具的快速发展,基因疗法在肿瘤治疗中发挥着重要作用,然而缺乏安全有效的基因传递技术成为了基因治疗最大的瓶颈。靶向超声微泡除具有超声分子显像的作用外,还可实现无创性靶向基因转染和体内运输及定点释放的作用。超声靶向治疗即通过靶向超声微泡携带、包裹药物或基因,与特定的靶位点结合,利用超声与微泡的相互作用而产生的生物学效应,实现药物或基因的靶向释放,达到靶向治疗的目的。超声靶向微泡破坏技术(ultrasound-targeted microbubble destruction,UTMD)增强基因传递效率且侵袭性低、特异性强,是一种很有前景的基因递送策略。

超声分子影像在靶向性基因和药物治疗方面具有较大的优势,极大地拓宽了应用领域。而实现无创性超声靶向治疗的前提是制备出能携带靶向药物或基因的新型靶向超声微泡。虽然利用超声造影剂进行分子成像和靶向治疗的研究尚处于基础阶段,存在许多尚未解决的问题,但已取得的研究进展充分展示出诱人的应用前景。

目前甲状腺癌的治疗方法有手术、放射碘消融以及促甲状腺激素抑制治疗,这些治疗方法对原发甲状腺癌通常效果较好,但对于持续或复发的甲状腺癌效果不佳。目前,随着对甲状腺癌分子靶点和相关信号通路的逐步深入了解,越来越多的分子靶向药物被美国FDA批准应用于甲状腺癌,国内也正在逐步开展此类国产靶向药物的临床试验,靶向治疗是从分子生物学角度出发,以DNA片段、RNA、蛋白质、组蛋白及血管内皮生长因子受体等为靶点,特异性杀死肿瘤细胞,降低传统化疗药物非选择性导致的不良反应发生率,使治疗更加精准化。靶向治疗改变了甲状腺癌的治疗理念,极有可能成为肿瘤生物学干预的重要组成部分。

超声分子成像技术作为分子影像学中的一门新兴技术,在甲状腺癌诊断与治疗中的运用正处于探索阶段,孙旭等拟设计并合成ROS响应性的超支化高分子,制备高效携载光敏剂(Ce6)和化疗药物索拉非尼(Sfb)的纳米药物载体,治疗难治性甲状腺癌。该载体不仅可以富集在肿瘤组织,还可以在660nm激光照射下增加肿瘤组织内ROS水平,使肿瘤组织内的纳米载体快速崩解,快速释放化疗药物,从而增强抗肿瘤作用,减少化疗药物的用量,减轻其不良反应。安常明等用脂质体阿霉素(柔红霉素)和索拉非尼治疗甲状腺低分化癌裸鼠皮下移植瘤模型,分组为空白对照组、溶剂对照组、单药脂阿组、索拉非尼组、低量联合组、中量联合组、高量联合组化疗,观察肿瘤生长情况,评估索拉非尼、脂质体阿霉素(柔红霉素)及两者联合应用治疗甲状腺低分化癌裸鼠移植瘤的疗效。证明了脂质体阿霉素(柔红霉素)和索拉非尼无论单药还是联合应用对本例甲状腺低分化癌移植瘤模型均有明显的抑瘤作用,中量联合疗效明显且不良反应小。

超声分子成像技术具有许多独特的优点,但在制备新型靶向超声造影剂及推广UTMD靶向治疗方面,仍然面临许多挑战,如需要制备具有更多特异性靶向配体,体内循环稳定性更好、体积更小、功能更多的超声造影剂,需要解决如何构建安全、有效、有组织特异性和靶向性的载体,如何将微泡与基因高浓度地结合起来,解决好超声剂量与微泡浓度及组织损伤的关系。诊疗一体化微泡是超声成像的良好介质,因此有微泡参与的UTMD不仅可以介导物质递送,还可同时实现超声成像。而纳米粒除负载药物与基因外,还能够实现多模态成像。将 UTMD 与纳米粒联合应用,可更好地构建诊疗一体化平台。Song 等将超顺磁性氧化铁纳米粒嵌入 PEG-PLGA 纳米气泡的壳层中,不仅提升了赫赛汀与紫杉醇的递送率,还同时实现了超声、光声与 MRI 三模态成像。相信不久的将来,随着分子生物学的发展,随着各种兼具诊断及治疗双重作用的超声探头和靶向超声微泡的研制,以及对超声生物学效应的深入研究,超声分子成像技术定会取得突破性进展,必将为人类疾病诊断和治疗带来新的希望。

三、各种类型甲状腺癌超声评估及鉴别诊断

(一) 各种类型甲状腺癌超声评估

1. 甲状腺乳头状癌　甲状腺乳头状癌(papillary thyroid carcinoma,PTC)是甲状腺恶性肿瘤中最常见的类型,占所有甲状腺癌的 75%~90%。包括经典型、滤泡型及柱状亚型等,其中经典型最常见,也是恶性程度最低的甲状腺癌。任何年龄均可发病,多见于儿童或年轻女性,肿瘤生长缓慢。

PTC 超声多具有低回声、纵横比大于 1、边缘不规则、微钙化,腺体外侵犯等恶性特征(图 4-1-26),但滤泡型 PTC 的超声表现变化较大,部分表现类似典型的乳头状癌,部分结节缺少恶性声像图特征,部分表现为边界清晰,形态规则,等 / 高回声(图 4-1-27)。目前,血流模式对甲状腺良恶性的鉴别意义尚无统一认识,但是多数文献认为恶性结节多见中央为主型血流。

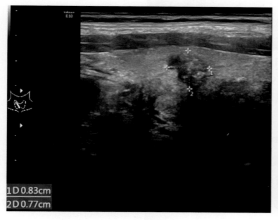

图 4-1-26　甲状腺经典型乳头状癌
甲状腺右叶见低回声实性结节,
边缘不规则,微钙化。

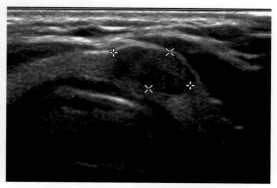

图 4-1-27　甲状腺滤泡型乳头状癌
甲状腺峡部见低回声实性结节,
边界清,形态规则。

2. 滤泡癌　分化型甲状腺癌主要包括乳头状癌和滤泡癌,甲状腺滤泡癌(follicular thyroid carcinoma,FTC)发病率较乳头状癌低,占甲状腺癌的 5%~23%。多发于中、老年女性,恶性程度高,易转移。多数滤泡癌患者早期可无明显症状,随着肿瘤增大,患者常以发现颈部肿物就诊。

FTC 的超声表现缺乏特异性,与乳头状癌的超声表现也具有较大差异,常表现为单发实性结节,边界清晰,可以为规则的圆形和椭圆形,也可形态不规则。大多数结节周边可见低回声晕,部分结节为低回声,但仍有 40%~60% 为等回声,少数肿瘤呈高回声。极少发生囊性变,可伴有粗大钙化或微钙化(图 4-1-28)。

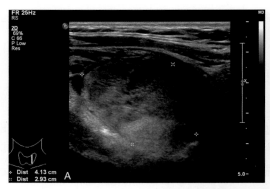 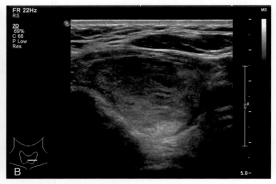

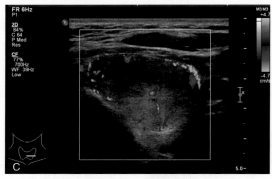

图 4-1-28　甲状腺滤泡癌

甲状腺左叶见低回声实性为主结节,大小 4.1cm×2.9cm,边界清晰,形态规则,周边可见部分环形血流信号,内部可见短条状血流信号。A. 灰阶超声纵切面;B. 灰阶超声横切面;C. 彩色多普勒成像。

3. 髓样癌　甲状腺髓样癌(medullary thyroid carcinoma,MTC),是甲状腺癌中少见的病理类型,占 3%~11.9%,具有分泌甲状腺降钙素以及伴发嗜铬细胞瘤和甲状腺增生的特点。女性高于男性 2 倍以上。属中度恶性肿瘤,预后较 PTC 和 FTC 差,较早出现淋巴转移。可分为散发型和家族型,散发型占 80%~90%,多为单发结节,多发生在单侧;家族型(FMTC)占 10%~20%,通常为双侧,多中心发病,有家族遗传倾向。

甲状腺髓样癌超声表现多样,多表现为体积较大的椭圆形或类圆形,纵横比多小于 1,边界多清晰,内部以低回声为主,可有部分囊性成分,约有半数的 MTC 存在微小钙化,大多数 MTC 病灶内血流信号丰富。

【病例】

34 岁男性患者,1 年半前诊断双侧肾上腺嗜铬细胞瘤,入院行手术切除术,术前超声检查发现甲状腺肿物。触诊气管左侧可及 1.5cm×2cm 结节,活动度好,质韧,无触痛,与周围组织无粘连。甲状腺超声检查发现左叶中部一低回声结节(图4-1-29A),彩色多普勒超声示内部及周边见丰富血流信号(图4-1-29B)。患者行右侧甲状腺全切术及左侧甲状腺大部切除术,术后病理为甲状腺髓样癌。

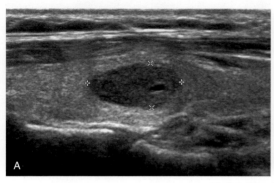
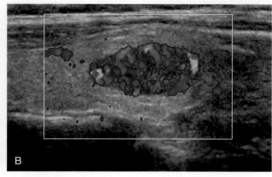

图 4-1-29　甲状腺髓样癌

34岁男性患者,1年半前诊断双侧肾上腺嗜铬细胞瘤,术前超声检查发现甲状腺肿物。A.甲状腺右叶中部可见低回声实性为主结节,形态规则,边界尚清,内可见少许无回声;B.彩色多普勒显像示内部及周边可探及丰富血流信号。

4. 未分化癌　甲状腺未分化癌(anaplastic thyroid carcinoma,ATC)占甲状腺癌的0.9%~9.8%,是所有甲状腺肿瘤中恶性程度最高的肿瘤,女性患者占60%~70%,确诊后生存率仅为3~5个月。临床表现为迅速增大的颈部包块,90%的病例在最初诊断时已经存在明显的区域侵犯和远处转移。

未分化甲状腺癌不具有特异性超声表现,主要表现为甲状腺结节短期内迅速增大,结节常大于5cm,呈低回声,边缘不规则,边界不清,纵横比小于1、内部回声不均匀,可伴微钙化,常有周边浸润,内部血流丰富、分布不规则(图4-1-30、图4-1-31)。

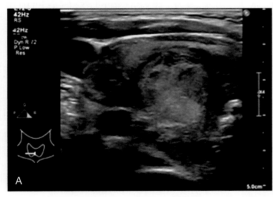
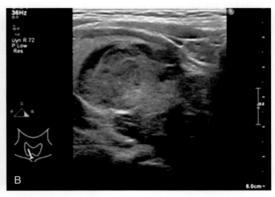

图 4-1-30　化疗前甲状腺结节超声图像

74岁,女性,乐伐替尼(lenvatinib)治疗前,穿刺病理为甲状腺乳头状癌。超声图像显示甲状腺右叶低回声囊实性结节,边界不清,部分位于胸廓内,伴一个转移性淋巴结。A.灰阶超声横切面;B.灰阶超声纵切面。

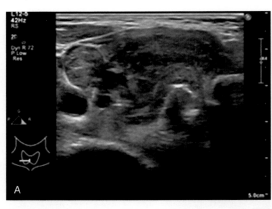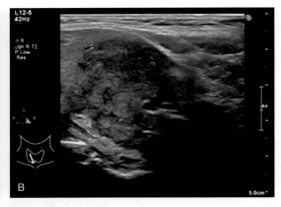

图 4-1-31　化疗后甲状腺结节超声图像

治疗后穿刺病理为甲状腺未分化癌。超声图像显示甲状腺结节体积增大，
内部回声不均，形态不规则。A. 灰阶超声横切面；B. 灰阶超声纵切面。

5. 少见类型甲状腺肿瘤

（1）甲状腺淋巴瘤：较为罕见，可分为原发性及继发性。原发性甲状腺淋巴瘤（primary thyroid lymphoma，PTL）是淋巴瘤的一种特殊类型，其病变仅累及甲状腺或甲状腺及颈部淋巴结，而无周围组织浸润及远处转移。PTL 常见于老年女性，平均发病年龄约 67 岁，男女比例为 1∶（3~4）。常见的临床表现是短时间内快速增大的无痛性颈部包块 / 甲状腺肿大（1~3个月），以及相关的压迫症状（食管、气管、上腔静脉等）。

PTL 最大的超声特点为极低回声，内部常可见高回声线样分隔，呈网格样，后方回声增强，此外，病变内可见不规则血流信号，颈部可见异常增大淋巴结。根据病变形态及累及范围可分为结节型、弥漫型及混合型三种类型。结节型表现为腺体内单发或多发低回声结节，回声可低至类似囊肿，后方回声增强，又称"假囊症"，边缘可为"花椰菜状"或"海岸线样"的不规则形（图 4-1-32）；弥漫型表现为一侧或一侧以上腺体增大，回声均匀减低，边界模糊（图 4-1-33）；混合型介于两种类型之间，腺体体积增大，可见多发、斑片状低回声，后方回声增强。彩色多普勒超声常可在肿瘤的线样、分隔状高回声区域内探及血流信号，相较于结节性甲状腺肿，甲状腺淋巴瘤中央血流信号明显增多。

继发性甲状腺淋巴瘤相对较多，在身体其他部位发现原发病灶，甲状腺内病灶可较小，常伴颈淋巴结肿大。淋巴瘤相关肿大淋巴结内部回声与甲状腺内淋巴瘤病灶相似，以极低回声为主，可见网格样高回声，高回声淋巴门结构不清或边缘呈锯齿状，彩色多普勒常可观测到淋巴结周边异常走行的血管，粗细不均，不同于正常淋巴结的分枝状门型血流。

当临床或超声考虑病变为原发甲状腺淋巴瘤时，应选用超声引导下粗针穿刺行组织活检，对活检组织进行免疫组化、基因检测等病理学检查，在初次组织活检未获得高质量标本时还可考虑使用超声造影选取靶向区域，提高活检阳性率。甲状腺淋巴瘤弥漫性大 B 细胞型多数对化疗敏感。

（2）甲状腺转移癌：临床症状多不明显，故临床上少见，但尸检发现其发生率可达

0.5%~24%,原发肿瘤部位包括乳腺、肾脏、肺脏、气管、胰腺等器官,肾脏为最常见原发部位。当病灶逐渐变大,颈部出现迅速增大的无痛性肿块,可伴有吞咽困难、声嘶、咳嗽、下颈部压迫感等压迫症状。

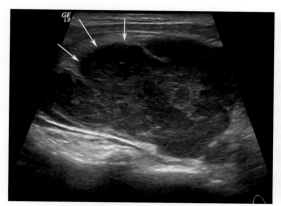

图 4-1-32　甲状腺右叶纵切面灰阶超声

患者男,67 岁,憋气 3 周。超声声像图表现为甲状腺右叶巨大低回声,内部回声呈网格状,后方回声增强,周边可见正常甲状腺实质回声(箭头所示),边界呈"椰菜花"样。手术病理诊断甲状腺淋巴瘤。

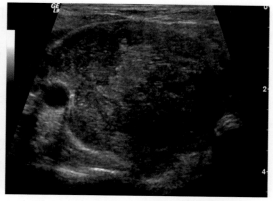

图 4-1-33　甲状腺右叶横切面灰阶超声

患者女,53 岁,颈部肿胀十余天。超声声像图表现为甲状腺整个右叶为弥漫低回声占据,内部回声呈网格状,后方回声增强。组织活检病理诊断甲状腺淋巴瘤。

　　甲状腺转移癌超声表现主要可以分为结节型和弥漫浸润型两种,结节型的超声多表现为多发、体积较大、边界清 / 不清、形态不规则、低回声实性结节,伴腺体外侵犯,有时伴钙化,囊性为主的肿块内部可见厚的、不规则的分隔,与原发肿瘤表现相似,彩色多普勒表现不规则血流,丰富或稀疏血流(图 4-1-34)。弥漫型较为少见,超声表现为甲状腺增大,呈不均匀的等回声或低回声,内部可以观察到网状的低回声线。

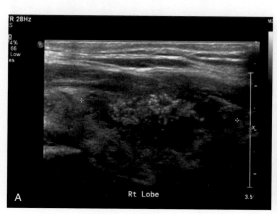
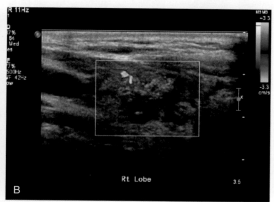

图 4-1-34　甲状腺转移癌

患者女,55 岁,确诊肺腺癌 3 年,颈部疼痛 1 周。超声声像图表现为右叶中下部低回声,形态不规则,边界不清,内见散在点状强回声,彩色多普勒超声显示结节内不规则血流信号。穿刺活检甲状腺球蛋白染色阴性,诊断转移癌。A. 灰阶超声纵切面;B. 彩色多普勒超声纵切面。

甲状腺转移癌的临床诊断主要依靠超声引导下细针抽吸活检,免疫组化甲状腺球蛋白(TG)染色结果有助于甲状腺转移癌与原发肿瘤的鉴别,甲状腺原发肿瘤 TG 染色多为阳性,而转移癌染色为阴性。根据原发肿瘤来源使用相关免疫组化抗体能够提高诊断效能,但在原发恶性肿瘤隐匿不清的情况下这一手段受到明显限制,且细针穿刺活检在鉴别诊断甲状腺未分化癌和转移癌方面仍存在较大困难,因为仅 20%~30% 甲状腺未分化癌 TG 染色为阳性。

(3)甲状腺肉瘤:占甲状腺恶性肿瘤不到 1%,以血管肉瘤、恶性血管内皮瘤、恶性纤维组织细胞瘤、平滑肌肉瘤、纤维肉瘤 5 种类型较为多见。从临床来看,甲状腺肉瘤多为无痛性肿块,短期内生长迅速,诊断时体积大,患者多有咳嗽、呼吸困难、进食困难等压迫症状,大多数研究显示肿瘤级别越高,体积越大,患者预后越差,男性患者更易出现复发转移等情况。

甲状腺肉瘤超声表现以不均质低回声或极低回声实性肿块为主,常大于 2cm,可有粗大钙化和囊性变,全部或者部分边界不清,或呈分叶状边界(图 4-1-35)。在肿瘤周围会出现“受压区”和“反应区”。“反应区”多表现为组织水肿和新血管生成,形成肉瘤的假包膜。在“反应区”之外,“受压区”等正常组织内出现“伪足”“跳跃式瘤灶”或“卫星结节”等,其逐渐生长增大,并与主瘤融合,呈多结节融合状。甲状腺肉瘤通常需要免疫组化检查方可最终诊断,所以在遇到短期内迅速增大的甲状腺肿瘤时,我们通常需要进行超声引导下组织活检来获取组织进行免疫组化分析,而非超声引导下细针抽吸活检。Viementin 等免疫组织化学染色阳性有助于肉瘤诊断。

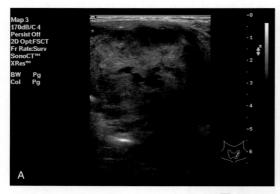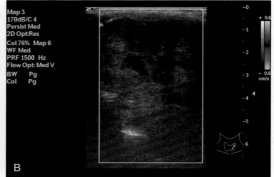

图 4-1-35　甲状腺肉瘤

患者男,69 岁,因颈前肿块 3 年余迅速增大 1 个月,伴声嘶吞咽困难 1 周入院。超声:甲状腺左叶 10cm×6cm 低回声肿块,质硬,表面凹凸不平,边界尚清,内可见少量强回声斑,部分区域囊性变。CDFI:周边可探及少量血流信号。病理:甲状腺平滑肌肉瘤。A. 甲状腺纵切面灰阶超声;B. 甲状腺纵切面彩色多普勒超声。

(二)鉴别诊断

1. **桥本甲状腺炎**　桥本甲状腺炎又称慢性淋巴细胞性甲状腺炎,是一种自身免疫性疾病,女性多见,好发年龄 30~50 岁。桥本甲状腺炎在超声上主要表现为两种类型——局限型和弥漫型。局限型桥本甲状腺炎常表现为中高回声或低回声实性结节,呈圆形或卵圆形,

边界清楚 / 模糊,缺乏晕环,没有微钙化等恶性征象,其内血流较丰富,可呈现局限性"火海征";弥漫型桥本甲状腺炎主要表现为腺体回声减低、增粗、不均、峡部明显增厚,多普勒显示腺体内部血流增多,甲状腺下极附近淋巴结增大对于诊断有参考价值,这些肿大淋巴结常无法显示淋巴门结构,需要与淋巴结转移鉴别。弥漫型桥本甲状腺炎需与甲状腺淋巴瘤或甲状腺未分化癌相鉴别,后两者甲状腺肿大多为非对称性,进展快,且甲状腺淋巴瘤后方回声多增强。桥本甲状腺炎病程不同表现也不尽相同:早期超声表现可正常或仅表现为实质回声弥漫性或局灶性减低;中后期超声表现为弥漫性不均匀回声减低,伴有广泛的网状高回声带;晚期甲状腺腺体可萎缩(图 4-1-36A),甲亢及亚临床甲减时腺体血流信号略丰富(图 4-1-36B)。

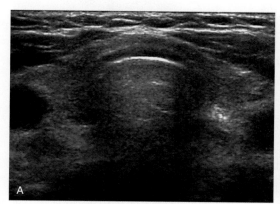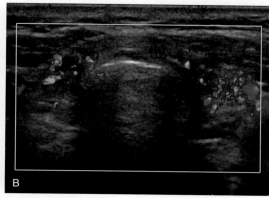

图 4-1-36 桥本甲状腺炎

患者女,64 岁,乏力,不适 1 年,T_3 及 T_4 正常,TSH 6.5mIU/L。超声图像显示甲状腺体积减小,回声不均,腺体内血流信号丰富。A. 甲状腺横切面灰阶超声;B. 甲状腺横切面彩色多普勒超声。

2. **IgG4 甲状腺炎** IgG4 相关甲状腺炎又称 Riedel 甲状腺炎,隶属于 IgG4 淋巴细胞相关的慢性、系统性免疫病中的一种。临床上,IgG4 甲状腺炎多表现为硬性甲状腺肿,患者常有呼吸困难、吞咽困难、声音嘶哑等邻近组织受压症状,严重时因气道受压引起阻塞性肺炎或血管受压出现上腔静脉综合征,与非 IgG4 甲状腺炎患者组相比,IgG4 甲状腺炎患者组相对更年轻、甲状腺抗体水平相对更高、进展更为迅速、更多亚临床甲减。

IgG4 甲状腺炎超声主要表现为腺体弥漫性增大、回声弥漫性减低,可呈多结节样改变,彩色多普勒血流常不丰富,部分病例可于甲状腺某一叶发现较大的低回声实性结节,边界不清,需要与甲状腺恶性肿瘤相鉴别。超声上 IgG4 甲状腺炎与原发甲状腺淋巴瘤表现可以非常相似,粗针穿刺或者实验室检查等可协助鉴别(图 4-1-37)。

3. **结节性甲状腺肿** 结节性甲状腺肿是临床常见良性疾病,超声表现为腺体内见单个或多个回声不一结节,以中高回声和等回声居多,内可有囊性变无回声区及纤维带样回声,囊性成分内可有胶质结晶及其后方彗星尾,可有形态不等伴有声影的粗大强回声钙化,边界清楚或稍模糊,少有分叶状或不规则边界,周边可见规则的低回声晕环,当结节内部发生出血时,患者常主诉疼痛及颈部短期内迅速增大的包块,结节囊性成分内可见细密点状回声浮动;

结节血供状态不等,彩色多普勒上大多可观测到周边环绕或部分环绕血流信号,有的内部血流信号丰富呈彩球状;有的以囊性变、坏死等退化表现为主,内部没有或仅有少量血流信号。

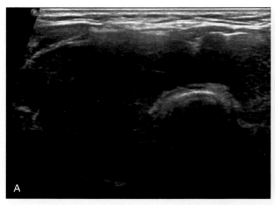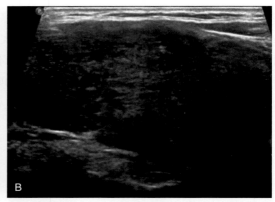

图 4-1-37　IgG4 甲状腺炎

患者女,61 岁,进行性颈部增粗 5 年,甲状腺球蛋白抗体>4 000IU/ml,血清 IgG4:10 300mg/L,穿刺活检病理:甲状腺组织见大量纤维组织增生及淋巴细胞、浆细胞浸润,IgG4、IgG>60%,IgG4 阳性细胞>50 个 /HPF。超声显示腺体饱满,回声弥漫性减低。A. 甲状腺右叶横切面灰阶超声;B. 甲状腺右叶纵切面灰阶超声。

结节性甲状腺肿的结节随着时间推移可出现回声及形态明显变化,特别是初始存在较多囊性成分的结节,可渐渐表现出一系列恶性征象例如极低回声、纵横比>1、各种类型钙化以及不规则边界等而导致误诊,此类结节称为"木乃伊结节",与结节坏死加剧、囊性成分吸收、内部结构塌陷萎缩有关(图 4-1-38)。超声表现与乳头状癌相类似,此类结节鉴别诊断要点在于询问病史,与患者之前的报告图像仔细比对,如果发现同样位置的结节体积明显变小且伴有蛋壳样钙化、彩色多普勒内部无血流信号显示的情况可作出较为准确的诊断,超声造影在显示结节内部血流方面有独特优势,可协助鉴别。

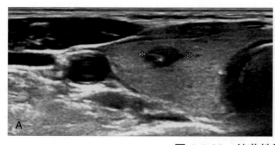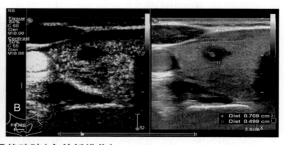

图 4-1-38　结节性甲状腺肿(合并纤维化)

患者女,40 岁,发现甲状腺结节 3 年。2019 年 3 月超声检查提示右叶 TI-RADS 3 级囊实性结节,大小 1.1cm×0.6cm;2020 年 12 月超声检查提示右叶 TI-RADS 3 级囊实性结节,大小 0.9cm×0.9cm。2022 年 3 月超声检查提示右叶实性结节,行超声引导下 FNA,涂片病例结果提示良性病变。A. 甲状腺右叶横切面灰阶超声:右叶中下部实性低回声结节,大小 0.7cm×0.5cm,边缘不规则,内见点状强回声;B. 甲状腺右叶横切面超声造影:右叶实性结节内未见微泡进入,呈无增强。

4. **甲状腺腺瘤**　甲状腺腺瘤为常见的甲状腺良性肿瘤,以中青年女性为多,占甲状腺肿瘤的 70%~80%,绝大部分为滤泡性腺瘤,少数为乳头状腺瘤,常为单发结节,早期无明显临床症状,体积较大时,可触及肿块,大多数患者甲状腺功能正常,仅有约 1% 的腺瘤为高功能腺瘤(又称毒性腺瘤),可引起患者甲状腺功能亢进。

甲状腺腺瘤超声多表现为低回声、等回声或高回声,以实性为主,周边可见声晕,边界清晰,当体积较大时中心可出现囊性变,彩色多普勒显示较丰富环状血流信号(图 4-1-39)。需

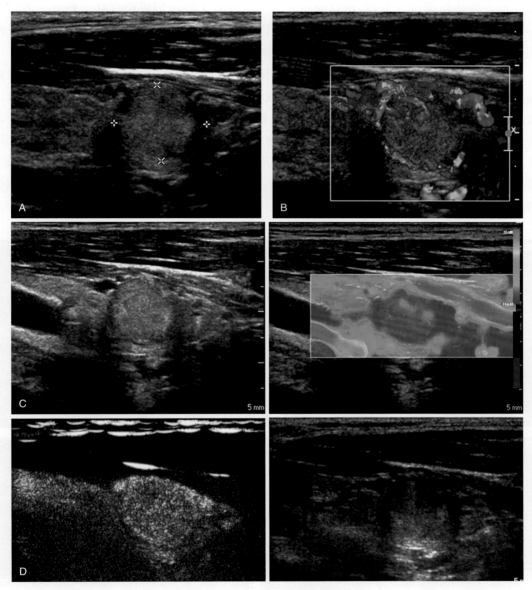

图 4-1-39　甲状腺滤泡型腺瘤

A. 右叶见中等回声结节,边界尚清,形态规则,周边见细晕,内部回声尚均匀;B. 彩色多普勒显像示周边环状血流,内部穿入,稍丰富;C. 弹性成像示结节以蓝色为主,质地较硬;D. 超声造影示结节呈环状增强。

与甲状腺乳头状癌、滤泡癌、髓样癌相鉴别，其中乳头状癌多具有形态不规则，纵横比大于1，微钙化、腺体外侵犯、淋巴结结构异常等恶性特征，无规则声晕；滤泡癌声像图与腺瘤鉴别较困难，需对肿块进行仔细观察，典型的滤泡癌包膜回声不明显，内部回声分布不均匀，血流较丰富，周边晕环常薄厚不均，中心液化较少见，较大滤泡癌常伴钙化。髓样癌回声偏低，中心可出现小片状液化，包膜回声不明显，血流丰富杂乱，周围环形血流不明显。

5. **亚急性甲状腺炎**　亚急性甲状腺炎是一种自限性非化脓性炎性疾病，多见于20~60岁女性。发病初期可有发热、甲状腺肿大、疼痛、伴有上呼吸道感染症状。病程一般持续2~3个月，可自行缓解消失。由于滤泡破坏，甲状腺素释放增多，可出现甲状腺功能亢进；晚期如破坏严重出现纤维化，可出现甲状腺功能减退。

亚急性甲状腺炎超声表现为弥漫型或局限型：弥漫型表现为甲状腺一侧叶或双侧叶弥漫性回声减低；局限型为甲状腺内出现一处或多处不均匀回声减低区，探头加压时病变部位有压痛，边界不清，病灶内可见原有甲状腺血管穿行，周边血流较丰富。病灶回声随病程而变化，炎症恢复期回声增强、不均，低回声区缩小甚至消失，恢复为正常腺体回声。部分局限性亚急性甲状腺炎病灶表现为边界不清低回声区，纵横比大于1，与甲状腺癌在超声图像上难以鉴别（图4-1-40），需结合临床表现及疾病进展进行鉴别诊断；此外当病变呈较大范围低回声区，需结合病史与甲状腺淋巴瘤相鉴别。

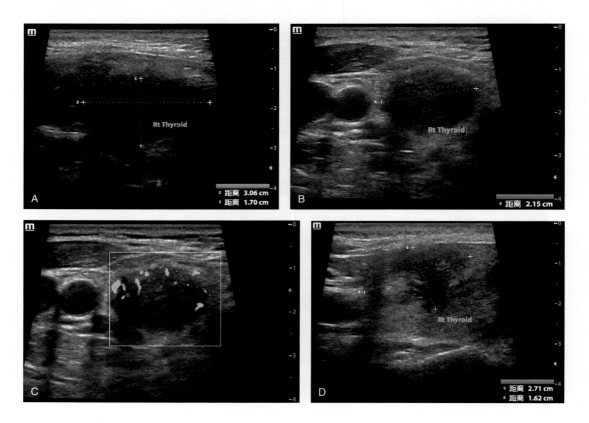

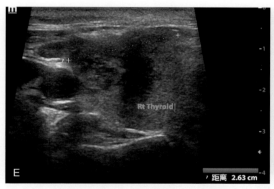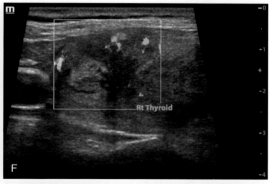

图 4-1-40　亚急性甲状腺炎

患者女,54 岁,体检发现甲状腺结节,自感颈部不适就诊,右叶下极见低回声,边界不清,形态不规则,周边可见较丰富血流信号。A. 灰阶超声纵切面;B. 灰阶超声横切面;C. 彩色多普勒超声横切面:右叶上中部另见混合回声,边界不清,形态不规则,周边可见较丰富血流信号;D. 灰阶超声纵切面;E. 灰阶超声横切面;F. 彩色多普勒超声横切面。

四、甲状腺癌治疗后的超声评估

甲状腺术后超声评估是甲状腺癌患者长期随访管理的一部分重要内容,主要是监测复发或持续存在的癌灶。超声检查应采用高分辨率超声仪器,并由有甲状腺超声检查经验的医师进行操作。颏下至锁骨上、胸骨上后方均是扫查范围,采用横切面及纵切面扫查侧方和中央区,可疑部位使用多切面及多普勒扫查。需特别关注咽后、咽旁及气管食管沟区域。颈部超声评估内容包括颈部淋巴结、甲状腺床、颈部软组织、血管、气管及食管。另外,超声图像的正确解释需正确结合临床表现和化验指标。根据复发风险分层制定超声随访方案。

(一) 颈部淋巴结的超声评估

颈部淋巴结的超声检查在判断甲状腺结节良恶性中具有非常重要的意义。15%~30%的甲状腺腺癌表现为颈部肿大的、可触及的淋巴结。甲状腺乳头状癌在发现时 30%~40% 有颈部淋巴结转移。滤泡癌则多表现为远处脏器的血行转移,包括肺、骨,但颈部淋巴结转移率较低,为 10%~15%。分化程度较高的恶性结节的颈部淋巴结转移多见于较年轻的患者(年龄<40 岁)。

颈部淋巴结超声特征:①正常淋巴结(图 4-1-41A)。淋巴结大小正常,具有淋巴结门,皮髓质分界清,门型血流(图 4-1-41B)。②可疑转移淋巴结(至少具备以下一个征象)。皮质内微钙化(图 4-1-41C),钙化灶 ≤1mm;皮质内部分囊性变,超声显示为无回声(图 4-1-41D)、皮质高回声组织(类似甲状腺腺体回声)(图 4-1-41E)、周围或弥漫性血流信号增多(图 4-1-41F)。③不能确定性质淋巴结。没有淋巴结门(图 4-1-41G),且至少具备以下特征之一:圆形(图 4-1-41G);短轴增大(Ⅱ区 ≥8m,Ⅲ和Ⅳ区 ≥5mm);中心性血流信号增多。

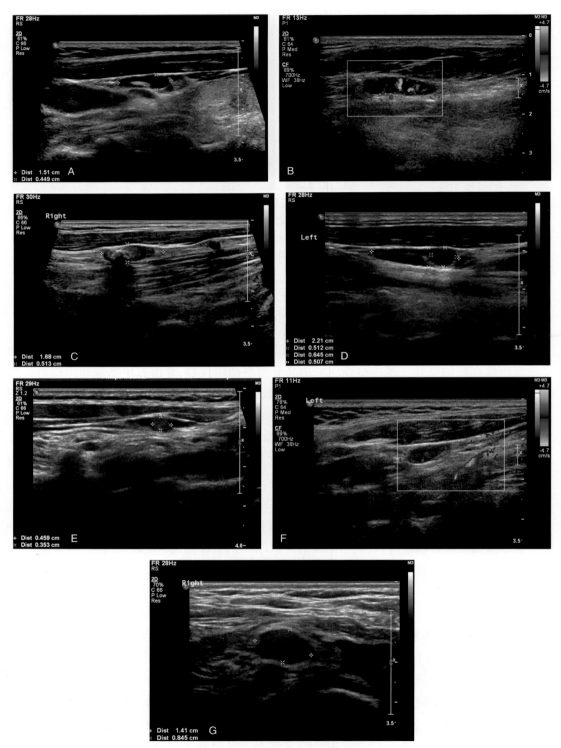

图 4-1-41　颈部淋巴结超声特征

A. 正常淋巴结；B. 正常淋巴结门型血流信号；C. 淋巴结皮质内钙化灶；D. 淋巴结皮质内无回声；
E. 淋巴结皮质内高回声；F. 淋巴结周边血流信号；G. 淋巴结门消失，形态变圆。

（二）甲状腺癌床及其他邻近组织器官的超声评估

超声不易区别甲状腺床良性病变（术后瘢痕、缝线肉芽肿、食管气管憩室、断端神经瘤以及炎性反应增生性淋巴结等）和复发病灶。如超声发现局部恶性或可疑恶性病灶，应加做颈部增强 CT 检查；复发转移病灶其主要超声成像特点见图 4-1-42、表 4-1-4。

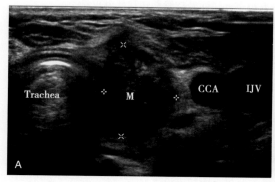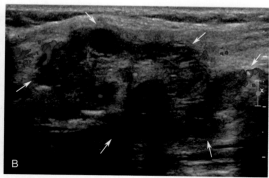

图 4-1-42　甲状腺床复发病灶

A. 甲状腺床局部复发病灶，低回声，纵横比大于 1，微钙化；B. 甲状腺床局部复发病灶，
低回声，形态不规则，周边内部可见血流信号。

表 4-1-4　甲状腺癌复发转移病灶超声特点

部位	超声特点
甲状腺床复发	①低回声；②纵横比大于 1；③微钙化；④囊性变；⑤边缘不规则；⑥血流信号增加
静脉、皮下脂肪组织或肌肉组织复发	实性结节，边界不规则，部分可以显示血流信号增多
静脉瘤栓	颈部静脉内出现瘤栓回声，部分内部可见血流信号
气管、食管受侵	气管、食管管壁连续性中断

（三）超声引导下颈部淋巴结及甲状腺床病灶穿刺活检指征

1. 对于超声可疑淋巴结最短径线 ≥ 8~10mm 时可行 FNA 细胞学检查和 FNA-Tg。

2. 对于超声不确定淋巴结，应结合患者分期、病史、结节大小、部位、血清 Tg 水平，评估是否行 FNA 细胞学检查和 FNA-Tg。

3. 短径<5~7mm 的淋巴结超声评估困难，可能 FNA 临床意义有限。

4. 甲状腺床可疑超声病变，可疑病变大于 8mm，可行 FNA 细胞学检查和 FNA-Tg。如病灶较小且监测径线稳定，可观察。

由于实验室条件不同，操作者手法、测定方法及测量仪器也不同，FNA-Tg 的阳性值标准并不一致。2013 年欧洲指南和 2011 年法国甲状腺内分泌研究组专家共识对甲状腺术后 FNA-Tg 的建议诊断阳性值：Tg<1ng/FNA：正常；Tg=1~10ng/FNA（需要同细胞学检查对比）；Tg>10ng/FNA：提示淋巴结内或甲状腺床存在肿瘤组织。

（四）术后超声评估时机

术后超声评估时机见表 4-1-5。

表 4-1-5　超声评估时机

时期	内容	I 级推荐
术后或清甲前	评估时机	术后 1~3 个月
	评估适应证	癌灶是在组织病理检查时偶然发现的 术前未行侧方超声评估除外持续性转移性淋巴结 去残碘扫查时发现甲状床以外存在活跃摄碘病灶 去残前 Tg 值远高于预期,提供在去残后扫描时残留甲状腺组织的体积(如当 TSH>30mIU/L)
首诊治疗后动态评估	首诊治疗后首次评估时机	首诊治疗后 6~12 个月
	不同复发风险分层的超声随访策略	极低危和低危患者:不必进行每年一次超声检查;如果前期的随访中无临床、超声及生化指标异常,则不再推荐规律的超声检查,5~7 年进行一次超声检查并结合其他检查结果即可
		高危患者:推荐每年一次超声检查;5 年之后,行第二次风险评估,之后的随访间隔取决于该次评估结果

五、良性甲状腺结节的随访及处理

(一) 成人良性甲状腺结节

2015 年成人 ATA 指南建议对于细胞学证实是良性的结节,根据 2015 年 ATA 指南超声恶性风险分层进行超声随访。

1. 超声高度怀疑恶性的结节应在 12 个月内进行重复超声和超声引导下的 FNA。

2. 超声低至中度怀疑恶性的结节应在 12~24 个月内重复超声,如果超声证实其生长(至少两个切面增长 20% 并且最少增长 2mm 或者体积增大 50%)或者新出现了可疑的超声征象,可以重复 FNA 或者继续重复超声。

3. 超声极低度怀疑恶性的结节(如"海绵征"结节),是否以持续的超声监测和结节长大作为重复 FNA 的指标,目前文献证据非常有限,如果要再次行超声检查,应推迟至 24 个月之后。

4. 如果一个结节做过两次 FNA,两次都提示良性,则没有必要再对这个结节进行超声监测,但对于体积较大可能需要监测生长情况,当引起临床症状时,即使是良性结节,也可能需要手术治疗。考虑到 FNA 假阴性,个别患者的随访及治疗决策应综合评估后作出。

(二) 儿童良性甲状腺结节

2015 年儿童 ATA 指南对良性结节的推荐如下。

1. 良性病变应当进行超声随访,出现可疑表现或病变持续增长时需重复 FNA。

2. 存在压迫症状、出于美容需要或患者 / 父母有手术倾向时,可采用甲状腺叶切除术。

3. 所有超过 4cm 的良性实性结节、结节增长迅速或存在其他提示恶性可能临床表现时,都应考虑手术治疗。

六、超声引导下甲状腺结节穿刺活检

超声引导下细针抽吸活检(fine needle aspiration,FNA)是诊断甲状腺结节的"金标准"之一。1930 年,Mrtin 率先在甲状腺疾病中使用该诊断技术,之后这项技术得到迅速发展。文献报道其灵敏度为 83%~98%,特异度为 70%~100%。操作简单、安全、经济。多数指南都将 FNA 推荐为鉴别甲状腺良恶性结节的首选方法。

1. **适应证**　具体参照 ATA 指南、ACR 指南超声部分。

2. **禁忌证**　患者不合作、原因不明的出血病史、怀疑血管瘤或其他血管性肿瘤、超声引导下不能确定穿刺安全路径、出血倾向(凝血酶原时间比正常延长 3~5 秒、血小板计数<60×10^6/L、出血时间 ≥ 10 分钟)。

3. **术前准备**

(1)患者签署知情同意书,完善出、凝血时间及血常规检查。

(2)指导患者练习屏气动作,以配合穿刺。

(3)急救药品及麻醉药品。

4. **操作方法**

(1)患者取仰卧位,肩部垫高,颈部过伸位,充分暴露颈前区。

(2)常规消毒、铺巾,超声检查甲状腺,确定穿刺路径及穿刺点。

(3)操作者一只手固定探头,一只手手持穿刺针(22~27G)(表 4-1-6)沿扫查平面斜行进针。实时观察进针过程。

(4)针尖到达结节中心时停止进针,拔出针芯,在不同针道来回提插数次(无负压或负压状态下),迅速退针,用纱布压迫进针点。

(5)使注射器内充满空气,套上针头,将针头斜面向下对准载玻片,推动注射器活塞,将针具内的标本推射到载玻片的一端,用另一块载玻片将标本涂匀抹开,立即置于固定液中10 分钟。

(6)有条件者,建议病理科医师现场评估满意度,满意度的标本至少应有 2 张玻片,每张玻片上有 6 组保存完好的滤泡上皮细胞。

表 4-1-6　FNA 使用的不同型号穿刺针

型号	外径 /mm	内径 /mm	横截面积 /mm²
22	0.71	0.41	0.13
23	0.64	0.33	0.09
25	0.51	0.25	0.05
27	0.41	0.20	0.03

(张　波　夏　宇　刘如玉　马姣姣　席雪华　汤珈嘉　王琳萍　刘睿峰)

第二节 放射影像学在甲状腺癌中的应用

一、CT 在甲状腺癌中的应用

由于正常甲状腺含碘量高,与周围肌肉密度明显不同,CT 平扫即可清楚显示甲状腺。增强扫描,静脉注射对比剂可提高病变检出率,薄层图像联合多平面重建技术(multiplanner reformation,MPR)有利于观察病变范围、与邻近结构的关系。由于甲状腺病变可侵入上纵隔或出现纵隔淋巴结肿大,故扫描范围应常规包括上纵隔,临床常行颈胸部 CT 检查。如果超声提示良性病变,对于较大且位置较低的病变,应进一步行胸部 CT 平扫,明确病变范围,对于恶性病变,且无碘对比剂使用禁忌证,应行增强 CT 检查,但有甲状腺功能亢进症状或同位素扫描为"热结节"时,则不宜行增强扫描。在临床怀疑甲状腺肿瘤时,需认真评估增强 CT 的必要性(因为分化型甲状腺癌可摄取碘对比剂,若不推迟使用 [131]I 治疗开始的时间会明显影响其治疗的效果)。

相对于超声检查和核素显像,CT 检查能清晰显示甲状腺原发病灶内各种形态、大小的钙化灶,但对于最大径≤5mm 结节及弥漫性病变合并结节显示欠佳。CT 检查在显示病变整体、局部侵犯、区域淋巴结转移及病变与大血管的关系等方面有不可取代的作用,对明确肿瘤分期、术前制订手术方案、预测手术中可能发生的损伤、治疗后的随访有重要意义。

(一)正常甲状腺 CT 表现

甲状腺紧贴于喉和气管的表面,分左、右侧叶及连接两侧叶的峡部。侧叶自甲状软骨中部向下延伸至第 6 气管环平面,峡部则覆盖于第 2~4 气管环表面。两对甲状旁腺位于甲状腺背面气管-食管沟内。

正常甲状腺含大量碘,且血流丰富,CT 平扫表现为位于气管两侧、形同"蝶"状或 H 形的均匀密度(图 4-2-1)。甲状腺外侧和后外侧是颈内静脉和颈动脉,食管位于气管和颈椎之间。正常时甲状腺侧叶上极出现于环状软骨平面上方。喉返神经和甲状腺下动脉有时可出

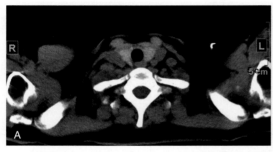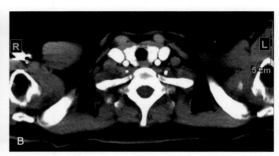

图 4-2-1 正常甲状腺 CT 表现
A. 颈部 CT 平扫图,B. 颈部 CT 增强图,甲状腺双叶平扫密度均匀,增强后呈均匀强化。

现于甲状腺下极附近的气管 - 食管沟内。静脉注射对比剂后,甲状腺均匀显著强化。正常的甲状旁腺 CT 一般显示。

(二) 甲状腺癌 CT 表现

1. 甲状腺癌颈部 CT 表现

(1)分化型甲状腺癌:分化型甲状腺癌包括甲状腺乳头状癌和甲状腺滤泡状癌。原发肿瘤常位于甲状腺内,少数位于异位甲状腺或甲状舌管囊肿内,CT 表现具有多样性。在数目上,可为单发、多发或弥漫性浸润;形态上,大小不等,类圆形或不规则形,边界清楚或模糊不整,部分可见假包膜;密度上,可为实性、囊性或囊实性,伴或不伴钙化,典型钙化为细小的沙砾状钙化。部分肿瘤向周围组织侵犯,病区与正常甲状腺及甲状腺外带状肌分界不清(图 4-2-2),可有气管受压移位、管壁粗糙、喉、食管、皮下软组织受侵,颈动脉及纵隔大血管受包绕等征象,气管 - 食管沟受侵提示喉返神经受累。淋巴结改变包括反应性淋巴结增生和转移性淋巴结,CT 检查难以准确鉴别反应性淋巴结增生和转移性淋巴结,需要进一步检查或随诊观察确定,转移性淋巴结可表现为淋巴结增多、增大或大小正常,内部密度均匀或不均匀,增强后呈均匀或不均匀强化,转移性淋巴结可伴或不伴局灶性钙化。

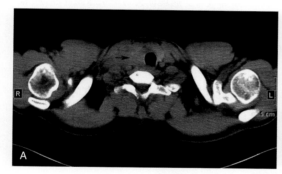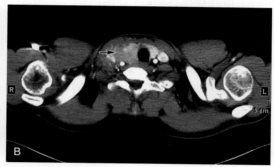

图 4-2-2　甲状腺乳头状癌平扫 / 增强图像

A. 颈部 CT 平扫图;B. 颈部 CT 增强图。箭头所示甲状腺右叶增大,平扫密度不均,增强后多发低密度影,边缘不清,气管受压向左侧移位,病理证实为甲状腺乳头状癌。

增强扫描甲状腺癌实性部分强化明显,相关囊变坏死区无强化;当瘤周假包膜区域被肿瘤侵及或破坏时,增强扫描时可形成"强化残圈征"。增强扫描病灶出现不完整强化环或无强化环,同时有瘤壁乳头状强化结节,提示甲状腺癌的诊断,其病理基础是肿瘤细胞侵入纤维包膜或穿破纤维包膜向周围腺体组织呈深浅不一的浸润破坏。

(2)甲状腺髓样癌:甲状腺髓样癌在 CT 上表现为甲状腺内边界清楚的不均匀低密度肿块,边缘不规则和周围侵犯征象亦常见,肿块内可有细小或粗大的钙化。遗传性甲状腺髓样癌大多表现为多灶性和双侧性。甲状腺髓样癌局部浸润、淋巴转移及血行转移均常见,大约70% 的患者有颈部淋巴结受累。淋巴结转移通常为实性,中心可有坏死,以Ⅵ区和上纵隔最为常见,Ⅲ、Ⅳ区及咽后间隙也可见。在临床工作中,仅凭 CT 征象很难区分分化型甲状腺癌和甲状腺髓样癌。相对于分化型甲状腺癌,较为粗大的钙化、多发肿块提示甲状腺髓样癌可能性大(图 4-2-3)。

（3）甲状腺未分化癌：甲状腺未分化癌常由分化型甲状腺癌或结节性甲状腺肿继发而来，在 CT 上表现为迅速增大的、形态不规则、边界不清的分叶状肿块，通常>5cm，可取代正常甲状腺，肿块内可见囊变坏死、出血、钙化等，增强后呈不均匀强化，囊变坏死区强化不明显，周围结构及间隙受侵、淋巴结转移常见，高达 50% 的转移性淋巴结发生坏死，其内密度可与原发灶类似。

2. **鉴别诊断**

（1）结节性甲状腺肿：多见于中年以上妇女，通常表现为甲状腺非对称性增大，产生压迫症状，可伸向胸骨后或上纵隔，伴有出血、囊变、坏死或片状钙化则密度不均。相对于甲状腺癌，通常无周围结构侵犯及颈部淋巴结肿大征象。

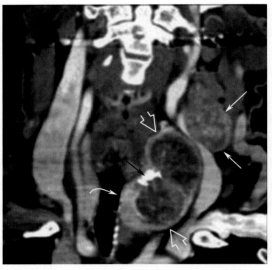

图 4-2-3　甲状腺髓样癌 CT 冠状位图像
甲状腺左叶不均匀强化团块影，其内可见粗大钙化灶，病变紧邻气管。病理证实为甲状腺髓样癌，局部累及气管壁（箭头所示）。

（2）地方性甲状腺肿：CT 表现为甲状腺弥漫或结节性肿大，与地方性或饮食中碘摄入不足或碘的吸收缺失有关。

（3）亚急性甲状腺炎：多见于中年女性，常认为是病毒感染引起，发病前常有呼吸道感染的病史，局部有疼痛。CT 表现为甲状腺肿大，病灶与正常甲状腺分界不清，呈弥漫片状或结节状低密度，增强扫描呈轻度或明显不均匀强化、延迟强化。结节无占位效应，腺体边缘轮廓较清晰。

（4）甲状腺腺瘤：多见于 20~30 岁年轻人，一般甲状腺体积轮廓正常，表现为甲状腺内孤立单发的类圆形低密度结节，密度均匀，边界清楚，生长缓慢。体积小者增强后均匀强化，密度低于甲状腺，大者强化不均。囊变、钙化较少，合并出血时可表现为颈部迅速增大的肿块，但无颈淋巴结转移和远处转移的表现。

（5）甲状腺囊肿：一般甲状腺体积轮廓正常，表现为甲状腺内类圆形均匀低密度影，边界清楚、光整，CT 值与水接近，增强扫描无强化。合并感染或出血时难以鉴别，需结合穿刺活检。

（6）甲状腺淋巴瘤：是起源于甲状腺的结外淋巴瘤，常见于有慢性淋巴细胞性甲状腺炎病史的老年女性，病理多为弥漫性大 B 细胞淋巴瘤，约 80% 为孤立病灶，20% 表现为多发或弥漫性浸润。CT 上表现为迅速增大的实性肿块，坏死及钙化少见，增强后病灶轻度均匀强化，这是与甲状腺未分化癌的主要鉴别点。通常伴有多发实性低密度淋巴结，侵犯周围组织器官提示预后不佳。如增强扫描肿大甲状腺弥漫不均匀强化，则提示慢性淋巴细胞性甲状腺炎并存。

3. **甲状腺癌转移**　在 13 个研究中报道的 1 231 例出现远处转移的甲状腺癌患者当中，肺转移（49%）、骨转移（25%）、肺和骨转移（15%）、中枢神经系统或其他软组织转移（10%）。远处转移是分化型甲状腺癌致死的主要原因,甲状腺滤泡癌淋巴转移少见,血行转移多见,与之相反,甲状腺乳头状癌淋巴转移多见,血行转移少见。其他分化型甲状腺远处转移的特殊部位包括肝、肾、肾上腺、单灶或多灶性软组织转移等,这些转移灶多为分化型甲状腺癌全身广泛转移的附带表现,很少为单发。遗传性甲状腺髓样癌常伴肾上腺嗜铬细胞瘤、先天性巨结肠、骨骼畸形等,在行相应部位的 CT 检查时应注意观察、评估。

(1)甲状腺癌肺部转移:甲状腺癌肺转移分血行转移和淋巴转移两种,CT 表现与其他肺转移性肿瘤大致相同,无特殊征象。血行转移表现为一侧或双侧肺内结节 / 肿块,密度均匀、边界清楚,分布于小叶内、小叶间隔旁、支气管 - 血管束周围及外周肺组织。淋巴转移表现为纵隔、肺门淋巴结增大。如发生胸膜转移多表现为胸腔积液,胸膜下结节少见(图 4-2-4)。

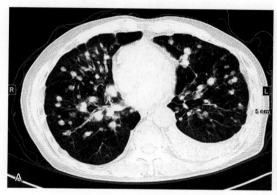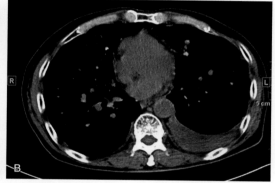

图 4-2-4　甲状腺髓样癌多发肺转移
A. CT 肺窗;B. CT 纵隔窗。甲状腺癌患者多发肺转移,双肺多发大小不等结节,
胸膜下结节少见,左侧可见胸腔积液。

鉴别诊断包括血行播散型肺结核、浸润性黏液型腺癌、结节病及其他肺部转移瘤,结合临床病史有助于诊断。

(2)甲状腺癌骨转移:研究表明,在患有已知骨病或潜在骨病的甲状腺癌患者中,尽管肿瘤可转移至长骨、骨盆和颅骨,但最常见的转移部位为椎体,疼痛是最常见的症状。甲状腺癌转移到骨骼时常引起溶骨性病变(图 4-2-5),表现为膨胀性骨质破坏,可见片状、地图样骨缺损及囊状透亮区,亦可有成骨性病变。CT 在检出骨皮质破坏和病理性骨折方面很有价值,但敏感性不如 MRI 和 ^{18}FDG-PET。如果发现长骨转移,需 X 线检查以评估骨骼的结构完整性;对于脊柱转移,需 MRI 并行评估神经损害的程度,以便充分了解病情、制定合理的治疗方案,并与患者沟通、进行决策。

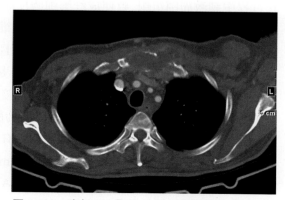

图 4-2-5　胸部 CT 骨窗,胸骨局部溶骨性骨质破坏

二、MRI 在甲状腺癌中的应用

磁共振（magnetic resonance，MR）检查因具有软组织分辨率高、无电离辐射、可多序列扫描、进行解剖及功能成像等多种优势，在头颈部肿瘤检查中广泛应用。目前已成为甲状腺癌诊断、鉴别诊断、疗效预测及疗效评估有力的影像学工具，是超声、CT 及核医学检查重要的补充手段。

（一）正常甲状腺及甲状腺癌的 MRI 表现

正常甲状腺的磁共振成像（magnetic resonance imaging，MRI）表现：在 MRI 平扫上，甲状腺在 T1WI 表现为对比周围肌肉较高信号，T2WI 表现为高信号（图 4-2-6）。

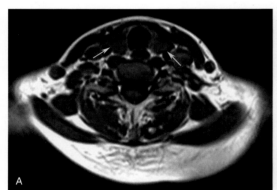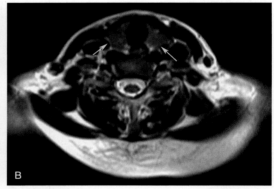

图 4-2-6　正常甲状腺组织
A. T1WI 轴位平扫示甲状腺呈稍高于周围肌肉组织信号；
B. T2WI 轴位平扫示甲状腺呈高信号（黄色箭头）。

甲状腺癌的 MRI 表现：①肿瘤均质性改变，较小的甲状腺癌灶通常信号均匀，当肿瘤组织较大时表现为肿瘤内信号不均匀，其发生机制是由于肿瘤生长速度超过微血管生长速度，导致肿瘤内部坏死、囊变，同时侵犯肿瘤内部血管及周围血管导致出血有关。②形状不规则、分叶状改变，这是由于肿瘤向各个方向的生长速度及外周阻力差异造成。③肿瘤周边包膜样低信号影，在 T1WI、T2WI 上均表现为低信号。其影像学表现的病理基础是肿瘤生长过程中刺激周围组织，致使成纤维细胞反应性增生，形成数层纤维包膜包绕肿瘤，随着肿瘤体积增大，周围正常组织受压，形成一层纤维包膜包裹肿瘤，使肿瘤呈现似有边界的肿瘤。④增强改变，肿瘤实性部分有不同程度强化，且强化幅度多低于正常甲状腺组织，而坏死、囊变、出血等区域无强化。瘤周强化"残圈征"是甲状腺癌的特征性表现，由于肿瘤生长突破周围假包膜组织所致。相比较而言，良性病变，如腺瘤的强化环一般完整。瘤周"半岛样"瘤结节是甲状腺癌的另一个特征，病理基础为肿瘤细胞呈浸润性生长，穿破纤维包膜并向周围腺体组织浸润，以及瘤内不规则坏死区与有血供的瘤组织交替存在，因而形成瘤周结节。⑤磁共振扩散加权成像（diffusion-weighted imaging，DWI）肿瘤实性部分呈高信号，对应的表观扩散系数（apparent diffusion coefficient，ADC）图病变信号明显减低，提示病灶局部弥散受限，ADC 值越低提示肿瘤恶性程度越高（图 4-2-7）。

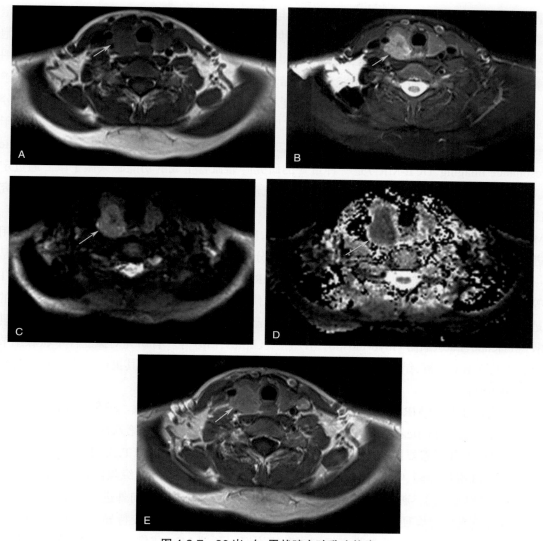

图4-2-7 36岁,女,甲状腺右叶乳头状癌

A. T1WI轴位平扫示甲状腺右叶等信号结节影;B. T2WI抑脂轴位平扫示甲状腺右叶结节呈不均匀高信号,内见斑片状低信号影(坏死囊变区);C. DWI结节呈高信号;D. ADC图病变信号明显减低;E. T1WI轴位增强示病灶不均匀轻度强化(黄色箭头)。

(二)MRI 在原发甲状腺癌诊断中的应用

鉴别甲状腺结节的良恶性是影像学检查的重要任务。常规的 MR 检查没有明确的信号特征来区分甲状腺良恶性结节,但是甲状腺病变的大小、周围组织的侵犯及可疑颈部淋巴结的转移有助于恶性结节的诊断。新近研究显示 3.0T 磁共振 T2* Mapping 技术可应用于甲状腺良恶性结节的鉴别,T2* 值和 T2* 比值在甲状腺乳头状癌明显低于良性结节。当 T2* 值采用 25.00ms 作为阈值,对病变区域与正常组织区域的 T2* 值比值采用 1.795 的阈值来识别甲状腺乳头状癌,其灵敏度分别为 84.2% 和 89.5%,特异度均为 100%。

磁共振功能成像技术在甲状腺良恶性结节的鉴别方面展现一定的潜力。磁共振 DWI

是在活体上进行组织水分子弥散运动测量与成像的一种无创检查方法,采用 ADC 值来定量描述组织水分子扩散受限的程度。恶性肿瘤组织过度增殖,细胞密度大、排列紧密,细胞内外间隙缩小、细胞膜完整性遭到破坏,使得水分子的扩散运动受限,ADC 值降低,DWI 图像呈现异常高信号。研究显示甲状腺恶性结节 ADC 值明显低于良性结节,当 ADC 值小于 $1.6 \times 10^{-3} \text{mm}^2/\text{s}$ 时其诊断恶性结节的灵敏度、特异度、阳性预测值、阴性预测值及准确性分别为 93%、95%、93%、95% 和 92.3%,且伴有周围组织受侵的甲状腺乳头状癌 ADC 值低于不伴周围组织受侵的甲状腺乳头状癌。动态增强 MRI(dynamic contrast enhanced magnetic resonance imaging,DCE-MRI)是一种重要的研究肿瘤血管生成的功能磁共振手段。通过定量和半定量分析评价肿瘤内微血管情况和血流动力学的改变,可为诊治提供依据。有研究比较甲状腺良恶性结节的灌注参数差异,发现恶性结节 Ktrans 和 iAUC 明显低于良性结节。MR 波谱成像(magnetic resonance spectroscopy,MRS)是利用核磁共振现象和化学位移作用进行成像的,不仅可以真实反映组织的化学和分子构成,还可以显示组织的代谢情况,也是一种常用的磁共振功能成像技术。目前用于 MRS 研究的原子核主要有 ^1H、^{13}C、^{31}P、^{23}Na、^{19}F 等。恶性肿瘤组织与周围正常组织及良性病变代谢产物浓度不同。常用于肿瘤波谱分析的是 ^1H-MRS,可以定量评价的组织代谢产物包括:肌酸(creatine,Cr)、胆碱(choline,Cho)、乳酸盐(lactate,Lac)、肌醇(myo-inosito,MI)、脂质(lipids,Lip)等。有研究对孤立性甲状腺结节患者进行 MRS 分析,结果表明胆碱峰的存在与恶性结节十分相关,其灵敏度为 100%,特异度为 88.88%。

在临床工作中 MRI 成像最常用于评价甲状腺癌的腺体外扩散。根据 2018 年美国癌症联合委员会(American Joint Committee on Cancer,AJCC)发布的第八版分化型甲状腺癌 TNM 分期,T 分期需要评估的腺外结构包括:①颈部带状肌(侵犯为 T_{3b});②皮下软组织(侵犯为 T_{4a});③喉返神经、喉、气管或食管(侵犯为 T_{4a});④包绕颈动脉或纵隔血管(为 T_{4b});⑤椎前筋膜(侵犯为 T_{4b})。通常放射科医师会从紧邻甲状腺的重要结构向外进行评估,当甲状腺肿块与气道或食管周径接触 ≥180° 时考虑可疑气道或食管受侵,较特异的气道、食管受侵的表现有管腔变形、局灶性黏膜不规则或黏膜增厚。颈部 MRI 成像对此类侵犯的评价优于 CT。若 MRI 显示气管食管沟内脂肪间隙消失、同时患者有声带功能障碍的表现则可判断喉返神经受侵犯。当 MRI 显示颈部动脉变形或狭窄、肿瘤接触动脉周径>180° 则怀疑动脉受累,虽然最常被侵犯的动脉是颈动脉,但也应仔细评估纵隔血管。带状肌受侵犯的最佳征象是肌肉外形的不对称和肿瘤侵及导致肌肉 MRI 成像上的信号改变。

甲状腺癌是否存在甲状腺外侵犯的预测研究是因磁共振及计算机技术进步而发展起来的方法。一项研究发现甲状腺乳头状癌有腺外侵犯,动态增强 MRI(dynamic contrast enhanced magnetic resonance imaging,DCE-MRI)灌注参数 Ktrans 明显高于无腺外侵犯的乳头状癌,因此术前该项检测可帮助预先判断甲状腺外侵犯的可能性。另一组研究采用扩散加权技术比较甲状腺乳头状癌是否存在腺外侵犯 ADC 值差异,结果显示甲状腺乳头状癌伴腺外侵犯 ADC 值明显低于没有腺外侵犯的癌灶,如果以 $1.85 \times 10^{-3} \text{mm}^2/\text{s}$ 为阈值,预判甲状腺乳头状癌是存在腺外侵犯的灵敏度为 85%,特异度为 85%,准确度为 85%。近年来国内外掀起了精准医学、精准影像学研究的热潮,肿瘤影像学研究产生了新的研究领域:影像组学(radiomics)通过提取肿瘤形态、功能、分子多模影像特征的大数据信息,分析肿瘤的影像学潜在的肿瘤病理生理学的个性化特征即影像异质性差异,建立医学诊疗平台,为肿瘤准确诊断、精准判断预后及肿瘤药物研发翻开新的篇章。一项基于 120 例甲状腺乳头状癌的 MR 结构及功能成像的人工智能机器学习的研究显示影像组学特征可以很好地预测甲状腺癌的侵袭性,其准确度为 92%,明显好于单纯采用临床指标的预测准确度(56%)。

甲状腺癌术前的正确 N 分期对手术方式选择非常重要。虽然超声检查是评估淋巴结转移最重要的方法,但是对于怀疑颈部多发淋巴结转移而超声可能无法全面描绘疾病及超声检查不能探及的包括纵隔、锁骨下、咽后和咽旁淋巴结转移采用 MR 颈部及上纵隔检查是有意义的补充。MR 扫描范围包括颈部和上纵隔,标准方案基于从舌骨到胸骨切迹获得的多平面采集的图像。扫描序列通常采用 T1、T2 加权自旋回波序列,可以使用快速自旋回波技术进行快速成像,减少呼吸和患者产生的运动伪影。可选用脂肪抑制和梯度回波序列和对比增强的 T1 加权图像,帮助病变检出及性质确定。提示甲状腺癌淋巴结转移的 MRI 表现包括囊性成分、出血、边缘不规整或实性不均强化;当淋巴结含有甲状腺球蛋白时,在非增强 T1WI 图像上表现为特异的高信号(图 4-2-8);但 MRI 检查对含有钙化灶的转移淋巴结不敏感。有研究认为淋巴结的大小对判断是否为转移有帮助,最小径 ≥13mm 对转移瘤具有高度特异度(近 100%),但灵敏度较低(40%);当以最小径 ≥8mm,诊断准确率为 81%。然而许多转移性的淋巴结是比较小的,类似反应性改变,这种情况下气管旁和纵隔位置的成簇淋巴结应高度怀疑为转移病灶。

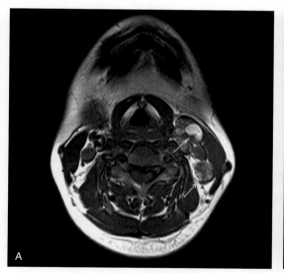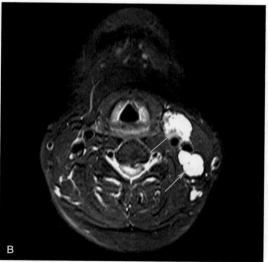

图 4-2-8　38 岁,女,甲状腺左叶乳头状癌伴左颈部淋巴结转移

A. T1WI 轴位平扫示左颈 Ⅱ 区颈内动脉前方一 2.0cm 转移性肿大淋巴结,边缘可见半圆形囊性高信号影;颈内动脉后方亦见一枚 1.8cm 转移性肿大淋巴结,内部见散在小圆形囊性稍高信号影;B. T2WI 轴位脂肪抑制序列示两枚转移性淋巴结均呈高信号(黄色箭头)。

对于甲状腺癌远处转移病灶 MRI 的优势是评价中枢神经系统的转移灶,而对于腹部、骨骼等转移的评估其与 CT 一样都是常用的检查方法。MRI 的主要优点是无辐射暴露风险和通过该成像程序获得的详细解剖信息。对于需要尽量避免辐射暴露的患者进行术前疾病评估时,如婴幼儿、青少年等,MRI 是较好的选择。另外对含碘 CT 造影剂过敏的患者,采用含钆的 MR 成像增强扫描是适用的。另外在临床工作中 CT 碘造影剂被认为会干扰放射碘成像和治疗,采用 MR 增强扫描可以避免这种干扰。但是,MR 检查也存在一些缺点,例如扫描时间比 CT 长得多,伪影可能导致信息不充分,对钙化灶不敏感等,相信随着技术的进步,扫描序列成像速度加快,在不久的将来这些局限性会得到一定程度的改善。

（三）MRI 在甲状腺癌随访中的应用

在甲状腺癌的随访过程中,MR 检查不是常规检查项目。超声检查仍是首选的一线影像检查方法。然而,超声不易区别术后甲状腺床良性病变（例如术后瘢痕、炎性反应增生性淋巴结等）和复发病灶,MR 检查具有一定的价值。有研究表明,复发甲状腺癌的 ADC 值 $[(1.17 \times 10^{-3} \pm 0.33 \times 10^{-3})\,\mathrm{mm^2/s}]$ 要比放疗或化疗后的 ADC 值 $[(2.07 \times 10^{-3} \pm 0.25 \times 10^{-3})\,\mathrm{mm^2/s}]$ 低得多,如果以 $1.30 \times 10^{-3}\,\mathrm{mm^2/s}$ 作为判别临界值,则鉴别诊断的准确性为 87%,灵敏度为 84%,特异度为 90%。此外,对于甲状腺切除术后 Tg 升高的患者,当颈部超声检查结果可疑或阴性时,颈部 MRI 是一种可行的工具。对于怀疑有非碘浓聚颈部或纵隔复发的患者,除了超声之外,还可以使用 MRI 检查。据一项包含 138 个病例的研究发现,再次手术前,MRI 对甲状腺乳头状癌中央区淋巴结转移的诊断较超声更为灵敏,MRI 的灵敏度和准确性分别为 75% 和 80%,而超声的灵敏度和准确性分别为 41.67% 和 60%。相较于超声,MRI 由于其良好的组织分辨率,对肿瘤内部成分比如囊变、坏死、出血等信号的显示具有显著优势,并且多参数、多序列、多功能的成像特征,对于上述情况的病灶检出及鉴别诊断具有重要意义。MR 相对于 CT,在甲状腺癌随访过程中有以下优势:①因为 MR 不使用含碘造影剂,MR 扫描后可以进行核医学的闪烁检查;②对甲状腺功能亢进者亦能行增强扫描;③甲状腺癌患者无须因检查接受额外的辐射剂量;④减少头颈部的颅骨伪影对图像质量造成影响。

甲状腺癌局部复发在 MRI 检查的表现类似于原发甲状腺癌。在常规 T1WI 和 T2WI 序列上通常表现为不均质 T1WI 低信号、T2WI 高信号改变,扩散加权成像可见复发灶水分子弥散受限,DWI 图像呈高信号,ADC 值降低,增强扫描呈不均匀强化（图 4-2-9）。肿瘤复发局部侵袭再分期也是肿瘤评估重要组成部分。MRI 对食管、气管、喉和喉返神经的局部侵犯的检出具有较高的敏感性（图 4-2-10）。在甲状腺癌治疗后随访期间,淋巴结转移是病灶复发评估中重要一环。MR 可以精确检出肿大淋巴结的形态、信号改变。

综上所述,MRI 由于其自身特点及独特优势,随着研究不断深入,在甲状腺癌长期随访及预后评估方面将发挥特有的优势。

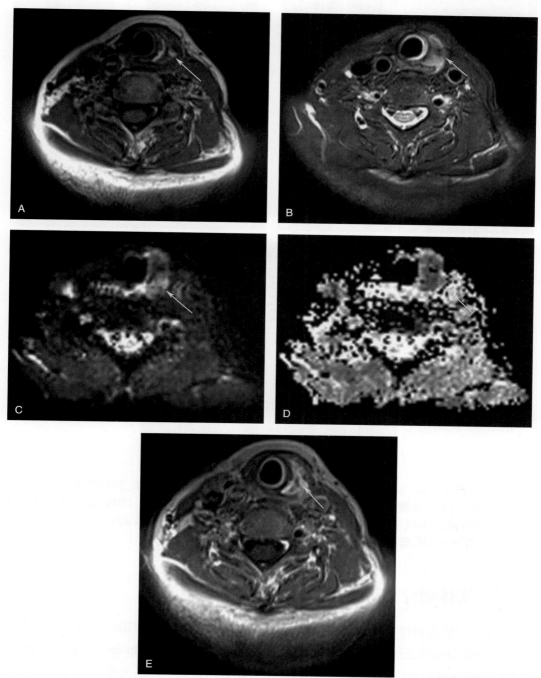

图 4-2-9　65 岁，女，甲状腺乳头状癌术后及碘治疗后 3 年余，MRI 示肿瘤局部复发
A. T1WI 轴位平扫示甲状腺左叶斑片状 T1WI 低信号灶；B. T2WI 抑脂轴位平扫示病灶呈 T2WI 高信号；
C. DWI 图示结节呈高信号；D. ADC 图病灶信号显著降低；E. T1WI 轴位增强示病灶不均匀明显强化
（黄色箭头）。

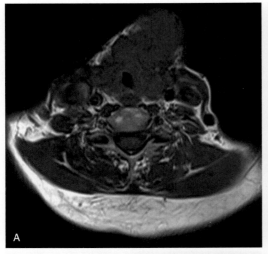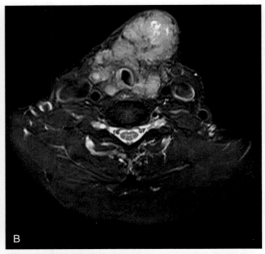

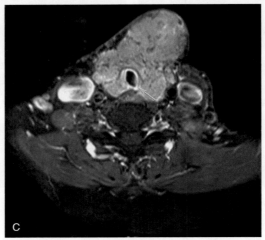

图 4-2-10　60 岁,女,甲状腺乳头状癌术后 7 年,MRI 示肿瘤复发并侵犯气管

A. T1WI 轴位平扫示双侧甲状腺区域多发结节、肿块,呈 T1WI 等低信号;B. T2WI 轴位平扫示不规则肿块呈 T2WI 高信号,气管软骨信号局部中断(黄色箭头);C. T1WI 增强扫描示肿块明显强化,局部向外突出,气管明显受压,管壁塌陷。

三、实体瘤疗效评估的 RECIST 标准要点

　　肿瘤治疗后进行疗效评价是临床医师决定患者是否继续治疗或决定研究项目(如临床试验)是否值得继续进行的重要依据。虽然循证医学强调终点(endpoint)指标的重要性,但替代终点(surrogate endpoint)指标仍是肿瘤治疗或临床研究中作出决策最常用的依据。通过对终点 / 替代终点指标的检测并通过临床验证,逐步形成了目前广泛应用的各种"标准"。实体瘤的疗效评估标准(response evaluation criteria in solid tumors,RECIST)首次于 1999 年在美国临床肿瘤学会年会上介绍,2009 年在此基础上更新至 RECIST 1.1 版,两者均运用基于肿瘤负荷的解剖成像技术进行疗效评价。

（一）可测量病灶和不可测量病灶

在基线水平上，肿瘤病灶／淋巴结将按以下定义分为可测量和不可测量两类病灶。

1. 可测量病灶

（1）肿瘤病灶：应用螺旋 CT 扫描（层厚 ≤5mm）测量最长径 ≥10mm 的肿瘤病灶，如不能准确测量的则记录为不可测量病灶。

（2）肿大淋巴结：应用螺旋 CT（层厚 ≤5mm）测量短径 ≥15mm 的肿大淋巴结，基线和随访中，均仅测量短径。

2. 不可测量病灶

（1）小病灶（例如最长径<10mm 的或短径 10~15mm 的病理淋巴结）。

（2）无法测量的病灶，包括脑膜疾病、胸腔积液、心包积液、腹水、炎性乳腺癌、皮肤或肺的癌性淋巴管炎、影像学不能确诊和随诊的腹部包块、器官肿大等。

3. 特殊病灶

（1）骨病灶：骨扫描、PET 扫描或者平片不适合于测量骨病灶，但是可用于确认骨病灶的存在或者消失；溶骨性病灶或者混合性溶骨／成骨病灶有确定的软组织成分，且软组织成分符合上述可测量性定义并可用 CT 或者 MRI 进行评价时，则可以作为可测量病灶；成骨病灶属不可测量病灶。

（2）囊性病灶：符合放射影像学单纯囊肿定义标准的病灶，既不属于可测量病灶，也不属于不可测量病灶；若为囊性转移病灶，且符合上述可测量性定义的，可以作为是可测量病灶。但如果在同一患者中存在非囊性病灶，应优先选择非囊性病灶作为靶病灶。

（3）局部治疗过的病灶：曾放疗过或经其他局部治疗的病灶，一般作为不可测量病灶，除非该病灶出现明确进展。研究方案应详细描述这些病灶属于可测量病灶的条件。

（二）测量方法

所有测量应以公制单位记录，所有基线评估应尽可能在治疗开始前进行，且不得超过治疗开始前 28 天（4 周）。

对病灶基线评估和后续测量应采用同样的技术和方法，除了不能用影像学检查而仅能用临床测量来评价的病灶之外，所有病灶必须使用影像学检查进行评价。CT 是目前用于疗效评价最有效且可重复的影像学检查方法。

（三）靶病灶和非靶病灶

在基线水平上，有超过 1 个以上可测量病灶时，应选取靶病灶代表所有累及器官进行测量并记录。靶病灶总数不超过 5 个（每个器官不超过 2 个），即只有 1 个或 2 个器官受累的患者最多选择 2 个或 4 个靶病灶作为基线测量病灶。靶病灶要求能代表所有受累器官，且测量具备良好的重复性。当最大的病灶不能重复测量时，可重新选择一个可重复测量的最大病灶（图 4-2-11）。

定义为可测量病灶甚至是靶病灶的病理性淋巴结必须符合 CT 或 MRI 测量短径 ≥15mm 的标准，CT 采用轴位测量，MRI 则可采用横轴位或矢状位或冠状位中一个平面进行测量，取最小值为短径。

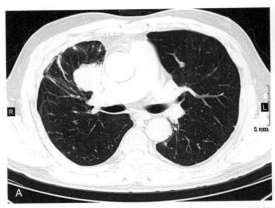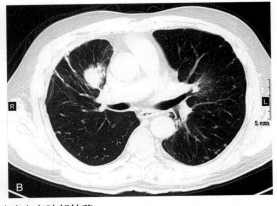

图 4-2-11 甲状腺癌患者肺部转移

A. 右肺上叶肺门旁团块影,直径约为 3.5cm,可作为靶病灶;B. 2 个月后治疗随访图,
病变直径较前缩小,约为 2.5cm。

肿瘤总负荷以靶病灶径线总和(sum of diameters,SOD)表示,其大小等于非淋巴结靶病
灶长径之和与淋巴结靶病灶短径之和相加所得数值,基线 SOD 是客观评价肿瘤消退的重要
参考。

其余所有病灶(包括短径在 10~15mm 的病理性淋巴结)可视为非靶病灶(图 4-2-12),无
须测量,但应在基线评估及随访时进行记录("存在""不存在""明显进展")。可以将累及
同一器官的多个非靶病灶记录为病历表格上的单个项目(例如"多个增大的盆腔淋巴结"或
"多发肝转移")。

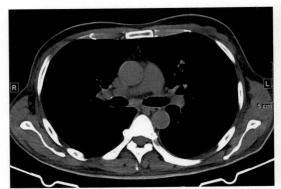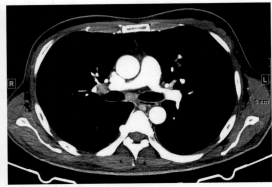

图 4-2-12 平扫和增强后 CT 图像,可见右肺门和纵隔增大淋巴结,
右肺门淋巴结短径约为 1.1cm,可作为非靶病灶评估

1. 靶病灶评估(表 4-2-1)

靶病灶评估注意事项如下。

(1)对于被选取作为靶病灶的淋巴结,即使评估时该淋巴结短径缩小至<10mm,也必须
在基线测量的同一层面准确测量并记录其短径。

表 4-2-1 靶病灶疗效评估

疗效	表现
完全缓解 (complete response, CR)	所有靶病灶消失 任何病理性淋巴结(靶/非靶病灶)短径减小至 <10mm
部分缓解 (partial response, PR)	对比基线 SOD,靶病灶径线总和减少 ≥30%
疾病进展 (progressive disease, PD)	以研究期间最小 SOD(如基线 SOD 最小就以基线值)为参照,靶病灶径线总和增加 ≥20%,且径线总和的绝对值增加 ≥5mm; 或出现一个/多个新病灶
疾病稳定 (stable disease, SD)	对比研究期间最小 SOD,既没有达到 PR 的标准也没有达到 PD 的标准

(2)对于所有靶病灶,即使评估时病灶已非常小(如 2mm),也应记录实际测量值。有时可能因为病灶太小而在 CT 图像上表现得十分模糊,难以给出确切数值,在这种情况下,如果放射科医师认为病灶可能消失了,则记录为"0mm";如果病灶确实存在但比较模糊,可默认为"5mm"。

(3)当非结节性病灶分裂呈碎片状时,将各分离部分的最长径相加之和作为靶病灶最长径(图 4-2-13);类似的,当不同病灶融合时,需选取它们之间的某一层面获取每个病灶的最长径,但当病灶结合得密不可分时,则记录"融合病灶"的最长径(图 4-2-14)。

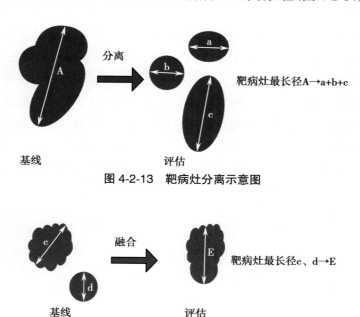

图 4-2-13 靶病灶分离示意图

图 4-2-14 靶病灶融合示意图

2. **非靶病灶的评估** 尽管某些非靶病灶可进行测量,但在研究方案指定的时间点进行评估时仅需做定性判断(表 4-2-2)。

表 4-2-2　非靶病灶疗效评估

疗效	表现
完全缓解（CR）	所有非靶病灶消失,且肿瘤标志物水平正常 所有的淋巴结短径缩小至<10mm
疾病进展（PD）	非靶病灶出现明确进展 或出现一个 / 多个新病灶
非完全缓解 / 非疾病进展（non-CR/non-PD）	1 个及以上的非靶病灶持续存在 肿瘤标志物水平高于正常上限

非靶病灶评估注意事项如下。

（1）当患者存在可测量的非靶病灶时,即使靶病灶评估为 SD 或 PR,要在非靶病灶的基础上作出明确进展的定义,必须满足非靶病灶整体的恶化程度已达到必须终止治疗的程度。然而,非靶病灶"适当的"体积增大或数目增多并不代表明确进展,因此在靶病灶评价为 SD 或 PR 时,仅凭非靶病灶的变化来定义肿瘤整体进展的情况是罕见的。

（2）当患者的非靶病灶均不可测量时,其恶化程度很难客观量化,此时非靶病灶必须表现出足够大的变化才可以评估为明确进展,如胸腔积液由"微量"变为"大量"、淋巴管炎由"局灶"变为"弥漫"等。

3. **新病灶**　新病灶是随访过程中从无到有的肿瘤性病灶,提示疾病进展。需要注意的时,一位在基线检查时发现内脏病灶的患者,当 CT 或 MRI 头颅检查时发现转移灶,即便基线检查并未包括头颅检查,该患者的颅内转移灶也将被视为疾病进展的依据。

如 CT 不能确认新病灶,可使用 MRI、^{18}FDG-PET、病理检查等作为补充。如果仍不能确定,则需要进一步治疗继续随访评估,如在下一次的评估中证实了疾病进展,进展日期应为先前出现疑似进展的日期。如果是 PET 发现新病灶,则需要 CT 再予以确认。

4. **最佳总疗效评价**　最佳总疗效评价是从试验开始至试验结束的最佳疗效记录,主要依据是靶病灶、非靶病灶的变化情况和有无新病灶的出现,同时考虑到确认疗效的要求。

（1）时间点疗效评价:假定方案指定的每个时间点均进行疗效评价(表 4-2-3、表 4-2-4)。

表 4-2-3　有靶病灶患者(含或不含非靶病灶)

靶病灶	非靶病灶	新发病灶	总疗效
CR	CR	无	CR
CR	非 CR/ 非 PD	无	PR
CR	不能评估	无	PR
PR	非进展或者不能全评估	无	PR
SD	非进展或者不能全评估	无	SD
不能全评估	非 PD	无	NE

靶病灶	非靶病灶	新发病灶	总疗效
PD	任何情况	有或无	PD
任何情况	PD	有或无	PD
任何情况	任何情况	有	PD

注:CR. 完全缓解;PR. 部分缓解;SD. 疾病稳定;PD. 疾病进展;NE. 不可评价。

表 4-2-4　无靶病灶患者(仅有非靶病灶)

非靶病灶	新发病灶	总疗效
CR	无	CR
非 CR/ 非 PD	无	非 CR/ 非 PD
不能全评估	无	NE
明确 PD	有或无	PD
任何情况	有	PD

注:CR. 完全缓解;PR. 部分缓解;SD. 疾病稳定;PD. 疾病进展;NE. 不可评价。

由于 SD 越来越多作为有效性评价的终点指标,对于非靶病灶,采用"非 CR/ 非 PD"代替 SD,但对于无病灶可进行测量的情况不适用。

(2)基于所有时间点的最佳总疗效评价:当研究不需要对 CR 或 PR 进行确认时的最佳总疗效的评价。最佳总疗效是所有时间点上的最佳反应。例如,患者首次时间点总疗效评价为 SD,第二次为 PR,最后一次为 PD,则最佳总疗效评价为 PR。当最佳总疗效评价为 SD 时,则必须达到方案规定的从基线开始的最短时间。如果没有达到最短时间的标准,该患者的最佳总疗效视后续的时间点疗效评价而定。例如,患者首次评价为 SD,第二次为 PD,若未达到 SD 所需要的最短时间,最佳总疗效应评价为 PD。同样的患者在首次评价为 SD,之后失访时应视为 NE。

当研究需要对 CR 或 PR 进行确认时的最佳总疗效的评价:方案中明确规定 CR 或 PR 标准,在随后的时间点(一般为 4 周后)再次评价时间点总疗效,符合 CR 或 PR 才能确认。

CR 或 PR 需确认时的最佳总疗效见表 4-2-5。

表 4-2-5　最佳总疗效

首次时间点总疗效	随后时间点总疗效	最佳总疗效
CR	CR	CR
CR	PR	SD,PD 或 PR[a]
CR	SD	如果 SD 持续足够时间则 SD,否则为 PD

续表

首次时间点总疗效	随后时间点总疗效	最佳总疗效
CR	PD	如果 SD 持续足够时间则 SD,否则为 PD
CR	NE	如果 SD 持续足够时间则 SD,否则为 PD
PR	CR	PR
PR	PR	PR
PR	SD	SD
PR	PD	如果 SD 持续足够时间则 SD,否则为 PD
PR	NE	如果 SD 持续足够时间则 SD,否则为 PD
NE	NE	NE

注:CR. 完全缓解;PR. 部分缓解;SD. 疾病稳定;PD. 疾病进展;NE. 不可评价。a. 如果在首次时间点 CR 真正出现,在随后的时间点出现的任何情况,即便相对于基线该受试者疗效达到 PR 标准,其疗效评价仍然为 PD(因为在 CR 之后病灶再次出现)。最佳总疗效评价为 SD 取决于是否达规定最短间隔。然而有时首次时间点总疗效评价为 CR,随后时间点扫描提示小病灶出现,因而首次时间点总疗效应为 PR 而非 CR。这种情况下,首次 CR 判断应该修改为 PR,最佳总疗效是 PR。

（隋　昕　王　颖　田杜雪　连　燕）

第三节　核医学在甲状腺癌中的应用

核医学显像的设备主要分为两大类,单光子显像和正电子显像。单光子显像应用单光子发射型计算机断层仪(single photon emission computed tomography,SPECT)采集,用于 ^{99m}Tc、^{131}I、^{123}I、^{201}Tl 等发射单光子核素标记的显像剂成像。正电子显像应用正电子发射型计算机断层仪(positron emission tomography,PET)采集,用于 ^{18}F、^{124}I、^{68}Ga、^{13}N、^{11}C 等发射正电子核素标记的显像剂成像。目前临床更推荐的是融合显像,即 SPECT/CT 及 PET/CT,甚至 PET/MR,因其可以提供更加精准的功能、解剖融合图像。

一、碘显像

(一) ^{131}I 及 ^{123}I 显像

1. **原理**　正常甲状腺组织及分化型甲状腺癌组织具有选择性摄取和浓聚碘的能力。将放射性 ^{131}I 或 ^{123}I 引入体内后,即可被有功能的甲状腺组织所摄取。在体外用显像仪(γ 照相机或 SPECT、SPECT/CT)探测 ^{131}I 或 ^{123}I 所发出的 γ 射线的分布情况,甲状腺术后可观察残留甲状腺或甲状腺癌转移灶的位置、形态、大小及功能状态。

2. **检查方法**

(1)显像剂:目前临床常用的有 ^{131}I 或 ^{123}I(表 4-3-1)。

表 4-3-1　常用碘显像剂

显像剂	目的	$t_{1/2}$	显像时间	γ 射线能量 /keV	剂量 /mCi
^{123}I	诊断	13.2h	24h	159	3~5
^{131}I	诊断	8.04d	24~48h	364	2~4
^{131}I	治疗	8.04d	7~10d	364	30~200
^{124}I	诊断	4.18d	24h	511	2

^{131}I 物理半衰期较长,又伴随 β 衰变,使甲状腺接受的辐射剂量较高,衰变时产生的主要 γ 射线的能量又较高,图像的分辨率较差。^{123}I 为纯 γ 射线发射体,物理半衰期较短,能量适中,对患者辐射剂量小,成像质量比 ^{131}I 理想。但 ^{123}I 需要回旋加速器生产,价格昂贵,目前国内尚未常规供应,有一定的应用困难。

(2)显像方法:用 ^{131}I、^{123}I 进行显像时,受检者应停用高碘食物或影响甲状腺功能的药物 2~4 周,空腹口服显像剂。显像前患者血清 TSH 测定值>30μIU,术后 4~6 周以上,停服甲状腺素制剂 3 周或 T$_3$ 制剂 2 周以上。^{131}I 采用高能通用型准直器,^{123}I 采用低能高分辨平行孔准直器进行颈部及全身显像。也可在服用治疗剂量 ^{131}I 7~10 天后行常规 ^{131}I 局部和全身显像。临床上常做全身平面显像之外,还会加做颈部、肺部等部位的 SPECT/CT 融合显像,进一步了解有无颈部淋巴结及肺部转移。由于 ^{131}I 可以自由通过胎盘屏障进入胎儿血液循环,且可以由乳汁分泌,故妊娠和哺乳的妇女禁用。

3. **临床应用**　主要用于了解术后残留甲状腺的多少、寻找分化型甲状腺癌的转移灶。^{131}I 全身显像根据给药剂量和目的的不同分为:^{131}I 诊断剂量全身显像(^{131}I diagnostic radioiodine whole body scans,^{131}I-DxWBS)和 ^{131}I 治疗剂量全身显像(^{131}I post-therapy whole body scans,^{131}I-RxWBS)。

甲状腺癌转移灶的好发部位为颈部淋巴结、双肺和全身骨骼,经常甲状腺癌原发灶还很小,转移灶已很明显。^{131}I 局部和全身显像可为分化型甲状腺癌转移或复发病灶的诊断、治疗方案的制订提供主要依据,是目前临床不可缺少的手段。

治疗剂量的 ^{131}I 全身显像(图 4-3-1)较常规诊断剂量显像更容易发现病灶,二者结果间有显著差异。因此,服用治疗剂量 ^{131}I 7~10 天后常规行 ^{131}I 全身显像有利于患者的随访和进一步更全面制订诊疗计划。

鼻咽腔、口腔、唾液腺、胃肠道、乳腺、脉络丛轻度摄取和分泌碘,此外年轻人的胸腺、部分良性囊肿病变等也会摄取碘,故这些部位会出现生理性显影,判读图像时应予以鉴别。重组人促甲状腺激素、利尿药、碳酸锂、维 A 酸等四类药物可用于增强 DTC 术后残余甲状腺与转移灶摄取 ^{131}I 的功能。

(二) ^{124}I PET/CT 显像

1. **原理**　^{124}I 被甲状腺及分化型甲状腺癌摄取的原理与 ^{131}I 或 ^{123}I 相同,都是碘的同位素,能够被甲状腺组织及分化型甲状腺癌组织摄取。

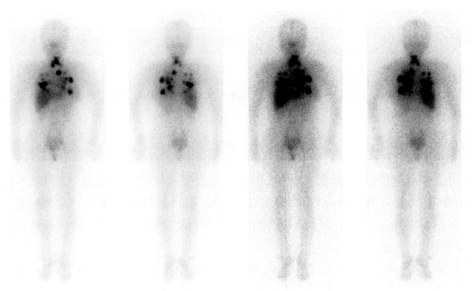

图 4-3-1　甲状腺癌 ^{131}I 治疗剂量全身显像发现颈部甲状腺残留及双肺多发转移

2. 临床评价　过去和现在一般常使用 ^{131}I 单光子显像来寻找分化型甲状腺癌的转移灶,有学者在探讨 ^{124}I 正电子显像的可行性。由于 ^{124}I 成像采用 PET/CT,因而具有很多 ^{131}I 不具有的优点:PET 具有比 SPECT 更好的物理技术特性,PET/CT 采用断层成像比普通的 ^{131}I 全身平面显像具有更高的空间分辨率,尤其是 PET/MR 具有比 CT 更好的软组织分辨力,因而可以发现更多的微小病灶。

由于 PET 灵敏度比 SPECT 更高,^{124}I PET/CT 可以用较低的放射性活度,大概只相当于 ^{131}I 活度百分之一的活度(74MBq),就可以达到 ^{131}I SPECT/CT 同样的成像效果。从而减少了对患者的辐射剂量。

^{124}I-DxWBS PET/CT 可以更为清晰地显示解剖结构,可以帮助鉴别生理性摄取与病灶。很多生理性改变或者其他病变,例如鼻黏膜、唾液腺、胃肠黏膜、部分血管、部分囊肿等都会摄取碘,有了 PET/CT 和 PET/MR 很容易鉴别这些改变引起的摄碘。有些并不肿大的淋巴结但是摄碘也可以很容易被 PET/CT 发现,从而诊断为淋巴结转移。

^{124}I PET 采用闭环探测器采集数据,容易准确计算碘治疗后甲状腺癌病灶的辐射吸收剂量,这是一种准确性高,而且重复性好的计算方法。以前曾有学者和厂家尝试用在 SPECT/CT 上用 ^{131}I 或者 ^{123}I 来计算和预测甲状腺转移灶的吸收剂量,但是都不太成功,因为准确性和重复性都不高。而 ^{124}I PET 的出现则提供了一种准确性和重复性都好的手段。

^{124}I PET 也有不足,首先是暂未获得国内药监部门的正式批准用于临床。即使通过了审批 ^{124}I,由于 ^{124}I 通过加速器轰击固体靶生产,产量小、价格昂贵,还有待技术改进提高产率,降低临床应用的门槛。

综上所述,^{124}I PET 是未来分化型甲状腺诊断的一个发展方向。将进一步推动分化型甲状腺癌影像诊断,不仅可以通过 PET/CT 成像,而且可以进行 PET/MR 成像,从而空间分辨率更高。还能精准计算碘治疗后转移灶及其他正常组织器官的辐射吸收剂量,通过剂量优化后的碘治疗,可以结合临床预后分析,为碘治疗剂量的个体化提供切实可行的依据。

二、^{18}F-FDG PET/CT 显像

1. **原理**　^{18}F- 氟脱氧葡萄糖(^{18}F-2-fluro-D-deoxy-glucose,^{18}F-FDG,)为葡萄糖代谢示踪剂,由于两者的分子结构相似,^{18}F-FDG 在体内的生物学行为与葡萄糖相似。在注入体内后,^{18}F-FDG 通过与葡萄糖相同的摄取转运过程进入细胞内。^{18}F-FDG 进入细胞后与葡萄糖同样在己糖激酶(hexokinase)的作用下被磷酸化形成 6- 磷酸 -^{18}F-FDG(6-P-^{18}F-FDG),但不能被进一步代谢,而滞留堆积在细胞内。细胞对 ^{18}F-FDG 的摄取量与其葡萄糖代谢率成正比,故体内葡萄糖代谢率越高的器官、组织,摄取聚集 ^{18}F-FDG 越多。而恶性肿瘤细胞的代谢特点之一就是高葡萄糖代谢,所以能够浓聚 ^{18}F-FDG。可能机制与下述有关:肿瘤细胞膜上葡萄糖转运蛋白(glucose transporter,Glut)表达增加,如 Glut-1、Glut-2、Glut-3 等;肿瘤细胞内己糖激酶活性增高;葡萄糖 -6- 磷酸酶(该酶可使 6-P-^{18}FDG 去磷酸化而释出细胞外)活性低等。

2. **^{18}F-FDG PET 的适应证**

(1)协助甲状腺结节良恶性病变的鉴别。

(2)DTC 患者随访中出现 Tg 升高(>10ng/ml),且 ^{131}I 诊断性全身显像(Dx-WBS)阴性者确定分化型甲状腺癌范围、分期,寻找转移病灶。

(3)甲状腺髓样癌治疗前分期以及术后出现降钙素升高时查找转移灶;髓样癌和未分化癌的诊断、分期和疗效评估。

(4)甲状腺未分化癌治疗前分期和术后随访。

3. **^{18}F-FDG PET 肿瘤显像的临床评价**

(1)甲状腺结节良恶性的鉴别诊断:一般不建议常规选用 ^{18}F-FDG PET/CT 用于评估甲状腺结节。一般首选甲状腺超声、细针穿刺细胞学(FNAC)评估甲状腺结节,对于以上检查不能确诊者可选择 ^{99m}Tc-MIBI 显像和 ^{18}F-FDG PET/CT 进一步评估。

^{18}F-FDG PET/CT 发现甲状腺弥散性代谢增高多为甲状腺炎或格雷夫斯病等良性病变。甲状腺结节局限性代谢增高的恶性率为 2%~64%。意大利 Arnoldo Piccardo 等报道,对于穿刺活检未能确定性质的甲状腺结节 ^{18}F-FDG PET/CT 是一个可靠的排除恶性病变的手段,亚组分析中,^{18}F-FDG PET/CT 诊断甲状腺恶性肿瘤的阳性预测值也比较可观。^{18}F-FDG PET/CT、意大利甲状腺细胞学分类和报告的共识(ICCRTC)和欧洲甲状腺成像和报告数据系统(EU-TIRADS)都是 DTC 和 FN 的独立风险预测因子。

^{18}F-FDG PET/CT 诊断甲状腺恶性肿瘤的准确性要高于 ^{99m}Tc-MIBI 显像和多参数颈部超声检查(MPUS)。尽管甲状腺恶性肿瘤 SUVmax 相对较高,SUVmax 增高也与肿瘤血管、淋巴侵犯、淋巴结转移等因素相关,同时因良、恶性结节之间 FDG 摄取水平有交叉,仍然难以确定一个可靠 SUVmax 的阈值来鉴别甲状腺结节的良恶性。^{18}F-FDG PET/CT 阴性可正确预测组织病理学的良性发现。在诊断分化型甲状腺癌中,^{18}F-FDG PET/CT 阳性结合超声

阳性比单独的 ^{18}F-FDG PET/CT 更具特异性。当 ^{99m}Tc-MIBI 显像为阴性时,^{18}F-FDG PET/CT 阳性是恶性肿瘤的可能性更大。

(2)寻找分化型甲状腺癌转移灶:^{18}F-FDG PET/CT 是一种有效寻找不摄碘的甲状腺癌复发和转移灶、指导制订治疗方案及进行准确再分期的方法,且该方法检查前不必停用 L-T$_4$ 药物。但 ^{18}F-FDG PET/CT 发现分化型甲状腺癌转移灶的灵敏度和特异性随 Tg 的升高而增加,在血清 TSH 刺激性 Tg<10ng/ml 的患者中,^{18}F-FDG PET 的灵敏度较低。

^{131}I-RxWBS 是 ^{131}I 治疗期间 DTC 患者进行疗效评价、寻找病灶、再分期、指导治疗和预后判断的重要方法,但在部分 Tg 增高而高度怀疑病灶存在的 DTC 患者,由于转移灶失分化、病灶体积较小或部位等原因,病灶可能不摄取 ^{131}I 和 / 或 ^{131}I-RxWBS 图像上未见摄碘灶。

甲状腺癌病灶失分化程度越高,侵袭性越强,而摄碘能力降低,葡萄糖无氧酵解增加,此时可以采用 ^{18}F-FDG PET/CT 来寻找病灶。与传统的核医学显像设备相比,^{18}F-FDG PET/CT 图像具有更好的空间分辨率,图像质量更高。而且病灶对 ^{18}F-FDG 的亲和力与摄碘能力存在反转现象(flip-flop 现象)。甲状腺癌转移灶对 ^{18}F-FDG 的摄取越高,往往提示患者的预后越差。一般这些病灶都是碘难治甲状腺癌病灶(RAIR-DTC),有 meta 分析提示:^{18}F-FDG PET/CT 诊断摄碘能力差或者不摄碘的 RAIR-DTC 的灵敏度高达 83%,对于 Tg 阳性、^{131}I-WBS 全身显像阴性患者行 ^{18}F-FDG PET/CT 显像可以及早发现转移灶,及时调整治疗策略,延长患者的生存期。

影响 ^{18}F-FDG PET/CT 敏感性的因素包括肿瘤失分化程度、肿瘤负荷。对于血清 TSH 刺激水平对 ^{18}F-FDG PET/CT 敏感性是否有影响,有研究显示刺激状态下 PET/CT(sPET/CT)的诊断效能可能并不优于非刺激状态 PET/CT(nsPET/CT)。

故 2015 版 ATA 指南中 ^{18}F-FDG PET/CT 不推荐作为甲状腺癌诊断的常规检查方法,对于下列情况,有条件者可考虑使用:

1)DTC 患者随访中出现 Tg 升高(>10ng/ml),且 ^{131}I 诊断性全身显像(Dx-WBS)阴性者,协助寻找和定位病灶。

2)对病灶不摄碘者,评估和监测病情。

3)侵袭性或转移性 DTC 患者进行 ^{131}I 治疗前评估和监测病情(表现为 PET/CT 代谢增高的病灶摄碘能力差,难以从 ^{131}I 治疗中获益)。

(3)甲状腺髓样癌(medullary thyroid carcinoma,MTC):^{18}F-FDG PET/CT 对检测 MTC 复发、转移可能非常有帮助。此外,^{18}F-DOPA、生长抑素类似物显像剂(somatostatin analogs,SSTAs)如 ^{68}Ga-DOTA TATE PET/CT 的敏感性要超过 ^{18}F-FDG PET/CT。

(4)甲状腺未分化癌:甲状腺未分化癌很少见,是甲状腺癌中恶性程度最高的一种,预后较差,容易发生转移,具有较高的葡萄糖代谢和摄取 ^{18}F-FDG 的能力。^{18}F-FDG PET/CT 可用于分期和判断预后,在某些情况下可用于疗效评估。

4. PET/MR 显像 PET/MR 即正电子发射计算机断层显像仪(PET)和磁共振成像术(MR)一体化解剖与分子影像诊断设备,同时具有 PET 和 MR 的检查功能,达到最大意义上的优势互补。PET/MR 没有 CT 大幅度降低了辐射剂量,而且带来了更高的软组织分辨率。

前面所述的正电子显像剂都可以用于 PET/MR 成像,尤其适合于寻找颈部及其他软组织中的转移病灶(图 4-3-3)。已经有研究开始探讨 ^{124}I-PET/MR 显像在 DTC 碘治疗前估算 ^{131}I 治疗剂量的作用,这样可以减少甲状腺癌碘治疗剂量的盲目性。

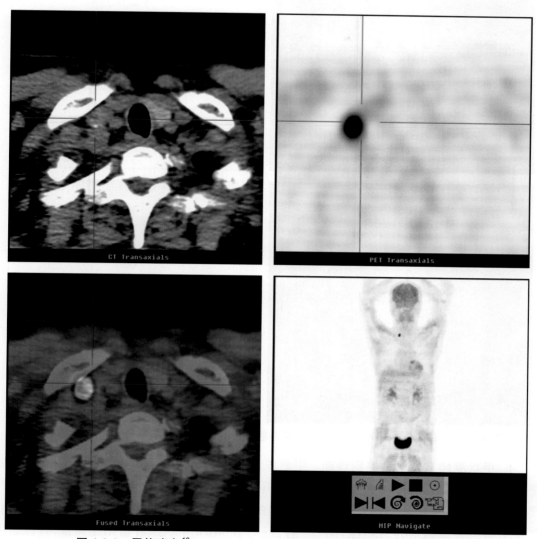

图 4-3-2 甲状腺癌 ^{18}F-FDG PET/CT 显像发现右侧锁骨下淋巴结转移灶

三、MIBI 显像

^{99m}Tc- 甲氧基异丁基异腈(^{99m}Tc-sestamibi,^{99m}Tc-MIBI)为亲脂性的阳离子显像剂,所带的正电荷与带负电荷的线粒体内膜之间的电位差促使 MIBI 进入细胞,其中 90% 进入线粒体。因肿瘤细胞代谢异常活跃,线粒体非常丰富,故 ^{99m}Tc-MIBI 在肿瘤细胞内有明显的聚集,且 ^{99m}Tc-MIBI 在肿瘤细胞摄取迅速而排泄相对缓慢,可以将 ^{99m}Tc-MIBI 作为示踪剂进行肿瘤显像。其在甲状腺癌的诊断及随访中有一定的临床应用价值。

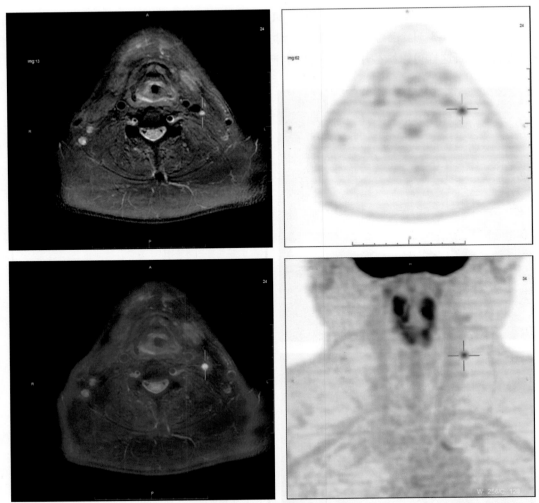

图 4-3-3　^{18}F-FDG PET/MR 显像发现甲状腺癌左侧颈部小淋巴结转移灶,经术后病理证实

1. **甲状腺结节良恶性鉴别诊断**　甲状腺结节是一种临床上常见的内分泌疾病,主要是由一个或多个甲状腺腺瘤、甲状腺增生或甲状腺癌所引起的。对甲状腺结节患者进行 ^{99m}Tc-MIBI 显像检查可反映甲状腺结节细胞的活性。应用 ^{99m}TcO$_4^-$ 及 ^{99m}Tc-MIBI 显像,对 ^{99m}TcO$_4^-$ 静态显像确定为"冷(凉)结节"者,行 ^{99m}Tc-MIBI 甲状腺肿瘤阳性显像,其诊断甲状腺癌的灵敏度为 87%,特异度为 78%。随着超声及在超声引导下细针穿刺术后的细胞学诊断技术迅猛发展及广为应用,^{99m}Tc-MIBI 显像在甲状腺癌诊断方面的应用范围受到限制。然而面对滤泡样病变,细胞病理学不能区分其良恶性,因此不能在细胞学标本上检测或排除包膜和(或)血管侵犯。11%~42% 的细针穿刺细胞学(fine needle aspiration cytology,FNAC)结果报告是不确定的,而且此类病变大多是良性的,这造成了很多不适当的甲状腺手术。一些作者已经报道了 ^{99m}Tc-MIBI 在甲状腺疾病中的作用,特别是在细胞学不确定患者的良恶性病变鉴别中的作用。总的来说,MIBI 显像阴性(结节内无摄取)排除恶性肿瘤,而 MIBI 显像阳性(结节内有摄取)可为恶性病变或良性病变。在甲状腺结节 Bethesda 分类Ⅲ类(意

义不明确的细胞异型性或滤泡性病变)和Ⅳ类(可疑滤泡性病变或者滤泡性肿瘤)、结节最大径 ≥ 15mm、^{99m}TcO$_4^-$ 静态显像确定为"冷(凉)结节"者的患者中，^{99m}Tc-MIBI 诊断良恶性的灵敏度为 100%，特异度为 90.9%，甲状腺嗜酸性细胞腺瘤的 ^{99m}Tc-MIBI 显像与甲状腺癌的表现没有明显差别，这可能与嗜酸性细胞线粒体负的跨膜电位有关，在除去嗜酸性细胞腺瘤的情况下，^{99m}Tc-MIBI 诊断良恶性的灵敏度和特异度均达到了 100%。

2. **甲状腺癌治疗后随访方面的应用**　^{99m}Tc-MIBI 显像发现分化型甲状腺癌(differentiated thyroid cancer，DTC)复发、转移灶的灵敏度、特异度分别是 24.52%、64.28%，^{99m}Tc-MIBI 显像诊断 DTC 转移灶的灵敏度及特异度均不优于 ^{131}I 全身显像，但功能性及非功能性转移灶均可摄取 ^{99m}Tc-MIBI，克服了 ^{131}I 显像对非功能性(失分化性)DTC 转移灶漏诊的局限性，该部分患者 ^{131}I 显像结果为阴性，而 ^{99m}Tc-MIBI 对分化差、失分化 DTC 的显像优于 ^{131}I 全身显像，甲状腺癌分化程度越差，^{99m}Tc-MIBI 在肿瘤细胞中浓聚越多。在血清甲状腺球蛋白增高而全身 ^{131}I 显像阴性时，特别对失分化 DTC 病灶，^{99m}Tc-MIBI 显像能为 DTC 术后患者选择治疗方式提供重要信息，有临床互补价值。甲状腺髓样癌(medullary thyroid cancer，MTC)作为甲状腺肿瘤中的一种特殊分型，有着恶性程度高、不易早期发现的特点，其病变部位主要位于甲状腺滤泡旁细胞(C 细胞)，有研究表明 ^{99m}Tc-MIBI 显像对甲状腺髓样癌患者诊断的灵敏度、特异度分别为 25% 及 100%。

四、PSMA 显像

甲状腺癌是近几十年来发病率增长最快的实体恶性肿瘤，大部分为甲状腺乳头状癌，在接受了适当的手术治疗、^{131}I 治疗和促甲状腺激素(TSH)抑制治疗后，绝大多数患者能够获得良好的预后和较高的治愈率，但仍有 5%~20% 的患者具有临床侵袭性疾病，早期临床表现为明显的远处转移和碘难治性疾病。这些患者通常会因转移性疾病而反复接受外科手术，反复使用高剂量的 RAI 进行治疗。因此，有必要寻找一种可靠的肿瘤靶点对这些碘难治性甲状腺癌和远端转移性甲状腺癌进行诊断和治疗。

前列腺特异性膜抗原(prostate-specific membrane antigen，PSMA)于 1987 年被发现，是一种具有谷氨酸羧肽酶/叶酸羟化酶活性的 Ⅱ 型跨膜糖蛋白共蛋白受体，同时还是一种含锌的金属酶(750 个氨基酸)。它在正常前列腺上皮细胞中表达，并在前列腺癌中高表达。由于 PSMA 是较前列腺特异性抗原(PSA)更加敏感和特异的前列腺癌肿瘤标志物，故已成为前列腺癌放射性核素成像和前列腺癌治疗的靶基因。

PSMA 显像已被广泛用于中、高危前列腺癌的分期，或用于前列腺癌根治术和/或体外放射治疗后的生化复发(PSA 水平升高)时进行再分期。但现有研究表明，PSMA 除在前列腺癌中高表达，在其他多种实体肿瘤的新生血管内皮细胞中也会过度表达，包括胃癌、结肠癌、乳腺癌、肺癌、肾上腺癌、膀胱癌和肾细胞癌以及某些非肿瘤性疾病等。由于 PSMA 可作为肿瘤新生血管内皮细胞的特殊靶点，故在甲状腺实体恶性肿瘤中也有良好的应用前景。

(一)分化型甲状腺癌

分化型甲状腺癌(DTC)包括甲状腺乳头状癌(PTC)和甲状腺滤泡性腺癌，是起源于滤泡上皮细胞的甲状腺恶性肿瘤，它摄取 PSMA 的机制可能是由于肿瘤新生血管内皮细胞中 PSMA 蛋白的表达。在肿瘤新生血管中，通过激活内皮细胞中的转录增强子，使蛋白表达异常进而使 PSMA 的转录增加。Taywade 研究表明，对于甲状腺乳头状癌全切术后多次行放射性 ^{131}I 治疗的患者，全身 ^{131}I 显像阴性且甲状腺球蛋白（Tg）水平持续升高的患者可行 ^{68}Ga-PSMA PET/CT 显像，它可以发现除 ^{18}F-FDG PET/CT 显像之外的更多病灶（图 4-3-4）。Lütje 等研究表明 ^{68}Ga-PSMA PET/CT 显像可能适用于转移性甲状腺癌的再分期，特别是全身 ^{131}I 显像及 ^{18}F-FDG PET/CT 显像阴性，Tg 升高的患者，当其他治疗方法无效时，可采用 PSMA 核素靶向治疗。^{68}Ga-PSMA PET/CT 显像可用于评价哪些患者适合 PSMA 核素靶向治疗。

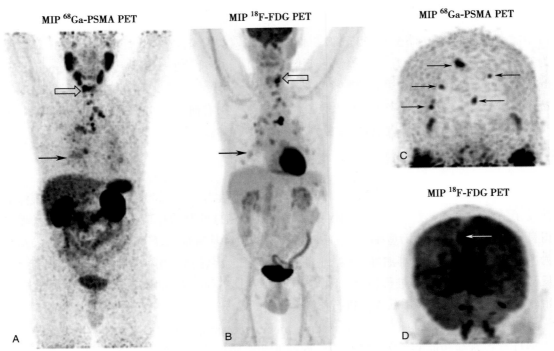

图 4-3-4　^{68}Ga-PSMA PET/CT 显像较 ^{18}F-FDG PET/CT 显像发现更多病灶

一例甲状腺乳头状癌全切术后 1 年因 Tg 水平升高行 ^{131}I 治疗，治疗剂量为 100mCi，全身 ^{131}I 显像阴性，复查 Tg 水平持续升高，行 ^{68}Ga-PSMA PET/CT 和 ^{18}F-FDG PET/CT 显像，全身 MIP 图像（A 和 B）见气管旁、气管前、纵隔上和左锁骨区淋巴结有明显摄取，双肺多发转移（粗箭头）和颈椎转移（空心箭头）。^{68}Ga-PSMA PET/CT 脑 MIP 图像（C）表现出多处脑转移（箭头）。^{18}F-FDG PET/CT 脑部 MIP 图像（D）显示脑部有单个转移灶（白色箭头）。

（二）碘难治性甲状腺癌

Moore 等进行了一项前瞻性地研究，共选取 37 例 DTC（11 个经典乳头状癌，9 个滤泡亚型，11 个滤泡性腺癌和 6 个放射性碘难治），5 例未分化癌，9 例远处转移和 12 个淋巴结转移，21 例甲状腺良性结节和 7 例正常甲状腺标本。采用 10% 甲醛溶液固定的石蜡包埋的组织块进行免疫染色，以检测血管内皮标志物 CD31 和 PSMA。在正常甲状腺组织中未检测到 PSMA 表达。DTC 的 PSMA 染色百分比良性肿瘤高,在组织学亚型中经典 PTC,滤泡性腺癌和放射性碘难治性甲状腺癌 PSMA 染色百分比逐渐增高(从中度到强度)。PSMA 在淋巴结转移的标本中高达 67%,而在远处转移的标本中表达可高达 100%。因此,PSMA 明显在 DTC 的肿瘤新生血管内皮细胞中过度表达,特别是在碘难治性甲状腺癌和远处转移中的表达更显著。这也解释了为什么碘难治性甲状腺癌和远处转移性甲状腺癌的 PSMA 显像呈阳性。Sasikumar 等报道了一例 64 岁老年因甲状腺乳头状癌浸润气管接受了气管切开术和右侧颈淋巴结清扫术,术后接受了 [131]I 治疗。三年后出现咯血。经评估 Tg 水平升高,全身 [131]I 扫描呈阴性,[18]F-FDG PET/CT 显像未发现任何异常病灶摄取。一年后,进行了 ^{68}Ga-PSMA 显像时发现气管内软组织摄取 PSMA。经穿刺病理活检证实是甲状腺乳头状癌转移。因此,[68]Ga-PSMA PET/CT 在 RAI 难治性 DTC 患者中似乎更有利用价值,因为它能够发现某些隐匿性病变,特别是在全身 [131]I 显像和 ^{18}F-FDG PET/CT 显像中呈阴性的病灶。此外,利用 ^{68}Ga-PSMA PET/CT 显像可以筛选出符合 ^{177}Lu-PSMA-617 治疗患者(图 4-3-5)。

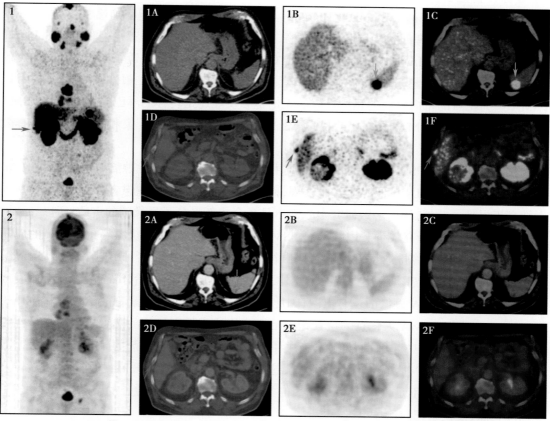

图 4-3-5 ^{68}Ga-PSMA PET/CT 发现全身 [131]I 显像和 ^{18}F-FDG PET/CT 显像阴性病灶

一例全身 [131]I 扫描阴性,Tg 水平持续升高的患者先行 ^{68}Ga-HBED-CC-PSMA-PET/CT 显像(上排图 1),11 天后行全身 ^{18}F-FDG PET/CT 显像(下排图 2)。[68]Ga-HBED-CC-PSMA-PET/CT 显像显示脾脏转移(绿色箭头)和右第 8 肋骨骨转移(蓝色箭头),而在 ^{18}F-FDG PET/CT 显像中以上两处病灶均未见摄取。

(三) 甲状腺髓样癌

甲状腺髓样癌（MTC）占所有甲状腺癌的 4%，由滤泡旁 C 细胞起源，是一种神经内分泌肿瘤。MTC 分为散发性和遗传性疾病，散发性疾病占 75%~80%，而遗传性疾病 20%~25% 表现为多发性内分泌瘤病 2 型（MEN-2），包括 2A 型（MEN-2A）、2B 型（MEN-2B）和家族性甲状腺髓样癌（FMTC）。MTC 最常见的病因为 RET 基因突变。散发性和遗传性 MTC 10 年生存率分别为 71% 和 21%。迄今为止，已将年龄、原发肿瘤大小、淋巴结转移和远处转移等临床特征作为预后风险因子。当血清降钙素（CT）或癌胚抗原（CEA）水平升高时，常规的影像学检查特异性和敏感性不足，常无法准确定位解剖学异常。对于远处转移且处于进展期的患者，现有的临床治疗决策仅能够延长无进展生存期（PFS），但对总生存期（OS）的意义不大，而且不良反应发生率很高。因此，需要寻找一种新型分子显像剂用于定位 MTC 原发或转移灶，从而进一步研制新型核素靶向治疗药物。

Ciappuccini 报道了 1 例 66 岁老年男性前列腺癌患者，行 ^{18}F- 胆碱和 ^{68}Ga-PMSA PET/CT 显像评价是否生化复发，在两种显像时无意中发现甲状腺右叶结节均有明显摄取，血清中降钙素水平升高达 25ng/ml（<10ng/ml）。行穿刺细胞检查未能明确诊断，遂行右叶甲状腺切除术，术后病理回报为甲状腺髓样癌，术后 2 个月复查，降钙素水平降低至 3.3ng/ml（图 4-3-6）。因此 PSMA 显像可以应用于 MTC。Lodewijk 等首次报道了 MTC 中 PSMA 的表达情况，该研究中超过 90% 的 MTC 患者 PSMA 表达，而 PSMA 阳性的患者多提示以 PSMA 最为靶点的靶向治疗的预后良好。无论是原发灶还是转移的淋巴结均观察到 PSMA 相对稳定的表达，PSMA 显像高度摄取，故 PSMA 可作为 MTC 显像和靶向治疗的有效靶点。

目前，前列腺癌 PSMA 显像和治疗的应用较为成熟，甲状腺恶性肿瘤 PSMA 的摄取，多数是在前列腺癌 PSMA 显像时无意中发现，而 PSMA 显像均为男性患者，甲状腺癌发病率女性高于男性。此外，国内多数研究中心尚不具备合成新型分子显像剂的资质，所以导致甲状腺癌 PSMA 显像研究较少。甲状腺癌 PSMA 显像在碘难治性甲状腺癌具有较高的应用价值，根据 PSMA 显像摄取程度能够筛选出符合 PSMA 治疗的患者，碘难治性甲状腺癌酪氨酸激酶抑制耐药的患者将从中获益。此外，国内外对于 MTC 的治疗尚存在空缺，原发或转移性 MTC 在 PSMA 显像中也有摄取，因此以 PSMA 为靶点的核素靶向治疗也将应用于 MTC 中。未来以 PSMA 为靶点的核素靶向治疗或将成为核素治疗的热点。分子显像在甲状腺癌的评估和管理中起着重要作用，有关甲状腺癌新型分子显像剂的研究尚有很大上升空间，如 ^{18}F- 胆碱、^{11}C- 胆碱、^{11}C- 蛋氨酸等，这将弥补 Tg 水平持续升高，但全身 ^{131}I 显像及 ^{18}F-FDG 显像阴性的不足，以及 MTC 和其他类型甲状腺癌影像学检查的空缺，从而发现更多治疗靶点，使核素靶向治疗更进一步。

五、其他

(一) 生长抑素受体显像

1. 生长抑素与生长抑素受体　　天然的生长抑素（somatostain，SST）是一种含有 14 个

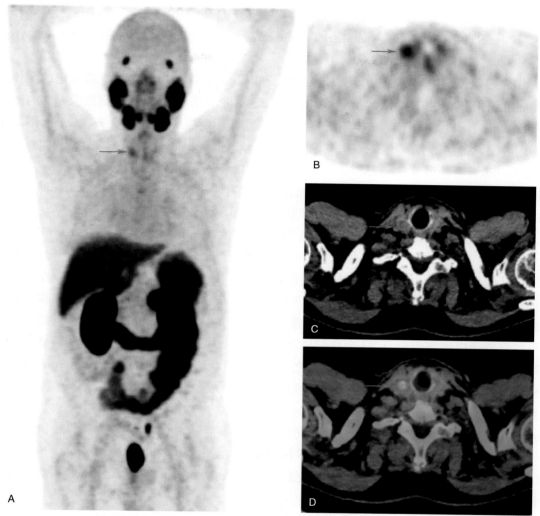

图 4-3-6 ⁶⁸Ga-PSMA-PET/CT 显像意外发现甲状腺髓样癌

一例怀疑前列腺癌生化复发的患者行 ⁶⁸Ga-PSMA-PET/CT 显像,发现盆腔淋巴结转移,无意中
发现甲状腺右叶结节摄取 PMSA(红色箭头),术后病理证实为甲状腺髓样癌。

或 28 个氨基酸的多肽类神经递质,主要作用是抑制垂体生长激素的基础分泌,也抑制腺
垂体对多种激素引起的生长激素分泌反应。另外,还可以抑制促黄体生成素(luteinizing
hormone,LH)、卵泡刺激素(follicle-stimulating hormone,FSH)、促甲状腺激素(thyroid
stimulating hormone,TSH)、泌乳素(prolactin,PRL)及促肾上腺皮质激素(adrenocorticotropic
hormone,ACTH)等多种激素的分泌。生长抑素受体(somatostatin receptor,SSTR)是一种
糖蛋白,属于 G 蛋白偶联受体超家族,目前已知有 5 种亚型:SSTR1、SSTR2、SSTR3、SSTR4
和 SSTR5。SSTR 不仅可在正常的神经内分泌起源的细胞表面表达,也可在病变组织(肿
瘤原发灶或转移灶)中表达,包括胰腺内分泌肿瘤、垂体腺瘤、嗜铬细胞瘤、小细胞肺癌、类
癌、甲状腺髓样癌等来源于神经内分泌系统的肿瘤均可有不同程度的表达,但不同的肿瘤

143

表达 SSTR 的亚型也有所不同。在甲状腺癌中 SSTR1、SSTR2、SSTR3、SSTR5 亚型均有表达,其中 SSTR2 在乳头状癌(papillary thyroid carcinoma,PTC)和未分化癌(anaplastic thyroid carcinoma,ATC)中明显上调。

2. 显像原理、显像剂种类及临床应用　肿瘤受体显像利用放射性核素标记的受体与肿瘤组织中高表达的配体特异性结合的原理,显示肿瘤受体空间分布、密度及亲和力的显像技术。内源性的 SST 其在体内很容易被酶降解,其生物半衰期较短(2~3 分钟),限制了临床应用。目前已有多种生长抑素类似物(somatostatin analogue,SSTA)被合成,如奥曲肽(Octreotide)、地普奥肽(Depreotide,P829)、兰瑞肽(Lanreotide)、伐普肽(Vepreotide)等,其结构、性质与 SST 相似,但不易被酶降解,而且易被放射性核素标记,作为一种分子探针与人体内的生长抑素受体特异性结合,达到显像和治疗的目的,已成为分子影像研究的热点之一。

在甲状腺癌随访的影像学方法中,^{131}I 全身显像(whole body scan,WBS)是最常用的方法之一。但有 20%~30% 的分化型甲状腺癌患者会出现复发灶或转移灶的失分化部分或全部肿瘤细胞失去摄碘能力,从而发展成为碘难治性甲状腺癌,^{131}I 全身显像在这部分患者随访中的作用受限。已有临床前研究显示,这类甲状腺癌患者的肿瘤细胞膜表面高表达 SSTR。甲状腺乳头状癌转移及复发灶 SSTR2、SSTR3、SSTR5 高表达,特别是在血清甲状腺球蛋白增高而全身 ^{131}I 全身扫描阴性时,^{99m}Tc-Depreotide 显像可探测其转移及复发灶,是甲状腺乳头状癌患者的随访方法之一。另外甲状腺髓样癌(medullary thyroid cancer,MTC)的癌细胞不能摄取 ^{131}I,使得放射性碘治疗及 ^{131}I 全身扫描对其几乎没有价值,因此这类患者的临床分期诊断也往往比较困难。有文献报道 MTC 肿瘤细胞表面主要表达 SSTR1(49%)、SSTR3(47%)以及 SSTR5,因此靶向生长抑素受体显像在上述患者的随访中具有一定补充价值。目前可用于放射性核素标记的 SSTA 主要有奥曲肽(octreotide)、地普奥肽(depreotide)、伐普肽(vapreotide)等,研究最多也是最成熟的是奥曲肽。以下我们将根据标记的放射性核素不同进行分类介绍。

(1)^{99m}Tc 标记 SSTA:^{99m}Tc 发射纯 γ 射线,能量为 140keV,半衰期为 6 小时,适合于显像,可标记小分子多肽作为诊断药物。^{99m}Tc 标记的联有双功能螯合剂的地普奥肽(Depreotide)在动物和临床模型中均体现出稳定性好、亲和力高的优越性,其对 SSTR2、SSTR3、SSTR5 均有一定的亲和力。国内有学者研究发现,实验组(Tg>10ng/ml)分化型甲状腺癌患者 ^{99m}Tc-Depreotide 显像 T/NT 比值明显高于 ^{131}I 全身显像,说明 ^{99m}Tc-depreotide 显像在发现 DTC 复发、转移灵敏性方面要明显高于 ^{131}I 全身显像。有文献报道 ^{99m}Tc- 酪氨酸 3- 奥曲肽(^{99m}Tc-Tyr3-Octreotide,^{99m}Tc-TOC)与甲状腺髓样癌细胞的结合有较高的特异性。部分甲状腺髓样癌患者选用生长抑素药物来治疗。利用该检查可以预测哪些患者会在生长抑素药物治疗后有较好的转归,即显像阳性者生长抑素受体高表达,可能会有较好的疗效,可用于甲状腺髓样癌诊断及确定治疗方案的常规检查。另外 Gabriel 等应用 ^{99m}Tc-EDDA/HYNIC-TOC 对 54 例不摄碘的 DTC 患者进行扫描,结果提示其阳性和血清 Tg 水平成正相关,他们还比较了 8 例患者的 ^{99m}Tc-EDDA/HYNIC-TOC 扫描结果和 ^{111}In-DTPA-Octreotide 扫描结果,仅发现一例患者的两种显像模式结果不符合,前者优于后者。

（2）^{111}In 标记 SSTA：^{111}In 能发射俄歇电子，为双能量核素，半衰期为（2.83 ± 0.1）天。^{111}In-DTPA-Octreotide（即 ^{111}In- 喷曲肽）早在 1994 年就被美国食品与药品管理局批准为神经内分泌肿瘤显像剂，已被广泛用于临床。在甲状腺癌的研究中，Christian 等报道通过对 18 例病理证实为转移性或复发性不摄碘患者进行 ^{111}In-DTPA-Octreotide 扫描，结果显示有 14 例患者为阳性摄取，显示出其对这类患者随访过程中的重要补充作用。另外还有研究显示 ^{111}In-Octreotide 在碘难治性甲状腺患者中可以探测转移或复发灶。其他研究也得到类似结果，认为 74%~100% 的不摄碘或复发性甲状腺癌患者可表现出 ^{111}In-Octreotide 的阳性摄取，并得出结论：生长抑素受体显像是一种对 Tg 升高而 ^{131}I 全身扫描阴性的甲状腺癌患者有用的影像学分级方法。

（3）^{18}F 标记 SSTA：^{18}F 具有良好的核性质和化学性质，半衰期相对较长（109.8 分钟），其能量为 0.64MeV，显像分辨率高，是目前临床上应用最多的正电子放射性核素。但其在靶向生长抑素受体显像中的应用并不十分常见。目前已有文献报道的 ^{18}F 标记的 SSTA 有 Gluc-Lys-［^{18}F］FP-TOCA、^{18}F-FET-βAG-TOCA、Al^{18}F-NOTA-Octreotide 等，但遗憾的是上述研究均未有在甲状腺癌中的应用的相关报道。

（4）^{68}Ga 标记 SSTA：^{68}Ga 由发生器淋洗获得，生产成本相对较低，发射正电子，最大能量为 1 920keV，半衰期为 68 分钟。由 ^{68}Ga 标记的分子探针作为 PET 显像剂在临床中得到广泛应用。目前研究较多的 ^{68}Ga 标记的靶向 SSTR 分子探针主要为 ^{68}Ga-DOTATATE（即 ^{68}Ga-DOTA-Tyr^3-Octreotate）。^{68}Ga-DOTATATE PET/CT 显像剂与 SSTR2 结合具有相当高的特异性，^{68}Ga-DOTATATE PET/CT 显像已被美国 FDA 批准为 MTC 有效的评估手段。一项纳入 7 例 MTC 患者的研究发现，^{68}Ga-DOTATATE PET/CT 在检测 MTC 新病变方面，尤其是在血清降钙素水平非常高的患者中，其探测效能明显高于 CT、超声、MRI、^{18}F-FDG 以及间碘苄胍（MIBG）扫描。在碘难治性患者中，有研究发现 ^{68}Ga-DOTATATE PET/MR 探测肺部转移灶的灵敏度不及 ^{18}F-FDG PET/CT，但是在探测肺外转移时，^{68}Ga-DOTATATE PET/MR 的探测灵敏度明显高于 ^{18}F-FDG PET/CT。

（5）^{64}Cu 标记 SSTA：^{64}Cu 是既可以由反应堆产生也可以由回旋加速器产生的正电子放射性核素，其能量为 0.28MeV，半衰期为 12.7 小时。早在 2001 年就有学者通过对 8 例神经内分泌肿瘤患者进行 ^{64}Cu-TETA-Octreotide 扫描，发现其在 2 例患者中可以较 ^{111}In-DTPA-Octreotide 更清晰地探测肿瘤，然而在延迟扫描中肿瘤却难以探测到。近年来合成的分子探针 ^{64}Cu-SARTATE 的临床前研究结果显示出其在 SSTR2 阳性的肿瘤中具有较高的摄取，提示了良好的临床应用前景。但目前关于 ^{64}Cu 标记 SSTA 的研究中有在甲状腺癌的研究几乎没有，还需进一步探索。

3. **小结**　靶向生长抑素受体显像并不是甲状腺癌患者的常规诊断或随访检查。但对于部分血清甲状腺球蛋白增高而 ^{131}I 全身扫描阴性的分化型甲状腺癌患者及甲状腺髓样癌患者来说，这项检查是有益处的，靶向生长抑素受体显像有助于找到其他影像学手段不能发现的甲状腺癌转移灶及复发灶。对于甲状腺髓样癌的患者，该检查还可用于生长抑素治疗疗效预测及评估的影像手段。

（二）$^{99m}TcO_4^-$ 显像

高锝酸盐（$^{99m}TcO_4^-$）是目前最常用的甲状腺静态显像剂。目前应用于临床的甲状腺静态显像剂主要包括 $^{99m}TcO_4^-$ 和放射性碘（^{131}I、^{123}I）。正常甲状腺组织能特异性地摄取和浓聚碘离子用以合成和储存甲状腺激素。放射性核素 ^{99m}Tc 与碘具有类似的化学性质，也可被甲状腺组织摄取和浓聚。将上述放射性核素引入人体后，即可被有功能的甲状腺组织所摄取，在体外通过显像仪（γ相机或 SPECT）探测从甲状腺组织内发出的 γ 射线的分布情况，获得甲状腺影像，以了解甲状腺的大小、形态、位置及功能状态，从而有助于判别甲状腺疾病的性质。三种放射性核素具备不同的物理性质。^{131}I 半衰期较长，射线能量较高，患者所受辐射剂量较大，临床上主要用于诊断异位甲状腺及寻找甲状腺癌转移灶；^{123}I 为纯 γ 射线发射体，物理半衰期较短，能量适中，对患者辐射剂量小，但需回旋加速器生产，价格昂贵，不便于运输和应用，其在临床上的应用受到限制；而 $^{99m}TcO_4^-$ 发射纯 γ 射线，半衰期短，能量适中，且价格便宜，容易获得，便于操作，对受检者辐射剂量小，是目前最常用的甲状腺静态显像剂，其缺点是 $^{99m}TcO_4^-$ 不参与甲状腺激素的合成，且可以被唾液腺、口腔、鼻咽部、胃等的黏膜摄取和分泌，故其特异性不如放射性碘高。

1. $^{99m}TcO_4^-$ 静态显像在甲状腺癌诊断中的价值　甲状腺癌的诊断关键在于甲状腺结节良恶性的鉴别诊断。目前超声是鉴别甲状腺结节良恶性的首选方法，$^{99m}TcO_4^-$ 静态显像在甲状腺癌诊断中的价值低于甲状腺超声，不作为甲状腺癌诊断的常规检查方法，但其对于甲状腺结节功能的判定具有一定的优势，在一定程度上有助于鉴别结节的良恶性。

甲状腺结节的功能状态与其良恶性密切相关，结节功能越低下，其为恶性的概率越大。$^{99m}TcO_4^-$ 甲状腺静态显像显示热结节者几乎不存在临床意义上的恶性病变，而扫描显示冷结节或凉结节者恶性比例占 5%~25%。Franco 及 Duquelle 等研究显示，甲状腺 $^{99m}TcO_4^-$ 显像诊断甲状腺癌的特异度、阳性预测值虽较低，但其灵敏度和阴性预测值高达 90% 以上，这意味着 $^{99m}TcO_4^-$ 静态显像虽不能作为甲状腺结节良恶性的常规鉴别诊断手段，但对于高功能热结节的良恶性鉴别诊断具有很大的排除价值。当然，并非所有的热结节均为良性，也有很多研究报道 $^{99m}TcO_4^-$ 高摄取病灶经病理证实为甲状腺恶性病变。甲状腺 $^{99m}TcO_4^-$ 显像显示冷结节或凉结节的原因除了低功能的甲状腺恶性病变外，炎症、纤维化、囊变、手术所致出血、坏死等非结节性甲状腺疾病均会导致摄锝功能的降低，故其对冷结节或凉结节的良恶性鉴别受到限制。而且，受显像仪分辨率所限，直径小于 1cm 的甲状腺结节在 $^{99m}TcO_4^-$ 平面显像上经常不能显示，原因可能是同一矢状面上摄锝功能正常的甲状腺组织对病灶的掩盖，故甲状腺 $^{99m}TcO_4^-$ 显像仅适用于评估直径>1cm 的甲状腺结节。因此，甲状腺静态显像虽然可以反映甲状腺组织的摄取功能，但对于甲状腺结节的良恶性鉴别诊断效能是有限的，不作为常规评估手段。

除了甲状腺结节功能外，结节数目对于良恶性质也有一定的影响。多项研究显示，当用 $^{99m}TcO_4^-$ 显像评估每个结节的恶性风险时，单个孤立结节比多发结节中的每个结节恶性风险要高，但是以患者为研究单位时，多发结节患者恶性肿瘤的风险和孤立结节患者是没有差异的。因此，仅凭 $^{99m}TcO_4^-$ 静态显像鉴别甲状腺结节良恶性是远远不够的，$^{99m}TcO_4^-$ 静态显像仅作为一种辅助手段,需结合其他检查综合进行评估。高分辨率超声检查是评估甲状腺结节的首选方法。对触诊怀疑或在 X 线、CT、MRI 或 ^{18}F-FDG PET 检查中提示的甲状腺结节,均应行颈部超声检查。结节实性低回声、血供丰富、形态和边缘不规则、弥散分布或簇状分布的钙化和 / 或伴有颈部淋巴结内部回声不均、内部出现钙化、皮髓质分界不清、淋巴门消失或囊性变等超声征象都提示恶性可能性较大。此外,所有甲状腺结节患者均应检测血清促甲状腺激素(thyroid stimulated hormone,TSH)水平。甲状腺结节患者如伴有 TSH 水平低于正常,其结节为恶性的比例要低于 TSH 水平正常或升高者,这可能是由于部分良性甲状腺结节具备自主功能,其分泌的甲状腺激素对 TSH 有抑制作用。基于此,国内外指南中均明确指出,对于血清 TSH 水平低于或者在正常值下限的甲状腺结节的患者应考虑行 ^{99m}TcO$_4^-$ 静态显像,如果显像结果为热结节,则绝大部分为良性,一般不需细针穿刺抽吸活检(final needle aspiration biopsy,FNAB)。而对于甲状腺静态显像发现的功能正常或者低功能结节,应考虑行 FNAB,尤其是超声中高度可疑的结节更应首选穿刺活检获得病理诊断。

除此之外,SPECT/CT 同机断层融合显像技术将核素示踪功能代谢影像与精细形态解剖影像进行配准,对检测病灶进行定性诊断和精确定位,是核医学功能显像新的里程碑,新型分子功能显像设备诊断准确率将大为提高。国内研究报道,^{99m}TcO$_4^-$ 甲状腺静态显像显示冷结节患者,行 SPECT/CT 同机断层融合显像可使鉴别甲状腺结节良恶性的诊断准确性有很大提高,如 ^{99m}TcO$_4^-$ 甲状腺静态显像为冷结节,且断层融合显像具有稍低或等密度、边缘模糊、无明显钙化等特征,病理组织结果为恶性者居多;而呈显著低密度、边缘清晰者或伴有粗大颗粒样钙化,多为甲状腺囊肿或甲状腺腺瘤等良性结节。

2. ^{99m}TcO$_4^-$ 静态显像在分化型甲状腺癌(differentiated thyroid carcinoma,DTC)术后放射性碘 -131(^{131}I)治疗前评估中的作用　DTC 术后应结合手术病理及血清学、影像学检查结果对其复发及死亡风险进行全面评估,以指导 ^{131}I 治疗决策。对于残余甲状腺、颈部淋巴结转移及远处转移的准确诊断对术后分期及复发风险评估至关重要。常用影像学评估手段主要包括超声、CT 及放射性核素显像。核素检查常用放射性核素主要包括 ^{131}I、^{123}I 和 ^{99m}TcO$_4^-$。诊断性 ^{131}I 全身扫描可能导致顿抑现象从而影响 ^{131}I 治疗效果,为了避免顿抑风险,许多医疗中心选择 ^{123}I 作为替代,但是由于 ^{123}I 成本高、不便于运输、储存等限制了它的广泛应用。而且,有报道显示术后 ^{123}I 显像与 ^{131}I 治疗后全身显像在颈部淋巴结、肺转移诊断一致性方面具有较大差距。因此,^{99m}TcO$_4^-$ 显像因其能量适中、价格便宜、容易获得、便于操作、对受检者辐射剂量小等优势被越来越多应用于 DTC 术后 ^{131}I 治疗前评估。

^{99m}TcO$_4^-$ 显像可有效预测 DTC 术后残余甲状腺、颈部淋巴结转移及远处转移,且这一有效性已被多项研究证实,与 ^{131}I 治疗后全身显像结果相比,^{99m}TcO$_4^-$ 预测 DTC 术后残余甲状腺和颈部淋巴结转移的灵敏度、阳性预测值(positive predictive value,PPV)分别为 79%、100%,60%、98%,预测远处转移的灵敏度、特异度和 PPV 分别为 37%、99%、93%。Didem 等在评估残余甲状腺方面也得到了类似的结果,该研究显示 ^{99m}TcO$_4^-$ 显像评估术后残甲的灵敏度为 72.2%、特异度为 70.5%、阳性预测值为 97.4%、阴性预测值为 14.2%,准确度为 72%。多项研究也取得了上述类似的结果,即 ^{99m}TcO$_4^-$ 显像在评估 DTC 术后残余甲状腺、颈

部淋巴结转移及远处转移时与 ^{131}I 治疗后全身显像具有中至高度的一致性,尤其是具备较高的 PPV 和灵敏度,这意味着 $^{99m}TcO_4^-$ 显像在 DTC 术后评估方面具有可靠的鉴别诊断价值,可有效指导 ^{131}I 治疗及剂量决策。尤其是对 ^{131}I 治疗前刺激性甲状腺球蛋白(preablative stimulated thyroglobulin,ps-Tg)假阴性患者,$^{99m}TcO_4^-$ 阳性摄取可能有助于缩小病灶定位范围,发现低分化或微小转移病灶,从而确诊少数 ps-Tg 水平较低但预后不良的患者。

$^{99m}TcO_4^-$ 显像在 DTC 术后评估中的主要问题是诊断特异性和阴性预测值较低,这可能是由于残余甲状腺组织太少以至于不能显影,所以虽然显像阴性并不意味着没有残余甲状腺组织,这种情况下,需要进一步结合颈部超声及甲状腺功能的血清学检查。

综上所述,$^{99m}TcO_4^-$ 显像在 DTC 术后 ^{131}I 治疗前评估方面有较高的价值,与 ^{131}I 治疗后显像具有部分的一致性,尤其是具有较高的灵敏度和 PPV。对于大多数患者,$^{99m}TcO_4^-$ 显像确切阳性足以指导进一步的 ^{131}I 治疗决策;$^{99m}TcO_4^-$ 显像阴性而甲状腺球蛋白异常增高,往往提示有病灶的存在,^{131}I 治疗前刺激性甲状腺球蛋白假阴性患者,$^{99m}TcO_4^-$ 阳性摄取可能有助于缩小病灶定位范围,对 ^{131}I 治疗决策有重要指导价值,除此之外,SPECT/CT 断层融合显像对 $^{99m}TcO_4^-$ 显像具有较好的增益价值,可进一步提高诊断效能,更有助于指导 DTC 术后 ^{131}I 治疗决策,避免过度治疗。

3. $^{99m}TcO_4^-$ 显像在预测 DTC 术后 ^{131}I 治疗预后方面的价值 目前有关 $^{99m}TcO_4^-$ 显像结果与 DTC 术后 ^{131}I 治疗疗效关系的研究较少,且现存的研究结果具有争议。部分研究结果显示,残余甲状腺组织摄取 $^{99m}TcO_4^-$ 阴性患者较摄取阳性患者的 ^{131}I 清甲成功率更高,提示 $^{99m}TcO_4^-$ 显像结果可很好地预测清甲成功。但是,部分学者研究结果显示,$^{99m}TcO_4^-$ 显像结果与 ^{131}I 清甲成功率无显著性相关,其对残余甲状腺的评估不能预测 DTC 术后 ^{131}I 清甲效果,因此没有必要在 ^{131}I 治疗前常规做这项检查。对于清灶的预测价值,有研究显示,摄取 $^{99m}TcO_4^-$ 的淋巴结转移病灶比不摄取 $^{99m}TcO_4^-$ 者更能从 ^{131}I 治疗中获益。总之,$^{99m}TcO_4^-$ 显像对 DTC 术后 ^{131}I 治疗临床转归的预测价值仍存在争议,需要更多大样本、多中心的研究进行探索和证实。

4. 小结 $^{99m}TcO_4^-$ 显像虽然可以反映甲状腺组织的摄取功能,但对于甲状腺结节的良恶性鉴别诊断效能是有限的,不作为常规评估手段,仅作为一种辅助手段结合其他检查综合进行评估。$^{99m}TcO_4^-$ 显像在 DTC 术后残余甲状腺、颈部淋巴结转移、远处转移评估方面与 ^{131}I 治疗后显像具有较好的一致性,尤其是较高的灵敏度和阳性预测价值。对于大多数患者,$^{99m}TcO_4^-$ 显像确切阳性足以指导进一步的 ^{131}I 治疗决策;$^{99m}TcO_4^-$ 显像阴性而甲状腺球蛋白异常增高,往往提示有病灶的存在,对 ^{131}I 治疗决策有重要指导价值,故而扫描可疑阳性或者阴性者可能需要进一步的低剂量诊断性 ^{131}I 或 ^{123}I 扫描。在甲状腺结节及 DTC 术后 ^{131}I 治疗前评估方面,SPECT/CT 断层融合显像对 $^{99m}TcO_4^-$ 显像具有较好的增益价值,可进一步提高诊断效能,更有助于鉴别甲状腺结节良恶性及指导 DTC 术后 ^{131}I 治疗决策。$^{99m}TcO_4^-$ 显像对 DTC 术后 ^{131}I 治疗临床转归的预测价值仍存在争议,需要更多循证医学证据指导临床(表 4-3-2)。

表 4-3-2　常用核医学显像方法及适应证

显像名称	适应证
单光子显像	
^{131}I 全身显像	^{131}I 治疗前评估、^{131}I 治疗后评估、寻找摄碘转移灶
^{123}I 全身显像	同 ^{131}I 全身显像（成像质量好，但国内无）
^{99m}Tc-MIBI 亲肿瘤显像	甲状腺结节良恶性鉴别诊断；甲状腺癌治疗后随访
^{99m}Tc- 生长抑素受体显像	甲状腺髓样癌等神经内分泌肿瘤诊断及疗效观察
^{111}In- 喷曲肽	用于 RAIR-DTC 患者寻找转移灶
^{99m}TcO$_4^-$ 静态显像	甲状腺结节功能的判定；DTC 术后残余甲状腺、颈部淋巴结转移、远处转移评估
正电子显像	
^{18}F-FDG 全身显像	Dx-WBS 阴性患者转移灶的寻找；髓样癌和未分化癌的诊断、分期和疗效评估
^{124}I 全身显像	同 ^{131}I 全身显像（分辨率高，可估算病灶的吸收剂量）
^{68}Ga-PSMA 受体显像	用于 RAIR-DTC 患者寻找转移灶；MTC 患者寻找原发灶及转移灶
^{68}Ga-DOTATATE 受体显像	MTC 有效的评估手段；用于 RAIR-DTC 患者寻找转移灶（尤其是肺外转移灶）
^{64}Cu-TETA-Octreotide 受体显像	仅用于 SSTR2 阳性的神经内分泌肿瘤患者寻找原发灶及转移灶

（曹　卫　温　强　王叙馥）

参考文献

［1］ ABDEL RAZEK A A, KANDEEL A Y, SOLIMAN N, et al. Role of diffusion-weighted echo-planar MR imaging in differentiation of residual or recurrent head and neck tumors and posttreatment changes [J]. AJNR Am J Neuroradiol, 2007, 28 (6): 1146-1152.

［2］ ABO SALOOK M, BENBASSAT C, STRENOV Y, et al. IgG4-related thyroiditis: a case report and review of literature [J]. Endocrinol Diabetes Metab Case Rep, 2014, 2014: 140037.

［3］ AIKEN A H. Imaging of thyroid cancer [J]. Semin Ultrasound CT MR, 2012, 33 (2): 138-149.

［4］ ANDERSON C J, DEHDASHTI F, CUTLER P D, et al. ^{64}Cu-TETA-octreotide as a PET imaging agent for patients with neuroendocrine tumors [J]. J Nucl Med, 2001, 42 (2): 213-221.

［5］ KLAGGE A, KRAUSE K, SCHIERLE K, et al. Somatostatin receptor subtype expression in human thyroid tumours [J]. Horm Metab Res, 2010, 42 (4): 237-240.

［6］ BERTAGNA F, ALBANO D, GIOVANELLA L, et al. ^{68}Ga-PSMA PET thyroid incidentalomas [J]. Hormones (Athens), 2019, 18 (2): 145-149.

［7］ ZHANG B, JIANG Y X, LIU J B, et al. Utility of contrast-enhanced ultrasound for evaluation of thyroid nodules [J]. Thyroid, 2010, 20 (1): 51-57.

［8］ BOHN O L, DE LAS CASAS L E, LEON M E. Tumor-to-tumor metastasis: Renal cell carcinoma metastatic to papillary carcinoma of thyroid-report of a case and review of the literature [J]. Head Neck Pathol, 2009, 3 (4): 327-330.

［9］ BRANDER A, VIIKINKOSKI P, NICKELS J, et al. Thyroid gland: US screening in a random adult population [J]. Radiology, 1991, 181 (3): 683-687.

［10］ BRITO J P, GIONFRIDDO M R, AL NOFAL A, et al. The accuracy of thyroid nodule ultrasound to predict thyroid cancer: Systematic review and meta-analysis [J]. J Clin Endocrinol Metab, 2014, 99 (4): 1253-1263.

［11］ CAMPENNì A, GIOVANELLA L, SIRACUSA M, et al.(99m) Tc-Methoxy-Isobutyl-Isonitrile scintigraphy is a useful tool for assessing the risk of malignancy in thyroid nodules with indeterminate fine-needle cytology [J]. Thyroid, 2016, 26 (8): 1101-1109.

［12］ CAMPENNÌ A, VIOLI M A, RUGGERI R M, et al. Clinical usefulness of 99mTc-MIBI scintigraphy in the postsurgical evaluation of patients with differentiated thyroid cancer [J]. Nucl Med Commun, 2010, 31 (4): 274-279.

［13］ CHOI Y J, BAEK J H, BAEK S H, et al. Web-based malignancy risk estimation for thyroid nodules using ultrasonography characteristics: Development and validation of a predictive model [J]. Thyroid, 2015, 25 (12): 1306-1312.

［14］ CHRISTIAN J A, COOK G J, HARMER C. Indium-111-labelled octreotide scintigraphy in the diagnosis and management of non-iodine avid metastatic carcinoma of the thyroid [J]. Br J Cancer, 2003, 89 (2): 258-261.

［15］ CIAPPUCCINI R, EDET-SANSON A, SAGUET-RYSANEK V, et al. Thyroid incidentaloma on ^{18}F-fluorocholine PET/CT and ^{68}Ga-PSMA PET/CT revealing a medullary thyroid carcinoma [J]. Clin Nucl Med, 2019, 44 (8): 663-665.

［16］ COLLINS F S, VARMUS H. A new initiative on precision medicine [J]. N Engl J Med, 2015, 372 (9): 793-795.

［17］ American Thyroid Association (ATA) Guidelines Taskforce on Thyroid Nodules and Differentiated Thyroid Cancer, COOPER D S, DOHERTY G M, et al. Revised American Thyroid Association management guidelines for patients with thyroid nodules and differentiated thyroid cancer [J]. Thyroid, 2009, 19 (11): 1167-1214.

［18］ DE VRIES L H, LODEWIJK L, BRAAT A, et al. ^{68}Ga-PSMA PET/CT in radioactive iodine-refractory differentiated thyroid cancer and first treatment results with 177Lu-PSMA-617 [J]. EJNMMI Res, 2020, 10 (1): 18.

［19］ DEBNAM J M, KWON M, FORNAGE B D, et al. Sonographic evaluation of intrathyroid metastases [J]. J Ultrasound Med, 2017, 36 (1): 69-76.

［20］ OZDEMIR D, CUHACI F N, OZDEMIR E, et al. The role of postoperative Tc-99m pertechnetate scintigraphy in estimation of remnant mass and prediction of successful ablation in patients with differentiated thyroid cancer [J]. Nucl Med Commun, 2016, 37 (6): 640-645.

［21］ DIEHL M, RISSE J H, BRANDT-MAINZ K, et al. Fluorine-18 fluorodeoxyglucose positron emission tomography in medullary thyroid cancer: Results of a multicentre study [J]. Eur J Nucl Med, 2001, 28 (11): 1671-1676.

［22］ PIWNICA-WORMS D P, KRONAUGE J F, LEFURGEY A, et al. Mitochondrial localization and characterization of 99Tc-SESTAMIBI in heart cells by electron probe X-ray microanalysis and 99Tc-NMR spectroscopy [J]. Magn Reson Imaging, 1994, 12 (4): 641-652.

［23］ DUBASH S R, KEAT N, MAPELLI P, et al. Clinical translation of a click-labeled 18F-Octreotate radioligand for imaging neuroendocrine tumors [J]. J Nucl Med, 2016, 57 (8): 1207-1213.

［24］ DUQUELLE M, ROHMER V, GUYETANT S, et al. Nodule thyroïdienne isolé. Interêt comparé de la cytopunction et de la scintigraphie [J]. Presse Medicale, 1997, 26: 507-511.

［25］ KRESNIK E, GALLOWITSCH H J, MIKOSCH P, et al. Scintigraphic and ultrasonographic appearance in different tumor stages of thyroid carcinoma [J]. Acta Med Austriaca, 2000, 27 (1): 32-35.

[26] MAKAR A B, MCMARTIN K E, PALESE M, et al. Formate assay in body fluids: application in methanol poisoning [J]. Biochem Med, 1975, 13 (2): 117-126.

[27] FERLAY J, COLOMBET M, SOERJOMATARAM I, et al. Estimating the global cancer incidence and mortality in 2018: GLOBOCAN sources and methods [J]. Int J Cancer, 2019, 144 (8): 1941-1953.

[28] FIORE E, VITTI P. Serum TSH and risk of papillary thyroid cancer in nodular thyroid disease [J]. J Clin Endocrinol Metab, 2012, 97 (4): 1134-1145.

[29] FORSSELL-ARONSSON E B, NILSSON O, BEJEGÅRD S A, et al. 111In-DTPA-D-Phe1-octreotide binding and somatostatin receptor subtypes in thyroid tumors [J]. J Nucl Med, 2000, 41 (4): 636-642.

[30] GABRIEL M, DECRISTOFORO C, ROY M. 99mTc-EDDA/HYNIC-TOC scintigraphy in oncological diagnostics: Methodological considerations [J]. Eur J Nucl Med Mol Imaging, 2004, 31 (2): 303.

[31] GAO L, LIU R, JIANG Y, et al. Computer-aided system for diagnosing thyroid nodules on ultrasound: A comparison with radiologist-based clinical assessments [J]. Head Neck, 2018, 40 (4): 778-783.

[32] GHARIB, PAPINI, GARBER J, et al. American Association of Clinical Endocrinologist, American College of Endocrinolog, and Associazione Medici Endocrinologi Medical Guidelines For clinical practice for the diagnosis and management of thyroid nodules: 2016 Update [J]. Endocr Prac, 2016, 22 (5): 622-639.

[33] GILLIES R J, KINAHAN P E, HRICAK H. Radiomics: images are more than pictures, they are data [J]. Radiology, 2016, 278 (2): 563-577.

[34] GIOVANELLA L, CAMPENNI A, TREGLIA G, et al. Molecular imaging with (99m) Tc-MIBI and molecular testing for mutations in differentiating benign from malignant follicular neoplasm: A prospective comparison [J]. Eur J Nucl Med Mol Imaging, 2016, 43 (6): 1018-1026.

[35] GIUFFRIDA D, GHARIB H. Controversies in the management of cold, hot, and occult thyroid nodules [J]. Am J Med, 1995, 99 (6): 642-650.

[36] GM S, GA S, SE S. Fine-needle aspiration of the thyroid and correlation with hispathology in a contemporary series of 240 patients [J]. Am J Surg, 2003, 186: 702-710.

[37] GOODFELLOW I, BENGIO Y, COURVILLE A. deep learning (Vol. 1)[M]. Cambridge: MIT press, 2016.

[38] GÖRGES R, KAHALY G, MÜLLER-BRAND J, et al. Radionuclide-labeled somatostatin analogues for diagnostic and therapeutic purposes in nonmedullary thyroid cancer [J]. Thyroid, 2001, 11 (7): 647-659.

[39] ZHU T, YANG Y, JU H, et al. Acute thyroid swelling after fine needle aspiration: A case report of a rare complication and a systematic review [J]. BMC Surg, 2021, 21 (1): 175.

[40] GRANT E G, TESSLER F N, HOANG J K, et al. Thyroid ultrasound reporting lexicon: White paper of the ACR Thyroid Imaging, Reporting and Data System (TIRADS) Committee [J]. J Am Coll Radiol, 2015, 12 (12 Pt A): 1272-1279.

[41] GUIDOCCIO F, GROSSO M, ORSINI F, et al. Thyroid ultrasound and other imaging procedures in the pediatric age [J]. Curr Pediatr Rev, 2016, 12 (4): 253-264.

[42] GUPTA N, KAKAR A K, CHOWDHURY V, et al. Magnetic resonance spectroscopy as a diagnostic modality for carcinoma thyroid [J]. Eur J Radiol, 2007, 64 (3): 414-418.

[43] HA E J, MOON W J, NA D G, et al. A multicenter prospective validation study for the Korean thyroid imaging reporting and data system in patients with thyroid nodules [J]. Korean J Radiol, 2016, 17 (5): 811-821.

[44] HAUGEN B R, ALEXANDER E K, BIBLE K C, et al. 2015 American Thyroid Association Management guidelines for adult patients with thyroid nodules and differentiated thyroid cancer: The American Thyroid Association Guidelines Task Force on Thyroid Nodules and Differentiated Thyroid Cancer [J]. Thyroid, 2016, 26 (1): 1-133.

[45] HEGEROVA L, GRIEBELER M L, REYNOLDS J P, et al. Metastasis to the thyroid gland: report of a

large series from the Mayo Clinic [J]. Am J Clin Oncol, 2015, 38 (4): 338-342.

［46］HEMPEL J M, KLOECKNER R, KRICK S, et al. Impact of combined FDG-PET/CT and MRI on the detection of local recurrence and nodal metastases in thyroid cancer [J]. Cancer Imaging, 2016, 16 (1): 37.

［47］HOANG J K, VANKA J, LUDWIG B J, et al. Evaluation of cervical lymph nodes in head and neck cancer with CT and MRI: Tips, traps, and a systematic approach [J]. AJR Am J Roentgenol, 2013, 200 (1): W17-W25.

［48］HOANG J K, MIDDLETON W D, FARJAT A E, et al. Reduction in thyroid nodule biopsies and improved accuracy with American College of Radiology Thyroid Imaging Reporting and Data System [J]. Radiology, 2018, 287 (1): 185-193.

［49］HOANG J K, LEE W K, LEE M, et al. US Features of thyroid malignancy: Pearls and pitfalls [J]. Radiographics, 2007, 27 (3): 847-860.

［50］HOANG J K, SOSA J A, NGUYEN X V, et al. Imaging thyroid disease: Updates, imaging approach, and management pearls [J]. Radiol Clin North Am, 2015, 53 (1): 145-161.

［51］HOANG J K, BRANSTETTER B F 4th, GAFTON A R, et al. Imaging of thyroid carcinoma with CT and MRI: Approaches to common scenarios [J]. Cancer Imaging, 2013, 13: 128-139.

［52］HORVATH E, MAJLIS S, ROSSI R, et al. An ultrasonogram reporting system for thyroid nodules stratifying cancer risk for clinical management [J]. J Clin Endocrinol Metab, 2009, 94 (5): 1748-1751.

［53］HRICAK H. Oncologic imaging: A guiding hand of personalized cancer care [J]. Radiology, 2011, 259 (3): 633-640.

［54］HURTADO-LÓPEZ LM, ARELLANO-MONTAÑO S, TORRES-ACOSTA E M, et al. Combined use of fine-needle aspiration biopsy, MIBI scans and frozen section biopsy offers the best diagnostic accuracy in the assessment of the hypofunctioning solitary thyroid nodule [J]. Eur J Nucl Med Mol Imaging, 2004, 31 (9): 1273-1279.

［55］HURTADO-LÓPEZ LM, MARTÍNEZ-DUNCKER C. Negative MIBI thyroid scans exclude differentiated and medullary thyroid cancer in 100% of patients with hypofunctioning thyroid nodules [J]. Eur J Nucl Med Mol Imaging, 2007, 34 (10): 1701-1703.

［56］IKEKUBO K, HINO M, ITO H, et al. Thyroid carcinoma in solitary hot thyroid lesions on Tc-99m sodium pertechnetate scans [J]. Ann Nucl Med, 1989, 3 (1): 31-36.

［57］IÑIGUEZ-ARIZA N M, BIBLE K C, CLARKE B L. Bone metastases in thyroid cancer [J]. J Bone Oncol, 2020, 21: 100282.

［58］ITO Y, AMINO N, YOKOZAWA T, et al. Ultrasonographic evaluation of thyroid nodules in 900 patients: comparison among ultrasonographic, cytological, and histological findings [J]. Thyroid, 2007, 17 (12): 1269-1276.

［59］IWANO S, KATO K, NIHASHI T, et al. Comparisons of I-123 diagnostic and I-131 post-treatment scans for detecting residual thyroid tissue and metastases of differentiated thyroid cancer [J]. Ann Nucl Med, 2009, 23 (9): 777-782.

［60］MIHAILOVIC J, PRVULOVIC M, IVKOVIC M, et al. MRI versus ^{131}I whole-body scintigraphy for the detection of lymph node recurrences in differentiated thyroid carcinoma [J]. AJR Am J Roentgenol, 2010, 195 (5): 1197-1203.

［61］KAKUDO K, LI Y, TANIGUCHI E, et al. IgG4-related disease of the thyroid glands [J]. Endocr J, 2012, 59 (4): 273-281.

［62］KAPLAN S L, MANDEL S J, MULLER R, et al. The role of MR imaging in detecting nodal disease in thyroidectomy patients with rising thyroglobulin levels [J]. AJNR Am J Neuroradiol, 2009, 30 (3): 608-612.

［63］KAUR A, DIDOLKAR M S, THOMAS A. Angiosarcoma of the thyroid: A case report with review of the literature [J]. Endocr Pathol, 2013, 24 (3): 156-161.

［64］ KHIZER A T, RAZA S, SLEHRIA A U. Diffusion-weighted MR imaging and ADC mapping in differenti-ating benign from malignant thyroid nodules [J]. J Coll Physicians Surg Pak, 2015, 25 (11): 785-788.

［65］ KIM D S, KIM J H, NA D G, et al. Sonographic features of follicular variant papillary thyroid carcinomas in comparison with conventional papillary thyroid carcinomas [J]. J Ultrasound Med, 2009, 28 (12): 1685-1692.

［66］ KIM E K, PARK C S, CHUNG W Y, et al. New sonographic criteria for recommending fine-needle aspira-tion biopsy of nonpalpable solid nodules of the thyroid [J]. AJR Am J Roentgenol, 2002, 178 (3): 687-691.

［67］ KIM H K, KIM S S, OAK C Y, et al. Diffuse metastasis to the thyroid: unique ultrasonographic finding and clinical correlation [J]. J Korean Med Sci, 2014, 29 (6): 818-824.

［68］ KIM S J, LEE S W, JEONG S Y, et al. Diagnostic performance of technetium-99m methoxy-isobutyl-isonitrile for differentiation of malignant thyroid nodules: A systematic review and meta-analysis [J]. Thyroid, 2018, 28 (10): 1339-1348.

［69］ KOCH B L, HAMILTON B E, HUDGINS P A, et al. Diagnostic imaging: Head and neck [M]. 3rd ed. Salt Lake City, UT: Elsevier Inc., 2016.

［70］ KONDAPALLI A, REDD L, DEBLANCHE L, et al. Primary angiosarcoma of thyroid [J]. BMJ Case Rep, 2019, 12 (6): e228862.

［71］ KUAN C T, WIKSTRAND C J, MCLENDON R E, et al. Detection of amino-terminal extracellular domain of somatostatin receptor 2 by specific monoclonal antibodies and quantification of receptor density in medulloblastoma [J]. Hybridoma (Larchmt), 2009, 28 (6): 389-403.

［72］ KUEH S S, ROACH P J, SCHEMBRI G P. Role of Tc-99m pertechnetate for remnant scintigraphy post-thyroidectomy [J]. Clin Nucl Med, 2010, 35 (9): 671-674.

［73］ KUNO H, SAKAMAKI K, FUJII S, et al. Comparison of mr imaging and dual-energy CT for the evalu-ation of cartilage invasion by laryngeal and hypopharyngeal squamous cell carcinoma [J]. AJNR Am J Neuroradiol, 2018, 39 (3): 524-531.

［74］ KUO M D, JAMSHIDI N. Behind the numbers: Decoding molecular phenotypes with radiogenomics: Guiding principles and technical considerations [J]. Radiology, 2014, 270 (2): 320-325.

［75］ KWAK J Y, JUNG I, BAEK J H, et al. Image reporting and characterization system for ultrasound features of thyroid nodules: Multicentric Korean retrospective study [J]. Korean J Radiol, 2013, 14 (1): 110-117.

［76］ KWAK J Y, HAN K H, YOON J H, et al. Thyroid imaging reporting and data system for US features of nodules: A step in establishing better stratification of cancer risk [J]. Radiology, 2011, 260 (3): 892-899.

［77］ LACOUT A, CHEVENET C, MARCY P Y. Mummified thyroid syndrome [J]. AJR Am J Roent-genol, 2016, 206 (4): 837-845.

［78］ LAM K Y, LO C Y. Metastatic tumors of the thyroid gland: A study of 79 cases in Chinese patients [J]. Arch Pathol Lab Med, 1998, 122 (1): 37-41.

［79］ LAVERMAN P, MCBRIDE W J, SHARKEY R M, et al. A novel facile method of labeling octreotide with (18) F-fluorine [J]. J Nucl Med, 2010, 51 (3): 454-461.

［80］ LEIDIG-BRUCKNER G, CICHOROWSKI G, SATTLER P, et al. Evaluation of thyroid nodules--com-bined use of (99m) Tc-methylisobutylnitrile scintigraphy and aspiration cytology to assess risk of malig-nancy and stratify patients for surgical or nonsurgical therapy: a retrospective cohort study [J]. Clin Endo-crinol (Oxf), 2012, 76 (5): 749-758.

［81］ LI P, ZHANG H. Ultrasonography in the diagnosis and monitoring of therapy for primary thyroid lymphoma [J]. Ultrasound Q, 2019, 35 (3): 246-252.

［82］ LIU Y, WU H, ZHOU Q, et al. Diagnostic value of conventional ultrasonography combined with contrast-enhanced ultrasonography in thyroid imaging reporting and data system (TI-RADS) 3 and 4 Thyroid Micronodules [J]. Med Sci Monit, 2016, 22: 3086-3094.

［83］LIU Z, XUN X, WANG Y, et al. MRI and ultrasonography detection of cervical lymph node metastases in differentiated thyroid carcinoma before reoperation [J]. Am J Transl Res, 2014, 6 (2): 147-154.

［84］LODEWIJK L, WILLEMS S M, DREIJERINK K, et al. The theranostic target prostate-specific membrane antigen is expressed in medullary thyroid cancer [J]. Hum Pathol, 2018, 81: 245-254.

［85］LU Y, MOREIRA A L, HATZOGLOU V, et al. Using diffusion-weighted MRI to predict aggressive histological features in papillary thyroid carcinoma: a novel tool for pre-operative risk stratification in thyroid cancer [J]. Thyroid, 2015, 25 (6): 672-680.

［86］LÜTJE S, GOMEZ B, COHNEN J, et al. Imaging of prostate-specific membrane antigen expression in metastatic differentiated thyroid cancer using 68Ga-HBED-CC-PSMA PET/CT [J]. Clin Nucl Med, 2017, 42 (1): 20-25.

［87］STEINBERG M, CAVALIERI R R, CHOY S H. Uptake of technetium 99-pertechnetate in a primary thyroid carcinoma: Need for caution in evaluating nodules [J]. J Clin Endocrinol Metab, 1970, 31 (1): 81-84.

［88］MCZLEOD D S, WATTERS K F, CARPENTER A D, et al. Thyrotropin and thyroid cancerdiagnosis: A systematic review and dose-response meta-analysis [J]. J Clin Endocrinol Metab, 2012, 97 (8): 2682-2692.

［89］MIDDLETON W D, TEEFEY S A, READING C C, et al. Multiinstitutional analysis of thyroid nodule risk stratification using the American College of Radiology Thyroid Imaging Reporting and Data System [J]. AJR Am J Roentgenol, 2017, 208 (6): 1331-1341.

［90］MILLER B, BURKEY S, LINDBERG G, et al. Prevalence of malignancy within cytologically indeterminate thyroid nodules [J]. Am J Surg, 2004, 188 (5): 459-462.

［91］MITCHELL A L, GANDHI A, SCOTT-COOMBES D, et al. Management of thyroid cancer: United Kingdom National Multidisciplinary Guidelines [J]. J Laryngol Otol, 2016, 130 (S2): S150-S160.

［92］MOON W J, BAEK J H, JUNG S L, et al. Ultrasonography and the ultrasound-based management of thyroid nodules: Consensus statement and recommendations [J]. Korean J Radiol, 2011, 12 (1): 1-14.

［93］MOON W J, JUNG S L, LEE J H, et al. Benign and malignant thyroid nodules: US differentiation--multicenter retrospective study [J]. Radiology, 2008, 247 (3): 762-770.

［94］MOORE M, PANJWANI S, MATHEW R, et al. Well-differentiated thyroid cancer neovasculature expresses prostate-specific membrane antigen: A possible novel therapeutic target [J]. Endocr Pathol, 2017, 28 (4): 339-344.

［95］MORITANI S. Appropriateness of subadventitial resection for invasion of the carotid artery by papillary thyroid carcinoma [J]. World J Surg, 2019, 43 (2): 519-526.

［96］NA D G, BAEK J H, SUNG J Y, et al. Thyroid imaging reporting and data system risk stratification of thyroid nodules: Categorization based on solidity and echogenicity [J]. Thyroid, 2016, 26 (4): 562-572.

［97］NADIG M R, PANT G S, BAL C. Usefulness of 99mTc-pertechnetate single-photon emission computed tomography in remnant mass estimation of postsurgical patients of differentiated thyroid cancer during internal dosimetry [J]. Nucl Med Commun, 2008, 29 (9): 809-814.

［98］NAKHJAVANI M K, GHARIB H, GOELLNER J R, et al. Metastasis to the thyroid gland: A report of 43 cases [J]. Cancer, 1997, 79 (3): 574-578.

［99］SEMIZ OYSU A, AYANOGLU E, KODALLI N, et al. Dynamic contrast-enhanced MRI in the differentiation of posttreatment fibrosis from recurrent carcinoma of the head and neck [J]. Clin Imaging, 2005, 29 (5): 307-312.

［100］PAPINI E, GUGLIELMI R, BIANCHINI A, et al. Risk of malignancy in nonpalpable thyroid nodules: Predictive value of ultrasound and color-Doppler features [J]. J Clin Endocrinol Metab, 2002, 87 (5): 1941-1946.

［101］PAPOTTI M, KUMAR U, VOLANTE M, et al. Immunohistochemical detection of somatostatin receptor types 1-5 in medullary carcinoma of the thyroid [J]. Clin Endocrinol (Oxf), 2001, 54 (5): 641-649.

[102] PARK E K, CHUNG J K, LIM I H, et al. Recurrent/metastatic thyroid carcinomas false negative for serum thyroglobulin but positive by posttherapy I-131 whole body scans [J]. Eur J Nucl Med Mol Imaging, 2009, 36 (2): 172-179.

[103] PARK J Y, LEE H J, JANG H W, et al. A proposal for a thyroid imaging reporting and data system for ultrasound features of thyroid carcinoma [J]. Thyroid, 2009, 19 (11): 1257-1264.

[104] PATERSON B M, ROSELT P, DENOYER D, et al. PET imaging of tumours with a 64Cu labeled macro-bicyclic cage amine ligand tethered to Tyr3-octreotate [J]. Dalton Trans, 2014, 43 (3): 1386-1396.

[105] PAUDYAL R, LU Y, HATZOGLOU V, et al. Dynamic contrast-enhanced MRI model selection for predicting tumor aggressiveness in papillary thyroid cancers [J]. NMR Biomed, 2020, 33 (1): e4166.

[106] PEI S, CONG S, ZHANG B, et al. Diagnostic value of multimodal ultrasound imaging in differentiating benign and malignant TI-RADS category 4 nodules [J]. Int J Clin Oncol, 2019, 24 (6): 632-639.

[107] READING C C, CHARBONEAU J W, HAY I D, et al. Sonography of thyroid nodules: A "classic pattern" diagnostic approach [J]. Ultrasound Q, 2005, 21 (3): 157-165.

[108] ROSAI J. Handling of thyroid follicular patterned lesions [J]. Endocr Pathol, 2005, 16 (4): 279-283.

[109] RUAN J L, YANG H Y, LIU R B, et al. Fine needle aspiration biopsy indications for thyroid nodules: Compare a point-based risk stratification system with a pattern-based risk stratification system [J]. Eur Radiol, 2019, 29 (9): 4871-4878.

[110] RUSS G, ROYER B, BIGORGNE C, et al. Prospective evaluation of thyroid imaging reporting and data system on 4550 nodules with and without elastography [J]. Eur J Endocrinol, 2013, 168 (5): 649-655.

[111] SAGER S, KABASAKAL L, OCAK M, et al. Clinical value of technetium-99m-labeled octreotide scintigraphy in local recurrent or metastatic medullary thyroid cancers: a comparison of lesions with 18F-FDG-PET and MIBI images [J]. Nucl Med Commun, 2013, 34 (12): 1190-1195.

[112] SAGGIORATO E, ANGUSTI T, ROSAS R, et al. 99mTc-MIBI Imaging in the presurgical characterization of thyroid follicular neoplasms: Relationship to multidrug resistance protein expression [J]. J Nucl Med, 2009, 50 (11): 1785-1793.

[113] SAKAT M S, SADE R, KILIC K, et al. The use of dynamic contrast-enhanced perfusion mri in differentiating benign and malignant thyroid nodules [J]. Indian J Otolaryngol Head Neck Surg, 2019, 71 (Suppl 1): 706-711.

[114] SAMANCI C, ONAL Y, SAGER S, et al. Diagnostic capabilities of mri versus 18F FDG PET-CT in postoperative patients with thyroglobulin positive, 131I-negative local recurrent or metastatic thyroid cancer [J]. Curr Med Imaging Rev, 2019, 15 (10): 956-964.

[115] SANTHANAM P, LADENSON P W. Surveillance for differentiated thyroid cancer recurrence [J]. Endocrinol Metab Clin North Am, 2019, 48 (1): 239-252.

[116] SASIKUMAR A, JOY A, PILLAI M, et al. Rare case of intratracheal metastasis detected on 68Ga-prostate-specific membrane antigen pet/ct scan in a case of thyroglobulin elevated negative iodine scan syndrome [J]. Clin Nucl Med, 2018, 43 (4): 282-283.

[117] SCHLUMBERGER M, BROSE M, ELISEI R, et al. Definition and management of radioactive iodine-refractory differentiated thyroid cancer [J]. Lancet Diabetes Endocrinol, 2014, 2 (5): 356-358.

[118] TUTTLE R M, TALA H, SHAH J, et al. Estimating risk of recurrence in differentiated thyroid cancer after total thyroidectomy and radioactive iodine remnant ablation: Using response to therapy variables to modify the initial risk estimates predicted by the new American Thyroid Association staging system [J]. Thyroid, 2010, 20 (12): 1341-1349.

[119] SCHWARTZ L H, BOGAERTS J, FORD R, et al. Evaluation of lymph nodes with RECIST 1. 1 [J]. Eur J Cancer, 2009, 45 (2): 261-267.

［120］ SHI R, YAO Q, WU L, et al. T2*mapping at 3. 0T MRI for differentiation of papillary thyroid carcinoma from benign thyroid nodules [J]. J Magn Reson Imaging, 2016, 43 (4): 956-961.

［121］ SHIN J H, BAEK J H, CHUNG J, et al. Ultrasonography diagnosis and imaging-based management of thyroid nodules: revised Korean Society of Thyroid Radiology consensus statement and recommendations [J]. Korean J Radiol, 2016, 17 (3): 370-395.

［122］ SMALLRIDGE R C, COPLAND J A. Anaplastic thyroid carcinoma: pathogenesis and emerging therapies [J]. Clin Oncol (R Coll Radiol), 2010, 22 (6): 486-497.

［123］ SUROV A, GOTTSCHLING S, WIENKE A, et al. Primary thyroid sarcoma: A systematic review [J]. Anticancer Res, 2015, 35 (10): 5185-5191.

［124］ TAKASHIMA S, TAKAYAMA F, WANG J, et al. Using MR imaging to predict invasion of the recurrent laryngeal nerve by thyroid carcinoma [J]. AJR Am J Roentgenol, 2003, 180 (3): 837-842.

［125］ TAN G H, GHARIB H. Thyroid incidentalomas: Management approaches to nonpalpable nodules discovered incidentally on thyroid imaging [J]. Ann Intern Med, 1997, 126 (3): 226-231.

［126］ TAYWADE S K, DAMLE N A, BAL C. PSMA expression in papillary thyroid carcinoma: opening A new horizon in management of thyroid cancer？ [J]. Clin Nucl Med, 2016, 41 (5): e263-e265.

［127］ TESSLER F, MIDDLETON W, GRANT E, et al. ACR Thyroid Imagin, Reporting and Data System (TI-RADS): White Paper of the ACR TI-RADS Committee [J]. J Am Coll Radio, 2017, 14 (5): 587-595.

［128］ TRAN K, KHAN S, TAGHIZADEHASL M, et al. Gallium-68 Dotatate PET/CT is superior to other imaging modalities in the detection of medullary carcinoma of the thyroid in the presence of high serum calcitonin [J]. Hell J Nucl Med, 2015, 18 (1): 19-24.

［129］ VERMIGLIO F, VIOLI M A, FINOCCHIARO M D, et al. Short-term effectiveness of low-dose radioiodune ablative treatment of thyroid remnants after thyroidectomy for differentiated thyroid cancer [J]. Thyroid, 1999, 9 (4): 3873-3891.

［130］ VRACHIMIS A, STEGGER L, WENNING C, et al.[(68) Ga] DOTATATE PET/MRI and [(18) F] FDG PET/CT are complementary and superior to diffusion-weighted MR imaging for radioactive-iodine-refractory differentiated thyroid cancer [J]. Eur J Nucl Med Mol Imaging, 2016, 43 (10): 1765-1772.

［131］ WANG H, SONG B, YE N, et al. Machine learning-based multiparametric MRI radiomics for predicting the aggressiveness of papillary thyroid carcinoma [J]. Eur J Radiol, 2020, 122: 108755.

［132］ WANG J, TAKASHIMA S, MATSUSHITA T, et al. Esophageal invasion by thyroid carcinomas: Prediction using magnetic resonance imaging [J]. J Comput Assist Tomogr, 2003, 27 (1): 18-25.

［133］ WANG J C, TAKASHIMA S, TAKAYAMA F, et al. Tracheal invasion by thyroid carcinoma: Prediction using MR imaging [J]. American Journal of Roentgenology, 2001, 177 (4): 929-936.

［134］ WANG Z, FU B, XIAO Y, et al. Primary thyroid lymphoma has different sonographic and color Doppler features compared to nodular goiter [J]. J Ultrasound Med, 2015, 34 (2): 317-323.

［135］ WEI X, LI Y, ZHANG S, et al. Evaluation of primary thyroid lymphoma by ultrasonography combined with contrast-enhanced ultrasonography: A pilot study [J]. Indian J Cancer, 2015, 52 (4): 546-550.

［136］ WELLS S A, ASA S L, DRALLE H, et al, American Thyroid Association Guidelines Task Force on Medullary Thyroid C. Revised American Thyroid Association guidelines for the management of medullary thyroid carcinoma [J]. Thyroid, 2015, 25: 567-610.

［137］ WIEDER H, BEER A J, POETHKO T, et al. PET/CT with Gluc-Lys-([(18) F] FP)-TOCA: correlation between uptake, size and arterial perfusion in somatostatin receptor positive lesions [J]. Eur J Nucl Med Mol Imaging, 2008, 35 (2): 264-271.

［138］ WILD D, SCHMITT J R, GINJ M, et al. DOTA-NOC, a high-affinity ligand of somatostatin receptor subtypes 2, 3 and 5 for labelling with various radiometals [J]. Eur J Nucl Med Mol Imaging, 2003,

30 (10): 1338-1347.

［139］ XIA Y, WANG L, JIANG Y, et al. Sonographic appearance of primary thyroid lymphoma-preliminary experience [J]. PLoS One, 2014, 9 (12): e114080.

［140］ YAMAZAKI H, IWASAKI H, SUGANUMA N, et al. Anaplastic thyroid carcinoma diagnosed after treatment of lenvatinib for papillary thyroid carcinoma [J]. Endocrinol Diabetes Metab Case Rep, 2019, 2019: 19-0085.

［141］ YOON J, LEE H, KIM E, et al. Malignancy risk stratification of thyroid nodules: comparison between the thyroid imaging reporting and data system and the 2014 American Thyroid Association Management Guidelines [J]. Radiology, 2016, 278 (3): 917-924.

［142］ ZAMARRÓN C, ABDULKADER I, ARESES M C, et al. Metastases of renal cell carcinoma to the thyroid gland with synchronous benign and malignant follicular cell-derived neoplasms [J]. Case Rep Oncol Med, 2013, 2013: 485025.

［143］ ZHANG B, JIANG Y X, LIU J B, et al. Utility of contrast-enhanced ultrasound for evaluation of thyroid nodules [J]. Thyroid, 2010, 20 (l): 51-57.

［144］ ZHAO W J, FU L R, HUANG Z M, et al. Effectiveness evaluation of computer-aided diagnosis system for the diagnosis of thyroid nodules on ultrasound: A systematic review and meta-analysis [J]. Medi-cine, 2019, 98 (32): e16379.

［145］ ZHENG, XU, KANG, et al. A single-center retrospective validation study of the american college of radiology thyroid imaging reporting and data system [J]. Ultrasound, 2018, 34 (2): 77-83.

［146］ 白永利, 迟达超, 阎立昆, 等. ^{99m}Tc-depreotide 受体显像在分化型甲状腺癌转移灶诊断中的临床应用 [J]. 现代肿瘤医学, 2013, 21 (8): 1723-1725.

［147］ 白永利, 王林, 董莉. ^{99}Tc- 甲氧异腈显像在分化型甲状腺癌转移灶诊断中的临床应用 [J]. 现代肿瘤医学. 2017; 25 (08): 1289-1291.

［148］ 陈立波, 丁勇, 关海霞, 等. 中国临床肿瘤学会 (CSCO) 持续 / 复发及转移性分化型甲状腺癌诊疗指南 2019 [J]. 肿瘤预防与治疗, 2019, 32 (12): 1051-1080.

［149］ 高明, 葛明华. 甲状腺肿瘤学 [M]. 北京: 人民卫生出版社, 2018.

［150］ 何文, 黄品同. 乳腺、甲状腺介入性超声学 [M]. 北京: 人民卫生出版社, 2018.

［151］ 刘如玉, 张波. 超声在甲状腺结节和甲状腺癌全程管理中的作用 [J]. 中国医学科院学报, 2017, 39 (3): 445-450.

［152］ 刘如玉, 张波. 美国放射学会甲状腺结节影像报告系统和影像偶发甲状腺结节管理系列白皮书解读 [J]. 中国癌症杂志, 2018, 28 (2): 88-97.

［153］ 马姣姣, 张波. 甲状腺结节超声风险分层的利与弊 [J]. 中国癌症杂志, 2020, 30 (7): 546-550.

［154］ 王洪杰, 于霞, 田进军, 等. 人工智能在超声影像甲状腺结节良恶性预测研究 [J]. 中国医学装备, 2019, 16 (12): 27-31.

［155］ 王怡, 张群霞, 冉海涛. 甲状腺平滑肌肉瘤超声表现 1 例 [J]. 临床超声医学杂志, 2017, 19 (12): 801-804.

［156］ 邬宏恂, 王隽. 甲状腺滤泡状癌声像图分析 .[J]. 临床超声医学杂志, 2007, 9 (9): 535-538.

［157］ 席雪华, 高琼, 张波. 超声评估持续 / 复发及转移性分化型甲状腺癌 [J]. 北京医学, 2018, 40 (11): 1064-1066.

［158］ 萧毅, 刘士远. 医学影像人工智能进入深水区后的思考 [J]. 中华放射学杂志, 2019, 53 (1): 2-5.

［159］ 杨帆, 李耀华, 李盼盼, 等. 甲状腺滤泡型乳头状癌的超声影像分析 [J]. 中国超声医学杂志, 2013, 29 (1): 4-7.

［160］ 张波, 姜玉新, 藏晴等. 甲状腺实性结节的彩色多普勒超声和免疫组织化学研究 [J]. 中华超声影像学杂志, 2010 (08): 697-700.

［161］ 张波, 姜玉新. 甲状腺结节的超声诊断思维 [J]. 中华超声影像学杂志, 2011, 20 (8): 726-728.

［162］ 张波，吴琼，徐景竹. 2015 年美国甲状腺学会《成人甲状腺结节与分化型甲状腺癌诊治指南》解读：超声部分 [J]. 中国癌症杂志，2016, 26 (1): 19-24.

［163］ 张纯海，高识，朱灏宇，等. ^{99m}Tc-MIBI 显像在甲状腺结节诊断中的应用研究 [J]. 中国实验诊断学. 2008, 12 (12): 1560-1561.

［164］ 中国临床肿瘤学会 (CSCO) 甲状腺癌专家委员会，中国研究型医院学会甲状腺疾病专业委员会，中国医师协会外科医师分会甲状腺外科医师委员会，等. 碘难治性分化型甲状腺癌的诊治管理共识 (2019 年版)[J]. 中国癌症杂志，2019, 29 (6): 476-480.

［165］ 中国医师协会超声医师分会. 中国超声造影临床应用指南 [J]. 北京：人民卫生出版社，2017.

［166］ 中华人民共和国国家卫生健康委员会. 甲状腺癌诊疗规范 (2018 年版)[J]. 中华普通外科学文献 (电子版), 2019, 13 (1): 1-15.

［167］ 中华医学会内分泌学分会，中华医学会外科学分会内分泌学组，中国抗癌协会头颈肿瘤专业委员会，中华医学会核医学分会. 甲状腺结节和分化型甲状腺癌诊治指南 [J]. 中华核医学与分子影像杂志，2013, 33 (2): 96-115.

第五章　甲状腺癌实验室指标的
检测及影响因素

与甲状腺癌相关的实验室指标主要包括：①甲状腺滤泡分泌的甲状腺素（thyroxine，T_4）和三碘甲腺原氨酸（3,5,3'-triiodothyronine，T_3）以及垂体分泌的促甲状腺激素（thyroid stimulating hormone，TSH），主要用于分化型甲状腺癌（differentiated thyroid carcinoma，DTC）患者手术后激素替代治疗时甲状腺功能的监测；②肿瘤相关的标志物，包括甲状腺球蛋白（thyroglobulin，Tg）、甲状腺球蛋白抗体（thyroglobulin antibodies，TgAb）、降钙素（calcitonin，CT）和癌胚抗原（carcinoembryonic antigen，CEA），主要用于甲状腺癌患者的治疗监测和预后判断；③其他指标，包括碘代谢和钙磷代谢的相关指标，主要用于甲状腺癌患者的管理。甲状腺癌患者需要定期检测上述实验室指标，以进行终生的定期治疗监测，以帮助及时发现肿瘤的复发或转移，并根据这些结果合理调整治疗方案。因此临床医师了解上述实验室指标的检测和相关影响因素，对于结果的解读具有重要的意义。

第一节　甲状腺相关激素的测定

一、甲状腺激素

甲状腺激素包括甲状腺素（T_4）和三碘甲腺原氨酸（T_3），两者均为酪氨酸含碘衍生物。血浆中 99% 以上的 T_3 和 T_4 均与血浆蛋白可逆结合，主要的结合蛋白是甲状腺素结合球蛋白（thyroxine-binding globulin，TBG），少部分与白蛋白、前白蛋白（甲状腺素转运蛋白）结合。其余没有和血浆蛋白结合的分别为游离甲状腺素（free thyroxine，FT_4）和游离三碘甲腺原氨酸（free 3,5,3'-triiodothyronine，FT_3），游离和血浆蛋白结合的 T_4、T_3 之和分别为总甲状腺素

（total thyroxine，TT$_4$）、总三碘甲腺原氨酸（total 3，5，3'-triiodothyronine，TT$_3$）。FT$_4$ 和 FT$_3$ 分别占 TT$_4$ 和 TT$_3$ 的 0.02%~0.05% 和 0.1%~0.3%，在体内的含量极低，但是仅有 FT$_4$ 和 FT$_3$ 能够进入靶细胞发挥作用，且不受 TBG 浓度的影响，因此 FT$_4$ 和 FT$_3$ 水平更能真实反映甲状腺功能状态，具有更重要的临床参考价值。

（一）甲状腺激素测定的方法学

目前甲状腺激素检测的主流方法为化学发光法，根据标志物的不同可以分为化学发光免疫分析法（chemiluminescent immunoassay，CLIA）和电化学发光免疫分析法（electro-chemiluminescence immunoassay，ECLIA）。CLIA 和 ECLIA 的方法具有灵敏度高、检测范围广、自动化程度高、检测速度快等优势，但由于是基于抗原抗体反应的原理，存在较多的干扰因素，同时不同检测系统使用的抗体来源、针对的抗原表位、包被方式、发光原理等不尽相同，检测结果之间的可比性也不理想。对于治疗监测中的患者，建议使用来自同一实验室的相同检测系统进行监测为宜。

液相色谱串联质谱（liquid chromatography-tandem mass spectrometry，LC-MS/MS）方法是基于质荷比的原理检测 T$_3$ 和 T$_4$，可以消除各种检测干扰，LC-MS/MS 检测 TT$_3$ 和 TT$_4$ 相对比较容易，但是 TT$_3$ 和 TT$_4$ 临床意义有限，FT$_3$ 和 FT$_4$ 的检测更加重要。但是国内目前还没有应用 LC-MS/MS 法检测 FT$_3$ 和 FT4 的方法，一方面是因为 LC-MS/MS 的设备成本昂贵，手工操作复杂难以自动化，另一方面是因为标本前处理过程中，萃取 FT$_3$ 和 FT$_4$ 时不容易保持 FT$_3$、FT$_4$ 与结合 T$_3$、结合 T$_4$ 的动态平衡而影响 FT$_3$ 和 FT$_4$ 测定的准确性。

目前在美国也仅有少数几家实验室如梅奥医学中心（Mayo Clinic）和美国独立实验室 Quest 可以提供 LC-MS/MS 检测 FT$_3$ 和 FT$_4$ 的方法，这两个实验室同时提供 ECLIA 的方法，只有在医师怀疑结果可能受到干扰难以解释时，才申请 LC-MS/MS 方法检测 FT$_3$ 和 FT$_4$。国内外绝大多数医疗机构还是使用基于抗原抗体反应的 CLIA 和 ECLIA 方法检测 FT$_3$ 和 FT$_4$。

甲状腺激素不同单位之间的换算关系：FT$_4$：ng/dl × 12.87=pmol/L；FT$_3$：pg/ml × 1.536 = pmol/L；TT$_4$：μg/dl × 12.87=nmol/L；TT$_3$：ng/ml × 1.536=nmol/L。

（二）甲状腺激素测定标本的选择和保存

不同检测系统推荐使用的标本类型和标本保存时间不尽相同，通常情况下血清为比较通用的标本类型。表 5-1-1 列出了目前使用较多的不同进口品牌试剂说明书中推荐使用的标本类型和 2~8℃、–20℃ 及以下的标本保存时间供参考。其他检测系统所推荐使用的标本类型和标本保存条件可以参考实验室所使用的检测系统的试剂说明书。

（三）影响甲状腺激素结果的生理因素

1. **TBG 对于 TT$_3$ 和 TT$_4$ 的影响**　血清中 99% 以上的 T$_3$ 和 T$_4$ 与血浆蛋白结合，TBG 为最主要的结合蛋白，可以影响 TT$_3$ 和 TT$_4$ 的水平。当血清 TBG 升高时，TT$_4$ 和 TT$_3$ 也升高，当血清 TBG 下降时，TT$_4$ 和 TT$_3$ 也下降。

血清 TBG 非特异性升高时多伴有 TT$_3$ 和 TT$_4$ 升高，但 FT$_3$ 和 FT$_4$ 无明显变化，患者一般没有甲状腺功能亢进的表现。主要见于妊娠、口服避孕药、大剂量雌激素治疗、家族性 TBG 增多症、肝硬化、多发性骨髓瘤等。

表 5-1-1　甲状腺激素测定使用的标本类型和标本保存条件

项目	检测系统	标本类型	2~8℃保存	-20℃及以下保存
FT$_4$	Abbott	血清	6 天	6 天
	Roche	肝素或 EDTA 血浆	7 天	30 天
	Beckman	血清 肝素血浆	48 小时	-
	Siemens	血清 肝素或 EDTA 血浆	48 小时	-
FT$_3$	Abbott	血清	6 天	6 个月
	Roche	肝素或 EDTA 血浆	7 天	30 天
	Beckman	血清 肝素血浆	48 小时	-
	Siemens	血清	48 小时	-
TT$_4$	Abbott	血清	6 天	6 天
	Roche（e60x）	肝素或 EDTA 血浆	7 天	30 天
	Roche（e801）		8 天	12 个月
	Beckman	血清 肝素血浆	24 小时	-
	Siemens	血清	48 小时	-
TT$_3$	Abbott	血清	6 天	6 个月
	Roche（e60x）	肝素或 EDTA 血浆	7 天	30 天
	Roche（e801）		14 天	12 个月
	Beckman	血清 肝素血浆	48 小时	-
	Siemens	血清	48 小时	-

　　血清 TBG 非特异性降低时多伴有 TT$_3$ 和 TT$_4$ 下降,但 FT$_3$ 和 FT$_4$ 无明显变化,患者一般没有甲状腺功能减退的表现。主要见于大剂量雄激素或糖皮质激素治疗、家族性 TBG 降低症、肾病综合征、肢端肥大症、失蛋白性肠道疾病等。

　　此外,TBG 缺陷会严重影响 TT$_3$ 和 TT$_4$ 的水平。TBG 的缺陷分为 TBG 过量(患病率1/25 000)和完全或部分 TBG 的缺陷(患病率分别为 1/15 000 和 1/4 000)。TBG 缺陷是 X 染色体连锁遗传病,在男性患者中完全表达。TBG 缺陷使血清中的 TT$_3$ 和 TT$_4$ 的浓度发生改变,但游离甲状腺激素浓度保持不变,因此不会引起甲状腺疾病。

　　2. 性别和年龄　性别对于甲状腺激素的影响,不同的研究结果不一致。但总体来说,男性和女性甲状腺激素水平差异不大,成人男性和女性可以使用相同的甲状腺激素参考区间。

　　从幼儿期到成人,FT$_3$ 和 FT$_4$ 的水平均随着年龄的增长而下降。Mayo Clinic 对于儿童和青少年均使用了与成年人不同的 FT_4、TT_3 和 TT_4 参考区间,具体见表 5-1-2。同时,Roche、Siemens 也提供了儿童和青少年人群的 FT_3 和 FT_4 参考区间。

表 5-1-2　Mayo Clinic 儿童和青少年 FT_4、TT_3 和 TT_4 参考区间[*]

项目	年龄	参考区间
$FT_4/(ng \cdot dl^{-1})$	0~5 天	0.9~2.5
	6 天~2 个月	0.9~2.2
	3~11 个月	0.9~2.0
	1~5 岁	1.0~1.8
	6~10 岁	1.0~1.7
	11~19 岁	1.0~1.6
$TT_4/(mg \cdot dl^{-1})$	0~5 天	5.0~18.5
	6 天~2 个月	5.4~17.0
	3~11 个月	5.7~16.0
	1~5 岁	6.0~14.7
	6~10 岁	6.0~13.8
	11~19 岁	5.9~13.2
$TT_3/(ng \cdot dl^{-1})$	0~5 天	73~288
	6 天~2 个月	80~275
	3~11 个月	86~265
	1~5 岁	92~248
	6~10 岁	93~231
	11~19 岁	91~218

注:* 检测方法为电化学发光免疫分析方法。

3. **进食**　进食对甲状腺激素结果的影响不大,通常情况下,采血测定甲状腺激素及 TSH 时,不需要空腹。

4. **激素替代治疗**　通常首剂给药后 5 个半衰期,药物在体内的浓度可达到稳态浓度,按照左甲状腺素平均半衰期 7 天计算,体内左甲状腺素达到稳态浓度需要 35 天,因此检测甲状腺激素时应考虑此因素,建议在首剂给药 35 天后采血。而一旦调整药物治疗的剂量,则需要再经过 35 天才能达到新的稳态浓度。另外,甲状腺功能亢进的患者,左甲状腺素的半衰期会缩短至 3~4 天;甲状腺功能减退时,左甲状腺素的半衰期会延长至 9~10 天。医师在进行激素替代治疗后选择采血时间和解读相关的结果时,均需要考虑开始治疗、调整治疗剂量的时间以及患者的甲状腺功能状态。

达到稳态浓度后,药物在体内的浓度将在谷浓度和峰浓度之间波动,一般在服药前为谷浓度,口服左甲状腺素 5 小时后达峰值,通常在服药前采血测定 FT_4 和 TT_4。而 TT_3、FT_3 和

TSH 则不受服药时间的影响,但如果是与 FT_4 和 TT_4 一起采血测定,则需要在口服药物之前采血。

5. **季节**　甲状腺激素的分泌是否呈现季节性节律尚存在争议。有研究表明夏季 TT_3 和 FT_4 平均水平显著低于冬季水平,而 TT_4 和 FT_3 水平则几乎不受季节影响。

6. **药物**　一些药物可影响 T_3 或 T_4 及其结合蛋白之间的平衡,导致游离甲状腺激素浓度的改变。这些药物包括阿司匹林、呋塞米、卡马西平、苯巴比妥、苯妥英、非甾体抗炎药、苯丁酮和肝素等。对健康志愿者和甲状腺功能减退的患者给予肝素后,FT_4 浓度可在 2~15 分钟后快速增加,最高可增加 5 倍。在最后一次使用肝素治疗至少 10 小时后采血测定甲状腺激素,可以减少相应的影响。

还有些药物可以改变 TBG 的浓度,如他莫昔芬、雷洛昔芬、雌激素、氟尿嘧啶、氯贝丁酯、海洛因 / 美沙酮和米托坦会增加 TBG 的血清浓度,相反,烟碱酸、天冬酰胺酶、慢性糖皮质激素治疗和雄激素 / 合成类固醇会抑制 TBG 的合成。在这种情况下,通常只是改变 TT_3 和 TT_4 的水平,而游离甲状腺激素不受影响。

因此,当甲状腺功能的检测结果不符时,对患者服药史的评估至关重要。

(四)影响甲状腺激素测定的常见干扰因素

甲状腺激素测定的常见干扰因素包括甲状腺激素自身抗体(thyroid hormone autoantibodies,THAAb)、嗜异性抗体、类风湿因子、生物素等。当甲状腺激素不同项目之间或者甲状腺激素各项目与 TSH 之间的关系无法解释或者甲状腺激素的测定结果与临床不符合或者不同检测系统检测结果相差甚远时,应及时与检验医师联系,以进一步确认是否存在干扰并设法排除。

1. **甲状腺激素自身抗体**　THAAb 是指针对 T_3 和 / 或 T_4 的一类自身抗体,通常是多克隆的 IgG 型,在自身免疫性疾病的患者中比较常见。THAAb 增多可明显干扰 FT_3 和 FT_4 的测定,也可干扰 TT_3 和 TT_4 的测定,导致临床对患者的误诊误治。THAAb 出现在表观健康的人群中的比例小于 1.8%,但自身免疫性甲状腺疾病患者中的检出率可高达 40%。

在使用多种免疫学方法测定甲状腺激素时,试剂中的标记示踪剂和血清中的甲状腺激素在捕获抗体的标记位点上竞争结合,然而 THAAb 也可能参与到这一免疫反应中,造成甲状腺激素测定结果假性增高或者降低。但是,并非存在 THAAb 就一定会干扰检测,多数情况下样本中存在 THAAb 似乎不会影响甲状腺激素的测定,抗体效价、特异性、亲和性以及检测系统等可能都是决定能否显著影响测定结果的因素。

当甲状腺激素的结果与临床表现不符时,应当怀疑 THAAb 的存在,检验医师可通过更换检测系统、PEG 沉淀、使用 LC-MS/MS 方法等进一步确认。通常情况下,THAAb 并不干扰 TSH 的测定,此时 TSH 的结果能够更为可靠地反映甲状腺功能状态。

2. **嗜异性抗体**　嗜异性抗体是针对特定动物免疫球蛋白或针对各种动物物种的免疫球蛋白的抗体,具体取决于表位和物种间免疫球蛋白的交叉反应性。嗜异性抗体引起的干扰可能导致一种或多种检测系统出现假性降低或假性升高的结果,这取决于反应过程中干扰位点,但通常情况下造成假性升高的情况更加普遍。

正常人产生嗜异性抗体的概率较低,为 0.2%~15%。使用单克隆抗体药物治疗的患者、与动物密切接触、注射了含动物免疫球蛋白的疫苗、自身免疫性疾病的患者容易产生嗜异性抗体。可通过嗜异性抗体阻断剂、连续稀释测定和更换不同检测系统重复测定等不同方法搜集干扰的证据。

与 TSH 相比,FT_3 和 FT_4 免疫学方法不太容易受到嗜异性抗体的干扰。

3. **生物素**　生物素(也称维生素 H,维生素 B_7 或维生素 B_8),易溶于水,是能通过肠道细菌来合成脱酸酶的辅因子,也可以从食物中直接获取。成人摄入量一般为 30~35μg/d。最近,高剂量生物素(100~300mg/d)已经成功应用于进行性多发性硬化症的试验研究和随机、双盲和安慰剂对照的研究中。生物素可用于罕见的代谢紊乱失调的患者(例如生物素酶缺乏症和丙酸血症中需要 10~40mg/d),也可用于脱发的膳食补充剂或者改善指甲和皮肤的纹理(≤20mg/d)。

生物素 - 链霉亲和素相互作用已经广泛应用于多种双抗体夹心和竞争法的免疫学方法检测。2017 年,法国超过 50% 的实验室使用基于链霉亲和素 / 生物素的免疫法测定 TSH、FT_3 和 FT_4。正常饮食摄入生物素的量不会引起检测干扰,据报道干扰剂量在 1.5~300mg/d 变化。

在竞争法分析测定 FT_3 和 FT_4 时,如果血清中生物素浓度过高,可以与生物素化的抗原抗体复合物竞争结合链霉亲和素包被的磁性颗粒,导致检测信号值错误降低,FT_3 和 FT_4 的结果假性升高(检测信号值与 FT_3 和 FT_4 的浓度呈反比)。必须注意的是生物素的干扰与检测系统直接相关,即使是使用了生物素 - 链霉亲和素的检测系统,是否受到干扰及干扰的程序均不相同。

正常情况下,生物素进入体内的半衰期约 2 小时,大多数人在 4~5 小时从体内清除。因此口服生物素或含生物素的多元维生素制剂的患者,建议在口服相关制剂 12 小时后采血。但对于使用大剂量生物素的患者,可能需要停止服用生物素两天以上再进行抽血测定。

二、促甲状腺激素

TSH 是腺垂体合成和分泌的糖蛋白,由 2 种亚基组成。其中 β 亚基携带 TSH 特异的免疫学和生物学信息,其 α 链携带种属特异性信息,与 LH、FSH 和 hCG 的 α 链上具有相同的氨基酸顺序。TSH 是下丘脑 - 垂体 - 甲状腺调节系统的重要调节激素,主要用于调节甲状腺功能,促进 T_3 和 T_4 的合成和分泌,同时,TSH 自身的合成与分泌过程受到 T_3 和 T_4 浓度的负反馈机制调控。

(一) TSH 测定的方法学

目前 TSH 检测的主要方法为化学发光法,根据标志物的不同可以分为 CLIA 和 ECLIA。目前各检测系统 TSH 的功能灵敏度均可以达到 <0.01mU/L,可以满足低水平 TSH 的检测需求。

同一患者的样本使用不同检测系统测定 TSH 时,结果存在一定的差异,因此不同检测系统的参考区间也不尽相同。特别是对于非常低的 TSH 值,如对于低于参考区间下限的

TSH 结果,不同检测系统间的差异较大。研究结果表明,在低 TSH 浓度下,不同检测系统之间差异很难用仅基于数学重新校准程序的协调程序来减少。

目前国内外也有 TSH 相关的即时检验(point-of-care testing,POCT)产品,但是超敏感方法罕见,相应产品的功能灵敏度/定量下限是否能达到临床对于低浓度 TSH 水平的检测需要还不是很明确。

(二)TSH 测定标本的选择和保存

一般情况下,血清和肝素或 EDTA 抗凝的血浆均可用于 TSH 检测,以血清较为常用。

不同检测方法声称的标本保存时间不同,通常情况下,分离后的血清或者血浆样本在 2~8℃可以保存 7 天,在 –20℃或以下冻存可以保存 6 个月。具体可以参考实验室使用的检测系统试剂说明书标示的标本稳定性说明。

(三)影响 TSH 结果的生理因素

1. TSH 在人体内的昼夜变化规律　成人血清中的 TSH 具有明显的昼夜变化节律性。血清中 TSH 通常在凌晨后达到顶峰,然后开始逐渐下降,至下午 3 时左右达到最低值,之后开始缓慢升高,于晚上 9 时开始快速上升至凌晨后再次达到峰值。国内外研究中纳入的男性和女性 TSH 水平分别为(1.54 ± 0.11)mU/L 和(1.36 ± 0.13)mU/L,男性和女性一天内 TSH 的变化分别为(0.60 ± 0.07)mU/L 和(0.51 ± 0.06)mU/L,变化幅度分别为 39.0% 和 37.5%。

目前,TSH 的参考区间多来自于采集表观健康人早晨至上午 10 时之间的静脉血标本测定的 TSH 结果统计而来。研究显示,上午 8 时和 10 时采血测定 TSH,结果有明显下降。研究中,从早晨 8 时到上午 10 时,受试者 TSH 水平由 2.74(1.69~3.75)mU/L 下降至 2.07(1.31~3.15)mU/L,下降幅度达到 24.5%。

因此,使用 TSH 监测患者甲状腺激素替代治疗效果时,应尽量嘱患者清晨 8 时左右采血,避免 10 时以后特别是午饭后采血检测 TSH。总之,在分析 TSH 结果时,需要关注采血时间对结果的影响。

2. 进食　进食对 TSH 结果的影响不大,通常情况下,采血测定 TSH 时,不需要空腹。

3. 激素替代治疗　左甲状腺素的半衰期及其对口服治疗开始后激素浓度变化的影响,以及 TSH 的采血时间见本章前面有关激素替代治疗部分。

4. 性别和年龄　TSH 随着年龄的增长而增加,特别 60 岁以上老年人群,可能是 65 岁以上老年人的正常代偿现象。性别对 TSH 水平的影响,不同的研究结果不尽相同。但总体来说,性别和年龄对 TSH 的影响有限,相对于昼夜变化节律对于 TSH 的影响,性别和年龄的影响可忽略。

5. 季节　TSH 的分泌是否呈现季节性节律尚存在争议。有研究表明 6~8 月(夏季),受试者体内的 TSH 分泌水平明显降低。而春秋两季,受试者体内的 TSH 水平分泌最高。TSH 受季节变化影响,与环境温度和机体的适应能力有关,需要考虑不同地区不同季节的环境温度和变化特点、是否供暖以及生活习惯等因素。

6. 药物　一些药物可通过调节下丘脑-垂体-甲状腺轴或通过下游对甲状腺激素转运或代谢产生影响,导致甲状腺功能和状态的改变。静脉输注多巴胺或口服多巴胺激动剂可通过激活垂体甲状腺轴上的 D2 受体来抑制 TSH 的分泌。糖皮质激素介导的对下丘脑 TRH 合成和释放的抑制导致垂体 TSH 分泌减少。生长抑素类似物(如奥曲肽和兰瑞肽)可通过对垂体甲状腺轴的直接抑制作用来抑制垂体 TSH 的分泌。二甲双胍会降低糖尿病患者的 TSH 水平。

7. TSH 的个体间变异 TSH 的个体间变异即表观健康个体之间 TSH 水平的差异约为 32%,说明基于表观健康人群的参考区间比较宽泛,因此将患者当前的 TSH 水平与既往历史水平比较,相比和参考区间比较将更有意义。一般认为 TSH 水平的变化超过 0.7mU/L 时,具有较明显的临床意义。

8. TSH 与 FT₄ 不一致的情况 多种情况时可能出现 FT₄ 结果与 TSH 不一致。通常情况下,TSH 比甲状腺激素的变化更敏感,但是对于使用激素替代治疗的患者,当 FT₄ 的剂量发生变化时,TSH 浓度需要几天甚至几个星期才能达到新的稳定状态,此时,FT₄ 的水平是患者当前甲状腺激素状态的更可靠的指标。

(四) 影响 TSH 测定的常见干扰因素

TSH 测定的常见干扰因素包括巨 TSH、嗜异性抗体、类风湿因子、生物素等,大多数干扰可使 TSH 结果假性升高,也有少数情况下使 TSH 结果假性降低。当 TSH 测定结果与临床不符合或者不同检测系统 TSH 结果相差甚远时,应及时与检验医师联系,以进一步确认是否存在干扰并设法排除。

1. 巨 TSH 巨 TSH 由单体 TSH 与自身免疫性抗 TSH 抗体复合而成,发生率为 0.6%~1.6%。巨 TSH 分子量大,不容易通过肾脏清除,导致 TSH 水平假性增加。聚乙二醇(PEG)沉淀法可作为筛选或者排除巨 TSH 干扰的方法。不同检测系统受巨 TSH 干扰的程度不同,研究发现三种常用的分析系统(Roche、Siemens 和 Architect)对巨 TSH 的干扰识别能力是不同的,巨 TSH 对 Architect 平台的干扰最小,但仍有 60% 的巨 TSH 血清样本受到了干扰。

2. 嗜异性抗体 嗜异性抗体的定义及其对免疫学方法检测的干扰,已经在甲状腺激素测定部分进行了阐述。相对于甲状腺激素,TSH 的测定更容易受到嗜异性抗体的干扰。1981—2016 年报道的嗜异性抗体干扰甲状腺相关激素测定的案例分析中,导致假性升高的大多数都是 TSH 项目。

确认或者怀疑患者存在嗜异性抗体时应该在临床病例中明确注明,因为这些引起 TSH 检测干扰的嗜异性抗体可能会在患者体内持续存在一段时间(如 4~12 个月甚至更长时间)。同时,异嗜性抗体可能通过胎盘,干扰新生儿甲状腺功能的检测。

3. 类风湿因子 类风湿因子(rheumatoid factors,RF)是针对人 IgG Fc 段的自身抗体,但 RF 不仅可与人 IgG 结合,与其他种属(如兔、羊、鼠等)的 Ig 也存在交叉反应。RF 与嗜异性抗体干扰 TSH 测定的机制相似,多使 TSH 测定结果假性升高,可以用筛选嗜异性抗体干扰的方法进行筛选或者排除。

4. 生物素 基于链霉亲和素 / 生物素的免疫法容易受到大剂量口服生物素的干扰。在 TSH 双抗体夹心分析测定中,生物素浓度过高时,可以与生物素化的抗原抗体复合物竞争结合链霉亲和素包被的磁性颗粒,导致检测信号值错误降低、TSH 水平的错误降低(检测信号值与 TSH 的浓度成正比)。正常情况下,生物素进入体内的半衰期约 2 小时,大多数人在 4~5 小时从体内清除。因此口服生物素或含生物素的多元维生素制剂的患者,建议在口服相关制剂后 12 小时后采血。但对于使用大剂量生物素的患者,可能需要停止服用生物素两天以上再进行抽血测定。

5. **M 蛋白** M 蛋白即单克隆免疫球蛋白,常见于多发性骨髓瘤和巨球蛋白血症患者。研究报道,一例 80 岁骨髓增生异常综合征患者,在 Abbott AxSYM 上检测 TSH 水平较低,但患者的甲状腺功能正常,更换检测系统对同一样品进行分析测定,结果发现 TSH 的结果正常。这种干扰可能是因为患有 IgG-κ 型 M 蛋白与 Abbott AxSYM 分析中使用的抗体结合,在空间上阻断了 TSH 与该抗体的结合,导致假阴性结果的出现。另外一篇报道中,一例具有两条单克隆条带(IgG-λ 型和 IgM-κ 型)的患者,在贝克曼 DxI 800 检测系统上 TSH 的测定结果为>100mIU/L,但并没有甲状腺功能异常的表现。更换 Abbott 检测系统进行测定,TSH 的水平正常。

(程歆琦)

第二节　甲状腺癌术后监测标志物的测定

甲状腺癌术后监测标志物包括甲状腺球蛋白、抗甲状腺球蛋白抗体、降钙素和癌胚抗原等。

一、甲状腺球蛋白

甲状腺球蛋白(thyroglobulin,Tg)是一种由甲状腺滤泡上皮细胞合成和分泌的可溶性的碘化糖蛋白,是由两个分子量为 330 000 的单体组成的同源二聚体,由 2 748 个氨基酸组成,分子质量约 660kD。Tg 是合成甲状腺激素的前体,其在甲状腺过氧化物酶(thyroid peroxidase,TPO)的催化下生成甲状腺激素 T_3 和 T_4。生理情况下,一个 Tg 分子平均包含 2.28 个 T_4 和 0.29 个 T_3 分子,储存在甲状腺滤泡腔中。溶酶体水解 Tg 表面 T_4、T_3 并使之释放入血,同时少量 Tg 也释放入血,部分 Tg 经甲状腺淋巴管分泌入血。正常甲状腺每天合成约 30mg 的 Tg,血循环中的 Tg 被肝脏的巨噬细胞清除,其血浆半衰期为(29.6±2.8)小时。甲状腺滤泡细胞中 70%~80% 的蛋白质是 Tg,90% 的碘存在于 Tg 中。TSH 直接作用于 Tg 的启动子或间接通过 CAMP 途径作用于转录因子而影响 Tg 的合成,同时也可以在翻译水平进行调节。

(一)Tg 测定的方法学

Tg 检测的方法有放射免疫方法(radioimmunoassay,RIA)和化学发光方法等,目前临床主要采用的方法为化学发光法,其根据标志物的不同可以分为:CLIA 和 ECLIA。

Tg 参考物质是来自欧洲委员会参考材料研究所的 BCR-457。在引入 BCR-457 之前，不同方法之间检测的 Tg 浓度差异很大，据报道差异高达 60%。许多厂家的 Tg 检测系统可以溯源到 BCR-457，但由于 Tg 制品的特性因提取人体甲状腺组织和纯化的过程不同而存在差异，导致 Tg 结构和不同厂家测量反应的异质性，也因此存在不同检测系统之间结果不可比的问题，建议采用同一检测系统连续监测患者结果。

(二) Tg 测定标本的选择和保存

一般情况下，血清和肝素或 EDTA 抗凝的血浆均可用于 Tg 检测，以血清较为常用。有文献认为 Tg 在 4~10℃ 可以稳定 24~48 小时；-20~-17℃ 可以稳定 2~3 周；Tg 不能长时间冷冻，尤其对于低水平的 Tg，以免降解影响临床判断。

需要关注检测系统试剂说明书标示的标本稳定性说明，有条件的实验室最好进行验证。

(三) 影响血清 Tg 结果的因素

昼夜节律和季节变化不影响血清 Tg 结果，但以下情况会影响 Tg 结果。

1. 生理因素影响　研究显示甲状腺的体积与血清 Tg 呈明显的正相关；女性血清 Tg 水平明显高于男性。

2. 碘摄入影响　研究显示碘缺乏和碘过量均可以导致血清 Tg 的升高；缺碘地区 50 岁以上人群血清 Tg 随年龄增高而升高。

3. 某些指标影响　研究显示，过高的 TSH 水平均会导致血清 Tg 水平升高；人绒毛膜促性腺激素(hCG)导致血清 Tg 水平增高；TSH 受体抗体导致血清 Tg 水平增高。

4. 药物影响　研究显示左甲状腺素(levo-thyroxine，L-T$_4$)或应用重组人促甲状腺素(recombinant human thyrotropin，rhTSH)影响 Tg 结果。

此外，甲状腺疾病家族史，甲状腺损害如活检、外伤、出血、放射性损伤、炎症等可引起 Tg 水平变化。

(四) 影响 Tg 测定的常见干扰因素

1. 抗甲状腺球蛋白抗体(TgAb)干扰　在大约 10% 的普通人群中和多达 30% 的 DTC 患者中存在 TgAb，在采用化学发光法时血清 TgAb 阳性干扰 Tg 测定，造成结果假性偏低。TgAb 阳性常指血清 TgAb 值大于人群正常参考范围的上限，但针对 DTC 术后患者，有学者认为选择 TgAb 检测下限作为 TgAb 干扰的阳性截断值更为合适。理论上，Tg 与 TgAb 之间存在着简单的关系，TgAb 浓度越高，可以掩盖的 Tg 浓度越高。然而，有时，似乎低浓度的 TgAb 可能与强干扰有关，相反，高浓度 TgAb 的患者没有显示干扰 Tg 测量的证据。由于 TgAb 的异质性，没有一种方法能绝对肯定地预测给定样品中的 TgAb 是否会干扰 Tg 测定。据报道，TgAb 对采用 RIA 法测定 Tg 造成假阳性。究竟采用哪种方法检测更好，目前尚无一致意见。美国的一些实验室认为，RIA 影响较小，能提供比化学发光法更为可靠的临床价值。这些实验室认为，血清中有 TgAb 存在时，不应该采用化学发光法，因为错误的低 Tg 值比错误的高 Tg 值危害更大。由 TgAb 干扰造成的 Tg 值偏低将会导致治疗的延误，而 TgAb 干扰造成 Tg 偏高往往只会引起临床医师的警惕。一些实验室目前只对那些血清中无 TgAb 存在的血样采用化学发光法检测 Tg，而继续采用 RIA 检测有 TgAb 存在的血清 Tg，尽管放射免疫法耗时较长。因此,对于 TgAb 阳性患者的 Tg 结果需要综合考虑。每份送往实验室进行 Tg 检测的血清标本都应该同时检测 TgAb。术前 TgAb 阳性的 DTC 患者在随访过程中必须进行 TgAb 水平监测。TgAb 作为替代指标,其趋势比数值更为重要。此外还一种可能是患者本身无疾病持续 / 复发,只是术前 TgAb 较高,术后 TgAb 自发持续下降。与此相反,血清 TgAb 水平持续上升应怀疑疾病复发可能。血清 TgAb 水平持续不变被视为无法确定。

2. 嗜异性抗体　嗜异性抗体对基于抗原抗体免疫学方法测定的检验项目,均可能存在干扰,因此 Tg 也不例外。有文献报道,1%~3% 的受试者存在嗜异性抗体干扰 Tg 的情况。采用化学发光方法检测 Tg 时,嗜异性抗体可以通过在捕获和检测抗体之间形成桥梁而在没有分析物的情况下导致假阳性结果。当 Tg 结果与临床表现不一致时,应怀疑嗜异性抗体干扰,并通知实验室。

3. 类风湿因子　IgM 和 IgG 型 RF 与检测试剂盒中抗体的 Fc 片段具有较强的结合能力,致使其易被误作为被测对象而干扰结果。由于不同类型的类风湿因子的结合能力不同,故对结果的影响程度不与含量成正比。根据所采用检测系统不同而产生假阳性或假阴性结果。

4. 生物素　同前面甲状腺激素生物素干扰的介绍一样,基于链霉亲和素 / 生物素的免疫测定法导致 Tg 测定结果假性降低。对于使用大剂量生物素的患者(>5mg/d),必须在末次生物素治疗两天后再进行抽血测定。

此外,也要考虑钩状效应(hook effect)造成 Tg 结果的假性偏低。基于以上因素,当 Tg 测定结果与临床不符合或者不同检测系统 Tg 结果相差甚远时,应及时与检验医师联系,以进一步确认是否存在干扰并设法排除。

二、抗甲状腺球蛋白抗体

抗甲状腺球蛋白抗体(anti-thyroglobulin antibodies,TgAb)是一类针对 Tg 的自身抗体,主要为 IgG 类,TgAb 与 Tg 结合后,可通过 Fc 受体与结合的抗体相互作用激活 NK 细胞而攻击靶细胞,导致甲状腺细胞的破坏。TgAb 还可以影响 Tg 的摄取、加工,催化 Tg 水解,从而导致自身免疫性甲状腺疾病发生恶化。TgAb 存在于自身免疫性甲状腺病和非甲状腺自身免疫病患者体内,其是诊断甲状腺自身免疫性疾病的一个特异性指标。

(一)TgAb 测定的方法学

目前 TgAb 检测的主要方法为化学发光法,根据标志物的不同可以分为 CLIA 和 ECLIA。

虽然 TgAb 已有国际参比制剂 MAC 65/93,甲状腺自身抗体检测的标准化程序尚未完全确立,不同试剂盒所含的二级标准品存在差异。但是由于 TgAb 的异质性,TgAb 的检测方法受方法学的影响比 Tg 更为严重,不同厂家检测系统所测得的 TgAb 不具可比性,因此,连续监测的患者建议采用同一厂家检测系统进行检测。

(二)TgAb 测定标本的选择和保存

一般情况下,血清和肝素或 EDTA 抗凝的血浆均可用于 TgAb 检测,以血清较为常用。

有文献认为在 4~10℃ TgAb 可以保存 24~48 小时；–20~–17℃可以保存 2~3 周。

需要关注所在实验室使用的检测系统试剂说明书标示的标本稳定性说明，有条件的实验室最好进行验证。

（三）影响 TgAb 结果的因素

1. **生理因素影响**　研究显示年龄分层后，女性 TgAb 水平随年龄增长而逐渐升高；性别分层后，TgAb 的年龄分布有显著性差异。

2. **季节影响**　TgAb 在夏季高而冬季低。

3. **吸烟影响**　吸烟导致 TgAb 下降。

4. **碘摄入影响**　研究显示孕早期缺碘是 TgAb 阳性的独立危险因素。

5. **饮食影响**　研究发现经常食肉者与血浆 TgAb 阳性相关，而经常素食者与 TgAb 阴性有关。

6. **其他指标影响**　严重的低血清镁水平与 TgAb 阳性有关。

（四）影响 TgAb 测定的常见干扰因素

Tg 和 TgAb 在化学发光免疫分析时存在相互影响，导致结果偏低并呈浓度依赖性，TgAb 在低浓度时对 Tg 产生显著干扰，而 Tg 在较高浓度时才对 TgAb 产生明显干扰。

嗜异性抗体、类风湿因子、生物素等干扰见"Tg 测定常见干扰因素分析"。

三、降钙素

降钙素（calcitonin，Ct）是由甲状腺滤泡旁细胞（parafollicular cell，C 细胞）合成、分泌的一种由 32 个氨基酸组成的单链多肽激素，分子量约为 3.5kD，Ct 在体内半衰期>1 小时，主要在肾脏降解和排除。其前体降钙素原在人体内半衰期为 20~24 小时，稳定性好，可持续形成降钙素。Ct 与甲状旁腺激素（PTH）共同参与体内钙的调节，维持体内钙代谢的稳定。

（一）Ct 测定的方法学

主要有 RIA 和化学发光法，根据标志物的不同后者可以分为 CLIA 和 ECLIA。

血清 Ct 也必须通过经验证的免疫分析法进行测量，该免疫分析法须根据国际参考品（WHO2ndIS89/620）进行校准。使用不同方法检测的结果存在差异，因此建议实验室专家仔细评估 Ct 测试的性能和临床表现，并对于连续监测患者采用同一检测系统。

（二）Ct 测定标本的选择和保存

血清或肝素化血浆。血清或血浆样本需要立即冷冻，在 –20℃条件下 15 天或 –70℃条件保存更久，但应避免反复冻融。清晨空腹状态下采集的标本可以作为基线值。因为降钙素高度不稳定，应特别注意正确进行样本采集和保存。

来自不同厂家的血液收集试管可因原料和添加剂的不同而产生不同的结果。建议根据实验室采用的检测方法进行标本的采集和保存方式的验证。

（三）影响 Ct 结果的生理因素

1. 出生时 Ct 水平较高，出生后有一短暂快速下降期，之后逐渐下降至青春期（与出生时相比下降约 5 倍)。青春期后不再随年龄增长而发生变化。

2. 10 岁后呈性别差异,成年女性 Ct 水平较男性低 50%。

3. 钙和胃泌素水平影响 Ct 水平。

(四)影响 Ct 测定的常见干扰因素

嗜异性抗体、类风湿因子、大剂量生物素等为常见的干扰因素。为达到诊断目的,Ct 检测结果通常要与临床检查、患者病史和其他的检查结合使用。

四、癌胚抗原

癌胚抗原(carcinoembryonic antigen,CEA)是一种分子量约为 180 000kD 的单体糖蛋白,其碳水化合物的含量为 45%~60%。属于在胚胎期产生的胎儿癌性抗原组。*CEA* 基因家族包括 2 个亚组的 17 个活化基因。其中第一组包含 CEA 和非特异性交叉抗原(NCA),第二组包含妊娠特异性糖蛋白(PSG)。CEA 主要来源于胎儿的胃、肠道和血液。在正常成人的肠道、胰腺和肝组织中也有少量存在。出生后,CEA 的形成被抑制,因此,在正常成人的血液中 CEA 浓度很低。血清中的 CEA 主要通过库普弗细胞和肝细胞清除,其半衰期 1~7天,但依赖肝脏功能,在胆汁淤积和肝细胞疾病时,血清 CEA 半衰期延长。

(一)CEA 测定的方法学

ELISA、RIA、化学发光法、时间分辨免疫分析法等。目前 CEA 检测的主要方法为化学发光法,根据标志物的不同其可以分为 CLIA 和 ECLIA。

CEA 参考物质为 WHO 73/601,但目前不同检测系统采用的是厂家自己的标准品、导致不同系统结果不可比,因此,建议连续监测结果应采用同一检测系统。

(二)CEA 测定标本的选择和保存

一般采用血清标本,血清标本采用真空无抗凝剂采血管,分离血清室温保存可以稳定 7 天,4℃冷藏或 –20℃冷冻保存可稳定 6 个月,但应避免反复冻融。长期冷冻 CEA 水平下降。唾液污染标本可造成血 CEA 升高。

(三)影响 CEA 结果的因素

1. **生理因素影响**　研究显示血清 CEA 随年龄增长显著升高;男性血清 CEA 中位数显著高于女性,这可能与运动量及激素水平变化有关。

2. **妊娠影响**　研究显示妊娠期女性 CEA 水平可能升高。

3. **吸烟影响**　血清 CEA 水平在吸烟者明显升高,且升高程度与吸烟量和吸烟持续时间正相关。

4. **饮酒的影响**　长期饮酒的健康男性 CEA 水平高于非长期饮酒或不饮酒人群。

5. **药物影响**　某些药物如 5- 氟胞嘧啶导致 CEA 一过性升高;阿维 A、丹参酮 II A 磺酸钠等导致 CEA 下降。

此外,除了恶性肿瘤,有些病理因素如胃肠良性疾病、重症感染以及肝肾疾病等也会导致 CEA 升高。如 20%~50% 的良性肠道疾病、胰腺、肝脏和肺部疾病 CEA 可轻中度升高,一般不超过 10ng/ml,其中肾衰竭是最常见原因。

(四) 影响 CEA 测定的常见干扰因素

嗜异性抗体、类风湿因子以及生物素等干扰,见"影响 Tg 测定的常见干扰因素"。能改变 CEA 浓度或 CEA 与 CEA 相应检测抗体结合能力的物质,均可能对检测结果造成干扰。当结果与患者临床表现不符时,需要怀疑存在干扰因素。

(齐志宏)

第三节　碘和钙、磷的测定

一、碘

(一) 碘的代谢

碘主要从水及食物中获取,饮食摄入的碘在肠腔转化为碘离子形式,大部分(>90%)被小肠上皮快速吸收,吸收后的碘可广泛分布于细胞外液的基质中,其中约 15% 的碘于 24 小时内被甲状腺吸收,过量的碘则主要通过肾脏经尿液排出。甲状腺内的碘浓度比血液中的高 20~40 倍。进入甲状腺滤泡上皮细胞内的碘,在过氧化物酶的作用下转变成活性的碘,并迅速和甲状腺球蛋白(Tg)上的酪氨酸结合形成一碘酪氨酸(T_1)和二碘酪氨酸(T_2)。2 个 T_2 偶联成甲状腺素(T_4),1 个 T_2 和 1 个 T_1 偶联成 1 个三碘酪氨酸(也称为三碘腺原氨酸,T_3)。碘的排泄主要通过肾脏,每日的排出量与肠道吸收的量相当,约占总排泄量的 85%,其余经汗腺、乳腺、唾液腺及胃腺等分泌排出。

碘是人体内的必需微量元素,是合成甲状腺激素必不可少的成分,碘通过甲状腺素促进蛋白质合成,活化多种酶,调节能量代谢。甲状腺功能亢进时,甲状腺素合成和释放过多,基础代谢率增高,碘的利用增加;而甲状腺功能减退时,甲状腺素合成和释放减少,基础代谢率降低。甲状腺素具有的生物学作用均与碘有关。碘与儿童智力和体质发育有关,具有"智力元素"之称。碘摄入不足或过量均可引起甲状腺疾病,碘摄入不足可造成地方性克汀病及甲状腺肿、流产、死胎、智力受损、生长发育迟缓;碘摄入过量可导致甲状腺肿、甲状腺功能亢进。此外,进行放射性碘治疗前需低碘饮食以使体内碘含量达到较低水平,以增加病灶处对放射性碘的摄取。准确监测体内碘含量不仅可以了解体内碘营养代谢状况,而且可为甲状腺疾病的诊疗提供依据。

(二) 碘测定的方法学

碘作为一种微量元素,有多种测定方法,目前在临床实验室常用的方法有砷铈催化分光光度法、电位溶出法、过氧乙酸四甲基联苯胺氧化显色法、电感耦合等离子体质谱法(ICP-MS)、催化电化学方法。目前砷铈催化分光光度法是国家行业标准推荐使用的尿碘测定方法,但该方法操作费时且试剂具有毒性。目前临床实验室中多采用根据砷铈催化反应的原理进行改进、制成的试剂盒,应用全自动生化分析仪进行检测。近些年,ICP-MS 在微量元素测定中的应用日益广泛,且已成为国内外公认的准确测定尿碘的方法。该方法特异性好、灵敏度高,且不受样本基质影响,可准确测定唾液、脑脊液、羊水、乳汁等多种体液成分中碘的含量。目前,不同碘测定方法之间还存在一定的系统间及系统内差异,碘测定的标准化还有待进一步提高。

(三)碘测定标本的选择和保存

尿碘是用来评估碘摄取最常用的指标,因随机尿容易受到饮食的影响,多用尿肌酐进行校正,也可采用 24 小时尿碘来进行碘摄取的评估,但是 24 小时尿液留取不方便。WHO 推荐使用的尿碘中位数可以用来评估人群的碘状态,而单次尿碘或 24 小时尿碘并不足以有效反映个体的碘营养状态。血碘能直接和准确地反映人体内可供生物体利用的碘的状态,也被临床实验室应用于个体碘水平的评估。碘样本稳定,据目前 Mayo 实验室报道,血碘样本在室温及 4℃下可稳定至少 3 周,而尿碘可稳定长达 4 个月。

此外,也有研究报道 Tg 可反映一段时间(数个月)内碘的营养状态,Tg 浓度的减少与通过尿碘浓度评估的碘状态的改善相关,可通过测定干血斑上面 Tg 的含量了解碘水平,且干血斑样本在 −20℃条件下可稳定长达 1 年,阴凉干燥环境可保存数周。但是国内目前还很少用 Tg 来反映碘的营养状态。

(四)影响碘测定结果的因素

1. **饮食**　饮食是影响尿碘水平最重要的因素。海带、海藻、海鱼等海产品,碘盐等含碘高的食物均可引起短期尿碘水平急剧升高,饮水中含有碘较多时,也会导致短期尿碘升高。但是血碘水平相对恒定,受饮食和饮水影响较小。在甲状腺功能亢进以及 ^{131}I 治疗前,需要限制患者碘的摄入,此时人体尿碘及血碘水平均会降低。

2. **药物**　使用含碘的造影剂如碘化油以及服用含碘药物如乙胺碘酰酮等可导致尿碘及血碘显著增高,有报道称使用碘化油进行子宫输卵管造影后尿碘和血碘在 4 周后达到峰值,且在 24 周时仍显著高于造影前,进而可导致促甲状腺素的异常增高。

3. **手术**　甲状腺切除术可导致甲状腺细胞破坏,大量甲状腺滤泡内的碘释放入血,导致尿碘和血碘水平急剧升高,但是由于术后甲状腺组织减少,在 2~3 天内尿碘水平即可恢复正常甚至低于正常水平。

4. **性别年龄**　年龄和性别对成年人碘水平基本无影响,但是孕妇需要摄入更多的碘来维持自身及胎儿的需要,其体内碘水平可高于普通人群。

(五)影响碘测定的常见干扰因素

不同的检测方法受到的干扰因素可能不同,砷铈法等化学方法的特异性可能较差,若体内存在同样波长条件下的物质则会对碘的测定造成干扰。ICP-MS 方法特异性高,受到非特异性干扰较少,但是所有方法在前处理过程中均需注意以下几点:

1. **样本采集**　样本采集过程中应使用不含碘元素的采尿管、采血管或使用专用微量元素采样管,在采血前应使用酒精消毒而避免使用含碘的消毒剂。

2. **试剂**　由于目前使用的碘的测定方法基本都需要进行样本前处理,处理过程中应注意使用不含碘元素的超纯水,其他试剂也要避免含有碘元素。

3. 其他　由于唾液中也含有较高水平的碘,样本处理过程中佩戴口罩以避免唾液污染。

二、钙、磷的测定

(一) 钙、磷的代谢

人体内钙、磷以无机盐形式存在,依赖于肠道吸收、骨质的沉积和吸收、肾脏排泄等进行调节,调控这些过程的主要激素是甲状旁腺素(PTH)、维生素 D 和降钙素等。

钙广泛存在于乳制品及果蔬中,其主要在活性维生素 D 调节下,在十二指肠经主动吸收进入人体。肠道 pH 明显影响钙的吸收,偏碱时促进不可吸收的 $Ca_3(PO_4)_2$ 生成,减少钙吸收;偏酸时有利于可吸收的 $Ca(H_2PO_4)_2$ 的形成,促进钙的吸收。食物中钙磷比例对吸收也有一定影响。钙主要经肠道和肾排泄。血中的钙分为与蛋白质(主要是白蛋白)、酸根结合的钙和发挥生理作用的离子钙(游离钙)。离子钙占人体钙总量的 50%~55%,是机体内发挥活性的形式。

人体摄入的动植物食物均含有丰富的磷,正常人每日摄入 1.0~1.5g,以有机磷酸酯和磷脂为主,在肠道内磷酸酶的作用下分解为无机磷酸盐,约 70% 被空肠吸收。磷主要经肾排泄,占磷总排出量的 70% 左右,另外 30% 由粪便排出。

钙磷受 PTH、$1,25(OH)_2D$、降钙素等共同调节,其中 PTH 具有升高血钙、降低血磷等作用,$1,25(OH)_2D$ 可升高血钙和血磷,而降钙素则抑制破骨作用,抑制钙磷的重吸收,降低血钙和血磷。

低钙主要由于甲状旁腺功能受损或缺失、维生素 D 合成减少、摄入过少、吸收障碍等原因造成;高钙主要与骨骼系统中钙向血液转移增多或者肠道吸收增多有关。低磷主要与细胞内向细胞外转换、肾脏排泄增多、肠道丢失、细胞储存丢失 4 种原因有关;高磷主要与肾脏排泄功能降低、饮食摄入增加、组织中磷向细胞外液转化增多 3 种原因有关。钙磷对体内多种器官维持正常功能具有重要作用,其正常代谢被打乱时会导致各种疾病,如骨质疏松、佝偻病和肾结石等。

(二) 钙、磷测定的方法学

钙测定包括游离钙及总钙的测定,在反映激素调节功能上,游离钙优于总钙,但总钙更能反映体内钙总体代谢状况。总钙的测定方法包括氧化还原滴定法、比色法(最常用的是邻甲酚酞络合酮法、甲基麝香草酚蓝法、偶氮砷Ⅲ法、5- 硝基 -5- 甲基双邻氨基苯氧基乙胺四乙酸比色法等)、离子选择电极法(ISE)、火焰光度法、原子吸收分光光度法、电感耦合等离子体质谱法等。目前国内应用最多的是比色法和离子选择电极法,检验医学溯源联合委员会推荐的参考方法有电感耦合等离子体质谱法、同位素稀释质谱法、原子吸收光谱法和离子色谱法等。我国卫生健康委员会临床检验中心建立了电感耦合等离子体质谱方法测定钙的参考方法。

游离钙既可使用 ISE、透析法、超滤法等直接测定,也可由总蛋白、白蛋白和总钙浓度计算获得,目前临床应用最多的方法为 ISE。

磷的测定方法主要为磷钼酸还原法、钼蓝比色法和原子吸收分光光度法。目前尚无血或者尿磷测定的参考方法。

不同检测系统测定出的钙磷可能会有轻微的差异,但整体来看一致性良好。

(三) 钙、磷测定标本的选择和保存

钙、磷测定最常用的标本为血清或者血浆,也可为尿液,但是尿液容易受到饮水量的影响,因此常用尿肌酐进行校正,或者使用 24 小时尿液进行检测。总钙和磷比较稳定,Mayo 实验室报道血钙和磷 4℃ 冷藏条件下可分别保存 7 天和 21 天,随机尿液及 24 小时尿液钙磷 4℃ 条件下均可保存 14 天,随机尿不推荐加防腐剂,而 24 小时尿液需要在收集时即加入硼酸或者盐酸等进行防腐。游离钙由于受到 pH 影响较大,血清中游离钙可在 4℃ 保存 7 天,使用抗凝剂的全血样本时应尽快完成检测。

(四) 影响钙、磷测定结果的因素

1. **年龄和性别**　正常情况下,血总钙波动很小,但儿童时期(2.20~2.70mmol/L)比成人(2.11~2.52mmol/L)稍高。游离钙也是儿童略高于成人。血磷不如血钙稳定,儿童时期因骨骼生长旺盛,随年龄增长血磷不断增高(3~12 岁,0.97~1.94mmol/L),并逐渐达到成人水平(0.85~1.51mmol/L)。不同性别之间钙磷水平基本没有差异。

2. **饮食及药物**　除外补充含钙及磷的药物,在进食、摄糖、注射胰岛素和肾上腺素等情况下,由于细胞内利用增加,血磷会有轻微地降低。

3. **pH**　正常人血总钙波动很小,pH 变化影响蛋白质所带电荷,进而影响与其结合的钙离子含量,酸中毒时游离钙增多,碱中毒时,游离钙减少。

4. **蛋白质**　体内约有 40% 的钙与白蛋白结合,早在 20 世纪六七十年代,临床医师建立了使用总蛋白或白蛋白校正来反映生物活性的离子钙水平的公式,目前已有几十种不同公式,但是目前一项对 22 种公式的评价发现,所有公式都无法明显提高校正后的总钙与离子钙检测结果的一致性。使用公式计算出的离子钙水平会受到体内蛋白质含量的影响,当疾病导致白蛋白浓度异常时,使用总钙和蛋白公式计算出的离子钙也会受到影响,但实际情况是体内离子钙可能变化不大。

5. **其他**　磷具有昼夜变化节律,在早晨最低,傍晚达到第一个高峰,随后在深夜达到第二个高峰。总钙基本无日间变化,但游离钙在早晨 4:00 开始上升,11:00 达到高峰,随后逐渐下降。

(五) 影响钙磷测定的常见干扰因素

静脉注射含钆的磁共振造影剂可能导致钙的假性增高。枸橼酸盐、草酸、EDTA 等抗凝剂可与钙离子形成螯合物,影响离子钙的测定结果,因而不能用于临床检验;使用肝素进行游离钙测定时,浓度太高会导致游离钙测定结果偏低。样本采集后 pH 会由于细胞代谢活动降低、或由于暴露于空气中使得 CO_2 丢失而上升,pH 影响离子钙与蛋白的结合,离子钙与 pH 成反比,因此离子钙需要在样本采集后尽快完成送检。严重溶血也会导致细胞内钙磷进入血清,影响钙磷检测结果。

(禹松林)

参考文献

［1］ ALGECIRAS-SCHIMNICH A. Thyroglobulin measurement in the management of patients with differentiated thyroid cancer [J]. Crit Rev Clin Lab Sci, 2018, 55 (3): 205-218.

［2］ CHENG X, YU S, JIN C, et al. Comparison of three different assays for measuring thyroglobulin and thyroglobulin antibodies in patients with chronic lymphocytic thyroiditis [J]. Clin Biochem, 2017, 50 (18): 1183-1187.

［3］ FAVRESSE J, BURLACU M C, MAITER D, et al. Interferences with thyroid function immunoassays: Clinical implications and detection algorithm [J]. Endocr Rev, 2018, 39 (5): 830-850.

［4］ HATTORI N, ISHIHARA T, SHIMATSU A. Variability in the detection of macro TSH in different immunoassay systems [J]. Eur J Endocrinol, 2016, 174 (1): 9-15.

［5］ LUPOLI G A, BARBA L, LIOTTI A, et al. Falsely elevated thyroglobulin and calcitonin due to rheumatoid factor in non-relapsing thyroid carcinoma: A case report [J]. Medicine (Baltimore), 2019, 98 (5): e14178.

［6］ MA C, LI D, YIN Y, et al. Establishing thresholds and effects of gender, age, and season for thyroglobulin and thyroid peroxidase antibodies by mining real-world big data [J]. Clin Biochem, 2019, 74: 36-41.

［7］ MAHADEVAN S, SADACHARAN D, KANNAN S, et al. Does time of sampling or food intake alter thyroid function test？[J]. Indian J Endocrinol Metab, 2017, 21 (3): 369-372.

［8］ MATANA A, TORLAK V, BRDAR D, et al. Dietary factors associated with plasma thyroid peroxidase and thyroglobulin antibodies [J]. Nutrients, 2017, 9 (11): 1-8.

［9］ SUN J, TENG D, LI C, et al. Association between iodine intake and thyroid autoantibodies: A cross-sectional study of 7 073 early pregnant women in an iodine-adequate region [J]. J Endocrinol Invest, 2020, 43 (1): 43-51.

［10］ WANG K, WEI H, ZHANG W, et al. Severely low serum magnesium is associated with increased risks of positive anti-thyroglobulin antibody and hypothyroidism: A cross-sectional study [J]. Sci Rep, 2018, 8 (1): 9904.

［11］ XIA L, CHEN M, LIU M, et al. Nationwide multicenter reference interval study for 28 common biochemical analytes in China [J]. Medicine (Baltimore), 2016, 95 (9): e2915.

［12］ YAN Y, GE M, MA R, et al. A candidate reference method for serum calcium measurement by inductively coupled plasma mass spectrometry [J]. Clin Chim Acta, 2016, 461: 141-145.

［13］ YOSHIHARA A, NOH J Y, WATANABE N, et al. Seasonal changes in serum thyrotropin concentrations observed from big data obtained during six consecutive years from 2010 to 2015 at a single hospital in Japan [J]. Thyroid, 2018, 28 (4): 429-436.

［14］ YU S, WANG D, CHENG X, et al. Establishing reference intervals for urine and serum iodine levels: A nationwide multicenter study of a euthyroid Chinese population [J]. Clin Chim Acta, 2020, 502: 34-40.

［15］ YU S, YIN Y, CHENG Q, et al. Validation of a simple inductively coupled plasma mass spectrometry method for detecting urine and serum iodine and evaluation of iodine status of pregnant women in Beijing [J]. Scand J Clin Lab Invest, 2018, 78 (6): 501-507.

［16］ ZHANG Y, SHI L, ZHANG Q, et al. The association between cigarette smoking and serum thyroid stimulating hormone, thyroid peroxidase antibodies and thyroglobulin antibodies levels in Chinese residents: A cross-sectional study in 10 cities [J]. PLoS One, 2019, 14 (11): e0225435.

［17］ 吴炯，潘柏申．钙校正计算公式与离子钙检测的临床应用现状 [J]．检验医学，2016, 31 (7): 623-626.

［18］中国抗癌协会甲状腺癌专业委员会 (CATO). 甲状腺癌血清标志物临床应用专家共识 (2017 版)
[J]. 中国肿瘤临床 , 2018, 45 (1): 7-13.

［19］中国医师协会检验医师分会肺癌检验医学专家委员会 . 肺癌实验室诊断专家共识 [J]. 山东大学学
报 (医学版), 2018, 56 (10): 9-17.

第六章　甲状腺癌的外科管理

甲状腺癌的治疗是以外科手术为主的综合治疗，长期临床实践和大量病例已经证实，合理规范的手术是决定疗效及预后的重要因素。甲状腺癌外科治疗是甲状腺癌整体治疗的关键部分，包括原发肿瘤的切除及区域淋巴结处理。恰当的手术方式才能保证后续治疗顺利进行，降低肿瘤复发率，减少治疗并发症产生。本章主要围绕分化型甲状腺癌外科手术前评估和原发肿瘤、区域淋巴结、微小乳头状癌、持续/复发及转移灶、妊娠期及儿童甲状腺癌的外科处理进行介绍。甲状腺癌外科手术处理需要重视肿瘤治疗的规范化和个体化，并结合患者意愿、治疗条件等因素，合理、灵活地进行外科治疗。

第一节　甲状腺癌的外科评估原则

甲状腺癌是临床较为常见的一种内分泌恶性肿瘤，好发于女性。近年来甲状腺癌的发病率在全球范围内呈快速上升趋势，2018 年全球新发甲状腺癌病例数约为 56 万例，发病率在所有癌症中列第 9 位。绝大多数患者属于预后较好的分化型甲状腺癌（differentiated thyroid cancer，DTC），经早期发现、规范治疗后一般都能够临床治愈。外科手术作为大多数甲状腺癌患者治疗的首选并且是最为有效的方式，对疾病的预后起到至关重要的作用。一方面，肿瘤能否根治性切除是 DTC 患者预后的重要相关因素。即便 DTC 存在远处转移，局部病灶彻底切除联合放射性碘治疗、TSH 抑制治疗，一般也能够取得理想的治疗效果。而对于局部晚期甲状腺癌、甲状腺未分化癌等，能否完整切除原发灶也是影响肿瘤局部控制率和生存时间的一项重要因素。另一方面，手术在一部分甲状腺癌治疗中的地位发生动摇。近年来部分学者提出采用积极随访策略作为适合的低危型甲状腺乳头状癌（papillary thyroid carcinoma，PTC）的替代治疗，而治疗方式的选择依赖于对肿瘤特点、患者情况、医疗条件的综合判断。因此，合理、完善、精准的病情评估是指导治疗的前提和关键。甲状腺癌的外科评估围绕以下三个重要问题展开：是否有必要进行手术、手术的方式如何选择、术前术后是否需要联合其他治疗。

一、一般情况评估

甲状腺手术多需在全身麻醉情况下进行，为确保患者的安全，保证麻醉和手术的安全实施，减少或避免相关手术并发症，要进行全面的术前评估，包括患者的心肺功能、肝肾功能、精神状态、麻醉相关评估等。除此之外，还需了解患者的年龄、家族史、是否怀孕、有无放射性接触史、有无其他疾病史、既往甲状腺疾病史等等来帮助选择合适的手术时机和指导手术方式。甲状腺作为人体最大的内分泌腺，其功能是否正常也将影响手术的进行，例如桥本甲状腺炎会导致甲状腺质地较脆，增加手术难度；合并甲状腺功能亢进患者进行甲状腺手术可能出现甲状腺危象，需术前控制甲状腺功能或服用碘剂进行术前准备。因此术前需询问患者有无甲状腺功能亢进或甲状腺功能减退的相关症状，完善甲状腺功能检查。

二、原发灶的评估

（一）临床表现和体征

目前绝大多数甲状腺结节通常是在体检时发现，没有明显的临床表现。当肿块增大到一定程度，在颈前区可表现为局部突起，造成颈部的不对称。甲状腺触诊可以帮助判断肿块的性质和位置，恶性肿块往往质地较硬、边界不清、形态不规则，与气管或带状肌粘连时肿块随吞咽动作时活动受限，多发性癌可触及多枚肿块。当患者伴有喝水呛咳、声音嘶哑、呼吸困难、刺激性咳嗽、吞咽困难等症状时需考虑肿瘤压迫或侵袭周围组织的可能性。如肿块快速增长，侵犯全部甲状腺，与周围组织广泛粘连固定，较快出现上述症状时，需考虑低分化癌、未分化癌或淋巴瘤的诊断。

髓样癌（medullary thyroid carcinoma，MTC）是甲状腺癌中比较特殊的类型。甲状腺髓样癌细胞可分泌多种激素和生物胺类。当甲状腺癌患者伴有腹泻、心悸、颜面潮红等类癌综合征表现时需鉴别髓样癌。胃肠道症状也可能是此类患者就诊的首发症状，患者反复腹泻而胃肠镜未发现明显异常。对于 MTC 患者应注意有无家族史，家族性 MTC 患者须询问是否出现相应的其他症状、体征，如黏膜神经瘤、类马方综合征体型等，以鉴别多发性内分泌腺瘤病 MEN2A 和 MEN2B 综合征。

（二）实验室检查评估

甲状腺功能检测包括血清甲状腺球蛋白（thyroglobulin，Tg）测定等对甲状腺癌的诊断作用有限，因此美国甲状腺协会（AmericanThyroidAssociation，ATA）指南并不常规推荐将血清 Tg 水平作为初始评估甲状腺结节的常规检查。但是 Tg 水平的变化可以作为分化型甲状腺癌患者术后，尤其是全甲状腺切除后患者和放射性碘治疗后患者评估有无病灶残留和复发转移的重要标志。

甲状腺髓样癌患者实验室检查会有特征性的血清降钙素（calcitonin，Ct）和癌胚抗原（carcinoembryonic antigen，CEA）水平升高，它们是诊断髓样癌、与其他甲状腺癌鉴别的重要标志物,术前常规检测不仅对于诊断,而且对于评估病情严重程度有重要意义。有研究显示,MTC 细胞几乎均表达降钙素及癌胚抗原,因此 Ct、CEA 同时升高往往提示 MTC。当 MTC 患者 Ct 升高不明显或正常而 CEA 较高时,往往提示肿瘤分化较差。当 CEA 升高与临床病情不符时需排除其他疾病。对于存在遗传型 MTC 风险的患者建议检测 PTH 排除甲状旁腺功能亢进症。

(三) 超声评估

超声检查由于其无创性和方便性等原因是目前评估甲状腺结节最有效、常见的检查方法,并且是决定结节是否需要细针穿刺活检(fine-needle aspiration,FNA)的首要条件。超声检查在原发灶外科评估中的主要作用包括判断结节良恶性,了解肿块的大小、位置、数量。而对肿瘤是否存在周围浸润以及侵犯程度的判断不及 CT。ATA 指南推荐所有甲状腺结节患者均应进行甲状腺超声检查。2017 年美国放射学会出版了新的甲状腺影像报告与数据系统(thyroid imaging reporting and data system,TI-RADS)分类标准,通过定量评分来评估甲状腺结节,提高甲状腺癌诊断的灵敏度和特异度。超声诊断报告应包括甲状腺实质背景、结节位置、大小、超声特征和颈部淋巴结情况。某些超声特征提示甲状腺癌的可能:实质成分、低回声、浸润性生长、边界不清以及微钙化。结节存在间断的边缘钙化和周围有软组织挤压迹象,提示可能为浸润性癌。而纯囊性结节或结节体积一半以上由微囊腔构成时,结节不太可能是恶性(<2%)。边缘光滑的等回声或高回声非钙化实性结节,恶性风险亦较低(低于 5%~10%)。

而甲状腺滤泡性癌(follicular thyroid carcinoma,FTC)超声学特点不同于 PTC,更多表现为等回声或高回声结节。滤泡性病变包括 FTC、滤泡亚型乳头状癌和滤泡性腺瘤往往术前难以鉴别,有研究提示在超声表现上结节内血管形成可能与其恶性程度有关。

(四) 影像学评估

超声作为甲状腺肿块的首选检查方法,仍具有一定局限性,特别是在判断肿块解剖关系和评估被空气、骨头遮挡的区域时。而 CT 或 MRI 能清晰地显示甲状腺肿瘤形态、大小,尤其对于显示肿瘤与周围组织解剖关系等情况有着超声无法比拟的优势,可以作为超声检查的有效补充。ATA 指南推荐术前应用增强影像学检查作为临床怀疑进展期肿瘤患者的补充检查。增强 CT 检查的具体指征:临床或超声显示原发肿瘤具有压迫、侵袭周围结构可能;原发灶较大或增长较快、肿块延伸至纵隔或超声无法理想显示病变;需要影像学检查评估颈部或纵隔转移淋巴结的情况等。除此以外,CT 还可以显示血管走行、喉返神经变异等情况,有利于指导手术的顺利实施。

MRI 对软组织的分辨力高于 CT,在甲状腺癌手术评估中主要用于了解原发灶是否有腺外侵犯,及周围组织如气管、食管是否受累及受累范围等情况。

其他影像学检查使用较少,例如钡餐造影可以了解是否有食管受侵。

(五) 细胞学检查评估

术前进行细胞学穿刺检查除了可以明确甲状腺结节的良恶性,规避不必要的手术之外,还可以明确肿瘤的病理类型,针对不同的危险程度制订合理的手术范围。细胞穿刺活检总体来说安全、简单、可靠,能够为评价甲状腺结节病理类型提供最直接的诊断信息。为保证穿刺的准确性,一般在超声引导下进行细针穿刺。2015 版 ATA 指南根据超声特征将结节分类为高度怀疑、中度怀疑、低度怀疑、极低可能怀疑恶性的肿瘤,并依据上述怀疑度结合肿块大小来帮助临床决定是否需要穿刺。目前甲状腺细胞学结果报告采用 2017 年更新的 Bethesda 分类系统进行分层,该分类系统提供 6 个诊断类别用于临床决策。

(六) 分子诊断学评估

目前常规的甲状腺结节评估仍基于超声、影像学检查以及穿刺细胞学。虽然 FNA 是诊断可疑恶性甲状腺结节的标准和公认的方法,但有一定的局限性。20%~30% 的甲状腺结节经穿刺仍无法确定良恶性。除此以外,目前手术方式的选择仍主要参考肿瘤宏观的因素,如大小、位置、数量等,而不能对甲状腺癌的危险度进行准确判断。对部分高危型甲状腺癌患者而言,由于缺乏精准的评估信息无法在初始治疗时采取更加积极的手术方式,可能导致复发而影响预后。这意味着目前的诊断评估体系需要新的标志物的加入,一方面提高细胞学诊断的敏感性和特异性,另一方面可以帮助提示甲状腺癌的恶性程度和侵袭程度。前期大量的研究提示了很多相关分子标志物可以用于甲状腺癌诊断,而其中的一部分与甲状腺癌的预后密切相关,此类分子的检测对甲状腺癌的治疗决策有较高价值。在乳头状癌中,研究提示常见的基因改变有 *RET/PTC* 重排、*BRAF* 突变、*RAS* 突变等,其中 *BRAF* 与 *RAS* 突变被证实与肿瘤的恶性程度有关。BRAF、RAS 也是目前在临床中最常用于甲状腺癌诊断的分子标志物。*BRAF* 基因的突变检测结果会影响临床决策,例如对 $BRAF^{V600E}$ 阳性的 PTC 患者更倾向于进行仔细的淋巴结评估和接受全甲状腺切除。其他常见的甲状腺癌诊断分子包括 *NTRK* 基因重排、*PAX8/PPARγ* 融合等。最近的研究显示由于肿瘤基因的多样性以及肿瘤细胞的异质性,单基因的检测仍具有局限性,而多基因的检测可以提高分子诊断的效率。但是,需要注意的是,考虑到成本及效率的问题,并非所有的甲状腺结节均适合多基因检测,如何选择合适的患者仍需要多中心、随机、对照研究来验证。除此以外,仅凭基因检测评价甲状腺结节和指导手术仍为时尚早,目前肿瘤形态学方面的检测仍发挥着比分子诊断更为重要的作用。影像 - 病理 - 分子诊断构成的多层次诊断体系更加适合甲状腺结节的诊断和评估肿瘤危险程度。

(七) 其他

必要时可依据病情进行喉镜、气管镜、胃镜等相关检查来明确病情、指导手术。

三、颈部淋巴结的评估

(一) 临床表现和体征

甲状腺癌合并颈部肿块需考虑颈部淋巴结转移的可能,淋巴结转移以甲状腺周围、同侧中下部的侧颈淋巴结较为多见,少数患者可以存在上颈部、对侧淋巴结转移。临床可表现为无痛性的肿块,侧颈部淋巴结侵犯迷走神经、交感神经或颈丛神经时可引起声音嘶哑、霍纳综合征(Horner syndrome)或颈肩部疼痛等症状。压迫、侵犯血管可引起相关血管阻塞症状。

（二）超声及影像学评估

甲状腺癌术前应常规行颈部淋巴结超声评估,通过术前超声检查可发现 33%~39% 的转移性淋巴结。对于侧颈区淋巴结,超声诊断的灵敏度为 70%~95%,而中央区淋巴结由于位置较深并且受甲状腺遮挡,灵敏度仅为 25%~60%。甲状腺癌转移性淋巴结超声特征包括微钙化、淋巴门结构消失、囊性变等,如发现可疑肿大淋巴结无法判断其性质时,需结合 CT 及淋巴结穿刺细胞学检查加以明确。

转移性淋巴结的检出对临床至关重要,将影响手术方式的决策。超声及影像学检查应确定可疑淋巴结的位置、与周围组织的关系,尤其是淋巴结与血管的关系;并评估是否具有结外侵犯,如带状肌侵犯、血管侵犯、椎前筋膜受累等,影像学上结外侵犯表现为淋巴结边界不清,无明显包膜,增强后边缘不连续强化,与邻近组织分界不清,淋巴结周围脂肪间隙消失。

（三）细胞穿刺学评估

当超声或 CT 检查出现可疑颈部转移性淋巴结征象而无法确定时,如结果会改变计划的手术方式,应考虑进行淋巴结穿刺活检。而在术后判断残留或复发的淋巴结时通常也需要穿刺病理明确。除细胞学分析外,穿刺洗脱液甲状腺球蛋白检测能够提高 FNA 细胞学诊断的敏感性。

四、远处转移灶的评估

分化型甲状腺癌血道转移发生概率相对较低,而差分化及未分化的甲状腺癌发生远处转移概率较高。大约不足 10% 的甲状腺乳头状癌患者会发生远处转移,远处转移最常见的部位是肺,其次为骨骼。骨转移好发部位依次为脊柱、肋骨和骨盆等。甲状腺乳头状癌如发生脑转移多见于大脑,少见于小脑。甲状腺癌远处转移缺乏特异性的临床表现,以相关脏器受累症状为主。脑部转移会引起头痛头晕、恶心呕吐、精神异常等,肺部或胸腔转移引起咳嗽、咯血及胸部不适,骨转移易造成病理性骨折、疼痛、压迫症状等。对高度怀疑存在远处转移的甲状腺癌患者,可考虑行胸部 CT、头颅 MRI、腹部超声以及 PET-CT 等检查进行评估。

五、术前危险分层

目前术前危险分层在甲状腺微小乳头状癌(papillary thyroid microcarcinoma,PTMC)的治疗中已有初步探索。甲状腺微小乳头状癌是指肿瘤最大直径 ≤ 1.0cm 的 PTC。在过去,其治疗一直秉承 PTC 的治疗原则,即以手术治疗为主并辅以 ^{131}I 治疗和 TSH 抑制治疗。而近年来许多文献表明 PTMC 预后良好,如 2014 年 Mehanna 等发表的 meta 分析表明,PTMC 术后总复发率为 3%。因而部分学者提出针对低危的 PTMC 的治疗采用积极随访来代替手术的策略,在使患者获得良好预后的同时避免手术带来的并发症。而 Noguchi 等的研究通过分层分析发现 ≤5mm 的 PTMC 术后 35 年累积复发率为 3.3%,而 6~10mm 的 PTMC 术后 35 年累积复发率为 14%。这些数据提示仍存在侵袭性较强、预后较差的 PTMC 病例。因此由上可知,针对甲状腺癌如何筛选出不同危险度的患者进行针对性治疗才是治疗决策制定的关键,应根据其危险度进行分层管理。目前,针对 PTMC 除 Kuma 医院、中国抗癌协会甲状腺癌专业委员会等制定的密切随访标准外,美国斯隆凯特琳癌症中心 Brito 等提出了一个 PTMC 术前危险分层临床决策框架,以用于筛选理想的 PTMC 患者进行积极监测。

同样,对于除 PTMC 之外的分化型甲状腺癌以及髓样癌等,我们也认为合理的分层、分类治疗才能使大多数患者最大受益。目前针对 DTC 已建立有相对完善的术后复发危险度分层,但如何进行术前危险分层仍未有深入研究。因此,如何针对包括但不限于 PTMC 的甲状腺癌患者依据术前检查制定合理的治疗决策框架将是甲状腺癌治疗前评估未来发展的方向。

（王卓颖　钱　凯　郭　凯）

第二节　甲状腺癌原发肿瘤的外科处理

甲状腺癌的治疗是以外科为主的综合治疗,绝大多数甲状腺癌选择以手术作为初始治疗的基本方案。长期临床实践和大量病例总结已经证实,合理规范的手术是决定疗效的最重要因素,甲状腺癌外科治疗包括原发肿瘤的切除及区域淋巴结处理。原发肿瘤的外科处理对患者的预后具有重要影响,恰当的手术方式才能保证后续治疗顺利进行,降低肿瘤复发率,减少治疗并发症产生,是甲状腺癌整体治疗的关键部分。

一、治疗原则

原发肿瘤外科处理需要遵循肿瘤外科的治疗原则,符合整体治疗策略和后续计划,有利于完全清除病灶、预防疾病复发和转移,同时在保证有效治疗的基础上减少肿瘤相关治疗并发症的发生,并有利于疾病准确分期、术后其他辅助治疗的实施及疾病复发的长期监测。

分化型甲状腺癌(differentiated thyroid carcinoma,DTC)的治疗以外科手术为主,术后内分泌治疗、放射性核素治疗为辅,对于碘抵抗、局部残留和远处转移的病例必要时辅以放射治疗、靶向治疗。甲状腺髓样癌(medullary thyroid carcinoma,MTC)以外科治疗为主,特殊情况下辅以放射治疗、靶向治疗。甲状腺未分化癌(anaplastic thyroid carcinoma,ATC)是人类最具侵袭性的癌症之一,疾病特异性死亡率接近 100%,少数患者有手术机会,部分患者行手术,放、化疗等综合治疗后可能有一定效果,但总体来说生存时间短、预后差。其他特殊病理类型如原发性甲状腺淋巴瘤(primary thyroid lymphoma,PTL)等发病率较低,外科手术仅在穿刺不能明确诊断,或切除浸润性不强、体积较小的肿瘤以及解除气道压迫等肿瘤急症时选用。甲状腺癌原发肿瘤处理需要重视肿瘤治疗的规范化和个体化,不同肿瘤的具体治疗方案有所不同。此外还应考虑患者意愿、治疗条件等因素,因此临床治疗手段具有一定的灵活性。

二、原发肿瘤外科手术入路的选择

（一）传统开放式手术

传统开放式手术作为主要的治疗方式,具有手术视野好、操作方便等优点。尤其对于癌灶外侵,延伸至纵隔内的肿瘤,可以提供充分的暴露或根据手术需要及时延长切口,显露纵隔肿瘤,有利于达到"切净病灶",提高手术安全性的目的。对于经验丰富的专科医师而言,手术并发症的发生率相对较低。开放式手术肿瘤切除彻底,疗效满意,生存结局好,加之选择低领状切口瘢痕相对隐蔽,目前仍然是甲状腺癌最常见和首选的治疗方法。

（二）腔镜／机器人甲状腺手术

近年来,甲状腺手术的最新进展涉及腔镜和机器人技术。传统开放式手术会在颈部留下皮肤切口瘢痕,相比之下,腔镜／机器人甲状腺切除术有手术切口瘢痕隐蔽、颈部无瘢痕,外观满意度高的优势。目前认为术前未发现中央区淋巴结转移的 2cm 以内的分化型甲状腺癌患者是此类手术较好的手术适应证,而大多数外科医师认为甲状腺癌合并淋巴结肿大、甲状腺癌外侵,气管受压迫、向胸骨后延伸的病变不适合此类手术。需要强调的是,无论是传统开放式手术还是腔镜甲状腺手术,术式的选择和手术范围由肿瘤因素决定,而不是由技术创新或手术技巧来决定。

三、原发肿瘤的手术方式及步骤

诊断是否明确,原发肿瘤的大小以及转移性淋巴结的存在都将决定甲状腺癌的临床分期及手术方式的选择。尤其对于占甲状腺癌绝大多数的分化型甲状腺癌来讲,残留的甲状腺组织会影响术后对 DTC 复发的判断、监测以及后续的放射性碘治疗,甚至在必要的二次手术切除残余腺体(往往是为了放射性碘治疗)时出现较高的手术相关并发症(旁腺、神经损伤)。所以要求甲状腺癌的任何手术都应该从甲状腺真包膜外开始,甲状腺大部切除等其他腺体部分切除的术式将不再适合甲状腺癌的治疗,甲状腺腺叶＋峡部切除术和全／近全甲状腺切除术是广泛认可的治疗甲状腺癌的标准术式。

（一）甲状腺腺叶＋峡部切除术

1. **定义**　是指切除所有患侧腺叶及峡部甲状腺组织(图 6-2-1),是治疗甲状腺癌的最小手术范围。施行单侧腺叶切除手术时,应该避免盲目探查对侧腺体。防止粘连造成二次手术困难。即使必要的探查,也建议在胸骨舌骨肌与胸骨甲状肌之间完成。

2. **优点**　①切除甲状腺峡部及甲状腺锥状叶的同时方便清扫喉前淋巴结;②有利于保护甲状

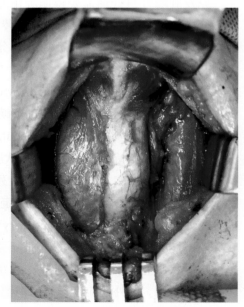

图 6-2-1　腺叶及峡叶切除术

旁腺功能、避免甲状旁腺功能减退,极少伴有低钙血症的发生;③减少对侧喉返神经损伤,避免双侧喉返神经损伤引起的严重后果;④保留部分腺体功能,长期生活质量优于全甲状腺切除术。

3. 缺点　①可能遗漏对侧甲状腺内的微小病灶,长期生存复发的风险略高;②影响后期的放射性碘治疗;③以甲状腺球蛋白为肿瘤标志物的随访可信度降低,不利于术后通过血清 Tg 和 ^{131}I 全身显像监控病情;④术后经评估还需放射性碘治疗者,需要进行再次手术切除残留的甲状腺组织。

(二) 全 / 近全甲状腺切除术

1. 定义　全甲状腺切除术是指切除所有甲状腺组织,无肉眼可见的甲状腺组织残存(图 6-2-2),近全甲状腺切除术是指切除所有患侧腺叶及对侧几乎所有甲状腺组织,仅保留对侧喉返神经入喉处或上位甲状旁腺附近<1g 的非肿瘤性甲状腺组织。

2. 优点　①全甲状腺切除术彻底切除了原发肿瘤来源的组织器官,一次性治疗甲状腺多灶性病变;②提高术后 Tg 随访监测的敏感度,有利于术后监控肿瘤的复发和转移;③减少了术后局部复发(尤其是对侧叶复发),避免再次手术导致的严重并发症;④有利于术后放射性碘治疗剂量的确定、提高放射性碘治疗的效果并有利于准确评估术后分期和危险度分层。

3. 缺点　①不可避免地发生永久性甲状腺功能减退;②术后甲状旁腺功能低下、低钙血症发生率较单侧腺叶切除明显升高;③偶然的双侧喉返神经(recurrent laryngeal nerve,RLN)损伤;④术后血肿和浆液渗出增多;⑤对外科医师专业技能的要求较高。

(三) 手术步骤

1. 体位　患者仰卧,肩下放置软垫,使颈部伸展,呈过伸位,海绵头圈固定枕部,抬高手术台头端30°(头高于脚,可以降低静脉压力),双臂自然贴于身体两侧、固定(图 6-2-3)。按无菌要求范围消毒。

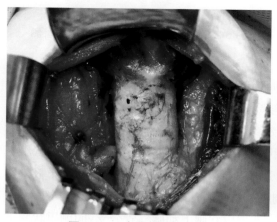

图 6-2-2　全甲状腺切除术

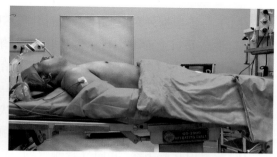

图 6-2-3　甲状腺手术体位

2. 切口设计　沿颈部皮纹走行的衣领状切口 4~6cm,同时兼顾肿瘤的位置及患者的身材综合考虑以获得最佳的美容效果,理想的位置是在环状软骨以下 1cm 处(图 6-2-4)。切口长度可能有所不同,充分暴露手术视野是基本要求。

3. 步骤

(1)切开皮肤、皮下组织及颈阔肌,在颈前静脉浅面游离颈阔肌皮瓣。沿颈白线纵向切开,上达甲状软骨,下到胸骨上切迹,充分切开白线,纵向长度要足够(有利于牵开带状肌),充分地显露甲状软骨、环状软骨,甲状腺锥状叶、甲状腺峡部,以及甲状腺下方和胸骨上切迹之间的组织。

(2)将拟定手术侧的胸骨舌骨肌向外牵拉,沿肌肉内缘纵向充分解剖,并切除其内侧筋膜脂肪组织(带状肌间淋巴脂肪组织),显露出位于其深面,更偏外侧的胸骨甲状肌(紧贴甲状腺的肌肉,最容易受肿瘤侵犯)。

(3)胸骨甲状肌附着在甲状软骨下缘并覆盖甲状腺的上极。仔细地自上至下紧贴肌肉充分游离该肌,显露甲状腺上极血管束的外侧。

(4)随着甲状腺侧面解剖的进行,用抓钳向气管侧轻拉腺体,向外侧牵拉完全游离的胸骨甲状肌,并在胸骨甲状肌的后外侧缘显露颈鞘,通常可以在胸骨甲状肌的中 1/3 内侧发现自颈内静脉发出、跨过颈总动脉到达腺体的甲状腺中静脉(图 6-2-5),予以妥善的结扎处理。此时甲状腺叶可以被轻松拉起并向气管侧旋转。

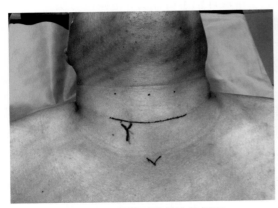

图 6-2-4　颈前对称性皮纹切口

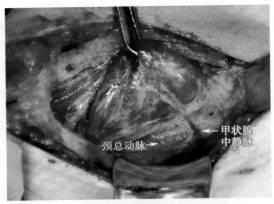

图 6-2-5　向外侧牵拉胸骨甲状肌,气管侧牵拉腺体,显露甲状腺中静脉

(5)下一步根据外科医师的习惯而有所不同。可以先从甲状腺下极开始,并沿腺体外侧向上解剖,或是自上而下。行单侧腺叶切除,笔者习惯于自甲状腺下极解剖下位甲状旁腺并保留、标识其血供,(甲状旁腺的位置与其胚胎发育迁移的途径有关,上甲状旁腺来自第四对腮囊,多位于甲状腺上极的后面,环状软骨和甲状腺软骨的交汇处 1cm 之内,或距甲状腺下动脉和 RLN 交点的交界处 1cm 之内。下甲状旁腺来自第三对腮囊,多位于甲状腺下极外侧 1cm 内,与上甲状旁腺相比相对表浅,通常与胸腺关系密切)。

(6)游离甲状腺下级,并向气管侧解剖,依次处理甲状腺下动脉气管分支、同侧甲状腺下静脉,显露胸腺。保留胸腺,清除胸腺后方淋巴脂肪组织,显露气管(图 6-2-6)。继续向对侧解剖、切断结扎对侧甲状腺下静脉。并以此静脉为标识,纵向切开甲状腺峡部,继续向上切除锥状叶的同时清除两侧环甲肌之间的喉前淋巴脂肪组织,注意保护环甲肌的完整。否则术后发音会受影响(图 6-2-7)。

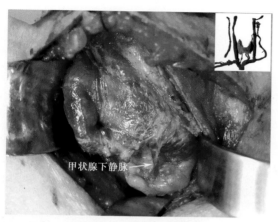

图 6-2-6　甲状腺下静脉

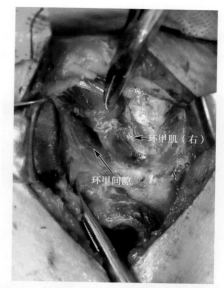

环甲肌（右）

环甲间隙

图 6-2-7　切断的峡部及喉前淋巴结、环甲肌

（7）此时，助手将带状肌向外上方牵起，将环甲肌、喉气管向内侧轻压，同时向外下方轻拉甲状腺腺体，显露环甲间隙并解剖甲状腺上极的内侧缘，切记要紧贴腺体进行。注意喉上神经外支在甲状腺上动脉和喉外膜组织边上，有条件可用神经监测设备来识别神经然后再做决定（图 6-2-8）。（喉上神经从迷走神经分支，并从上向下延伸到喉部，分为喉内支和外支，后者延伸到咽下缩肌深面并支配环甲肌。大约 20% 的 EBSLN 跨过甲状腺上极水平时越过 / 穿过甲状腺上动脉血管束，易受手术损伤，需要格外注意）。妥善裸化后切断结扎上极血管的分支，标志着上极腺体的游离解剖的完成。

（8）将整个腺体向上、向气管侧旋转，腺体外后侧可以很轻松地显露在视野之中。用血管钳或能量设备（双极）在结缔组织层中精细化被膜解剖腺体的侧面及背面（图 6-2-9）。

（9）在游离过程中，注意可能存在的甲状旁腺避免损伤腺体及血供，甲状旁腺解剖的同时可在其下方 1cm 内发现走行于气管食管沟内的喉返神经（注意喉返神经左右行程的不同特点），用弯钳沿着神经的方向，分离甲状腺下动脉及分支和喉返神经（图 6-2-10），注意保护由下动脉供血的下极旁腺及分支血供，沿着神经的方向从下方通过 Zuckerkandle 结节，直到神经全部入喉。用单极或双极切断内侧的甲状腺悬韧带（Berry 韧带）（图 6-2-11），完整移去腺叶及峡部。此时一定要注意来自甲状腺下动脉自喉返神经后方穿过并上行进入悬韧带的细小血管，妥善处理，出血时勿盲目止血，烧灼或钳夹都容易损伤喉返神经或其分支，应该轻压后找到出血来源予以缝扎处理。

切除一侧腺叶后，可以结合术中快速冰冻切片，按计划解剖对侧腺体，完成甲状腺全切除术。需要注意的是与单侧腺叶相比，全甲状腺切除的风险并不是简单的翻倍，有可能会造成严重的并发症（尤其是双侧喉返神经损伤及永久性甲旁减），导致患者的生活质量急剧下降，因此需要极为谨慎、小心，严格把握手术适应证，手术应由有经验的专科医师施行。手术结束时，应仔细检查甲状腺标本表面是否有甲状旁腺，并妥善处理。可以通过麻醉师增加胸腔压力的办法检查创面有无出血。考虑到可能会损伤或误吸甲状旁腺,笔者不建议常规术后创面的冲洗,可以根据习惯放置/不放置引流管,两侧带状肌肉在中线附近简单缝合,防止气管皮肤粘连,完成全甲状腺切除手术。

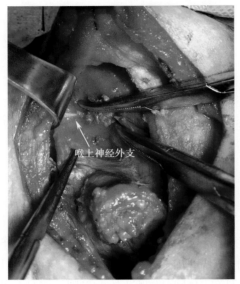

图 6-2-8　环甲间隙、甲状腺上极、喉上神经

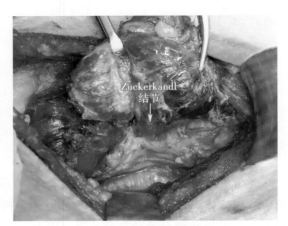

图 6-2-9　精细化被膜解剖

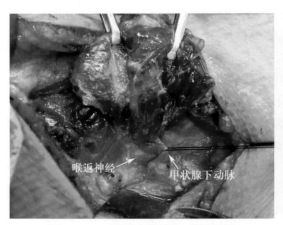

图 6-2-10　甲状腺下动脉、喉返神经

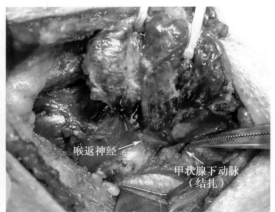

图 6-2-11　Berry 韧带

四、成人甲状腺癌原发肿瘤初始治疗的选择

（一）甲状腺滤泡上皮起源的癌

1. 甲状腺乳头状癌

（1）微小乳头状癌（详见第三节）。

（2）乳头状癌（非微小乳头状癌）：诊断明确的>1cm 的 PTC 应行手术治疗。建议 PTC

的全 / 近全甲状腺切除术适应证：①童年期有头颈部放射线照射史或放射性尘埃接触史；②原发灶最大直径＞4cm；③多癌灶，尤其是双侧癌灶；④不良的病理亚型，如 PTC 的高细胞型、柱状细胞型、弥漫硬化型、实体亚型；⑤已有远处转移，需行术后放射性碘治疗；⑥合并双侧颈部淋巴结转移；⑦伴有腺外侵犯（如气管、食管、颈动脉或纵隔侵犯等）。

全 / 近全甲状腺切除术的相对适应证：肿瘤最大直径为 1~4cm，伴有甲状腺癌高危因素或合并对侧甲状腺结节。

甲状腺腺叶 + 峡部切除术的适应证：局限于一侧腺叶内的单发 PTC，并且肿瘤原发灶直径为 1~4cm、无腺外侵犯、对侧腺叶内无结节；无童年期头颈部放射线接触史、无颈部淋巴结转移和远处转移。

2. **甲状腺滤泡癌**　甲状腺滤泡癌（follicular thyroid carcinoma，FTC）也是一种起源于甲状腺滤泡细胞的甲状腺癌，其发病率仅次于甲状腺乳头状癌，是甲状腺癌第二常见的组织学类型。FTC 占所有甲状腺癌的 10%~15%。其死亡率高于 PTC，部分患者初治时已经发现骨或肺的转移。FTC 与 PTC 原发肿瘤的治疗相似，不同之处是 FTC 常因良性结节或术前 FNA 诊断为滤泡性肿瘤而接受甲状腺腺叶切除作为初始治疗。术中快速冰冻诊断符合率低，对于指导手术范围（单侧腺叶切除术或全甲切除）并不可靠。指南及共识也没有特别推荐术中快速冰冻的应用。个别患者因术前出现明确的区域和远处转移而选择全甲状腺切除术。大多数 FTC 是在术后病理诊断中明确的。单纯腺叶切除术后出现以下情况，建议行二次补充性甲状腺全切除术。①甲状腺癌家族史，头颈部放射线暴露史；②肿瘤＞4cm、多灶、包膜广泛侵犯、腺外扩散、远处转移；③术后病理为广泛血管浸润及弥漫浸润型，或具有分化不良成分的滤泡腺癌（岛状结构）。已行腺叶 / 腺叶 + 峡部切除的微小浸润型滤泡状癌可不必补充甲状腺全切术。

3. **甲状腺嗜酸细胞癌**　具有 75% 以上嗜酸细胞的滤泡性肿瘤为嗜酸细胞肿瘤，良恶性诊断标准与 FTC 相同，嗜酸细胞肿瘤线粒体 DNA（mtDNA）突变率高于其他肿瘤。其独特的染色体改变提示其侵袭性生物学行为。嗜酸细胞癌（Hürthle cell carcinoma，HCC）的预后比 FTC 要差，与 FTC 相比缺乏摄碘能力，HCC 原发肿瘤推荐全甲状腺切除术。临床实践中，HCC 术前很难确诊，除非出现明确的转移及术中广泛的外侵，多在初始治疗中选择腺叶切除术，术后病理证实为 HCC，低风险 HCC 建议行严格的术后随访，高风险 HCC（肿瘤＞4cm，包膜广泛侵犯、腺外扩散、血管侵犯等广泛浸润型）建议补充性甲状腺全切除术。

4. **甲状腺低分化癌**　在病理形态和生物学行为上界于分化良好的癌（乳头状、滤泡性）与未分化癌之间的滤泡上皮性肿瘤。甲状腺低分化癌（poorly thyroid differentiated carcinoma，PDTC）根据地区和条件不同，其发病率从 0.3% 到 15% 不等，手术后 5 年特异性生存率为 40%~80%。预后比分化良好的甲状腺癌差，比未分化癌好。PDTC 的恶性程度高，如果术前怀疑，建议行甲状腺全切除术。腺叶切除术后病理诊断为 PDTC，则需补充完成全甲状腺切除术。

5. **甲状腺未分化癌**　甲状腺未分化癌（anaplastic thyroid carcinoma ATC）是一种罕见的甲状腺癌，起源于未分化的甲状腺滤泡上皮细胞，仅占所有甲状腺癌的 1%~2%，病理学上可以是完全的未分化癌表现或与结节性甲状腺肿、分化性甲状腺癌共同存在。颈淋巴结转移很常见,超过40%的患者临床出现转移性疾病。

手术是ATC患者管理的基础,包括对可切除肿瘤患者进行的根治性切除,缓解症状的姑息性切除以及对不可切除病例的切取活检(尤其是排除淋巴瘤)。但不幸的是绝大多数ATC患者局部原发肿瘤通常是广泛浸润且无法切除。临床上有时会偶然在术前或术后发现一些肿瘤体积较小的ATC,或者是由结节性甲状腺肿中分化型甲状腺癌发展而来的ATC,在这个高度选择的人群中,这些肿瘤偶然可以完全切除。这些患者在接受化学治疗和放疗等辅助治疗后5年生存率约30%。相关研究多因素分析显示,无甲状腺包膜外侵犯、(R0/R1)切除以及多模式疗法是改善预后的重要影响因素。尽管有证据表明外科手术联合放疗和化疗可以提高疾病控制率,但对于ATC总体控制效果有限。涉及重要器官的较大范围的外科手术(如喉切除术或气管切除术)决策时,应结合患者的生存时间、生存质量综合考虑、慎重选择。超过50%的ATC患者须考虑术中同时预防性气管切开,以防止由于肿瘤进展导致的窒息。

(二)甲状腺髓样癌

甲状腺髓样癌(medullary thyroid cancer,MTC)是一种罕见的分泌降钙素的肿瘤,起源于甲状腺的滤泡旁细胞。占所有甲状腺结节的0.5%~1%,占甲状腺癌的3%~7%。手术是MTC治疗的主要手段,MTC多发生于甲状腺上极部分,侵袭性较强,可能会累及喉返神经入喉点、喉上神经外支以及上位甲状旁腺。手术需完全切除甲状腺中、上叶(C细胞主要所在的位置)及所有甲状腺组织,手术的范围和时机取决于多种因素,包括生物标志物Ct、CEA,影像学和RET基因突变检测。MTC中高达75%的散发性MTC及所有的遗传性MTC患者存在双侧或多灶性病变,约50%病例可见中央区淋巴结转移。因此对于原发肿瘤的初始外科治疗推荐全甲状腺切除术并双侧中央区淋巴结清扫术。对于存在广泛的区域或远处转移的患者,如MTC侵犯喉及上呼吸消化道时,即使扩大切除手术(喉切除术、食管切除术或喉咽切除术)的范围并不能改善预后,治疗的重点应该是最大限度地提高生活质量,应采用个体化治疗方案,可尝试选用原发肿瘤和一侧颈部的创伤较小的姑息性手术来缓解症状。尽可能减少并发症,保留语言、吞咽、甲状旁腺功能和肩关节活动,同时考虑联合外放射治疗、全身药物、基因靶向治疗和其他非手术治疗,以实现肿瘤的局部控制。

建议对已知RET原癌基因胚系突变的携带者进行预防性手术。在这些患者中,推荐全甲状腺切除术,散发性MTC患者行一侧甲状腺切除后,如有RET基因胚系突变及术后Ct升高或影像学发现残留MTC,建议进一步行补充甲状腺全切除(病灶<1cm,无外侵转移的可以观察)。

(三)原发性甲状腺淋巴瘤

原发性甲状腺淋巴瘤(primary thyroid lymphoma,PTL)十分罕见,占甲状腺恶性肿瘤的比例为0.5%~5.0%,约占结外淋巴瘤的3%。流行病学研究显示自身免疫性疾病持续时间越长,发生PTL的风险越高,桥本甲状腺炎(Hashimoto thyroiditis,HT)患者发生PTL的风险是普通人群的67倍,约83%的PTL患者就诊时有HT病史。由于缺乏特征性的临床和影像学表现,高达 90% 的 PTL 患者曾因为明确诊断或怀疑甲状腺癌而行手术切除,与甲状腺肿或分化型甲状腺癌相比,术中包膜周围严重的水肿影响了正常解剖结构,因此在淋巴瘤患者中进行甲状腺切除术的并发症发生率更高,最常见的并发症是出血、甲状旁腺损伤和喉返神经损伤。单纯手术切除 PTL 病灶的患者其生存获益并不优于联合治疗(化疗和放疗)者。故原发肿瘤手术的目的仅仅为切除浸润性较小的病灶明确诊断,或当侵入性更小的方法无法确诊肿瘤类型或紧急情况下解除气道压迫时选用。推荐通过甲状腺超声多普勒引导的粗针穿刺活检(core needle biopsy,CNB)结合免疫组织化学染色结果明确 PTL 的诊断及病理亚型,因 CNB 较 FNA 取样更充分,诊断 PTL 具备一定优势(诊断准确率远高于 FNA,88.9% vs. 20.0%)。

五、儿童甲状腺癌原发肿瘤手术范围的选择

详见第七节。

六、原发肿瘤外侵的处理原则

在原发性甲状腺癌中,大约有 22% 会出现周围组织的侵犯,最常见的侵犯组织是喉返神经(51.6%)、气管(46.4%)、食管(39.2%)、喉(31.4%)、颈内静脉(3.9%),其他(3.9%)如动脉、无名静脉、椎前筋膜等。原发肿瘤侵犯气管或食管(超过黏膜层)者视为高危患者,而仅侵及肌肉和 / 或喉返神经并不意味着预后较差。对于明显外侵的甲状腺癌,可手术切除患者的原发肿瘤,手术方式是甲状腺全切除术。

(一) 带状肌(胸骨甲状肌、甲状舌骨肌、胸骨舌骨肌)

腹侧浅表甲状腺癌最常侵犯的结构是其表面覆盖的带状肌肉组织,AJCC 分期(第八版)中带状肌受侵标志着甲状腺癌进展到 T_{3b} 期。带状肌浸润的处理相对简单,可以在切除原发肿瘤的同时一并切除受累的肌肉组织达到切缘阴性即可。

(二) 喉返神经

喉返神经受侵的总处理原则是完全切除肉眼可见的病变。依靠放射性碘治疗肉眼残留的病变通常无效,同时肉眼残留病变会导致局部治疗失败率增高,且残余肿瘤常转变为侵袭性更高的组织类型。通常的处理方式:①术前声带运动功能丧失、发音异常者,术中肿瘤浸润神经,建议切除受累神经。②术前神经功能正常,术中仅发现肿瘤压迫或轻度浸润神经包膜(<周径 1/3),切除所有肉眼可见肿瘤,神经可以游离保护时应尽量保留神经完整性。③术前神经功能正常,术中神经浸润超过 1/3 以上,虽可以勉强切除肿瘤保留神经,但可能残留少量病变,神经是否保留意见不一致。④如果神经被癌灶浸润或完全包围,即使术前神经功能检查正常,仍应将其切除以保证肿瘤治疗的效果。需要注意的是在切除术前发声功能正常的喉返神经之前,应与家属沟通,征得其同意,并保护好对侧喉返神经,避免双侧喉返神经功能障碍导致的气管造瘘术。⑤如果预判或术中探查对侧喉返神经同时被癌灶浸润或完全包裹无法保留,则需进行预防性气管切开,防止术后出现窒息。条件允许的情况下可以选择同期在支撑喉镜下行一侧声带切除术,从而避免永久性气管切开。⑥如果喉返神经的完整性受影响,有条件者应尽可能在术中完成一期吻合或移植重建。

（三）上呼吸消化道

上呼吸消化道受侵属于 T_{4a} 病变,外科治疗的目的是防止出血和气道梗阻,尽量保留呼吸消化道功能,以减少区域复发获得长期生存。在临床实践中外科医师可能会切除部分器官、牺牲其部分功能,从而保证肿瘤切除的彻底性。Shin 等将甲状腺癌气管浸润分为 5 个独立阶段,从无甲状腺外浸润(0 期)到邻近、浸润气管软骨外膜(Ⅰ期),软骨环浸润(Ⅱ期),通过软骨环或环间侵入气管并进入黏膜下平面(Ⅲ期),通过黏膜下层侵入气管腔(Ⅳ期)。甲状腺癌气管侵犯是预后不良的标志,目前国内外对于气道侵袭的治疗方法也存在意见分歧。方法从肿瘤削除术、窗式切除、气管部分切除到气管袖状切除术。一般建议对Ⅰ期的气管侵犯采取肿瘤削除术,Ⅱ~Ⅳ期行根治性气管切除。由于缺乏前瞻性试验结果,结论均基于回顾性数据得出,所以目前仍没有完全恰当的结论可供选择。总的来讲,术前评估肿瘤未累及黏膜下层,可以选择气管壁部分切除术。气管壁全层受侵,为保证肿瘤的彻底切除,减少致命的复发,必须切除气管壁全层,术中送检气管黏膜切缘冰冻病理检查保证手术的切除范围,并做恰当的修复或造瘘。这些患者术后应接受放射性碘和/或外照射放疗。

食管受侵时,将根据侵犯食管的外膜、肌层、黏膜及黏膜下层以及受累的食管长度综合分析,分别切除受累食管的组织并通过直接拉拢缝合、皮瓣修复甚至全食管再造(游离空肠)来保证进食功能。

由于甲状软骨遮挡,喉的侵犯相对少见。肿瘤多侵犯甲状软骨外层骨膜并沿环甲间隙、甲状软骨侧后方梨状窝、甲状舌骨膜等途径侵犯喉内软组织,引起喉梗阻、声带麻痹。通常是单侧侵犯,全喉、双侧声带受累极为罕见,治疗的方案根据喉受累的程度可以选择甲状软骨部分切除、垂直半喉切除甚至全喉切除术。

七、手术中相关问题

（一）喉神经的术中监测

甲状腺术中神经监测(intraoperative neuromonitoring,IONM)技术自 1966 年首次报道以来,至 2000 年在欧美逐年普及,已逐渐成为术中神经保护的重要辅助工具,显著降低了喉神经暂时性损伤的发生率。IONM 的潜在益处包括神经识别、定位,辅助解剖,神经损伤部位的确定和功能完整性的判断以及术后神经功能的预测等,但常规应用于甲状腺癌手术必然会增加医疗费用。因此,针对原发肿瘤的初始治疗,该技术适用于对手术技术要求高或高危肿瘤的患者如:①甲状腺癌外侵(尤其是后背膜)或合并较多中央区淋巴结转移;②术前已有单侧声带麻痹,需行全甲状腺切除者;③术前怀疑双侧喉返神经受累者;④教师、歌唱家等特殊职业。需要强调的是即使有 IONM 技术辅助,外科解剖和精细的操作技术仍然是喉神经保护最重要的基础和保证。

（二）术中甲状旁腺的识别和保护

甲状旁腺的解剖位置并不固定,变异较多。甲状旁腺的识别与保护首先需要了解甲状旁腺胚胎发育的过程,甲状旁腺正常或异常的解剖位置。在手术过程中始终保持术野清晰的前提下,精细化解剖甲状腺被膜,寻找、发现甲状旁腺,甲状旁腺一般呈棕黄色,与周围脂肪相比具有相对锐利的边缘,有明确血供。手术操作时动作应轻柔,避免对甲状旁腺的负压吸引和牵拉,以免造成甲状旁腺被膜下血肿。即使是单侧腺体手术,也应把每一个甲状旁腺都当作最后一个甲状旁腺去保留。近年来,国内部分医院将纳米炭淋巴结示踪剂应用于甲状腺癌手术。在甲状腺癌初次手术过程中,正中切开颈白线暴露胸骨甲状肌内缘,紧贴肌肉分离,避免损伤甲状腺真被膜,直到甲状腺前外侧表面暴露,选择上下极位置视腺体大小,将 0.1~0.2ml 的纳米炭注射至正常甲状腺组织中,使甲状腺染色,而甲状旁腺并不染色。这种"负显影"技术可使甲状旁腺特有的棕黄色在黑色的背景中更易被发现,有助于甲状腺手术中辨认及保护甲状旁腺。需要特别强调的是原位保留甲状旁腺的关键是确保其血供,甲状旁腺的血供主要来自甲状腺下动脉,部分来自甲状腺上动脉或直接由甲状腺表面血管供应,术中应仔细辨识,贴近甲状腺被膜结扎甲状腺下动脉分支,避免结扎甲状腺下动脉主干,以保留甲状旁腺的细小分支血供。如不能确定旁腺原位保留,需常规在切除标本组织中寻找甲状旁腺,对误切或可疑血供不良的甲状旁腺组织送快速冰冻切片检查或应用免疫胶体金法(ICGT)快速测定组织内甲状旁腺素水平(组织块匀浆法 cut-off 值为 136.3ng/L),证实为甲状旁腺后,将剩余甲状旁腺组织切成薄片或颗粒,于颈部肌肉中行自体移植。一般情况下,自体移植物将在 1 个月左右后恢复功能。

(三) 术中快速冰冻切片技术的运用

术中快速冰冻切片技术的应用差异较大,存在争议。国外施行甲状腺手术前往往已经有甲状腺原发肿瘤 FNAB 结果,原发肿瘤的手术范围按照既定的方案进行。术中冰冻切片技术常用于确认甲状旁腺组织(例如当将去血管化的甲状旁腺主动移植到肌肉中时),其有效性已得到公认。其次用于确认淋巴结是否转移,从而决定淋巴结清扫的范围。在国内,由于甲状腺细针穿刺活检技术开展的时间短,标准不一致,结果准确性有待逐步提高,术中冰冻切片技术往往用于甲状腺结节良恶性的进一步判断,从而决定手术范围。尤其对于术中患侧甲状腺癌腺外侵犯、淋巴结广泛转移者需行甲状腺全切,在进行对侧腺叶切除之前需再次确认术中冰冻检查结果。此外,在冰冻病理诊断为未分化癌或淋巴瘤时,快速冰冻切片、病理诊断有助于及时中止手术或是选择更为合理的手术范围。需要特别注意的是,FNA 诊断为滤泡性肿瘤的结节同样不易通过冰冻病理诊断,需要进行常规病理分析,根据包膜和血管浸润情况最终确定诊断。

(四) 手术记录

详细记录术中所见,内容应包括原发结节 / 肿瘤大小、位置、结构侵犯和甲状腺外延伸,切除的完整性以及淋巴结肿大的位置 / 范围。此外,喉返神经,甲状旁腺的状态应予以记录。详细的手术记录,有助于术后的分期、复发风险的判断,并协助确定放射性碘治疗的必要性,还可为将来可能的再次手术计划提供有意义的参考。

八、甲状腺癌原发肿瘤手术的并发症

甲状腺癌术后并发症包括出血、切口感染、呼吸道梗阻,喉上神经、喉返神经损伤(一过性或永久性麻痹)、甲状旁腺损伤(一过性或永久性低钙血症)和麻醉相关并发症等。其中喉返神经损伤和甲状旁腺损伤是常见的并发症。RLN 损伤和甲状旁腺损伤的发生率与术者经验、肿瘤包膜外浸润、中央区淋巴结转移以及甲状腺区手术次数有关。

声带麻痹是甲状腺术中解剖 RLN 后主要并发症之一，RLN 损伤发生率为 1.5%~14%。甲状腺手术后，声音改变并不少见，可能与气管内插管、带状肌或喉部肌肉组织（包括环甲肌）的损伤有关，或与 RLN、EBSLN 直接损伤有关。通过喉镜检查明确这些原因很重要，不同的损伤治疗方法会有所差异。许多患者术后不会出现任何声音变化的症状，但仔细检查可能会发现声带活动性功能障碍。甲状腺外科医师应该通过分析声音改变的原因来考虑将来对外科手术技术进行调整和提升。

暂时性甲状旁腺损伤发生率为 6.9%~46.0%，永久性甲状旁腺损伤发生率为 1%~2%。如果进行了单侧甲状腺切除术，对侧甲状旁腺不受干扰，基本没有低血钙的风险。但是全甲状腺切除术可能会导致暂时性或永久性低钙血症。尤其是永久性甲状旁腺功能减退是严重的并发症之一，需终身补充钙剂和维生素 D，临床上应该尽量避免发生，防止严重影响患者的生活质量。

九、小结

手术切除长期以来一直是甲状腺癌原发肿瘤治疗的重要方法。在 19 世纪和 20 世纪，William Kocher 对甲状腺手术切除进行了完善和标准化，伴随着对甲状旁腺、喉神经解剖的不断认识，精细化被膜解剖的普及，专科化的发展，外科医师在其职业生涯中应不断学习和改进技术，并综合考虑患者的年龄和社会角色，肿瘤浸润的深度和程度，肿瘤细胞的类型，远处转移的存在和程度，前期治疗的反应等情况，通过合理的外科手段为患者带来更好的治疗结果。

（王　军　武元元）

第三节　甲状腺癌转移淋巴结的外科处理

甲状腺癌患者颈部淋巴结转移很常见，为 30%~90%，且颈部淋巴结转移是甲状腺癌患者术后复发的高危因素，因此颈部淋巴结清扫在甲状腺癌外科治疗中占有极为重要的地位。本节将结合临床指南和本院治疗经验，对分化型甲状腺癌和甲状腺髓样癌的颈清扫策略分别进行综述，未分化癌则以多学科综合治疗为主，故在此不予讨论。

一、分化型甲状腺癌中央区淋巴结清扫策略

（一）预防性中央区清扫

1. **甲状腺乳头状癌患者预防性中央区清扫**　对临床未发现淋巴结转移的 PTC（cN₀）是否行预防性中央区淋巴结清扫（prophylactic central neck dissection，PCND）一直存在不同的

意见,目前国内外有多个甲状腺癌临床指南对 PTC 中央区清扫(CND)的适应证做了定义,各个指南对此的看法不尽相同。新版 ATA 指南对此保持了一贯的意见:对较小(<4cm)、非侵袭性的肿瘤可不行淋巴结清扫,>4cm 或有腺体外侵犯的肿瘤应考虑行预防性单侧或双侧的中央区淋巴结清扫;NCCN(The National Comprehensive Cancer Network)(2014)指南年龄<15 岁或>45 岁、T3~4、双侧病灶、射线暴露史、非经典病理亚型的患者建议行预防性中央区淋巴结清扫;日本指南(2010)指出虽预防性清扫不能改善疾病特异性生存,但考虑到再手术的风险、仍建议初次治疗时行预防性清扫;而 ESMO(European Society for Medical Oncology)指南(2012)则提出预防性清扫可能改变疾病分期、后续的治疗方案,因此也推荐考虑行预防性清扫;中国指南(2012)则建议行患侧中央区淋巴结清扫。而 GAES(German Association of Endocrine Surgeons)(2013)和 SEOM(Spanish Society of Medical Oncology)(2011)则非常规推荐,可由有经验的术者行个体化治疗。可以发现目前对于 PTC 中央区清扫策略的争议主要存在于是否必要对 cN0 患者行 PCND。事实上该争议自从 ATA 于 2006 首次将 PCND 写入其甲状腺癌临床指南时就已开始,针对 PCND 的优点和不足,支持者和反对者们各执一词。支持行 PCND 的理论基础包括 PTC 较高的淋巴结转移率、提供准确的术后分期以指导后续治疗以及减少中央区复发再手术的机会。而反对常规行预防性中央区颈淋巴结清扫的人主要认为其术后并发症增加而不提高预后,例如在 2016 年新近发表的一项纳入 11 569 例 cN0 PTC 患者的研究中,预防性中央区淋巴结清扫并未减低局部复发率(HR=0.874,P=0.392),而暂时性声带麻痹、暂时性甲状旁腺功能减退(甲旁减)、永久性甲旁减均较未清扫组明显增高。但是,淋巴结阳性转移被认为是 PTC 预后不良的重要的独立危险因素,根据美国 SEER(the surveillance,epidemiology,and end results)一项对 9 904 例 PTC 患者的研究统计结果,有淋巴结转移的患者 14 年生存率显著低于无淋巴结转移患者(79% vs. 82%,P<0.05)。对于年龄大于 45 岁的患者,中央区淋巴结转移可使其 TNM 分期从 I 期上升至 III 期,既往报道约 30% 的患者在行 PCND 后得到更准确的肿瘤分期。因此,如果患者未行中央区淋巴结清扫则不能准确的为其分期,对患者的真实预后判断将产生误差。因此要解决这个争论,我们需要更高等级的循证医学证据,然而由于 PTC 较低的发病率和良好的预后,使得目前进行大样本前瞻性研究的难度极大。目前国外学者对于 PCND 的态度反而逐渐趋于统一,PCND 的支持者和反对者都倾向于更折中的方案:即除了上文所述的,有选择地对高危患者行 PCND 和由经验丰富的术者进行手术以外,更强调了根据术中探查和冰冻病理结果进行术中决策的重要性。

　　2. 其他类型甲状腺癌的中央区淋巴结清扫适应证　除 PTC 外,DTC 还包括 FTC 和少数 Hürthle 细胞肿瘤,此两者的共同特点是其较易发生血行转移,因此与 PTC 相比有较高的远处转移率和较低的颈淋巴结转移率,从而预后较差。据文献统计,两者的颈淋巴结转移率为 10%~25%,故对这两种类型的肿瘤患者,国外指南均建议只对 cN_1 的患者行治疗性中央区淋巴结清扫,对 PCND 则持反对意见。国内指南在这方面则未将其与 PTC 区分开,对所有 DTC 均建议行中央区淋巴结清扫。

（二）甲状腺癌患者治疗性中央区清扫

临床上有明显淋巴结转移的患者,治疗性中央区淋巴结清扫可改善预后,因此各指南均建议施行。目前对中央区清扫的解剖范围定义比较明确:上界至甲状软骨,下界达胸腺或头臂干水平,外侧界为两侧的颈动脉鞘内侧缘,该区域包括了气管前、气管食管沟和喉前(delphian)淋巴结,术中应将其作为一个整体进行系统清扫。Ⅶ区是指胸骨上缘至主动脉弓上缘的前纵隔区域,DTC 发生该区域转移的情况通常较少见,但如若有临床证据,则应在行中央区清扫的同时一并行Ⅶ区清扫。关于中央区清扫的单双侧问题,目前除了 BTA(British Thyroid Association)指南认为应同时行双侧中央区清扫,而国内指南则推荐行病灶同侧中央区清扫外,其他临床指南并未对此进行明确定义。在中央区各亚区中,淋巴结最常转移的部位为病变侧的气管旁(可达 50%),然后是气管前和喉前区(10%~20%);单侧癌灶、对侧气管旁出现淋巴结转移的比例为 10%~20%,当肿瘤 ≤ 1cm 时,对侧转移的比例不到 10%,肿瘤 >1cm 时,对侧转移的比例可达 26%~31%。另外一个需注意的区域是右侧气管旁、RLN后方的区域,位置深、清扫有困难,但淋巴结转移率可达 5.8%~26%,右侧病灶、右侧气管旁淋巴结转移是其转移的独立危险因素,应注意清扫此类患者这一区域的淋巴结。

二、分化型甲状腺癌颈侧区转移淋巴结的外科处理

（一）颈侧区淋巴结清扫的术式发展命名及选择

早在 19 世纪,美国的 Crile 开始尝试施行头颈部肿瘤根治性淋巴结清扫术。其后由美国纪念斯隆 - 凯特琳癌症医院 Martin 教授予以总结规范,正式提出颈淋巴结清扫术应整块切除颈部淋巴脂肪及附近软组织,奠定了根治性颈淋巴结清扫术的基础。1963 年由西班牙医师 Suarez 首先报道了功能性颈淋巴结清扫术,其后意大利 Bocca 医师提出筋膜囊淋巴脂肪组织完整切除的观点,此方法既可达到根治性清扫的目的,又可保留颈部正常的功能结构,这在颈淋巴结清扫术的发展历史中具有重要意义。20 世纪 80 年代后,加拿大卡尔加里大学医学院 Porter 提出,对分化较好的颈部恶性肿瘤,行保留颈丛的颈淋巴结清扫术,可进一步提高患者术后生活质量。2001 年美国头颈协会(American Head and Neck Society,AHNS)和美国耳鼻喉头颈外科学会(American Academy of Otolaryngology-Head and Neck Surgery,AAO-HNS)对颈淋巴结清扫术进行了分类规范,国内根据 2004 年《头颈部恶性肿瘤颈淋巴结转移的治疗方案和手术名称》会议,对其进行了详细的解释,具体分类如下。

以适应证划分:选择性颈淋巴结清扫术(elective neck dissection)、预防性颈淋巴结清扫术(prophylactic neck dissection)治疗性颈淋巴结清扫术(therapeutic neck dissection)。以手术清扫范围划分:全颈淋巴结清扫术(comprehensive neck dissection)、改良颈淋巴结清扫术(modified neck dissection)、择区性颈淋巴结清扫术(selective neck dissection)、扩大颈淋巴结清扫术(extended neck dissection)。

（二）颈侧区淋巴结清扫的适应证

对于颈侧区淋巴结清扫,ATA 指南和我国 2012 版指南均认为 cN_{1b} 期(即对术前 B 超高度怀疑及穿刺病理证实侧颈区淋巴结转移者)应行治疗性颈侧区淋巴结清扫术,对颈侧区术

前未发现淋巴结转移者不建议行预防性颈侧区淋巴结清扫。

（三）颈侧区淋巴结清扫的范围

经典的颈侧区淋巴结清扫术范围上至二腹肌，下至锁骨上，内侧界为颈动脉鞘内侧缘，外侧界至斜方肌前缘，包括颈部Ⅱ~Ⅴ区淋巴结和脂肪组织。多年来，DTC、甲状腺髓样癌和大多数头颈部鳞癌的淋巴结清扫术一直采用以上颈侧区淋巴结清扫范围，然而DTC的预后明显较好，考虑到颈侧区淋巴结清扫对患者外观和生活质量的影响，故ATA指南建议将cN_{1b}的DTC患者的颈侧区淋巴结清扫范围定为：Ⅱa、Ⅲ、Ⅳ和Ⅴb区。研究发现，Ⅱb和Ⅴa区淋巴结转移发生率较低，分别为14.6%和4.7%。因此，在术前全面影像学评估的前提下，针对原发灶较小、淋巴结转移无明显外侵，且局限于Ⅲ区和Ⅳ区者，充分考虑患者一般情况、颈部手术条件、特殊外观或职业要求后，可选择性行Ⅱa、Ⅲ、Ⅳ和Ⅴb区清扫。对于该类患者，保留颈丛的功能性颈淋巴结清扫术是一种较为理想的选择。既能保证手术清扫的彻底性，又能显著降低副神经损伤和术后颈部麻木的机会，改善患者术后颈部外观及功能。

三、甲状腺髓样癌的颈清扫策略

甲状腺髓样癌占全部甲状腺癌的1%~5%，恶性程度介于分化型甲状腺癌与甲状腺未分化癌之间，预后相对较差。根据患者有无家族史和是否合并RET基因突变，MTC分为散发性甲状腺髓样癌（sporadic medullary thyroid carcinoma，SMTC）和遗传性甲状腺髓样癌（hereditary medullary thyroid carcinoma，HMTC）。由于C细胞不表达促甲状腺激素受体且不摄碘，TSH抑制疗法和碘-131治疗无效。尽管已经有靶向药物应用于MTC的临床治疗，但是根治性手术切除仍然是MTC患者最有效、最重要的治疗手段。

（一）散发性MTC的颈清扫策略

美国国立综合癌症网（NCCN）在2014年甲状腺肿瘤治疗指南中针对SMTC指出：肿瘤直径>1cm或双侧病变者应行甲状腺全切除＋双侧中央区淋巴结清扫（Ⅵ区），如颈侧区有转移淋巴结应同时行改良性颈淋巴结清扫术（Ⅱ~Ⅴ区），对于肿物较大或中央区转移淋巴结较多时可考虑行预防性颈淋巴结清扫术（Ⅱ~Ⅴ区）。指南之所以重视预防性淋巴结清扫是由于SMTC颈淋巴结转移多见而且较早发生，转移率可高达50%~80%。有文献报道，颈淋巴结转移是MTC的重要预后因子。转移最常见于中央区淋巴结（Ⅵ区），其次是同侧的颈侧区淋巴结（Ⅱ~Ⅴ区）和对侧颈侧区淋巴结。

2015版ATA指南推荐：MTC的标准治疗方法是全甲状腺切除术，临床淋巴结阴性患者行预防性中央区淋巴结清扫术；临床淋巴结可疑阳性或已证实阳性患者加行患侧颈侧区淋巴结清扫。然而，关于预防性颈侧区淋巴结清扫的适应证仍存在争议。不同的指南的适应证总结见表6-3-1。

（二）遗传性MTC的颈清扫策略

对年轻的、双侧病灶的、有家族史的、合并其他内分泌疾病或先天性疾病的MTC患者应警惕遗传性MTC的可能。

表 6-3-1 散发性 MTC 预防性颈侧区清扫指征

临床指南	年份	预防性颈侧区清扫指征	清扫范围
ATA	2015	不常规推荐,但当中央区淋巴结阳性时可考虑	-
NCCN	2014	>1cm 或双侧病灶时:①中央区阳性;②局部病灶外侵或负荷较大	单侧
BTA	2014	中央区淋巴结阳性者	患侧
GAES	2013	Calcitonin>20pg/ml	单侧;Calcitonin>200pg/ml 时可考虑行双侧清扫
ESMO*	2019	Calcitonin:50~200pg/ml	单侧(至少包括 ⅡA-Ⅲ-Ⅳ)[Ⅴ,B]
		Calcitonin>200pg/ml	双侧(至少包括 ⅡA-Ⅲ-Ⅳ)[Ⅴ,B]

注:ATA. American Thyroid Association,美国甲状腺协会;NCCN. The National Comprehensive Cancer Network,美国国家综合癌症网络;BTA. British Thyroid Association,英国甲状腺协会;GAES. German Association of Endocrine Surgeons,德国内分泌外科医师协会;ESMO. European Society for Medical Oncology,欧洲肿瘤医学协会 .Calcitonin. 降钙素;*ESMO 未区分散发性和遗传性 MTC。

绝大多数遗传性 MTC 由位于 10q11.2 的原癌基因 *RET* 突变所致,极少数由 *NTRK1* 基因突变引起。主要分 3 种类型:多发性内分泌肿瘤 2a 型(MEN-2a)、多发性内分泌肿瘤 2b 型(MEN-2b)和家族性甲状腺髓样癌(FMTC)。MEN-2a 最常见,占 60%,大多数由 *RET* 基因 11 外显子 634 密码子突变所致,95% 以上的患者发生 MTC,50% 发生嗜铬细胞瘤。其次为 FMTC,占 35%,超过 75% 的患者为 *RET* 基因 10 和 11 外显子的 618、634 和 620 密码子突变,除甲状腺受累外一般无其他肿瘤发生。MEN-2b 发生率低,但肿瘤侵袭性强,94% 的患者为 *RET* 基因 16 外显子 918 编码子突变。由于遗传性 MTC 临床上大多表现为多器官综合征的形式(MEN2a、MEN2b),甲状腺治疗仅为全身治疗的一部分,故情况要比散发性 MTC 复杂得多。对于已有明确甲状腺病变证据的遗传性 MTC 患者,目前认为 cN_{1a} 或 cN_{1b} 的患者均应行相应的治疗性颈清扫。

无论是散发性或遗传性 MTC,当存在广泛的远处转移病灶时,颈清扫术仍有其价值,但进行处理时应以较为保守的姑息性原则进行,重点在于保护患者的发音、吞咽和甲状旁腺功能,在此基础上尽量减少肿瘤负荷,为全身性系统治疗争取机会。

四、特殊类型的颈清扫策略

对于双侧颈侧区淋巴结转移患者,应行治疗性双侧颈清扫术。笔者所在中心回顾对比分析了行同期和分期双颈清扫术患者发现,行分期双颈清扫术的患者花费为同期患者 1.78 倍、住院天数 1.97 倍、手术总时间 1.37 倍,术后放射性核素治疗平均延时 67 天,两组患者术后并发症无明显差异。因此除伴有双侧颈内静脉侵犯以及不能耐受手术的患者之外,同期双颈淋巴结清扫更具优势。对于儿童及青少年甲状腺癌,其生物学特性不同于成人甲状腺癌,其更易发生转移,区域转移约为 60%,远处转移约为 28%。2018 年笔者所在中心资料显示 18 岁以下儿童及青少年甲状腺癌患者 217 例,发现患儿淋巴结转移率高达 85.7%,颈侧区淋巴结转移率 57.6%,复发率远高于成人(11.5% vs. 3%)。因此,对于青少年 DTC 的颈侧区淋巴结的处理显得尤为重要,但是目前仍并不推荐预防性颈侧区清扫。青少年 MTC 的颈清扫原则与成年人相同。术式常选择下颈部弧形切口的改良性颈清扫术或功能性颈清扫术,以达到彻底清扫的目标的同时尽可能改善外观、保留脏器功能。

(王卓颖　郭　凯　钱　凯)

第四节　甲状腺微小乳头状癌的外科处理

全世界范围内甲状腺癌的发病率逐年增加,2018 年 WHO 的报告显示甲状腺癌的发病率为 6.7/10 万,而中国高于全球水平,为 10.1/10 万。中国甲状腺癌的发病增加非常明显,其发病率已经排在全部肿瘤的第 10 位,尤其在女性更为明显,国家癌症中心发布的最新的全国癌症发病率表明甲状腺癌已经是女性排名第 4 位的肿瘤,达到 15.1/10 万。这其中主要是甲状腺乳头状癌,其占全部甲状腺癌的比例接近 90%;而直径 ≤1cm 的甲状腺微小乳头状癌(PTMC)增加最为明显,约占新增病例的 50%。流行病学资料显示,在美国,经典型 PTMC 发病率以每年 11.8% 的增幅在 9 年间增加了 1.4 倍,2009 年达到了 3.47/10 万。而相应,在临床中诊治的 PTMC 的患者也迅速增加,不少医院 PTMC 年手术量已达到数千例,占全部甲状腺癌手术患者的 50%~70%。面对数量众多、预后很好的 PTMC 患者,如何深入认识疾病、合理诊治,在取得满意疗效的同时,又能充分保证患者的生活质量,实现 PTMC 的精准诊治,是需要积极探索的问题。

一、PTMC 发病增加的原因

电离辐射是明确的分化型甲状腺癌发病风险因素,其他一些可能的发病风险因素还包括遗传、肥胖、碘缺乏或过量等。PTMC 发病率、临床诊治病例明显增加的原因,是疾病风险因素的增多还是检查(包括超声检查的普及、CT/MRI 等应用增多、细针穿刺的推广以及细致的病理检查)增多造成的存在争议。不少数据支持检查增多、过度诊断是引起甲状腺癌发病增加,尤其是 PTMC 发病增多的主要因素。过度诊断理论的核心:诊断、检查的增加,发现了可能永远不会引起症状或死亡的亚临床疾病。在 PTMC 的诊治中存在过度诊断的两个先决条件。

1. **有无症状或不引起死亡的疾病群**　多项尸检研究显示,隐匿存在于甲状腺中、终身不被发现的乳头状癌的比例为 1%~35.6%(总体为 11.5%);而对照同一时期相同地区甲状腺癌约 5/10 万左右的发病水平。这种巨大的差异提示了大多数甲状腺隐匿癌会处于一种很小或退缩的状态,只有在罕见的情况下,由于一些因素导致其进展,最终变成临床可见的肿瘤。而且,在近 30 年明显增加的甲状腺癌中约一半是 PTMC,但此期间疾病死亡率仍保持稳定,这表明增加的病例没有转化为疾病引起的死亡,而是代表了亚临床疾病的一大群体。

2. 亚临床疾病的检测增加　超声筛查是 PTMC 诊断中检测增加的主要因素,典型的例子就是韩国,在超声筛查的背景下,其甲状腺癌尤其是乳头状癌发病迅猛增加(2011 年甲状腺癌发病率是 1993 年的 15 倍,一度成为韩国最常见的癌症类型)、手术量剧增(其中一个医疗中心 PTMC 手术比例由 1995 年的 14% 增加到 2005 年的 56%),而筛查逐渐减少后手术量迅速下降。此外,CT、MRI、PET-CT 等影像检查的广泛使用也能增加 PTMC 的诊断,在一组无症状的 PTMC 中约 11.3% 的患者是通过 PET-CT、CT、MRI 检查而发现病灶的存在;而更加细致的病理学检查也带来了更多、更小的 PTMC 的诊断,研究表明:随着切除标本包埋蜡块数量的增加、更薄切片的制备,PTMC 的检出率明显增加。由此可见,越来越多的检查确实增加了 PTMC 的诊断,但是这些"早诊"及后续的"早治"并未改变疾病的生存结局,因此"早诊、早治"的意义自然受到质疑。目前,指南不推荐对人群进行甲状腺超声筛查。

二、PTMC 的临床表现及诊断

绝大多数 PTMC 患者没有症状和体征,往往是通过体检、超声筛查而发现甲状腺病变。少数患者可以因"颈部可触及的肿物"而发现 PTMC,这类患者在不同研究中所占比例差别较大(0.66%~18%)。罕见的患者可以因"声音嘶哑或出现远处转移"而发现 PTMC。

颈部可触及肿物通常是转移的淋巴结,多在侧颈部区域发现。文献报道 5%~10%PTMC 患者有侧颈部淋巴结转移。此类患者可能有更大的远处转移风险和更高的复发率。当病灶位于腺体上份、病灶>25% 的边缘累及甲状腺被膜、多发病灶以及中央区淋巴结转移等患者更容易出现侧颈部淋巴结转移,故应仔细检查这些患者的侧颈部、明确是否有淋巴结转移。中央区淋巴结转移是侧颈部淋巴结转移的重要危险因素,但在 PTMC 中 1.8%~1.9% 的患者可以出现无中央区转移,而直接出现侧颈部淋巴结转移的情况。

文献报道,PTMC 远处转移的发生率为 0.5%~1.1%,东亚地区报道的数据差别较大,韩国 8 808 例 PTMC 仅有 0.1% 出现了远处转移,而中国一组 977 例 PTMC 患者中 1.5% 出现远处转移。远处转移最常出现在肺、骨、脑等部位。并非全部远处转移都是致命的,但是远处转移几乎是 PTMC 唯一致死因素,超过 90% 报道的 PTMC 疾病特异性死亡原因是远处转移,其中因肺转移引起的死亡超过 60%。伴有远处转移的患者通常有明显的侧颈部淋巴结转移、转移灶常累及淋巴结被膜、并有高风险病理类型的成分,但是在 Jeon 等报道的 12 例远处转移的患者中,仍有 2 例仅出现了中央区淋巴结转移,而无侧颈部淋巴结转移。

超声检查是发现、诊断 PTMC 最重要的方法。它首先要评估结节的性质,提示 PTMC 是否存在、大小及数量等,同时应显示病灶的位置以及与周围结构的关系,为明确 PTMC 病灶局部侵犯的风险提供充分的信息(图 6-4-1);其次,超声应评估颈部淋巴结转移情况,包括淋巴结大小、部位等。超声评估淋巴结转移的敏感性和准确性较差,在 PTMC 中其灵敏度仅为 17.4%、准确度为 66.9%。因腺体遮挡超声发现中央区转移淋巴结更困难,即便如此,超声仍是诊断甲状腺恶性结节、发现淋巴结转移最重要的手段。

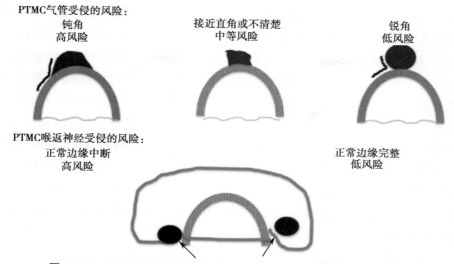

图 6-4-1　PTMC 与周围结构的关系：侵犯气管、喉返神经风险示意图

CT 和 MRI 不是术前的常规检查，当患者有明显的侧颈区转移病灶时，颈胸部增强 CT 或 MRI 有助于评估病灶与周围结构及器官的相对关系，并还可以发现超声可能无法探及部位的病灶，如纵隔、Ⅱ区转移淋巴结以及可能的肺部转移病灶。若患者声音不正常、有颈部或上胸部手术史以及癌灶向腺体背内侧侵犯（图 6-4-1）或中央区有大量淋巴结转移时应行喉镜检查。

超声引导下的细针穿刺是目前被广泛接受的获得甲状腺肿物病理学诊断的方法，由于其广泛运用明显减少了不必要的甲状腺手术（减少了 30%~50% 的甲状腺切除手术）、增加了确定性手术的比例。目前推荐的 FNA 指征：直径 ≥1cm 的高度和中度可疑恶性肿物、直径 ≥1.5cm 的低度可疑恶性肿物、直径 ≥2cm 的极低可疑恶性肿物。不符合上述标准的结节及囊性结节不需行 FNA。由此可见，对于影像检查怀疑的 PTMC 并不推荐常规做 FNA 来明确病理诊断，但若患者无论因何种原因拟行手术，术前行 FNA，仍有可能避免不必要的手术。

在新版 WHO 病理分类中 PTMC 被定义为直径 ≤1cm 的乳头状癌，属于甲状腺乳头状癌的一个亚型。但是，这样的定义仅仅是对病变大小的一个界定，在 ≤1cm 的乳头状癌中仍然存在一些乳头状癌的其他亚型，包括滤泡型、弥漫硬化型、高细胞型等，其中弥漫硬化型、高细胞型两种恶性程度较高的亚型共占全部病例的 0.7%~1.0%，它们表现出了更具侵袭性的病理特征，然而其生存结局似乎并没有更差。虽然如此，术前 FNA 若能区分 PTMC 亚型仍会对治疗决策产生影响，通常对恶性程度较高的 PTMC 亚型患者会采取积极的治疗策略。

基因诊断对 PTMC 的诊治也有帮助。像所有甲状腺乳头状癌一样，PTMC 最常见的基因突变是 *BRAFV600E* 突变，文献报道它在 PTMC 中的突变率为 40%~70%，*BRAF* 基因突变者有更高的淋巴结转移率（35.1% vs. 10.6%），而且有更高的复发率（10% vs. 4.5%）。但是，也有不同的研究显示在 PTMC 中 *BRAF* 基因突变可达 80%~90%，而且与淋巴结转移、疾病复发并不相关。如此高的 *BRAF* 基因突变率提示了其单独存在的突变不足以预测 PTMC

的临床行为,并将其作为指导临床治疗决策的重要因素。虽然如此,单独 *BRAF* 基因突变诊断甲状腺乳头状癌的可能性可接近 100%,所以 *BRAF* 基因突变的检测对诊断有较大的帮助。*TERT* 基因突变在 PTMC 中检出率很低(0~4.7%)。虽然 *BRAFV600E* 和 *TERT* 启动子同时突变是甲状腺乳头状癌不良预后的强烈预测因素,但是 De Biase 等的研究并未证实这一因素在 PTMC 中同样起作用。新近,Perera 等的研究显示:*BRAF+TERT* 突变或者 *BRAF+TERT+TP53* 突变仅出现在侧颈淋巴结有明显转移的 PTMC 中(转移淋巴结>2cm),而无淋巴结转移或者侧颈淋巴结转移较小(转移淋巴结<2cm)的 PTMC 没有 *TERT*、*TP53* 的突变。因此,*TERT* 基因突变在 PTMC 诊治中的价值尚需进一步探索。PTMC 的基因组突变频率低,而且在未转移和转移的 PTMC 之间(基因表达有差别)、原发病灶和转移病灶之间基因组的变化相似,提示未来需要探索 PTMC 基因表达的不同,寻找有意义的标志物来帮助分类、管理 PTMC 患者。

三、PTMC 的治疗

PTMC 生存预后很好,大宗病例的研究结果显示疾病特异死亡率仅为 0.3%~0.68%,中国一组 3 607 例 PTMC 患者的死亡率仅为 0.14%。面对临床中大量死亡风险很小的 PTMC 患者如何进行治疗决策,是需要认真思索、全面权衡利弊的。合理的治疗应该取得良好的肿瘤治疗结局,同时能充分保证患者的生活质量。治疗方案的确定其实是一项有挑战的任务,在这一决策过程中,不仅有医师的治疗意见,还应该有患者对方案选择的想法。日本学者 Sugitani 等将 PTMC 患者分为极低风险、低风险和高风险三类而给予不同的治疗策略。其中,第一类主要包括肿瘤不增大、无临床发现的转移淋巴结、无远处转移者;第二类主要包括病灶逐渐增大者、无腺体外侵犯、有转移淋巴结(<2cm)、转移淋巴结无被膜受累、病灶无分化差的成分者;第三类主要包括病灶有腺体外侵犯、有转移淋巴结(≥2cm)、转移淋巴结有被膜受累、病灶有分化差的成分、有远处转移者等。Sugitani 等认为第一类是无临床表现的患者,约占 95%,可以随诊;第二类约占无临床表现者的 5%,应手术治疗;第三类是罕见的有明显临床表现的患者,应积极手术并给予 ¹³¹I 等综合治疗。这样的"区分对待"可能是管理 PTMC 患者更合理、实用的策略。当然,患者的意愿对治疗方案的确定也会有很大的影响,即便是极低风险的患者对疾病有明显焦虑时,也应考虑手术治疗。Yoshida 等的最新的研究提示,PTMC 患者的"状态焦虑"主要与个体特征而非治疗方式有关,了解患者的观点似乎是改善共同决策的关键。以下是目前对 PTMC 的主要处理方案。

四、PTMC 的常规处理

目前,对于诊断明确的 PTMC,手术仍然是基本的治疗手段,包括腺体的处理和淋巴结清扫两部分。

腺体的手术方式包括甲状腺腺叶切除术和甲状腺全/近全切除术(残留靠近 Berry 韧带的喉返神经旁、小于 1g 的甲状腺组织)。目前推荐:对于 PTMC,若没有明显的腺体外侵犯、临床未发现淋巴结转移(cN0)者,采取患侧腺叶切除即可,除非有明确的对侧腺叶的切除指征(如发现癌灶、较大的良性结节等);临床上有明确淋巴结转移(cN_1)者,建议采取全切或近全切除术。总体上,除了高风险患者外,其他患者的腺体切除可以采取较保守的手术方式。在 Wang 等的一项 29 512 例 PTMC 的回顾性研究中,全切和部分切除患者的疾病特异性生存率没有显著差别;Zheng 等的 meta 分析也显示全切组与单侧叶切除组死亡率没有差别(3.45% vs. 2.15%)。而且,两种手术方式的疾病复发率也差别不大。在一项单中心 60 年时间、900 例 PTMC 的回顾性研究中,单侧腺叶切除者与双侧腺叶手术者的 10 年、15 年和 20 年的复发率分别为 5.7%、5.7%、9.8% 和 4.5%、4.7%、5.5%($P=0.54$);而 meta 分析仅显示了两种手术方式复发率微小的差别(全切组为 2.56%、腺叶切除组为 2.76%)。即使对于单侧多发癌灶单侧腺叶切除也多足够,Nixon 等的研究发现只有 4% 施行腺叶切除的患者需要在后续完成甲状腺全切术(继发于对侧疾病)。保留患者对侧腺叶有明显的益处,如可能避免需要终身激素替代治疗且可以减少手术并发症。

淋巴结清扫方式按治疗目的分为预防性清扫和治疗性清扫,按清扫部位分为中央区淋巴结清扫和侧颈区淋巴结清扫。

对于临床上有明显淋巴结转移的患者,治疗性淋巴结清扫可以改善预后,因此各指南均建议施行。转移淋巴结仅出现在中央区时仅需行中央区淋巴结清扫术;若有侧颈区淋巴结转移,则应同时行侧颈淋巴结清扫术。临床中一些情况是单侧病灶、仅发现单侧中央区淋巴结转移或者仅发现侧颈淋巴结转移而无中央区淋巴结转移者,是否行双侧中央区淋巴结清扫存在争议。PTMC 发生侧颈淋巴结转移时常见的转移部位通常也是Ⅲ、Ⅳ、ⅡA 区,在侧颈转移的患者中各区出现转移的比例分别为 82%~84%、52%~66%、38%~60%。因此侧颈淋巴结清扫范围应常规涵盖这几个区域。

PTMC 的淋巴结转移常见,在常规做淋巴结清扫的患者群中其转移率为 30%~40%,而 Zhang 等的研究显示手术前超声提示淋巴结转移的比例仅约为 10%,但是现在仍不太清楚处理术前未能识别的隐匿的转移淋巴结是否会改变临床结果,所以对预防性清扫存在争议。预防性清扫主要指中央区淋巴结的预防性清扫。通常认为预防性清扫不能影响生存预后,但是对特定的患者群(如病灶>2cm 者)有可能减少复发,而对 PTMC 这一效果似乎并不明显。在 Gschwandtner 等的研究中淋巴结清扫比例仅为 21.7%,PTMC 的淋巴结转移率为 3.2%,其复发率、再手术率分别为 0.6%、1.5%,与 Kim 等报道的常规做预防性清扫的 PTMC 人群 2.2% 的复发率相似。少有研究比较 cN_0 PTMC 做预防性清扫与不做预防性清扫的治疗结果。Kim 等的一项小样本随机对照研究显示:在共 164 例患者中,预防性清扫组、无预防性清扫组总复发率分别为 3.6%、1.2%($P>0.99$),5 年无复发生存率没有显著差别。目前东亚地区国家通常做预防性清扫:日本指南指出虽然预防性清扫不能改善疾病特异性生存,但是考虑到再手术的风险、建议初次治疗时行预防性清扫;中国指南建议行患侧中央区淋巴结清扫。由于预防性清扫对 PTMC 预后的影响有限,因此手术决策时要平衡手术获益和风险,根据实际情况、采取合理的手术方式以尽量减少手术并发症的发生。与其他甲状腺手术相似,PTMC 手术永久性喉返神经损伤、甲状旁腺功能减低的发生率在 1% 左右。研究显示:高手术量医师的手术并发症明显低于手术量很低的医师(4.7% vs. 12.9%);但是即便是高手术量医师，双侧甲状腺手术并发症比单侧叶手术并发症高近 1 倍。

此外，在 PTMC 的手术治疗可选用腔镜甲状腺手术。这类手术可以采用乳晕、腋窝、耳后、口腔等入路，可以通过常规腔镜或者机器人的方式进行操作，其中经口入路是一种在体表完全没有瘢痕的手术方式，有更好的美容效果。虽然还缺乏腔镜手术与传统开放手术在疗效等方面的长期比较研究，但是从现有的研究结果看两者在手术主要并发症、术后短期肿瘤学治疗结果等方面没有明显差别，因此对于大多数生存风险很小的 PTMC，腔镜甲状腺手术提供了一种在治疗疾病的同时兼顾美容、改善生活质量的治疗选择，尤其是拟行手术的低风险 PTMC 患者是相对较好的手术适应证。

放射性碘治疗（^{131}I 治疗）是甲状腺全切 / 近全切的甲状腺乳头状癌患者术后治疗中的一个重要手段，对于有明显的腺体外侵犯、肿瘤切除不完整、远处转移等患者 ^{131}I 治疗可以起到减少疾病复发、改善生存的作用。但是，在 PTMC 中这类患者数量很少，因此对于整体 PTMC 人群 ^{131}I 治疗的价值有限。在 Hay 等的研究中，^{131}I 治疗没有改善患者局部（$P=0.34$）和远处（$P=0.84$）复发，亚组分析显示 ^{131}I 治疗也没有改善淋巴结转移以及同时有多发病灶、淋巴结转移者的局部和远处复发率。Kwon 等的研究共纳入 1 932 例患者，中位随诊 8.3 年，结果显示：在无远处、侧颈区淋巴结转移的 PTMC 中，^{131}I 治疗组和非治疗组复发率分别为 3% 和 1.1%，两组的无复发生存率差异无统计学意义（$P=0.11$）。Ross 等的研究也得到了类似的结果，淋巴结转移者采用和不采用 I^{131} 治疗的复发率差异无统计学意义（17% vs. 11%）。由此看来，对于绝大多数的 PTMC 患者来说 ^{131}I 并非术后必需的治疗，即便患者存在淋巴结转移的情况。

术后甲状腺激素的替代与抑制治疗应根据患者不同的复发风险分层来制订方案、设定 TSH 目标，并应该动态评估复发风险、调整随访计划和治疗方案。不少属于低复发风险、治疗反应良好的 PTMC 患者在治疗后 5~10 年内保持无病状态，TSH 控制水平可以回归正常范围，单侧腺叶切除者残余腺体能维持正常甲状腺功能时可以停止甲状腺激素的替代治疗。

五、低危 PTMC 的积极监测

在 PTMC 的处理中，最有争议的问题就是低危 PTMC 采取积极监测还是立即手术的问题。低危 PTMC 需要满足以下条件：肿瘤不靠近气管或喉返神经（图 6-4-1），无临床发现的淋巴结转移，不是恶性程度高的乳头状癌亚型，因此并非所有 PTMC 都会面临这样的问题，但是临床中这类患者有相当的数量。能否处理好这类患者，不仅会影响疾病的整体治疗结局（包括疗效、并发症、医疗花费等），而且还会对每个患者的生活质量产生明显的影响。

支持低危 PTMC 积极监测的理由包括：尸检中存在不少隐匿的、可以伴随终身的甲状腺乳头状癌，大样本的研究显示 PTMC 在尸检人群中的比例为 5.3%~8.6%，一项 1 096 例日本的研究甚至达到了 17.9%，由此推测，在人群中可能有 10%~20% 的人可以有伴随终生、不被发现的隐匿的甲状腺乳头状癌，它们不对人群产生"威胁"；其次，近年来新增的、大量早期发现、治疗的微小癌并未改善疾病的生存预后，提示对这类患者的治疗没有产生实际的价值、似乎是"多余"的；而最直接、重要的证据来自于积极监测的相关研究，其结果表明对低危 PTMC 观察随诊是可行的。Ito 等的研究显示：低危甲状腺乳头状癌观察过程中，5 年和 10 年时的肿瘤增大（超声发现增大 3mm）的比例仅有 5% 和 8%，临床证实的淋巴结转移的比例也仅有 1.7% 和 3.8%，延迟手术的患者预后仍然很好，全部观察人群中无远处转移、疾病导致的死亡；这样的结果更可能是由于此类肿瘤"惰性"的特点而非治疗得到的。Saravana-Bawan 等的 meta 分析显示：此后陆续的类似研究得到了相似的结果。另一方面，即刻手术患者不良事件的发生率显著高于随诊观察的患者，因此 Miyauchi 和 Oda 等在研究中建议：对于这种"惰性"的、很难危及患者生命的低危 PTMC 的最佳治疗选择是观察、积极监测。

　　虽然有这样的研究结果及建议，面对一个恶性肿瘤，采取上述的治疗策略似乎比决定手术更加困难。医患仍对 PTMC 的随诊抱有不少的担心。肿瘤对患者的威胁主要来自于两方面：一是局部的侵犯，二是转移（包括局部及远处转移）。经过筛选、拟观察的 PTMC，肿瘤局部侵犯的威胁是可以评估、掌控的，转移是最主要的压力。PTMC 远处转移罕见，但有很高的生存风险，需仔细筛查有远处转移风险的患者。如前述，Jeon 和 Piana 等报道 PTMC 远处转移多出现在肿瘤较大（>0.5cm）、高细胞及分化差的不良亚型、有淋巴结转移且较大（多>3cm）、有淋巴结外侵犯等患者中。对其他患者，也应检测甲状腺球蛋白（Tg）、甲状腺球蛋白抗体（TgAb）水平，并通过 CT 等筛查常见的肺转移等情况，尽量避免漏诊此类罕见患者。由于超声对淋巴结转移的判断敏感性、准确性不高，因此临床没有怀疑淋巴结转移（cN_0）而病理证实淋巴结转移（pN_1）的情况并不少见，这也是医患最多、最大的担心。近来有大量的研究探索 PTMC 淋巴结转移的风险因素，结果显示：男性、低年龄、肿瘤>5mm、多灶性、肿瘤侵透腺体被膜、*BRAF* 突变等是 PTMC 淋巴结转移的风险因素。通过这些研究，研究者试图弥补超声诊断的不足、减少漏诊淋巴结转移的情况。然而，这些不能被超声发现的转移淋巴结（多可能是小的、少量的）是否都会引起不良结局、都需要诊断和处理？哪些会进展到临床可见的转移病灶？值得思考。被"不常规做预防性淋巴结清扫"的手术漏掉的转移淋巴结似乎也没有引起更多不良的临床结局；而在尸检隐匿癌的人群中，区域淋巴结隐匿转移的比例可达 10%~14%。这些提示，即使发生淋巴结转移也可能会伴随终身不被发现。另一方面，在协和医院 cN0 手术患者淋巴结转移风险的研究中，不同年龄患者的大量淋巴结转移（>5 个淋巴结转移）比例（<40 岁、40~59 岁、≥60 岁分别为 7.62%、2.05%、0%）与 Miyauchi 等的随诊研究中不同年龄患者出现穿刺证实的淋巴结转移的比例（<40 岁、40~59 岁、≥60 岁分别为 5.3%、1.4%、0.4%）相似，这似乎提示：这种 cN_0pN_1 的转移淋巴结只有超过一定数量（大量淋巴结转移）后才有可能会进展到临床可见的转移淋巴结。cN_0 PTMC 中大量淋巴结转移者少（占 3.8%），但却是需要重视、积极诊治的患者。这类患者大量淋巴结转移的危险因素与淋巴结转移的危险因素基本一致，其中年龄是最重要的危险因素，年龄越小、大量淋巴结转移的风险越大，而年龄越大、大量淋巴结转移的风险越小，所以年龄大的（>60 岁）低危 PTMC 最适合观察。当然选择观察、积极监测时，还应考虑多方面的因素，以最终确定理想、适合观察的患者（表 6-4-1）。主动监测过程中，若出现疾病进展或患者改变意愿，应行手术治疗（图 6-4-2）。

表 6-4-1 可疑或确诊的甲状腺微小乳头状癌治疗决策的危险分层

观察候选人	肿瘤/颈部的超声特征	患者的特征	医疗小组的特征
理想	单发甲状腺结节 边界清晰 被超过 2mm 厚度的正常甲状腺实质包绕 无腺体外侵犯的证据 与既往超声结果一致 cN_0 cM_0	>60 岁的老年患者 愿意接受积极监测的理解在将来有可能需要手术治疗 预期能够配合随访计划 有其他的重要的支持人员（包括健康团队中的其他成员） 有危及生命的合并症	经验丰富的多学科团队 高质量的颈部超声检查 有前瞻性的数据收集 有追踪/提醒程序以确保恰当的随访
适合	多发微小乳头状癌 在不靠近喉返神经的被膜下、且没有腺体外侵犯的表现 边界不清 甲状腺的超声背景是一些可能造成随访困难的情况，如甲状腺炎、非特异性淋巴结病变、多发的良性表现的甲状腺结节 FDG 代谢增高的微小乳头状癌	18~59 岁的青中年患者 有明显的甲状腺乳头状癌家族史 有生育可能的患者	有经验的内分泌医师或甲状腺外科医师 能够得到定期的颈部超声检查
不适合	细针穿刺提示侵袭性的细胞学类型（少见） 邻近喉返神经的被膜下病变 有腺体外侵犯的表现 有喉返神经或气管受侵的临床表现（少见） 初次评估或随访中确认的淋巴结转移 远处转移（少见） 确诊的甲状腺乳头状癌，肿瘤增大 ≥ 3mm	<18 岁的年轻患者 不可能配合随访计划 不愿意接受观察	不能得到可靠的颈部超声检查 甲状腺癌诊治经验不足

目前，积极监测实施中遇到的真正困难之一是如何及早鉴别出疾病进展的患者，包括病灶增大、出现明显的淋巴结转移者。虽然研究提示一些临床指标如病灶的体积变化、超声不同的钙化和血流表现、病灶的 Ki67 等病理参数可以帮助区分疾病进展的患者，但并不理想；现有的一些基因如 TERT 突变也没有发现与疾病进展相关。因此，在目前缺少有效手段的情况下，让"时间"来筛选患者、帮助决策是一个有效、合理的策略。Miyauchi 等的研究显示，在低危 PTMC 中随着患者年龄增加疾病进展的风险显著减小。因此，临床中对于年龄大（如>60 岁）或者随诊时间长而病灶仍无变化的低危 PTMC，很可能就是经过时间筛选出来、可以伴随终身"甲状腺隐匿癌"。

已经有一些研究注意到低危 PTMC 主动监测对患者生活质量、医疗花费的影响，研究结果初步显示主动监测在这些方面也有优势。但是，实施低危 PTMC 主动监测策略的另一

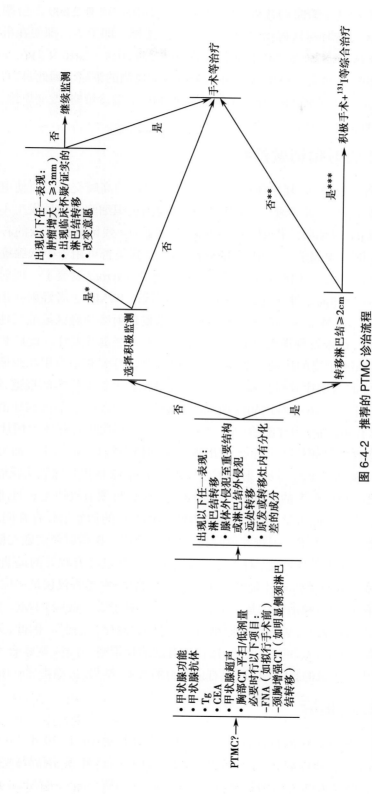

图 6-4-2　推荐的 PTMC 诊治流程

* 积极监测时，每半年复查一次，一年全面评估一次，病情多年无变化，可根据情况适当延长复查时间；** 当仅有淋巴结转移时，转移淋巴结<2cm，进行手术等治疗；*** 当仅有淋巴结转移且转移淋巴结≥2cm，或者有其他任一高风险特征，采取积极手术+¹³¹I 等综合治疗。

个困难——改变医患对这一策略的认识,却并非容易。韩国一项有 2 000 多份调查问卷的研究显示:95.7% 的人会选择尽快确诊,59.5% 的患者会选择立即手术。即便在最早实施主动监测策略的 Kuma 医院,医师的态度也是逐年改变的,到 2014—2016 年时在外科医师诊治的病例中仍有近 20% 的低危 PTMC 患者并未采取主动监测的策略。因此,只有努力让医患,尤其是专科医师全面认识 PTMC、充分了解低危 PTMC 的随诊策略,改变思维,才可能给患者提供更全面、合理的治疗选择。

六、PTMC 的射频消融治疗

射频消融是一种微创技术,其原理是通过 200~1 200Hz 的高频交变电流使电极针周围组织内的极性分子和离子振动、摩擦,产生热能,导致周围组织细胞蛋白质发生不可逆的热凝固、坏死,达到灭活组织细胞的作用。作为甲状腺癌复发 / 残留病灶有效的补充治疗手段,射频消融已经在甲状腺癌的治疗中运用多年。但是,其是否可用于甲状腺癌原发病灶的初始治疗,目前争议很大。2016 年中国学者 Zhang 等在 *Thyroid* 发表了一项射频消融治疗低危 PTMC 原发病灶的前瞻性研究,结果显示:92 例低危 PTMC 患者经射频消融治疗后平均随诊(7.8 ± 2.9)个月,肿瘤体积明显下降,随诊中未发现射频消融区域或其他部位腺体内有肿瘤残留或复发,也未发现淋巴结转移,治疗过程中无严重并发症。此后相关内容引起了广泛的关注和争论,主要的质疑是射频消融这种局部治疗是否适合甲状腺原发癌灶的处理? 其能带来良好的远期疗效吗? 随后,同一研究者发表了扩大样本的报道,结果类似:421 例患者共有 440 个病灶,6 个月内病灶消失的比例为 39.1%,12 个月内病灶消失的比例为 94.3%,治疗无严重并发症;但在随诊中(1~3 年)4 例患者再次出现腺体内病灶,4 例患者出现淋巴结转移,均再次射频消融治疗,5 例出现可疑腺体内病灶、随诊中。而另一项有关射频消融术后再手术患者的研究显示,射频消融后再手术的 12 例甲状腺乳头状癌患者均有肿瘤残留,术后淋巴结转移患者的比例为 66.7%(8/12),病灶与颈前肌粘连 6 例,肌肉灼伤 5 例,喉返神经损伤 1 例。由此可见,射频消融作为低危 PTMC 的初始治疗存在问题,它不仅可能遗漏病灶,还会增加再手术的困难和风险,必须谨慎采用。探索射频消融在低危 PTMC 初始治疗中的价值,须考虑下述问题:对于这类患者主动监测已经有较好的远期结果,积极进行射频消融治疗的价值何在? 若不能带来更好的治疗结果,它是否仅仅是一项"心理"治疗? 抑或对于这样的病变射频消融仍是"过度"的干预? 对于质疑低危 PTMC 主动监测的人来说,这样的局部治疗不符合肿瘤治疗原则,存在明显的治疗"不足"。因此,进行相关探索性研究,需要严格适应证、完善实验设计(比较现有的治疗策略、方案)、观察合理的疗效指标(对生存、复发或生存质量的影响),以取得有说服力的数据、结果,最终指导临床实践。

七、PTMC 的预后

PTMC 总体预后很好。疾病特异性死亡率极低,文献报道 10 年、20 年、30 年、40 年的疾病特异性死亡率分别为 0.1%、0.1%、0.7%、0.7%,5 年、10 年、15 年疾病特异性生存率分别为 99.6%、99.3%~99.5%、99.3%。中国数据较少,Xu 等的一项研究显示 PTMC 的 10 年总生存率为 93%，与国外大宗病例 (18 445 例) 的结果类似 (94.6%)。Wang TS 等的研究显示，与疾病特异性死亡率相关的危险因素主要有：年龄大 (>45 岁)，疾病播散 (包括淋巴结转移、远处转移等)。在 Sugitani 等的研究中，当把患者限定在有症状、高危险 PTMC 时，其 5 年、10 年、20 年疾病特异性生存率明显变差，分别为 98%、80%、53%。由此可见，这部分患者是构成 PTMC 死亡的主要人群。

　　PTMC 另外一个重要的预后指标是复发率，其总体的复发率为 2.7%~8%。复发主要出现在淋巴结 (80%~90% 以上)，其次在甲状腺床，然后是远处部位。与复发相关的危险因素中最重要的危险因素是淋巴结转移，而且转移淋巴结的数量、位置、其内转移灶的大小、间质形成等情况都显著影响无复发生存率。Cho 等报道：转移淋巴结数量 ≥3 个，淋巴结内转移灶 ≥0.2cm，转移淋巴结内间质形成者 5 年无复发生存明显变差，分别为 86.5%、89.2%、88.9%；而 Kim 等报道在甲状腺全切的 5 656 例患者中，cN_0、cN_{1a}、cN_{1b} 者 5 年、10 年、15 年无复发生存率分别为 99.5%、99.1%、99.1% 和 96.8%、94.6%、93.6% 以及 90.5%、86.7%、86.7%。中国报道的结果类似，Zheng 等报道的复发率约为 5.5%，Xu 等报道的 10 年无复发生存率为 87.5%。同样，当把患者限定在有症状、高危险 PTMC 时，其 5 年、10 年、20 年无复发生存率也明显较差，分别为 75%、64%、55%。这表明这类患者亦是复发的高危人群。

八、小结

　　PTMC 是临床中最常见的甲状腺恶性肿瘤，其发病增长与检查增加有关。由于 PTMC 预后很好，大多数病灶表现为惰性病变，分层、分类管理、处置患者可以取得良好的疗效并保证患者的生活质量。主动监测是低危 PTMC 患者治疗的一个选择，少见的高危 PTMC 患者需要采取以手术为基础的积极的综合治疗 (图 6-4-2)。未来需要探索、发现区分不同风险 PTMC 的方法，找到疾病进展的分子标志物，以便更好地协助管理 PTMC 患者。通过这些方法努力实现 PTMC 精准地诊治。

(李小毅)

第五节　持续/复发及转移灶的外科处理

　　甲状腺癌以其发病率逐年增高日益引人关注，随着治疗患者数量的增加和时间的推移，持续/复发及转移的问题也随之越来越受到关注。SEER 数据库显示我国甲状腺癌患者的 5 年生存率仅为 84.3%，这提示中国甲状腺癌患者的死亡风险不容忽视。持续/复发及转移甲状腺癌的生物学行为相对差，侵袭性强，因此首先要争取病灶的完全清除或控制，以期获得更好的预后；另一方面，绝大多数甲状腺癌发展缓慢，自然病程长，因此，应尽可能保护患者的生理功能和生活质量，在降低再次复发和死亡风险的前提下，减少医源性损伤。

　　甲状腺癌中以分化型甲状腺癌 (differentiated thyroid cancer, DTC) 为主，虽然多数 DTC

经过规范化的手术、放射性碘 131（^{131}I）治疗及促甲状腺激素（thyroid-stimulating hormone，TSH）抑制治疗后预后较好，但仍有 14.9% 的患者存在疾病持续/复发，7%~23% 的患者出现远处转移，对于乳头状癌和滤泡型癌来说远处转移是引起致死的主要原因之一。10% 的乳头状癌、25% 的滤泡型癌会出现远处转移。多个研究数据显示，出现远处转移的患者当中肺转移占 49%，骨转移占 25%，肺和骨转移占 15%、中枢神经系统或其他软组织转移占 10%。甲状腺未分化癌（anaplastic thyroid carcinoma，ATC）是甲状腺癌中罕见、极具侵袭性的一类，ATC 发病率只占甲状腺癌的 1%~2%。近半数患者在诊断时已经处于局部晚期，或伴有远处转移，无法进行根治性切除。少数 ATC 有手术机会患者治疗后很快复发转移。总体生存时间仅以月计，中位生存时间为 5.7 个月，5 年生存率仅 5%。甲状腺髓样癌（medullary thyroid carcinoma，MTC）是一种起源于甲状腺滤泡旁细胞的神经内分泌肿瘤，占甲状腺癌发病的 2%~3%，恶性程度介于 DTC 和 ATC 之间，易早期出现转移，对放化疗均不敏感。

随着诊疗病例的增加，持续/复发及转移的甲状腺癌处置成为临床关注的重点。2009 年美国甲状腺学会（ATA）指南中首次提出有关 DTC 复发风险分层体系，2015 年 ATA 指南对此复发风险分层又进行了更新，指出在 ATA 复发风险分层的权重因素之外，患者的一般特征（如年龄、性别）、初始手术、^{131}I 治疗、TSH 抑制治疗、肿瘤病理特征及分子特征，如 *BRAF*、*TERT* 基因突变等多种因素均影响着 DTC 的复发和转移。研究显示，由于绝大部分分化型甲状腺癌生长缓慢等因素，有关其复发或前期治疗后肿瘤持续的概念仍很难界定与区分，有研究将维持无病状态 1 年以上又出现新的病灶界定为复发，反之则为持续，但该界定仍存争议。2015 年 ATA 指南将 DTC 无疾病状态定义：临床和影像学检查阴性，并且在无甲状腺球蛋白抗体（TgAb）干扰下血清 Tg（刺激和/或非刺激状态下）水平低于参考值。当无疾病状态在初次手术治疗后持续 1 年，之后再次出现甲状腺癌的证据则表明复发。相反，在初次手术治疗 1 年内，Tg 阳性，TgAb 持续/升高或发现器质性疾病则定义为疾病持续。高达 20% 的 DTC 患者初次治疗后会发生疾病相关事件。持续/复发及转移灶可以出现在甲状腺床，也可以通过淋巴道、血行或种植等途径出现在甲状腺床以外的部位，如颈部区域淋巴结转移、远处转移等。本节旨在针对甲状腺癌持续/复发及转移灶的外科处理进行阐述。

一、持续/复发及转移的原因分析

甲状腺癌持续/复发及转移的原因可以初步归纳为首次术式选择不当或不规范、合并高危因素、少见部位的转移等。

1. 首次术式选择不当　目前关于甲状腺原发灶的切除，我国甲状腺癌诊疗规范（2018 年版）、ATA 指南及 NCCN 指南中已明确，单侧叶 T_1、T_2 的病变建议行患侧腺叶及峡部切除。对于部分有高危因素的患者，也可行全甲状腺切除。T_3、T_4 的病变，建议行全甲状腺切除。对于 cN_0 的患者，如有高危因素（如 T_3~T_4 病变、多灶癌、家族史、幼年电离辐射接触史等）考虑行中央区清扫。对于 cN_0 低危患者（不伴有高危因素），可个体化处理。甲状腺癌初次侧颈部淋巴结清扫区域建议范围包括Ⅱ、Ⅲ、Ⅳ、VB区,最小范围是ⅡA、Ⅲ、Ⅳ区。但仍有部分外科医师因患者侧颈部淋巴结转移数量少、区域局限,初次手术时仅仅行部分区域的淋巴结清扫(Ⅲ区或Ⅲ区和Ⅳ区),甚至采取淋巴结摘除的不当手段。

2. **首次术式操作不规范**　主要表现在未能完整清扫相应的区域范围而造成遗漏。Shah等研究发现,首次手术淋巴结清扫的不彻底是导致术后病灶持续/复发转移的主要因素。复发/持续的病灶主要发生颈部,占30%~40%,发生于侧颈部(Ⅰ~Ⅴ区),其次为中央区(Ⅵ区),其中Ⅱ、Ⅲ、Ⅳ区,以Ⅲ区最常见,而Ⅱ转移率要高于原发病灶的转移率。侧颈部淋巴结清扫中Ⅱ区淋巴结因暴露不佳容易造成遗漏,中央区淋巴结清扫中容易造成遗漏的区域包括右侧喉返神经深面淋巴结、喉前淋巴结及胸骨后前上纵隔(过去分为Ⅶ区,目前一并列入中央区)淋巴结。

3. **少见部位的转移**　主要是指发生概率相对比较低的部位出现的转移,如病变对侧区域的转移,侧颈部Ⅴ区的转移,咽旁/咽后的转移。

4. **合并的高危因素**　具备不良因素的患者也是造成疾病复发/持续的原因之一。我国甲状腺癌诊疗规范中已将DTC患者病灶残留程度、肿瘤大小、病理亚型等权重因素将患者的复发风险分为低、中、高危三层,提示肿瘤复发风险的级别,尤其是高危风险者由于肿瘤负荷大及生物学行为不佳(如高恶性程度的PTC亚型)等疾病本身特点造成复发、转移风险偏高。而部分患者治疗前就确诊为恶性程度较高的髓样癌、未分化癌,其病变的性质同样也影响了复发、转移率。

5. **无手术指征**　局部肿瘤晚期,无法做到手术彻底切除或确诊时肿瘤已发生远位转移。

二、持续/复发及转移灶的评估

(一)实验室检查

1. **甲状腺球蛋白(thyroglobulin,Tg)**　Tg是甲状腺产生的特异性蛋白,由甲状腺滤泡上皮细胞分泌。多种甲状腺疾病均可引起血清Tg水平升高,在甲状腺全切后,干扰因素的排除使得血清Tg(特别在放射性碘清甲治疗后)可成为分化型甲状腺癌的肿瘤标志物,其水平高低与患者体内肿瘤负荷存在正相关,可作为评估肿瘤复发转移的临床标志物。在全甲状腺切除后,无TgAb干扰下,低血清Tg水平具有较高的阴性预测价值,如TSH抑制状态下Tg检测不到(<0.2ng/mL)或刺激性Tg<1ng/ml,预示疾病很可能达到完全缓解;Tg水平增高(>1ng/ml)则提示存在疾病持续/复发的可能;Tg处于5~10ng/ml,提示治疗后碘扫描发现并确认局部或远处转移灶的概率增高;Tg>10ng/ml很可能需要其他评估及治疗。而与 ^{131}I-全身显像(whole body scan,WBS)显示残余甲状腺不匹配的可疑增高刺激性Tg(preablative stimulated Tg,ps-Tg)水平可能提示远处转移的存在,由于受到残余甲状腺组织、血清TSH及TgAb水平等因素的影响,目前尚无明确的最佳 ^{131}I治疗前ps-Tg界值点用以指导 ^{131}I治疗决策,国内有关ps-Tg预测成人远处转移的最佳界值为52.75ng/ml,儿童为156ng/ml,这将有助于为及时修正患者的 ^{131}I治疗剂量、避免治疗不足提供分子证据。在手术、^{131}I等治疗后动态监测Tg的变化,有助于判断 ^{131}I治疗疗效,对于远处转移性DTC患者

Tg 动态监测还有助于预测碘难治性 DTC（RAI refractory-DTC，RAIR-DTC）的出现。

2. **抗甲状腺球蛋白抗体（anti-thyroglobulin antibodies，TgAb）** TgAb 是自身免疫性甲状腺疾病患者血清中的一种常见自身抗体。TgAb 的存在会降低通过化学发光免疫分析方法检测血清 Tg 的测定值，从而影响通过 Tg 监测病情的准确性，故须同时监测 Tg 和 TgAb 水平的变化，并动态分析。血清 TgAb 水平持续下降提示该患者疾病缓解。与此相反，血清 TgAb 水平持续上升应怀疑可能疾病复发。对治疗后 TgAb 持续不降或下降后再次升高者，应进行相关影像学检查。

3. **降钙素（calcitonin，Ctn）** Ctn 是由甲状腺滤泡旁细胞（C 细胞）分泌的一种多肽激素，是甲状腺髓样癌的肿瘤标志物。与原发肿瘤和转移灶的负荷正相关。行全甲状腺切除术后，如患者术后基础血清 Ctn 如果超过正常范围并持续增高特别是 Ctn ≥ 150pg/ml 时应高度怀疑病情有进展或复发。即便血清 Ctn<150pg/ml，也存在淋巴结或病灶的残留或者复发风险，此时可配合颈部超声和可疑部位 CT 的检查。有研究表明，当 Ctn>500pg/ml 时，远处转移的可能性增加。

4. **癌胚抗原（carcino-embryonic antigen，CEA）** CEA 是一种肿瘤相关性抗原，早期常作为结直肠癌的特异性肿瘤标志物。但由于甲状腺滤泡旁细胞也可以分泌 CEA，因此可作为 MTC 的肿瘤标志物，虽不能帮助 MTC 的诊断，但术后 CEA 的持续升高能提示病情的进展。

（二）影像学检查

1. **超声** 超声是甲状腺癌术后随访的主要检查方法，为判断复发及是否再次手术的主要依据，在甲状腺癌术前与术后正确评估颈部转移灶起着至关重要的作用。颈部超声评估内容包括颈部淋巴结、甲状腺床、颈部软组织、血管及气管食管。甲状腺床复发病灶的超声成像：长轴显示为椭圆形或不规则低回声、横切面纵横比>1，微钙化和囊性变、血流信号增加；可疑转移淋巴结的成像：淋巴结皮质内出现钙化出现微钙化、囊性变、高回声、周边血流，此外还包括淋巴结呈圆形、边界不规则或模糊、内部回声不均、淋巴门消失或皮髓质分界不清等。可疑皮下脂肪组织或肌肉组织内转移灶的成像为实性结节，边界不规则，部分可以显示血流信号增多。超声不易区别甲状腺床良性病变（术后瘢痕、缝线肉芽肿、食管气管憩室、断端神经瘤以及炎性反应增生性淋巴结等）和复发病灶。超声图像的正确解释需结合临床病史和化验指标。如超声发现局部恶性或可疑恶性病灶，应加做颈部增强 CT 检查；同时应根据患者的复发风险分层和动态疗效评估进行。当超声检查发现了异常回声区，可采取超声导引下细针穿刺活检（fine-needle aspiration，FNA）或 FNA-Tg 检查。

2. **电子计算机断层成像（computed tomography，CT）和磁共振成像（magnetic resonance imaging，MRI）** 尽管断层扫描不作为常规检查手段，但对于持续/复发及转移病灶的评估上 CT 或 MRI 却能够提供更多的形态学上的信息。CT 和 MRI 对评价病灶的范围、与周围结构有重要价值。对中央组淋巴结、上纵隔组淋巴结和咽后组淋巴结观察具有优势。Seo 等研究表明，CT 诊断甲状腺肿瘤侵犯邻近结构的准确度和特异度分别为 83.2%~98.8% 和 89.8%~99.4%，但灵敏度要低于 MRI 和超声（28.6%~78.2%）。MRI 有较好的软组织分辨率，是肿瘤局部侵犯气管、食管、血管的重要检查项目。相关项研究表面,当病灶侵犯气管、食管和颈动脉时,MRI 的准确率分别为 88%、94% 和 91%。同时 MRI 也是探查肿瘤出现脑、脊髓、骨转移的常规影像检查项目。而 CT 对于肺转移患者还可以评估肺转移病灶部位、大小、数量有着不可取代的价值。

3. **正电子发射计算机断层成像(PET-CT)** 不推荐作为甲状腺癌的常规检查方法,但是对于复发和转移的高危患者,如有条件可以考虑,特别是:① DTC 患者随访中出现 Tg 升高,且 ^{131}I 诊断性全身显像(Dx-WBS)阴性,超声、CT 或 MRI 等影像学也无阳性发现者查找转移灶时;② MTC 术后 Ctn 持续升高时查找转移灶;③ ATC 术后随访。

4. **^{131}I 全身显像(^{131}I-whole body scan,^{131}I-WBS)** 在颈部超声检查临床普及之前,诊断性 ^{131}I-WBS 一直是 DTC 术后随访的重要段。国内临床尚无 ^{123}I 和 ^{124}I,放射性碘显像所用核素为 ^{131}I。^{131}I-WBS 可发现具有摄碘能力的病变,用于评估甲状腺残留复发和转移病灶的摄碘情况,判定其治疗效果。对摄碘部位进行 SPECT/CT 显像,有助于判断摄碘部位的性质,排除假阳性摄取。一般在 ^{131}I 治疗后进行 WBS 评估 ^{131}I 治疗的是否成功。因 ^{131}I 治疗剂量远高于 WBS 的剂量,所以在 WBS 未见 DTC 转移病灶的患者中,10%~26% 可通过 WBS 发现 DTC 转移病灶,10% 会因发现新病灶而改变清甲治疗前的肿瘤分期,9%~15% 的患者会根据 WBS 结果调整后续的治疗方案。但是,甲状腺床组织残留所导致的高浓度放射性碘摄取会削弱颈部或纵隔潜在转移灶的摄碘率。因此,不断有回顾性研究的结果显示诊断性 ^{131}I-WBS 不能提高颈部和/或上纵隔转移灶的发现率,而这些部位的转移灶却能够通过超声检查联合血清 Tg 发现。

5. **^{99m}Tc-MDP 全身骨显像** 用于骨转移灶的排查,但其诊断效能高低与转移病灶骨代谢活跃程度有关,且骨扫描发现病灶数目和范围可能低于 ^{131}I-WBS。

6. **间接喉镜或纤维喉镜** 声带活动情况,若出现声带的固定需高度怀疑病灶侵犯喉返神经或既往手术造成神经损伤。应做好术后气管切开或气管造瘘的风险

7. **支气管镜** 一般用于怀疑有气管侵犯的患者。支气管镜检查对测量喉气管侵犯的程度和直接观察支气管黏膜的变化有重要价值。

8. **上消化道内镜** 了解食管侵犯程度和范围,规划食管病灶切除重建方式,还能够排除颈段食管癌、下咽癌的可能。

三、持续/复发及转移灶的外科治疗

目前为止,对于持续/复发及转移的病灶,手术仍是主要治疗手段,再次手术能够让 19%~71% 的患者达到疾病的完全缓解。Sapuppo 等对 4 292 例 DTC 患者进行平均 5 年的随访,639 例(14.9%)患者在初次治疗发展为持续/复发状态,其中 78% 的患者表现为疾病持续状态,22% 的患者疾病复发。但这些完全缓解的患者中,约 24% 会再次复发。疾病的持续/复发与男性、老年患者、滤泡性组织学类型、肿瘤 T 分期、淋巴结转移有关,男性、淋巴结转移是肿瘤复发的相关因素,侧颈部淋巴结转移是疾病持续/复发病灶的主要不良预后因素。持续/复发的 DTC 病灶 95% 都发生在颈部,侵犯重要结构少见。在疾病持续/复发

的患者中,颈部或纵隔淋巴结转移占 74%,甲状腺残叶的复发占 20%,气管或邻近肌肉的受累占 6%。因再次手术的难度、风险明显增加,所以选择再次手术时,始终要权衡手术风险和获益,在减少医源性损伤的同时降低肿瘤复发和死亡风险。对于体积较小、无威胁或无进展的病灶,手术所带来的永久性的并发症的风险可能要高于受益,因此,相对保守的治疗手段可能会是更好的选择。但是,即便是对于那些肿瘤负荷较大、进展的和碘难治的持续/复发病灶,手术却可能够带来疾病完全缓解的机会。

外科手术治疗主要针对能够经影像学检查识别的结构性复发病灶,通常通过 FNA 明确诊断后,进行手术。决定手术前,应了解既往手术、肿瘤分期以及喉返神经、甲状旁腺功能等情况,同时,还应结合患者的年龄、合并症以及甲状腺癌全身播散情况,权衡并告知患者再次手术的风险和获益,制定合理的手术方案。若患者有更严重威胁生命的合并症、甲状腺癌已经全身广泛播散或局部病灶无法切除时,应慎重决定是否实施针对局部持续/复发及转移病灶的再手术。若其仅为缓解局部严重并发症的姑息性手术,此类手术应尽量缩小手术范围、控制手术并发症的发生。

外科治疗的目标是尽可能治愈或控制疾病、改善生存,并保留重要器官的功能。应由具有丰富临床经验的甲状腺专科医师进行手术,有时需胸外科、血管外科、耳鼻喉科(头颈外科)、骨肿瘤科、整形外科、ICU 的多科协作。

(一) 中央区无周围重要结构侵犯持续/复发及转移灶的外科治疗策略

约 1/3 的术后患者中央区可以发现结节,其中结节较小(<11mm)的患者仅有少部分(<10%)在随诊中出现结节增大,且最终病理证实为甲状腺乳头状癌的比例亦很低(<5%);而在以病灶 ≥6~10mm 作为再手术标准时,其病灶控制率仍可达到 98%。因此,对于中央区较小的病灶,可以密切随访,当其出现增大时再进行手术。以病灶 ≥8mm 作为分界,既可以避免漏掉可能会进展的病灶,又能在 FNA 穿刺诊断、手术中定位病灶时有较大的把握。

中央区再次手术时,由于瘢痕组织的形成、组织结构的紊乱,影响重要结构的视觉辨认及保护。病灶大多邻近或侵犯颈部结构,或位于已经切除的区域。再次手术的并发症发生率为 3%~28%。建议外科医师在术中配戴放大目镜或手术显微镜寻找解剖标志,如气管食管沟、颈总动脉和喉返神经入喉处,有助于重要器官的保护。

1. 甲状旁腺的保护策略　中央区再次手术最普遍的并发症是永久性的甲状旁腺功能低下,主要是因为病变范围所致(例如广泛转移的淋巴结,软组织延伸至中央区并累及气管、甲状软骨、或咽部)。文献报道,再次手术时暂时性甲状旁腺损伤的发生率为 6.5%~46.3%,永久性甲状旁腺损伤的发生率可达 9.5%。而手术区域的瘢痕形成大大增加了术中甲状旁腺的辨识难度。在此情形下,相比初次手术,甲状旁腺意外切除增加了术后永久性甲状旁腺功能低下的发生,因此必须牢记甲状旁腺的位置,初次手术使用不吸收缝线留长头标记术中甲状旁腺的方法有助于二次手术中甲状旁腺的定位及鉴别。

因为无法判断患者原手术区域中保留的甲状旁腺的数量,所以手术中每一枚甲状旁腺都应该视为最后一枚来保护。某些患者肿瘤持续或多次复发,再次针对中央区手术治疗的策略需要慎重考虑。即使术中外科医师有信心保留甲状旁腺组织血供,也至少移植一枚经病理证实的甲状腺旁腺或部分甲状旁腺组织。甲状旁腺所特有的棕黄色大体外观与中央区淋巴结相似,在纤维瘢痕组织的解剖过程中很难被注意到。甲状腺上旁腺位置较为固定,再次手术中保护可能性大。下旁腺变异较大,容易损伤,手术要尽量保护甲状腺下动脉及胸腺组织,同时在切除标本中需仔细寻找可疑甲状旁腺或甲状旁腺组织,若发现相似组织,推荐送检少许组织冰冻切片或检测组织液中甲状旁腺激素的浓度。一经证实,需即时自体移植,减少永久性甲状旁腺功能减低的风险(及时移植的甲状腺旁腺的存活率可>90%)。

2. 喉返神经的保护策略 对于喉返神经的保护,在原手术区域寻找并解剖喉返神经时建议解剖的距离远于瘢痕区域,上端到其入喉点,向下延可伸至上纵隔中气管、食管和颈动脉之间区域。轻柔钝性分离解剖减少神经损伤。再次手术时暂时性喉返神经损伤的发生率为 1.5%~22.2%,永久性喉返神经损伤的发生率为 0.3%~6.4%。喉返神经监测仪在此类手术中对于减少神经损伤、增加手术安全性有重要价值。德国内分泌外科医师协会指南已证实喉返神经监测仪在再次手术中的实用性。

中央区二次手术永久性的甲状旁腺功能减退和喉返神经损伤的概率并不高,其发生率在手术可接受的范围内,有经验的外科医师,是再次手术安全、有效的保障。

(二)颈侧区无周围重要结构侵犯持续 / 复发及转移灶的外科治疗策略

超声怀疑颈侧区有可疑转移淋巴结的患者,在多年的随诊过程中仅约 9% 出现淋巴结长径增长>5mm。因此,对于颈侧区较小(<10mm)的病灶,可密切随访。最小径 ≥10mm 时,术前证实转移后可再次手术。针对前次未发现的病灶再次手术时,应行区域淋巴结整体切除清扫,并保留关键结构。针对前次手术过的区域再次手术时,因术野广泛瘢痕、解剖结构不清无法行广泛的切除者,可调整清扫区域使其更为局限,调整后的颈侧区淋巴结清扫范围一般包括Ⅲ、Ⅳ、Ⅴ区或其中 1~2 个区域。但若颈侧区持续 / 复发或转移淋巴结邻近颈总动脉,应早期给予干预,以免肿瘤增大包绕颈总动脉可能使患者失去手术机会。笔者认为二次手术清扫难度较大,瘢痕明显,术中在重要结构保护基础之上将瘢痕、淋巴结及脂肪接结缔组织全部清除有助于手术的彻底性。

(三)咽旁及咽后间隙持续 / 复发及转移灶的外科治疗策略

少数情况下,甲状腺癌会发生咽旁与咽后间隙的转移,这更多与肿瘤的复发有关。对此合理的解剖学解释是淋巴引流沿颈内静脉或直接从甲状腺上极至咽后间隙,再通过咽上缩肌筋膜裂转移至咽旁间隙。咽旁间隙转移的患者很少表现有典型临床症状,常见表现有吞咽困难、霍纳综合征、疼痛、声音嘶哑和颅神经损伤症状,临床经常是术前影像学 CT、MRI 评估术后发现。Yu 等研究发现仅 33% 的患者有临床症状。因此,不易通过临床表现诊断病变。增强 CT 和 MRI 能够确定转移灶的位置并评估与邻近动脉和神经的关系。经口使用腔内超声也可以有效定位病灶位置,配合超声引导下穿刺能够确定性质。

转移灶通常紧邻动脉鞘和神经,手术挑战性大,并发症风险大。若病灶较小且无进展,可选择核素治疗、外照射等非手术治疗。若病灶短期进展,病理类型较差,手术仍是最好的治疗手段。甲状腺癌的咽旁 / 咽后间隙淋巴转移灶通常浸润性不强,淋巴结包膜外侵犯较少,与血管无粘连,易分离。常规采用经颌下、经腮腺、经颈入路或口腔入路等能够提供较好的术野。但这些术式也伴随着创伤大、感觉及运动神经受损风险的增加。术中通常不需离断下颌骨或者切除颌下腺，因为如此激进的手术方式更推荐用于头颈部鳞状细胞癌转移灶的治疗。近年来，不断有报道经口腔入路腔镜或机器人咽旁/咽后间隙甲状腺癌转移灶的手术治疗，可避免颈部切口、创伤小、安全有效。但该技术主要用于经影像检查评估后孤立可切除转移灶的治疗，而且在处理紧急出血事件的处理也表现得比较局限。

术后要严密止血，术后保持引流通畅，保持呼吸道通畅。要警惕患者因口咽腔的肿胀所造成的呼吸困难，并做好预防性气管切开的准备。

(四)上纵隔持续/复发及转移灶的外科治疗策略

甲状腺癌侵及范围广时，复发/转移灶可向下累及纵隔。以上纵隔最常见，少数累及下纵隔。因病灶对外照射、核素治疗不敏感，治疗上仍以手术为主。

患者主要的临床表现为胸部肿块、声音嘶哑、气管或食管压迫不适。一般出现声音嘶哑或喘鸣症状多为喉返神经受侵的表现，若出现呼吸困难则应注意是否双侧喉返神经受累、气管受压或气管腔内受侵，进食困难为食管受侵或受压的表现。

甲状腺癌上纵隔淋巴结转移的机制可归纳为3种：①沿喉返神经从颈部气管前或气管旁淋巴结或淋巴循环向下转移至上纵隔淋巴结；②双颈主要淋巴结的转移，导致淋巴循环的改变，肿瘤以逆行方式转移至上纵隔淋巴结；③上纵隔淋巴结转移作为甲状腺癌肺转移的发生结果。

由于目前尚无针对甲状腺癌纵隔淋巴结转移的分区，临床上我们选择 AJCC 肺癌分期系统中的纵隔淋巴结分区对上纵隔淋巴结进行归类。该系统上纵隔分区包括共6组淋巴结。①高位气管旁淋巴结，2R 区，气管右侧无名动脉上缘上方的淋巴结，2L 区，气管左侧主动脉弓上方；②低位气管旁淋巴结，4R 区，气管右侧无名动脉上缘下方至隆突水平的淋巴结，4L 区，气管左侧主动脉弓上缘至隆突水平的淋巴结；③前纵隔淋巴结 3a 区，纵隔大血管前方淋巴结，其中包括胸腺，后纵隔淋巴结 3p 区，气管后方淋巴结。

清扫的范围主要包括2种。①全上纵隔清扫：包括全部上纵隔区域(2R、2L、4R、4L 和3a，甲状腺癌纵隔转移不涉及 3p 区)；②部分上纵隔清扫：包括 2R 或 2L 区，或 2R 和 2L 区。

全组纵隔清扫分为以下类型：①经颈部行上纵隔清扫(颈部领式切口)，该术式适用于转移淋巴结位于上纵隔上部者，即胸廓入口下、无名动脉以上；②倒 T 形切口，即于中线劈开上部分胸骨，或正反 L 形劈开胸骨，于第2或第3肋间横断胸骨，该术式适用于部分转移灶位于主动脉弓上者；③全胸骨中线劈开，该术式适用于部分转移灶位于主动脉弓下者；④全胸骨劈开或侧开胸，该术式适用于病灶位于下纵隔尤其是低位气管旁或隆突下；⑤内镜辅助下扫或联合联合胸腔镜纵隔清扫。

纵隔病灶的手术风险较大，并发症包括血肿、气胸、胸膜炎、心律失常、伤口愈合延迟和大血管破裂。对手术风险的担忧常常是阻碍头颈外科医师手术的主要原因。实际应用中配合经验丰富的胸外科医师，可以保障手术的安全性。近来有学者采用腔镜辅助完成上纵隔淋巴结清扫，对于显露病灶避免开胸有一定帮助，但是二次手术及复发病例由于术后瘢痕粘连，术前评估预计潜在风险大时还是建议胸骨裂开等方式在良好显露基础上完成外科手术。

（五）颈部周围重要结构侵犯的持续／复发及转移灶的外科治疗策略

当局部病灶侵犯脏器结构时，治疗目标为积极手术切除，配合^{131}I、外照射、化学治疗等辅助治疗手段可以提高肿瘤的局部控制效果，如肿瘤类型较差，则需要激进的手术治疗，例如整体结构的切除。

1. **喉返神经侵犯的外科治疗策略** 在侵犯周围重要结构的甲状腺癌中，33%~61% 有喉返神经受侵。喉返神经受侵的患者仍可表现为正常的发音，同时喉镜未提示声带麻痹，Kamani 等的研究显示，45% 喉返神经受侵的患者术前喉功能正常。有研究提示喉返神经受累不是生存的独立影响因素，而且与切除神经相比，残留微量的病变并未增加局部复发率、降低生存率。但是，残留较多肿瘤可能会导致将来更大范围的再手术。所以，根治性切除仍是手术的基本目标。当然，决定手术方式时应考虑对侧喉返神经功能情况、疾病是否有远处转移等情况，以权衡手术风险和获益。

神经受损后即刻修复可防止嗓音功能的恶化加重。常用的神经修复术包括神经松解术、神经显微缝合术、生物胶黏合术和游离神经移植术。生物胶黏合在神经修复术中相对容易，即使在有一定张力情况下也能吻合。但生物胶有一定的神经毒性，吸收较缓慢，可能导致神经周围组织的炎性反应。神经吻合可以尽量恢复神经结构的解剖连续性，发挥远端神经的接触性引导作用．游离经移植修复进行两处吻合，其声音恢复需要的时间也更长，且喉返神经近端神经吻合常较困难。

神经横断切除后缺损长度较短，可行端-端吻合，通畅缺损长度小于 5mm 时不存在吻合张力。若缺损长度较长时，可游离神经移植，颈横神经、锁骨上神经、舌下神经颈袢、迷走神经等吻合重建。吻合过程中还可配合静脉圈套技术（vein wrapping）（选取颈前静脉，包裹保护神经吻合端）来防止神经束从缝合线向外突出，使新生的轴突在腔内排列整齐，防治神经瘤形成，促进神经再生。对于术后发现声带麻痹、诊断神经损伤者，一般可在前次手术后4~6 个月手术探查、二期修复。

2. **上消化道和呼吸道的侵犯的外科治疗策略** 与原发局部晚期肿瘤的处理原则一致。外科治疗的目标是防止出血和气道梗阻，尽量保留呼吸和消化道功能，减少区域复发获得长期生存。并结合临床实践，评估是否需要牺牲一部分功能以获得最佳的肿瘤治疗效果。临床上局部缺损常使用自体组织瓣的方法进行缺损的修复重建，环状缺损可选用器官袖状切除端端吻合和游离空肠、管状胃等方式修复。

3. **颈部及上纵隔血管侵犯的外科治疗策略** 甲状腺癌严重侵犯颈部或上纵隔血管的情况罕见；而由于转移淋巴结造成血管受累的情况最多见。血管的侵犯需通过影像学检查仔细评估。如怀疑有血管侵犯，应进行充分的影像学检查，以确定侵犯范围和切除的可行性。颈内静脉是最常被侵犯的部位之一，单侧颈内静脉明显受累、对侧颈内静脉通畅时，可切除颈内静脉、不进行血管重建。双侧颈内静脉均受累时，若双侧切除，会导致颈部、颅内的水肿或者脑疝，至少会导致 2% 的死亡发生。可切除受累血管并至少重建一侧颈内静脉，采用自体静脉移植、重建为佳。颈动脉侵犯少见，多为外膜受累，可以仔细剥除，如剥除后外膜受破坏，可局部补片修复动脉。术后辅以碘-131 治疗。严重侵犯颈动脉壁时，如长度 1cm，可行节段切除＋端端吻合。侵犯范围较广时，切除后缺损较长，需进行血管重建，大隐静脉、颈外静脉及人造血管都可以是颈部大动脉缺损后移植的供体选择。自体血管的移植可避免人造血管移植后长时间使用抗凝药物。人造血管移植后需要长时间服用抗凝药物，对于患者身体远期存在潜在的影响。

四、远处转移病灶的外科治疗策略

放射性碘治疗是 DTC 远处移灶的首选治疗方式，但仍有 50% 以上的患者最终发展为碘难治性疾病进展。对于放射性碘难治的软组织转移灶（肺、肝、肌肉，但除外神经系统），如果病变进展和 / 或有症状，可选择手术作为姑息治疗手段。当 MTC 发生远处转移时，手术可作为缓解症状（如顽固性疼痛）和控制威胁生命的转移灶（如支气管阻塞和脊髓受压）的姑息治疗手段。若 ATC 发生远位转移，手术仅起到局部控制的作用。

（一）肺转移病灶的外科治疗策略

肺是分化型甲状腺癌最常转移的部位，DTC 孤立性肺转移的碘难治患者可考虑手术切除，而且肺转移瘤切除术已被确定为孤立肺转移患者治愈的选择。但迄今为止，对于报告肺转移瘤切除术治疗 DTC 患者的研究较少。Porterfield 等对 48 例（包括 5 例髓样癌患者）患者行甲状腺癌肺转移瘤切除术，结果发现肺转移瘤切除术死亡率较低，术后 5 年总体生存率为 60%。另一项研究包含了 43 例 DTC 肺转移行肺转移瘤切除术的患者，结果显示 5 年肿瘤特异性生存率为 84%，10 年肿瘤特异性生存率为 59%。行 R0 切除的患者 5 年生存率甚至可达 100%，10 年生存率为 77%，而肿瘤未能完全切除者 5 年生存率、10 年生存率分别为 62%、22%。尽管手术作为甲状腺癌肺转移患者的挽救手段，但对于能够实现 R0 切除的患者，该治疗手段能提供较较好的生存率。

（二）骨转移病灶的外科治疗策略

分化型甲状腺癌患者发生骨转移的概率为 2%~13%，仅次于肺。转移的骨包括长骨、肋骨、脊柱和胸骨，其中以脊柱最常见，约占 50%。甲状腺癌骨转移的患者往往伴随着顽固性疼痛、神经功能障碍甚至截瘫。因此在治疗的同时还需要着重考虑如何提高患者生活质量。ATA 提出，完全切除骨转移灶可以延长生存期，特别是对于年轻人来说。骨转移病灶可手术治疗的指征：①持续疼痛；②孤立性骨转移；③对其他治疗的不敏感；④存在或高危因素的病理性骨折和截瘫；⑤明显的神经受累；⑥无症状的负重部位病灶。Bernier 等回顾性研究了 109 例骨转移 DTC 患者，其中 24 例（22%）患者完全切除转移病灶，60 例（55%）患者部分切除病灶，其他患者未接受任何手术治疗，其中位生存时间分别为 6.2 年、4.2 年和 2.5 年（$P < 0.05$）。通过多变量分析显示，完整的骨转移手术是提高生存率的独立预后指标，但这仅适用于年龄较小（45 岁以下）的患者。Orita 等报道手术患者 5 年生存率为 60%，而未手术患者仅为 37%。针对完全切除与减压手术效果进行比较，Demura 等研究发现手术的 5 年总体生存率为 74%，10 年为 25%；其中全部椎间盘切除术（TES）后 5 年生存率为 90%，而减压手术后 5 年生存率为 63%，差异无统计学意义；但减压手术后局部复发率为 57%，平均 41 个月后需要进一步手术治疗，而全部椎间盘切除术（TES）后复发率仅为 10%，差异有统计学意

义。另外,Kato S 等研究发现,分化型甲状腺癌骨转移灶的完全切除生存率要高于不完全切除(5 年生存率为 84% 和 50%,10 年生存率为 52% 和 8%)。因此对于骨转移可手术治疗的患者,完整切除病灶能不仅显著延长生存率,还提高了患者的生活质量。

(三)颅脑转移病灶的外科治疗策略

手术是脑转移病灶的主要治疗手段之一。^{131}I 治疗后可引起肿瘤周围组织的水肿,特别是脑内多发转移或肿瘤体积较大时,脑水肿症状明显,严重者可出现脑疝,威胁患者生命。因此外科手术切除和外照射治疗是脑转移的主要治疗手段,不管转移灶是否摄碘,都应当首先考虑外科手术。特别是对于孤立转移灶和肿瘤负荷大导致中枢神经系统并发症的患者而言,手术不仅可以去除转移病灶,还可以解除威胁生命的颅内并发症。Chiu 等报道手术切除 DTC 脑转移灶患者的中位疾病特异性生存期为 22 个月,而未接受手术的患者生存期仅为 3.6 个月($P<0.01$)。类似研究也证实:手术切除大脑转移灶可以使患者获得更长生存期(与非手术干预患者生存期相比分别是 20.8 个月与 2.7 个月),其中接受了肉眼可见病灶切除的患者、接受了部分切除的患者和未手术患者生存期分别为 18.7 个月、25.5 个月和 2.7 个月。但总体甲状腺癌脑转移患者的预后较差,多种治疗方式的联合是提高患者生存率的唯一手段。

(四)皮肤和肌肉转移病灶的外科治疗策略

甲状腺癌罕见发生皮肤和肌肉转移,有文献报道,DTC 皮肤和肌肉的转移率为 0.06%~0.82%,头皮是最常见的转移部位,其次是颈部皮肤和切口瘢痕。发生的机制包括:肿瘤直接侵犯、血行传播、淋巴扩散、活检或手术操作造成的种植。皮肤转移灶的外观多变,斑块、丘疹、结节、化脓性肉芽肿。因为与皮肤原发肿瘤相似,往往造成误诊。因转移灶较为孤立,通畅扩大切除了能达到 R0 切除。切除后的缺损建议Ⅰ期修复,若创面大难以直接缝合,会造成覆盖器官的暴露,使其缺少保护与支撑,例如颈部血管、神经、气管、食管等器官暴露。因而仅选用皮肤瓣移植加以覆盖并不够,只有进行带皮肤的复合组织移植,才能在有效地完成器官覆盖的同时,利用充足的组织量才能有效地充填肿瘤切除后的软组织的缺失,并提供血液供养支持,为重要器官提供保护和支撑。建议可用游离或不游离的带蒂肌皮瓣等修补充填,选择肌皮瓣时可根据自身技术特点选择操作熟练且适合患者的方案。

(五)其他软组织器官转移病灶的外科治疗策略

当转移性胰腺病灶是孤立癌灶时,转移灶的切除能够将五年生存率提高到 31%。但是,由于胰腺切除术后并发症和死亡率的发生率较高,手术前应认真评估。患者选择标准:①原发肿瘤类型预后良好;②肿瘤原发灶控制良好;③孤立性转移灶;④患者可以耐受胰腺切除术。来自 DTC 的孤立性、可切除的肝转移极少出现。孤立性 DTC 的肝转移灶应考虑手术切除——解剖节段性切除术,为更长时间的生存提供可能。

五、小结

甲状腺癌的持续 / 复发及转移率是由多种因素决定的。外科治疗的目标是尽可能治愈或控制疾病、改善生存,并保留重要器官的功能,对于有手术指征且可以手术切除的病灶应首选手术治疗。然而对于发生远处转移灶的患者，尽管手术能够切除特定病灶，但对患者的生存获益有限，需联合其他治疗手段提高治疗效果。

（李 超 周雨秋 蔡永聪）

第六节 妊娠期甲状腺癌的外科处理

妊娠期甲状腺癌主要有两种情况。一种是在妊娠期间新发现的甲状腺癌，另一种是既往已经确诊为甲状腺癌，正在进行治疗的患者发生妊娠。本节主要介绍妊娠期甲状腺癌的外科处理，包括妊娠期甲状腺结节的诊疗，妊娠期甲状腺癌的处理原则，以及既往甲状腺癌患者在妊娠期的序贯治疗。与非妊娠期情况相同，妊娠期甲状腺癌绝大多数是分化型甲状腺癌，这是本节讨论的主要内容。

一、甲状腺结节

甲状腺结节是十分常见的疾病。2002 年的数据表明，在中国妊娠女性中，甲状腺结节的发病率约为 15.3%，其中约 5.4% 为多发结节。年龄是妊娠期甲状腺结节发病的危险因素。然而，随着近年来甲状腺疾病检出率的提高，上述妊娠期甲状腺结节的发病率可能已经无法准确反映目前的情况。有研究证实在妊娠期间，甲状腺结节的发病率可能会增高，但大部分结节都在 5mm 以下，无须特殊处理。因此，现有的证据并不建议在妊娠期间常规筛查甲状腺结节。

评估甲状腺结节的根本目的是发现那些可能需要治疗的甲状腺肿瘤。目前的数据表明，甲状腺癌在妊娠期甲状腺结节患者中占 12%~43%。但既往研究纳入的患者数均较少，而且可能存在选择偏倚，即进行穿刺或手术的患者都是怀疑为恶性肿瘤的患者，因此该数据可能被高估。诊疗的原则也与非妊娠患者基本相同，但是需要充分考虑针对肿瘤的治疗对妊娠可能带来的影响，包括妊娠期间心理状态的影响。

评估患者时，应当详细询问病史，包括患者是否存在既往放射暴露史以及是否有甲状腺癌家族史。查体时也需要留意患者结节的大小、位置，颈部淋巴结有无肿大，声音是否嘶哑等。所有的妊娠期甲状腺结节患者都需要行甲状腺及颈部淋巴结超声和血生化检查（包括甲状腺激素和 TSH，降钙素是否需要常规筛查仍有争议）。应当避免进行 CT 及核医学相关的检查。对于评估可疑高功能腺瘤的核医学检查应当推迟到产后进行。

当超声或其他临床征象提示恶性可能时，可考虑进行细针穿刺活检。活检的指征与非妊娠患者的指征基本相同：对于超声提示高度或中度恶性可能的结节，超过 1cm 时活检。妊娠期的细针穿刺活检是比较安全的，尚无证据提示该操作会在妊娠期引起严重的不良后果。妊娠中发生甲状腺髓样癌、未分化癌等侵袭性甲状腺癌的情况罕见，目前的数据提示即使诊断为分化型甲状腺癌，将手术推迟至生产后进行并不会影响预后。因此如果患者对穿刺有顾虑,可以考虑将该操作推迟到产后进行。虽然分子检测已经用于穿刺结果无法确定良恶性结节的诊断中,但是暂无高质量研究表明它在妊娠患者中的诊断作用。

妊娠期甲状腺结节的治疗原则也与非妊娠患者大体相同。对于良性甲状腺结节,不需要特殊的监测。外科手术仅适用于结节增长过快、产生压迫症状的患者。手术的时期应选择在孕中期进行。对于穿刺结果无法确定良恶性的患者,暂无高质量数据证明分子检测的作用。

二、妊娠期诊断的甲状腺癌

当怀疑甲状腺结节可能是恶性时,需进行细针穿刺活检确诊。

一般认为妊娠期分化型甲状腺癌患者的预后与非妊娠期患者并无显著的区别。然而,近年来有研究发现妊娠期检出的甲状腺癌的复发率要高于非妊娠期女性,其肿瘤体积和颈部淋巴结转移率、颈部淋巴结清扫后检出的淋巴结个数也都高于非妊娠期患者。这提示妊娠期分化型甲状腺癌的侵袭性可能更强,在临床上可能需要更加密切的监测。

妊娠期甲状腺癌的治疗主要有手术和观察两种选择。

(一)手术

分化型甲状腺癌一般进展缓慢。目前的研究数据表明,对于需要进行手术治疗的妊娠期分化型甲状腺癌患者,将手术推迟到产后进行是安全的。在妊娠期行甲状腺癌手术时,其并发症率及住院时间比非妊娠期患者更差。与孕中期手术的患者相比,产后手术的患者 20年的转移、复发率没有差别。

对于小部分肿瘤较大、侵袭性更强的甲状腺癌患者,需要充分评估风险后,在孕中期进行手术。通常认为肿瘤较大(超过 4cm)、肿瘤位置邻近重要结构(器官、血管及神经等)、出现局部侵犯或广泛侧方淋巴结转移以及甲状腺髓样癌、低分化、未分化癌的患者,或者肿瘤对患者心理影响巨大等情况需要进行手术。一般来说,孕中期进行手术是安全的,但术前需要与内分泌科以及妇产科专家进行沟通会诊,明确手术后的治疗方案。

(二)不手术患者的监测

积极观察是指对已有病理穿刺确诊或临床高度怀疑的微小(≤1cm)腺内型、不靠近气管或喉返神经、没有淋巴结转移的甲状腺乳头状癌,可不行手术治疗,而是定期随诊,观察肿瘤变化。目前的研究表明,在积极观察下,这类患者大部分不会出现肿瘤增大,10 年时肿瘤增大(超声发现增大 3mm)的比例仅为 8%,临床证实的淋巴结转移的比例也仅有 3.8%;在"延迟"进行手术后,这些患者在后续的随访中没有出现复发率增加和生存期的改变。一些研究者提出,积极观察可以逐渐取代手术,成为低危 PTMC 的一线治疗。随着体检超声的普及,甲状腺结节的检出率逐年增高,大量育龄期女性在筛查中被发现存在甲状腺结节。目前已经得到的妊娠期甲状腺癌观察数据提示:90% 的微小甲状腺乳头状癌患者不会出现疾病的进展(定义为肿瘤直径增加超过 3mm),8% 的患者出现了进展,没有患者出现新发的颈部淋巴结转移;在疾病进展的患者中,没有患者在孕中期行手术,一部分在妊娠结束后进行了手术,一部分继续观察;到目前这些患者都没有出现进一步的复发、转移和死亡等结局。这说明,妊娠在大部分患者中并没有对甲状腺乳头状癌产生显著的影响。孕早期诊断的甲状腺乳头状癌,如无特殊变化,可观察至生产后再评估手术指征;如在妊娠期间肿瘤体积增加50%或直径增加20%,或出现淋巴结转移等征象,则可在孕中期时考虑手术。

积极观察过程中,如果 TSH 增高、不进行 TSH 抑制治疗,则可能出现疾病进展。因此,对于妊娠期 TSH 较高(TSH>2.0mIU/L)的分化型甲状腺癌患者应考虑进行甲状腺激素抑制疗法,治疗目标是控制血清 TSH 在 0.3~2mIU/L。妊娠期间,人绒毛膜促性腺激素(human chorionic gonadotropin,hCG)大量分泌。由于 hCG 和 TSH 的同源性很高,因此 hCG 有微弱的拟 TSH 功能。因此根据体内激素水平的变化,TSH 的参考值也随之变化。妊娠早期,TSH 的参考值下限会下降,为 0.1~4mIU/L。中期和晚期妊娠的 TSH 水平逐渐恢复至非妊娠时的正常范围。此外,妊娠期间的血清甲状腺素结合球蛋白(thyroxine-binding globulin,TBG)合成增加,导致总 T_3 和 T_4 的浓度增加。从妊娠第 7 周开始,血清总 T_4 的检测上限每周约增加 5%。从 20 周左右时进入平台期,并维持至妊娠结束,此时段的总 T_3 和 T_4 水平约为非妊娠期时的 1.5 倍。在为患者制订 TSH 抑制治疗的计划时,需要参考妊娠期甲状腺功能的生理变化。

三、既往甲状腺癌患者的妊娠期治疗

对于既往已经诊断为甲状腺癌的患者,如果未行手术切除,则按照上文中未手术患者的方案进行监测和治疗。对于已完成手术切除的患者,如果超声和生化检测提示疾病控制良好,那么妊娠本身并不会增加复发风险。而如果超声或生化检测提示可能存在疾病复发或持续,那么患者可能会在妊娠期出现疾病进展。

(一)甲状腺癌患者在妊娠期的监测

分化型甲状腺癌患者在妊娠期的监测主要通过超声和血清甲状腺球蛋白(Tg)实现。甲状腺全切后抑制性 Tg<0.2ng/ml 或者刺激性 Tg<1ng/ml 且影像学检查未发现病灶,是治疗良好反应,患者复发、疾病特异性死亡率均很低。但 Tg 检测的不足之处在于,部分患者体内存在抗 Tg 抗体(TgAb),使得 Tg 检测无法反应疾病的真实情况。当 Tg 不高、TgAb 长期存在或逐渐增高时,需行进一步检查除外疾病的复发和转移。因为长期存在且升高的 TgAb 可提示患者体内可能存在分化型甲状腺癌病灶。

对于疾病评估处于"治疗反应良好"的患者,孕期可以不增加额外的检测。非上述类型的患者可以在孕早期、孕中期、孕晚期各进行一次超声检查。CT、磁共振以及核医学检查应尽量避免。如果出现快速进展、累及周边组织的病灶,则需与患者沟通风险后,酌情开展进一步的诊断、治疗。

(二)甲状腺癌患者在妊娠期的治疗

甲状腺素抑制治疗是妊娠期分化型甲状腺癌的基本治疗。如前所述,由于妊娠期体内的激素变化,多会导致甲状腺素的用量增加,若不能及时调整药物,则可能会导致甲状腺功能低减。因此,对于孕 20 周前的患者,需要每隔 4 周左右检测甲状腺功能,确保没有药物的不足或过量。对孕 20 周之后的患者,由于其体内各项激素分泌趋于稳定,因此不需要频繁检测,或孕晚期检测一次就可以。若调整用药剂量,则须在调药之后的 3~4 周复测甲状腺功能。

通常建议,已接受分化型甲状腺癌手术治疗的女性,最好能将 TSH 水平抑制稳定 3 个月以上再考虑妊娠。一旦备孕,应继续接受甲状腺激素治疗,并检查 TSH 水平,调整药物剂量。孕前、孕中的 TSH 抑制目标无明显差异,其抑制水平取决于妊娠前评估的分化型甲状腺癌复发风险:高复发风险的患者,血清 TSH 应小于 0.1mIU/L;低复发风险、或治疗反应良好的患者,TSH 目标值可以调整至参考范围的下 1/2。

（陈　革）

第七节　儿童分化型甲状腺癌的外科处理

儿童甲状腺癌(pediatric thyroid cancer)较为少见,发病率低于成人。有国内资料统计,中国儿童及青少年甲状腺癌的年发病率约 0.44/10 万。根据美国 SEER 数据库的数据,儿童和青少年甲状腺癌年发病率虽然仅为 0.54/10 万,但却在逐年增加:1973—2006 年年增长约 1.1%,而 2006—2013 年的年增长率急剧上升至 9.5%。与之类似,首都医科大学附属北京儿童医院资料显示,2006—2017 年儿童甲状腺癌住院手术逐年上升,10 年时间提高 3 倍以上。在性别上,青春期前男、女患病比例相似,青春期男、女患病比例约为 1∶4。值得关注的是,儿童甲状腺结节恶性风险比例远高于成人,成人中甲状腺结节的恶性率仅为 5%~10%,而儿童甲状腺结节恶性率可高达 22%~26%。儿童甲状腺癌主要病理类型与成人相同,包括乳头状癌、滤泡状癌、髓样癌和未分化癌四种。绝大多数(>90%)儿童甲状腺癌为 PTC,FTC 较少见(<10%),MTC 和未分化癌在儿童人群中较为罕见。故本章节重点介绍儿童分化型甲状腺癌(pediatric differentiated thyroid cancer,PDTC),即 PTC 和 FTC。以往儿童分化型甲状腺癌的临床处理,主要参考成人的指南建议。然而,越来越多的研究显示,从生物学性质、临床表现、临床处理、治疗相关并发症、长期预后等很多方面,儿童甲状腺癌都有其不同于成人的特点,如区域淋巴结转移率和远处转移率更高,术后复发率也更高等。2015 年美国甲状腺协会发布了首部关于儿童甲状腺结节和分化型甲状腺癌的管理指南,因其所采用的数据多数都是将儿童与青少年作为一个整体进行的分析,所以该指南将适用年龄上限定为 18 岁。本节主要基于这些文献及近几年的研究进展对 PDTC 的外科处理进行介绍。

一、PDTC 术前评估

甲状腺功能(T_3、T_4、TSH)、甲状腺球蛋白及甲状腺球蛋白抗体是 PDTC 重要的术前评估内容,可作为初始临床状态及血清学指标基线。需要注意,青春期早期女性雌激素对免疫系统的诱导作用会影响 TgAb 的水平,同时自身免疫性甲状腺炎的存在会增加甲状腺恶性肿瘤的风险。超声检查在儿童甲状腺疾病评估中的作用至关重要,是评估结节位置、数量、大小、特征和有无淋巴结转移的首选影像检查,也是术后随访的重要手段。高分辨率超声可检出甲状腺内直径>2mm 的微小结节,清晰地显示其边界、形态及内部结构等信息。另外,超声引导下进行细针抽吸活检(fine needle aspiration biopsy,FNAB),能显著提高穿刺精准性,是 PDTC 术前评估的主要手段之一。

　　PDTC 的超声特征与成人存在差异,高度怀疑恶性的重要指标包括微钙化、可疑淋巴结及边缘不规则,而成人特异性最高的超声特征为边缘不规则、微钙化及纵横比>1。纵横比>1 在成人诊断中特异性高,在儿童中文献报道较少。低回声特征在诊断成人和儿童甲状腺癌中特异性均不高。儿童及青少年弥漫性硬化型 PTC 所占比例远高于成人,可表现为一侧叶或整个腺体弥漫性肿大,如发现微钙化及可疑颈部淋巴结,则高度提示 PTC。若超声提示完全囊性、高回声、边缘规则及边缘血流结节,则提示良性病变可能性大。

　　所有甲状腺结节患者均建议对颈部淋巴结进行超声检查,尤其是当甲状腺结节有恶性可能时。儿童 PTC 的颈部淋巴结转移发生率较成人高。超声提示淋巴结转移的特征包括淋巴结肿大、变圆、淋巴门消失、强回声、囊性变、微钙化及血流增加,其中微钙化、血流增加的特异度最高,但灵敏度均不高。需要指出的是,任何单独一个超声特征的灵敏度都不足以评估甲状腺结节的性质及判定淋巴结是否转移。另外,超声对颈深部组织,如上纵隔(Ⅶ区)、咽后、咽旁和锁骨下区域转移的识别敏感性差。

　　对于甲状腺肿物较大或固定、声带麻痹或颈淋巴结广泛转移患者,针对局部侵犯情况尤其考虑到侵犯气道和消化道的患者,可进一步行增强 CT 或 MRI 检查,以评估肿瘤范围及周围结构受累情况。然而,增强 CT 需要使用含碘造影剂,术后碘治疗将可能因此推迟,而此类高分期患者恰恰多数需要碘治疗。因此,建议此类儿童优先选择增强MRI 检查(图 6-7-1)。

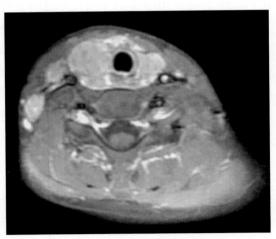

图 6-7-1　增强 MRI 图像
显示甲状腺癌累及双侧腺叶及峡部,
伴颈部淋巴结转移。

　　对于已有声音嘶哑症状或怀疑有喉返神经受累可能的患儿,术前应行电子喉镜检查,以评估双侧声带活动情况。若出现声带活动减弱甚至固定征象,应高度怀疑肿瘤压迫或侵犯喉返神经,在术前做好相应的手术预案,并与患儿家长充分沟通,告知有气管切开的可能。此外,对于临床或影像学检查怀疑肿瘤紧邻或侵犯气管的患者,应术前进行纤维支气管镜检查,评估肿瘤是否侵透气管全层至气管腔内,以及侵犯范围大小,是否影响麻醉气管插管等,并据此来制订相应的手术和麻醉方案。

　　PDTC 肺部转移比例高于成人,可达 20%。尤其是伴有大量颈部淋巴结转移的患者出现肺转移的可能性显著增加。因此,术前可对高分期患者行胸部 CT 检查,也可采用术后核素扫描予以明确。考虑到电离辐射对儿童的危害性,对于颈部微小病变患者不推荐常规胸部 CT 检查。

甲状腺核素显像适用于评估直径>1cm 的甲状腺结节。在甲状腺结节伴血清 TSH 水平降低时,甲状腺 ^{99m}Tc 或 ^{131}I 核素显像可判断结节是否有自主摄取功能("热结节")。组织学评估发现在这些"热结节"中大部分为良性,但可有 0~29% 的患者为 PTC,FNAB 在明确这类结节性质时可能不敏感,如果患者计划手术切除结节,则可不进行 FNAB。在儿童及青少年患者中,核素显像一般用于甲亢合并甲状腺结节的患者,以及怀疑异位甲状腺的患者,不作为甲状腺结节的常规检查方法。不推荐对 PDTC 进行放射性核素 ^{18}F-FDG PET/CT 检查。

与成人一样,FNAB 也是术前判断儿童甲状腺结节性质的最佳方法,适用于结节最大径>1cm 和超声特征提示可疑恶性的患儿。然而,由于结节大小会随年龄增长而变化,在儿童中以结节大小作为评估是否行 FNAB 的标准并不准确。虽然某些结节最大径<1cm,但当多个证据提示恶性病变可能时,仍需考虑进行 FNAB。当存在危险因素,如头颈胸部辐射暴露、甲状腺癌家族史、颈部可疑淋巴结时,也推荐行 FNAB。高功能结节不需要术前行 FNAB。当 FNAB 细胞学结果为不确定、意义不明确的细胞非典型增生性病变或滤泡性病变时,不推荐重复 FNAB,建议行甲状腺腺叶加峡部切除,术中行冰冻病理检查。需要指出的是,鉴于儿童恶性结节的比例较高和再次获取样本的潜在困难,FNAB 均应在超声引导下进行。

近年来,分子诊断在成人甲状腺癌的诊断中发挥了日益重要的作用。研究发现 *RAS*、*BRAF*、*RET/PTC*、*PAX8/PPARg* 基因突变都与恶性病变相关。分子检测联合细胞学检测可以提高 FNAB 检查的敏感性和特异性。但是,对已知的甲状腺癌相关基因进行突变检测,即使结果为阴性也并不能排除恶性病变的诊断。另外,由于儿童 PTC 分子病理学特征呈更高的基因重排率以及更低的原癌基因点突变率,且其突变谱及突变频率均异于成人,这些分子差异可能会影响分子检测在诊断儿童甲状腺癌中的实用性,因此分子诊断的有效性还未在儿童患者中得到充分验证,尚待更多的基础研究数据予以明确。

二、PDTC 的外科处理

PDTC 外科治疗的总体目标是保持低疾病特异性死亡率、降低复发率,同时减少手术相关并发症。需要手术团队对儿童 PDTC 的诊治理念有深刻理解,具备熟练的手术技巧,并在手术过程中进行精细的解剖操作。

(一)甲状腺原发病灶的处理

1. **甲状腺乳头状癌**　FNAB 明确提示甲状腺乳头状癌者,应考虑行甲状腺全切除术(total thyroidectomy,TT);FNAB 可疑恶性肿瘤者,可先行腺叶及峡部切除术,术中病理提示恶性后再行甲状腺全切除术。对于大多数 PTC 儿童,推荐全甲状腺切除术,切除范围为双侧腺叶、锥体叶和峡部。主要是基于以下三点:首先,儿童 PTC 多为双侧或多灶性发病,比例分别高达 30% 和 65%,进行腺叶切除复发需再次手术的风险明显高于全切或近全切。有研究通过长达 40 年的随访发现,与腺叶切除相比,甲状腺全切患儿局部复发率从 35% 降至

6%。其次,甲状腺全切有利于术后碘治疗。再次,甲状腺全切除后 Tg 可作为监测肿瘤持续存在或复发的标志物。

但是,对于儿童和青少年人群中低风险甲状腺乳头状癌患者的手术切除范围,目前仍存在争议。在成人中,对于原发肿瘤直径<1cm 且不伴有淋巴结转移者,为低风险患者采取单侧甲状腺切除术即可,而且证据表明疾病风险从肿瘤直径>1cm 开始上升,提示在成人中疾病进展与肿瘤直径呈正相关,但儿童中尚无充分的研究证据得出此结论。同时,儿童期患者有其特殊性,例如:①儿童身体发育尚未完成;②甲状腺全切后口服甲状腺激素是否能够替代甲状腺的所有功能尚不清楚;③全切术的并发症发生风险也更高,并发症对患者的影响也更为长久。鉴于以上考虑,是否必须对所有 PDTC,尤其是低风险患者一律进行甲状腺全切,尚待商榷。Kiminori 等的研究将肿瘤局限于单侧腺叶内,无颈部淋巴结转移的 PDTC 归为低风险组,未实施甲状腺全切除术,其局部复发及远处转移率与全切组相当,由此认为相对保守的治疗策略对于低风险 PDTC 也是可以接受的。但是目前尚缺乏更多、病例数量更大的前瞻性研究,因此这种术式的改变仍需谨慎决策。基于目前的研究结果,对于部分单侧病变、肿瘤局限于腺体内且无颈部淋巴结转移的病例,可选择行腺叶加峡部切除术,但术后需密切随访监测对侧腺叶情况。有放射线暴露史或家族史等危险因素的儿童,仍然建议进行甲状腺全切除术。

2. 甲状腺滤泡癌　FTC 约占儿童甲状腺癌的不足 10%,其生物学行为有别于 PTC。通常情况下,FTC 的局部侵犯率和术后复发率小于 PTC。FTC 少有颈部淋巴结受累,但可能早期出现血行转移。尽管如此,其远期预后仍较好。根据其临床病理表现,可以将 FTC 分为三类:微小浸润型、包裹血管浸润型和广泛浸润型。对于广泛浸润型即侵犯超过 3 条血管、肿瘤直径>4cm 或有远处转移证据的 FTC,推荐行甲状腺全切除术,术后行放射性碘治疗。对微小浸润型 FTC 即肿瘤直径<4cm、有 / 无微血管侵入(≤3 条血管)患者,可采取甲状腺腺叶切除或腺叶加峡部切除术。

(二) 颈部淋巴结清扫

PDTC 淋巴结和远处转移率均高于成人,确诊时 60%~80% 的患者有局部淋巴结受累,20% 的患者有远处转移。因此,颈部淋巴结清扫对 PDTC 患者尤为重要。

1. 中央区淋巴结清扫(central neck dissection,CND)

(1)预防性 CND 的选择:预防性 CND 即对术前影像学检查和术中探查转移证据不足的中央区淋巴结进行清扫。是否行预防性 CND 及清扫范围目前仍存在争议。有证据表明,甲状腺全切同期行预防性 CND 患儿的 10 年生存率提高至 95%。但也有相反的证据表明,对于一组甲状腺全切加 [131]I 治疗的患儿,任何类型的淋巴结清扫均不会对局部复发及远处转移产生影响。与颈侧区淋巴结转移不同,中央区淋巴结转移的术前评估相对困难。即使术前评估没有发现明显的淋巴结转移,仍有可能存在隐匿性中央区淋巴结转移。更为关键的是,如术后发现该区域淋巴结转移,因前次手术的影响将明显增加再次手术的难度及并发症发生的风险。在成人指南中,对于 cN_0 进展期(T_3、T_4)、cN_{1b} 的 PTC 患者应考虑行单侧或双侧预防性 CND;而对于较小(T_1、T_2)、cN_0、非侵袭性的 PTC 患者或大部分甲状腺滤泡癌患者可只行甲状腺切除而不行预防性淋巴结清扫。然而,由于 PDTC 局部淋巴结转移率和术后复发率均显著高于成人,推荐儿童行预防性同侧 CND。

对于局限于一侧腺叶的单一癌灶患者,是否行对侧 CND 仍存在争议。目前多数学者认为,同侧预防性 CND 在减少复发的同时,能降低双侧 CND 所致严重并发症的风险。因此,若患侧Ⅵ区有转移,推荐行对侧Ⅵ区预防性清扫,若患侧Ⅵ区转移未获证实,则不推荐也不反对行对侧预防性中央区清扫。手术中需结合术中所见或冰冻病理等情况进行综合评估,使潜在手术风险与获益之间取得相对平衡。

(2)治疗性 CND 的选择:术前淋巴结转移是影响 PDTC 无病生存的重要危险因素之一,已有研究证实术前淋巴结转移和远处转移与 PDTC 特异性生存率相关。另外,术前有中央区和 / 或颈侧区淋巴结转移证据的患儿,肺转移风险也显著增加。对存在明显腺体外侵犯,或存在中央区和 / 或颈侧区淋巴结转移,应常规进行 CND。通过 CND 可降低局部疾病的持续 / 复发风险,同时也可增加 ^{131}I 治疗远处转移的疗效。双侧 CND 需清除双侧气管旁、气管前及喉前淋巴组织,单侧 CND 仅需清除单侧气管旁、喉前、气管前淋巴组织。

2. 颈侧区淋巴结的清扫　儿童颈侧区淋巴结处理方式与成人基本一致。

(三)复发病例的手术选择

对于复发 PDTC 的处理,目前并无一致意见,主要参考成人指南和经验,同时综合考虑儿童的年龄和生理特点。大多数儿童甲状腺癌残留 / 复发灶位于颈部淋巴结,对于颈部持续 / 复发的 PDTC 患儿,应根据患者年龄、初始危险分层、是否存在远处转移灶、诊疗史(包括之前治疗的并发症)等行个体化处理,同时应考虑病灶大小、侵犯范围、解剖位置及摄碘情况进行决策。应根据上述特点首先评估是否可行手术,其次是决定手术的范围。对于超声、CT 或 MRI 可见并经 FNAB 确认的大于 1cm 的病灶,建议手术切除。再次手术难度和并发症发生率显著提高,应由经验丰富的手术团队进行。

(四)甲状腺术后并发症及处理

与成人相比,儿童(尤其是低年龄患儿)的手术相关并发症发生风险更高,但其永久性甲状旁腺功能减退的风险仍小于 2.5%。非内分泌相关的手术并发症包括喉返神经损伤、副神经损伤和霍纳综合征等,平均发生率为 1%~6%。年龄小于 10 岁、甲状腺外侵犯、淋巴结清扫和再次手术均可增加并发症发生的风险。并发症的处理参见第二节。

三、儿童甲状腺癌术后分级管理

(一)术后 TNM 分期

美国癌症联合委员会的 TNM 分期系统能够评价疾病的范围和预后,在成人中应用广泛。目前 PTC 患儿尚没有单独的分期系统,由于 PTC 患儿的疾病特异性死亡率很低,且年龄均在 55 岁以下,所有患者被分为Ⅰ期(无远处转移)或Ⅱ期(有远处转移)。TNM 分类系统在儿童中应用的意义不在于评估死亡风险和生存预后,而在于系统描述颈部病变范围及远处转移情况,并对疾病进行分层评估管理、指导进一步治疗。

（二）儿童甲状腺癌风险分层

根据临床表现、肿瘤大小、区域浸润及转移情况，儿童 PTC 可分为不同等级（ATA 儿童低危组、中危组与高危组，表 6-7-1）。

表 6-7-1　儿童 PTC 危险分层及术后管理

风险分层[a]	定义	初始术后分期[b]	TSH 目标[c]	无疾病证据患者监测[d]
低危	病变局限于甲状腺内，N_0/N_x 或偶发 N_{1a} 转移（少量中央区淋巴结的镜下转移）	Tg^e	0.5~1.0mIU/L	超声：术后 6 个月复查，之后每年 1 次，持续 5 年 Tg^e：服用 $L-T_4$ 下每 3~6 个月监测 1 次，持续 2 年，之后每年 1 次
中危	广泛的 N_{1a} 转移或小范围的 N_{1b} 转移	对大部分患者：TSH 刺激下 Tg^e 水平及诊断性 ^{123}I 扫描	0.1~0.5mIU/L	超声：术后 6 个月复查，之后每 6~12 个月 1 次，持续 5 年，之后逐渐降低频率 Tg^e：服用 $L-T_4$ 下每 3~6 个月监测 1 次，持续 3 年，之后每年 1 次 ^{131}I 治疗过的患者：1~2 年检测 TSH 刺激下 Tg^e 水平伴或不伴诊断性 ^{123}I 扫描
高危	区域淋巴结广泛转移（广泛的 N_{1b}）或局部侵袭性病灶（T_4 期），伴或不伴远处转移	对所有患者：TSH 刺激下 Tg^e 水平及诊断性 ^{123}I 扫描	<0.1mIU/L	同中危组

注：Tg. 甲状腺球蛋白；$L-T_4$. 左甲状腺素；TSH：促甲状腺激素；参考美国癌症联合委员会（AJCC）TNM 分期；

a. "风险"被定义为操作熟练的甲状腺外科医师行甲状腺全切除 ± 淋巴结清扫后出现颈部疾病持续和 / 或远处转移的可能性，并非死亡风险，这在儿科人群中极低；

b. 术后 12 周内进行初始术后分期；

c. 此处为初始 TSH 抑制目标；且应根据患儿已知或可疑的疾病状态进行调整；在 3~5 年随访后无疾病证据的 ATA 儿童中、高危患者中，TSH 抑制水平可以上升到正常低值；

d. 术后监测始于术后 6 个月延续到认为患者完全无病时，随访的强度和诊断研究的范围由初始术后分期、目前疾病状态及是否进行过 ^{131}I 治疗等因素决定；

e. 假定 TgAb（−）；对于 TgAb 阳性患者，除 T_4 或 M1 患儿外，可以考虑推迟术后评估及分期，为 TgAb 的清除留出时间。

1. ATA 儿童低危组　肿瘤局限于甲状腺内，且 N_0 或 Nx（转移不明确）或偶发 N_{1a}（"偶发"指少量淋巴结微小的镜下转移）。低危组患者出现远处转移的风险最低，对初次手术未行 CND 者颈部病变残留的风险较高。

2. ATA 儿童中危组　广泛的 N_{1a} 或轻微的 N_{1b}。中危组患者远处转移的风险较低，但淋巴结切除不完全及颈部病变持续存在的风险较高。目前对病理提示微小腺外侵犯的 PTC 患儿尚无有效的预后研究数据，但根据其他临床因素，微小腺外侵犯患儿可能属于低危级或中危级。

3. **ATA 儿童高危组**　局部肿瘤广泛转移（广泛性 N1b）或局部侵袭性肿瘤（T_4 肿瘤），伴或不伴远处转移。高危组患者肿瘤不完全切除、疾病持续存在和远处转移的风险最高。该分层系统主要依据淋巴结转移及病灶局部侵犯程度，更侧重于识别患者持续存在的淋巴结病变风险而非死亡风险。从该分层系统可看出颈侧区淋巴结转移对患者复发风险影响较大。初始分期通常在术后 12 周内进行，旨在早期评价其是否仍存在病灶及能否从后续 ^{131}I 治疗中获益。

（三）动态风险评估

2015 年针对成人的 ATA 指南正式引入了动态风险评估系统以实时评估疾病的转归，随后多项研究表明该方案或可用于 PDTC 的疾病状态预测及疗效评价，调整后续随访及治疗方案。未来在整合更多的研究数据后指南或可纳入动态风险评估系统以更有效地指导儿童 DTC 的随访及治疗。

四、TSH 抑制治疗

PTC 是高分化肿瘤，在 TSH 刺激下可以出现 Tg 分泌增加、肿瘤生长加速。成人中已明确了抑制 TSH 水平可以减缓疾病进展，降低复发率及肿瘤相关病死率。因此，甲状腺癌术后 TSH 抑制治疗非常重要，特别是高危组人群。儿童 TSH 抑制的目标应根据风险等级设定，低、中及高风险患儿 TSH 目标分别为 0.5~1.0mIU/L、0.1~0.5mIU/L 和 <0.1mIU/L，如发现或怀疑疾病持续存在，可维持该目标，否则可在监测一段时间后将 TSH 恢复到正常低值（表 6-7-1）。

需要指出的是，儿童 TSH 抑制治疗存在特殊性：儿童每千克体重需更多的 $L-T_4$ 剂量以达到完全抑制；同时医源性亚临床甲状腺功能亢进会影响生长、行为和学习能力。关于儿童患者 $L-T_4$ 长期治疗的安全性和潜在副作用的数据有限，需进一步研究。

五、PDTC 的术后监测与随访

（一）Tg 和 TgAb 监测

Tg 和 TgAb 同时监测可作为甲状腺全切术后 PDTC 患者评估和长期随访中的敏感肿瘤标志物。随访过程中最好在同一实验室用相同试剂检测其变化趋势，用以判断疾病状态及变化。

（二）超声检查

PDTC 患者需要终身随访。超声检查是 PDTC 术后评估和随访中的常规影像学检查。初次手术后 6 个月行颈部超声检查，此后根据风险分层进行随访，低危者每 12 个月，中、高危者每 6~12 个月行颈部超声检查。5 年后则根据患者复发风险进行个体化随访。

六、PDTC 的预后

尽管 PDTC 比成人更具侵袭性，但仍有望获得较好的预后。PDTC 的复发率很高，可达 11%~34%，然而即便是复发患者，PDTC 生存率也不低于成人。在 1 753 例甲状腺癌儿童随访 31 年的 SEER 登记报道中，PTC 患者的 5 年、15 年和 30 年总生存率分别为 98%、97% 和 91%。鉴于较高的生存率，治疗时需要最大程度降低治疗相关并发症。

（王生才　倪　鑫）

参考文献

［1］ ABBOUD B, SLEILATY G, BRAIDY C, et al. Careful examination of thyroid specimen intraoperatively to reduce incidence of inadvertent parathyroidectomy during thyroid surgery [J]. Arch Otolaryngol Head Neck Surg, 2007, 133 (11): 1105-1110.

［2］ ADENIRAN A J, THEOHARIS C, HUI P, et al. Reflex BRAF testing in thyroid fine-needle aspiration biopsy with equivocal and positive interpretation: A prospective study [J]. Thyroid, 2011, 21 (7): 717-723.

［3］ ADWIN Z, NUR A, SUHAIMI S, et al. Surgical management of bulky mediastinal metastases in follicular thyroid carcinoma [J]. Oman Med J, 2016, 31 (1): 69-72.

［4］ AHMED N, AURANGZEB M, MUSLIM M, et al. Routine parathyroid autotransplantation during total thyroidectomy: A procedure with predictable outcome [J]. J Pak Med Assoc, 2013, 63 (2): 190-193.

［5］ AHN H S, KIM H J, WELCH H G. Korea's thyroid-cancer "epidemic": Screening and overdiagnosis [J]. N Engl J Med, 2014, 371 (19): 1765-1767.

［6］ AHN H S, WELCH H G. South Korea's thyroid-cancer "epidemic": Turning the tide [J]. N Engl J Med, 2015, 373 (24): 2389-2390.

［7］ AL NOFAL A, GIONFRIDDO M R, JAVED A, et al. Accuracy of thyroid nodule sonography for the detection of thyroid cancer in children: Systematic review and meta-analysis [J]. ClinEndocrinol (Oxf), 2016, 84 (3): 423-430.

［8］ ALEXANDER E K, PEARCE E N, BRENT G A, et al. 2017 guidelines of the American Thyroid Association for the diagnosis and management of thyroid disease during pregnancy and the postpartum [J]. Thyroid, 2017, 27 (3): 315-389.

［9］ ALNOURY M K, ALMUHAYAWI S M, ALGHAMDI K B, et al. Preoperative imaging modalities to predict the risk of regional nodal recurrence in well-differentiated thyroid cancers [J]. Int Arch Otorhinolaryngol, 2015, 19 (2): 116-120.

［10］ ARE C, SHAHA A R. Anaplastic thyroid carcinoma: biology, pathogenesis, prognostic factors, and treatment approaches [J]. Ann SurgOncol, 2006, 13 (4): 453-464.

［11］ ASARI R, KOPEREK O, SCHEUBA C, et al. Follicular thyroid carcinoma in an iodine-replete endemic goiter region: A prospectively collected, retrospectively analyzed clinical trial [J]. Ann Surg, 2009, 249 (6): 1023-1031.

［12］ ASTL J, CHOVANEC M, LUKEŠ P, et al. Thyroid carcinoma surgery in children and adolescents-15 years experience surgery of pediatric thyroid carcinoma [J]. Int J PediatrOtorhinolaryngol, 2014, 78 (7): 990-994.

［13］ BACHELOT A, LEBOULLEUX S, BAUDIN E, et al. Neck recurrence from thyroid carcinoma: Serum thyroglobulin and high-dose total body scan are not reliable criteria for cure after radioiodine treatment [J]. ClinEndocrinol (Oxf), 2005, 62 (3): 376-379.

［14］ BALOCH Z W, COOPER D S, GHARIB H, et al. Overview of diagnostic terminology and reporting [M]. Berlin: Springer, Cham, 2018.

［15］ BAUER A J. Molecular genetics of thyroid cancer in children and adolescents [J]. EndocrinolMetabClin North Am, 2017, 46 (2): 389-403.

［16］ BERNIER M O, LEENHARDT L, HOANG C, et al. Survival and therapeutic modalities in patients with bone metastases of differentiated thyroid carcinomas [J]. J ClinEndocrinolMetab, 2001, 86 (4): 1568-1573.

[17] BISHOP J A, WU G, TUFANO R P, et al. Histological patterns of locoregional recurrence in Hürthle cell carcinoma of the thyroid gland [J]. Thyroid, 2012, 22 (7): 690-694.

[18] BLACK W C, WELCH H G. Advances in diagnostic imaging and overestimations of disease prevalence and the benefits of therapy [J]. N Engl J Med, 1993, 328 (17): 1237-1243.

[19] BOI F, BAGHINO G, ATZENI F, et al. The diagnostic value for differentiated thyroid carcinoma metastases of thyroglobulin (Tg) measurement in washout fluid from fine-needle aspiration biopsy of neck lymph nodes is maintained in the presence of circulating anti-Tg antibodies [J]. J ClinEndocrinolMetab, 2006, 91 (4): 1364-1369.

[20] BONNET S, HARTL D, LEBOULLEUX S, et al. Prophylactic lymph node dissection for papillary thyroid cancer less than 2 cm: Implications for radioiodine treatment [J]. J ClinEndocrinolMetab, 2009, 94 (4): 1162-1167.

[21] BOSE S, SACKS W, WALTS A E. Update on molecular testing for cytologically indeterminate thyroid nodules [J]. AdvAnatPathol, 2019, 26 (2): 114-123.

[22] Erratum: Global cancer statistics 2018: GLOBOCAN estimates of incidence and mortality worldwide for 36 cancers in 185 countries [J]. CA Cancer J Clin, 2020, 70 (4): 313.

[23] BRITO J P, ITO Y, MIYAUCHI A, et al. A clinical framework to facilitate risk stratification when considering an active surveillance alternative to immediate biopsy and surgery in papillary microcarcinoma [J]. Thyroid, 2016, 26 (1): 144-149.

[24] Cancer Genome Atlas Research Network. Integrated genomic characterization of papillary thyroid carcinoma [J]. Cell, 2014, 159 (3): 676-690.

[25] CARTY S E, COOPER D S, DOHERTY G M, et al. Consensus statement on the terminology and classification of central neck dissection for thyroid cancer [J]. Thyroid, 2009, 19 (11): 1153-1158.

[26] CHAN C M, YOUNG J, PRAGER J, et al. Pediatric thyroid cancer [J]. AdvPediatr, 2017, 64 (1): 171-190.

[27] CHANDRASEKHAR S S, RANDOLPH G W, SEIDMAN M D, et al. Clinical practice guideline: Improving voice outcomes after thyroid surgery [J]. Otolaryngol Head Neck Surg, 2013, 148 (6 Suppl): S1-S37.

[28] CHEN C, HUANG S, HUANG A, et al. Total endoscopic thyroidectomy versus conventional open thyroidectomy in thyroid cancer: A systematic review and meta-analysis [J]. TherClin Risk Manag, 2018, 14: 2349-2361.

[29] CHEN L, LUO Q, SHEN Y, et al. Incremental value of 131I SPECT/CT in the management of patients with differentiated thyroid carcinoma [J]. J Nucl Med, 2008, 49 (12): 1952-1957.

[30] CHEN S, ZHAO M, QIU J. Transoral vestibule approach for thyroid disease: A systematic review [J]. Eur Arch Otorhinolaryngol, 2019, 276 (2): 297-304.

[31] CHEN W, ZHENG R, BAADE P D, et al. Cancer statistics in China, 2015 [J]. CA Cancer J Clin, 2016, 66 (2): 115-132.

[32] CHEN Y, SADOW P M, SUH H, et al. BRAF (V600E) Is correlated with recurrence of papillary thyroid microcarcinoma: A systematic review, multi-institutional primary data analysis, and meta-analysis [J]. Thyroid, 2016, 26 (2): 248-255.

[33] CHINN S B, ZAFEREO M E, WAGUESPACK S G, et al. Long-term outcomes of lateral neck dissection in patients with recurrent or persistent well-differentiated thyroid cancer [J]. Thyroid, 2017, 27 (10): 1291-1299.

[34] CHIU A C, DELPASSAND E S, SHERMAN S I. Prognosis and treatment of brain metastases in thyroid carcinoma [J]. J ClinEndocrinolMetab, 1997, 82 (11): 3637-3642.

[35] CHO S Y, LEE T H, KU Y H, et al. Central lymph node metastasis in papillary thyroid microcarcinoma can be stratified according to the number, the size of metastatic foci, and the presence of desmoplasia [J]. Surgery, 2015, 157 (1): 111-118.

[36] CHOI B H, KIM B Y, HUH J Y, et al. Microneural anastomosis using cyanoacrylate adhesives [J]. Int J Oral MaxillofacSurg, 2004, 33 (8): 777-780.

[37] CHUA W Y, LANGER J E, JONES L P. Surveillance neck sonography after thyroidectomy for papillary thyroid carcinoma: Pitfalls in the diagnosis of locally recurrent and metastatic disease [J]. J Ultrasound Med, 2017, 36 (7): 1511-1530.

[38] CHUDOVA D, WILDE J I, WANG E T, et al. Molecular classification of thyroid nodules using high-dimensionality genomic data [J]. J ClinEndocrinolMetab, 2010, 95 (12): 5296-5304.

[39] CLAYMAN G L, AGARWAL G, EDEIKEN B S, et al. Long-term outcome of comprehensive central compartment dissection in patients with recurrent/persistent papillary thyroid carcinoma [J]. Thyroid, 2011, 21 (12): 1309-1316.

[40] COHEN M S, DILLEY W G, WELLS S A Jr, et al. Long-term functionality of cryopreserved parathyroid autografts: A 13-year prospective analysis [J]. Surgery, 2005, 138 (6): 1033-1040.

[41] COHEN P R. Metastatic papillary thyroid carcinoma to the nose: Report and review of cutaneous metastases of papillary thyroid cancer [J]. DermatolPract Concept, 2015, 5 (4): 7-11.

[42] COOPER D S, DOHERTY G M, HAUGEN B R, et al. Revised American Thyroid Association management guidelines for patients with thyroid nodules and differentiated thyroid cancer [J]. Thyroid, 2009, 19: 1167-1214.

[43] DAVIES L, ROMAN B R, FUKUSHIMA M, et al. Patient Experience of Thyroid Cancer Active Surveillance in Japan [J]. JAMA Otolaryngol Head Neck Surg, 2019, 145 (4): 363-370.

[44] DAVIES L, WELCH H G. Current thyroid cancer trends in the United States [J]. JAMA Otolaryngol Head Neck Surg, 2014, 140 (4): 317-322.

[45] DAVIES L, WELCH H G. Increasing incidence of thyroid cancer in the United States, 1973-2002 [J]. JAMA, 2006, 295 (18): 2164-2167.

[46] DE BIASE D, GANDOLFI G, RAGAZZI M, et al. TERT promoter mutations in papillary thyroid microcarcinomas [J]. Thyroid, 2015, 25 (9): 1013-1019.

[47] DEMURA S, KAWAHARA N, MURAKAMI H, et al. Total en bloc spondylectomy for spinal metastases in thyroid carcinoma [J]. J Neurosurg Spine, 2011, 14 (2): 172-176.

[48] DJENIC B, DUICK D, NEWELL J O, et al. Solitary liver metastasis from follicular variant papillary thyroid carcinoma: A case report and literature review [J]. Int J Surg Case Rep, 2015, 6C: 146-149.

[49] DRALLE H, MUSHOLT T J, SCHABRAM J, et al. German Association of Endocrine Surgeons practice guideline for the surgical management of malignant thyroid tumors [J]. Langenbecks Arch Surg, 2013, 398 (3): 347-375.

[50] DURANTE C, GRANI G, LAMARTINA L, et al. The diagnosis and management of thyroid nodules: A review [J]. JAMA, 2018, 319 (9): 914-924.

[51] EID I, MILLER F R, ROWAN S, et al. The role of nerve monitoring to predict postoperative recurrent laryngeal nerve function in thyroid and parathyroid surgery [J]. Laryngoscope, 2013, 123 (10): 2583-2586.

[52] ERBIL Y, SARI S, AĞCAOĞLU O, et al. Radio-guided excision of metastatic lymph nodes in thyroid carcinoma: A safe technique for previously operated neck compartments [J]. World J Surg, 2010, 34 (11): 2581-2588.

[53] ESKANDER A, MERDAD M, FREEMAN J L, et al. Pattern of spread to the lateral neck in metastatic well-differentiated thyroid cancer: A systematic review and meta-analysis [J]. Thyroid, 2013, 23 (5): 583-592.

[54] FALK S A, MCCAFFREY T V. Management of the recurrent laryngeal nerve in suspected and proven thyroid cancer [J]. Otolaryngol Head Neck Surg, 1995, 113 (1): 42-48.

[55] FARRAG T Y, AGRAWAL N, SHETH S, et al. Algorithm for safe and effective reoperative thyroid bed surgery for recurrent/persistent papillary thyroid carcinoma [J]. Head Neck, 2007, 29 (12): 1069-1074.

[56] FERLAY J, COLOMBET M, SOERJOMATARAM I, et al. Estimating the global cancer incidence and

mortality in 2018: GLOBOCAN sources and methods [J]. Int J Cancer, 2019, 144 (8): 1941-1953.

[57] FILETTI S, DURANTE C, HARTL D, et al. Thyroid cancer: ESMO Clinical Practice Guidelines for diagnosis, treatment and follow-up Approved by the ESMO Guidelines Committee: February 2008, last update September 2019. This publication supersedes the previously published version [J] Ann Oncol, 2012, 23 (Suppl 7): vii110-vii119.

[58] FRANCIS G L, WAGUESPACK S G, BAUER A J, et al. Management guidelines for children with thyroid nodules and differentiated thyroid cancer [J]. Thyroid, 2015, 25 (7): 716-759.

[59] FUKUOKA O, SUGITANI I, EBINA A, et al. Natural history of asymptomatic papillary thyroid micro-carcinoma: Time-dependent changes in calcification and vascularity during active surveillance [J]. World J Surg, 2016, 40 (3): 529-537.

[60] GANLY I, MAKAROV V, DERAJE S, et al. Integrated genomic analysis of hürthle cell cancer reveals oncogenic drivers, recurrent mitochondrial mutations, and unique chromosomal landscapes [J]. Cancer Cell, 2018, 34 (2): 256-270.

[61] GHARIB H, GOELLNER J R. Fine-needle aspiration biopsy of the thyroid: An appraisal [J]. Ann Intern Med, 1993, 118 (4): 282-289.

[62] GHOSSEIN R, GANLY I, BIAGINI A, et al. Prognostic factors in papillary microcarcinoma with emphasis on histologic subtyping: A clinicopathologic study of 148 cases [J]. Thyroid, 2014, 24 (2): 245-253.

[63] GIORDANO T J. Genomic hallmarks of thyroid neoplasia [J]. Annu Rev Pathol, 2018, 13: 141-162.

[64] GIRAUDET A L, TAÏEB D. PET imaging for thyroid cancers: Current status and future directions [J]. Ann Endocrinol (Paris), 2017, 78 (1): 38-42.

[65] GONZALEZ CARVALHO J M, GÖRLICH D, SCHOBER O, et al. Evaluation of 131I scintigraphy and stimulated thyroglobulin levels in the follow up of patients with DTC: A retrospective analysis of 1-420 patients [J]. Eur J Nucl Med Mol Imaging, 2017, 44 (5): 744-756.

[66] GSCHWANDTNER E, KLATTE T, SWIETEK N, et al. Increase of papillary thyroid microcarcinoma and a plea for restrictive treatment: A retrospective study of 1, 391 prospective documented patients [J]. Surgery, 2016, 159 (2): 503-511.

[67] GUERRERO M A. Cryopreservation of parathyroid glands [J]. Int J Endocrinol, 2010, 2010: 829540.

[68] GUO K, ZHENG X, LI D, et al. Cost-effectiveness analysis in papillary thyroid carcinoma patients with different neck dissection strategy: A retrospective cohort study [J]. Int J Surg, 2018, 50: 1-5.

[69] GUPT P, WONG R, ROMAN B R. Active surveillance for low risk papillary thyroid cancer [J]. Ann Thyroid, 2018, 3: 2.

[70] GUPTA A, LY S, CASTRONEVES L A, et al. A standardized assessment of thyroid nodules in children confirms higher cancer prevalence than in adults [J]. J ClinEndocrinolMetab, 2013, 98 (8): 3238-3245.

[71] HAIGH P I, ITUARTE P H, WU H S, et al. Completely resected anaplastic thyroid carcinoma combined with adjuvant chemotherapy and irradiation is associated with prolonged survival [J]. Cancer, 2001, 91 (12): 2335-2342.

[72] HANDKIEWICZ-JUNAK D, WLOCH J, ROSKOSZ J, et al. Total thyroidectomy and adjuvant radioio-dine treatment independently decrease locoregional recurrence risk in childhood and adolescent differenti-ated thyroid cancer [J]. J Nucl Med, 2007, 48 (6): 879-888.

[73] HARACH H R, FRANSSILA K O, WASENIUS V M. Occult papillary carcinoma of the thyroid. A "normal" finding in Finland: A systematic autopsy study [J]. Cancer, 1985, 56 (3): 531-538.

[74] HARRIES V, MCGILL M, TUTTLE R M, et al. Management of retropharyngeal lymph node metastases in differentiated thyroid carcinoma [J]. Thyroid, 2020, 30 (5): 688-695.

[75] HASLERUD T, BRAUCKHOFF K, REISETER L, et al. F18-FDG-PET for recurrent differentiated thyroid cancer: A systematic meta-analysis [J]. ActaRadiol, 2016, 57 (10): 1193-1200.

［76］ HAUCH A, AL-QURAYSHI Z, RANDOLPH G, et al. Total thyroidectomy is associated with increased risk of complications for low-and high-volume surgeons [J]. Ann SurgOncol, 2014, 21 (12): 3844-3852.

［77］ HAUGEN B R, ALEXANDER E K, BIBLE K C, et al. 2015 American Thyroid Association Management guidelines for adult patients with thyroid nodules and differentiated thyroid cancer: The American Thyroid Association Guidelines Task Force on Thyroid Nodules and Differentiated Thyroid Cancer [J]. Thyroid, 2016, 26 (1): 1-133.

［78］ HAUGEN B R. 2015 American Thyroid Association Management Guidelines for Adult Patients with Thyroid Nodules and Differentiated Thyroid Cancer: What is new and what has changed？[J]. Cancer, 2017, 123 (3): 372-381.

［79］ HAY I D, HUTCHINSON M E, GONZALEZ-LOSADA T, et al. Papillary thyroid microcarcinoma: A study of 900 cases observed in a 60-year period [J]. Surgery, 2008, 144 (6): 980-987.

［80］ HEMPEL J M, KLOECKNER R, KRICK S, et al. Impact of combined FDG-PET/CT and MRI on the detection of local recurrence and nodal metastases in thyroid cancer [J]. Cancer Imaging, 2016, 16 (1): 37.

［81］ HIROKAWA M, KUDO T, OTA H, et al. Pathological characteristics of low-risk papillary thyroid micro-carcinoma with progression during active surveillance [J]. Endocr J, 2016, 63 (9): 805-810.

［82］ HOANG J K, BRANSTETTER B F 4th, GAFTON A R, et al. Imaging of thyroid carcinoma with CT and MRI: Approaches to common scenarios [J]. Cancer Imaging, 2013, 13: 128-139.

［83］ HOGAN A R, ZHUGE Y, PEREZ E A, et al. Pediatric thyroid carcinoma: Incidence and outcomes in 1753 patients [J]. J Surg Res, 2009, 156 (1): 167-172.

［84］ HOJAIJ F, VANDERLEI F, PLOPPER C, et al. Parathyroid gland anatomical distribution and relation to anthropometric and demographic parameters: A cadaveric study [J]. AnatSciInt, 2011, 86 (4): 204-212.

［85］ HONG E K, KIM J H, LEE J, et al. Diagnostic value of computed tomography combined with ultrasonog-raphy in detecting cervical recurrence in patients with thyroid cancer [J]. Head Neck, 2019, 41 (5): 1206-1212.

［86］ HONG Y W, LIN J D, YU M C, et al. Outcomes and prognostic factors in thyroid cancer patients with cranial metastases: A retrospective cohort study of 4, 683 patients [J]. Int J Surg, 2018, 55: 182-187.

［87］ HSIAO S J, NIKIFOROV Y E. Molecular approaches to thyroid cancer diagnosis [J]. EndocrRelat Cancer, 2014, 21 (5): T301-T313.

［88］ KIM S H, PARK C S, JUNG S L, et al. Observer variability and the performance between faculties and residents: US criteria for benign and malignant thyroid nodules [J]. Korean J Radiol, 2010, 11 (2): 149-155.

［89］ HWANG H S, ORLOFF L A. Efficacy of preoperative neck ultrasound in the detection of cervical lymph node metastasis from thyroid cancer [J]. Laryngoscope, 2011, 121 (3): 487-491.

［90］ ITO Y, FUKUSHIMA M, HIGASHIYAMA T, et al. Tumor size is the strongest predictor of microscopic lymph node metastasis and lymph node recurrence of N_0 papillary thyroid carcinoma [J]. Endocr J, 2013, 60 (1): 113-117.

［91］ ITO Y, MIYAUCHI A, KIHARA M, et al. Patient age is significantly related to the progression of papillary microcarcinoma of the thyroid under observation [J]. Thyroid, 2014, 24 (1): 27-34.

［92］ ITO Y, MIYAUCHI A, KUDO T, et al. Effects of pregnancy on papillary microcarcinomas of the thyroid re-evaluated in the entire patient series at Kuma hospital [J]. Thyroid, 2016, 26 (1): 156-160.

［93］ ITO Y, MIYAUCHI A, KUDO T, et al. Trends in the implementation of active surveillance for low-risk papillary thyroid microcarcinomas at Kuma hospital: gradual increase and heterogeneity in the acceptance of this new management option [J]. Thyroid, 2018, 28 (4): 488-495.

［94］ ITO Y, MIYAUCHI A, ODA H. Active surveillance as the initial course of action in low-risk papillary microcarcinoma//Mancino A, Kim L.(eds) Management of Differentiated Thyroid Cancer [M]. ChamSwit-zerland: Springer, 2017: 135-141.

［95］ JEON M J, CHUN S M, LEE J Y, et al. Mutational profile of papillary thyroid microcarcinoma with extensive lymph node metastasis [J]. Endocrine, 2019, 64 (1): 130-138.

[96] JEON M J, KIM W G, CHOI Y M, et al. Features predictive of distant metastasis in papillary thyroid microcarcinomas [J]. Thyroid, 2016, 26 (1): 161-168.

[97] JEON M J, LEE Y M, SUNG T Y, et al. Quality of life in patients with papillary thyroid microcarcinoma managed by active surveillance or lobectomy: A cross-sectional study [J]. Thyroid, 2019, 29 (7): 956-962.

[98] JOO J Y, PARK J Y, YOON Y H, et al. Prediction of occult central lymph node metastasis in papillary thyroid carcinoma by preoperative BRAF analysis using fine-needle aspiration biopsy: A prospective study [J]. J ClinEndocrinolMetab, 2012, 97 (11): 3996-4003.

[99] KAMANI D, DARR E A, RANDOLPH G W. Electrophysiologic monitoring characteristics of the recurrent laryngeal nerve preoperatively paralyzed or invaded with malignancy [J]. Otolaryngol Head Neck Surg, 2013, 149 (5): 682-688.

[100] KAMIZONO K, EJIMA M, TAURA M, et al. Internal jugular vein reconstruction: application of conventional type A and novel type K methods [J]. J LaryngolOtol, 2011, 125 (6): 643-648.

[101] KAMRAN S C, MARQUSEE E, KIM M I, et al. Thyroid nodule size and prediction of cancer [J]. J ClinEndocrinolMetab, 2013, 98 (2): 564-570.

[102] KATO M. Vein wrapping technique for side-to-end anastomosis in lymphatic venous anastomosis [J]. Microsurgery, 2018, 38 (5): 593.

[103] KATO S, MURAKAMI H, DEMURA S, et al. The impact of complete surgical resection of spinal metastases on the survival of patients with thyroid cancer [J]. Cancer Med, 2016, 5 (9): 2343-2349.

[104] KEBEBEW E, CLARK O H. Locally advanced differentiated thyroid cancer [J]. SurgOncol, 2003, 12 (2): 91-99.

[105] KHAN J H, MCELHINNEY D B, RAHMAN S B, et al. Pulmonary metastases of endocrine origin: The role of surgery [J]. Chest, 1998, 114 (2): 526-534.

[106] KIHARA M, MIYAUCHI A, YABUTA T, et al. Outcome of vocal cord function after partial layer resection of the recurrent laryngeal nerve in patients with invasive papillary thyroid cancer [J]. Surgery, 2014, 155 (1): 184-189.

[107] KIM B Y, CHOI N, KIM S W, et al. Randomized trial of prophylactic ipsilateral central lymph node dissection in patients with clinically node negative papillary thyroid microcarcinoma [J]. Eur Arch Otorhinolaryngol, 2020, 277 (2): 569-576.

[108] Corrigendum for "High Serum TSH Level Is Associated With Progression of Papillary Thyroid Microcarcinoma During Active Surveillance" [J]. J ClinEndocrinolMetab, 2018, 103 (5): 2074.

[109] KIM J W, ROH J L, GONG G, et al. Treatment outcomes and risk factors for recurrence after definitive surgery of locally invasive well-differentiated papillary thyroid carcinoma [J]. Thyroid, 2016, 26 (2): 262-270.

[110] KIM S K, HWANG T S, YOO Y B, et al. Surgical results of thyroid nodules according to a management guideline based on the BRAF (V600E) mutation status [J]. J ClinEndocrinolMetab, 2011, 96 (3): 658-664.

[111] KIM S K, PARK I, WOO J W, et al. Predictive factors for lymph node metastasis in papillary thyroid microcarcinoma [J]. Ann SurgOncol, 2016, 23 (9): 2866-2873.

[112] KIM S K, WOO J W, LEE J H, et al. Prophylactic central neck dissection might not be necessary in papillary thyroid carcinoma: Analysis of 11569 eases from a single institution [J]. J Am College Surg, 2016, 222 (5): 853-864.

[113] KOLLER E A, TOURTELOT J B, PAK H S, et al. Papillary and follicular thyroid carcinoma metastatic to the skin: A case report and review of the literature [J]. Thyroid, 1998, 8 (11): 1045-1050.

[114] KONG S H, RYU J, KIM M J, et al. Longitudinal assessment of quality of life according to treatment options in low-risk papillary thyroid microcarcinoma patients: active surveillance or immediate

surgery (interim analysis of MAeSTro)[J]. Thyroid, 2019, 29 (8): 1089-1096.

[115] KUNDEL A, THOMPSON G B, RICHARDS M L, et al. Pediatric endocrine surgery: A 20-year experience at the Mayo Clinic [J]. J ClinEndocrinolMetab, 2014, 99 (2): 399-406.

[116] KUNG A W, CHAU M T, LAO T T, et al. The effect of pregnancy on thyroid nodule formation [J]. J ClinEndocrinolMetab, 2002, 87 (3): 1010-1014.

[117] KUO E J, GOFFREDO P, SOSA J A, et al. Aggressive variants of papillary thyroid microcarcinoma are associated with extrathyroidal spread and lymph-node metastases: A population-level analysis [J]. Thyroid, 2013, 23 (10): 1305-1311.

[118] KWAK J Y, KIM E K, KIM M J, et al. Papillary microcarcinoma of the thyroid: Predicting factors of lateral neck node metastasis [J]. Ann SurgOncol, 2009, 16 (5): 1348-1355.

[119] KWON H, JEON M J, KIM W G, et al. Lack of efficacy of radioiodine remnant ablation for papillary thyroid microcarcinoma: Verification using inverse probability of treatment weighting [J]. Ann SurgOncol, 2017, 24 (9): 2596-2602.

[120] KWON H, OH H S, KIM M, et al. Active surveillance for patients with papillary thyroid microcarcinoma: A single center's experience in Korea [J]. J ClinEndocrinolMetab, 2017, 102 (6): 1917-1925.

[121] LAJUD S A, APONTE-ORTIZ J A, GARRATON M, et al. A novel combined transoral and transcervical surgical approach for recurrent metastatic medullary thyroid cancer to the parapharyngeal space [J]. J Robot Surg, 2020, 14 (1): 233-236.

[122] LAMARTINA L, BORGET I, MIRGHANI H, et al. Surgery for neck recurrence of differentiated thyroid cancer: outcomes and risk factors [J]. J ClinEndocrinolMetab, 2017, 102 (3): 1020-1031.

[123] LAMARTINA L, DEANDREIS D, DURANTE C, et al. ENDOCRINE TUMOURS: Imaging in the follow-up of differentiated thyroid cancer: current evidence and future perspectives for a risk-adapted approach [J]. Eur J Endocrinol, 2016, 175 (5): R185-R202.

[124] LAMARTINA L, GRANI G, DURANTE C, et al. Follow-up of differentiated thyroid cancer: What should (and what should not) be done [J]. Nat Rev Endocrinol, 2018, 14 (9): 538-551.

[125] LANG B H, LO C Y, WONG K P, et al. Should an involved but functioning recurrent laryngeal nerve be shaved or resected in a locally advanced papillary thyroid carcinoma？[J]. Ann SurgOncol, 2013, 20 (9): 2951-2957.

[126] LANG B H, SHEK T W, CHAN A O, et al. Significance of size of persistent/recurrent central nodal disease on surgical morbidity and response to therapy in reoperative neck dissection for papillary thyroid carcinoma [J]. Thyroid, 2017, 27 (1): 67-73.

[127] LANG W, BORRUSCH H, BAUER L. Occult carcinomas of the thyroid. Evaluation of 1, 020 sequential autopsies [J]. Am J ClinPathol, 1988, 90 (1): 72-76.

[128] LEBOULLEUX S, GIRARD E, ROSE M, et al. Ultrasound criteria of malignancy for cervical lymph nodes in patients followed up for differentiated thyroid cancer [J]. J ClinEndocrinolMetab, 2007, 92 (9): 3590-3594.

[129] LECUMBERRI B, ALVAREZ-ESCOLÁ C, MARTÍN-VAQUERO P, et al. Solitary hemorrhagic cerebellar metastasis from occult papillary thyroid microcarcinoma [J]. Thyroid, 2010, 20 (5): 563-567.

[130] LEE J, SUNG T Y, NAM K H, et al. Is level Ⅱb lymph node dissection always necessary in N_{1b} papillary thyroid carcinoma patients？[J] World J Surg, 2008, 32 (5): 716-721.

[131] LEE S, BAE J S, JUNG C K, et al. Extensive lymphatic spread of papillary thyroid microcarcinoma is associated with an increase in expression of genes involved in epithelial-mesenchymal transition and cancer stem cell-like properties [J]. Cancer Med, 2019, 8 (15): 6528-6537.

[132] LEE Y S, CHUNG W Y, CHANG H S, et al. Treatment of locally advanced thyroid cancer invading the great vessels using a Y-shaped graft bypass [J]. Interact CardiovascThoracSurg, 2010, 10 (6): 1039-1041.

［133］ LEE Y S, LIM H, CHANG H S, et al. Papillary thyroid microcarcinomas are different from latent papillary thyroid carcinomas at autopsy [J]. J Korean Med Sci, 2014, 29 (5): 676-679.

［134］ LEENHARDT L, ERDOGAN M F, HEGEDUS L, et al. 2013 European thyroid association guidelines for cervical ultrasound scan and ultrasound-guided techniques in the postoperative management of patients with thyroid cancer [J]. Eur Thyroid J, 2013, 2 (3): 147-159.

［135］ LI F, CHEN G, SHENG C, et al. *BRAFV600E* mutation in papillary thyroid microcarcinoma: A meta-analysis [J]. EndocrRelat Cancer, 2015, 22 (2): 159-168.

［136］ CHEN L, QIAN K, GUO K, et al. A novel N staging system for predicting survival in patients with medullary thyroid cancer [J]. Ann SurgOncol, 2019, 26 (13): 4430-4438.

［137］ LIM H, DEVESA S S, SOSA J A, et al. Trends in thyroid cancer incidence and mortality in the United States, 1974-2013 [J]. JAMA, 2017, 317 (13): 1338-1348.

［138］ LIN D Z, QU N, SHI R L, et al. Risk prediction and clinical model building for lymph node metastasis in papillary thyroid microcarcinoma [J]. Onco Targets Ther, 2016, 9: 5307-5316.

［139］ LIN J D, CHEN S T, CHAO T C, et al. Diagnosis and therapeutic strategy for papillary thyroid microcarcinoma [J]. Arch Surg, 2005, 140 (10): 940-945.

［140］ LIN J D, LIN S F, CHEN S T, et al. Long-term follow-up of papillary and follicular thyroid carcinomas with bone metastasis [J]. PLoS One, 2017, 12 (3): e0173354.

［141］ LIN Y, LI T, LIANG J, et al. Predictive value of preablation stimulated thyroglobulin and thyroglobulin/thyroid-stimulating hormone ratio in differentiated thyroid cancer [J]. ClinNucl Med, 2011, 36 (12): 1102-1105.

［142］ LIU C, LIU Y, ZHANG L, et al. Risk factors for high-volume lymph node metastases in cN$_0$ papillary thyroid microcarcinoma [J]. Gland Surg, 2019, 8 (5): 550-556.

［143］ LIU J, WANG X, LIU S, et al. Superior mediastinal dissection for papillary thyroid carcinoma: Approaches and outcomes [J]. ORL J OtorhinolaryngolRelat Spec, 2013, 75 (4): 228-239.

［144］ LIU L, HUANG F, LIU B, et al. Detection of distant metastasis at the time of ablation in children with differentiated thyroid cancer: The value of pre-ablation stimulated thyroglobulin [J]. J PediatrEndocrinolMetab, 2018, 31 (7): 751-756.

［145］ LIU R, BISHOP J, ZHU G, et al. Mortality risk stratification by combining *BRAF V600E* and *TERT* promoter mutations in papillary thyroid cancer: Genetic duet of *BRAF* and *TERT* promoter mutations in thyroid cancer mortality [J]. JAMA Oncol, 2017, 3 (2): 202-208.

［146］ LIU X, QU S, LIU R, et al. TERT promoter mutations and their association with *BRAFV600E* mutation and aggressive clinicopathological characteristics of thyroid cancer [J]. J ClinEndocrinolMetab, 2014, 99 (6): E1130-E1136.

［147］ LLOYD R V, OSAMURA R Y, KLÖPPEL G, et al. WHO classification of tumours of endocrine organs [M]. 4th ed. Lyon: International Agency for Research on Cancer, 2017.

［148］ LO C Y, CHAN W F, LANG B H, et al. Papillary microcarcinoma: Is there any difference between clinically overt and occult tumors？[J]. World J Surg, 2006, 30 (5): 759-766.

［149］ LONG B, YANG M, YANG Z, et al. Assessment of radioiodine therapy efficacy for treatment of differentiated thyroid cancer patients with pulmonary metastasis undetected by chest computed tomography [J]. OncolLett, 2016, 11 (2): 965-968.

［150］ LUO Y, ZHANG M. Ultrasound-guided radiofrequency ablation of low-Risk papillary thyroid microcarcinoma: A prospective study [J]. Ultrasound in Medicine & Biology, 2017, 43: S240-S241.

［151］ LUO Y, ZHAO Y, CHEN K, et al. Clinical analysis of cervical lymph node metastasis risk factors in patients with papillary thyroid microcarcinoma [J]. J Endocrinol Invest, 2019, 42 (2): 227-236.

［152］ MA B, WEI W, XU W, et al. Surgical confirmation of incomplete treatment for primary papillary thyroid carcinoma by percutaneous thermal ablation: A retrospective case review and literature review [J]. Thyroid, 2018, 28 (9): 1134-1142.

［153］ MARTÍNEZ TRUFERO J, CAPDEVILLA J, CRUZ J J, et al. SEOM clinical guidelines for the treatment of thyroid cancer [J]. Clin Transl Oncol, 2011, 13 (8): 574-579.

［154］ MAZZAFERRI E L, JHIANG S M. Long-term impact of initial surgical and medical therapy on papillary and follicular thyroid cancer [J]. Am J Med, 1994, 97 (5): 418-428.

［155］ MAZZAFERRI E L, KLOOS R T. Clinical review 128: Current approaches to primary therapy for papillary and follicular thyroid cancer [J]. J ClinEndocrinolMetab, 2001, 86 (4): 1447-1463.

［156］ MCWILLIAMS R R, GIANNINI C, HAY I D, et al. Management of brain metastases from thyroid carcinoma: a study of 16 pathologically confirmed cases over 25 years [J]. Cancer, 2003, 98 (2): 356-362.

［157］ MEHANNA H, AL-MAQBILI T, CARTER B, et al. Differences in the recurrence and mortality outcomes rates of incidental and nonincidental papillary thyroid microcarcinoma: A systematic review and meta-analysis of 21 329 person-years of follow-up [J]. J ClinEndocrinolMetab, 2014, 99 (8): 2834-2843.

［158］ MERCANTE G, FRASOLDATI A, PEDRONI C, et al. Prognostic factors affecting neck lymph node recurrence and distant metastasis in papillary microcarcinoma of the thyroid: results of a study in 445 patients [J]. Thyroid, 2009, 19 (7): 707-716.

［159］ MERDAD M, ESKANDER A, KROEKER T, et al. Predictors of level II and Vb neck disease in metastatic papillary thyroid cancer [J]. Arch Otolaryngol Head Neck Surg, 2012, 138 (11): 1030-1033.

［160］ MESSUTI I, CORVISIERI S, BARDESONO F, et al. Impact of pregnancy on prognosis of differentiated thyroid cancer: Clinical and molecular features [J]. Eur J Endocrinol, 2014, 170 (5): 659-666.

［161］ MICCOLI P. Application of molecular diagnostics to the evaluation of the surgical approach to thyroid cancer [J]. Curr Genomics, 2014, 15 (3): 184-189.

［162］ MITCHELL A L, GANDHI A, SCOTT-COOMBES D, et al. Management of thyroid cancer: United Kingdom National Multidisciplinary Guidelines [J]. J LaryngolOtol, 2016, 130 (S2): S150-S160.

［163］ MIYAUCHI A, ITO Y, ODA H. Insights into the management of papillary microcarcinoma of the thyroid [J]. Thyroid, 2018, 28 (1): 23-31.

［164］ MIYAUCHI A, KUDO T, ITO Y, et al. Estimation of the lifetime probability of disease progression of papillary microcarcinoma of the thyroid during active surveillance [J]. Surgery, 2018, 163 (1): 48-52.

［165］ MIYAUCHI A, KUDO T, MIYA A, et al. Prognostic impact of serum thyroglobulin doubling-time under thyrotropin suppression in patients with papillary thyroid carcinoma who underwent total thyroidectomy [J]. Thyroid, 2011, 21 (7): 707-716.

［166］ MIYAUCHI A. Clinical trials of active surveillance of papillary microcarcinoma of the thyroid [J]. World J Surg, 2016, 40 (3): 516-522.

［167］ MOLTENI G, BONALI M, MATTIOLI F, et al. Central compartment revision surgery for persistent or recurrent thyroid carcinoma: Analysis of survival and complication rate [J]. Eur Arch Otorhinolaryngol, 2019, 276 (2): 551-557.

［168］ MONEKE I, KAIFI J T, KLOESER R, et al. Pulmonary metastasectomy for thyroid cancer as salvage therapy for radioactive iodine-refractory metastases [J]. Eur J CardiothoracSurg, 2018, 53 (3): 625-630.

［169］ MOON H J, KWAK J Y, KIM E K, et al. The role of *BRAFV600E* mutation and ultrasonography for the surgical management of a thyroid nodule suspicious for papillary thyroid carcinoma on cytology [J]. Ann SurgOncol, 2009, 16 (11): 3125-3131.

［170］ MORITANI S. Parapharyngeal metastasis of papillary thyroid carcinoma [J]. World J Surg, 2016, 40 (2): 350-355.

［171］ NCCN clinical practice guidelines (NCCN Guidelines®) in oncology: Thyroid carcinoma version1. 2018. [DB/OL]. http://www. nccn. org. 2018. 09. 20

［172］ NEUHOLD N, SCHULTHEIS A, HERMANN M, et al. Incidental papillary microcarcinoma of the thyroid--further evidence of a very low malignant potential: A retrospective clinicopathological study with up to 30 years of follow-up [J]. Ann SurgOncol, 2011, 18 (12): 3430-3436.

［173］ NIXON I J, GANLY I, PATEL S G, et al. Thyroid lobectomy for treatment of well differentiated intrathyroid malignancy [J]. Surgery, 2012, 151 (4): 571-579.

［174］ NIXON I J, SIMO R, NEWBOLD K, et al. Management of invasive differentiated thyroid cancer [J]. Thyroid, 2016, 26 (9): 1156-1166.

［175］ OCZKO-WOJCIECHOWSKA M, KOTECKA-BLICHARZ A, KRAJEWSKA J, et al. European perspective on the use of molecular tests in the diagnosis and therapy of thyroid neoplasms [J]. Gland Surg, 2020, 9 (Suppl 2): S69-S76.

［176］ ODA H, MIYAUCHI A, ITO Y, et al. Comparison of the costs of active surveillance and immediate surgery in the management of low-risk papillary microcarcinoma of the thyroid [J]. Endocr J, 2017, 64 (1): 59-64.

［177］ ODA H, MIYAUCHI A, ITO Y, et al. Incidences of unfavorable events in the management of low-risk papillary microcarcinoma of the thyroid by active surveillance versus immediate surgery [J]. Thyroid, 2016, 26 (1): 150-155.

［178］ OGLE S, MERZ A, PARINA R, et al. Ultrasound and the evaluation of pediatric thyroid malignancy: Current recommendations for diagnosis and follow-up [J]. J Ultrasound Med, 2018, 37 (10): 2311-2324.

［179］ OH H S, AHN J H, SONG E, et al. Individualized follow-up strategy for patients with an indeterminate response to initial therapy for papillary thyroid carcinoma [J]. Thyroid, 2019, 29 (2): 209-215.

［180］ OH H S, HA J, KIM H I, et al. Active surveillance of low-risk papillary thyroid microcarcinoma: A multicenter cohort study in Korea [J]. Thyroid, 2018, 28 (12): 1587-1594.

［181］ OLTMANN S C, LEVERSON G, LIN S H, et al. Markedly elevated thyroglobulin levels in the preoperative thyroidectomy patient correlates with metastatic burden [J]. J Surg Res, 2014, 187 (1): 1-5.

［182］ ONKENDI E O, MCKENZIE T J, RICHARDS M L, et al. Reoperative experience with papillary thyroid cancer [J]. World J Surg, 2014, 38 (3): 645-652.

［183］ ORITA Y, SUGITANI I, MATSUURA M, et al. Prognostic factors and the therapeutic strategy for patients with bone metastasis from differentiated thyroid carcinoma [J]. Surgery, 2010, 147 (3): 424-431.

［184］ PACINI F, AGATE L, ELISEI R, et al. Outcome of differentiated thyroid cancer with detectable serum Tg and negative diagnostic (131) I whole body scan: Comparison of patients treated with high (131) I activities versus untreated patients [J]. J ClinEndocrinolMetab, 2001, 86 (9): 4092-4097.

［185］ PACINI F, CASTAGNA M G, BRILLI L, et al. Thyroid cancer: ESMO clinical practice guidelines for diagnosis, treatment and follow-up [J]. Ann Oncol, 2012, 23 (Suppl 7): vii110- vii119.

［186］ PAEK S H, LEE Y M, MIN S Y, et al. Risk factors of hypoparathyroidism following total thyroidectomy for thyroid cancer [J]. World J Surg, 2013, 37 (1): 94-101.

［187］ PAN J H, ZHOU H, ZHAO X X, et al. Robotic thyroidectomy versus conventional open thyroidectomy for thyroid cancer: A systematic review and meta-analysis [J]. SurgEndosc, 2017, 31 (10): 3985-4001.

［188］ PARK J W, YOO J S, YUN J K, et al. An online questionnaire survey on preferred timing for the diagnosis and management of thyroid carcinoma in general population in Korea [J]. Ann Surg Treat Res, 2016, 90 (6): 297-302.

［189］ PARK K N, CHO S H, LEE S W. Nationwide multicenter survey for current status of endoscopic thyroidectomy in Korea [J]. ClinExpOtorhinolaryngol, 2015, 8 (2): 149-154.

［190］ PATEL K N, ANGELL T E, BABIARZ J, et al. Performance of a genomic sequencing classifier for the preoperative diagnosis of cytologically indeterminate thyroid nodules [J]. JAMA Surg, 2018, 153 (9):

817-824.

[191] PATEL K N, YIP L, LUBITZ C C, et al. Executive Summary of the american association of endocrine surgeons guidelines for the definitive surgical management of thyroid disease in adults [J]. Ann Surg, 2020, 271 (3): 399-410.

[192] PAULSON V A, RUDZINSKI E R, HAWKINS D S. Thyroid cancer in the pediatric population [J]. Genes (Basel), 2019, 10 (9): 723.

[193] PEDERSEN R K, PEDERSEN N T. Primary non-Hodgkin's lymphoma of the thyroid gland: a population based study [J]. Histopathology, 1996, 28 (1): 25-32.

[194] PEIRIS A N, MEDLOCK D, GAVIN M. Thyroglobulin for monitoring for thyroid cancer recurrence [J]. JAMA, 2019, 321 (12): 1228.

[195] PERERA D, GHOSSEIN R, CAMACHO N, et al. Genomic and transcriptomic characterization of papillary microcarcinomas with lateral neck lymph node metastases [J]. J ClinEndocrinolMetab, 2019, 104 (10): 4889-4899.

[196] PIANA S, RAGAZZI M, TALLINI G, et al. Papillary thyroid microcarcinoma with fatal outcome: evidence of tumor progression in lymph node metastases: Report of 3 cases, with morphological and molecular analysis [J]. Hum Pathol, 2013, 44 (4): 556-565.

[197] PODNOS Y D, SMITH D, WAGMAN L D, et al. The implication of lymph node metastasis on survival in patients with well-differentiated thyroid cancer [J]. Am Surg, 2005, 71 (9): 731-734.

[198] PORTERFIELD J R, CASSIVI S D, WIGLE D A, et al. Thoracic metastasectomy for thyroid malignancies [J]. Eur J CardiothoracSurg, 2009, 36 (1): 155-158.

[199] PRNTA L, COFINI M, LANCIOTTI L, et al. Hashimoto's disease and thyroid cancer in children: Are they associated？[J] Front Endocrinol (Lausanne), 2018, 9: 565.

[200] PROTOPAPAS A D, NICHOLSON A G, VINI L, et al. Thoracic metastasectomy in thyroid malignancies [J]. Ann ThoracSurg, 2001, 72 (6): 1906-1908.

[201] QIAN Z J, JIN M C, MEISTER K D, et al. Pediatric Thyroid cancer incidence and mortality trends in the United States, 1973-2013 [J]. JAMA Otolaryngol Head Neck Surg, 2019, 145 (7): 617-623.

[202] QIU Z L, WEI W J, SHEN C T, et al. Diagnostic performance of 18F-FDG PET/CT in papillary thyroid carcinoma with negative 131I-WBS at first postablation, negative tg and progressively increased TgAb Level [J]. Sci Rep, 2017, 7 (1): 2849.

[203] QIU Z L, XUE Y L, SONG H J, et al. Comparison of the diagnostic and prognostic values of 99mTc-MDP-planar bone scintigraphy, 131I-SPECT/CT and 18F-FDG-PET/CT for the detection of bone metastases from differentiated thyroid cancer [J]. Nucl Med Commun, 2012, 33 (12): 1232-1242.

[204] QU N, ZHANG L, JI Q H, et al. Risk factors for central compartment lymph node metastasis in papillary thyroid microcarcinoma: A meta-analysis [J]. World J Surg, 2015, 39 (10): 2459-2470.

[205] RAMADAN S, UGAS M A, BERWICK R J, et al. Spinal metastasis in thyroid cancer [J]. Head Neck Oncol, 2012, 4: 39.

[206] RANDOLPH G W, DUH Q Y, HELLER K S, et al. The prognostic significance of nodal metastases from papillary thyroid carcinoma can be stratified based on the size and number of metastatic lymph nodes, as well as the presence of extranodal extension [J]. Thyroid, 2012, 22 (11): 1144-1152.

[207] RANDOLPH G W, KAMANI D. Intraoperative neural monitoring in thyroid cancer surgery [J]. Langenbecks Arch Surg, 2014, 399 (2): 199-207.

[208] RANDOLPH G W, KAMANI D. The importance of preoperative laryngoscopy in patients undergoing thyroidectomy: Voice, vocal cord function, and the preoperative detection of invasive thyroid malignancy [J]. Surgery, 2006, 139 (3): 357-362.

[209] REDDY S, WOLFGANG C L. The role of surgery in the management of isolated metastases to the

pancreas [J]. Lancet Oncol, 2009, 10 (3): 287-293.

[210] REN H, SHEN Y, HU D, et al. Co-existence of *BRAFV600E* and *TERT* promoter mutations in papillary thyroid carcinoma is associated with tumor aggressiveness, but not with lymph node metastasis [J]. Cancer Manag Res, 2018, 10: 1005-1013.

[211] RESENDE DE PAIVA C, GRØNHØJ C, FELDT-RASMUSSEN U, et al. Association between Hashimoto's thyroiditis and thyroid cancer in 64, 628 Patients [J]. Front Oncol, 2017, 7: 53.

[212] REUSSER N M, HOLCOMB M, KRISHNAN B, et al. Cutaneous metastasis of papillary thyroid carcinoma to the neck: A case report and review of the literature [J]. Dermatol Online J, 2014, 21 (2): 13030/qt78v2d22d.

[213] RICHMAN D M, BENSON C B, DOUBILET P M, et al. Thyroid nodules in pediatric patients: Sonographic characteristics and likelihood of cancer [J]. Radiology, 2018, 288 (2): 591-599.

[214] ROBBINS K T, CLAYMAN G, LEVINE P A, et al. Neck dissection classification update: Revisions proposed by the American Head and Neck Society and the American Academy of Otolaryngology-Head and Neck Surgery [J]. Arch Otolaryngol Head Neck Surg, 2002, 128 (7): 751-758.

[215] ROBENSHTOK E, FISH S, BACH A, et al. Suspicious cervical lymph nodes detected after thyroidectomy for papillary thyroid cancer usually remain stable over years in properly selected patients [J]. J ClinEndocrinolMetab, 2012, 97 (8): 2706-2713.

[216] ROBENSHTOK E, GREWAL R K, FISH S, et al. A low postoperative nonstimulated serum thyroglobulin level does not exclude the presence of radioactive iodine avid metastatic foci in intermediate-risk differentiated thyroid cancer patients [J]. Thyroid, 2013, 23 (4): 436-442.

[217] ROH J L, KIM J M, PARK C I. Central cervical nodal metastasis from papillary thyroid microcarcinoma: Pattern and factors predictive of nodal metastasis [J]. Ann SurgOncol, 2008, 15 (9): 2482-2486.

[218] ROH J L, KIM J M, PARK C I. Central compartment reoperation for recurrent/persistent differentiated thyroid cancer: Patterns of recurrence, morbidity, and prediction of postoperative hypocalcemia [J]. Ann SurgOncol, 2011, 18 (5): 1312-1318.

[219] ROH J L, PARK J Y, RHA K S, et al. Is central neck dissection necessary for the treatment of lateral cervical nodal recurrence of papillary thyroid carcinoma？[J]. Head Neck, 2007, 29 (10): 901-906.

[220] ROMAN B R, RANDOLPH G W, KAMANI D. Conventional thyroidectomy in the treatment of primary thyroid cancer [J]. EndocrinolMetabClin North Am, 2019, 48 (1): 125-141.

[221] RONDEAU G, FISH S, HANN L E, et al. Ultrasonographically detected small thyroid bed nodules identified after total thyroidectomy for differentiated thyroid cancer seldom show clinically significant structural progression [J]. Thyroid, 2011, 21 (8): 845-853.

[222] ROSS D S, LITOFSKY D, AIN K B, et al. Recurrence after treatment of micropapillary thyroid cancer [J]. Thyroid, 2009, 19 (10): 1043-1048.

[223] RUBINSTEIN J C, HERRICK-REYNOLDS K, DINAUER C, et al. Recurrence and complications in pediatric and adolescent papillary thyroid cancer in a high-volume practice [J]. J Surg Res, 2020, 249: 58-66.

[224] RUSSELL M D, KAMANI D, RANDOLPH G W. Modern surgery for advanced thyroid cancer: A tailored approach [J]. Gland Surg, 2020, 9 (Suppl 2): S105-S119.

[225] SABRA M M, DOMINGUEZ J M, GREWAL R K, et al. Clinical outcomes and molecular profile of differentiated thyroid cancers with radioiodine-avid distant metastases [J]. J ClinEndocrinolMetab, 2013, 98 (5): E829-E836.

[226] SALARI B, REN Y, KAMANI D, et al. Revision neural monitored surgery for recurrent thyroid cancer: Safety and thyroglobulin response [J]. Laryngoscope, 2016, 126 (4): 1020-1025.

[227] SANUKI T, YUMOTO E, MINODA R, et al. The role of immediate recurrent laryngeal nerve recon-

struction for thyroid cancer surgery [J]. J Oncol, 2010, 2010: 846235.

［228］ SAPUPPO G, PALERMO F, RUSSO M, et al. Latero-cervical lymph node metastases (N_{1b}) represent an additional risk factor for papillary thyroid cancer outcome [J]. J Endocrinol Invest, 2017, 40 (12): 1355-1363.

［229］ SAPUPPO G, TAVARELLI M, BELFIORE A, et al. Time to separate persistent from recurrent differentiated thyroid cancer: Different conditions with different outcomes [J]. J ClinEndocrinolMetab, 2019, 104 (2): 258-265.

［230］ SARAVANA-BAWAN B, BAJWA A, PATERSON J, et al. Active surveillance of low-risk papillary thyroid cancer: A meta-analysis [J]. Surgery, 2020, 167 (1): 46-55.

［231］ SAVIO R, GOSNELL J, PALAZZO F F, et al. The role of a more extensive surgical approach in the initial multimodality management of papillary thyroid cancer in children [J]. J PediatrSurg, 2005, 40 (11): 1696-1700.

［232］ SCHARPF J, TUTTLE M, WONG R, et al. Comprehensive management of recurrent thyroid cancer: An American Head and Neck Society consensus statement: AHNS consensus statement [J]. Head Neck, 2016, 38 (12): 1862-1869.

［233］ SEO Y L, YOON D Y, LIM K J, et al. Locally advanced thyroid cancer: can CT help in prediction of extrathyroidal invasion to adjacent structures？[J]. AJR Am J Roentgenol, 2010, 195 (3): W240-W244.

［234］ SESSA L, LOMBARDI C P, de CREA C, et al. Video-assisted endocrine neck surgery: State of the art [J]. Updates Surg, 2017, 69 (2): 199-204.

［235］ SHAH M D, HALL F T, ESKI S J, et al. Clinical course of thyroid carcinoma after neck dissection [J]. Laryngoscope, 2003, 113 (12): 2102-2107.

［236］ SHAHA A R, SHAH J P, LOREE T R. Patterns of nodal and distant metastasis based on histologic varieties in differentiated carcinoma of the thyroid [J]. Am J Surg, 1996, 172 (6): 692-694.

［237］ SHEIKH A, POLACK B, RODRIGUEZ Y, et al. Nuclear molecular and theranostic imaging for differentiated thyroid cancer [J]. Mol Imaging RadionuclTher, 2017, 26 (Suppl 1): 50-65.

［238］ SHENG L, SHI J, HAN B, et al. Predicting factors for central or lateral lymph node metastasis in conventional papillary thyroid microcarcinoma [J]. Am J Surg, 2020, 220 (2): 334-340.

［239］ SHIN D H, MARK E J, SUEN H C, et al. Pathologic staging of papillary carcinoma of the thyroid with airway invasion based on the anatomic manner of extension to the trachea: a clinicopathologic study based on 22 patients who underwent thyroidectomy and airway resection [J]. Hum Pathol, 1993, 24 (8): 866-870.

［240］ SHINDO M L, CARUANA S M, KANDIL E, et al. Management of invasive well-differentiated thyroid cancer: An American Head and Neck Society consensus statement. AHNS consensus statement [J]. Head Neck, 2014, 36 (10): 1379-1390.

［241］ NOGUCHI S, YAMASHITA H, UCHINO S, et al. Papillary microcarcinoma [J]. World J Surg, 2008, 32 (5): 747-753.

［242］ SILVA DE MORAIS N, STUART J, GUAN H, et al. The impact of Hashimoto thyroiditis on thyroid nodule cytology and risk of thyroid cancer [J]. J EndocrSoc, 2019, 3 (4): 791-800.

［243］ SIMÕES-PEREIRA J, MACEDO D, BUGALHO M J. Clinical outcomes of a cohort of patients with central nervous system metastases from thyroid cancer [J]. Endocr Connect, 2016, 5 (6): 82-88.

［244］ SOARES P, CELESTINO R, GASPAR DA ROCHA A, et al. Papillary thyroid microcarcinoma: How to diagnose and manage this epidemic？[J]. Int J SurgPathol, 2014, 22 (2): 113-119.

［245］ SONG H J, QIU Z L, SHEN C T, et al. Pulmonary metastases in differentiated thyroid cancer: Efficacy of radioiodine therapy and prognostic factors [J]. Eur J Endocrinol, 2015, 173 (3): 399-408.

［246］ SOSA J A, BOWMAN H M, TIELSCH J M, et al. The importance of surgeon experience for clinical and economic outcomes from thyroidectomy [J]. Ann Surg, 1998, 228 (3): 320-330.

[247] SOYLUK O, SELCUKBIRICIK F, ERBIL Y, et al. Prognostic factors in patients with papillary thyroid carcinoma [J]. J Endocrinol Invest, 2008, 31 (11): 1032-1037.

[248] SPENCER C, FATEMI S. Thyroglobulin antibody (TgAb) methods-Strengths, pitfalls and clinical utility for monitoring TgAb-positive patients with differentiated thyroid cancer [J]. Best Pract Res ClinEndocrinolMetab, 2013, 27 (5): 701-712.

[249] SPINELLI C, RALLO L, MORGANTI R, et al. Surgical management of follicular thyroid carcinoma in children and adolescents: A study of 30 cases [J]. J PediatrSurg, 2019, 54 (3): 521-526.

[250] STULAK J M, GRANT C S, FARLEY D R, et al. Value of preoperative ultrasonography in the surgical management of initial and reoperative papillary thyroid cancer [J]. Arch Surg, 2006, 141 (5): 489-494.

[251] SUGENOYA A, ASANUMA K, SHINGU K, et al. Clinical evaluation of upper mediastinal dissection for differentiated thyroid carcinoma [J]. Surgery, 1993, 113 (5): 541-544.

[252] SUGINO K, ITO K, MIMURA T, et al. Hürthle cell tumor of the thyroid: analysis of 188 cases [J]. World J Surg, 2001, 25 (9): 1160-1163.

[253] SUGINO K, NAGAHAMA M, KITAGAWA W, et al. Risk stratification of pediatric patients with differentiated thyroid cancer: Is total thyroidectomy necessary for patients at any risk? [J]. Thyroid, 2020, 30 (4): 548-556.

[254] SUGITANI I, FUJIMOTO Y. Symptomatic versus asymptomatic papillary thyroid microcarcinoma: A retrospective analysis of surgical outcome and prognostic factors [J]. Endocr J, 1999, 46 (1): 209-216.

[255] SUGITANI I, TODA K, YAMADA K, et al. Three distinctly different kinds of papillary thyroid microcarcinoma should be recognized: Our treatment strategies and outcomes [J]. World J Surg, 2010, 34 (6): 1222-1231.

[256] TAE K, JI Y B, SONG C M, et al. Robotic and endoscopic thyroid surgery: Evolution and advances [J]. ClinExpOtorhinolaryngol, 2019, 12 (1): 1-11.

[257] TAKAMI H, ITO Y, OKAMOTO T, et al. Therapeutic strategy for differentiated thyroid carcinoma in Japan based on a newly established guideline managed by Japanese Society of Thyroid Surgeons and Japanese Association of Endocrine Surgeons [J]. World J Surg, 2011, 35 (1): 111-121.

[258] TAKAMI H, ITO Y. Treatment of thyroid tumor: Japanese clinical guidelines [M]. Tokyo: Springer, 2013.

[259] TAKASHIMA S, MATSUSHITA T, TAKAYAMA F, et al. Prognostic significance of magnetic resonance findings in advanced papillary thyroid cancer [J]. Thyroid, 2001, 11 (12): 1153-1159.

[260] TAKASHIMA S, TAKAYAMA F, WANG Q, et al. Differentiated thyroid carcinomas: Prediction of tumor invasion with MR imaging [J]. ActaRadiol, 2000, 41 (4): 377-383.

[261] TORLONTANO M, CROCETTI U, AUGELLO G, et al. Comparative evaluation of recombinant human thyrotropin-stimulated thyroglobulin levels, 131I whole-body scintigraphy, and neck ultrasonography in the follow-up of patients with papillary thyroid microcarcinoma who have not undergone radioiodine therapy [J]. J ClinEndocrinolMetab, 2006, 91 (1): 60-63.

[262] TRIMBOLI P, TREGLIA G, GUIDOBALDI L, et al. Detection rate of FNA cytology in medullary thyroid carcinoma: A meta-analysis [J]. ClinEndocrinol (Oxf), 2015, 82 (2): 280-285.

[263] TUFANO R P, BISHOP J, WU G. Reoperative central compartment dissection for patients with recurrent/persistent papillary thyroid cancer: efficacy, safety, and the association of the BRAF mutation [J]. Laryngoscope, 2012, 122 (7): 1634-1640.

[264] TUFANO R P, CLAYMAN G, HELLER K S, et al. Management of recurrent/persistent nodal disease in patients with differentiated thyroid cancer: a critical review of the risks and benefits of surgical intervention versus active surveillance [J]. Thyroid, 2015, 25 (1): 15-27.

[265] TUMINO D, FRASCA F, NEWBOLD K. Updates on the management of advanced, metastatic, and

radioiodine refractory differentiated thyroid cancer [J]. Front Endocrinol (Lausanne), 2017, 8: 312.

[266] TUTTLE R M, FAGIN J A, MINKOWITZ G, et al. Natural history and tumor volume kinetics of papillary thyroid cancers during active surveillance [J]. JAMA Otolaryngol Head Neck Surg, 2017, 143 (10): 1015-1020.

[267] TUTTLE R M, ZHANG L, SHAHA A. A clinical framework to facilitate selection of patients with differentiated thyroid cancer for active surveillance or less aggressive initial surgical management [J]. Expert Rev EndocrinolMetab, 2018, 13 (2): 77-85.

[268] URKEN M L, MILAS M, RANDOLPH G W, et al. Management of recurrent and persistent metastatic lymph nodes in well-differentiated thyroid cancer: a multifactorial decision-making guide for the Thyroid Cancer Care Collaborative [J]. Head Neck, 2015, 37: 605-614.

[269] VACCARELLA S, DAL MASO L, LAVERSANNE M, et al. The impact of diagnostic changes on the rise in thyroid cancer incidence: A population-based study in selected high-resource countries [J]. Thyroid, 2015, 25 (10): 1127-1136.

[270] VACCARELLA S, FRANCESCHI S, BRAY F, et al. Worldwide thyroid-cancer epidemic？: The increasing impact of overdiagnosis [J]. N Engl J Med, 2016, 375 (7): 614-617.

[271] VANNUCCHI G, PERRINO M, ROSSI S, et al. Clinical and molecular features of differentiated thyroid cancer diagnosed during pregnancy [J]. Eur J Endocrinol, 2010, 162 (1): 145-151.

[272] VIOLA D, ELISEI R. Management of medullary thyroid cancer [J]. EndocrinolMetabClin North Am, 2019, 48 (1): 285-301.

[273] WADA N, DUH Q Y, SUGINO K, et al. Lymph node metastasis from 259 papillary thyroid microcarcinomas: Frequency, pattern of occurrence and recurrence, and optimal strategy for neck dissection [J]. Ann Surg, 2003, 237 (3): 399-407.

[274] WANG C, ZHANG X, LI H, et al. Quantitative thyroglobulin response to radioactive iodine treatment in predicting radioactive iodine-refractory thyroid cancer with pulmonary metastasis [J]. PLoS One, 2017, 12 (7): e0179664.

[275] WANG K, XU J, LI S, et al. Population-based study evaluating and predicting the probability of death resulting from thyroid cancer among patients with papillary thyroid microcarcinoma [J]. Cancer Med, 2019, 8 (16): 6977-6985.

[276] WANG L Y, NIXON I J, PATEL S G, et al. Operative management of locally advanced, differentiated thyroid cancer [J]. Surgery, 2016, 160 (3): 738-746.

[277] WANG L Y, PALMER F L, NIXON I J, et al. Multi-organ distant metastases confer worse disease-specific survival in differentiated thyroid cancer [J]. Thyroid, 2014, 24 (11): 1594-1599.

[278] WANG T S, GOFFREDO P, SOSA J A, et al. Papillary thyroid microcarcinoma: an over-treated malignancy？[J]. World J Surg, 2014, 38 (9): 2297-2303.

[279] WANG W, CHEN D, CHEN S, et al. Laryngeal reinnervation using ansacervicalis for thyroid surgery-related unilateral vocal fold paralysis: a long-term outcome analysis of 237 cases [J]. PLoS One, 2011, 6 (4): e19128.

[280] WANG Y, GUAN Q, XIANG J. Nomogram for predicting central lymph node metastasis in papillary thyroid microcarcinoma: A retrospective cohort study of 8668 patients [J]. Int J Surg, 2018, 55: 98-102.

[281] WELLS SA Jr, ASA SL, DRALLE H, et al. Revised American Thyroid Association guidelines for the management of medullary thyroid carcinoma [J]. Thyroid, 2015, 25 (6): 567-610.

[282] WéMEAU J L, SADOUL J L, D'HERBOMEZ M, et al. Guidelines of the French society of endocrinology for the management of thyroid nodules [J]. Ann Endocrinol (Paris), 2011, 72 (4): 251-281.

[283] WHITE W M, RANDOLPH G W, HARTNICK C J, et al. Recurrent laryngeal nerve monitoring during thyroidectomy and related cervical procedures in the pediatric population [J]. Arch Otolaryngol Head

Neck Surg, 2009, 135 (1): 88-94.

[284] WIEKEN K, ANGIOI-DUPREZ K, LIM A, et al. Nerve anastomosis with glue: comparative histologic study of fibrin and cyanoacrylate glue [J]. J ReconstrMicrosurg, 2003, 19 (1): 17-20.

[285] WIERZBICKA M, GURGUL E, WASNIEWSKA-OKUPNIAK E, et al. The feasibility and efficacy of secondary neck dissections in thyroid cancer metastases [J]. Eur Arch Otorhinolaryngol, 2014, 271 (4): 795-799.

[286] WU C W, DIONIGI G, BARCZYNSKI M, et al. International neuromonitoring study group guidelines 2018: Part II: Optimal recurrent laryngeal nerve management for invasive thyroid cancer-incorporation of surgical, laryngeal, and neural electrophysiologic data [J]. Laryngoscope, 2018, 128 (Suppl 3): S18-S27.

[287] XING M, HAUGEN B R, SCHLUMBERGER M. Progress in molecular-based management of differentiated thyroid cancer [J]. Lancet, 2013, 381 (9871): 1058-1069.

[288] XING M, LIU R, LIU X, et al. BRAF V600E and TERT promoter mutations cooperatively identify the most aggressive papillary thyroid cancer with highest recurrence [J]. J ClinOncol, 2014, 32 (25): 2718-2726.

[289] XING M, WESTRA W H, TUFANO R P, et al. BRAF mutation predicts a poorer clinical prognosis for papillary thyroid cancer [J]. J ClinEndocrinolMetab, 2005, 90 (12): 6373-6379.

[290] XU Y, XU L, WANG J. Clinical predictors of lymph node metastasis and survival rate in papillary thyroid microcarcinoma: Analysis of 3607 patients at a single institution [J]. J Surg Res, 2018, 221: 128-134.

[291] YABUTA T, MATSUSE M, HIROKAWA M, et al. TERT promoter mutations were not found in papillary thyroid microcarcinomas that showed disease progression on active surveillance [J]. Thyroid, 2017, 27 (9): 1206-1207.

[292] YAMASHITA H, MASATSUGU T, UCHINO S, et al. Crank-shaped sternotomy for upper mediastinal lymph node dissection in patients with differentiated thyroid cancer [J]. Surg Today, 2004, 34 (5): 480-481.

[293] YAMASHITA H, NOGUCHI S, MURAKAMI N, et al. Extracapsular invasion of lymph node metastasis: A good indicator of disease recurrence and poor prognosis in patients with thyroid microcarcinoma [J]. Cancer, 1999, 86 (5): 842-849.

[294] YANG J, SCHNADIG V, LOGRONO R, et al. Fine-needle aspiration of thyroid nodules: A study of 4-703 patients with histologic and clinical correlations [J]. Cancer, 2007, 111 (5): 306-315.

[295] YANG X, LI J, LI X, et al. TERT promoter mutation predicts radioiodine-refractory character in distant metastatic differentiated thyroid cancer [J]. J Nucl Med, 2017, 58 (2): 258-265.

[296] YANG X, LIANG J, LI T, et al. Preablative stimulated thyroglobulin correlates to new therapy response system in differentiated thyroid cancer [J]. J ClinEndocrinolMetab, 2016, 101 (3): 1307-1313.

[297] YOO Y M, LEE I J, LIM H, et al. Vein wrapping technique for nerve reconstruction in patients with thyroid cancer invading the recurrent laryngeal nerve [J]. Arch PlastSurg, 2012, 39 (1): 71-75.

[298] YOSHIDA Y, HORIUCHI K, OKAMOTO T. Patients' view on the management of papillary thyroid microcarcinoma: Active surveillance or surgery [J]. Thyroid, 2020, 30 (5): 681-687.

[299] YU S T, CHEN W Z, XU D B, et al. Minimally invasive video-assisted surgical management for parapharyngeal metastases from papillary thyroid carcinoma: A case series report [J]. Front Oncol, 2019, 9: 1226.

[300] YU X M, WAN Y, SIPPEL R S, et al. Should all papillary thyroid microcarcinomas be aggressively treated?: An analysis of 18, 445 cases [J]. Ann Surg, 2011, 254 (4): 653-660.

[301] YUMOTO E, SANUKI T, KUMAI Y. Immediate recurrent laryngeal nerve reconstruction and vocal outcome [J]. Laryngoscope, 2006, 116 (9): 1657-1661.

[302] ZENG H, CHEN W, ZHENG R, et al. Changing cancer survival in China during 2003-2015: A pooled analysis of 17 population-based cancer registries [J]. Lancet Glob Health, 2018, 6 (5): e555-e567.

［303］ ZHANG L, LIU H, XIE Y, et al. Risk factors and indication for dissection of right paraesophageal lymph node metastasis in papillary thyroid carcinoma [J]. Eur J SurgOncol, 2016, 42 (1): 81-86.

［304］ ZHANG L, WEI W J, JI Q H, et al. Risk factors for neck nodal metastasis in papillary thyroid microcarcinoma: A study of 1066 patients [J]. J ClinEndocrinolMetab, 2012, 97 (4): 1250-1257.

［305］ ZHANG L, YANG J, SUN Q, et al. Risk factors for lymph node metastasis in papillary thyroid microcarcinoma: Older patients with fewer lymph node metastases [J]. Eur J SurgOncol, 2016, 42 (10): 1478-1482.

［306］ ZHANG M, LUO Y, ZHANG Y, et al. Efficacy and safety of ultrasound-guided radiofrequency ablation for treating low-risk papillary thyroid microcarcinoma: A prospective study [J]. Thyroid, 2016, 26 (11): 1581-1587.

［307］ ZHANG T T, QU N, HU J Q, et al. Mediastinal lymph node metastases in thyroid cancer: Characteristics, predictive factors, and prognosis [J]. Int J Endocrinol, 2017, 2017: 1868165.

［308］ ZHAO Q, MING J, LIU C, et al. Multifocality and total tumor diameter predict central neck lymph node metastases in papillary thyroid microcarcinoma [J]. Ann SurgOncol, 2013, 20 (3): 746-752.

［309］ ZHAO W, YOU L, HOU X, et al. The effect of prophylactic central neck dissection on locoregional recurrence in papillary thyroid cancer after total thyroidectomy: A systematic review and meta-analysis: pCND for the locoregional recurrence of papillary thyroid cancer [J]. Ann SurgOncol, 2017, 24 (8): 2189-2198.

［310］ ZHENG W, LI J, LV P, et al. Treatment efficacy between total thyroidectomy and lobectomy for patients with papillary thyroid microcarcinoma: A systemic review and meta-analysis [J]. Eur J SurgOncol, 2018, 44 (11): 1679-1684.

［311］ ZHENG X, WEI S, HAN Y, et al. Papillary microcarcinoma of the thyroid: clinical characteristics and BRAF (V600E) mutational status of 977 cases [J]. Ann SurgOncol, 2013, 20 (7): 2266-2273.

［312］ ZHOU H Y, HE J C, MCHENRY C R. Inadvertent parathyroidectomy: Incidence, risk factors, and outcomes [J]. J Surg Res, 2016, 205 (1): 70-75.

［313］ 边学海, 李世杰, 张广, 等. 甲状腺微小乳头状癌颈淋巴结转移影响因素的初步研究 (附 1 180 例报道)[J]. 国际外科学杂志, 2013, 40 (2): 105-108.

［314］ 卞雪艳, 孙姗姗, 郭文宇, 等. 甲状腺微小乳头状癌颈淋巴结转移的危险因素分析 [J]. 中国肿瘤临床, 2015, 42 (13): 658-662.

［315］ 田文, 孙辉, 贺青卿. 超声引导下甲状腺结节细针穿刺活检专家共识及操作指南 (2018 版)[J]. 中国实用外科杂志, 2018, 38 (03): 241-244.

［316］ 冯云, 杨大章, 刘丹丹, 等. 即时喉返神经修复术在治疗甲状腺癌侵及喉返神经中的应用 [J]. 中华肿瘤杂志, 2014, 36 (08): 621-625.

［317］ 卫旭东.《甲状腺微小乳头状癌诊断与治疗中国专家共识 (2016 版)》解读 [J]. 中国眼耳鼻喉科杂志, 2019, 19 (06): 431-434.

［318］ 葛俊恒, 赵瑞利, 胡俊兰, 等. 甲状腺癌侵犯上纵隔的外科治疗 [J]. 中华耳鼻咽喉科杂志, 2004, 39 (8): 460-463.

［319］ 郭凯, 王卓颖, 李端树, 等. 低位弧形切口用于甲状腺癌功能性颈部淋巴结清扫术价值研究 [J]. 中国实用外科杂志, 2015, 35 (08): 867-869.

［320］ 姜瑛甲状腺手术中甲状旁腺的保护策略 [J]. 临床外科杂志, 2015, 23 (7): 489-491.

［321］ 李小毅, 董云伟, 胡神宝. 甲状腺微小乳头状癌的随诊 [J]. 国际外科学杂志, 2017, 44 (02): 76-80.

［322］ 李正江, 苗绪学, 唐平章, 等. 甲状腺癌纵隔淋巴结转移的外科处理 [J]. 中华肿瘤杂志, 2006, 28 (2): 145-147.

［323］ 路忠志, 张艳, 李东生, 等. 甲状腺微小乳头状癌颈部淋巴结转移高危因素分析 [J]. 中华普通外科杂志, 2015, 30 (9): 698-700.

［324］ 倪鑫, 王生才, 邰隽, 等. 儿童甲状腺结节及分化型甲状腺癌指南解读及进展回顾 [J]. 中华耳鼻咽

喉头颈外科杂志 , 2019, 54 (12): 954-955.

[325] 彭琛，魏松锋，郑向前，等 . 1 401 例甲状腺微小乳头状癌临床病理特征及中央区淋巴结转移危险因素分析 [J]. 中国肿瘤临床，2016, (3): 95.

[326] 宋韫韬，张乃嵩，徐国辉 . 甲状旁腺自体移植术后移植甲状旁腺的功能评价 [J]. 中国肿瘤外科杂志 , 2013, 5 (02): 82-83.

[327] 滕卫平，刘永锋，高明，等 . 甲状腺结节和分化型甲状腺癌诊治指 [J]. 中国肿瘤临床，2012, 39 (17): 1249-1272.

[328] 王嘉丽，任潇亚，倪鑫，等 . 儿童甲状腺癌 62 例临床分析 [J]. 中华儿科杂志，2018 (8): 597-600.

[329] 徐景竹，梁智勇，王兴华，等 . 甲状腺乳头状癌原发转移性与复发 / 持续转移性颈部淋巴结超声特征的比较 [J]. 中国医学科学院学报，2017, 39 (05): 675-681.

[330] 杨雷，郑荣寿，王宁，等 . 2010 年中国甲状腺癌发病与死亡情况 [J]. 中华预防医学杂志，2014, 48 (8): 663-668.

[331] 杨柳，李文，殷显辉，等 . 颈外静脉移植重建颈总 - 颈内动脉连续性一例 [J]. 中华耳鼻咽喉头颈外科杂志 , 2018, 53 (8): 625-627.

[332] 张磊，杨进宝，樊宇芳，等 . cN_0 甲状腺乳头状癌淋巴结转移的危险因素分析 [J]. 中国癌症杂志 , 2016, 26 (1): 73-79.

[333] 张立阳，刘春浩，曹越，等 . 125 例复发 / 持续性分化型甲状腺癌再次手术及其预后影响因素分析 [J]. 中国癌症杂志 , 2019, 29 (6): 412-417.

[334] 张亚冰，张彬，鄢丹桂，等 . 甲状腺癌中央区域再次手术并发症的临床分析 [J]. 中华耳鼻咽喉头颈外科杂志 , 2017, 52 (4): 263-266.

[335] 张亚冰，张彬，万汉锋，等 . 临床 N_0 单侧结节甲状腺乳头状癌Ⅵ区各亚区淋巴结转移相关因素分析 [J]. 中华耳鼻咽喉头颈外科杂志 , 2014, 49 (10): 807-811.

[336] 郑宏良，周水淼，陈世彩，等 . 甲状腺手术单侧喉返神经损伤的神经修复治疗 [J]. 中华医学杂志 , 2002, 82 (015): 1042-1045.

[337] 甲状腺癌血清标志物临床应用专家共识 (2017 版)[J]. 中国肿瘤临床 , 2018, 45 (1): 7-13.

[338] 中国抗癌协会头颈肿瘤专业委员会 . 分化型甲状腺癌诊治指南 [J]. 中国实用外科杂志 , 2011, 31 (10): 908-913.

[339] 林岩松，张彬，梁智勇，等 . 复发转移性分化型甲状腺癌诊治共识 [J]. 中国癌症杂志 , 2015, 25 (7): 481-496.

[340] 陈立波，丁勇，关海霞，等 . 中国临床肿瘤学会 (CSCO) 持续 / 复发及转移性分化型甲状腺癌诊疗指南 2019 [J]. 肿瘤预防与治疗 , 2019, 32 (12): 1051-1080.

[341] 王平，项承 . 经胸前入路腔镜甲状腺手术专家共识 (2017 版)[J]. 中国实用外科杂志 , 2017, 37 (12): 1369-1373.

[342] 徐震纲，刘绍严 . 分化型甲状腺癌颈侧区淋巴结清扫专家共识 (2017 版)[J]. 中国实用外科杂志 , 2017, 37 (9): 985-991.

[343] 樊友本，田文，房居高，等 . 局部晚期甲状腺癌手术治疗中国专家共识 (2020 版)[J]. 中国实用外科杂志 , 2020, 40 (4): 369-376.

[344] 中国医师协会外科医师分会甲状腺外科医师委员会 . 甲状腺及甲状旁腺手术中神经电生理监测临床指南 (中国版)[J]. 中国实用外科杂志 , 2013, 33 (6): 470-474.

[345] 中国医师协会外科医师分会甲状腺外科医师委员会 . 甲状腺围手术期甲状旁腺功能保护指南 (2018 版)[J]. 中国实用外科杂志 , 2018, 38 (10): 1108-1113.

[346] 中华耳鼻咽喉头颈外科杂志编委会，中华医学会耳鼻咽喉科学分会 . 头颈部恶性肿瘤颈淋巴转移的治疗方案和手术命名 (2004 年，大连)[J]. 中华耳鼻咽喉头颈外科杂志 , 2005, 40 (2): 84-86.

[347] 甲状腺癌诊疗规范 (2018 年版)[J]. 中华普通外科学文献 (电子版), 2019, 13 (1): 1-15.

[348] 中华医学会核医学分会 . (131) I 治疗分化型甲状腺癌指南 (2014 版)[J]. 中华核医学与分子影像杂

志 , 2014, 34 (4): 264-278.

［349］甲状腺结节和分化型甲状腺癌诊治指南 [J]. 中华核医学与分子影像杂志 , 2013,(02): 96-115.

［350］中华医学会内分泌学会 , 中华医学会外科学分会 , 中国抗癌协会头颈肿瘤专业委员会 , 等 . 甲状腺结节和分化型甲状腺癌诊治指南 [Z]. 2012: 1249-1272.

第七章　甲状腺癌的核医学管理

由于甲状腺癌部分保留甲状腺滤泡细胞的摄碘能力、依赖于促甲状腺激素(thyroid stimulating hormone, TSH)生长模式及分泌甲状腺球蛋白(thyroglobulin, Tg)等分化特征,放射性碘可特异性浓聚于摄碘病灶,有效反映肿瘤的侵袭范围与摄碘情况,经过近 80 年的临床验证,其有效降低了甲状腺癌的复发及死亡风险,充分发挥核医学诊、疗一体化的双重优势。本章内容以甲状腺碘代谢的生理机制为基础,围绕放射性碘治疗甲状腺癌的指征与疗效评估、治疗抵抗的界定与决策、儿童患者的处理、辐射安全与病房管理等多方面内容,综合阐释核医学在甲状腺癌诊治中的临床应用。

第一节　甲状腺的碘代谢机制

碘是一种自然存在的非金属元素,位于元素周期表ⅦA 族中。在自然界中,以碘化物的形式——例如碘酸盐或更复杂的有机碘化合物,存在于多种氧化状态下(−1,0,+1,+3,+5,+7)。其稳定的天然同位素为 ^{127}I,易溶于水和有机溶剂。

碘在自然界中的含量取决于所在地域及其周围的环境特点,如邻近海洋和土壤类型等。一般情况下,碘在地壳中的平均浓度约为 0.5mg/kg,在海洋中的浓度为 45~60μg/L,在大气中的浓度为 10~20ng/m³。碘的主要自然来源是海洋,在鱼类、贝类和海藻中可以通过生物积累富集。据美国地质调查局 2007 年资料显示,全球碘当年产量估计为 25 700t。其主要用途是生产 X 线造影剂,制造不同的化学品如碘伏、杀虫剂和除草剂、制药、尼龙、动物饲料补充剂,以及用于人体营养补充剂。碘还可用作绷带、药品和净水系统中的消毒剂。

人体无法自身合成碘,体内碘 80% 以上来自食物,10%~20% 来自饮水,0~5% 来自空气。膳食和水中的碘主要为无机碘化物,经口进入人体后,在胃及小肠上段被迅速、完全吸收(一般在进入胃肠道后 1 小时内大部分被吸收,3 小时内几乎完全被吸收)。食物中的有机碘一部分可直接吸收,另一部分则需在消化道转化为无机碘后才可吸收。与氨基酸结合的碘可直接被吸收,而同脂肪酸结合的有机碘可不经肝脏,经由乳糜管进入血液循环后被再利用。肺、皮肤及黏膜也可吸收极微量的碘。膳食中钙、镁以及一些药物如磺胺等,对碘的吸收有一定阻碍作用。蛋白质、能量不足时也会妨碍胃肠道内碘的吸收。被吸收的碘很快转运至血液,遍布于全身各组织中。正常情况下,人体内约90%的碘通过肾脏由尿液排出;10%左右的碘通过唾液腺、胃腺分泌及胆汁等经由粪便排出;剩余的少量碘通过皮肤汗液、毛发及肺呼吸排出体外。

甲状腺是摄取碘能力最强的器官,24小时内可摄取进入人体碘的15%~45%。每天摄入的碘约25%通过回收内源碘化物获得,其余是从饮食中获取的。世卫组织建议出生后5年每日碘摄入量为90μg,儿童(6~12岁)为120μg,青少年和成人为150μg,孕妇和哺乳期妇女为250μg。据估计,甲状腺每天使用60~80μg碘化物来用于合成人体必需的甲状腺激素。

碘与甲状腺疾病关系密切,碘缺乏和碘超量均可导致甲状腺疾病。胎儿期碘缺乏会导致胎儿发育不良、流产、早产、死胎畸形等;出生后碘缺乏严重者可出现体格发育迟缓、智力低下(克汀病)等表现;成年人长期碘缺乏会引起单纯性甲状腺肿、甲状腺结节等。同样,碘超量也可引起甲状腺炎、格雷夫斯病等甲状腺疾病。近年来,公众最为关注的甲状腺癌的危险因素除了包括遗传特征、肥胖和代谢综合征、环境污染、放射性暴露等因素外,碘摄入量也是其考量因素之一。目前虽然单纯碘过量引起甲状腺癌的观点尚缺乏令人信服的证据,如在碘缺乏地区,富含碘的鱼和贝类甚至能降低甲状腺癌的发生风险,但倾向于认为碘过量或碘缺乏可能都是甲状腺癌发生的危险因素之一。

碘在甲状腺细胞中的作用是作为甲状腺激素合成的原料。为了发挥作用,必须将碘转运进入甲状腺细胞进行酪氨酸的碘化(碘的有机化),最终生成人体必需的甲状腺激素。鉴于碘在甲状腺疾病发生中的重要作用,有必要系统了解其在甲状腺细胞中的摄取、碘化、储存、排泌及调节的生理过程,这有助于阐明碘与甲状腺疾病发生的可能关系、临床诊疗机理以及潜在的介入靶点。

一、碘的转运

碘化物向甲状腺的主动转运是甲状腺激素生物合成中的关键和限速步骤,该过程由钠/碘同向转运体(sodium/iodide symporter,NIS)介导。NIS位于甲状腺滤泡细胞基底外侧膜,是一种特定的钠依赖性碘化物转运蛋白。在位于基底外侧膜的Na^+/K^+-ATP酶所维持跨膜钠离子浓度梯度的驱动下,NIS将两个钠离子与一个碘离子一起同向转运至甲状腺滤泡细胞内。进入甲状腺滤泡细胞内的碘则通过顶膜的氯/碘转运蛋白(Pendrin)转运到滤泡腔中,参与碘的有机化过程(图7-1-1)。通过这样的转运机制,NIS将碘化物在甲状腺滤泡细胞中的浓度相对于血液中提高了30~60倍。甲状腺细胞摄取浓聚放射性碘的能力也是诊断和治疗甲状腺疾病的基石。下面将重点介绍这个过程中关键的转运蛋白以及转运过程的影响因素。

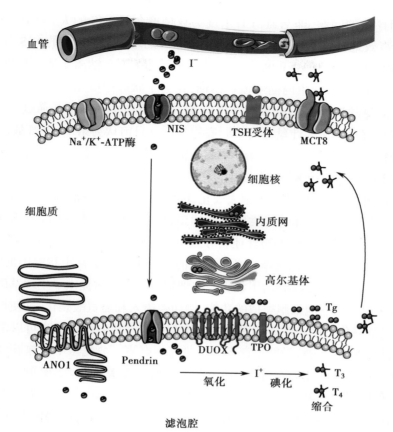

图 7-1-1　碘在甲状腺滤泡细胞的转运途径

NIS. 钠碘同向转运体；Pendrin. PDS 蛋白；ANO1. Anoctamin 蛋白 1；TPO. 甲状腺过氧化物酶；Tg. 甲状腺球蛋白；DUOX. 氧化酶系统；T_4. 甲状腺素；T_3. 三碘甲状腺原氨酸；MCT8. 单羧酸转运蛋白 8。

（一）参与碘摄入主要蛋白：钠碘同向转运体（NIS）

人 - 钠碘同向转运体（h-sodium-iodide symporter, h-NIS）基因定位在人类第 19 号染色体的短臂上（19p12-13.2），含 15 个外显子和 14 个内含子，具有一个 1 929 个核苷酸序列的开放读码框，其编码蛋白 NIS 是含有 643 个氨基酸的糖蛋白。NIS 属于转运体家族（SLC5A5），该蛋白质家族的所有成员由电化学钠梯度提供阴离子跨质膜转运的驱动力。NIS 的二级结构模型有 13 个跨膜片段，胞外为氨基末端，胞内为羧基末端的疏水蛋白。NIS 蛋白主要表达在甲状腺滤泡细胞基底质膜及侧质膜上，在唾液腺、泪腺、妊娠期和哺乳期的乳腺组织等器官中也有少量表达。

生理情况下，甲状腺滤泡上皮细胞内 I^- 的浓度约为血中 I^- 浓度的 30 倍左右，因此，滤泡上皮细胞摄取碘的过程是逆电 - 化学梯度进行的主动转运过程，称为碘捕获。碘捕获属于继发性主动转运，依赖钠泵所提供的势能，NIS 能以 1 I^-：2 Na^+ 的比例和同向转运的方式将 I^- 转运至细胞内。热力学统计显示 NIS 对 I^- 的固有亲和力很低（K_d = 224μmol/L），但当转运蛋白结合有两个 Na^+ 时，其固有亲和力增加了 10 倍（K_d = 22.4μmol/L）。这一发现揭示了一个长期存在的问题，即当血清 I^- 浓度为亚微摩尔且 NIS 的 K_M 为 10~30μmol/L 时，NIS 如何如此高效地转运 I^-？由于上述固有亲和力的增加，约 79% 的 NIS 分子结合有两个 Na^+，从而在生理 Na^+ 浓度下即可高效地结合和转运 I^-。在钠离子浓度梯度作用下，NIS 也可以输送其他阴离子，产生内向电流。然而，作为甲状腺中应用最广泛的碘有机化过程的阻断剂——高氯酸根（ClO_4^-）并没有产生电流，它是以电中性的形式通过 NIS 转运的，表明 NIS 可以使具有不同化学计量比的不同底物易位。目前认为第 93 位氨基酸可能是控制运输化学计量和阴离子底物特异性 Na^+ 阴离子的关键耦合键。除了钠离子通道外，存在于基底外侧质膜上的电压门控 K^+ 通道 KCNQ1 和 KCNE2 亦可能通过以下两个机制影响碘转运：其一在于 K^+ 外流减少，甲状腺细胞去极化，膜电位降低，NIS 摄入碘驱动力减弱，导致碘摄取减少；其二在于 I^- 通过非特异性阴离子通道迅速排出。因此 KCNQ1 和 KCNE2 对碘的摄取也很重要。*KCNE2* 基因的破坏还会导致甲状腺肿和甲状腺功能减退症。

甲状腺滤泡细胞利用碘化物作为必不可少的成分来合成正常甲状腺中的甲状腺激素，而定位于基底膜的 NIS 为碘化物向甲状腺滤泡细胞的主动转运提供了生理基础。分化性甲状腺癌细胞可以保留与滤泡细胞类似的功能，例如碘摄入和酪氨酸碘化，这使得放射性碘治疗成为中、高风险分化型甲状腺癌的术后主要治疗手段。放射性碘治疗可以消除残留或潜在的亚临床病灶，提高疾病特异性生存率和无进展生存率。分化型甲状腺癌细胞中 NIS 的表达水平和功能状态对于此类放射性碘治疗患者的疗效至关重要。NIS 的表达下调和甲状腺癌的失分化程度成正相关，失分化的甲状腺癌对于放射性碘治疗的疗效有限，预后差。在这个过程中，有多种信号通路都与 NIS 表达下调相关，其中最常见的遗传事件就是丝氨酸-苏氨酸激酶 *BRAF^V600E* 突变。*BRAF^V600E* 诱导 NIS 启动子关键调控区发生组蛋白去乙酰化是导致 NIS 表达下调的重要机制，而采用去乙酰酶抑制剂可以诱导 NIS 恢复表达，有望成为低/失分化甲状腺癌患者治疗的新契机。

（二）参与碘流出主要蛋白：Pendrin（PDS 蛋白）、ANOCTAMIN（ANO1）蛋白

碘化物流出到滤泡腔是甲状腺激素生物合成的关键步骤，Pendrin 可能参与介导了这一生理过程。Pendrin 是 *SLC26A4* 基因的产物。该基因由 21 个编码外显子组成，编码具有 11 个或 12 个跨膜结构域的 780 个氨基酸蛋白。这种由 780 个残基构成的糖蛋白是多功能的阴离子交换剂，它的作用是进行化学计量比为 1:1 的电中性碘化物/氯化物、碘化物/碳酸氢盐和氯化物/碳酸氢盐的离子交换。碘化物（I^-）是 Pendrin 转运的首选阴离子，通过 Pendrin 在甲状腺滤泡细胞的顶端膜表达，可将碘化物从胞内排输至滤泡腔中，甚至当细胞内碘浓度过低时，仍可保证碘转运至滤泡腔内。一些研究表明促甲状腺激素（thyroid-stimulating hormone，TSH）虽然可以增加 NIS 表达，但对于 Pendrin 的表达没有作用；而甲状腺球蛋白（Tg）则可增加 Pendrin 的表达。这阐明了当甲状腺滤泡中 Tg 储存过少时，细胞内碘增加的机制：一是由于 Tg 降低会上调 NIS 表达，从而增加了血液中碘向胞内转运；二是由于 Pendrin 表达减少引起胞内碘外流至滤泡腔减少。

Anoctamin1（ANO1/TMEM16A）是一种表达在甲状腺细胞的顶端膜上的 Ca^{2+} 激活的通道。目前的研究表明 ANO1 可能是钙离子激活所导致碘流出现象的关键蛋白，抑制其表

达可有效阻断细胞内碘流出。ANO1 更是可能参与了未分化甲状腺癌肿瘤增殖和转移的过程,表达 ANO1 的细胞表现出长纺锤形的转移特性;而减少 ANO1 的表达或降低 ANO1 的活性,可同时减弱甲状腺癌细胞的迁移和侵袭性。

二、碘的有机化

酪氨酸的碘化(Iodination)是甲状腺球蛋白分子上酪氨酸残基苯环上的氢在甲状腺过氧化物酶(thyroid peroxidase,TPO)催化下被活化碘取代的过程。如果只取代苯环 3 位上的 H^+,则生成一碘酪氨酸(monoiodotyrosine,MIT);若取代苯环 3,5 位上的 H^+,则生成二碘酪氨酸(diiodotyrosine,DIT)。

甲状腺细胞的顶端膜处存在丰富的 H_2O_2。碘化发生的前提需要在 TPO 催化下,H_2O_2 对被排出到此处的碘化物进行氧化。在顶端膜表面产生 H_2O_2 的系统涉及双功能氧化酶 2(dual oxidase 2,DUOX2)和双功能氧化酶 1(dual oxidase 1,DUOX1)的活性,两者均属于 NADPH 氧化酶家族。

甲状腺球蛋白是碘化作用的最主要的底物,在滤泡腔中,其浓度为 100~400mg/ml。滤泡腔中的反应性碘化物优先与最接近顶端膜的酪氨酸残基反应,这个区域富含新分泌的甲状腺球蛋白。在这个过程中,TPO、Tg 和 H_2O_2 生成系统是完成碘化作用最重要的三个部分。

(一)甲状腺过氧化物酶

甲状腺过氧化物酶(TPO)是由甲状腺滤泡细胞合成的一种膜结合糖蛋白,它是由 933 个氨基酸残基组成的分子量为 103kD 的 10% 糖化的血色素样蛋白质,在滤泡腔面的微绒毛处分布最为丰富。首先过氧化氢(H_2O_2)催化碘化物的氧化,在随后的偶联反应中,TPO 催化两个碘化酪氨酰残基的偶联,从而产生甲状腺激素(thyroid hormones,TH)。TSH 可以提高 TPO 的活性并增加其在滤泡细胞顶端膜中的分布。TPO 缺陷是甲状腺激素合成异常的常见原因,如果 TPO 生成障碍,则会影响碘的活化,导致 TH 的合成障碍,进而引起甲状腺肿或甲状腺功能减退。而铁作为 TPO 的活性基团中心的主要成分,若缺乏亦对甲状腺代谢有多种不良影响。铁缺乏可以降低循环血甲状腺激素的浓度,铁缺乏症的女性中 TPO 抗体阳性的患病率也较高。推测其机制可能与 TPO 的损伤相关。TPO 抗体不仅是自身免疫指标,其效价与甲状腺乳头状癌(PTC)的风险和严重程度之间存在正相关。

(二)甲状腺球蛋白

甲状腺球蛋白(Tg)是碘合成甲状腺激素的基础。Tg 在碘代谢中发挥两个主要功能:一是作为甲状腺激素生物合成的模板,二是存储甲状腺内的碘。人 *Tg* 基因(位于染色体 8q24.22 上的 ~270kb 单拷贝基因)在甲状腺滤泡细胞中高表达。在人类甲状腺组织中,甲状腺球蛋白 mRNA 异质性非常显著,具有 12 种预测的转录物变体(NCBI 参考序列:XM_017013797.1、XM_005251042.4、XM_017013796.1、XM_017013800.1、XM_017013799.1、XM_005251040.4、XM_017013798.1、XM_017013795.1、XM_005251038.4、,XM_017013793.1、XM_017013794.1 及 XM_006716622.3)。在通过细胞内分泌途径的运输过程中,甲状腺球蛋白作为非共价二聚体经历大量的翻译后加工,然后递送至滤泡腔进行碘化和激素生成。人甲状腺球蛋白的碘含量随摄入碘化物的不同而有很大差异,为 0.05%~ 1.1%(w:w),即每摩尔甲状腺球蛋白有 2.5~55 个碘原子。尽管甲状腺球蛋白具有约 70 个酪氨酸残基,但经典研究表明,在生理条件下人甲状腺中仅碘化了 16 个位点,而源自大鼠甲状腺的甲状腺球蛋白中则仅碘化了 13 个位点。在人类甲状腺球蛋白中,已鉴定出 Tyr5(位点 A)、Tyr2554(位点 B)和 Tyr2747(位点 C)为激素受体三个主要位点,Tyr1291(位点 D)为激素受体次要位点,还有一些研究将 Tyr685 描述为第 5 位点。甲状腺球蛋白之所以有这些特定的碘化位点,目前认为主要是和甲状腺球蛋白三级和 / 或四级结构表面酪氨酸残基的暴露有关,并且可能还会受到侧翼氨基酸序列的影响。

(三) H_2O_2 生成系统

H_2O_2 是通过 DUOX1 和 DUOX2 两种 NADPH 氧化酶系统产生的。DUOX 蛋白与 TPO 共定位于滤泡细胞顶膜上。与 DUOX1 相比,DUOX2 在 H_2O_2 的生产中效率更高,表达量也更高;在 DUOX2 缺失时可以由 DUOX1 通过 DUOX 氧化酶系统进行部分补偿。DUOX1 和 DUOX2 需要特定的成熟因子 DUOXA1 和 DUOXA2,以便将蛋白质由内质网转入高尔基体并易位至质膜处。此外 DUOX 成熟因子还可以调节这些酶的活性。

三、缩合·甲状腺激素的合成

(一) 缩合

缩合(condensation 或偶联 coupling)是在 TPO 催化下,同一 Tg 分子内的一碘酪氨酸(MIT)和二碘酪氨酸(DIT)分别双双偶联成 T_4 和 / 或 T_3 的过程。两个 DIT 缩合生成 T_4,而 MIT 与 DIT 缩合生成 T_3 以及极少量的无活性作用的 rT_3。正常成年人甲状腺内有机碘化物的比例:MIT 约 23%,DIT 约 33%,T_3 约 7%,T_4 约 35%,其余约 1% 为 rT_3 等成分。该比例可受碘含量的影响,当甲状腺碘含量增多时 DIT 增多,T_4 含量也相应增加;碘含量减少时 MIT 增多,T_3 含量增加。

DIT(残基) + DIT(残基)→T_4(残基)　(正常情况下的主要反应)
MIT(残基) + DIT(残基)→T_3(残基)　(缺碘情况下的主要反应)
DIT(残基) +MIT(残基)→rT_3(残基)　(无生理活性)

图 7-1-2　碘的缩合
MIT. 一碘酪氨酸;DIT. 二碘酪氨酸;T_4. 甲状腺素;T_3. 三碘甲状腺原氨酸;rT3. 反 T_3。

甲状腺激素偶联反应是甲状腺激素合成生物化学中了解较少的一个方面。有证据表明,偶联可能通过自由基中间体或离子氧化进行。不论机制如何,激素偶联总是涉及两个碘酪氨酸残基,其中一个(称为供体残基)失去其碘酚环成为脱氢丙氨酸。DIT 或 MIT 都可能是供体残基,但要生成具有生物活性的甲状腺激素,受体残基必须是 DIT。偶联后,受体残基最终带有一个双环氨基酸侧链,其外环衍生自 DIT 供体(终产物为 T_4)或 MIT 供体(终产物为 T_3),并且该双环产物仍嵌入甲状腺球蛋白多肽链内。

（二）激素合成原料的循环

含 Tg 的囊泡与溶酶体融合，导致 Tg 的降解及碘酪氨酸（DIT,MIT）和甲状腺激素（T_3,T_4）的释放，然后 T_4 和 T_3（及微量的 MIT 和 DIT）即可分泌到甲状腺滤泡细胞基底外侧膜的血流中。在多种细胞类型中均有表达的单羧酸盐转运蛋白 8（monocarboxylate transporter 8，MCT8）、组织蛋白酶和血浆谷氨酸羧肽酶可促进这一过程。在溶酶体的蛋白酶水解所产生的 MIT 和 DIT 从甲状腺中逸出之前，甲状腺球蛋白基本上都会被碘酪氨酸脱卤酶 1（也称 IYD1）脱碘，此过程可实现甲状腺内碘化物的再循环。这对于低碘化物饮食条件下维持甲状腺激素合成至关重要。此外，一些完整的甲状腺球蛋白可能直接通过从破碎的滤泡分泌或通过转胞吞作用从滤泡腔经过基底膜进入血流。此外，一些胞内囊泡中的甲状腺球蛋白可以再循环回到甲状腺滤泡腔。

四、碘代谢的影响因素

（一）TSH 对碘代谢的调节

下丘脑 - 垂体 - 甲状腺（HPT）轴是调节甲状腺细胞正常运作的经典途径。促甲状腺激素（TSH）通过基底外侧质膜的 TSH 受体触发信号实现这一过程。TSH 是甲状腺细胞增殖、分化和功能（包括碘摄取）的主要调节剂。TSH 的作用主要是通过 GTP 结合蛋白 Gs_α 激活环磷酸腺苷（cyclic adenosine monophosphate，cAMP）级联来介导的。TSH 主要经由 cAMP 途径介导转录水平 NIS 表达上调，进而蛋白表达增加，促进碘化物的聚集（图 7-1-3）。垂体切除术后 TSH 循环水平低的大鼠 NIS 蛋白表达降低，而单次注射 TSH 可导致 NIS 表达迅速升高。维持碘缺乏饮食或用丙硫氧嘧啶（碘有机化的阻断剂）治疗的大鼠，其 TSH 浓度较高，NIS 蛋白表达增加。在人类甲状腺原代培养物和大鼠甲状腺 FRTL-5 细胞系中也有一致发现。在 FRTL-5 细胞中，撤除 TSH 会导致细胞内 cAMP 浓度和碘化物摄取活性的降低。重新添加 TSH 可增加 NIS mRNA 和蛋白质表达，碘化物的摄取活性随后得以恢复。这种变化的机制在于 TSH 与受体结合后，通过 Gs_α 蛋白激活 cAMP，进而增加了 cAMP 的表达。cAMP 通过激活 NIS 上游增强子（NUE）诱导 NIS 转录。NUE 由成对 *box* 基因 -8（*PAX8*，甲状腺特异性转录因子）结合位点和 cAMP 反应元件样位点组成，这两个位点对 NUE 的活化都很重要。cAMP 对 NUE 的刺激作用可通过蛋白激酶 A（PKA）非依赖性和依赖性两种途径。非依赖性途径通过氧化还原效应因子 -1（redox

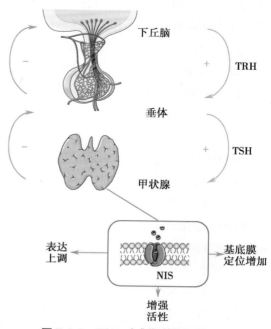

图 7-1-3　TSH 对碘代谢的调节作用

effector factor-1，Ref-1)，刺激 PAX8 与 NUE 结合，导致 NUE 的激活，该途径在甲状腺分化中起关键作用；而 PKA 依赖性途径，通过激活的 PKA 磷酸化 cAMP 反应元件调节子，增强 NUE 活性。

膜转运蛋白的调节是一个高度复杂的过程，发生在各个水平上。TSH 不仅调节 NIS 的转录和生物合成，而且通过转录后机制调节 NIS 的活性。撤除 TSH 后 NIS 蛋白的半衰期从 5 天明显缩短至 3 天。另一方面，TSH 可以明显增加滤泡细胞对碘的保持率。而在甲状腺功能减退状态下，肾脏碘清除率降低，放射性碘的有效半衰期得以明显提高。这都是临床需要在 TSH 升高的状态下对分化型甲状腺癌进行放射性碘治疗的重要理论基础。TSH 不仅可以调节 NIS 的表达情况，还可以调节 NIS 的膜定位情况：存在 TSH 的情况下，NIS 活跃并插入到甲状腺细胞的基底外侧膜中；反之，不存在 TSH 的情况下，NIS 从质膜重新分布到细胞内，不作为膜蛋白参与碘的转运。NIS 的这种异常膜靶向作用可能会阻止碘化物的转运，并导致放射性碘在甲状腺癌细胞中的摄取和积累减少，从而可能导致放射性碘治疗失败。迄今为止，调节 NIS 亚细胞分布的机制仅被部分阐明。已知的 NIS 中五个在体内被磷酸化的氨基酸残基并不影响 NIS 靶向质膜，而 NIS 包含一些已知在其他膜蛋白的具有靶向、保留和内吞作用的分类序列。例如，位于 NIS 羧基末端的 PDZ 基序（T/S-X-V/L）是参与蛋白质-蛋白质相互作用的序列之一，PDZ 基序可被 PDZ 结合蛋白识别，该蛋白与其他转运蛋白的内化有关。NIS 还具有双亮氨酸基序：$L^{557}L^{558}$，可与网格蛋白包被的系统相互作用。这种相互作用导致整合的膜蛋白嵌入包被的囊泡中，被携带到细胞内不同目的地。

TSH 不仅可以调节甲状腺细胞对碘的摄取，更是可以对甲状腺细胞产生"长期效应"，包括甲状腺特异性基因如 Tg、NIS 和 TPO 的表达、触发由 TSH 刺激其受体生成甲状腺激素的信号通路。相比之下，TSH 通过 Gq/11 信号传导的"短期效应"涉及逆行蛋白酶运输，并通过加工和降解分泌到甲状腺滤泡腔中以供 Tg 利用，促进甲状腺激素释放。与 TSH 触发调节观念一致，TSH 受体同型二聚体被认为是触发 Gq/11 信号的原因。因此，甲状腺细胞的基底膜中的 TSH 受体均为二聚体状态可能促进甲状腺激素从滤泡腔的释放。

（二）I^- 对碘代谢的调节

甲状腺的自调节作用是指甲状腺内与 TSH 无关的碘代谢调节。1949 年，Wolff 和 Chaikoff 报道了碘调节甲状腺功能的一种现象：当血浆碘浓度水平达到临界阈值时，大鼠甲状腺中碘的有机化过程被阻断。这种抑制作用便是 Wolff-Chaikoff 效应。后续研究发现过量碘化物的这种抑制作用是短暂的，持续时间为 26~50 小时。如果碘化物过量时间延长，甲状腺细胞可以"逃脱"这种抑制效应，恢复至接近正常的激素合成。1963 年有学者推测对 Wolff-Chaikoff 急性效应的适应或逃避主要由于碘从血浆向甲状腺的主动转运减少引起。而这一推测在 1999 年的研究中得到了证实：血浆碘浓度急速升高后，NIS mRNA 在 6 小时后可以观察到明显下降，24 小时 NIS 蛋白已经可以观察到明显降低。2001 年的另一研究却并没有观察到 NIS mRNA 的降低，仅仅观察到了 NIS 蛋白的下降，表明至少转录后层面部分参与到效应过程中。而这种 NIS 的快速功能性抑制不仅会出现在甲状腺细胞中，也会出现在肠道等表达 NIS 的甲状腺外组织中，从机体层面进一步减少碘的摄取，加速碘的排泄。

这些调节机制也可能导致"甲状腺顿抑"现象的出现,即先进行诊断剂量 ^{131}I 显像后,治疗量 ^{131}I 的摄取减低。在 Wolff-Chaikoff 效应期间,甲状腺活性氧的产生与 NIS 的恢复同步,而充足的硒稳态可能有助于硒蛋白的表达和维持活性以及 NIS 的表达和恢复。除了 NIS 之外,在碘化物过量后 24 小时,可以观察到 PENDRIN 表达增多,质膜插入增加,半衰期延长这样的机制来调节碘过量时甲状腺细胞顶端膜的流出。除了直接对 NIS 的调节作用,有研究表明中等偏高碘浓度(比生理条件高 2~10 倍)可通过抑制 Duox2 功能直接调节甲状腺活性,并通过降低 NIS 和 TPO 的 mRNA 表达间接调节甲状腺活性,但这一过程所涉及的机制尚需更多研究阐明。

不仅对单个滤泡细胞的碘摄取有调节作用,碘过量还会抑制体内甲状腺滤泡细胞的生长和体外甲状腺细胞的增殖,导致甲状腺球蛋白水解。碘浓度的变化甚至还会影响甲状腺的血管生成。碘化物水平不足会导致包括血管内皮生长因子(vascular endothelial growth factor,VEGF)在内的几种通路活性增加,促进血管生成。反之过量的碘化物水平则可能对血管生成具有抑制作用。此外,甲状腺中不同水平的碘化物甚至可通过调节缺氧诱导因子 1(hypoxia-inducible factor 1,HIF-1)和 VEGF 依赖性途径来影响甲状腺癌细胞的增殖和血管生成。从这个角度而言,甲状腺癌患者不宜长期将碘摄入维持在过低的水平。

(三) 细胞因子对碘代谢的调节

甲状腺滤泡细胞本身会产生影响甲状腺功能和生长并引起腺体免疫学改变的细胞因子。细胞因子对甲状腺碘代谢的影响主要通过调节参与碘代谢的关键蛋白来实现。细胞因子对甲状腺的作用机制的研究一般是在无 TSH 培养基中的 FRTL-5 细胞中进行的,TSH 和细胞因子被同时加入。研究的细胞因子包括肿瘤坏死因子 α(tumor necrosis factor-α,TNF-α)、肿瘤坏死因子 β(tumor necrosis factor-β,TNF-β)、干扰素 -γ(interferon-γ,IFN-γ)、白细胞介素 -1α(interleukin-1α,IL-1α)、白细胞介素 -1β(interleukin-1β,IL-1β)、白细胞介素 -6(interleukin-6,IL-6)和转化生长因子(transforming growth factor-β1,TGF-β1),它们通过降低 NIS 表达和减少 I⁻ 摄取,从而对甲状腺功能产生抑制作用。

TNF-α 无论是在 FRTL-5 细胞中或是临床桥本甲状腺炎(Hashimoto thyroiditis,HT)患者的甲状腺细胞(通过细针穿刺获取)中,均观察到了对 NIS mRNA 表达和 I⁻ 摄取的抑制作用。而这样的抑制作用考虑是通过激活鞘磷脂酶(一种将鞘磷脂转化为神经酰胺的酶)导致的。除了影响直接调节 NIS 的表达,TNF 还可以通过降低 Na⁺/K⁺-ATP 酶的活性和 mRNA 水平减弱对碘摄入的驱动力;在培养的人甲状腺细胞中加入 TNF-α 和 TNF-β,发现其引起的 cAMP 水平和 Tg 表达降低甚至呈现剂量依赖性的特征,而当将 IL-1β 加入体系中,更是会增强这种降低作用。

无独有偶,在 TGF-β 中也观察到了与 TNF 类似的对 I⁻ 摄取和 NIS mRNA 的抑制作用,同样可用时间和剂量依赖性方式降低 Na⁺/K⁺-ATP 酶的活性和 mRNA 水平,减弱碘摄入的核心驱动力。除此而外,TGF-β 在细胞的不同阶段有不同的作用方式:大鼠甲状腺幼稚细胞会在 TGF-β 诱导下进一步成熟分化;随着细胞的衰老,TGF-β 表达和分泌增加,从而 NIS mRNA 水平和 I⁻ 转运随之降低。TGF-β 主要通过 SMAD 信号通路完成对碘代谢的调节,

TGF-β 激活下游 Smad 转录复合物,随后抑制 PAX8 与 NUE 的结合,从而显著降低甲状腺细胞中 NIS mRNA 的表达。

IFN-γ 对碘摄入的抑制同样是通过下调转录水平 NIS 完成的,这种调节作用还与其浓度密切相关。低浓度的 IFN-γ 在 IL-1β 的共同作用下,刺激生成更多的 cAMP,而 Tg 的表达并不会受到影响。但高浓度的 IFN-γ 可降低 Tg 水平,IL-1β 可强化这种调节作用。甲状腺表达 IFN-γ 的转基因小鼠研究中发现 IFN-γ 在基因水平表现出抑制甲状腺滤泡细胞 NIS 基因转录及 NIS 蛋白表达,降低 I⁻ 摄取活性的作用,而宏观层面则导致典型滤泡结构丧失、甲状腺功能严重受损、显著的生长迟缓和生育力降低。

白介素对 NIS 的调节作用与 TNF、TGF-β 和 IFN-γ 相似。IL-6、IL-1α 和 IL-1β 在导致 NIS mRNA 和 I⁻ 摄入减少的影响程度不同。与其他多种细胞因子一样,IL-1 对 cAMP 产生和 Tg 水平具有抑制作用。IL-4 则可能下调 NIS 表达来影响甲状腺的形态和功能,而通过上述其他细胞因子的作用阐述,也提示:白介素的存在还可以协同其他多种细胞因子增强对碘代谢的调节作用。

血管内皮生长因子(VEGF)在正常人甲状腺细胞中低表达,然而在病理情况下,TSH 浓度升高可有效刺激 VEGF 分泌。在甲状腺滤泡上皮细胞中存在 VEGF 及其受体之一 FLT-1,其结合有助于调节甲状腺滤泡上皮细胞的发育和功能。VEGF 在甲状腺炎和甲状腺癌中表达很强,它是肿瘤血管生成中的关键细胞因子,较高的 VEGF 浓度与 PTC 的复发风险增加和无病生存期降低有关。其中,VEGF-A 是 VEGF 家族的一员,被认为是诱导血管生成的最有效、最特异性的血管生成因子,与新生血管形成密切相关。对桥本甲状腺炎合并乳头状甲状腺癌患者的研究表明,其 VEGF-A 表达明显高于单纯 PTC 患者,这两组患者中 VEGF-A 的表达均明显高于正常甲状腺组织,而这一趋势和 NIS mRNA 在三组患者中的表达趋势相反。PTC 合并 HT 组术前 TPOAb 和 TgAb 水平高于正常组和 PTC 组。提示 VEGF-A 也可能通过调控碘代谢参与的关键蛋白基因,进而参与甲状腺癌的发生以及影响细胞对碘的摄取。

(四) Tg 对碘代谢的调节

如前所述,TSH 是碘代谢一个重要的调节因素,但有趣的是,甲状腺球蛋白是内在的负反馈调节剂。生理浓度的 Tg 会显著抑制甲状腺特异性基因的表达,通过拮抗 TSH 对甲状腺特异性基因表达的刺激来限制 TSH 的作用,调节 TSHR 介导的 cAMP-PKA 和 PAX8 的表达,还可能对甲状腺细胞增殖产生影响。Tg 可通过对甲状腺滤泡细胞中基底膜和顶端膜的碘化物转运蛋白的调节来影响碘代谢。此外,在没有 TSH 的情况下,Tg 可以诱导甲状腺细胞的生长。编码甲状腺球蛋白和甲状腺过氧化物酶的功能基因表达降低可导致术后残留的正常甲状腺细胞和甲状腺癌细胞之间 ¹³¹I 生物动力学不同,主要在于基因表达降低引起的碘代谢缺陷(例如甲状腺癌细胞的摄取或有机化失调)可导致 ¹³¹I 从甲状腺癌细胞的排出比正常甲状腺细胞更快,因此,¹³¹I 在甲状腺癌细胞中的有效半衰期短于正常甲状腺细胞,并且转移病灶中辐射吸收剂量相比甲状腺残余组织也较低。

五、放射性碘

放射性碘是人工放射性核素,正常情况下自然界中不存在,主要来源于核裂变反应。核裂变中有产额数据的碘同位素有 16 种,分别为 ^{123}I、^{125}I、$^{127-140}$I,其中半衰期很短的 $^{136-140}$I 在释放后几秒钟几乎全部衰变;而半衰期很长的 ^{129}I(约 160 年)产额和产生的能量都很低。而主要的碘核素为 $^{131-135}$I,尤以 ^{131}I 为主,占释放活度的 80% ± 20%。^{131}I 作为目前应用最为广泛的放射性核素之一,于 1938 年由加州大学伯克利分校的 Glenn Seaborg 和 John Livingood 发现。^{131}I 是由核反应堆的中子辐射所产生,原子核内有 78 个中子,比碘的稳定性核素 ^{127}I 的中子数多 4 个,其物理半衰期为 8.1 天。^{131}I 衰变成稳定态的 ^{131}Xe 一般需要两步:β 衰变以及随之发生的 γ 衰变。在这个过程中 β 衰变主要释放出最大能量为 0.61MeV(平均能量为 0.192MeV)的 β 射线,可导致细胞 DNA 断裂,成为 ^{131}I 杀伤甲状腺肿瘤细胞的利刃;而随后的 γ 衰变所释放出能峰为 364keV 的 γ 射线,则是其应用于核素显像,观测患者体内碘摄取情况的必备条件。

^{131}I 和稳定性碘的生化特性一致,因此稳定性碘的代谢机制和影响因素同样适用于放射性碘,^{131}I 可以被甲状腺细胞特异性摄取。但不同的是,^{131}I 会释放出射线,由于其选择性浓聚于甲状腺细胞中,可用于治疗的 β 射线射程短,在人体组织中平均射程仅为 0.4mm,因此,在靶向杀死甲状腺细胞的同时对周围正常组织影响较小。这也是 ^{131}I 作为甲状腺功能亢进症和分化型甲状腺癌有效治疗手段的基石。

本节介绍了甲状腺基础的碘代谢机制及其主要影响因素,并简要介绍了放射性碘的应用基础。随着碘代谢相关的甲状腺疾病基础研究资料的不断丰富,新的介入靶点有望出现并成为甲状腺相关疾病诊断和治疗的新契机。当然由于认识和技术水平所限,尚有非常多与碘代谢相关的具体机制和影响因素有待今后继续研究和探索。

(杨爱民　贾　茜)

第二节　^{131}I 治疗目标及获益

^{131}I 治疗已经成为 DTC 术后重要的综合治疗措施之一。根据患者的 TNM 分期、疾病复发风险分层以及实时的疾病状态评估结果等,^{131}I 治疗的目标可分为:清甲(remnant ablation,又称残甲消融,指采用放射性 ^{131}I 去除术后残留的甲状腺组织)、辅助治疗(adjuvant therapy,清除术后残存的隐匿性病灶)和清灶治疗(therapy of persistent disease,治疗已被影像学证实的无法手术切除的 DTC 残留 / 复发或转移灶)。其主要适用患者及潜在获益见表 7-2-1。值得一提的是,尽管我们试图将 ^{131}I 治疗的三个目标人为区别开来,但实际上三者之间并非彼此孤立,存在重叠的可能。

表 7-2-1 DTC 患者 ^{131}I 治疗的目标及获益

治疗目标	^{131}I 治疗		
	清甲	辅助治疗	清灶治疗
适用患者	ATA 低中危	ATA 中高危	ATA 高危
完善初始分期	√	√	√
便于随访监测病情	√	√	√
便于疗效反应评估	√	√	√
提高肿瘤特异性生存期	-	√	√
降低复发率及肿瘤相关死亡风险	-	√	√
改善无病生存期	-	√	√
延长无进展生存期	-	√	√

一、清甲

(一)清甲目标及获益

清甲指的是用 ^{131}I 清除甲状腺切除术后可能残留的正常甲状腺组织。对部分美国甲状腺学会(American Thyroid Association,ATA)复发风险分层为低中危的患者选择性采取 ^{131}I 清甲,其临床意义如下。①便于随访监测病情发展。^{131}I 可清除手术残留或无法切除(如出于保护甲状旁腺、喉返神经等)的正常甲状腺组织,可将其视为外科全切/近全切术后"补充性甲状腺放射性切除",以利于对 DTC 术后患者通过监测血清 Tg 变化了解病情发展,并提高诊断性 ^{131}I 全身显像(diagnostic whole body scan,Dx-WBS)探测摄碘性 DTC 复发转移灶的灵敏度。②有利于 DTC 术后的再分期。清甲后的全身显像(post-therapy whole body scan,Rx-WBS)及 SPECT/CT 融合显像可发现部分摄碘的颈部淋巴结转移甚至远处转移灶,并因此改变 DTC 的临床分期和复发风险分层,指导后续的 ^{131}I 清灶治疗及制订随访监测方案。③有利于后续 ^{131}I 清灶治疗。DTC 复发转移灶的摄碘能力通常要低于残余的正常甲状腺组织,故清甲常常是清灶治疗的基础,残甲的去除有助于 DTC 病灶更有效地摄碘。④便于运用治疗疗效反应评估体系评估患者疾病状态。残余甲状腺也可分泌 Tg,只有 ^{131}I 清甲去除残甲对 Tg 的干扰后,方能较准确地结合血清学(Tg、TgAb、TSH)及影像学检查(^{131}I-WBS、颈部超声、CT、MRI、^{18}F-FDG PET/CT 等)进行动态疗效反应评估,实时了解患者疾病状态,以指导治疗决策。目前在术后评估中,常依据复发风险分层来初步判断后续 ^{131}I 治疗的必要性。应指出,由于总体预后较好、生存期长,目前尚缺乏基于不同风险分层患者生存获益的大样本前瞻性研究证据,致其获益的问题仍存争议。

(二)清甲决策

^{131}I 治疗前应将前期治疗如手术等对患者预后的影响纳入考虑,结合患者的临床病理学特征、死亡及复发风险及实时动态评估结果来判断 ^{131}I 治疗的目标,从而根据结果进一步决定 ^{131}I 治疗的剂量。

从临床实践的角度来看,至少需要评估以下 10 个关键因素来确定 DTC 术后患者是否要行 ^{131}I 清甲(表 7-2-2)。

表 7-2-2　DTC 患者 ^{131}I 清甲决策的参考因素

参考因素	^{131}I 清甲决策
疾病复发风险	部分 ATA 复发风险分层为低中危的患者
肿瘤临床分期	低 TNM 分期(部分 $T_{1\sim3}$、N_0/N_{1a}、M_0)的患者
术后实时的疾病状态评估	血清学(Tg、TgAb)及影像学(颈部超声,诊断性 ^{131}I 全身显像,其他形态、影像学检查等)
对预后产生重要影响的可能性	并不能降低疾病复发及肿瘤相关死亡风险
改变初始分期的可能性	治疗后的 ^{131}I-WBS 可能发现摄碘病灶,从而改变肿瘤分期
便于随访监测的需求	清甲成功后可灵敏地通过 Tg 和 ^{131}I-WBS 监测病情
便于进行治疗疗效反应评估	清甲后可结合血清及影像学检查较准确地评估疗效反应
治疗相关的不良反应	患者伴发疾病、治疗前准备的耐受以及治疗剂量 ^{131}I 的潜在影响等
患者自身意愿	对清甲利弊的理解以及对治疗结局的期望值
其他相关因素	包括 Tg 测定的有效性和质量、超声评估的质量、外科医师的技术经验和当地医疗团队的临床理念等

DTC 术后 ^{131}I 治疗的建议尽管在很大程度上依赖于 TNM 分期及复发风险分层(表 7-2-3,2015 版 ATA 指南推荐),且常作为术后考虑 ^{131}I 治疗的初步依据,而各相关国际指南均将术后实时疾病状态评估纳入 ^{131}I 治疗决策过程(表 7-2-4,2015 版 ATA 指南推荐)。因此,^{131}I 治疗决策多为基于 TNM 分期的死亡风险判断、复发风险分层的复发风险判断及术后实时动态评估三方面加以权衡,当临床病理学特征、死亡及复发风险及实时动态评估结果不一致时,基于已知的动态评估与临床转归的关系及相应循证医学证据,目前各指南更多以实时动态评估结果决策后续治疗。而在实际操作时,^{131}I 治疗决策过程亦会融入临床医生对病情的主观判断及患者的意愿等多种因素。

表 7-2-3　肿瘤分期和复发风险分层在 DTC 术后清甲决策中的作用

推荐编号	ATA 指南推荐内容及证据级别
51A	低危 DTC 术后患者不常规推荐行 ^{131}I 清甲。在 ^{131}I 治疗决策的制订中应综合考虑患者的个体化特征,如疾病复发风险、对随访治疗的需求以及个人意愿等(弱推荐,低级别证据)
51B	单灶微小乳头状癌患者行单侧腺叶切除或全甲状腺切除后且不伴有其他危险因素者,不常规推荐行 ^{131}I 清甲(强推荐,中等级别证据)
51C	多灶微小乳头状癌术后且不伴有其他危险因素者,不常规推荐行 ^{131}I 清甲。在 ^{131}I 治疗决策的制订中应综合考虑患者的个体化特征,如疾病复发风险、对随访治疗的需求以及个人意愿等(弱推荐,低级别证据)

未行甲状腺全切或近全切除术,经 ^{131}I 治疗前评估有再次手术指征者,优先推荐行手术治疗;如经外科评估存在手术禁忌、再次手术难以获益或拒绝再次手术者,也可考虑直接行

[131]I 治疗。对于经评估后提示无疾病残存 / 复发及转移者且 Tg 无可疑增高者，[131]I 治疗旨在清甲，对改善这部分患者的肿瘤特异性生存期或无病生存期、降低复发率方面无明显获益，因此对这类患者不常规推荐行 [131]I 治疗；但若为便于随访监测病情进展，也可考虑清甲。

表 7-2-4　实时疾病状态在 DTC 术后 [131]I 治疗决策中的作用

推荐编号	ATA 指南推荐内容及证据级别
50A	在决定是否需要进一步治疗时（如 [131]I 治疗、手术治疗或其他治疗），应考虑术后疾病状态（强推荐，低级别证据）
50B	术后 Tg 水平（TSH 抑制治疗下或刺激状态下）可帮助判断疾病是否持续存在或甲状腺残留情况并预测复发可能（强推荐，中等级别证据）
50C	指导决定 [131]I 治疗的血清 Tg 阈值及其测定状态尚不明确（无推荐，证据不足）
50D	术后诊断性 ^{131}I-WBS 在以下情况时具有一定的作用：残留甲状腺组织或残存病灶无法在术后小结以及颈部超声明确时；检查结果可能改变 [131]I 治疗决定或治疗剂量时（弱推荐，低级别证据）

分子标志物检测在 DTC 术后 [131]I 治疗决策中的作用尚不明确。研究表明，PTC 原发灶的 $BRAF^{V600E}$ 基因突变与钠碘转运体表达降低、摄碘能力下降有关。然而，$BRAF^{V600E}$ 基因突变或其他基因改变是否影响清甲的疗效、是否需要将其纳入参考因素而调整治疗剂量，目前尚缺乏足够的临床证据。故亟待开展相关的随机对照试验，按照不同复发风险及其他预后因素进行分层分析，探讨分子标志物检测与清甲（或辅助）治疗疗效的关系。

（三）清甲剂量

来自国内外若干中心的临床研究数据均提示，对于非高危 DTC 术后患者用 1.11GBq 与 3.7GBq 的 [131]I 进行清甲，两者疗效并无明显差异，而前者治疗后短期不良反应的发生率更低。所以，我国的 [131]I 治疗分化型甲状腺癌指南（2014 版）中指出，非高危 DTC 患者清甲的剂量为 1.11~3.7GBq。2015 版 ATA 指南推荐：低危 DTC 或中危伴相对较低危险因素者（如较小的中央区淋巴结转移且无已知肿瘤病灶残留或其他危险因素），1.11GBq 的低剂量 [131]I 治疗通常优于高剂量；当患者接受低于甲状腺全切或近全切术后怀疑残留甲状腺组织较多时或拟行辅助治疗者，则可能需要考虑高剂量治疗。

综合目前的循证医学证据，清甲剂量的确定应结合患者临床病理学特征、死亡及复发风险及实时动态评估结果等，遵循个体化原则，而非固定低剂量（1.11GBq）或高剂量（3.7GBq）清甲。当治疗前甲状腺超声、吸碘率测定或甲状腺显像等检查结果提示残留甲状腺组织较多时，或较高的刺激性 Tg 水平提示可能为残留组织较多所致时，可考虑较高剂量清甲。而对于青少年、老龄患者和肾脏功能受损的患者可酌情减小 [131]I 治疗剂量。

对于部分中高危 DTC 患者，当综合评估结果提示可能存在目前影像学无法探测或显示的微小癌灶或隐匿癌灶，则应考虑 [131]I 辅助治疗的目标而提高首次治疗剂量（3.7~5.55GBq），以降低其复发及肿瘤相关死亡风险。如颈部残留手术未能切除的 DTC 肿瘤组织、已知存在无法手术切除（或患者拒绝手术）的颈部淋巴结转移或远处转移、全甲状腺切除术后不明原因的血清 Tg 升高尤其是刺激性 Tg 明显升高者,清甲同时应兼顾清灶治疗(3.7~7.4GBq),而不是将清甲和清灶治疗分步进行。

(四)清甲后的近期管理(2 周内)

1. 清甲后全身显像(Rx-WBS) [131]I 清甲后应做 Rx-WBS,其价值在于:进一步完善疾病的初始分期;探测具有摄碘功能的 DTC 病灶。因清甲所用的剂量远高于 Dx-WBS,有研究显示,与 Dx-WBS 相比,Rx-WBS 可能发现 6%~13% 的新病灶,8.3% 的患者会因发现新病灶而改变清甲前的肿瘤分期,并因此而调整后续的治疗与随诊方案。因此,Rx-WBS 是对 DTC 进行再分期和确定后续 [131]I 治疗适应证的基础。

Rx-WBS 一般在清甲后 2~10 天内进行。有学者比较了 [131]I 治疗后 3 天和 7 天分别对不同风险分层的患者进行 Rx-WBS 的结果,结果发现两次显像检出病灶的一致性为 80.5%,7.5% 的患者在早期显像发现更多的信息,而 12% 的患者在延迟显像时发现更多的信息。采用 ^{131}I SPECT/CT 检查可进一步提高 Rx-WBS 的准确性,其探测持续 / 复发或转移病灶的灵敏度为 78%,特异度可高达 100%。在无法做 SPECT/CT 检查的情况下,临床医师对 Rx-WBS 结果的判断应结合患者临床病理特征、手术情况及 Tg 水平等。术后 Tg 水平可用来预测清甲后 Rx-WBS 探测到甲状腺床外摄碘转移灶的可能性。有研究显示,对于抑制性 Tg<0.4ng/ml 或刺激性 Tg<1ng/ml 的低危 DTC 患者,清甲后 Rx-WBS 均未探测到甲状腺床外异常摄取。对于中高危 DTC 患者,尽管抑制性或刺激性 Tg<1ng/ml 均不能完全排除 Rx-WBS 发现摄碘病灶的可能,但当 Tg>5~10ng/ml 时,则会增加清甲后 Rx-WBS 探测到摄碘转移灶的可能性。

2. 清甲后的甲状腺素治疗 通常在清甲后 24~72 小时开始(或继续)口服甲状腺素治疗,常规用药是左甲状腺素(levothyroxine,L-T_4)。清甲前残留较多甲状腺组织者,其清甲的 [131]I 能破坏甲状腺组织,使甲状腺激素释放入血,故 L-T_4 治疗的起始时间可适当推迟。高龄或伴有基础疾病者补充 L-T_4 的剂量宜逐步增加。

二、清灶治疗

(一)清灶治疗目标与获益

清灶治疗指的是用 [131]I 治疗已知的无法手术切除的 DTC 残留 / 复发或转移灶。病灶可能是初次治疗后残留的病灶,也可能是随访中新发现的病灶。局部复发或转移可发生于甲状腺床、颈部软组织和淋巴结,远处转移常发生于肺、骨、脑等。清灶治疗旨在降低高危 DTC 人群的肿瘤复发转移及死亡风险,改善肿瘤特异性生存期和无病生存期,延长无进展生存期,提高其总生存率。

由于 DTC 病灶具有摄取 [131]I 的能力,[131]I 衰变时发出的 β 射线可以杀伤或摧毁病灶,从而使患者的病情得到缓解(palliative intent)或清除病灶(curative intent)。清灶治疗的疗效与病灶摄 [131]I 的程度和 [131]I 在病灶中的滞留时间直接相关,还受到患者年龄、病灶的大小和部位,以及病灶对 [131]I 的辐射敏感性等因素的影响。Maxon 等的研究证实,当 DTC 转移灶的吸收剂量>85Gy 时,可以获得满意的治疗反应;而当病灶吸收剂量<35Gy 时,则预示 [131]I 治

疗反应率极低。年轻患者通过清灶治疗获得治愈的可能性相对较大。微转移灶（尤其是仅被 ^{131}I-WBS 发现而其他形态、影像尚未确切显示）的 [131]I 治疗效果好，肺部微转移灶的治疗反应率可高达 100%，淋巴结微转移灶的反应率也可达到 82%~88%；对于较大的病灶，肺转移灶的 [131]I 治疗反应率较好，淋巴结转移灶次之，而骨转移灶治疗反应率较低。

（二）清灶治疗决策

大量循证医学证据表明，对于伴有肉眼可见肿瘤显著腺外侵犯或远处转移的高危 DTC 患者，[131]I 治疗可提高肿瘤特异性生存期和无病生存期。故对高危的 DTC 患者，常规推荐在全甲状腺切除术后行 [131]I 治疗。尽管多数指南均推荐将预测患者死亡风险的临床分期以及肿瘤复发风险分层作为 [131]I 治疗决策的重要参考，但是实时疾病状态评估结果应作为决定 [131]I 治疗目标的关键因素。当患者经过前期手术等干预治疗后，无肿瘤持续存在的组织学、生化或影像学证据，治疗策略可能是随诊观察、清甲或辅助治疗；而一旦患者有生化、结构性或功能性肿瘤病灶存在的证据，[131]I 治疗的目标就应该确定为清灶治疗。

清灶治疗作为 DTC 系统治疗策略的一种，主要适用于无法手术切除、且经治疗前评估具有摄碘能力的持续 / 复发或转移病灶。若经治疗前评估患者具备再次手术指征，即便病灶摄碘，也应优先采取手术治疗，如颈部单一或多发淋巴结转移灶、肺部较大体积的实质性肿块、孤立的伴有临床症状的骨转移灶等。

病灶摄碘是清灶治疗的前提，但并不是所有的摄碘病灶都能通过 [131]I 治疗得到满意的治疗反应。病灶摄碘能力较差或治疗剂量不足，其吸收剂量未能达到肿瘤致死剂量，是造成治疗失败的重要因素；或者肿瘤组织本身存在不同摄碘能力的细胞克隆，[131]I 治疗仅能选择性杀死摄碘能力较强的肿瘤细胞，而摄碘能力差的肿瘤细胞"幸存"下来，其形态和功能发生改变而呈现失分化特征，导致病灶不再摄碘，最终演变为碘难治性 DTC。治疗前的 ^{131}I-WBS 对判断病灶摄碘能力、预估治疗反应具有重要价值。通过动态 Dx-WBS 来计算肿瘤病灶吸收剂量在临床实践中可操作性较差，肉眼法直接观察病灶浓聚碘的程度，或者半定量分析计算病灶的靶 / 本比等，均可辅助判断病灶的摄碘能力。只有 ^{131}I-WBS 证实 DTC 复发或转移灶明显浓聚 [131]I，具有足够的摄碘能力，才有望从后续的清灶治疗中获得满意疗效。如病灶仅显示为稀疏或浅淡显影，则继续清灶治疗很难给患者带来进一步的获益，应慎重选择。

[131]I 复治前应再次实施动态评估，其治疗决策应结合对前次治疗效果和实时疾病状态的判断（表 7-2-5）。评估结果若提示患者已达到 ER，则无须继续 [131]I 治疗。如患者疾病状态持续，且前次治疗有效，即血清 Tg 水平持续下降，影像学检查显示病灶缩小、减少，则可重复清灶治疗。但若清灶治疗后血清 Tg 仍持续升高，或影像学检查显示转移灶增大、增多，提示病情进展，继续 [131]I 治疗很难进一步获益或改善患者预后，而且可能会因 [131]I 治疗前停用甲状腺激素后的高 TSH 刺激而出现病情进展，所以应适时终止 [131]I 治疗，采取其他局部或系统性治疗策略。有学者认为，前次 [131]I 治疗后 1 年以上才发生病情进展恰恰证实患者对 [131]I 治疗反应良好，继续 [131]I 治疗仍可给患者带来获益。对于 [131]I 治疗后半年到 1 年发生病情进展的患者，应个体化权衡患者的可能获益及多次大剂量 [131]I 治疗带来的不良反应风险，并结合患

者意愿来选择治疗策略。而 ^{131}I 治疗后半年内即发生病情进展,高度提示继续 ^{131}I 治疗并不能给患者带来血清学和 / 或影像学的获益,则应考虑终止 ^{131}I 治疗。

表 7-2-5　实时疾病状态在 ^{131}I 复治决策中的作用

疗效反应	诊疗策略
ER	终止 ^{131}I 治疗,仅 TSH 抑制治疗下随诊观察
IDR	TSH 抑制治疗,同时持续动态监测病情变化
BIR	血清学稳定或逐渐下降,可采取 TSH 抑制治疗,同时持续动态监测病情变化;如血清学持续上升,可行 ^{18}F-FDG PET/CT 寻找病灶或经验性 ^{131}I 治疗
SIR	病灶仍然摄碘且前次治疗有效,可继续清灶治疗; 病灶不再摄碘或病情进展,归为碘难治性 DTC,由多学科协作管理

注:ER. 疗效满意(excellent response);IDR. 疗效不确切(indeterminate response);BIR. 生化疗效不佳(biochemical incomplete response);SIR. 结构性疗效不佳(structural incomplete response)。

^{131}I 复治的间隔时间应在 6 个月以上,以保证有充足的时间观察 TSH 抑制状态下血清学及影像学等的变化,并能较精准地评估前次 ^{131}I 的效果。^{131}I 对微转移灶的治疗效果好,有望通过多次清灶治疗达到清除病灶的目的,故如果病灶摄碘良好,则可考虑间隔 6~12 个月的时间复治。而对于较大的转移灶,^{131}I 治疗主要可达到缓解或稳定病情的目的,复治间隔时间仍存较大争议。对于这部分患者,可在 ^{131}I 治疗后随诊监测 TSH 抑制状态下血清学等的变化,如呈持续下降趋势,则可考虑适当延长治疗间隔时间。

针对血清 Tg 水平异常增高、存在结构性病灶但 Dx-WBS 显像阴性的患者,大剂量 ^{131}I 治疗虽可能通过 Rx-WBS 提供定位摄碘灶的诊断信息(25%~80% 的患者可探测到摄碘病灶),但难以给患者带来疾病稳定、缓解或治愈的获益,这主要与病灶吸收剂量不足、难以达到控制病灶的作用有关,故对于此类 Tg 阳性而 Dx-WBS 显像阴性的 DTC 患者,是否应进行 ^{131}I 治疗目前仍存在很大争议。此时,可进行其他影像学检查如 ^{18}F-FDG PET/CT 等进行病灶的定位及治疗反应的预评估。对于其他影像学检查阳性(尤其 ^{18}F-FDG PET/CT 阳性)患者,因病灶的生长速度与死亡风险相关,若血清学指标稳定,影像学检查未观察到病灶明显进展,可继续 TSH 抑制治疗,密切随访,监测病情变化;若病情进展迅速,建议根据情况归为碘难治性 DTC,由多学科协作管理,在权衡患者获益与风险后选择最优治疗措施。

清灶治疗的决策应权衡患者可能的获益和潜在不良反应风险,并充分考虑患者的个人意愿和治疗期望值。清灶治疗常常会出现单次治疗剂量较大或累积剂量较高的情况,从而造成治疗相关不良反应的发生风险增加。研究表明,^{131}I 治疗剂量在 5.55GBq 或更高时,胃肠道反应的发生则更为普遍。^{131}I 治疗后唾液腺和泪腺损伤等的发生率也与累积治疗剂量呈正相关。DTC 转移灶数量较多、范围较大时,清灶治疗后可能引发放射性炎症反应。肺部弥漫性摄碘的转移灶经多次 ^{131}I 治疗后可能发生肺纤维化。有研究报道患者接受高累积剂量(如超过 22.2GBq)的 ^{131}I 治疗有增加罹患继发恶性肿瘤的风险。故临床医师应在分析清灶治疗可给患者带来明确获益的前提下决定治疗方案,并应采取适当的防治手段或随诊监测策略来降低治疗相关不良反应的影响。

综上所述,临床医师在做 ^{131}I 清灶治疗决策时,需要评估以下 10 个关键因素(表 7-2-6)。

表 7-2-6 DTC 患者 ^{131}I 清灶治疗决策的参考因素

参考因素	^{131}I 清灶治疗决策
疾病复发风险	ATA 复发风险分层为高危的患者
肿瘤临床分期	任何 T、任何 N、M_1 的患者
对预后产生重要影响的可能性	可降低高肿瘤复发转移及死亡风险,改善肿瘤特异性生存期和无病生存期,延长无进展生存期,提高其总生存率
实时疾病状态评估	SIR,病灶无法手术且具有足够的摄碘能力;部分有进展倾向的 BIR,可考虑经验性 ^{131}I 治疗
前次治疗的效果评价	血清 Tg 水平持续下降,影像学检查显示病灶缩小、减少,则可重复清灶治疗;否则应慎重选择
可达到的治疗目标	清灶治疗可缓解病情或清除病灶
进行肿瘤再分期	治疗后的 ^{131}I-WBS 可明确病灶摄碘能力,有利于进行肿瘤再分期,指导后续治疗方案的制订
治疗相关的不良反应	单次剂量较大或累积剂量较高,不良反应发生风险增加
患者自身意愿	对清灶治疗利弊的理解以及对治疗结局的期望值
其他相关因素	包括 Tg 测定的有效性和质量、复发转移性疾病的检查手段、当地医疗团队的临床理念和多学科协作模式等

经动态评估,终止(或建议终止)后续 ^{131}I 治疗的指征:①经治疗后达到 ER;②进展为碘难治性 DTC;③伴有严重心血管疾病、肝肾功能障碍或其他严重并发症(如粒细胞缺乏、严重全血细胞减少等)。

(三)清灶治疗剂量

^{131}I 治疗剂量有三种方法可以确定:经验治疗剂量、根据血液和 / 或全身剂量分布计算治疗剂量以及根据病灶吸收剂量计算治疗剂量。目前尚无前瞻性研究证实何种确定治疗剂量的方法为最佳。有研究表明,对于伴有局部复发或转移的 DTC 患者,采取计算剂量法的治疗反应要优于经验剂量法。现临床常用的方法仍为经验性治疗剂量确定法(表 7-2-7)。青少年患者的辐射敏感性更高,故可考虑适当减少 ^{131}I 治疗剂量。骨髓的最大耐受辐射吸收剂量为 200cGy。接受经验剂量 ^{131}I 治疗的部分患者,其骨髓吸收剂量可能超过这个限值。尤其对于年龄超过 70 岁的患者,在接受 7.4GBq 的经验剂量 ^{131}I 治疗时,22%~38% 的患者其骨髓吸收剂量会超过限值。因此,对于高龄(70 岁以上)及肾功能受损患者应酌情减少 ^{131}I 剂量。其中 70 岁以上患者最大耐受剂量不超过 5.55GBq。随着 ^{123}I、^{131}I SPECT/CT 或 ^{124}I PET/CT 的临床应用,基于全身或病灶局部吸收剂量的计算剂量法将更加可行,^{131}I 清灶治疗剂量可得到进一步的优化。

表 7-2-7　DTC 患者 ^{131}I 清灶治疗的经验剂量推荐

病灶		推荐治疗剂量
局部病灶		局部持续 / 复发灶　3.7~5.55GBq
		局部淋巴结转移　3.7~7.4GBq
远处转移	肺转移	5.55~7.4GBq
	骨转移	5.55~7.4GBq
	脑转移	是治疗摄碘性脑转移的方法之一,但不作为优先选择
病灶未明		可给予 3.7~7.4GBq 的经验性 ^{131}I 治疗

局部持续 / 复发或转移可发生于甲状腺床、颈部软组织或淋巴结,对于无法手术的患者在病灶摄碘的前提下,^{131}I 是有效的治疗方法之一。有研究探索了个体化 ^{131}I 剂量与治疗疗效之间的关系,结果显示,基于患者组织病理学特征、刺激性 Tg 以及 Dx-WBS 结果个体化调整 ^{131}I 治疗剂量后,更多伴有局部转移的患者(88%)在单次 ^{131}I 治疗后即可获得完全缓解。由于颈部淋巴结的 ^{131}I 治疗反应率通常要低于肺转移灶,尤其对于体积较大的病灶,可考虑适当提高经验治疗剂量,或采取计算剂量法确定治疗剂量。

伴有摄碘性肺微转移灶的患者,由于其对 ^{131}I 治疗反应好并极有可能达到完全缓解,故针对这部分患者,如明确其转移灶仍可继续摄碘,则可重复清灶治疗。对伴有大结节的肺转移患者,其预后较多发小结节或微结节者差,经评估对之前的 ^{131}I 治疗具有明确获益者可复治。针对肺转移患者的治疗剂量,常采用经验剂量 5.55~7.4GBq(70 岁以上患者 3.7~5.55GBq),或者采取以服 ^{131}I 后 48 小时体内残留活度不超过 2.96GBq 以及骨髓吸收剂量不超过 200cGy 作为剂量限值的计算剂量。放射性肺炎和肺纤维化是高剂量 ^{131}I 治疗较罕见的并发症,对于肺转移灶呈弥漫性摄碘的患者,建议采用计算剂量法确定治疗剂量。

不能手术切除的骨转移灶可依次考虑其他治疗如 ^{131}I 治疗、外照射等,或亲骨性系统治疗,如双膦酸盐药物等。虽然 ^{131}I 很难将骨转移灶治愈,但大部分患者经过治疗后病情稳定,部分患者的转移灶数量可减少甚至消失,临床症状减轻,生活质量改善。对摄碘的骨转移灶采取 ^{131}I 治疗可以给患者带来生存获益,尤其是针对骨转移为 DTC 首发症状、不伴有骨外转移、累积治疗剂量较高的患者。^{131}I 治疗骨转移时,治疗剂量可以选择经验剂量法(5.55~7.4GBq)或计算剂量法。

不管脑转移灶是否摄碘,都应当首先考虑外科手术治疗。不适合外科手术的脑转移灶可考虑外照射治疗(如立体定向放射治疗)。^{131}I 是治疗摄碘性脑转移的方法之一,但 ^{131}I 治疗后可能引起肿瘤周围组织的水肿,特别是脑内多发转移或肿瘤体积较大时,脑水肿症状明显,严重者可出现脑疝,威胁患者生命。因此,在进行 ^{131}I 治疗的同时应同时给予糖皮质激素,并密切监测病情变化,及时对症治疗。

对于 Tg 阳性而各种影像学检查尚未发现明确病灶者,如刺激性 Tg(stimulated Tg,sTg)<10ng/ml,可在 TSH 抑制治疗下监测病情变化,而暂不必行经验性 ^{131}I 治疗。如 Tg 水

平持续上升,或 sTg ≥ 10ng/ml 时,可考虑行经验性 ^{131}I 治疗,同时应平衡 ^{131}I 高累积治疗剂量的风险与不确定的远期获益。此类患者在经验性 ^{131}I 治疗后,Rx-WBS 有阳性发现、病灶缩小和 / 或 Tg 水平下降,可考虑重复 ^{131}I 治疗;但如 Rx-WBS 仍未见明确病灶、Tg 无明显下降者,则不再建议继续行 ^{131}I 治疗。

(四) 清灶治疗后的近期管理(2 周内)

1. 清灶治疗后全身显像(Rx-WBS) ^{131}I 治疗后 2~10 天应做 Rx-WBS,其价值在于:探测具有摄碘功能的病灶,有利于对 DTC 进行再分期;明确病灶的摄碘能力,指导持续 / 复发及转移性 DTC 后续治疗方案的制订。采用 ^{131}I SPECT/CT 检查可进一步提高 Rx-WBS 的准确性。DTC 病灶在 Rx-WBS 的显影模式如病灶部位、多寡以及浓集程度等,结合形态、影像学检查所见,可预估患者对清灶治疗的反应。

2. 清灶治疗后的甲状腺素治疗 治疗前停用 L-T_4 治疗的 DTC 患者,通常在 ^{131}I 治疗后 24~72 小时内开始进行 TSH 抑制治疗。高龄或伴有基础疾病者补充 L-T_4 的剂量宜逐步增加。

三、辅助治疗

虽然分化型甲状腺癌(DTC)^{131}I 辅助治疗这一理念的提出已有数十年,但业界始终没有对其进行明确定义和系统归纳。美国甲状腺协会、欧洲核医学协会等组织试图在 2019 年发表的马提尼克联合声明中明确其定义、指征及推荐剂量等,但所提概念中援引的术语本身含糊不清,加之 DTC^{131}I 辅助治疗和残甲 ^{131}I 消融乃至 DTC^{131}I 治疗之间存在临床实际情形的重叠,导致理解的困惑和实践的困难。迫切需要规范统一的诊疗路径以便于循证医学实践和相关学科间交流。本部分拟结合国内外文献和陈立波课题组的研究工作,探讨 DTC^{131}I 辅助治疗的目的、适应证以及 ^{131}I 的用量,为推动临床实践的不断改进奠定基础。

(一) 定义

肿瘤的辅助治疗通常是指在接受初始治疗后,为进一步降低肿瘤残留、复发、转移风险而施行的附加治疗。类似地,DTC 的 ^{131}I 辅助治疗是指为清除影像学无法证实的亚临床残留、复发、转移性 DTC 病灶而对患者实施的 ^{131}I 治疗。

(二) 目的

由于部分 ^{131}I 辅助治疗后扫描仅提示残甲摄取,使辅助治疗这一疗法的价值遭到质疑,认为其与 DTC 术后为利于应用血清甲状腺球蛋白和放射性碘扫描对疾病进行随访监测、实施初始治疗结果评价和动态疾病复发危险度分层所施行的残甲 ^{131}I 消融混淆不清,因此国内长期以来将 ^{131}I 消融和辅助治疗合称为“清甲”。为厘清概念,特此强调,符合辅助治疗适应证的患者人群具备中高危残留 / 复发 / 转移风险的临床病理特征,其多元的治疗目的与单纯残甲 ^{131}I 消融的目的是不同的。

^{131}I 辅助治疗的目的是清除亚临床残留 / 复发 / 转移性 DTC 病灶,以减少 DTC 复发、降低疾病特异性死亡、延长患者疾病特异性生存。需要注意的是,由于辅助治疗针对的是隐匿性病灶,而非经影像学证实的结构学病灶,我们建议进行动态危险度分层和实时疾病状态分

层,以及时评估 ^{131}I 使用的必要性和实际目的。另外,在 ^{131}I 辅助治疗的实施过程中,具有诊治一体化作用的 ^{131}I 有可能在起到上述辅助治疗作用的同时,通过 ^{131}I 消融实现功能意义上的甲状腺全切,并对隐匿性残留/复发/转移性 DTC 病灶进行探测。

（三）适应证

2015 版 ATA 指南认为,复发危险度分层评价为中危的患者可考虑 ^{131}I 辅助治疗,对高危的患者则建议常规施行 ^{131}I 辅助治疗。尽管该版本指南中提出了较为详尽的复发危险度分层,但在实际应用中尚存在客观困难,其精准性还有待进一步提升。笔者结合该 ATA 指南、国内外同行实践及陈立波课题组的研究发现,试着归纳总结 DTC^{131}I 辅助治疗的可能指征:①肿瘤侵犯甲状腺外软组织或原发灶>4cm,且通过手术切除达到肉眼无残留;②病理提示转移性淋巴结数量>5 个或最大径 ≥3cm;③高细胞型、岛状癌等侵袭性病理学亚型;④不明原因高甲状腺球蛋白血症。

DTC 术后常用的疾病状态评价手段包括血清甲状腺球蛋白(Tg)、颈部超声(US)、诊断性碘扫描以及胸部 CT 等。虽然 US 检查对颈部淋巴结转移瘤的敏感性很高,但该检查的诊断准确性仍然有限,且受操作者的实际经验制约,常常需要结合针刺细胞学检查结果进行诊断。此外,尽管诊断性放射性碘扫描、胸部 CT、^{99m}Tc-MDP 骨扫描、^{18}F-FDG PET/CT 等检查敏感性、特异性不同,甚至仍存争议,但笔者认为,一旦上述检查提示肿瘤残留、复发或转移,特别是经过穿刺病理证实的 DTC 病灶,则不再属于 ^{131}I 辅助治疗范畴,而应归于 ^{131}I 治疗范畴。此外,尽管有少量文献提示具有 *BRAF^{V600E}* 突变特征患者转移灶的 ^{131}I 难治比例较高,但是 ^{131}I 辅助治疗对无结构学病灶的 *BRAF^{V600E}* 突变患者的复发和生存的影响尚待随机对照研究予以证实。现就上述 DTC^{131}I 辅助治疗的适应证进行简要说明。

1. 肿瘤侵犯甲状腺外软组织或出现淋巴结转移(数量超过 5 枚或最大径 ≥3cm)的 DTC 应纳入 ^{131}I 辅助治疗适应证。尽管肿瘤已通过手术达到 R0(切缘阴性,镜下无残留)或 R1(切缘阳性,镜下残留)切除,体内暂时未发现结构性病灶,但是此类患者仍有较高的残留/复发/转移风险。研究提示术前甲状腺外软组织侵犯是 Tg(+)和碘扫描(−)的独立预测因子,意味着此类患者可能存在持续产生 Tg 的亚临床病灶;亦有研究指出 ^{131}I 辅助治疗可延长原发灶 T3(AJCC^{8th})及以上分期 DTC 患者的总生存(中位 OS 未达,$P<0.001$)。

2. 虽然有研究表明侧颈区淋巴结转移患者通过 ^{131}I 辅助治疗有生存获益,并且即使手术已经切除转移淋巴结,^{131}I 辅助治疗仍可以延长此类患者无疾病生存期;但是对于数目小于 5 个、长径 3<cm,尤其是局限于中央区的转移淋巴结,有研究认为 ^{131}I 辅助治疗对这些患者无生存获益。目前较为一致的意见是,对于转移性淋巴结数量超过 5 枚或长径 ≥3cm 的患者,即使通过手术已达到肉眼无残留,仍有大于 20% 的概率出现复发或转移。因此我们建议将符合本特征的患者纳入辅助治疗的适应人群。

3. 来自对 SEER 数据库的多元分析提示,使用 ^{131}I 辅助治疗可改善高细胞型、岛状癌等高侵袭性亚型 DTC 患者的总生存。因此,我们建议将上述高侵袭性病理亚型也纳入 DTC^{131}I 辅助治疗适应证。

4. 既往研究指出,全甲切除术后高甲状腺球蛋白血症(Tg$_{off}$>10ng/ml 或 Tg$_{on}$>1ng/ml)与

DTC 残留 / 复发 / 转移以及患者的生存密切相关。2015 版 ATA 指南指出,可能需要对刺激状态下 Tg>10ng/ml 的患者进行额外评估和补充性治疗。陈立波课题组研究发现,无论基于手术病理的复发危险度分层如何,全甲状腺切除术后 TSH 刺激状态下不明原因高甲状腺球蛋白血症应视为 DTC 术后 ^{131}I 辅助治疗的合理指征。

需要注意的是,由于绝大多数研究集中于甲状腺乳头状癌,上述建议是否适用于甲状腺滤泡状癌、Hürthle 细胞癌或低分化癌尚不得而知。此外,关注本领域的研究进展、实时评估患者疾病状态,结合多学科的意见将有助于对患者术后病情做出更为客观和准确的评估,实现更精准和高效的临床管理。此外,由于分化良好 DTC 本身相对惰性的生物学特性导致临床难以在短期内获得生存获益的客观证据,导致对 ^{131}I 辅助治疗的价值认识可能会存在不完全一致的观点。基于 DTC 术后 ^{131}I 辅助治疗可改善相关临床结局的既往研究结果,笔者赞同对中高危患者进行 ^{131}I 辅助治疗的同时,倡导应用疾病状态的适时评估指导 ^{131}I 辅助治疗的临床实践并进行相关科学研究。同时,^{131}I 潜在不良反应以及患者意愿等均需纳入 ^{131}I 辅助治疗决策的实际考量。

(四) 推荐剂量

依据目前可及文献尚不能得出最佳推荐剂量。理想状态下,^{131}I 辅助治疗的剂量应在疗效最大化的同时,尽量避免其不良反应。即在清除潜在亚临床病灶的同时对唾液腺、消化道等损伤降至最低。剂量的优化是一项极具价值和挑战的尝试,这一点我们在 DTC 术后残甲分层剂量法 ^{131}I 消融的临床和科研工作中已有类似体会。2015 年 ATA 指南认为,DTC 的辅助治疗可采用剂量高达 5.55GBq(150mCi) ^{131}I,更大剂量的 ^{131}I 可能造成高龄患者肾脏功能损害等不良反应增加,但这并不意味着 5.55GBq 就是 DTC 术后 ^{131}I 辅助治疗的极限剂量。陈立波课题组牵头的多中心研究发现对全甲切除术后不明原因高 Tg 血症患者实施剂量为 5.55GBq 的 ^{131}I 辅助治疗后,超过 80% 的患者的疗效评价结果可达非结构 / 生化不完全反应。由于既往 ^{131}I 辅助治疗纳入患者的异质性较强,尚未开展不同 ^{131}I 服用剂量的随机对照研究,目前尚无法根据现有文献得出最佳推荐剂量,有必要开展前瞻性随机对照临床试验以实现对辅助治疗时 ^{131}I 用量的优化。

综上,由于缺乏长随访周期的前瞻性随机对照研究数据,目前 DTC 术后 ^{131}I 辅助治疗在定义、指征、临床价值和 ^{131}I 剂量决策等方面的认识尚处于相对幼稚阶段。随着国内外学者对该问题越发重视并积极开展高质量研究,未来有望对此取得越发清晰的认识。

四、围治疗期相关不良反应的防治管理

1. 恶心、呕吐　^{131}I 治疗后常出现恶心、呕吐等胃肠道症状,多于服 ^{131}I 后 48 小时内逐渐自行缓解。研究表明,^{131}I 治疗剂量在 5.55GBq 或更高时,胃肠道反应的发生则更为普遍。轻症患者常无须特殊处理,症状较重者可考虑使用甲氧氯普胺、昂丹司琼(5- 羟色胺 3 受体拮抗剂)等对症处理。

2. 唾液腺损伤　多见于 ^{131}I 治疗后数天乃至持续数月,常见症状为口干、唾液腺肿胀

等,有时伴有疼痛。唾液腺损伤的发生率与累积治疗剂量呈正相关,其损伤程度存在个体差异。舌下含化维生素 C 或进食酸性水果可加速唾液的排出,缩短 ^{131}I 在腺体内滞留的时间。口服维生素 E 可减轻 ^{131}I 对唾液腺储备功能的损害,在一定程度上起到保护唾液腺的作用。轻度唾液腺损伤的患者通常不需处理,可逐渐自行恢复。服 ^{131}I 后出现唾液腺明显肿痛的患者可给予糖皮质激素以减轻症状。胆碱受体激动剂毛果芸香碱可用于缓解口干的症状。唾液腺损伤持续时间长且药物治疗无效者,可考虑择期内镜介入治疗。

3. **味觉减退或丧失**　^{131}I 可通过血液被唾液腺摄取,再通过唾液分泌入口腔,造成味蕾损伤,从而导致味觉减退或丧失,少数患者还可能伴有金属或化学异味,症状持续时间常为 1~2 个月。由于味蕾可再生,故不会导致永久性味觉丧失。

4. **颈部 / 其他病灶部位的放射性炎症**　随着外科技术的精进以及 ^{131}I 治疗前精细化评估的开展,出现临床症状的残甲放射性炎症的发生率很低。症状较轻者无须特殊处理,可逐渐自行恢复;症状明显者,可考虑糖皮质激素治疗。如在评估中发现 DTC 转移灶数量较多、范围较大时,为预防放射性炎症的发生,在 ^{131}I 治疗的同时可考虑应用糖皮质激素。

5. **溢泪**　^{131}I 治疗后可能因鼻泪管阻塞而出现溢泪症状,其发生率与累积治疗剂量有一定的关联。治疗方法包括泪道扩张及冲洗、暂时性人工鼻泪管支架植入、鼻腔泪囊吻合术以及经结膜鼻腔泪囊吻合术等。

6. **一过性骨髓抑制**　少数患者在 ^{131}I 治疗后可发生一过性骨髓抑制,常见于 ^{131}I 治疗后 4~6 周,6 个月内逐渐恢复。如血象下降明显者,则需要辅以对症升血治疗。

（王任飞　陈立波　程 林）

第三节　^{131}I 治疗前评估

术后 ^{131}I 治疗前评估是辅助决策 ^{131}I 治疗的重要步骤,同时可以对不同程度的分化型甲状腺癌患者进行实时动态危险程度评估,预测其复发及死亡风险,权衡 ^{131}I 治疗的利弊,优化 ^{131}I 治疗决策,实现患者的个体化治疗,使患者最大受益。

一、评估内容

对术后甲状腺癌患者进行评估,主要集中于以下方面:①对术后患者进行 TNM 分期;②对患者进行复发危险程度分层;③动态评估患者复发风险及预后。

(一) TNM 分期

美国癌症联合会(AJCC)与国际抗癌联盟(Union for International Cancer Constrol, UICC)联合制订的甲状腺癌分期是根据病理学结果和患者年龄对甲状腺癌患者进行的分期(表 7-3-1、表 7-3-2)。

表 7-3-1　AJCC 第 8 版（2017）甲状腺癌国际 TNM 分类

T	原发灶	
T_x	原发肿瘤无法评估	
T_0	无原发肿瘤证据	
T_1	肿瘤最大直径 ≤ 2cm，局限于甲状腺内	
T_{1a}	肿瘤最大直径 ≤ 1cm，局限于甲状腺内	
T_{1b}	1cm<肿瘤最大直径 ≤ 2cm，局限于甲状腺内	
T_2	2cm<肿瘤最大直径 ≤ 4cm，局限于甲状腺内	
T_3	肿瘤最大直径>4cm 且局限于甲状腺内，或肉眼可见甲状腺外侵犯仅累及带状肌	
T_{3a}	肿瘤最大直径>4cm，局限于甲状腺内	
T_{3b}	任何大小肿瘤，伴肉眼可见甲状腺外侵犯仅累及带状肌（包括胸骨舌骨肌、胸骨甲状肌、甲状舌骨肌、肩胛舌骨肌）	
T_4	肉眼可见甲状腺外侵犯超出带状肌	
T_{4a}	任何大小的肿瘤，伴肉眼可见甲状腺外侵犯累及皮下软组织、喉、气管、食管或喉返神经	
T_{4b}	任何大小的肿瘤，伴肉眼可见甲状腺外侵犯累及椎前筋膜，或包绕颈动脉或纵隔血管	
N_x	区域淋巴结无法评估	
N_0	无淋巴结转移证据	
N_{0a}	一个或更多细胞学或组织学确诊的良性淋巴结	
N_{0b}	无区域淋巴结转移的放射学或临床证据	
N_1	区域淋巴结转移	
N_{1a}	Ⅵ和Ⅶ区淋巴结转移（气管前、气管旁、喉前/Deiph、上纵隔淋巴结），可为单侧或双侧病变	
N_{1b}	转移至单侧、双侧，或对侧颈侧淋巴结（Ⅰ、Ⅱ、Ⅲ、Ⅳ、Ⅴ区）或咽后淋巴结	
M_0	无远处转移	
M_1	远处转移	

表 7-3-2　AJCC 第 8 版（2017）甲状腺癌国际 TNM 分期

	T	N	M
年龄<55 岁			
Ⅰ 期	任何 T	任何 N	M_0
Ⅱ 期	任何 T	任何 N	M_1
年龄 ≥ 55 岁			
Ⅰ 期	$T_{1/2}$	N_0/N_x	M_0
Ⅱ 期	$T_{1/2}$	N_1	M_0
	T_3	任何 N	M_0
Ⅲ 期	T_{4a}	任何 N	M_0
Ⅳa 期	T_{4b}	任何 N	M_0
Ⅳb 期	任何 T	任何 N	M_1

与第 7 版相比,第 8 版主要存在以下不同:① TNM 分期的年龄截点从 45 岁上调至 55 岁;② T_3 包括 T_{3a} 和 T_{3b},而肉眼或显微镜下发现微小甲状腺外侵犯(肿瘤突破被膜和甲状腺外周围脂肪组织侵犯)不再划分到 T_3;③Ⅶ区(上纵隔)淋巴结转移由原来的 N_{1b} 更改为 N_{1a};④ ≥ 55 岁以上出现的颈部淋巴结转移,如无甲状腺外明显侵犯(T_{4a} 和 T_{4b})或远处转移(M_1),只分到Ⅱ期,即第 7 版Ⅲ期、Ⅳ期的 $T_3N_0M_0$、$T_{1\sim3}N_{1a}M_0$、$T_{1\sim3}N_{1b}M_0$ 调至第 8 版的Ⅱ期,而第七版Ⅱ期的 $T_2N_0M_0$ 患者下调至第 8 版的Ⅰ期,第 8 版Ⅲ期仅包括 T_{4a}、任何 N、M_0 的患者。Ⅳ期分为Ⅳa 期和Ⅳb 期,分别为 T_{4b}、任何 N、M_0 和任何 T、N,M_1 的患者。

通过 TNM 分期可对患者进行预后评价,为术后是否采用 ^{131}I 清甲和 TSH 抑制治疗提供依据。TNM 分期与患者远期生存率相关,可通过 TNM 分期制订患者随访方案,有利于评估临床研究中不同治疗方案在相同分期患者的疗效差异。

(二)术后复发危险程度分级

2015 年美国甲状腺学会(ATA)及 2017 年中国临床肿瘤学会甲状腺癌专业委员会等相关学组在相关指南及专家共识中对不同危险程度患者进行分级,分级程度主要分为低度、中度及高度危险患者。甲状腺癌术后的长期生存率较高,术后危险分层主要在于预测复发,可指导清甲及转移灶治疗 ^{131}I 的剂量,同时为指导 TSH 抑制治疗时左甲状腺素钠剂量的调整提供依据。

1. 低度危险患者(low-risk patients,1%~5%) 满足以下所有条件。

(1)无局部或远处转移。

(2)所有肉眼可见的肿瘤均被彻底切除。

(3)肿瘤没有侵犯周围组织。

(4)肿瘤不是侵袭性组织学亚型(如高细胞型、柱状细胞型、实性亚型、弥漫硬化型、低分化型等),并且无血管侵犯。

(5)若行 ^{131}I 治疗后全身显像,甲状腺床外没有发现异常放射性碘摄取灶。

(6)临床未发现有淋巴结转移,或病理检查发现 ≤ 5 个淋巴结微转移(最大径<0.2cm)。

(7)局限于甲状腺内的甲状腺乳头状癌滤泡亚型(follicular variant of papillary thyroid cancer,FVPTC)。

(8)局限于一侧甲状腺内、单灶或多灶的甲状腺微小乳头状癌(papillary thyroid microcarcinoma,PTMC,肿瘤直径<1cm 以下)(包括伴有 $BRAF^{V600E}$ 基因突变)。

(9)局限于甲状腺内、伴有包膜侵犯的高分化 FTC,伴或不伴微血管侵犯(<4 个病灶)。

2. 中度危险患者(intermediate-risk patients,>5%~20%) 只要具有以下任何一项。

(1)初次手术病理检查可在镜下发现肿瘤有甲状腺周围软组织侵犯。

(2)有颈部淋巴结转移或清甲后行 ^{131}I 全身显像,发现有甲状腺床外异常放射性碘摄取灶。

(3)肿瘤为侵袭性组织学亚型(如高细胞型、柱状细胞型、实性亚型、低分化型等)或有血管侵犯。

(4)临床发现淋巴结转移或病理检查发现>5 个淋巴结转移,所有转移淋巴结最大径<3cm。

（5）局限于甲状腺内的PTC，原发肿瘤大小在1~4cm之间，*BRAF*^V600E 突变。

（6）多发的PTMC伴甲状腺外侵犯和*BRAF*^V600E 突变。

3. 高度危险患者（high-risk patients，>20%）　只要具有以下任何一项。

（1）肉眼可见肿瘤侵犯周围组织或器官。

（2）肿瘤未能完全切除，术中有残留。

（3）伴有远处转移。

（4）全甲状腺切除术后，血清Tg水平仍较高提示有远处转移。

（5）病理检查发现淋巴结转移，且任一转移淋巴结最大径≥3cm。

（6）FTC伴有广泛血管侵犯（>4个病灶）。

（三）动态评估

TNM分期及复发风险分层主要是根据围术期获得的临床病理特征资料的单时点静态评估。然而患者的病情不是一成不变的，不同患者对于治疗反应也不尽相同。随着患者情况的变化，复发及肿瘤相关死亡风险在不断变化。因而，针对患者进行动态评估，根据患者的不同评估结果进行治疗策略的及时调整、危险系数的及时矫正及患者的精准实时评估至关重要，有利于实现患者的个性化治疗。

对于患者情况进行动态评估，主要包括血清学检查（甲状腺功能水平，主要是血清TSH、Tg、TgAb水平）和颈部淋巴结超声，选择性采用诊断性 ^{131}I 全身显像（Dx-WBS）、TcO_4^- 甲状腺静态显像、CT、MRI、^{18}F-FDG PET/CT、PET/MR等方式。

1. 血清Tg/TgAb水平　Tg是甲状腺滤泡细胞和多数分化型甲状腺癌细胞特异合成的大分子糖蛋白，并分泌释放进入甲状腺滤泡的残腔中。TSH、甲状腺体内碘缺乏和甲状腺刺激性免疫球蛋白等因素可刺激其产生。Tg是分化型甲状腺癌的肿瘤标志物，可作为分化型甲状腺癌患者治疗后随访的重要参考指标。分化型甲状腺癌全切术后，血清Tg水平可作为评估残余甲状腺组织及疾病状态的有效指标。血清Tg水平一般在术后3~4周达到最低值，术后Tg水平较高，提示甲状腺组织残余或转移病灶可能。当Tg持续升高时，提示患者病情进展或复发。其中连续长期动态监测血清Tg水平，可实时观测患者危险程度分级及指导后续治疗。

TgAb较高可干扰Tg检测水平，因此甲状腺癌患者除了要监测血清Tg水平外，还需联合TgAb水平进行综合评估。有些患者尽管Tg保持较低水平，但TgAb呈持续高水平或呈上升趋势可提示疾病持续或复发。因此，在随访过程中需要对Tg/TgAb进行动态监测。

2. 影像学检查　颈部淋巴结超声可发现异常的淋巴结的影像征象，如细小钙化，血流信号增加、囊性变、纵横比失调等。作为无创无辐射的检查，同时可以用以观察淋巴结形态、大小、信号、质地等的动态变化。CT和磁共振可以作为超声检查的补充，主要针对超声无法探及的部位或者Tg阳性但超声检查阴性的患者。CT可较好地识别肺部转移灶，可表现为单发结节、多发小结节或结节、双肺弥漫性转移等。

Dx-WBS的目的在于探寻手术后是否存在残留的甲状腺组织或癌灶，及发现复发灶或转移灶,有助于决定是否需要 ^{131}I 治疗及辅助确定 ^{131}I 治疗剂量(图 7-3-1)。一般通过口服 72~185MBq(2~5mCi) ^{131}I 后进行 48 小时时间点显像,必要时行 72 小时显像,也可针对怀疑有问题的部位行局部多体位采集或断层采集。建议行 SPECT/CT 融合显像,有助于对病灶的定位和定性诊断,可提高诊断的准确率。但是有研究表明先给予诊断活度的 ^{131}I 进行显像可能使残余甲状腺组织或病灶摄碘功能受到抑制,可能影响后续 ^{131}I 治疗疗效,称为"顿抑效应"。但顿抑效应是否真正影响碘治疗效果尚存争议。而相对于 Dx-WBS, ^{99m}TcO$_4^-$ 甲状腺静态显像不存在顿抑现象,但诊断效能相对较差(图 7-3-2)。

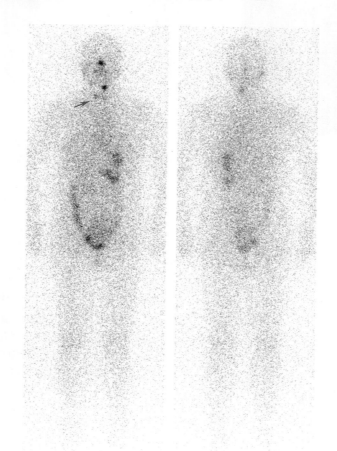

前位　　　　　　　后位

图 7-3-1　甲状腺癌术后 ^{131}I 诊断性全身显像

患者,女,49 岁,甲状腺癌根治术后 4 个月余。停药禁碘后口服 185MBq(5mCi) ^{131}I,于 48 小时时间点进行全身显像。患者右侧锁骨上区(红色箭头)可见轻度摄碘灶,考虑淋巴结转移可能,建议后续进一步治疗。

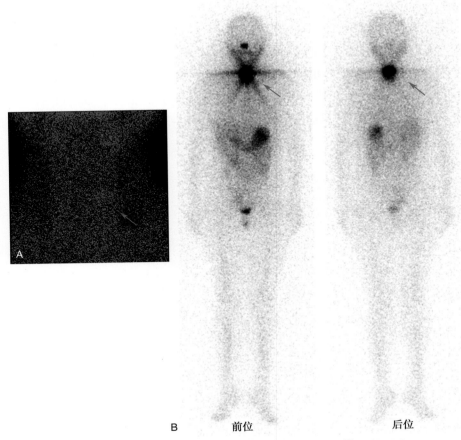

图 7-3-2 甲状腺癌术后 $^{99m}TcO_4^-$ 甲状腺静态显像与 ^{131}I 全身显像

患者,女,36岁,甲状腺癌根治术后5个月余。停药禁碘后于 ^{131}I 治疗前行 $^{99m}TcO_4^-$ 甲状腺静态显像(A),原甲状腺床区可见隐约摄锝功能影(红色箭头),考虑为少许摄锝功能组织残留可能。口服 3.7GBq(100mCi) ^{131}I,4 天后行 ^{131}I 全身显像(B)。原甲状腺床区可见患者甲状腺功能组织明显残留(红色箭头)。

^{18}F-FDG PET 不常规推荐用于 DTC 患者 ^{131}I 治疗前的常规检查,但可用于已知或怀疑为侵袭性甲状腺癌伴可疑远处转移患者。DTC 癌细胞对 ^{18}F-FDG 的摄取和 ^{131}I 摄取存在反转现象,称为"flip-flop"现象,主要表现为 ^{131}I 显像阴性而 ^{18}F-FDG PET 显像阳性。原因是由于分化差/失分化或者病灶逐渐失分化的病理类型中,滤泡上皮细胞 NIS 表达下降,而葡萄糖转运子(glucose transporter,Glut)表达增高。因此, ^{18}F-FDG 显像的主要价值是针对 Tg 阳性或 TgAb 持续高水平而 ^{131}I 显像阴性的患者寻找复发或转移灶。随着 PET/MR 应用的增加,借助于一体化 PET/MR 中 MR 较高的软组织分辨率及 PET 探测的高性能,同样使 PET/MR 在颈部淋巴结转移灶中具有较好的识别能力(图 7-3-3)。

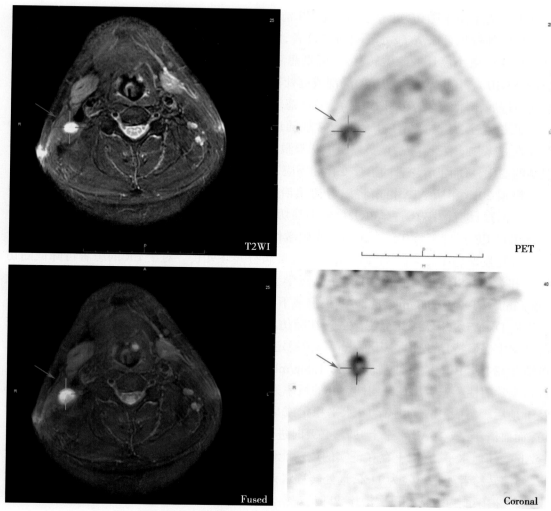

图 7-3-3　甲状腺癌术后颈部 ^{18}F-FDG PET/MR 显像

患者,女,41 岁,甲状腺癌根治术后 7 个月余。颈部 ^{18}F-FDG PET 示右颈部 Ⅱ 区肿大
淋巴结(红色箭头),代谢增高,考虑为颈部淋巴结转移可能性大。

二、评估结果及决策

根据不同患者的评估结果,判断患者的治疗策略。初次 ^{131}I 治疗前应将患者手术情况、
病理、TNM 分期、危险程度分级、动态血清学水平及影像学变化等结果,以及是否存在潜在
治疗不良反应,进行综合评估,判断是否需要进行 ^{131}I 治疗及治疗目标。

经 ^{131}I 治疗前评估有再次手术指征者,应先推荐行手术治疗;若经外科评估存在手术
禁忌、难以耐受手术、再次手术难以获益或拒绝手术者,可行 ^{131}I 治疗。手术后复发、手术
未能或难以完全切除的病灶和侵犯气道的病灶,手术后仍残留者均建议行 ^{131}I 治疗。对于
初次 ^{131}I 治疗患者的不同评估结果,主要分为以下三种情况。①提示无疾病残存 / 复发及
转移者且 Tg 无可疑增高者,此次 ^{131}I 治疗目的主要是清甲,这类患者不常规推荐 ^{131}I 治疗。

部分患者为了便于随访,可考虑小剂量 ^{131}I 清甲(1.11GBq)。②存在侵袭性病理学亚型、镜下甲状腺外侵犯且血清 Tg 水平可疑增高者,此次 ^{131}I 治疗目的主要是辅助治疗,清除术后可能存在的微小癌灶或隐匿转移灶,降低患者的复发及死亡风险。这类患者推荐剂量为 3.7~5.55GBq。③手术无法切除的局部或远处转移灶者,此次 ^{131}I 治疗目的是清灶治疗,可延缓病情进展,降低复发率及死亡风险。这类患者推荐剂量为 5.5~7.4GBq。

患者经过 ^{131}I 治疗后 1~3 个月应常规随访复查,进行血清甲状腺激素、TSH、Tg、TgAb 等检查,监测 Tg 变化情况,调整口服甲状腺激素用量,必要时加做颈部超声监测可疑转移淋巴结的变化,从而了解患者的治疗变化和反应,对治疗效果进行评估,以判定后续治疗策略。

根据 2015 年版 ATA 指南将患者初始治疗后的动态危险度进行实时评估,分为 4 种不同的治疗反应:疗效满意(ER)、疗效不确切(IDR)、生化疗效不佳(BIR)和结构性疗效不佳(SIR)。ER 指抑制性 Tg<0.2ng/ml 或刺激性 Tg(sTg)<1.0ng/ml 且影像学为阴性。这一类患者复发率为 1%~4%;<1% 的患者发生疾病特异性死亡。对于 ER 的患者可降低随访频率和放宽 TSH 抑制水平。IDR 在血清学上表现为 0.2ng/ml ≤ 抑制性 Tg<1.0ng/ml 或 1.0ng/ml ≤ sTg<10.0ng/ml,伴 TgAb 稳定或下降;无影像学证实的或功能性疾病存在证据;治疗后 Dx-WBS 甲状腺床显影微弱。在随访期间有 15%~20% 患者可转变为 SIR;<1% 患者可发生疾病特异性死亡;其他患者病情稳定或好转。IDR 患者需持续动态监测影像学及血清学指标。BIR 是指抑制性 Tg ≥ 1.0ng/ml 或 sTg ≥ 10.0ng/ml 或 TgAb 持续上升趋势,且影像学阴性。患者出现结构性病变的概率为 20%,死亡风险<1%,≥30% 自发缓解;20% 经干预后缓解。其中的血清 Tg 水平稳定或呈下降趋势者可继续 TSH 抑制治疗并定期随访;而血清 Tg 或 TgAb 水平上升者,必要时进一步行 ^{18}F-FDG PET 等检查。SIR 是指 Tg 或 TgAb 呈任何水平,影像上存在证实的或功能性病灶。50%~85% 的 SIR 患者呈疾病持续状态,局部转移者死亡风险为 11%,远处转移者死亡率高达 50%,应根据病灶的部位、大小、生长速度、摄碘能力等选择再次治疗或随访观察。

三、^{131}I 治疗前准备

(一) 升高 TSH 及低碘准备

治疗前应停服甲状腺激素 2 周以上(或给予 rhTSH 来升高 TSH),患者血清 TSH 应>30mIU/L。为了提高 ^{131}I 治疗效果,在治疗前患者需进行低碘饮食,即每天碘摄入量<50μg/d,食用无碘盐,禁食海产品、含碘药物,尽量保证患者处于对碘"饥渴"的状态。同时避免治疗前 1~2 个月使用含碘的 CT 增强剂,建议采用尿碘、尿碘/肌酐监测体内碘水平,合理选择 ^{131}I 治疗时间。也要避免服用影响摄碘功能的药物。

(二) 禁忌证

^{131}I 治疗禁忌证包括妊娠、哺乳期患者;术后创口未愈合者。

中华医学会核医学分会编写的《分化型甲状腺癌术后 ^{131}I 治疗临床路径专家共识(2017版)》建议如 6 个月内不能有效避孕者,在患者治疗之前应进行知情告知。同时 ^{131}I 可被乳腺摄取,能通过胎盘和乳汁,妊娠及哺乳期女性应禁止进行 ^{131}I 治疗。

(三)一般情况评估

长时间停服甲状腺激素可产生全身乏力、腹胀等甲减症状。对于不能耐受甲减症状或者身体情况较差伴有严重基础疾病的患者,无法遵从放射防护要求者,因个人精神等原因不适宜碘治疗的人群,应在告知患者及家属相关利弊后,慎重考虑 ^{131}I 治疗。在 ^{131}I 治疗前还需对患者的一般情况进行评估,包括血常规、肝肾功能、电解质、心电图等检查。

四、再次治疗指征

第一次 ^{131}I 治疗后,部分患者需要再次行 ^{131}I 治疗。患者手术后及第一次清甲前评估只是针对当时病情的单点评估。患者随后仍需动态监测以及再次 ^{131}I 治疗前仍需要进行评估,主要包括血清学及影像学评估,同时可对前次 ^{131}I 治疗反应进行反馈,判断后续治疗策略。若再次评估提示仍有摄碘性病灶,在无法手术根治且前次 ^{131}I 治疗有效(血清 Tg 水平明显下降或影像学显示病灶缩小)时,可再次行 ^{131}I 治疗。

五、小结

^{131}I 内照射治疗是目前治疗分化型甲状腺癌术后患者常用且相对安全和有效的办法。手术 + ^{131}I 治疗 +TSH 抑制的联合治疗方法是治疗分化型甲状腺癌的有效手段。大多数患者经过规范化治疗与定期的复查监测,病情可达到临床无瘤状态或保持较长期的稳定。在患者进行 ^{131}I 治疗前需严格评估患者情况,遵循 ^{131}I 治疗临床路径,尽力达到以最低代价获得最大效应,做到患者的个性化治疗。

(高再荣　张 晓)

第四节　^{131}I 治疗后动态评估及风险再分层

DTC 患者的复发风险及疾病特异性死亡率可因治疗干预、自身免疫状态等随时间不断改变,因此,对患者根据定期评估结果进行实时的动态风险评估,并进行随访管理。这种客观、动态评估过程应贯穿整个治疗后长期管理全程。根据实时动态评估结果进行患者的治疗决策及随访管理是非常重要的。

2015 版美国甲状腺协会(American Thyroid Association,ATA)指南首次提出了治疗反应评估体系(response-to-therapy assessment system,RTAS),指出 DTC 患者在治疗后应基于对患者既往治疗史的掌握并结合随访过程中获得的最新血清学、影像学结果,实时动态评估其复发风险及临床转归。这一评估反映了患者对相应治疗的反应及疾病随时间的自然转归,是一种兼顾实时评估复发风险及死亡风险的综合动态评估体系,亦是我们决策 DTC 后续治疗及随访方案的重要依据。

一、^{131}I 治疗反应实时动态评估体系

2015 年 ATA 指南将动态评估结果分层归纳为疗效满意（ER）、生化疗效不佳（BIR）、结构性疗效不佳（SIR）和疗效不确切（IDR），用于描述治疗后任意时间点的临床转归情况。

（一）血清学指标的动态评估

在 ^{131}I 治疗后随访中，以监测血清 TSH、Tg、TgAb 水平变化为主。其中监测血清 Tg 与 TgAb，可以动态、持续评估其治疗反应，并可作为风险再分层的依据，指导 DTC 随访方案及治疗决策的调整。

1. 血清 Tg　Tg 作为 DTC 的肿瘤标志物，其水平与患者体内肿瘤负荷呈正相关，可用于评估对 ^{131}I 治疗疗效反应及作为监测肿瘤复发转移的临床标志物。ATA 指南指出，已接受清甲或辅助治疗后颈部超声阴性的中、低危患者，在清甲后 6~18 个月时应测定血清 Tg 水平以确认有无肿瘤存在。无 TgAb 干扰的情况下，血清 Tg 对监测甲状腺癌具有较高的敏感性和特异性，尤其对于甲状腺全切术后和清甲后的 DTC 患者。对于复发低风险患者，在清甲或辅助治疗时血清 Tg 可能有效预测后续的无肿瘤生存状态。

停用过甲状腺激素或接受过 rhTSH 刺激的 DTC 患者 Tg 监测的敏感性和特异性最高。研究证实，无 TgAb 干扰的情况下，应用单剂量 rhTSH 刺激后血清 Tg<0.5~1.0ng/ml，则提示该患者有 98%~99.5% 的可能在随访中处于无肿瘤生存状态。对于甲状腺激素治疗下血清 Tg<0.2~0.3ng/mL 的患者，每年定期检测 L-T_4 治疗状态下的 Tg 水平及颈部超声已足够发现肿瘤的复发，而不需要检测 rhTSH 刺激的 Tg 水平。研究发现，相较于 <2ng/ml 的人群，抑制性 Tg ≥ 2ng/ml 的 DTC 患者在随访中复发率明显增高。20~30ng/ml 的刺激性 Tg 水平可作为预测复发或持续的界值点。Yang Xue 等研究首次证实，^{131}I 治疗前刺激性 Tg（preablative stimulated thyroglobulin，ps-Tg）在 ^{131}I 首次消融疗效反应预测中提供重要价值，并提出 ps-Tg 26.75ng/ml 作为临界值，可有效区分 SIR 与非 SIR（ER、IDR、BIR），即 ps-Tg ≥ 26.75ng/ml 提示较差的疗效反应。徐凌云等的研究证实，^{131}I 清甲治疗前后 sTg 水平、变化趋势及其对清甲疗效有预测价值，清甲前 sTg<4.435μg/L 预示单次清甲疗效较好，清甲后 sTg<0.460μg/L 预示清甲成功。

2. 血清 TgAb　TgAb 阳性时，Tg 水平的检测受 TgAb 的干扰而出现较大偏差，故建议测定 Tg 的同时应检测 TgAb。2015 年 ATA 指南建议在 TgAb 阳性的 DTC 患者中，TgAb 可用作替补的肿瘤标志物用于患者治疗后的随访。多项研究表明，无论血清中新出现 TgAb 还是抗体效价增加均与疾病的复发 / 持续性风险增加有关。

甲状腺全切术后的 DTC 患者，联合 ^{131}I 治疗后，完全清除了甲状腺滤泡细胞，缺少抗原刺激使 TgAb 水平逐渐下降。因此，治疗后 TgAb 阳性持续存在被认为是功能性甲状腺细胞持续存在的证据。张娜等的研究显示，TgAb 阳性的 DTC 患者 ^{131}I 治疗后 TgAb 下降幅度较大者（>50% 初始值）较下降较小（<50% 初始值）或升高者更容易获得好的预后。甲状腺全切术后或 ^{131}I 治疗后，TgAb 均可以一过性升高。TgAb 作为替补指标，其趋势比数值更为重要。有研究表明，若血清 TgAb 水平持续高水平或呈上升趋势往往提示疾病持续或较高

复发风险。Lee 等的 meta 分析研究证实,甲状腺全切术后 TgAb 阳性 DTC 患者淋巴结转移及持续/复发风险高于 TgAb 阴性的 DTC 患者,且 TgAb 水平呈持续上升趋势的患者肿瘤持续/复发风险及死亡率高于 TgAb 水平呈下降趋势的患者。

(二)影像学指标动态评估

1. 颈部超声　[131]I 治疗后超声是主要检查手段,应在术后 6~12 个月时进行颈部超声,评估内容包括颈部淋巴结、甲状腺床、颈部软组织、血管及气管食管,之后应根据患者的复发风险和 Tg 水平定期进行,如果颈部超声为阳性结果将改变诊疗方案。

超声所示最小直径<8~10mm 的可疑转移淋巴结,可采用颈部超声检查进行随访观察,暂不急于细针穿刺或有创性检查。在中、低危风险的患者中,血清 Tg 水平低到无法检测时,其淋巴结复发的风险是较低的(<2%);而血清 Tg 水平可测或升高时其淋巴结复发的风险也随之增高。一项前瞻性研究发现:相对于单独行血清 Tg 检测,颈部超声结合血清 Tg 可使中危和高危 DTC 患者的阴性预测值比分别提高 3.1% 和 50.0%。

超声检查示最小直径超过 8~10mm 的可疑转移淋巴结应进行细针穿刺活检的细胞学检查和抽吸液 Tg 浓度测定。超声引导下细针穿刺活检可以增加阳性结果,尤其体积较小的和位于颈部深处的淋巴结。细胞学检查和抽吸液的血清 Tg 测定相结合可提高诊断的敏感性。在淋巴结转移的情况下,抽吸液的 Tg 浓度往往升高(>10ng/ml),因此当抽吸液 Tg 浓度一旦高于该水平则高度可疑淋巴结转移。当抽吸液中 Tg 浓度为 1~10ng/ml,中度怀疑淋巴结转移,此时应将抽吸液和血清中的 Tg 值进行对比。

2. [131]I 全身显像　包括诊断性 [131]I 全身显像(Dx-WBS)与 [131]I 治疗后显像(Rx-WBS):

ATA 指南指出,无论是停用甲状腺激素还是注射 rhTSH,[131]I 治疗 6~12 个月后,Dx-WBS 对顽固性病变的高危或中危患者的随访有帮助。对于初次 [131]I 治疗后存在疾病持续、复发及转移的患者,评估前期 [131]I 治疗反应的同时还应采用 Dx-WBS 实时评价病灶的摄碘功能,作为决策再次 [131]I 治疗的证据。Rx-WBS 常于 [131]I 治疗后 2~8 天进行,可发现具有摄碘能力的病变,用于评估甲状腺残留、复发和转移病灶的摄碘情况,判定其治疗效果。针对血清 Tg 水平异常增高而 Dx-WBS 显像阴性(thyroglobulin elevation/negative iodine scintigraphy,TENIS)的患者,是否应进行 [131]I 复治仍存在很大争议。Wells K 等的研究表明,25%~80% 的 Dx-WBS 显像阴性的患者可在 Rx-WBS 探测到摄碘病灶。

对于 [131]I 治疗后 Dx-WBS 扫描提示:①甲状腺床外异常摄碘病灶;②清甲疗效不佳导致甲状腺组织对 [131]I 高摄取,掩盖了摄碘相对较低的颈部淋巴结转移灶的观察;③颈部超声提示无任何可疑病灶而 TgAb 升高,仍然会存在 Tg 假阴性风险的患者。以上三种情况时可以考虑改用 [123]I 进行全身显像,因 [123]I 较 [131]I 辐射剂量低,且可以提供更好的图像质量。

SPECT/CT 成像优于平面成像,可以更好地进行摄碘病灶的解剖定位,并可以区分肿瘤摄取与非特异性摄取。给予诊断或治疗剂量的 [131]I 后进行全身 SPECT/CT 显像,不仅有助于提高转移淋巴结诊断数量,还能降低模糊诊断结论的发生率。此外,SPECT/CT 的 CT 部分可以额外提供无摄碘的病灶信息,SPECT/CT 通过减少模糊诊断结论的发生比例,改变了 25% 患者的肿瘤风险分类(国际抗癌联盟分类标准),以及 6% 患者的复发风险分类(美国甲状腺协会复发风险分类标准),SPECT/CT 改变了 24%~35% 患者的治疗方案。

3. ^{18}F-FDG PET/CT　^{131}I 清甲或清灶治疗后 Tg 或 TgAb 持续升高(如抑制性 Tg>1ng/ml,或刺激性 Tg>10ng/ml,或 TgAb ≥ 40U/ml 且呈持续上升趋势),而 Dx-WBS 显像阴性,超声、CT 或 MRI 等影像学也无阳性发现时应进行 ^{18}F-FDG PET/CT。Wan 等的 meta 分析研究证实,^{18}F-FDG PET/CT 在 Tg 水平增高而 Dx-WBS 阴性的 DTC 患者探测复发和 / 或转移病灶中有较高的灵敏度和特异度,分别达 86% 和 84%。程旭等的研究证实,对于 ^{131}I-RxWBS 阴性而 Tg 阳性的 DTC 患者,^{18}F-FDG PET/CT 有助于诊断和定位复发及转移病灶,并指导后续治疗。其研究结果示 ^{18}F-FDG PET/CT 显像诊断甲状腺癌复发或转移的准确率、灵敏度、特异度、阳性预测值和阴性预测值分别为 83.33%、89.47%、76.47%、80.95% 和 86.67%,改变了 48.61% 患者的治疗方案。

^{18}F-FDG PET/CT 是 ^{131}I 全身显像的补充诊断方法。由于甲状腺癌 ^{18}F-FDG 和 ^{131}I 摄取存在一定的反比关系,即 "flip-flop" 现象,提示 DTC 细胞在失去摄碘能力的同时对葡萄糖的需求增加,因此 ^{18}F-FDG 对分化型甲状腺癌转移灶的摄取是 ^{131}I 治疗反应的重要阴性预测因子和生存率的独立预后因素。对那些高 ^{18}F-FDG 摄取的病变应进行靶向治疗和密切监测。

刺激性 Tg<10ng/ml 时,^{18}F-FDG 发现病灶的敏感性则较低,而 TSH 刺激后发现病灶的敏感性略提高。在一项多中心前瞻性研究证实,用甲状腺激素治疗的患者中,行 rhTSH 刺激的比非刺激的 PET/CT 检查检出病灶的数量更多。然而,对于单个肿瘤病灶患者的检出敏感性并没有因 rhTSH 刺激而提高。暂无研究证据表明 TSH 刺激能提高 PET 成像的预后评估价值。

^{18}F-FDG PET/CT 结果可能会改变 ^{131}I 治疗的指征或对微小肿瘤病灶进行手术切除的决策。因为 ^{18}F-FDG 诊断的阳性率较高,因此手术计划前需要进行细针穿刺细胞学活检与抽吸液的 Tg 水平测定。应注意到,颈部超声检查对小淋巴结转移灶的诊断具有较高敏感性,而 ^{18}F-FDG PET/CT 对咽后间隙、锁骨后区等部位的检查敏感性高于超声检查。

对于其他影像学检查阳性尤其 ^{18}F-FDG 阳性患者,因病灶的生长速度与死亡风险相关,若血清学指标稳定,影像学检查未观察到病灶明显进展,可继续 TSH 抑制治疗,密切随访,监测病情变化;若病情进展迅速,建议根据情况归为碘难治性 DTC,由多学科协作管理,在权衡患者利益与风险后选择最优治疗措施(如局部手术、放疗、化疗、靶向治疗等)。

4. 颈部增强 CT 或 MRI　超声不易区别甲状腺床良性病变(术后瘢痕、缝线肉芽肿、食管气管憩室、断端神经瘤以及炎性反应增生性淋巴结等)和复发病灶。因此,如超声发现局部恶性或可疑恶性病灶时、应加做颈部增强 CT 检查以明确诊断。颈部增强 CT 或 MRI 有助于评估超声可能无法完全探及的部位,如纵隔淋巴结,或者 Tg 阳性而超声检查阴性结果。此外,颈部增强 CT 联合超声检查较单独超声检查可以更准确地检出 DTC 复发病灶,帮助明确是否存在更多潜在病灶。

5. 其他　DTC 骨转移应行全身骨显像,但其诊断效能高低与转移病灶骨代谢活跃程度有关,且骨扫描发现病灶数目和范围可能低于 Dx-WBS。怀疑肺转移患者应行肺 CT 检查,以评估肺转移病灶部位、大小、数量,但因部分肺转移性 DTC 患者存在 CT 无法探测到的微小病灶(直径<1mm),需结合 Dx-WBS(表现为肺部弥漫性放射性浓聚)。MRI 则具有良好的软组织分辨率,是探查中枢神经系统转移灶的常规影像学检查项目。

^{131}I 治疗后实时动态评估汇总总结见表 7-4-1。

表 7-4-1　DTC 患者 ^{131}I 治疗后的实时动态评估

分层	血清学检查			影像学检查
	抑制性 Tg	刺激性 Tg	TgAb	
疗效满意	<0.2ng/ml	<1ng/ml	检测不到	阴性结果
生化疗效不佳	≥1ng/ml	≥10ng/ml	高于正常	阴性结果
结构性疗效不佳	任何情况	任何情况	任何情况	影像学证实的或功能性病灶存在
疗效不确切	0.2~1ng/ml	1~10ng/ml	稳定或逐渐下降	非特异发现,诊断性 ^{131}I 全身显像可见甲状腺床轻度摄碘

二、^{131}I 治疗后短、中期随访管理

^{131}I 治疗后短、中期随访包括清甲后及清灶治疗后(图 7-4-1)。

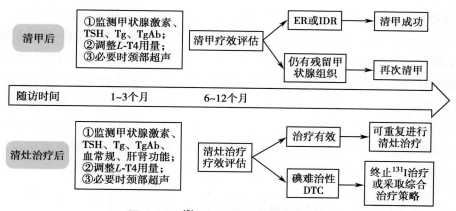

图 7-4-1　^{131}I 治疗后短、中期随访管理

(一)清甲后随访管理

1. 清甲后 1~3 个月　应常规随诊,进行甲状腺激素、TSH、Tg 及 TgAb 水平监测,及时了解 Tg 变化,调整 L-T$_4$ 用量,将 TSH 控制到相应的抑制治疗水平。必要时加做颈部超声监测可疑转移淋巴结经 ^{131}I 治疗后的变化。

2. 清甲后 6~12 个月　可进行清甲疗效的评估。评估前准备同 ^{131}I 治疗前(即 TSH 准备和低碘准备)。如 Dx-WBS 甲状腺床无放射性浓聚,无 TgAb 干扰时,刺激性 Tg<1ng/ml(即已达到 ER);或 Dx-WBS 甲状腺床无放射性浓聚(TgAb 阳性但呈稳定或下降趋势,即 IDR),均提示清甲已成功。首次清甲后经评估仍有残留甲状腺组织者(非甲状腺床微弱摄

碘),为达到完全清甲的治疗目标,可考虑进行再次清甲。再次清甲的决策和 ^{131}I 剂量确定原则与首次治疗相同。

部分患者单次清甲不能完全清除残留甲状腺,多见于清甲前残留甲状腺组织较多,或残留甲状腺组织摄 ^{131}I 不充分(如体内存在较大量的稳定碘,竞争性干扰了残留组织的摄 ^{131}I),或清甲所用剂量不足,或残留甲状腺组织对 ^{131}I 辐射敏感性较低等。术后 Tg 水平可用于预测清甲成功的可能性。Tamilia 和 Bernier 等的研究证实,当刺激性 Tg>5~6ng/ml 时,不管给予 1.11GBq 还是 3.7GBq 的 ^{131}I,清甲失败率均较高。当刺激性 Tg>6ng/ml 时,1.11GBq 的低剂量清甲其失败的风险增加约 5 倍。

(二) 清灶治疗后随访管理

1. 清灶治疗后 1~3 个月　持续 / 复发及转移性 DTC 患者清灶治疗后 1~3 个月需定期随诊,通过询问患者临床症状、体格检查以及监测血清甲状腺激素、TSH、Tg 及 TgAb 水平以及血常规、肝肾功能等指标,及时了解患者是否存在 ^{131}I 治疗后短期相关不良反应,并给予积极处置;及时了解 TSH 水平,指导 L-T$_4$ 的调整用药,结合患者复发风险分层的变化以及抑制治疗不良反应风险评估结果,将 TSH 控制到相应的抑制目标,确保 TSH 抑制治疗疗效;及时了解 Tg 及 TgAb 水平的变化,监测病情变化,评估对清灶治疗的反应。必要时加做颈部超声检查,监测局部复发病灶或转移性淋巴结经 ^{131}I 治疗后的短期变化,辅助评估治疗效果。

2. 清灶治疗后 6~12 个月　需再次进行随访,除调整 L-T$_4$ 用药剂量外,重点是对前次 ^{131}I 治疗进行疗效评估。此次疗效评估一般需在停服 L-T$_4$ 2 周以上时进行,通过比较治疗前后血清学指标(sTg、TgAb)以及影像学检查(Dx-WBS、颈部超声、CT、MRI 等)的变化,动态评估患者实时的疾病状态以及前次治疗的疗效,以决定下一步诊治措施。若 Tg、TgAb 持续下降,影像学检查提示病灶缩小、减少,Dx-WBS 显示病灶浓聚范围缩小或浓聚程度减淡、病灶减少,则判断治疗有效,可重复进行 ^{131}I 清灶治疗,直至病灶消失或对治疗无反应;但如病灶进展为碘难治性 DTC,则应平衡患者继续治疗的不确定获益与高累积治疗剂量的不良反应风险,考虑终止 ^{131}I 治疗或采取包括 ^{131}I 治疗在内的综合治疗策略。

三、^{131}I 治疗后长期动态评估及治疗决策的调整

长期随访过程中,实时动态评估其复发风险及临床转归,反映了患者对相应治疗的反应及疾病随时间的自然转归,是决策后续治疗及随访方案的重要依据。^{131}I 治疗后动态风险再评估策略调整方案见图 7-4-2、图 7-4-3。

(一) 疗效满意

DTC 患者经甲状腺全切 / 近全切术以及 ^{131}I 清甲或清灶治疗后,达到无瘤状态或 ER 的标准包括:①没有肿瘤存在的临床证据;②没有肿瘤存在的影像学证据(^{131}I 全身显像和 / 或颈部超声),即清甲或清灶治疗后 ^{131}I 全身显像没有发现甲状腺床和床外组织 ^{131}I 摄取,或甲状腺床外虽有 ^{131}I 摄取,但目前的 Dx-WBS 或 Rx-WBS 均未证实肿瘤组织的存在;③在无 TgAb 干扰的情况下,TSH 抑制状态下 Tg<0.2ng/ml,或 TSH 刺激状态下 Tg<1ng/ml。

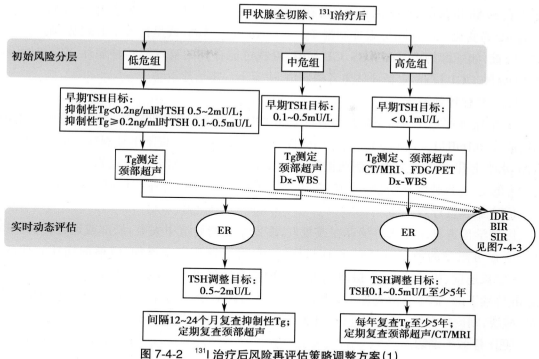

图 7-4-2 ^{131}I 治疗后风险再评估策略调整方案(1)

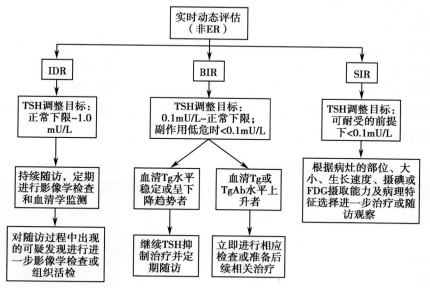

图 7-4-3 ^{131}I 治疗后风险再评估及策略调整方案(2)

DTC 患者经 ^{131}I 清甲或清灶治疗若达到 ER,则可继续 TSH 抑制治疗,进入长期随访状态,随访时间间隔为 6~12 个月。如病情持续稳定,可逐渐延长随访时间间隔。在长期随访中,以监测血清 TSH、Tg、TgAb 水平变化为主,必要时结合影像学检查评估。不建议对已达到 ER 的患者定期做 Dx-WBS 评估病情。对于 TgAb 阴性的患者,可监测 Tg 的动态变化;

而对于 TgAb 阳性的患者,因 TgAb 的存在影响 Tg 检测的准确性,故对 TgAb 阳性者可监测 TgAb 的变化。如在随访中抑制性 Tg 或 TgAb 可疑增高、或呈持续上升趋势,则应行影像学检查(如颈部超声、Dx-WBS、CT、MRI)寻找可能存在的复发或转移病灶,必要时可行 ^{18}F-FDG PET/CT 检查,重新评估患者的病情,决定下一步治疗策略。

(二) 生化疗效不佳

血清 Tg 水平稳定或呈下降趋势者可继续 TSH 抑制治疗并定期随访,大多可在持续 TSH 抑制治疗(0.1mIU/L~ 正常下限,副作用低危时 <0.1mIU/L)的前提下继续观察;而血清 Tg 或 TgAb 水平上升,则与复发风险密切相关,应立即行相应检查或准备后续相关治疗。但必须引起注意的是,一旦肿瘤发生去分化或失分化(dedifferentiated),Tg 水平很低或检测不到。

(三) 结构性疗效不佳

影像学检查显示疾病持续存在或复发,多发生在初始清甲失败,局部或远处转移的患者。应在可耐受的前提下调整 TSH 目标。SIR 可导致死亡率增加,应根据病灶的部位、大小、生长速度、摄碘或 FDG 摄取能力及病理特征选择再次 ^{131}I 治疗或随访观察。若 Tg、TgAb 持续下降,影像学检查提示病灶缩小、减少、Dx-WBS 显示病灶减少、浓聚范围缩小或程度减淡,则治疗有效,可重复进行 ^{131}I 治疗,直至病灶消失或无反应。

(四) 疗效不确切

TSH 抑制治疗目标略放宽(正常下限 ~1.0mU/L),影像学及血清 Tg、TgAb 的初始检查周期为 1~2 次 / 年,如病情稳定可适当延长检测周期。对随访过程中出现的可疑发现可进一步行影像学检查或组织活检。

经过治疗后,部分 DTC 患者的肿瘤复发风险可能会发生变化,因此 TSH 抑制治疗的目标并非一成不变。由于甲状腺癌患者的生存期往往较长,动态监测评估往往需要持续终生,而 TSH 抑制治疗目标也应当随着患者对治疗的反应情况及时做以调整。结合患者对治疗反应的动态评估和 TSH 抑制治疗副作用风险,调整 TSH 目标,基于动态疗效分层的不同风险因素相应 TSH 抑制治疗策略见表 7-4-2。

表 7-4-2　基于动态疗效分层的不同风险因素相应 TSH 抑制治疗策略

TSH 抑制增加风险	疗效满意	疗效不确切	生化疗效不佳**	结构性疗效不佳
无已知风险				
绝经				
心动过速				
骨量减少				
年龄 >60 岁				
骨质疏松				
房颤				

注:中度或完全抑制 TSH 目标: <0.1mU/L;轻度抑制 TSH 目标:0.1~0.5*mU/L;无抑制 TSH 目标:0.5*~2.0mU/L。
*0.5mU/L 指 TSH 测定范围的正常下线,特殊测定法中亦可为 0.3~0.5mU/L。** 生化疗效不佳的患者随初始 ATA 风险分层、Tg 水平、Tg 趋势以及 TSH 抑制风险不同,其 TSH 目标也大不相同。

四、小结

目前,有关治疗反应评估体系在 DTC 患者 ^{131}I 治疗后评估的报道较少。然而,自 2015 版 ATA 首次提出动态评估及风险再分层以来,相关研究及报道内容数量呈明显上升趋势,得到了国内越来越多相关专业人士的注意和认可。^{131}I 治疗作为 DTC 术后的重要综合治疗手段之一,一定程度上降低了中高危 DTC 患者的复发及死亡风险。虽然关于低危患者 ^{131}I 治疗仍存在一定的争议,宋娟娟等通过动态评估及风险再分层方法研究表明高达 23.5% 的中低危 DTC 患者在 ^{131}I 清甲治疗后仍未能达到 ER 状态,提示初始评估仅为清甲,不代表其后续的无疾病状态,但是对于这部分患者仍需给予较高的关注,持续的随访观察其血清学及影像学指标,进一步密切随访。因此,DTC 患者 ^{131}I 治疗后动态评估及风险再分层不仅能动态反映患者的病情,还能为后续治疗及随访策略提供更客观、更准确的依据。

（林承赫　林秋玉）

第五节　放射性碘难治性甲状腺癌的界定及核医学决策

大部分分化良好的 DTC 通过手术、TSH 抑制治疗或联合 ^{131}I 治疗,预后好,生存期长。然而,也约有 15% 的晚期 DTC 患者,包括 5% 局部晚期和 10% 远处转移,其中 2/3 患者在诊断之初或治疗过程中发展为放射性碘难治性 DTC（radioiodine refractory differentiated thyroid cancer,RAIR-DTC）。RAIR-DTC 具有增殖能力增加、糖酵解增加、侵袭性高、易转移、进展快、预后差的临床特点,其中位生存期为 3~5 年,10 年生存率仅为 10%,而 ^{131}I 治疗敏感的转移性 DTC 患者 10 年生存率约 56%。RAIR-DTC 有效治疗手段相对匮乏,因此成为甲状腺癌临床诊治中的难点与热点之一。近年来,随着对 RAIR-DTC 相关的分子病理机制研究逐渐深入,已有靶向药物的应用指征获批,同时多个药物的临床试验陆续开展,为 RAIR-DTC 患者治疗带来了希望。本章节主要阐述 RAIR-DTC 的界定和核医学决策。

一、RAIR-DTC 的界定

值得注意,当前对 RAIR-DTC 的定义、分类、标准或临床情况都不是患者具有 RAIR-DTC 的绝对指标,只能判断有可能出现 RAIR-DTC。另外值得注意的是,即使考虑为 RAIR-DTC,也要结合不同的摄碘情况和疗效分析,判断是否还需进行 ^{131}I 治疗。判断前提条件均需要在无外源性碘负荷干扰的情况下,TSH 刺激状态（>30mIU/L）时,经过规范的 ^{131}I 治疗后的 DTC 患者,出现下列情形之一诊断为 RAIR-DTC 的可能性大:

（一）^{131}I 治疗后显像提示病灶不摄碘

对于诊断剂量 ^{131}I 全身显像不摄碘不能立即判断为 RAIR-DTC,因为有 25%~80% 的病

灶在 ^{131}I 治疗剂量显像时显影,如果后续疗效评估 ^{131}I 治疗并未使病灶从中获益(Tg 水平较上次治疗下降 20% 以上和 / 或病灶缩小,甚至消失),如同后面所描述的第四种情况应考虑为 RAIR-DTC,需停止 ^{131}I 治疗。判断病灶是否摄碘要注意显像方法是否得当,治疗后显像不同时间发现病灶并不一定完全一致,5%~33% 第 3 天显像未摄碘的病灶在 5~10 天延迟显像上被发现;同时借助 SPECT/CT 融合显像可较平面的全身显像提高摄碘病灶探出率。在首次 ^{131}I 治疗显像判断病灶是否摄碘,要注意当残留甲状腺太多,可能会竞争性抑制转移病灶摄碘,造成病灶假阴性放射性碘抵抗。

(二)摄碘病灶经 ^{131}I 治疗后逐渐丧失摄碘能力

发生原因可能为 ^{131}I 治疗后,未被杀死的 DTC 细胞的代谢状况因辐射作用的影响而发生改变,特别是 NIS 蛋白表达下降,从而失去摄碘能力。或者在 ^{131}I 治疗前就可能存在不同分化程度的肿瘤细胞,分化较好的肿瘤细胞被 ^{131}I 清除,而留下分化较差的肿瘤细胞,导致病灶表现为失去摄碘能力。

(三)同一患者体内部分病灶摄碘,而部分病灶不摄碘

如果不摄碘病灶对身体机能影响小,即使 TSH 升高也无明显进展或能采用其他局部治疗,而摄碘病灶,尤其是伴有明显的局部症状,可能通过 ^{131}I 治疗(或包括 ^{131}I 治疗在内的联合治疗)缓解病情,则可考虑继续 ^{131}I 治疗。

(四) ^{131}I 治疗后 1 年内疾病进展

进展包括病灶增大、出现新发病灶和 / 或 Tg 持续上升。此种情况应考虑终止 ^{131}I 治疗。因为后续 ^{131}I 治疗常无效,且增加不良反应,特别是继发性恶性肿瘤出现的风险,故应停止 ^{131}I 治疗。

判断肿瘤治疗疗效,主要根据 RECIST 标准利用 CT 或 MRI 判断病灶大小变化;功能影像检查,如第四章介绍的 ^{18}F-FDG PET/CT、^{99m}Tc-MIBI 肿瘤显像、^{18}F/^{68}Ga-RGD 受体显像及 ^{68}Ga- 生长抑素受体显像等,有助于发现 RAIR-DTC 病灶。DTC 患者 ^{131}I 治疗后动态监测 Tg 的变化,在辅助判断 ^{131}I 治疗效果的同时,对预测 RAIR-DTC 的发生也有一定价值。有研究发现,对于远处转移性 DTC 患者,如两次 ^{131}I 治疗前刺激性 Tg 下降不明显,则预示着可能进展为 RAIR-DTC。

除此之外,判断 ^{131}I 治疗疗效,尚需考虑既往 ^{131}I 治疗是否规范(包括治疗剂量及重复治疗间隔时间等)、评估治疗反应的时间间隔及判定标准等因素。前次 ^{131}I 治疗后 1 年以上才发生病情进展应认为病灶因 ^{131}I 治疗获益。对将累积治疗剂量 >22.2GBq (600mCi)或 ^{18}F-FDG PET/CT 阳性的摄碘病灶判断为 RAIR-DTC 存在较大争议,应结合 ^{131}I 治疗剂量显像和疗效综合评估,并需个体化权衡患者获益和风险,决定是否继续 ^{131}I 治疗。

二、RAIR-DTC 发生的分子机制

甲状腺分化相关的分子是与摄碘相关的一系列分子,包括甲状腺球蛋白(Tg)、甲状腺过氧化物酶(TPO)、钠 / 碘同向转运体(NIS)、氯 / 碘转运蛋白(Pendrin),其上游调控因子包

括促甲状腺刺激激素受体（thyroid-stimulating hormone receptor，TSHR）、甲状腺转录因子 1（thyroid transcription factor 1，TITF1）、甲状腺转录因子 2（thyroid transcription factor 2，TITF2）和配对盒基因 8（paired box gene 8，PAX8）等。NIS 表达下降或细胞膜定位减少是 RAIR-DTC 失去摄碘能力的主要原因，NIS 表达下降是 RAIR-DTC 的早期事件，碘相关分子表达下降顺序 NIS>TPO>Tg>TSHR，因此临床上会出现病灶不摄碘但 Tg 高，Tg 水平可受 TSH 调节的情况。如果有影像学发现的病灶，在无 TgAb 干扰的情况下，不摄碘且 Tg 低，需要考虑到病灶分化程度低的可能。

NIS 表达受细胞因子、信号传导通路及免疫微环境等多种因素影响，其中丝裂原活化蛋白激酶（mitogen-activated protein kinase/extracellular signal-regulated protein kinase，MAPK）通路（RAS/RAF/MEK/ERK）的异常激活是 DTC 摄碘功能受损及快速增殖的关键原因之一。$BRAF^{V600E}$ 突变可导致 MAPK 通路持续激活，下调碘代谢相关基因（NIS、TSHR、TPO、Tg、Pendrin）的表达，并可导致 NIS 的膜定位障碍，BRAF 抑制剂维罗非尼、达拉非尼及 MEK 抑制剂司美替尼在抑制 RAIR-DTC 细胞增殖及诱导再分化方面的成效证实了上述机制。另外，磷脂酰肌醇 -3 激酶 / 苏氨酸丝氨酸激酶（phosphatidylinositol-3 kinase/serine/threonine kinase/mammalian target of rapamycin，PI3K/AKT/mTOR）通路激活可见于 24% 的 PTC 中，在 FTC 中其发生率可高达 55%，该通路的激活也可下调 NIS 表达导致 DTC 摄碘功能受损，是 DTC 抵抗 MEK 抑制剂的重要原因之一，Her2/3 抑制剂拉帕替尼可增加 BRAF 和 MEK 抑制剂的碘扭转。NIS 表观遗传修饰，如 DNA 甲基化和启动子的组蛋白去乙酰化导致 NIS 及其他甲状腺摄碘相关分子沉默，失去摄碘和有机化能力，采用 DNA 甲基化酶抑制剂（DNA methyltransferanse inhibitor，DMI）和组蛋白去乙酰化酶抑制剂（histone deacetylase inhibitor，HDACI）可以使甲状腺癌细胞中的这些基因再表达，从而诱导细胞再分化并提高细胞摄碘率。miRNA 是一类内源性的具有调控功能的非编码单链小分子 RNA，在转录后水平调节基因表达，miR-146b-3p 在甲状腺癌中表达上调，直接结合碘代谢相关蛋白 PAX8 和 NIS 的 3'UTR，抑制 PAX8 和 NIS 表达，导致摄碘能力减低。Qiu 等比较摄碘的肺转移 PTC 患者和不摄碘的肺转移 PTC 患者血清中差异表达的 miRNA，发现 miR-106a 在不摄碘的肺转移患者中表达上调；通过直接下调维 A 酸受体 β，激活 MAPK 通路，促进肿瘤细胞增殖、侵袭和去分化。图 7-5-1 概述了扭转 RAIR-DTC 对放射性碘摄取的主要方法。

三、RAIR-DTC 的处置及随诊管理

对于判断为 RAIR-DTC 的患者，需要客观评估 ^{131}I 治疗的疗效，定期进行综合临床评估判断是否需要终止 ^{131}I 治疗，根据患者病情发展，制订适宜的个体化后续处置方案。RAIR-DTC 的诊治和核医学决策见图 7-5-2。

（一）TSH 抑制治疗下随诊监测

TSH 抑制治疗下随诊监测主要适用于如下情况：惰性临床进程；患者无症状、且病灶无法手术切除；低肿瘤负荷；疾病稳定或最低限度进展；肿瘤病灶未对患者造成明显不良影响

等。ATA 推荐对结构反应不全的 DTC 患者,无特殊禁忌证时血清 TSH 水平应该长时间保持在 0.1mU/L 以下,但更严格的 TSH 抑制(≤0.03mU/L)同 TSH<0.1mU/L 相比,并未增加患者的疾病特异的总体生存率。需注意观察长期 TSH 抑制治疗带来的不良反应,予以对症处理并适当调整甲状腺激素用量。需要特别指出的是:某些低分化 RAIR-DTC,由于不表达 TSHR,其生长、增殖并非依赖于 TSH 的作用,对此类患者,即便将 TSH 抑制到很低的水平,仍难以减缓病情进展,所以仅需给予甲状腺激素替代剂量。

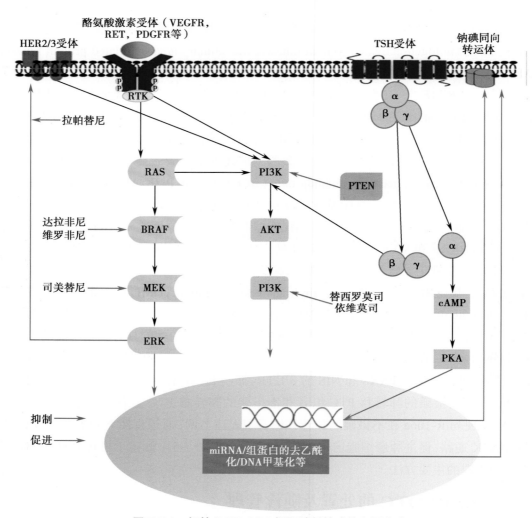

图 7-5-1　扭转 RAIR-DTC 摄取放射性碘的主要方法

RAS/RAF/MEK 和 PI3K/AKT/mTOR 通路激活可引起 NIS 蛋白表达下调,采用 BRAF、MEK 和 mTOR 抑制剂可提高 NIS 表达;组蛋白去乙酰化(histone deacetylase,HDAC)、DNA 甲基化和 miRNA 异常表达导致 NIS 基因表达下调,采用相应的抑制提高 NIS 表达。

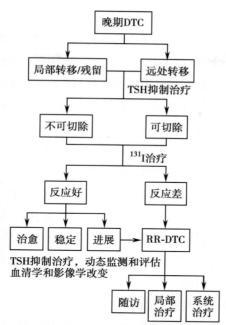

图 7-5-2 晚期甲状腺癌及放射性碘难治性
甲状腺癌（RAIR-DTC）处置策略图

TSH 抑制治疗下应对患者进行定期随诊监测，评估其疾病状态。如患者无临床症状、病灶稳定或虽有轻微进展，但不至于迅速发展，未出现显著并发症需要立即治疗（如胸膜转移引起恶性胸腔积液、肺部转移引起大咯血、椎体转移引起脊髓压迫、颅内转移出现偏瘫或意识丧失等危重并发症）可在 TSH 抑制下每 3~6 个月监测 Tg 变化，0.5~1 年复查颈部超声、CT 或 MRI 等影像学检查；如随访中发现 Tg 成倍增加或 TgAb 呈持续上升趋势，则应及时进行影像学检查，必要时可行 ^{18}F-FDG PET/CT 评估肿瘤的葡萄糖代谢变化，根据病情发展及时调整治疗策略。

（二）局部治疗

对于持续 / 复发 / 转移的 RAIR-DTC 病灶，可采用局部治疗，特别是伴有局部临床症状、侵犯周围重要脏器及组织结构，或局部并发症存在潜在临床风险（如脑转移出现偏瘫，骨转移出现截瘫、病理性骨折等）。局部治疗的策略包括手术切除、外照射、γ 刀（放射外科技术与立体定向技术结合）、射频消融（radiofrequency ablation，RFA）、冷冻治疗和 ^{125}I 粒子植入治疗等；有手术指征者应优先选择手术治疗。部分患者可通过局部治疗，减轻局部并发症，减轻疼痛，延迟系统治疗开始的时间。2015 年 ATA 指南强烈推荐：对于有症状的、伴有局部并发症高危风险的远处转移 RAIR-DTC，局部治疗应优先于全身系统治疗，详细内容请见第六章和第九章。

（三）系统治疗

持续 / 复发 / 转移的 RAIR-DTC 病灶系统治疗主要方法包括：诱导分化治疗、抑制肿瘤生长和 / 或抗血管生成的靶向药物治疗、免疫治疗、其他放射性药物治疗和化疗等。靶向药物在进展期 RAIR-DTC 的治疗中开展了很多临床研究,其中索拉非尼和仑伐替尼相继被美国、欧洲和中国批准使用于 RAIR-DTC,索拉非尼 2017 年被中国批准用于 RAIR-DTC。索拉非尼治疗局部晚期 / 转移性 RAIR-DTC 患者的全球多中心、随机、安慰剂对照、双盲Ⅲ期临床试验结果显示索拉非尼组患者无疾病进展生存(progression free survival,PFS)较安慰剂组延长了 5 个月;研究 36 个月后,两组患者碘总生存(overall survival,OS)分别为 42.8 个月和 39.4 个月,但没有达到统计学意义[HR=0.92(95%CI 0.71~1.21);P=0.28]。仑伐替尼开展的全球多中心、随机双盲、安慰剂对照Ⅲ期临床试验(SELECT 研究)数据显示:与安慰剂相比,仑伐替尼较安慰剂显著延长了 RAIR-DTC 患者的 PFS,中位值为 18.3 个月对比 3.6 个月,降低了 79% 的疾病进展风险(HR=0.21,99%CI 0.14~0.31,P<0.000 1)。直至目前,对于何时开始进行靶向治疗的指征尚没有一个统一标准,专家共识认为出现下列情况可考虑进行靶向药物治疗:①出现具有威胁生命的疾病进展;②出现需要立即干预且其他治疗无效的临床症状。有关诱导分化治疗、靶向药物治疗、免疫治疗和化疗详细介绍请见第十章,此处对其他放射性药物治疗进行讨论。

1. 肽受体介导的放射性核素治疗(peptide receptor radionuclide therapy,PRRT) PRRT 是基于肿瘤细胞膜表面某些受体表达明显增高,利用放射性核素标记的特异性配体,通过配体与受体的特异性结合,使放射性核素靶向性浓聚于肿瘤病灶部位以达到内照射治疗的目的。Lutathera([^{177}Lu-DOTA^0,Tyr^3,Thr^8]-octreotide,^{177}Lu-DOTATATE)是一种 ^{177}Lu 标记的生长抑素类似物,可特异性结合肿瘤细胞上表达的生长抑素受体(somatostatin receptor,SSTR),主要是 SSTR2。Lutathera 于 2017 年 9 月获欧盟委员会批准,2018 年 1 月获美国食品药品管理局(FDA)批准用于治疗胃肠胰腺神经内分泌肿瘤(gastroenteropancreatic neuroendocrine neoplasms,GEP-NENs)。

免疫组化分析滤泡上皮细胞来源的甲状腺癌表达 SSTR 亚型情况,结果显示滤泡上皮细胞来源的甲状腺癌可同时表达三种以上 SSTR,其中均表达 SSTR1 和 SSTR2。多个 ^{68}Ga-DOTATOC PET/CT 显像研究报道 ≥50%RAIR-DTC 不同程度显影。对 41 例 ^{131}I 显像阴性的 RAIR-DTC 患者进行 ^{68}Ga-DOTATOC PET/CT 显像,24 例显像阳性(58.5%),对显影明显的 11 例患者进行了 ^{90}Y-DOTATOC(1.5~3.7GBq)治疗,2 例 PR(18.2%),5 例 SD(45.5%),效果维持 3.5~11.5 个月,常见不良反应有恶心、衰弱和短暂肝脏损害,有一人出现永久性肾损害。欧洲神经内分泌肿瘤学会卓越中心 Budiawa 等报道了 16 例甲状腺癌患者接受 1~5 次 ^{90}Y 或 ^{177}Lu-DOTA TATE 治疗,常见不良反应有 1 度骨髓抑制和肾损害,但其中 6 例 RAIR-DTC 中,仅 1 例 PR(14.3%),5 例均 PD(71.4%)。德国明斯特大学 Roll 等对 5 例 RAIR-DTC 进行 ^{177}Lu-DOTATATE 治疗,治疗后 1 例(20%)PR,3 例(60%)PD,作者认为治疗前 ^{68}Ga-DOTATATE-PET/CT 中病灶对示踪剂的摄取程度与 ^{177}Lu-DOTATATE 治疗疗效并非完全匹配,因此尚需扩大样本量证实 ^{177}Lu-DATATATE 是否真正适用于治疗 RAIR-DTC。

2. 前列腺特异性膜抗原(prostate specific membrane antigen,PSMA)**介导的放射性核素治疗**(PSMA targeted radionuclide treatment,PSMA-TRT) 在前列腺癌组织中表达较正常组织明显增加,国外多个泌尿肿瘤学会推荐采用 ^{68}Ga/^{18}F-PSMA PET/CT 对高危前列

腺癌及生化复发前列腺癌诊断,并采用 ^{177}Lu-PSMA 进行转移性去势抵抗前列腺癌进行治疗,开展了一系列临床试验,结果显示 33%~60% 的患者 PSA 下降 50% 以上,11%~40% 病灶可达到 PR。PSMA 可在前列腺癌外的恶性肿瘤中的新生血管内皮细胞上表达。在 DTC 中进行 PSMA 免疫组化研究显示,50% 以上 DTC 会有不同程度 PSMA 表达,其中血管侵犯的 FTC,放射性碘抵抗、远处转移灶、低分化和未分化甲状腺癌血管内皮中表达增高。PSMA 在肿瘤血管内皮表达高于 80%,预示 DTC 可出现放射性碘抵抗。因此,PSMA 表达与甲状腺癌侵袭、分化程度和放射性碘抵抗相关。一项 ^{68}Ga-PSMA PET/CT 与 ^{18}F-FDG 对于 DTC 转移灶探测效能比较的研究显示,^{68}Ga-PSMA PET/CT 可发现 93.75%(30/32)病灶,^{18}F-FDG PET/CT 发现 81.85%(23/32)病灶;^{68}Ga-PSMA PET/CT 对摄碘病灶和不能摄碘的病灶均可显影,SUVmax 为 4.86~101.81,中位 SUVmax 为 31.35,骨转移灶 SUVmax 高于其他部位的软组织转移病灶。基于免疫组化和 ^{68}Ga-PSMA PET/CT 显像在甲状腺癌中的证据,^{177}Lu-PSMA 具有治疗 RAIR-DTC 的潜力,特别是靶向药物治疗后进展,为 RAIR-DTC 提供一种补充治疗方法。目前报道了 2 例 RAIR-DTC 患者接受 ^{177}Lu-PSMA-617 治疗,1 例患者肺转移和肝转移病灶 PR,Tg 从 17μg/L 下降到 9μg/L,但另一例进展,Tg 从 18μg/L 上升到 63μg/L。

综上所述,RAIR-DTC 是甲状腺癌临床诊断治疗中的难点,目前 RAIR-DTC 的诊断体系有待完善,分子影像学、分子遗传学及血清学指标的联合应用,将有可能为 RAIR-DTC 的及早发现并避免不必要的 ^{131}I 治疗提供分子依据,并为其他可能获益的治疗手段如手术、局部治疗及分子靶向治疗等尽早干预争取时间。靶向药物治疗的指征把握、疗效及评估手段等仍存在争议,因此如何进行 RAIR-DTC 的个体化治疗,如何在疗效及不良反应间平衡取舍,并提高这部分患者的 OS 仍是今后努力的方向和在临床研究中需要密切关注的重点。

(黄 蕤　代洪媛)

第六节　儿童甲状腺癌的核医学处理

儿童分化型甲状腺癌(children differentiated thyroid carcinoma,cDTC)发病率低,以甲状腺乳头状癌为主,其病理亚型与成年 PTC 相比弥漫硬化亚型所占比例较高。分子特征方面呈更高的基因重排率以及更低的原癌基因点突变率。临床特征方面儿童 PTC 常表现为多灶及双侧分布,易出现区域性颈部淋巴转移,经血行转移至肺的发生率可达 25%,并通常仅发生于广泛的淋巴结转移之后。典型的儿童 FTC 则多呈单一病灶分布,早期就易经血行转移至肺和骨,而区域淋巴结转移并不常见。基于以上的特点及远期预后较好等因素,用于成人 DTC 的指南及治疗策略可能会对儿童造成过度治疗并增加发生远期副作用的风险,并不适用于指导死亡风险较低的 cDTC 的诊治。本节从 cDTC 术后危险分层及术后评估、^{131}I 治疗指征、剂量选择、随访与持续疾病的临床处置等方面对 cDTC 的核医学诊疗进行阐述。同时需指出,本章节儿童的年龄界定与 ATA 儿童指南一致为 ≤ 18 周岁。

一、cDTC 危险分层系统及术后评估

(一) cDTC 危险分层系统

cDTC 复发危险分层和成人 DTC(ATA 指南 2015 版)存在较大差别,淋巴结转移以及病灶局部侵犯程度是其分层的主要依据,这可能与 cDTC 病例数量本身较少导致研究数据不足有关。另外,从 cDTC 分层可以看出颈侧区淋巴结转移对患者复发风险有着较大影响。其他影响 cDTC 复发危险分层的因素尚有待进一步研究。与成人 DTC 相近,该分层更侧重于识别出患者存在持续淋巴结病灶的风险而非死亡风险,以协助制订长期随访方案。该分层将 cDTC 进行低中高危分层(表 7-6-1)。

表 7-6-1　ATA 儿童危险分层

	定义	临床意义解读
低危组	仅局限于甲状腺的 N_0 或 N_x PTC,或者患者存在偶发的 N_1 转移灶(指中央组的镜下淋巴结寡转移)	远处转移风险低,具有一定局部残留病灶的风险,特别是术中未实施中央组淋巴结清扫者
中危组	伴有广泛的 N_{1a} 或小范围的 N_{1b} 淋巴结转移	伴有远处转移的风险较低,但淋巴结未彻底清扫者颈部病灶复发风险增高。伴有镜下的甲状腺外侵犯(ETE)的低、中危患者,仍需根据其他临床特征(如淋巴结转移情况)而定
高危组	颈部广泛淋巴结转移的 PTC(广泛的 N_{1b})或局部高侵袭性病灶(T_4 病灶),伴或不伴远处转移	肿瘤完全切除率低,疾病持续及转移风险高

(二) cDTC 的术后评估与处置原则

推荐大多数患者在术后 12 周内进行初步分期及风险评估,旨在评价其是否仍存在病灶及能否从后续 [131]I 治疗中获益。① cDTC 低危分层患儿,可仅监测其抑制性 Tg 并定期随访;② cDTC 中高危患者,则推荐行 TSH 刺激性 Tg 及诊断性 [131]I(或 ^{123}I)全身显像(Dx-WBS)等影像学检查,以决策后续治疗。应用 Dx-WBS 的一个潜在缺点是造成"顿抑"效应,也许会减少摄碘灶对后续治疗剂量 [131]I 的摄取。"顿抑"问题可通过以下两种方法减缓或解决,尽量使用小剂量的诊断用 [131]I 或使用 [123]I。考虑到价格及生产因素,一般用 [131]I 更为普遍,但是 [123]I 图像质量更佳,组织吸收剂量更低,更适合用于儿童。

针对 Dx-WBS 所示甲状腺床无摄碘或少量摄碘者,进一步采取刺激性 Tg 量化分层来决策 [131]I(图 7-6-1)。针对甲状腺床外的颈部摄碘灶,其他影像学检查包括颈部超声和 SEPCT/CT 等有助于其更准确的定位,如经外科会诊可切除病灶,建议手术。针对无须再次局部手术干预的远处转移患者,指南推荐行 [131]I 治疗及 RxWBS,这部分患儿的后续治疗及随访见后文(伴有肺转移患者的治疗)及图 7-6-3。

术后刺激性 Tg 预测疾病预后的研究在 cDTC 中仍较少。不同研究显示预测其无病生存(DFS)的术后刺激性 Tg 的 cut-off 值为 17.8~31.5ng/ml,预测远处转移的术后刺激性 Tg

的 cut-off 值为 154ng/mL，上述 cDTC 的 Tg 界值点均高于成人 DTC 的相应数据。

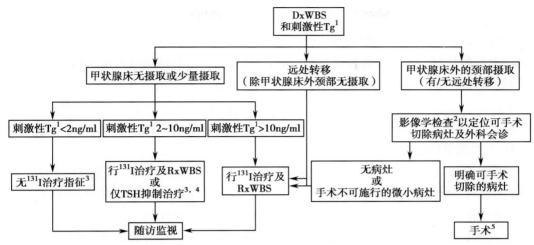

图 7-6-1　cDTC 中、高危分层患者的术后评估

[1]TgAb 阴性并且 TSH>30mIU/L；对于 TgAb 阳性的患者，除非为 T_4 期或临床 M1 的情况可以考虑推迟评估以待 TgAb 转阴。[2]影像学检查包括颈部超声，Dx-WBS（可同时行 SPECT/CT）。[3]对于 T_4 期并甲状腺床摄取[131]I 的患者，或存在已知的镜下颈部残留病灶患者可考虑行[131]I 治疗。[4]由于目前缺乏针对 ≤18 岁患者的前瞻性研究，是否[131]I 清甲治疗降低疾病持续状态或疾病复发的风险，尚待进一步研究证据。应依据随访评估结果来确定后续治疗方案。[5]术后 3~6 个月再次行术后评估。

二、cDTC 的 [131]I 治疗

（一）[131]I 治疗目标

[131]I 治疗的目标为降低 cDTC 复发率及治疗可摄碘的病灶，包括手术无法切除的残留病灶，局部复发或转移灶以及远处转移灶。目前探索 cDTC [131]I 治疗潜在获益的研究证据仍相对较少，这可能与 cDTC 样本量较少，以及不论是否进行辅助[131]I 治疗其预后大多较好有关。目前多数研究显示，具有摄碘功能的肺转移 cDTC 患儿可从[131]I 治疗中获益，其中约 47% 患者可达完全缓解，38% 达到部分缓解，特别是那些微小和较小肺转移病灶的患者。而对于有残留病灶的患儿，[131]I 治疗可以降低疾病的复发风险。对于[131]I 治疗后仍存在病灶的 cDTC 患者，需结合临床特征及前次治疗后疗效进行利弊权衡以制订个体化的[131]I 治疗决策。

由于 cDTC 预后好于成人 DTC，加之近年来有关[131]I 治疗引起继发肿瘤的相关报道，ATA 儿童指南对 cDTC 的[131]I 治疗指征把握也较前更为严格，例如，指南中并不推荐以清除残余甲状腺为目的的[131]I 治疗，这也与最新成人 ATA 指南的思路相近。

（二）cDTC [131]I 剂量选择

目前尚无标准化的 cDTC[131]I 治疗剂量公式以及有关 cDTC 给予不同剂量[131]I 时的有效性、安全性和长期预后的研究。经验性治疗剂量具有简便易行的优点，根据体重或体表面积折算[131]I 的剂量，是基于治疗相似病情成人的标准剂量来确定的。总的来说，在病情相似

的情况下,15 岁的 cDTC 需给予成人剂量的 5/6,10 岁者给予成人剂量的 1/2,5 岁者则需要成人剂量的 1/3。对于存在摄碘性弥漫性肺转移灶或其他远处转移灶需要多次 ^{131}I 治疗的 cDTC 患者,或经过之前化疗、放射性治疗已经达到骨髓剂量限值者,应使用全身剂量学计算最大可给予的 ^{131}I 剂量,以确保血液的吸收剂量不超过 200rads(cGy)。在广泛肺转移或存在其他远处转移灶(例如骨)等肿瘤负荷较重时,也可以通过病灶的吸收剂量来确定有效的 ^{131}I 给予剂量。cDTC ^{131}I 治疗前准备请参考成人 DTC 部分。

三、cDTC ^{131}I 治疗后随访与临床处置

(一) 血清学指标的评估

Tg 在 cDTC 的评估、治疗、长期随访中可视为敏感的肿瘤标志物,检测 Tg 应同时进行 TgAb 的检测,随访过程中最好在同一实验室用相同试剂检测。相较单次的检测结果,Tg 和 TgAb 的变化趋势对判断疾病状态更有价值,这方面与成人 DTC 基本一致。需要注意的是部分接受甲状腺全切术及 ^{131}I 清甲患者的 Tg 水平可能会在治疗后数年内逐渐降低,需通过持续监测抑制性 Tg 和 TgAb 变化及影像学评估继续对患者进行随访,而不必急于再次 ^{131}I 治疗。此外,有研究发现对于病情程度类似的成人 DTC 和 cDTC 患者,患儿的 Tg 水平也许会稍高于成年患者,其原因尚不清楚,推测其部分可能源于 cDTC 的生物学行为及临床病理特征与成人 DTC 存在较大差异,因此,是否可将成人 DTC 的有关 Tg 对疾病状态预测的相关界值直接应用于 cDTC 仍有待进一步研究。

(二) 影像学检查

随访中推荐对 cDTC 患儿进行规律的颈部超声随访。在儿童 ATA 指南中建议初次手术治疗至少 6 个月后行颈部超声检查,此后进行分层随访,低危者每 12 个月,中、高危者每 6~12 个月行颈部超声检查。5 年后则根据患者的复发风险进行个体化随访。

Dx-WBS 可用于探测 cDTC 残留病灶,并为再次 ^{131}I 治疗及剂量决策提供依据。对于已行 ^{131}I 治疗并经评估提示无病的患者,Dx-WBS 是证实已无摄碘灶、无须再次治疗的重要证据。推荐已经接受过 ^{131}I 治疗的高危患者,或前次 RxWBS 提示存在摄碘转移灶的患者行 Dx-WBS,并且至少随访 12 个月后再行 Dx-WBS 检查。若 Dx-WBS 结果为阴性且患者无持续疾病的临床证据,在之后的随访中不建议继续常规采用 Dx-WBS 探查是否存在疾病复发。

对于抑制性 Tg 阳性、颈部超声和 Dx-WBS 阴性的患儿,应当考虑行颈胸增强 CT 以探查可疑转移灶。^{18}FDG-PET/CT 在这类患儿中应用的研究仍较少,患者是否能从中获益的证据缺乏,因此不推荐 ^{18}FDG-PET/CT 用于抑制性 Tg 阳性、颈部超声和 Dx-WBS 阴性患儿的常规随访。

(三) 抑制性 Tg 阳性,影像结果阴性 cDTC 的处置

不推荐对这类患儿行经验性 ^{131}I 治疗及 RxWBS 用于探查病灶,除非存在临床疾病进展(如 Tg 升高等)和前次 ^{131}I 治疗有效的证据(血清学如 Tg、TgAb 及 / 或 CT 等影像学证据),对 cDTC 的经验性治疗指征显然把握比成人 DTC 更加严格。

(四) 颈部持续 / 复发疾病的处理

对于已探查到的颈部病灶患儿的处置,根据患儿年龄、初始的 cDTC 危险分层、是否存在远处转移灶、之前的诊疗史(包括之前治疗的并发症)等行个体化处理,同时将病灶大小、侵犯范围、解剖位置及摄碘情况纳入考虑(图 7-6-2)。①对 >1cm 病灶患儿评估手术的可行性。②对于存在摄碘性颈部病灶应根据患儿的个体风险和是否存在远处转移灶进行个体化治疗决策,若病灶在颈部,尤其是位于之前未行清扫的淋巴结区域,则手术更为推荐。再次施行手术后的患儿,应进行术后再分期来决策其 [131]I 治疗。

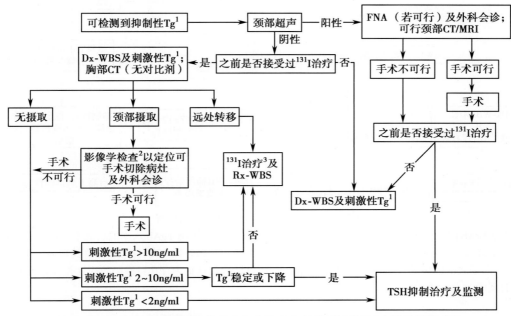

图 7-6-2　存在已知或可疑残留或复发疾病患者的处置(无确定的远处转移)

该流程图适用于已完成初步治疗并随访 6~12 个月后的患者,通过监测抑制性 Tg 水平判断存在已知或可疑残留 / 复发病灶。[1] 前提为 TgAb 阴性;若 TgAb 为阳性,除非其呈现明显上升趋势,否则 TgAb 水平的高低不能反映其疾病状态。[2] 影像学检查包括同时行 SPECT/CT 和 / 或行颈部增强 CT/MRI。[3] 对于之前已接受大剂量 [131]I 治疗的患者,重复 [131]I 治疗的前提为存在可摄碘的病灶并且对前次的 [131]I 治疗有反应。

(五) 伴有肺转移患者的治疗

儿童发生肺转移的风险高于成人,其长期预后(尤其是接受 [131]I 治疗后)明显好于成人。根据 cDTC 肺转移的特点,在儿童 ATA 指南中列举了 6 个推荐条目:①经 Dx-WBS 证实的摄碘性肺转移患儿推荐行 [131]I 治疗;②针对不摄碘(Dx-WBS 阴性)及对前次 [131]I 治疗无反应者不推荐 [131]I 治疗;③ [131]I 治疗大于 12 个月且抑制性 Tg 呈上升趋势者,以及 [131]I 治疗后病情一度稳定后抑制性 Tg 上升者或 12 个月内出现疾病进展者,需进一步行 Dx-WBS 和刺激性 Tg 检查,依据病灶摄碘情况及对前次 [131]I 治疗反应进行后续个体化 [131]I 治疗决策(图 7-6-3);④而对于摄碘但疾病仍持续进展的患者,由于需将其远期副作用等因素纳入考虑,因此需多方面综合判断其获益情况后来决定是否继续行 [131]I 治疗;⑤需持续动态监测 Tg 的变化

（每 3~6 个月）直至其对前次治疗达到完全的治疗响应再考虑是否进行下一步治疗；⑥对所有存在肺转移的患儿，尤其是计划或接受多次 ^{131}I 治疗者，应对其肺功能进行监视及检测。

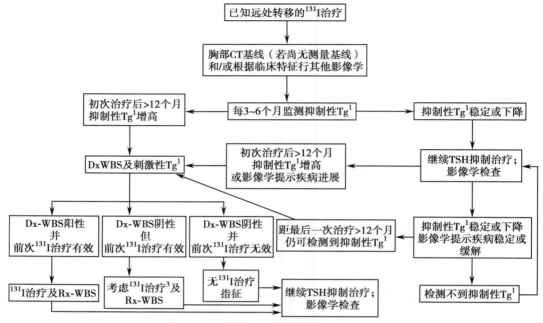

图 7-6-3　伴有已知远处转移患儿的处置

[1] 前提为 TgAb 阴性；若 TgAb 为阳性，除非其呈现明显上升趋势，否则 TgAb 水平的高低不能反映其疾病状态；TgAb 降低则提示可能对治疗有反应。[2] ^{131}I 治疗后 Tg 可出现短暂性升高，注意不能将其视为疾病进展的证据。[3] 对于之前已接受大剂量 ^{131}I 治疗的患者，重复 ^{131}I 治疗的前提为存在可摄碘的病灶并且对前次的 ^{131}I 治疗有反应。

综上，cDTC 相比成人 DTC 有着较为特殊的病理生理及临床特征，因此个体化的 ^{131}I 治疗决策尤为重要。通过术后评估、风险分层、动态随访评估等方法对患儿施行分层管理与动态疗效评价，强调碘 ^{131}I 治疗疗效的充分发挥，严格把握再次治疗指征以避免过度治疗，使 cDTC ^{131}I 治疗的获益最大化。

（郑 容　杨 珂）

第七节　分化型甲状腺癌放射性碘（^{131}I）治疗辐射安全管理

一、辐射防护原则与剂量限制

国际放射防护委员会（International Commission on Radiological Protection，ICRP）第 60 号出版物认为辐射防护的主要目的是在为人类提供适当辐射防护的同时，又不因过度限制而损失辐射给人类所带来的益处。ICRP 基于防止辐射暴露确定性效应的发生、减少辐射暴露随机效应的产生以及线性无阈辐射诱导致癌模型和由其及推导的 ALARA（as low as reasonably achievable）原则提出了辐射防护的基本原则和剂量限制。

（一）辐射防护基本原则

1. 实践的正当性　对于一项实践，只有在考虑了社会、经济和其他有关因素之后，其对受照个体或社会所带来的利益足以弥补其可能引起的辐射危害时，该实践才是正当的。

医疗照射与其他辐射实践一样，也应遵循实践的正当性，确保利大于弊。然而，由于医疗照射没有剂量限值，因此更应重视对患者医疗照射正当性的判断。

2. 防护的优化　考虑了经济和社会因素之后，个体受照剂量的大小、辐射暴露的人数以及辐射暴露的可能性均保持在 ALARA 水平，即合理可达到的最低水平。

（二）剂量的限制

放射照射分为职业照射、公众照射和医疗照射。

职业照射和公众照射防护的目的是防止辐射确定性效应和减少辐射随机效应。对于职业照射和公众照射的防护采用剂量限值或剂量约束。而医疗照射防护目的不是避免辐射或减少辐射，而是追求到达预期检查或治疗目标所需最小辐射。对于医疗照射的防护采用医疗照射指导水平。

1. 剂量限值和剂量约束　对于职业照射和公众照射的个人受照剂量进行限制，以确保在满足正当性要求和防护优化状态下辐射暴露实践的个人累积有效剂量不超规定的剂量限值或剂量约束。不同人群辐射暴露的剂量限值和剂量约束见表 7-7-1。工作场所职业人员 ^{131}I 年吸入量限值、导出空气浓度和导出调查水平见表 7-7-2。

表 7-7-1　不同人群辐射暴露的剂量限值和剂量约束

照射类型	受照人员		剂量限值	剂量约束
职业照射	放射职业人员		20mSv/a	
	放射职业人员妊娠期胎儿			1mSv/a
	特殊情况			50mSv/a
公众照射	公众		1mSv/a	
	特殊情况			5mSv
	慰问者和探视人员	慰问者和探视人员		5mSv/episode
		其中的儿童、孕妇		1mSv/episode
	家庭成员	孕妇		1mSv/a
		≤2 岁		1mSv/a
		3~10 岁		1mSv/episode
		≤60 岁		3mSv/episode
		>60 岁		15mSv/episode

注：mSv/episode：与接受放射性核素治疗患者接触的期间所受累积有效剂量。

表 7-7-2　工作场所职业人员 ^{131}I 年吸入量限值、导出空气浓度及导出调查水平

年吸入量限值 Bq	导出空气浓度 Bq/m³	导出吸入调查水平 Bq	导出空气浓度调查水平 Bq/m³
1.8×10^6	7.6×10^2	1.8×10^5	7.6×10

依据 GBZ 129—2016《职业性内照射个人监测规范》提供公式计算得到。

2. 医疗照射指导水平　关于核医学医疗照射指导水平,目前 ICRP、IAEA、NCR(U.S.Nuclear Regulatory Commission)等辐射安全管理机构仅给出了核医学诊断的医疗照射指导水平,而没有核医学治疗的医疗照射指导水平。然而,治疗的辐射剂量远远大于诊断,对治疗的辐射安全管理更加重要。

目前 DCT^{131}I 治疗剂量所致一些重要的非靶器官和组织接受的照射剂量已接近甚至超过确定性效应的阈值(表 7-7-3~ 表 7-7-5),核医学医生进行医疗照射正当性判断时应给予足够的关注,尤其是未成年人、育龄期患者和老年患者,对于经验性治疗应慎重。

表 7-7-3　睾丸、卵巢、骨髓组织的确定性效应阈值

组织	效应	单次照射剂量 /Gy
睾丸	暂时性不育	0.15
	永久性不育	3.5~6
卵巢	暂时性不育或生育能力下降	0.65~1.5
	永久性不育	2.5~6
骨髓	造血功能下降	0.5

注: 改编自 1984 年 ICRP 第 41 号出版物。

表 7-7-4　假定甲状腺摄取率为 5%,放射性碘(^{131}I)治疗活度 3 700MBq 所致不同年龄患者器官吸收剂量(Gy)和有效剂量当量(Sv)

器官	成年人	15 岁	10 岁	5 岁	1 岁
肾上腺	0.12	0.14	0.23	0.37	0.70
膀胱壁	2.15	2.66	4.07	6.29	11.84
骨表面	0.12	0.16	0.23	0.36	0.67
乳腺	0.11	0.11	0.20	0.33	0.63
胃壁	1.67	2.15	3.11	5.18	10.73
小肠	1.04	1.30	2.29	3.70	7.40
上段大肠壁	0.22	0.24	0.37	0.59	1.00
下段大肠壁	0.16	0.20	0.31	0.48	0.85
肾	0.23	0.28	0.41	0.63	1.07
肝	0.11	0.13	0.22	0.37	0.70

续表

器官	成年人	15 岁	10 岁	5 岁	1 岁
肺	0.13	0.16	0.26	0.41	0.78
卵巢	0.16	0.22	0.34	0.52	0.96
胰腺	0.19	0.22	0.34	0.52	0.93
红骨髓	0.14	0.18	0.26	0.37	0.67
脾脏	0.14	0.17	0.27	0.41	0.74
睾丸	0.11	0.13	0.22	0.35	0.67
甲状腺	266.40	407.00	629.00	1 369.00	2 516.00
子宫	0.20	0.26	0.41	0.63	1.15
其他组织	0.15	0.19	0.30	0.48	0.89
有效剂量当量	8.51	12.95	19.61	40.70	77.70

注：改编自 1987 年 ICRP 第 53 号出版物。

表 7-7-5　假定甲状腺摄取率为 0%，放射性碘（^{131}I）治疗活度 3 700MBq
所致不同年龄患者器官吸收剂量（Gy）和有效剂量当量（Sv）

器官	成年人	15 岁	10 岁	5 岁	1 岁
肾上腺	0.14	0.16	0.25	0.41	0.74
膀胱壁	2.26	2.78	4.07	6.66	12.58
骨表面	0.12	0.14	0.23	0.36	0.70
乳腺	0.12	0.12	0.19	0.31	0.63
胃壁	0.13	0.15	0.24	0.37	0.70
小肠	0.14	0.17	0.28	0.44	0.81
上段大肠壁	0.14	0.17	0.26	0.44	0.78
下段大肠壁	0.16	0.19	0.30	0.48	0.85
肾	0.24	0.30	0.44	0.63	1.15
肝	0.12	0.15	0.24	0.37	0.74
肺	0.11	0.14	0.22	0.36	0.70
卵巢	0.16	0.20	0.31	0.48	0.89
胰腺	0.13	0.16	0.26	0.41	0.78
红骨髓	0.13	0.16	0.24	0.37	0.70
脾脏	0.13	0.15	0.24	0.37	0.74
睾丸	0.14	0.17	0.28	0.44	0.85
甲状腺	0.11	0.14	0.23	0.37	0.74
子宫	0.20	0.25	0.41	0.63	1.11
其他组织	0.12	0.14	0.23	0.37	0.70
有效剂量当量	0.23	0.33	0.52	0.78	1.48

注：改编自 1987 年 ICRP 第 53 号出版物。

二、放射性碘

(一) ^{131}I 衰变

放射性碘(^{131}I)以 β 衰变方式进行衰变,衰变减少一半所需时间 8.04 天(即物理半衰期)。

每一次衰变过程中 ^{131}I 将它的核能首先以 β 射线的方式释放部分能量,然后再将剩余能量以 γ 射线的方式释放完毕。每一次衰变所释放的能量是相同的,但是每一次衰变过程中 β 射线和 γ 射线所分配的能量不完全相同。β 射线的能量谱是连续能谱,^{131}I 的 β 射线能量范围从 0keV 到最大 810keV,平均能量 192keV。γ 射线的能量谱是非连续的单能谱,^{131}I 的 γ 射线能量范围 80~723keV,其中 363keV 占 90.4%。

(二) ^{131}I 屏蔽

^{131}I 的 β 射线射程很短,穿透力也很弱:①在空气中的最大射程约 2.3m,平均射程 0.3m;②按照《放射性同位素手册》中公式计算得到在人体组织中的最大射程约 3.6mm,平均射程约 0.4mm。^{131}I 的 γ 射线射程很远,穿透力强。

^{131}I 的 β 射线很容易屏蔽,采用 4mm 厚低原子序数轻材料即可屏蔽。^{131}I 的 γ 射线屏蔽防护一般采用铅或混凝土。铅和混凝土的防护效果见表 7-7-6 和表 7-7-7。

表 7-7-6　放射性碘(^{131}I)铅屏蔽防护效果

铅当量 /mm	能量 363keV 的 γ 射线衰减百分数 /%	能量 723 keV 的 γ 射线衰减百分数 /%
0.25(铅衣)	7.76	2.76
0.5(铅衣)	14.91	5.45
1(铅衣)	27.60	10.60
2	47.59	20.07
6	85.60	48.93
10	96.04	67.37
15	99.21	81.36
20	99.84	89.35
25	99.97	93.92
30	99.99	96.53

注:按照马崇智主编《放射性同位素手册》中 γ 射线吸收公式计算得到。

表 7-7-7　放射性碘(^{131}I)混凝土屏蔽防护效果

厚度 /mm	能量 363 keV 的 γ 射线衰减百分数 /%	能量 723 keV 的 γ 射线衰减百分数 /%
120	93.26	86.52
240	99.55	98.18
370	99.98	99.79

注:按照马崇智主编《放射性同位素手册》中 γ 射线吸收公式计算得到。

（三）患者体内残留 ^{131}I 活度估算

1. 住院期间，残留 ^{131}I 活度估算　建议采用实测周围剂量当量率来估算患者体内残留 ^{131}I 活度。估算公式如下：

$$A_t = \frac{A_0 H_t}{H_0} \tag{7-7-1}$$

式中：

A_t——t 时刻患者体内残留 ^{131}I 活度，单位为兆贝克（MBq）。

A_0——服药后患者体内 ^{131}I 初始活度，单位为兆贝克（MBq）。

H_0——服药后患者体内 ^{131}I 致固定测量位置的初始周围剂量当量率，单位为微希沃特每小时（μSv/h）。

H_t——t 时刻患者体内残留 ^{131}I 致固定测量位置的周围剂量当量率，单位为微希沃特每小时（μSv/h）。

患者初始周围有效剂量当量率测量受患者体内 ^{131}I 分布变化的影响。口服 ^{131}I 后约 2 小时内几乎被肠道完全吸收，此时 ^{131}I 在体内的分布与后续测量时的分布更为接近，2 小时的测量可能优于口服 ^{131}I 后立即测量。为了准确获得 2 小时初始周围有效剂量当量率，建议患者服用 ^{131}I 后 2 小时内不要排尿。

虽然测量结果会受到 ^{131}I 在患者体内分布变化的影响，但该估算值足以满足要求。

2. 出院后，残留 ^{131}I 活度估算　除外实测，准确估算残留 ^{131}I 活度几乎不可能。患者体内残留 ^{131}I 活度受到很多因素影响，如患者饮水量、肾功能、血清甲状腺激素水平、残余甲状腺和转移病灶内 ^{131}I 有效半减期、甲状腺外 ^{131}I 有效半减期等，其中影响最大的和最复杂的是甲状腺外 ^{131}I 的代谢变化。另外，因大剂量 ^{131}I 治疗也可能影响 ^{131}I 的代谢，导致一些模型不再适用。

DTC 患者口服 ^{131}I 30 小时后，80% 经尿液排出，90 小时后患者体内残留 ^{131}I 活度主要来自残余甲状腺。将 48 小时后（大多数患者体内残留 ^{131}I 已符合中国出院释放标准 400MBq）出院释放时刻实测残留 ^{131}I 活度作为出院后的起始放射性活度，可以相对较好的估算之后患者体内残留 ^{131}I 活度。

假设将 48 小时后患者体内残余甲状腺和转移病灶内与甲状腺外残留 ^{131}I 视为一个整体，有效半衰期统一采用 7.3 天。为了简化生物排泄对 ^{131}I 残留活度影响的计算，将 ^{131}I 在体内的生物排泄近似看作一个简单的指数函数递减，采用有效半减期替换 ^{131}I 物理半衰期，则估算公式如下：

$$A_t = A_{rel} \times e^{\frac{-0.693t}{T_{eff}}} \tag{7-7-2}$$

式中：

A_t——t 时刻患者体内残留 ^{131}I 活度，单位为兆贝克（MBq）；

A_{rel}——患者出院释放时体内残留 ^{131}I 活度，单位为兆贝克（MBq）；

t——出院释放时刻至 t 时刻的时间，单位为天（d）；

T_{eff}——患者甲状腺内 ^{131}I 有效半减期 7.3 天，单位为天（d）。

由于甲状腺外 ^{131}I 的有效半减期短于 7.3 天,导致此估算结果高于真实的 ^{131}I 残留活度,这符合辐射防护的保守原则。

建议 ^{131}I 治疗后 96~120 小时全身显像时再次实测患者体内残留 ^{131}I 活度,依此进行一次修正。此时之后体内残留 ^{131}I 受甲状腺外 ^{131}I 变化的影响相对更小,估算结果可能更接近真实值。

此公式适用于 DTC 手术后存在残留甲状腺的第 1 次 ^{131}I 治疗。如果第 2 次治疗,由于残余甲状腺已被消融,患者体内残留 ^{131}I 取决于甲状腺外和甲状腺外转移病灶有效半减期。残留 ^{131}I 活度可以参考以下方法估算:

(1)如果没有转移病灶明显摄取 ^{131}I,则可以通过住院期间患者体内残留 ^{131}I 活度的连续监测结果,推算出患者的有效半减期。患者出院后可以采用患者个体的有效半衰期进行估算。

(2)如果存在转移病灶明显摄取 ^{131}I,则可以参考第 1 次 ^{131}I 治疗的计算方法进行估算。

(四)^{131}I 外照射剂量估算

1. ^{131}I 单次外照射剂量估算　住院期间,可以通过辐射巡检仪或 ^{131}I 残留专用设备进行患者体内残留 ^{131}I 活度实测;出院后,则可以采用估算方法计算患者体内残留 ^{131}I 活度,并按以下公式进行辐射暴露剂量估算。

(1)与患者接触的距离 ≥3m 时,将美国 NCR 中推荐的公式中的 T_p(^{131}I 物理半衰期)替换为 T_{eff},则估算公式如下:

$$D_t = \frac{34.6 A_0 R T_{eff}\left(1 - e^{\frac{-0.693t}{T_{eff}}}\right)}{1\,000 r^2} \tag{7-7-3}$$

式中:

D_t——与患者接触 t 时间所受到的辐射暴露有效剂量当量,单位为毫希沃特(mSv)。

34.6——每天 24 小时衰变积分的转换因子。

A_0——与患者接触起始时刻体内残留 ^{131}I 活度,单位为兆贝克(MBq)。

R——^{131}I 点源致 1m 处的周围有效剂量当量率常数 0.058 3,单位为每兆贝克每小时微希沃特平方米 $\left[\mu Sv \cdot m^2/(MBq \cdot h)\right]$。

t——与患者接触的时间,单位为天(d)。

T_{eff}——患者甲状腺内 ^{131}I 有效半减期 7.3 天,单位为天(d)。

r——与患者接触的距离,单位为米(m)。

(2)与患者接触的距离 <3m 时,若按距离平方的反比估算误差较大,此时按照 IAEA 第 63 号安全报告推荐进行修正,修正后公式如下:

$$D_t = \frac{34.6 A_0 R T_{eff}\left(1 - e^{\frac{-0.693t}{T_{eff}}}\right)}{1\,000 r^{1.5}} \tag{7-7-4}$$

尽管公式估算存在较大误差,但对于进行是否超过有效剂量限值或剂量约束的判断是可行的。

2. **^{131}I 外照射累积剂量估算**　患者出院时,应根据与患者接触的普通公众、同事、家庭成员等每天、每次接触的时间和距离,指导患者采取必要的防护限制,使辐射暴露累积有效剂量当量不超过剂量限制要求。为此,可以采用以下公式进行估算。

(1)与患者接触距离 ≥3m 时,计算总衰变(即 $t=\infty$)的累积有效剂量当量,则将式(7-7-3)演化为如下公式:

$$D_{(\infty)}=\frac{34.6A_0RT_{\text{eff}}}{1\,000r^2} \tag{7-7-5}$$

式中:

$D_{(\infty)}$——与患者接触起始时刻至 ^{131}I 完全衰变殆尽时刻,接触者受到的辐射暴露累积有效剂量当量,单位为毫希沃特(mSv)。

(2)与患者接触距离 <3m 时,计算总衰变(即 $t=\infty$)的累积有效剂量当量,则将式(7-7-4)演化为如下公式计算:

$$D_{(\infty)}=\frac{34.6A_0RT_{\text{eff}}}{1\,000r^{1.5}} \tag{7-7-6}$$

(五)^{131}I 内照射累积剂量估算

1. **职业人员内照射个人剂量估算**　按照 GBZ129—2016《职业性内照射个人监测规范》中如下公式计算:

$$E_{(\tau)}=I_{jp}E_{jp(\tau)} \tag{7-7-7}$$

式中:

$E_{(\tau)}$:待积有效剂量,单位为希沃特(Sv)。

I_{jp}:j 类放射性核素通过 p 类途径摄入的摄入量,单位为贝克(Bq)。

$E_{jp(\tau)}$:j 类放射性核素经 p 类途径的剂量系数(单位摄入量的待积有效剂量),单位为每贝克希沃特(Sv/Bq)。GBZ 129—2016《职业性内照射个人监测规范》中查附录表 E,^{131}I 的活度中位空气动力学直径(activity median aerodynamic diameter,AMAD)为 5μm,^{131}I 的剂量系数为 1.1×10^{-8}。

2. **公众内照射个人剂量估算**　按照美国 NCR 推荐的如下公式估算:

$$D_i=AF_iD_{cf} \tag{7-7-8}$$

式中:

D_i——摄入(食入或吸入)^{131}I 所致人体内照射辐射暴露累积有效剂量当量,单位为毫希沃特(mSv)。

A——患者体内残留 ^{131}I 放射性活度,单位为兆贝克(MBq)。

F_i——^{131}I 摄入分数 10^{-5}。

D_{cf}——^{131}I 摄入(食入或吸入)致内照射有效剂量当量转换系数 14.32,单位为每兆贝克毫希沃特(mSv/MBq)。

三、外照射防护管理

依据外照射防护三原则,即减少与患者接触的时间、增加与患者接触的距离以及设置防护屏蔽,并结合 ^{131}I 治疗外照射 γ 射线的特点,对职业人员放射性操作及与患者接触的职业人员、公众、家庭成员、探视者、陪护者采取个体化的外照射防护措施,并给予患者诊疗期间(包括治疗前、住院期间和出院后)书面指导。

(一) 接受放射性核素诊疗后患者的释放原则和标准

ICRP 第 94 号出版物关于患者放射性核素诊疗后释放原则是对公众的剂量限制和对亲属和护理者的剂量约束。尽管这一原则得到了世界各国辐射防护机构的公认,但是用于决定释放或住院的标准仍有很大的差异(表 7-7-8)。

表 7-7-8　不同国家和组织允许放射性碘(^{131}I)治疗患者的出院释放标准

国家和组织		IAEA	ICRP	美国	欧盟国家	欧洲甲状腺协会	中国	日本
释放原则 释放标准	活度限制	<1 200MBq			<95~800MBq	<800MBq	<400MBq	<500MBq
	剂量率限制	<70μSv/h (1m 处)						<30μSv/h (1m 处)
	剂量约束	<5mSv	<5mSv	<5mSv				

注:改编自 IAEA 第 63 号安全报告和 GB 18871—2002《电离辐射防护与辐射源安全基本标准》。

因此,ICRP 第 94 号出版物建议不应将患者体内残留放射性活度水平设定为需要住院隔离的标准,而应对患者个体和家庭条件进行评估,只要能满足剂量限值和剂量约束,不管残留放射性活度高低,患者都可以被释放。这样更有利于降低医疗成本,不仅指经济成本,也包含患者心理方面的负担。

(二) ^{131}I 诊断性全身显像外照射防护管理

虽然 ^{131}I 诊断性全身显像的剂量<400MBq(10.8mCi),但是在 1m 处的剂量率可达到 10.8μSv/h(口服 ^{131}I 185MBq,采用公式 7-7-3)。因此,在某些特殊情况下,仍然需要进行辐射防护限制。

1. 与普通公众接触基本没有时间和距离的限制(表 7-7-9)。如果口服 ^{131}I 第 1 天超过 3 小时的公共交通出行,其间患者至少应更换座位一次,使得没有任何一名旅客与患者近距离连续接触超过 3 小时。

2. 与密切接触者(主要指家庭成员或同事)接触略有限制(表 7-7-10)。如果诊断性显像后患者可能需要进一步 ^{131}I 治疗,则核医学主管医生应与患者沟通,如何将诊断和治疗期间所致密切接触者辐射剂量进行合理分配,以防止累积剂量超过剂量限值。

表 7-7-9 口服 185MBq ^{131}I 后,第 1 天与患者接触的普通公众暴露剂量达到 1mSv 所需最保守的时间

接触距离	0.1m	0.3m	0.5m
时间	3h	15h	>24h

注:估算时,忽略患者体内 ^{131}I 衰变和排泄的影响。

表 7-7-10 口服 185MBq^{131}I 后,期间与患者密切接触者累积暴露剂量不可能超过 1mSv 的限制

暴露人群	家庭成员					伴侣(睡觉)	同事(工作)
接触距离 /m	0.1	0.1	0.1	0.1	1	0.3	1
接触时间 /h	1	2	3	4	24	8	8
限制时间 /d	0	1	5	8	0	1	0

注:1. 估算睡觉累积暴露剂量时,假设:①口服 ^{131}I 后第 1 天,口服 ^{131}I 时刻至上床睡觉时刻的间隔时间为 8 小时;②口服 ^{131}I 后的早期,甲状腺外 ^{131}I 有效半衰期按 0.32 天(7.7 小时)计算;③残留甲状腺摄碘(^{131}I)率为 5%。

2. 计算采用公式(7-7-4)和公式(7-7-6)。

(三) ^{131}I 治疗住院期间外照射防护

1. **患者体内残留** ^{131}I **监测** 判断患者体内残留 ^{131}I 活度是否符合出院释放标准,建议采取实测法计算(公式 7-7-1)。如果采用估算法评估患者体内残留 ^{131}I 活度时,对于 DTC 术后甲状腺残留较多,或伴有弥漫性肺转移患者的估算误差可能较大。

2. **住院期间,与患者接触的不同人群外照射防护** 患者隔离期间,应针对不同人群,采取不同的防护措施。同时,核医学病房管理者也需要关注患者可能受到来自其他患者的辐射暴露,并遵循 ALARA 原则,将受到辐射暴露的患者视为普通公众,并按普通公众的个人剂量限值进行防护限制。

(1)职业人员外照射防护:职业人员外照射暴露主要来自于两个环节,即 ^{131}I 操作和诊疗过程中与患者必要的接触。其中 ^{131}I 操作的防护建议采用隔室发药系统。隔室操作过程中的辐射剂量率可以降低至 2.5μSv/h 以下(防护墙厚度可以参见表 7-7-7 计算)。另一个环节,虽然铅衣对放射科 X 射线有很好的屏蔽效果,但是对 ^{131}I 的 γ 射线屏蔽效果却较差,仅能屏蔽 15% 左右(^{131}I 的 γ 射线能量是放射科 X 射线的 3~4 倍)。因此,防护措施主要通过缩短与患者接触的时间和增加与患者接触的距离来减少辐射暴露剂量。

住院期间患者突发急症救治过程中职业人员的防护见本节"五、特殊情况"部分"(四)急症"段落。

虽然核医学科非密封放射性核素 γ 射线能量明显高于放射科 X 射线,但是单位时间照射剂量率却远低于放射科瞬间 X 射线剂量率。国内从事核医学工作的职业人员人均年有效剂量远低于剂量限值,甚至低于公众剂量限值 1mSv/a。2015 年中国核医学职业人员人均年有效剂量 0.54mSv。知网数据库中文献报道核医学职业人员人均年有效剂量最高为 2.9mSv。

核医学保洁人员不进行放射性操作,不属于放射性工作人员,但在核医学保洁过程中不可避免会受到辐射暴露,尤其是核素治疗隔离病房保洁员。因此,应当佩戴个人剂量计,并

安排定期职业体检。

（2）探视者外照射防护：患者隔离期间，一般不建议探视患者。如果探视，核医学病房管理者应采取必要的措施来降低探视者的外照射暴露，使其累积暴露剂量不超过剂量约束（表7-7-1）。

（3）陪护者外照射防护：见本节"五、特殊情况"部分"（三）陪护"段落。

（四）患者出院后外照射防护

出院时体内残留 ^{131}I 如果可能导致与患者接触的公众、同事、家庭成员等辐射暴露剂量>1mSv时，应当采取必要的防护措施，并给予患者书面辐射防护指导，并保留记录。

在已发表的文献中，因模型和假设条件的不同对患者释放后行为限制的建议存在很大差异。由于缺乏个体化的、可操作的防护指导，导致在实际工作中的防护指导更可能趋向于过度防护。

1. 公众外照射防护　患者与公众因公共交通出行、旅游和社交活动而发生近距离接触，一般情况下为偶然接触，短时间内发生再次接触的可能性很小。因此，辐射暴露剂量可以按照单次接触辐射暴露进行估算，计算方法参见公式（7-7-2）和公式（7-7-4）。

对于长时间的旅游，应根据患者的行程安排估算连续几天的累积剂量，以确保公众的辐射暴露不可能超过 1mSv 的剂量限值。表 7-7-11 和表 7-7-12 可作为简易参考，计算方法参见公式（7-7-2）和公式（7-7-4）。

表 7-7-11　出院时患者体内残留 ^{131}I 400MBq 致接触的公众累积剂量不可能超过 1mSv 的时间限制

接触距离 /m	0.1	0.1	0.1	0.1	0.3	0.5	1
接触时间 /h	1	2	3	6	6	12	24
限制时间 /d	0	5	9	16	0	0	0

表 7-7-12　出院时患者体内残留 ^{131}I 400MBq 致所接触的游客累积剂量不可能超过 1mSv 的时间限制

接触距离 / 乘车时间	旅行团			自驾游		
	0.1m/2h	0.1m/4h	0.1m/6h	0.5m/4h	0.5m/6h	1m/6h
1 日游限制时间 /d	5	11	16	0	0	0
2 日游限制时间 /d	11	19	23	0	0	0
3 日游限制时间 /d	15	22	27	0	1	0
4 日游限制时间 /d	18	25	29	0	4	0
5 日游限制时间 /d	20	27	31	1	6	0

2. 密切接触者外照射防护

（1）家庭成员外照射防护：估算家庭成员累积暴露剂量时，应当针对家庭成员不同的情况加以差异化限制。对于儿童和孕妇，防护限制措施应使得其累积剂量不可能超过 1mSv；对于其他成员也应合理的限制使其控制在 1mSv 值以内，但在特殊情况下，除外儿童和孕妇,家庭成员的剂量限值可以提高至剂量约束值 5mSv。计算患者伴侣累积暴露剂量时应将日常接触暴露与睡觉暴露剂量合并估算,并进行合理的时间分配。表 7-7-13 和表 7-7-14 可作为简易参考,计算方法参见公式(7-7-2)和公式(7-7-6)。

表 7-7-13　出院时患者体内残留 ^{131}I 400MBq 致所接触的家庭成员中儿童累积剂量不可能超过 1mSv 的时间限制

接触距离 /m	0.1	0.1	0.1	0.1	0.1
接触时间 /min	5	10	15	30	60
限制时间 /d	0	3	7	14	22

表 7-7-14　出院时患者体内残留 ^{131}I 400MBq 致所接触的家庭成员累积剂量不可能超过剂量限值的时间限制

	家庭成员				伴侣(睡觉)				
接触距离 /m	1	1	1	1	2*	1.5*	1*	0.5	0.3
接触时间 /h	3	6	9	12	8	8	8	8	8
限制时间 /d　≤1mSv	0	4	8	11	0	1	7	11	26
≤5mSv	0	0	0	0	0	0	0	1	9

注:* 同一房间,分床睡觉。

(2)患者同事外照射防护:时间限制计算方法参见公式(7-7-2)和公式(7-7-6)。表 7-7-15 可作为简易参考。

表 7-7-15　出院时患者体内残留 ^{131}I 400MBq 致所接触的同事累积剂量不可能超过 1mSv 的时间限制 *

接触距离 /m	2	1.5	1
接触距离 /m	8	8	8
限制时间 /d	0	1	7

注:* 按照假设每天工作时间 8h,接触距离 1m 计算得到。

(五)外照射防护限制解除

虽然有明确的放射性核素治疗后患者出院释放标准,但是患者出院后何时可终止防护限制,却没有一个明确的指导。如果患者出院时体内残留 ^{131}I 400MBq,使其体内残留活度达到中国室内 γ 外照射本底水平 0.095μSv/h,需要约 3 个月。如果到达 ^{131}I 豁免水平 1MBq(27μCi),需要约 2 个月。假设女性患者出院后 1 个月后与婴儿每天 12 小时密切接触(0.1m 的接触距离),暴露剂量估算高达约 5mSv,2 个月后约 0.3mSv,3 个月后约 0.03mSv。

很显然,脱离个体暴露剂量所确定的防护限制解除时间可能不一定合理。美国 NCR 推荐当患者与任何人接触不可能导致个体的辐射暴露超过 1msv 时,可以解除限制。因此,防护限制解除时间应针对家庭成员中最大的个人暴露剂量不可能超过 1mSv 的时间为防护限制的终点时间。

(六) ^{131}I 治疗证明

由于监测设备极其灵敏,甚至可以在 2~3m 处检测到约 10kBq(0.3μCi)的 ^{131}I,即便患者治疗 1 个月后也可能触发报警。因此,当患者出院时,核医学科病房管理者应给患者发放一张"放射性核素 ^{131}I 治疗"证明卡(含有患者身份信息、^{131}I 治疗信息、出院时残留 ^{131}I 活度、医院联系电话、联系人等内容),并提示患者外出时,尤其是进出海关时随身携带,以便于触发报警后可以让安检人员快速核实放行。

四、内照射防护管理

放射性核素经食入、吸入、皮肤吸收三种途径进入人体,其中吸入是放射性核素进入人体的主要途径之一,也是 ^{131}I 内照射最主要的途径。

升华的 ^{131}I 分子在气相中有三种存在状态:分子、气溶胶和浮尘。^{131}I 分子状态的气体具有扩散速度快,不易过滤的特点。^{131}I 分子气体扩散到空气中可与空气中的尘埃或雾滴结合而形成的放射性气溶胶具有普通气溶胶的物理通性,易吸附、可沉降、扩散速度较慢、不可过滤的特性。

因此,针对 ^{131}I 气载物的特点,并结合 ^{131}I 操作过程中 ^{131}I 的沾染和 ^{131}I 气载物的产生,以及患者的尿液、唾液、喷嚏、咳嗽、汗液以及呼出气体等所致 ^{131}I 污染的各个环节,采取相应的防护措施。

(一) ^{131}I 操作环节的内照射防护

1. 防止 ^{131}I 气载物的产生 Na^{131}I 胶囊相对不易产生 ^{131}I 气载物,且操作过程中发生放射性污染的可能性很低,建议采用 Na^{131}I 胶囊替代传统的 Na^{131}I 口服溶液。Browning 等报道 Na^{131}I 口服溶液 5 358Mq(144.8mCi)开瓶后 10 分钟,距离瓶口正上方 1m 处空气污染 85Bq/m^3,并随着开瓶暴露时间的延长而增加。然而,Na^{131}I 胶囊所产生的空气污染可以忽略不计。

如果使用 Na^{131}I 口服溶液,应严控可能产生 ^{131}I 气载物的各操作环节。

(1)除外操作,^{131}I 口服溶液始终保持密闭状态存储。

(2)^{131}I 服药杯至少清洗 2 遍(建议服药杯采用无吸附、无渗透、光洁的一次性航空杯)。

(3)操作结束后立即将产生的放射性废物和服药杯用小密封袋密封存储。

(4)衰变桶中放射性废物袋应密封后暂存衰变。

2. 防止 ^{131}I 气载物的扩散 防止已生成 ^{131}I 气载物扩散的措施。

(1)^{131}I 操作须在负压通风柜中进行。

(2)^{131}I 高活性室应保持 24 小时负压状态换气。

(3)^{131}I 气载物应经过碘吸附器过滤后排放(每天监控碘吸附过滤设备运行状态)。

^{131}I 气溶胶一旦吸附或沉降在物表上,去污将是一件很难的事。因此,高活性室应保持 24 小时持续换气。McLintock 等报道空气中 ^{125}I 气溶胶的沉降导致了实验室所有物表被均匀性污染,采用持续换气后消除了物表的污染。

3. 减少 ^{131}I 气载物的吸附 ^{131}I 高活性室和核素治疗病房都应采用光滑的、不易吸附的材料装饰,以降低 ^{131}I 气载物的吸附。

4. 阻止 ^{131}I 气载物的吸入　Brudecki 等报道 ^{131}I 高活性室和核素治疗病房中气载物主要是 ^{131}I 分子状态的气体,它是 ^{131}I 气溶胶的 5~70 倍。虽然普通外科口罩可以过滤气溶胶,但是不能有效过滤 ^{131}I 分子气体。

因此,职业人员、保洁人员、探视者以及陪护者进入核素治疗病房时,应佩戴活性炭口罩,以阻止 ^{131}I 气载物的吸入。

5. 避免 ^{131}I 气载物的沾污　职业人员、保洁人员、探视者以及陪护者进入核素隔离病房时,应穿戴一次性乳胶手套、隔离衣、帽子和鞋套,以避免皮肤、衣物和头发被 ^{131}I 气载物沾污。

(二) ^{131}I 治疗环节的内照射防护管理

1. 非靶组织和器官的防护

(1) ^{131}I 治疗剂量的正当化和最优化:非靶组织和器官的内照射防护与职业人员和公众防护一样应该受到高度重视,以防止超剂量照射带来的辐射损伤。除外 DTC ^{131}I 治疗的选择应遵循医疗实践的正当性判断, ^{131}I 治疗剂量的确定同样也应进行正当性判断。

虽然没有 ^{131}I 治疗的个人剂量限值,但是在考虑患者靶组织剂量是否足够的同时也应评估非靶组织和器官所受到的辐射剂量,以及辐射损伤是否已经超过治疗收益。非靶组织和器官的辐射剂量估算可参考表 7-7-4 和表 7-7-5。在医疗照射指导水平指导下进行个体化、最优化的剂量决策。

(2) 促进 ^{131}I 的排泄: ^{131}I 经胃肠道吸收后,除少部分 ^{131}I 被残余甲状腺和转移病灶摄取外,90% 以上的 ^{131}I 将暂时滞留在患者体内。 ^{131}I 治疗后 5 天内,为了降低非靶组织和器官受到的辐射剂量,应采取以下措施加速 ^{131}I 排泄。

1) 增加饮水量,加速体内残留 ^{131}I 排泄: ^{131}I 治疗后常规推荐患者多饮水,ATA 建议饮水 3 000~4 000ml/d。但是,Johner 等报道在生理范围内增加液体摄入量可以增加尿量,但高于生理范围的过水化不会显著增加尿碘排泄量。Haghighatafshar M 等报道平均 83mL/h 的高饮水量不会有效地降低患者的辐射剂量率,至少不会超过水分充足的状态,也没有显示排尿次数有显著增加。这其中的可能原因也许正如 Saini 等和 Van Hoek 等的研究显示患者处于甲状腺功能减退的状态,提高尿流量的效果不如甲状腺功能正常的患者。还有一些研究者指出,利尿和增加尿流量不会导致更多的尿碘排泄。Milovan 等报道服用呋塞米和氯化钾后反而导致 ^{131}I 排泄显著下降。

虽然如此,在未得到明确证据否定增加饮水的益处之前,还是应建议患者治疗后增加饮水量。但是,要防止过量饮水导致的低钠血症,尤其老年患者。对于心脏、肝脏、肾脏存在问题的患者,应适当减少饮水量。

2) 含化酸性物质,促进唾液腺中 ^{131}I 排泄:唾液腺也存在钠碘协同转运子,可以从血液中主动摄取 ^{131}I。唾液腺中 ^{131}I 的浓度为血浆浓度的 30~40 倍,足以引起唾液腺损伤。

为了减少唾液腺的辐射剂量。有研究表明,早期和多次使用柠檬汁可以减少唾液腺的辐射。然而,有一些相反的结论:Nakada 等的研究表明,在 ^{131}I 治疗后 1 小时内开始含服酸性糖果,实际上可能会增加唾液腺的损伤,建议在治疗24小时后服用;Jentzen等研究显示,在^{124}I给药后20分钟内含服柠檬片会增加唾液腺的辐射吸收剂量。

对于是否^{131}I治疗立即含服酸性糖果,ATA鉴于证据不足,既不推荐,也不反对。核医学科主管医生应告知患者,由患者做出选择。

3）增加排尿频次,缩短^{131}I在膀胱中滞留时间:建议患者有意识增加排尿次数,避免憋尿,以降低^{131}I对膀胱,以及膀胱周围组织和器官,尤其卵巢和睾丸的暴露剂量。即便在睡觉后,也应建议患者叫醒自己排尿1~2次,尤其是治疗后前2个夜晚。

4）每天排便一次,防止^{131}I在肠道中超时滞留:患者应每天排便一次。如果因甲减或其他因素便秘,^{131}I治疗前应提前给予对症处理。

2. 放射性污染的防护

(1)核素治疗病房设施:独立卫生间,配备坐便器(切勿采用蹲便器)和淋浴间。

(2)辐射防护宣教:患者入住核素治疗病房前,应进行患者辐射防护宣教,并给予书面指导。

(3)呼出气体的管理:核素治疗病房和卫生间应保持24小时负压换气,患者呼出的气体需要经碘吸附器过滤后排放。

Ibis等报道8例名DTC患者^{131}I治疗,剂量3.7~14.8GBq(100~400mCi),呼出气体中^{131}I放射性浓度20~190Bq/L,患者^{131}I呼出量随治疗剂量的增加而增加,第1天^{131}I呼出率平均为1.5Bq/(h·MBq),治疗后48小时空气中的^{131}I呼出量下降到24小时时的25%左右。

(4)大小便管理:患者体内残留^{131}I主要经过尿液排泄。文献报道大约55%的^{131}I在治疗后第1天经尿液排出,第2天排出17%,第3天排出5%、第4天排出5%,第5天排出2%。因此,应针对排尿进行严格的管理。

1）男性也须坐下排尿,以防止尿液飞溅。文献报道男性马桶周边的污染水平非常高,大约是女性的70倍,这种高污染可能是男性排尿时站着的习惯造成的。

2）排尿后用卫生纸擦干尿道口尿液,以防止尿液污染内裤。

3）大小便后冲排2次。

4）除外女性卫生巾,卫生纸应直接弃置于马桶中冲走。切勿放入纸篓中,以减少外照射和^{131}I气载物产生。

5）大小便后立即洗手。

6）每天更换一次性内裤。

(5)唾液管理:Maekoshi等报道2例甲状腺癌患者^{131}I治疗,剂量分别为1 850MBq(50mCi)和1 110MBq(30mCi),治疗后第1天唾液中放射性活度最高时可达12.6MBq(340μCi)/ml和6.3MBq(170μCi)/ml,第5天降至4kBq(0.1μCi)/ml左右。

虽然唾液中放射性活度远低于尿液,但是尿液污染相对容易控制,而唾液不太容易控制,反而污染水平高于尿液。正常人每日唾液分泌量高达0.5~2L,且保持24小时持续分泌状态,睡眠状态下流涎更是导致枕套被严重污染的主要原因。

建议口服 ^{131}I 后 5 天内,应采取以下防护措施。

1）对于打喷嚏和流涕的感冒或过敏患者,应提前给予医疗处置,必要时延后治疗,防止分泌物中裹挟的唾液导致大面积污染。

2）唾液和痰液吐入洗脸盆中冲走,切勿吐入垃圾筐中。建议患者出院后使用单独的洗脸盆,防止被唾液污染的台面和洗脸盆污染其他家庭成员,尤其是儿童。

3）包裹或擦拭唾液和痰液的纸巾直接丢入马桶中冲走,切勿丢进纸篓中。

4）与家庭成员分餐,也不要与他人分享食物和饮料,以避免唾液中 ^{131}I 污染。

5）禁食咀嚼后又需要吐出残渣的食物、水果和干果,例如带刺鱼肉、排骨、有籽水果、带壳干果等。咀嚼后的食物残渣吐入马桶中冲走,切勿吐入餐盒中导致污染范围扩大。

6）住院期间使用一次餐具。出院后不必再继续使用一次餐具,患者的餐具清洗后可以再次使用,以免增加环境中塑料垃圾。

7）漱口水应靠近洗脸盆轻柔、缓慢地吐入洗脸盆中,以防止飞溅。

8）牙刷应与其他家庭成员的牙刷分开放置,以防止牙刷中较高的 ^{131}I 残留导致污染。文献报道牙刷表面污染高达 $102Bq/cm^2$。

9）避免亲吻。

(6)汗液管理:正常成年人每天通过皮肤不显性蒸发 500ml 水分,^{131}I 伴随汗液分泌导致皮肤表面有较高的放射性污染。口服 ^{131}I 后 24 小时左右皮肤表面放射性活度达到峰值,之后逐渐下降。Mori 等报道 DTC 患者 ^{131}I(3 700MBq)治疗后第 1 天,内衣上的放射性污染达到 5MBq(139μCi)。O'Doherty 等报道 60 例甲亢患者 ^{131}I 平均 389MBq(10.5mCi)治疗后第 1 天手掌汗液中平均含 ^{131}I 45kBq(1.2μCi)。据此推算,DCT 患者 ^{131}I 3 700MBq 治疗后第 1 天手掌汗液中 ^{131}I 活度可能超过 1MBq(27μCi)。

对于皮肤汗液中放射性污染的防护重点是减少出汗,其次是防止扩散。建议 ^{131}I 治疗后 5 天内,应采取以下措施。

1）避免一切可能导致出汗增加的行为,如运动、吃过热的食物、吃太辛辣的食物、喝过热的饮料等。

2）夏季温度应控制在 26℃以下,以防止因室温偏高导致出汗增多。如果体液通过皮肤蒸发过多,有可能导致 ^{131}I 通过泌尿系统排泄减少,从而使患者接受更多的辐射剂量。

3）增加洗手次数。

4）戴一次性纯棉手套,以减少因触摸导致物表污染。

5）每天洗澡一次。必要时,夏季应增加一次。

6）切勿共用毛巾,且应单独放置,以免污染其他家庭成员毛巾。

7）不要参与做饭菜和准备食物。

8）睡觉时,请务必穿上长袖长裤内衣,以防止污染范围扩大。

9）衣物与家庭成员分开清洗。

(7)呕吐物管理:患者 ^{131}I 治疗后几小时至 3 天内发生恶心和呕吐比较常见。胃黏膜通过与氯化物相同的机制分泌碘化物,即便 ^{131}I 治疗后几天内仍含有大量 ^{131}I。对此应采取必要的防护措施。

1）口服 ^{131}I 后禁食 1 小时。

2）治疗前应评估患者呕吐风险。如果呕吐风险较高,应提前采取预防措施,必要时延后治疗。

3）当患者出现恶心时,应及时处理,防止呕吐发生。

4）如果发生呕吐,应尽可能将呕吐物吐入马桶中冲走。

5）一旦呕吐导致室内污染,应立即评估污染情况,并给予相应的处理:如果发生严重污染(口服 ^{131}I 不久尚未被肠道完全吸收),如果条件允许,可将患者转移至备用房间,待衰减后处理;如果污染不严重,应立即给予去污处理,并将呕吐物直接倒入马桶中冲走,切勿倒入垃圾筐中。

如果呕吐发生在 2 小时以内,应及时进行患者体内残留 ^{131}I 测定,估算 ^{131}I 损失,并评估是否影响治疗。

(三)放射性污染去污措施

^{131}I 的半衰期较长,且易产生放射性气载物,因此放射性污染去污措施中应优先采取容易去污的预防性措施,其次对放射性污染分区去污处理。

1. 高活性室和核素病房等控制区地面采用光滑的、无渗透的塑胶地板,以利于去污处理。

2. ^{131}I 的操作须在带有吸水纸的托盘中进行,以利于污染后快速去污。

3. ^{131}I 高活性室或服药室台面和地面应铺一次性地贴膜,以利于 ^{131}I 液体沾污和 ^{131}I 气载物沉降后快速去污。每周揭去一层薄膜,以降低室内污染水平,防止鞋套放射性沾污扩散。

4. 床垫配备防渗漏的纳米床套,防止患者排泄物渗漏污染床垫。

5. 每个房间配备一套保洁用品(每个房间的不同区域应配备单独的抹布和拖布),以防止交叉污染。

6. 应根据不同区域放射性污染程度,设置专用拖布清洗池,以防止交叉污染。

7. 放射性液体洒落污染后,应立即处理,以防止 ^{131}I 气载物产生。去污时应采取从污染外周区域向中心区域逐层去污处理。必要时,去污后采用表面污染仪对去污效果进行评价。去污后放射性废物立即用塑料袋密封存储,以防止 ^{131}I 气载物产生。

(四)核素治疗病房保洁

Karo C 等报道核素治疗病房各区域放射性污染水平存在显著差异,与患者排泄物(大小便)和分泌物(唾液和汗液)相关,辐射水平由高到低依次为洗脸盆>马桶>枕头>床头区域>床头以下区域。

因此,保洁应根据房间内各区域放射性污染水平高低分区域保洁,各区域防止交叉污染,尤其是各区域的拖布和抹布不能交叉混合使用。

(五)内照射监测

IAEA 第 RS-G-1.2 号安全指南中建议,如果因摄入放射性核素而导致的个人年度有效剂量风险超过 1mSv,则应实施职业监测。

文献报道巴西里约热内卢市一家公立医院核医学中心 ^{131}I 溶液分装给药室空气中平均污染值为 7.4Bq/m^3,低于导出空气浓度限值 2 个数量级,职业人员的辐射暴露是安全的。虽然个人年有效剂量没有超过剂量限值,但是甲状腺特定器官存在较高剂量,Brudecki 等报道年吸入当量剂量最高的甲状腺可高达 32mSv。因此,核医学科管理者应该定期监测,及时发现问题,及时采取合理的防护措施,确保职业人员尽可能低的合理可达到的内照射暴露剂量。

2016 年国家卫生和计划生育委员会发布了 GBZ 129—2016《职业性内照射个人监测规范》,其中将空气中存在 ^{131}I 的工作场所至少每月用体外测量方法监测甲状腺一次规定为强制性要求。内照射监测相对外照射的技术要求更高,采用全身计数器测量,设备灵敏度要求达到 100Bq,以及 ^{131}I 气载物空气采样测定等,这对于核医学科常态化监测是不现实的。但是,可以利用核医学科已有的甲状腺功能仪测定甲状腺 ^{131}I 摄入量,并按照公式(7-7-7)估算得到职业人员个人待积有效剂量。如果有可能超过导出调查水平(2mSv/a),应及时分析原因,必要时委托第三方机构进一步空气采样分析,并采取措施降低空气中 ^{131}I 浓度使其控制在导出空气浓度调查水平以内。

虽然测量结果误差大,但对于发现 ^{131}I 气载物污染水平是否有变化是简易可行的,这有利于及时发现超过日常水平的污染。

五、特殊情况

(一)生育

DCT 患者 ^{131}I 治疗期间禁止妊娠。但是,关于 ^{131}I 治疗后妊娠时间,不同国家和组织给出的建议却略有不同(表 7-7-16)。

表 7-7-16　不同国家和组织关于 DTC 患者 ^{131}I 治疗后推荐避孕时间

	英国	ICRP	美国 ATA	中国	IAEA
发布时间/年	2000	2004	2011	2017	2018
避孕时间/个月	4	6	6	4	6~12

注:WS 533—2017《临床核医学患者防护要求》中所采用的推荐值引自 2005 年 IAEA 第 40 号安全报告,此出版物已被 2018 年 IAEA 第 SSG-46 号安全报告取代。

1. 意外妊娠　虽然 ^{131}I 治疗前常规妊娠试验排查,但是孕早期因妊娠试验阴性,而导致妊娠期意外 ^{131}I 治疗无法完全避免。一旦发现意外妊娠,应立即告知核医学科经治医生,并进行胎儿辐射剂量估算(表 7-7-17)和风险评估。

如果妊娠期超过 8 周(胎儿甲状腺可摄取碘),并且在口服 ^{131}I 后 12 小时内发现妊娠,应立即给予母亲碘化钾 60~130mg,这将部分阻断胎儿甲状腺摄取 ^{131}I,降低甲状腺辐射剂量。但如果口服 ^{131}I 后 12 小时以上,这种干预效果不太好。

表 7-7-17　妊娠前或妊娠期间 ^{131}I 3 700MBq 治疗，后代暴露剂量（Sv）

时间	主要暴露器官	最高器官剂量	宫内有效剂量	产后有效剂量	后代总有效剂量
孕前 130 周	—	<3.7E-06	<3.7E-06	<3.7E-06	<3.7E-06
孕前 26 周	—	<3.7E-06	<3.7E-06	<3.7E-06	<3.7E-06
受孕	全部器官	2.9E-01	2.9E-01	<3.7E-06	2.9E-01
孕 5 周	甲状腺	8.9E-02	3.0E-01	<3.7E-06	3.0E-01
孕 10 周	甲状腺	1.2E+01	7.8E-01	<3.7E-06	7.8E-01
孕 15 周	甲状腺	8.9E+02	4.4E+01	1.6E-05	4.4E+01
孕 25 周	甲状腺	2.5E+03	1.3E+02	1.2E-02	1.3E+02
孕 35 周	甲状腺	4.1E+03	2.0E+02	2.0E+01	2.2E+02

注：改编自 2002 年 ICRP 第 88 号出版物。

（1）胎儿辐射暴露影响：对于胎儿的辐射暴露应重点关注胎儿甲状腺辐射暴露和胎儿全身辐射暴露。

1）甲状腺辐射暴露影响：孕 10 周之前，^{131}I 治疗后新生儿甲状腺功能没有观察到有异常。但是，孕 10 周之后，无论因甲亢低剂量 ^{131}I 治疗后，或因 DTC 高剂量 ^{131}I 治疗后，新生儿 100% 发生了甲状腺功能减退，甚至可能发生甲状旁腺功能减退。妊娠 10~12 周之前胎儿的甲状腺还不能摄取碘，而之后则可以摄取碘合成甲状腺激素，这可能是孕 10 周前和孕 10 周后 ^{131}I 治疗导致截然不同结果的原因。

正因如此，早前一项针对甲亢患者孕早期意外接受放射性碘（^{131}I）治疗的调查，接受调查的 81%（94/116）医生不建议那些在怀孕早期意外接受 ^{131}I 治疗的患者进行人流。

2）全身辐射暴露影响：除外甲状腺辐射暴露，还应关注胎儿全身辐射暴露可能导致的流产、发育迟缓、智力低下、癌症等不良反应。由于 DTC 患者妊娠期意外 ^{131}I 治疗不常见，关于此的研究有限。相反，更多的辐射暴露风险报道多来自甲亢患者妊娠期意外 ^{131}I 治疗。Stoffer 等报道甲亢患者妊娠早期意外 ^{131}I 治疗的流产、畸形并没有增加。Evans 等和 Alexander 等报道甲亢患者在孕 10 周之前接受 ^{131}I 治疗的母亲所生的小孩没有新生缺陷或儿童恶性肿瘤。

（2）胎儿辐射风险评估与抉择：妊娠期意外辐射暴露是一个十分的棘手问题。即便相同的辐射暴露风险，也可出现不同的结局，经治医生应协助患者权利弊，最终由孕妇本人及家庭成员作出抉择。建议保留记录。

1）如果胎儿估算剂量超过 100mSv 时，GBZ 129—2016《临床核医学患者防护要求》建议终止妊娠。

2）如果坚持继续妊娠，需要根据 ^{131}I 治疗的时间节点进行个体化指导：①在孕 10 周之前 ^{131}I 治疗的，可能不需要特殊处理；②在孕 10 周之后 ^{131}I 治疗的，应密切监测胎儿甲状腺功能。

由于伦理问题禁止对胎儿进行研究,目前关于胎儿辐射暴露的后果主要是基于观察而不是科学研究,大多数关于辐射对胎儿影响的数据来自对遭受日本广岛爆炸和切尔诺贝利核电站灾难患者的观察,因此任何的辐射暴露意外妊娠的抉择都将是艰难的,任何的抉择都存在不确定性风险。

2. ^{131}I 治疗后意外提前妊娠　^{131}I 治疗后 6 个月内提前孕育,应根据妊娠的时间和可能的辐射剂量情况来决定是否终止妊娠或继续生育。

ICRP 第 94 号出版物建议大多数女性患者在接受放射性碘治疗后至少 6 个月内不要怀孕,这主要不是基于潜在的可遗传辐射效应或辐射防护考虑本身,而是基于需要确保:①甲亢或癌症得到控制;②当患者怀孕时,不需要再次 ^{131}I 治疗。

ATA 建议 ^{131}I 治疗后至少 6 个月也是基于 ICRP 同样的考虑。对于男性患者,ATA 建议避孕 3 个月(即一个完整的精子生成周期)以避免可能出现的短暂染色体异常。

^{131}I 治疗后 6 个月内意外提前孕育的辐射暴露是受精前的卵子和精子,而非受精后的胚胎,除外 ^{131}I 治疗后第 1~7 天内受孕这种特例,相对辐射风险可能远小于意外妊娠期 ^{131}I 治疗。ICRP 第 94 号出版物还建议在剩余放射性核素的潜在胎儿剂量不超过 1 mSv 之前,妇女不应怀孕。但是,对于 ^{131}I 治疗后 6 个月内意外提前孕育是否可以生育,ICRP 没有给出建议。

关于此方面的研究甚少,现有的证据无法回答"避孕时间为什么是 4 个月或 6 个月,而不是 1 个月或 2 个月"。由于缺乏可借鉴的经验,更多地取决于患者及家庭成员对利弊的权衡和风险的承受。因此,应综合多种因素,由患者和家庭成员做出最后决定。

ICRP 第 84 号出版物认为终止妊娠是一个受多种因素影响的个人决定。低于 100mSv/a 的胎儿剂量不应被视为终止妊娠的原因。当胎儿剂量高于这一水平时,应根据个人情况作出明智的决定。

(二)哺乳

禁止哺乳期妇女 ^{131}I 治疗已形成广泛共识。但是,关于停止哺乳多长时间可以进行 ^{131}I 治疗的建议存在较大差异(表 7-7-18)。Azizi 等研究表明停止哺乳 3 个月后乳腺中钠碘协同转运子的表达将下降恢复至非哺乳期的正常水平。此时 ^{131}I 治疗,乳腺受到辐射暴露风险更小。如果提前 ^{131}I 治疗,应该进行低剂量 ^{131}I 或 ^{123}I 诊断性显像,以验证乳腺不再摄取 ^{131}I。

另外,对于停止哺乳超过 3 个月仍然存在少量溢乳,或断续哺乳的患者,应继续延后 ^{131}I 治疗。

表 7-7-18　^{131}I 治疗前,停止母乳喂养的时间建议

ICRP	ATA(2011 年)	ATA(2015 年)
2~3 周	≥6 周	≥3 个月

(三)陪护

对于 ^{131}I 治疗隔离期间生活不能自理的患者,如儿童、残疾者、高龄者等需要陪护时,核素治疗病房管理者应采取措施来降低陪护者的辐射暴露,同时估算陪护者在此期间的累积

剂量,以确保陪护者辐射暴露不超过剂量约束 5mSv。如果有可能超过 5mSv 时,应轮换陪护,通过分摊来降低个体辐射剂量。

(四) 急症

当 DTC 患者 [131]I 治疗后出现危及生命的紧急情况,应立即进行医疗救治,同时采取可及的辐射防护措施,但是 IAEA 第 SSG-46 号安全标准认为辐射防护的考虑不应阻止或延迟救治。另外,应根据患者体内残留活度,以及现场实测剂量率,预估医护人员可能受到的辐射剂量。如果救治时间较长,个人剂量可能超过 5mSv 时,在不影响救治的前提下及时轮换。

(五) 肾透析

因肾衰竭而血液透析的 DTC 患者术后考虑 [131]I 治疗时,核医学医生应与患者和患者家属一起探讨利弊。

1. 如果不治疗,结果会如何?

2. 如果治疗,是否有医疗机构愿意提供 [131]I 治疗期间的透析?

3. 患者的辐射风险比其他患者大多少?

4. 如果选择治疗,个体化 [131]I 剂量的确定应在治疗疗效与辐射风险之间寻求平衡。

在 [131]I 治疗之前,医生应提前与血液透析医生协调,确保 [131]I 治疗时间与透析时间匹配。[131]I 治疗后建议采取以下防护措施:

1. 医护人员、其他患者及公众的辐射防护 参见本节"五、特殊情况"部分"(四)急症"段落。

2. 降低甲状腺外体内 [131]I 残留量 增加血液透析的频率。一般治疗后 12 小时进行首次透析,随后 24、36、48、72、96、120 小时各一次。5 天后体内甲状腺外残留剂量已经很低了,可以恢复正常透析频率。必要时,可以增加次数,或延长时间。过早透析,可能影响残余甲状腺和病灶的摄取,相反,则会增加非靶组织和器官的受照剂量。

3. 血液透析机去污处理 每一次透析后常规清洗透析机管路。最后一次透析后,管路清洗后应监测是否降至本底水平,必要时应推后透析机的再次使用。

关于透析 DTC 患者 [131]I 剂量的确定还没有形成一个基本共识。有研究者建议降低剂量。相反,Magne 和 Morrish 等建议增加剂量。然而,Jimenez 等和 Murcutt 等建议与其他患者一样使用相同的剂量确定原则。其实确定剂量高低,血液透析的使用时机和频率是最重要的影响因素。Yeyin 等报道平均每次血液透析排出 51.25% 的 [131]I 残留量。Holst 等认为多学科合作和有效防护,[131]I 可以安全有效地应用于血液透析的甲状腺癌和甲亢患者。

关于透析机污染问题。ICRP 第 94 号出版物指出还没有发现透析机受到严重污染的文献报道。

(六) 死亡

DTC 患者 [131]I 治疗后死亡,关于患者尸体的处理有明确的辐射防护剂量限制(表 7-7-19),但是没有给出明确的辐射防护措施。实际处理上,应根据尸体 [131]I 残留量,采取相应的辐射防护预防措施,以避免过度防护导致死者家人的伤害和损失。

表 7-7-19　不需要特殊防护措施即可处理的尸体含放射性碘（^{131}I）的上限值

国家	解剖 / 防腐 /MBq	掩埋 /MBq	火化 /MBq
中国	10	400	400
澳大利亚	450		1 000
瑞典	600		1 200
英国		400	

注：改编自 IAEA 第 63 号安全报告和 GBZ 120—2006《临床核医学放射卫生防护标准》。

关于掩埋或火化：如果<400MBq（10.8mCi），无须特殊防护，可直接进行掩埋或火化（火化的高温使 ^{131}I 完全升华排入大气中，骨灰中没有 ^{131}I 残留，不需要采取防护措施）；如果>400MBq，应将尸体从病房转移至太平间暂存衰变。核医学科职业人员应对太平间工作人员进行辐射防护指导。

关于尸检：如果<10MBq（0.3mCi），无须特殊防护，可直接进行尸检；如果 ^{131}I 残留量>10MBq（0.3mCi），特殊情况不能延后，应根据 ^{131}I 残留量、操作者与尸体接触的距离时间估算个人受照剂量。如果不可能超过 1mSv，则不必采防护措施。如果可能超过 1mSv，应采取防护措施，例如，用辐射巡检仪巡检尸体，辐射剂量较高部位，如甲状腺、膀胱，可以先将甲状腺切除或将膀胱内尿液引流，必要时切开股动脉和股静脉引流血液，以降低后续操作的辐射剂量。

Parthasarathy 等报道 1 例患者因转移性甲状腺癌接受 ^{131}I 1 850MBq（50mCi）治疗后死亡，离体表 10cm 处的辐射剂量范围为 100~500μSv/h，受到最高辐射暴露的病理医生全身剂量为 0.2mSv，手部为 5.5mSv。Singleton 等认为："只要采取适当的防护措施，尸检就可以安全进行。"

六、放射性污染物处理

放射性污染物分为可回收物品和不可回收物品（即放射性废物）。放射性废物又细分为放射性废气、放射性废液和放射性固体废物。分类不同，处理不同。

（一）放射性污染可回收物品处理

DTC 患者 ^{131}I 治疗的放射性污染可回收物品主要是患者的病号服、毛巾、拖鞋、床上用品等。目前中国还没有明确的关于可回收物品的清洁解控水平标准，现实操作中一般将放射性废物的解控水平作为参考，即物品表面污染和辐射剂量率水平达到周围环境辐射水平后按照普通医疗物品进行清洗消毒处理。一般需要储存衰变 180 天后才能达到周围环境辐射本底水平。

（二）放射性废物处理

1. 放射性废气　^{131}I 治疗过程中产生的 ^{131}I 气载物需经过碘吸附过滤后排入大气中。当活性炭使用达到寿命后应及时更换，失效的活性炭按照放射性固体废物处理。

2. 放射性废液　^{131}I 治疗过程中产生的放射性废液经专用排水管路排入衰变池进行暂

存衰变。预估衰变达到排放限值时,委托有资质的检测机构对拟排放的废水进行检测。当同时满足三个限值条件(表 7-7-20)后,方能排放。

表 7-7-20　放射性废水(含 ^{131}I)的排放限制

月排放总活度限值 /Bq	单次排放活度限值 /Bq	排放比活度限值 /(Bq·L^{-1})
9.1×10^6	9.1×10^5	10

注:改编自 GB 18871—2002《电离辐射防护与辐射源安全基本标准》和 GB 18466—2005《医疗机构水污染物排放标准》。

3. 放射性固体废物　放射性固体废物应进行暂存衰变处理,暂存容器表面剂量率限值为 100μSv/h。目前中国关于放射性固体废物还没有具体的清洁解控水平,2009 年《医用放射性废物的卫生防护管理》将豁免水平作为清洁解控推荐值,其中 ^{131}I 的清洁解控推荐值为 100Bq/g。

现实中清洁解控推荐值缺乏可操作性,一般医疗机构无法对低活度废物进行测量。为此,2018 年北京市生态环境局要求北京市医疗机构中碘 -131 核素治疗病房产生的废物至少暂存 180 天后,使用监测仪器对废物逐袋进行表面巡测,当辐射剂量率< 0.2μSv/h 且 β 表面污染<0.8Bq/cm²,可对废物解控作为普通医疗废物处置。此辐射水平相当于周围环境辐射本底水平。

(三) 放射性污染物处理登记

放射性污染物的处理应建立相应的台账,以备监管部门监督检查。

七、辐射影响

(一) 确定性效应

关于 DTC 患者放射性碘(radioactive iodine,RAI)治疗辐射所致群体细胞的确定性效应见第七章第二节。

(二) 随机性效应

单个细胞的随机性效应主要表现为体细胞突变导致的致癌效应和生殖细胞突变导致的遗传效应。

1. 致癌效应　目前,关于甲状腺癌 RAI 治疗后发生第二原发恶性肿瘤(second primary malignancy,SPM)风险显著增高尚不能确定。已发表的研究中,无论是总体 SPM 风险,还是特定组织或器官 SPM 风险,以及 SPM 风险与 ^{131}I 剂量的关系,结论不一致,甚至相互矛盾。

研究结论的不一致,可能受到许多混杂因素影响:①受到各研究的异质性的影响,如 SPM 的定义、试验组与对照组的选择(DCT 患者 RAI 组与普通人群组,或 DCT 患者 RAI 组与非 RAI 组)、样本量、随访时间、肿瘤病理(病理类型、淋巴结转移、腺外侵犯、远处转移等)、^{131}I 剂量等;②受到恶性肿瘤发生率相对较低的影响,导致某些特定 SPM 风险的置信区间增宽,从而可能高估风险;③受到各种恶性肿瘤之间的双向相关性影响。

关于恶性肿瘤之间的双向正相关。Rheingold 等报道,同时或先后发生双重或多重恶性肿瘤并不少见,任何恶性肿瘤幸存者患上新的 SPM 的概率是无瘤个体的两倍。在青少年和青年人恶性肿瘤患者中,这种风险更高,Aben 等报道男性患者 SPM 的风险增加了 3~6 倍,女性增加了 2~5 倍。Lee 等报道 SPM 的 30 年累积发病率为 13.9%。同样,甲状腺癌与其他恶性肿瘤之间也存在此相关性。甲状腺癌患者 SPM 发生率为 1.1%~11.9%。Ronckers 等报道 1973—2000 年美国 SEER(surveillance,epidemiology,and end results)数据中,恶性肿瘤幸存者中发生第二甲状腺癌的风险较普通人群增加了 42%,在 <40 岁的甲状腺癌患者中发生非甲状腺癌 SPM 的风险也增加了 39%。Cybulski 等报道 CHEK2 是一个多器官癌症易感基因,其中与甲状腺癌的相关性最强,优势比(odds ratio,OR)4.9、乳腺癌 OR 2.2、前列腺癌 OR 2.2、肾癌 OR 2.1、结肠癌 OR 2.0。

近期的一篇关于甲状腺癌 RAI 治疗后 SPM 风险的系统回顾与荟萃分析,比较和量化手术后接受 RAI 治疗与未接受 RAI 治疗患者的 SMP 风险后,Yu 等认为关于 RAI 治疗甲状腺癌是否与任何 SMP 相关的证据是高度异质和复杂的,需要更多的研究来检验 RAI 治疗后特定 SMP 的长期风险。

2. **遗传效应** 关于 RAI 治疗后遗传效应,理论上估算其风险极低。^{131}I 剂量 3.7GBq (100mCi)时卵巢和睾丸的辐射暴露剂量分别为 160mSv 和 110mSv(表 7-7-4),依据 2007 年 ICRP 第 103 号出版物估算遗传效应风险为 2~3 例 / 万人,远低于中国出生缺陷率 153 例 / 万人。

已有大量的一致性文献报道 RAI 治疗患者后代先天畸形风险没有增高。Kim 等报道了一项基于人群的大样本队列研究(10 842 例妊娠,其中单纯手术组 5 958 例,手术 +RAI 组 4 884 例),在这项研究中即使 DTC 患者 ^{131}I 剂量 >3.7GBq(100mCi)也没有发生新生儿先天畸形的增加。

虽然 RAI 治疗后患者后代遗传效应的研究受限于样本量较小,随访时间短,现有的证据可能不能完全揭示潜在的、延后的遗传效应。但是,从日本广岛和长崎核爆幸存者后代遗传效应的研究中,或许能够揭示一些信息。Neel 等报道距离广岛和长崎核爆中心不到 2 000m 的幸存者平均性腺总剂量为 477mSv(父母性腺剂量之和),其后代(儿童)的基因突变率与正常对照组比较无差异。Ozasa 等报道,迄今为止,还没有观察到原子弹幸存者后代由于其父母暴露于辐射而导致的恶性肿瘤或其他疾病的风险增加。

随机效应的线性无阈(linear no-threshold model,LNT)模型是辐射致癌和致畸风险的理论基础。但是,LNT 模型在辐射防护中的应用一直存在争议。Siegel 认为 LNT 假说夸大了辐射风险,加剧了人们对放射诊疗的恐惧症。

近年来,LNT 模型受到了前所未有的挑战,甚至有学者直言 LNT 模型已到了应该终结的时代,并对支持 LNT 模型合理性的证据提出了质疑:① 1946 年诺贝尔获奖者 Muller 的辐射诱发基因突变理论的科学性存在疑问;②更新的原子弹幸存者癌症死亡率数据中,剂量 - 反应曲线的形状与辐射兴奋相一致,但与 LNT 模型不一致;③伊朗(Ramsar 260mSv/年)、印度(Kerala 70mSv/ 年)和中国(阳江 6.4mSv/ 年)等高本底辐射地区居民癌症发生率并没有出现 LNT 模型预测的升高;④原子弹幸存者癌症死亡率低于日本全国水平,反证了

LNT 假设的错误；⑤ LNT 模型无法解释 Luckey 等提出的低剂量辐射兴奋现象，以及辐射兴奋导致有益健康的影响，包括癌症发生率的降低；⑥修正后的 15 个国家放射性工作人员的研究同样没有显示辐射诱导癌症风险的显著增加。

法国科学院反对任何剂量的电离辐射，无论多么小，都有可能造成健康损害的 LNT 模型，坚持认为随机效应也存在阈值。ICRP 第 60 号出版物依据原子弹幸存者研究认为一次照射剂量 <200mSv 还没有观察到超额癌症风险。三位学者 Sutou、Siegel 和 Tanooka 文献报道阈值为 700~1 000mSv。

除唾液腺、消化道和膀胱较高剂量外，RAI 治疗患者所受到的辐射暴露剂量明显低于这些阈值。如果阈值最终被证实，这或许能解释 RAI 治疗至今已 80 年历史，仍没有确切证据表明有致癌致畸风险显著增高。但是，即便如此，仍应当遵循医疗辐射实践的正当性原则，坚持放射治疗理念——治疗的目标应该是提供最小的有效放射治疗，而不是最大的耐受剂量。

（颜　兵）

第八节　分化型甲状腺癌核医学病房管理

^{131}I 既发射 β^- 射线，又发射高能 γ 射线，使得接受 ^{131}I 治疗的患者成为可移动的辐射源，对与患者接触的医护人员、家属、公众及环境造成潜在的辐射影响。根据《临床核医学放射卫生防护标准》(GBZ 120—2006)，接受 ^{131}I 治疗的患者，为控制其家庭与公众成员可能受到的照射，其体内放射性活度需降至低于 400MBq 方可出院。目前临床上 DTC 患者清甲剂量 1 110~3 700MBq，辅助治疗剂量 3 700~5 550MBq，清灶剂量 5 550~7 400MBq。因此，依据上述规定，接受 ^{131}I 治疗的 DTC 患者均需要在专门的核医学病房住院隔离管理，优势主要在于：①确保患者治疗的有效性和安全性；②降低治疗过程对周围人群的辐射影响（在一定程度上增加了医护人员的辐射剂量），同时患者的排泄物能得到有效处置，减少对周围环境的辐射污染。

历年全国核医学科普查报告显示，全国从事核医学专业相关科室逐年增加，截至 2019 年 12 月 31 日达到 1 148 个，其中具有核医学病房的 340 个，占比 29.6%，总床位数 2 544 张。然而，各机构病房床位数量不等，人员配置不均衡，病房的管理理念和要求参差不齐，使得患者住院治疗质量和体验明显不均衡。从学科发展的角度，核医学病房应该纳入临床科室病房的质控管理范畴，结合自身专业特色进行规范化的管理。这是医疗工作正常有效开展的基础，以及学科健康有序发展的保障，也是提高工作效率和工作质量，降低运行风险的重要管理手段。

《放射诊疗许可证》《辐射安全许可证》《放射性药品使用许可证》是核医学病房运行的必要条件。除了常规病房的质控及管理外，由于 ^{131}I 的放射性及封闭管理的特点，核医学病房在管理上具有特殊的要求,尤其放射防护体现在住院管理的各个环节。因此,本节主要涉及与^{131}I治疗DTC相关的特有的管理,包括:场地环境管理、医疗和护理的特殊要求、患者管理、放射性药品管理、放射防护管理。

一、场地环境管理

核医学病房是开放型放射性工作场所,存在内、外照射和环境污染等风险,故其建筑设计除应满足使用和管理需要,还应符合放射防护的要求。建筑要求主要根据开放型放射性工作单位的类别和工作场所的级别而定。根据《电离辐射防护与辐射源安全基本标准》(GB 18871—2002)规定,核医学病房多属于第三类开放型放射性工作单位,在建设前应对所选地址周围环境影响进行预评价,经辐射防护和环境保护部门审查批准后方可建设,建成验收后方可使用。

(一)分区及通道管理

按照国家辐射防护病房建设要求,核医学病区分为控制区、监督区,实行单向双通道管理。患者和工作人员的通道独立分开,各区出入口设置门禁系统,严格门禁授权管理。各区规范使用电离辐射警告标识和准确醒目的诊疗导示。另外,还需设置放射性药物专用通道。

(二)合理设置床位数量

病房面积应按照病床数量计划面积,除了按照普通病房考虑其功能设施和工作空间外,还要考虑辐射防护相关空间配置。

(三)规范辐射防护设施

控制区所有房间均需进行上、下、左、右、前、后六面的放射防护。病区配置独立的多套(控制区、监督区分开)排风系统、污洗间、下水道及污物处理系统。按要求处置放射性废物和放射性垃圾。

(四)监控及监测

各分区、通道及周边安装全网络覆盖的视频监控系统和辐射监测系统,观察患者状况,监测患者体内残余辐射剂量、病区及周边的本底辐射水平、及时进行环境中残留辐射剂量超标预警,保证环境安全。

二、医疗质量管理

遵循国家卫健委颁发的十八项医疗核心制度。根据DTC患者^{131}I治疗的特点,在保证患者治疗及相关检查的前提下,建议采取预约治疗的方法,患者集中或分批入院和出院,以便于管理。为了保证^{131}I治疗的同质化,应依据目前DTC诊疗规范、指南或专家共识制定临床诊疗路径,充分把握治疗适应证、禁忌证和剂量制定原则等,并根据专业进展更新。在此基础上,由科室副主任医师或以上人员根据患者病情制订个性化治疗方案。建立自愿型核素治疗强化管理告知制度,治疗前签署知情同意书。

在^{131}I治疗前后的不同阶段,选择床边、电话或视频等查房模式,及时了解患者病情及心理并干预处置。如病情需要,随时床边查房及救治。制定《^{131}I治疗患者会诊及急救预案》。

联合甲状腺外科、内分泌科、肿瘤科(含放疗)、超声影像科、放射科及病理科等,组建多学科协作团队(MDT),定期开展疑难病例讨论、多学科论坛、科普及义诊等,持续提高诊疗水平和服务,保障患者获得规范化、个体化、高水平的诊疗。

三、护理质量管理

遵循临床护理工作十八项核心制度,根据 ^{131}I 治疗的特点制定专科临床护理路径和护理要点,规范住院流程,落实全程健康教育。

患者入院前进行预约登记,远程指导其治疗前的准备,按要求入院。住院期间针对 ^{131}I 治疗的各阶段开展宣教和人文关怀,使患者熟悉病区环境、通道走向和规定,了解治疗过程和注意事项,缓解紧张焦虑情绪,积极配合完成治疗。通过床边观察或语音、视频系统动态观察患者身体和心理状况,评估潜在风险并提前进行护理干预,指导患者在隔离期间正确地自测生命体征、服药,配合检查和辐射防护。协助患者顺利办理出院手续,告知出院后药物服用方法、出行建议、怀孕及哺乳建议、辐射防护建议及居家护理要点等,出具放射性 ^{131}I 治疗证明卡。定时随访,了解患者状况,指导其居家护理及复诊。

与营养师沟通制订低碘食谱,由饮食中心使用专用厨具烹饪食物。定时规范监测患者体内残余辐射剂量。指导患者按要求分类放置生活垃圾,定时清理。

以人为本,采用整体责任制护理模式,提供全人全程的优质护理服务。通过 PDCA、品管圈、项目管理等科学的护理管理方法持续提升护理质量。

四、患者管理

患者应遵守科室管理制度,按照医务人员的指导,做好药物、饮食、生活及娱乐物品等的准备,按时完成各项常规和专科检查项目,积极配合完成 ^{131}I 治疗,按要求进行辐射剂量监测,配合做好辐射防护措施。

患者接受 ^{131}I 治疗后禁止离开病区,必须在规定的时间、路径和地点活动,不聚集、不串门,相互之间保持距离,自觉与医务人员保持物理距离,及时通过语音及视频告知其身体状况。

患者应爱护病区环境,食用水果前去皮、去核,不乱扔果皮纸屑、不随地吐痰,生活垃圾按指导弃于病房相应垃圾桶内。呕吐物及排泄物全部经马桶排入专用衰变池内。

患者住院期间原则上无陪护和探视。如特殊情况需要陪护、探视,参照第七章第七节采取放射防护措施。

五、放射性药物(^{131}I)安全管理

根据工作实际需要,在规定允许的使用剂量范围内,制定订购计划。由于 ^{131}I 治疗药物的高活性,需配备放射源库。^{131}I 用铅罐密封保存,双人双锁保管。进行入库、使用、出库、回收登记,双人核对双人签字。配备报警及视频监控等设施。

^{131}I 治疗剂量必须经副主任医师及以上人员制订。根据医嘱利用自动分装仪分配 ^{131}I 药物,经两名责任护士及一名医师核对剂量无误后方可使用,并做好登记及签名,保证给药准确,防止差错。

六、放射防护管理

病区工作人员均须进行岗前培训,了解放射源的特性,熟悉辐射防护原则和措施,正确佩戴个人剂量仪和个人防护用品,掌握操作规程,使用辐射监测设备,按照规定处置放射性废物和垃圾。建立《核医学病房放射性事件应急预案》,定期组织培训,人人掌握应急处理流程。

患者知晓并遵守患者管理规定,配合各项诊疗活动、辐射剂量监测和生活指导,尽可能减少对自己、他人和环境的辐射及污染。

放射防护始终贯穿于核医学病区的医疗、护理及辅助活动中。具体的放射防护原则、措施、剂量学等参见第七章第七节。

七、小结

基于 ^{131}I 治疗分化型甲状腺癌的特点,核医学病房管理不仅对场地环境提出了专门的要求,也使得医疗与护理的质量管理更具特色,这些需要相应的制度、措施和设备来约束和保障,同时需要患者的配合。持续改进不断优化管理质量任重道远,包括但不限于:加强基础设施的智能化、信息化,使管理工作更高效,同时减少对工作人员的辐射;为住院患者提供更多人性化服务,如娱乐、休闲场所及设备,让患者治疗疾病的同时保持身心愉悦;重视学科宣传,让大众走近核医学,不再"谈核色变",促进学科发展。

近来有学者指出,国际辐射防护委员会(International Commission on Radiological Protection,ICRP)94 号报告建议,^{131}I 治疗 DTC 患者住院与否需要作个体分析,不应仅根据估算体内残留量一律住院,要考虑患者的意愿、职业与公众照射,以及家庭、经济、环境等因素。尽管是否住院需要结合实际情况多方位的综合分析、研究及法规制定,对于核医学病房配置的规范性、科学性以及科学、人性管理仍需持续探索、完善。

(朱小华　李　丹　秦春元)

参考文献

［1］AASHIQ M, SILVERMAN D A, NA'ARA S, et al. Radioiodine-refractory thyroid cancer: Molecular basis of redifferentiation therapies, management, and novel therapies [J]. Cancers (Basel), 2019, 11 (9): 1382.

［2］ABEN K K, VAN GAAL C, VAN GILS N A, et al. Cancer in adolescents and young adults (15-29 years): A population-based study in the Netherlands 1989-2009 [J]. Acta Oncol, 2012, 51 (7): 922-933.

［3］ADLY M H, SOBHY M, REZK M A, et al. Risk of second malignancies among survivors of pediatric thyroid cancer [J]. Int J Clin Oncol, 2018, 23 (4): 625-633.

［4］ALIYU A S, RAMLI A T. The world's high background natural radiation areas (hbnras) revisited: A broad overview of the dosimetric, epidemiological and radiobiological issues [J]. Radiation Measurements, 2015, 73: 51-59.

［5］ ALZAHRANI A S, MOHAMED G, AL SHAMMARY A, et al. Long-term course and predictive factors of elevated serum thyroglobulin and negative diagnostic radioiodine whole body scan in differentiated thyroid cancer [J]. J Endocrinol Invest, 2005, 28 (6): 540-546.

［6］ AVRAM A M, ROSCULET N, ESFANDIARI N H, et al. Differentiated thyroid cancer outcomes after surgery and activity-adjusted ^{131}I theragnostics [J]. Clin Nucl Med, 2019, 44 (1): 11-20.

［7］ AZIZI F, SMYTH P. Breastfeeding and maternal and infant iodine nutrition [J]. Clin Endocrinol (Oxf), 2009, 70 (5): 803-809.

［8］ BAUDIN E, DO CAO C, CAILLEUX A F, et al. Positive predictive value of serum thyroglobulin levels, measured during the first year of follow-up after thyroid hormone withdrawal, in thyroid cancer patients [J]. J Clin Endocrinol Metab, 2003, 88 (3): 1107-1111.

［9］ BECKERS C, ALEXANDER W D, BURGER A, et al. [131] I therapy for thyrotoxicosis towards 2000 [J]. European Journal of Nuclear Medicine, 1996, 23 (4): BP13-BP15.

［10］ BENUA R S, CICALE N R, SONENBERG M, et al. The relation of radioiodine dosimetry to results and complications in the treatment of metastatic thyroid cancer [J]. Am J Roentgenol Radium Ther Nucl Med, 1962, 87: 171-182.

［11］ BENVENGA S, GUARNERI F. Homology of pendrin, sodium-iodide symporter and apical iodide transporter [J]. Front Biosci (Landmark Ed), 2018, 23: 1864-1873.

［12］ BERNIER M O, MOREL O, RODIEN P, et al. Prognostic value of an increase in the serum thyroglobulin level at the time of the first ablative radioiodine treatment in patients with differentiated thyroid cancer [J]. Eur J Nucl Med Mol Imaging, 2005, 32 (12): 1418-1421.

［13］ BERTHE E, HENRY-AMAR M, MICHELS J J, et al. Risk of second primary cancer following differentiated thyroid cancer [J]. Eur J Nucl Med Mol Imaging, 2004, 31 (5): 685-691.

［14］ BHAT M, MOZZOR M, CHUGH S, et al. Dosing of radioactive iodine in end-stage renal disease patient with thyroid cancer [J]. Endocrinol Diabetes Metab Case Rep, 2017, 2017: 17-0111.

［15］ BINSE I, POEPPEL T D, RUHLMANN M, et al. 68Ga-DOTATOC PET/CT in patients with Iodine- and 18F-FDG-negative differentiated thyroid carcinoma and elevated serum thyroglobulin [J]. J Nucl Med, 2016, 57 (10): 1512-1517.

［16］ BRENT R L. Saving lives and changing family histories: Appropriate counseling of pregnant women and men and women of reproductive age, concerning the risk of diagnostic radiation exposures during and before pregnancy [J]. Am J Obstet Gynecol, 2009, 200 (1): 4-24.

［17］ BRICKER N S, HLAD CJ Jr. Observations on the mechanism of the renal clearance of I131 [J]. J Clin Invest, 1955, 34 (7, Part 1): 1057-1072.

［18］ BRIX K, SZUMSKA J, WEBER J, et al. Auto-regulation of the thyroid gland beyond classical pathways [J]. Exp Clin Endocrinol Diabetes, 2020, 128 (6-7): 437-445.

［19］ BROSE M S, NUTTING C M, JARZAB B, et al. Sorafenib in radioactive iodine-refractory, locally advanced or metastatic differentiated thyroid cancer: A randomised, double-blind, phase 3 trial [J]. Lancet, 2014, 384 (9940): 319-328.

［20］ BROWNING E J, BANERJEE K, REISINGER W E Jr. Airborne concentration of I-131 in a nuclear medicine laboratory [J]. J Nucl Med, 1978, 19 (9): 1078-1081.

［21］ BRUDECKI K, SZCZODRY A, MRÓZ T, et al. Measurement of 131I activity in air indoor Polish nuclear medical hospital as a tool for an internal dose assessment [J]. Radiat Environ Biophys, 2018, 57 (1): 77-82.

［22］ HAUGEN B R, ALEXANDER E K, BIBLE K C, et al. 2015 American thyroid association management guidelines for adult patients with thyroid nodules and differentiated thyroid cancer: The American Thyroid

Association Guidelines Task Force on Thyroid Nodules and Differentiated Thyroid Cancer [J]. Thyroid, 2016, 26 (1): 1-133.

[23] BUDIAWAN H, SALAVATI A, KULKARNI HR, et al. Peptide receptor radionuclide therapy of treatment-refractory metastatic thyroid cancer using (90) Yttrium and (177) Lutetium labeled somatostatin analogs: Toxicity, response and survival analysis [J]. Am J Nucl Med Mol Imaging, 2013, 4 (1): 39-52.

[24] CALABRESE E J. How the US national academy of sciences misled the world community on cancer risk assessment: New findings challenge historical foundations of the linear dose response [J]. Arch Toxicol, 2013, 87 (12): 2063-2081.

[25] CALABRESE E J. Was muller's 1946 Nobel prize research for radiation-induced gene mutations peer-reviewed？[J]. Philos Ethics Humanit Med, 2018, 13 (1): 6.

[26] CALIL-SILVEIRA J, SERRANO-NASCIMENTO C, KOPP P A, et al. Iodide excess regulates its own efflux: A possible involvement of pendrin [J]. Am J Physiol Cell Physiol, 2016, 310 (7): C576-C582.

[27] CARNEIRO L G, LUCENA E A, SAMPAIO C D S, et al. Internal dosimetry of nuclear medicine workers through the analysis of ^{131}I in aerosols [J]. Appl RadiatIsot, 2015, 100: 70-74.

[28] CARVALHO D P, DUPUY C. Thyroid hormone biosynthesis and release [J]. Mol Cell Endocrinol, 2017, 458: 6-15.

[29] CHEN L, LUO Q, SHEN Y, et al. Incremental value of 131I SPECT/CT in the management of patients with differentiated thyroid carcinoma [J]. J Nucl Med, 2008, 49 (12): 1952-1957.

[30] CHENG L, SA R, LUO Q, et al. Unexplained Hyperthyroglobulinemia in differentiated thyroid cancer patients indicates radioiodine adjuvant therapy: A prospective multicenter study [J]. J Nucl Med, 2021, 62 (1): 62-68.

[31] CHOW S M, LAW S C, MENDENHALL W M, et al. Differentiated thyroid carcinoma in childhood and adolescence-clinical course and role of radioiodine [J]. Pediatr Blood Cancer, 2004, 42 (2): 176-183.

[32] CHOW S M, YAU S, KWAN C K, et al. Local and regional control in patients with papillary thyroid carcinoma: specific indications of external radiotherapy and radioactive iodine according to T and N categories in AJCC 6th edition [J]. Endocr Relat Cancer, 2006, 13 (4): 1159-1172.

[33] CHUANG S C, HASHIBE M, YU G P, et al. Radiotherapy for primary thyroid cancer as a risk factor for second primary cancers [J]. Cancer Lett, 2006, 238 (1): 42-52.

[34] CIAPPUCCINI R, HEUTTE N, TRZEPLA G, et al. Postablation (131) I scintigraphy with neck and thorax SPECT-CT and stimulated serum thyroglobulin level predict the outcome of patients with differentiated thyroid cancer [J]. Eur J Endocrinol, 2011, 164 (6): 961-969.

[35] CITTERIO C E, TARGOVNIK H M, ARVAN P. The role of thyroglobulin in thyroid hormonogenesis [J]. Nat Rev Endocrinol, 2019, 15 (6): 323-338.

[36] CLASSIC K. Release of patients after therapy with unsealed radionuclides [J]. Ann Icrp, 2005, 34 (1): v-vi.

[37] COHEN B L. Test of the linear-no threshold theory of radiation carcinogenesis for inhaled radon decay products [J]. Health Phys, 1995, 68 (2): 157-174.

[38] CYBULSKI C, GÓRSKI B, HUZARSKI T, et al. CHEK2 is a multiorgan cancer susceptibility gene [J]. Am J Hum Genet, 2004, 75 (6): 1131-1135.

[39] DAUMERIE C, VYNCKIER S, CAUSSIN J, et al. Radioiodine treatment of thyroid carcinoma in patients on maintenance hemodialysis [J]. Thyroid, 1996, 6 (4): 301-304.

[40] DE LA VIEJA A, DOHAN O, LEVY O, et al. Molecular analysis of the sodium/iodide symporter: Impact on thyroid and extrathyroid pathophysiology [J]. Physiol Rev, 2000, 80 (3): 1083-1105.

[41] DE LA VIEJA A, SANTISTEBAN P. Role of iodide metabolism in physiology and cancer [J]. Endocr Relat Cancer, 2018, 25 (4): R225-R245.

[42] SOUZA M C, MOMESSO D P, VAISMAN F, et al. Is radioactive iodine-131 treatment related to the

occurrence of non-synchronous second primary malignancy in patients with differentiated thyroid cancer？[J]. Arch Endocrinol Metab, 2016, 60 (1): 9-15.

［43］ DE VATHAIRE F, SCHLUMBERGER M, DELISLE M J, et al. Leukaemias and cancers following iodine-131 administration for thyroid cancer [J]. Br J Cancer, 1997, 75 (5): 734-739.

［44］ DEMIDCHIK Y E, DEMIDCHIK E P, REINERS C, et al. Comprehensive clinical assessment of 740 cases of surgically treated thyroid cancer in children of Belarus [J]. Ann Surg, 2006, 243 (4): 525-532.

［45］ DIESSL S, HOLZBERGER B, MÄDER U, et al. Impact of moderate vs stringent TSH suppression on survival in advanced differentiated thyroid carcinoma [J]. Clin Endocrinol (Oxf), 2012, 76 (4): 586-592.

［46］ DOHÁN O, PORTULANO C, BASQUIN C, et al. The Na+/I symporter (NIS) mediates electro-neutral active transport of the environmental pollutant perchlorate [J]. Proc Natl Acad Sci U S A, 2007, 104 (51): 20250-20255.

［47］ DOSS M. Linear no-threshold model vs. radiation hormesis [J]. Dose Response, 2013, 11 (4): 480-497.

［48］ DOTTORINI M E, LOMUSCIO G, MAZZUCCHELLI L, et al. Assessment of female fertility and carcino-genesis after iodine-131 therapy for differentiated thyroid carcinoma [J]. J Nucl Med, 1995, 36 (1): 21-27.

［49］ DURANTE C, HADDY N, BAUDIN E, et al. Long-term outcome of 444 patients with distant metastases from papillary and follicular thyroid carcinoma: benefits and limits of radioiodine therapy [J]. J Clin Endocrinol Metab, 2006, 91 (8): 2892-2899.

［50］ ECKERMAN K F, WOLBARST A B, RICHARDSON A C B. Federal guidance report No. 11: limiting values of radionuclide intake and air concentration and dose conversion factors for inhalation, submersion, and ingestion [M]. Washington: U. S. Environmental Protection Agency, 1988.

［51］ EDMONDS C J, SMITH T. The long-term hazards of the treatment of thyroid cancer with radioiodine [J]. Br J Radiol, 1986, 59 (697): 45-51.

［52］ EUROPEAN COMMISSION. Radiation protection 97, radiation protection following Iodine-131 (Exposures due to Outpatients or Discharged Inpatients)[M]. Luxembourg: European Commission, 1998.

［53］ EVANS P M, WEBSTER J, EVANS W D, et al. Radioiodine treatment in unsuspected pregnancy [J]. Clin Endocrinol (Oxf), 1998, 48 (3): 281-283.

［54］ EXSS R, GRAEWE B. Congenital athyroidism in the newborn infant from intra-uterine radioiodine action [J]. Biol Neonate, 1974, 24 (5): 289-291.

［55］ FALLAHI B, ADABI K, MAJIDI M, et al. Incidence of second primary malignancies during a long-term surveillance of patients with differentiated thyroid carcinoma in relation to radioiodine treatment [J]. Clin Nucl Med, 2011, 36 (4): 277-282.

［56］ FEINENDEGEN L E, POLLYCOVE M, NEUMANN R D. Low-dose cancer risk modeling must recognize up-regulation of protection [J]. Dose Response, 2009, 8 (2): 227-252.

［57］ FILETTI S, DURANTE C, HARTL D, et al. Thyroid cancer: ESMO clinical practice guidelines for diagnosis, treatment and follow-up [J]. Ann Oncol, 2019, 30 (12): 1856-1883.

［58］ FISHER D A, KLEIN A H. Thyroid development and disorders of thyroid function in the newborn [J]. N Engl J Med, 1981, 304 (12): 702-712.

［59］ FLUX G D, HAQ M, CHITTENDEN S J, et al. A dose-effect correlation for radioiodine ablation in differentiated thyroid cancer [J]. Eur J Nucl Med Mol Imaging, 2010, 37 (2): 270-275.

［60］ FUGAZZOLA L, ELISEI R, FUHRER D, et al. 2019 European thyroid association guidelines for the treatment and follow-up of advanced radioiodine-refractory thyroid cancer [J]. Eur Thyroid J, 2019, 8 (5): 227-245.

［61］ GARSI J P, SCHLUMBERGER M, RUBINO C, et al. Therapeutic administration of 131I for differentiated thyroid cancer: Radiation dose to ovaries and outcome of pregnancies [J]. J Nucl Med, 2008, 49 (5): 845-852.

［62］ GIEBISCH G, MACLEOD M B, KAVALER F. Renal excretion of radioiodide in the dog [J]. Am J Physiol, 1956, 187 (3): 529-535.

［63］ GIOVANELLA L, CERIANI L, GHELFO A, et al. Thyroglobulin assay 4 weeks after thyroidectomy predicts outcome in low-risk papillary thyroid carcinoma [J]. Clin Chem Lab Med, 2005, 43 (8): 843-847.

［64］ GRANT E J, BRENNER A, SUGIYAMA H, et al. Solid cancer incidence among the Life Span Study of atomic bomb survivors: 1958-2009 [J]. Radiat Res, 2017, 187 (5): 513-537.

［65］ GRAY K D, BANNANI S, CAILLARD C, et al. High-dose radioactive iodine therapy is associated with decreased risk of recurrence in high-risk papillary thyroid cancer [J]. Surgery, 2019, 165 (1): 37-43.

［66］ GREEN H G, GAREIS F J, SHEPARD T H, et al. Cretinism associated with maternal sodium iodide I 131 therapy during pregnancy [J]. Am J Dis Child, 1971, 122 (3): 247-249.

［67］ GUIU-SOUTO J, NEIRA-CASTRO S, SÁNCHEZ-GARCÍA M, et al. Adaptive biokinetic modelling of iodine-131 in thyroid cancer treatments: Implications on individualised internal dosimetry [J]. J Radiol Prot, 2018, 38 (4): 1501-1511.

［68］ HAGHIGHATAFSHAR M, BANANI A, ZEINALI-RAFSANJANI B, et al. Impact of the amount of liquid intake on the dose rate of patients treated with radioiodine [J]. Indian J Nucl Med, 2018: 33 (1): 10-13.

［69］ HALL P, HOLM LE, LUNDELL G, et al. Cancer risks in thyroid cancer patients [J]. Br J Cancer, 1991, 64 (1): 159-163.

［70］ HAMILL G C, JARMAN J A, WYNNE M D. Fetal effects of radioactive iodine therapy in a pregnant woman with thyroid cancer [J]. Am J Obstet Gynecol, 1961, 81: 1018-1023.

［71］ HANDKIEWICZ-JUNAK D, WLOCH J, ROSKOSZ J, et al. Total thyroidectomy and adjuvant radioiodine treatment independently decrease locoregional recurrence risk in childhood and adolescent differentiated thyroid cancer [J]. J Nucl Med, 2007, 48 (6): 879-888.

［72］ HÄNSCHEID H, VERBURG FA, BIKO J, et al. Success of the postoperative 131I therapy in young Belarusian patients with differentiated thyroid cancer after Chernobyl depends on the radiation absorbed dose to the blood and the thyroglobulin level [J]. Eur J Nucl Med Mol Imaging, 2011, 38 (7): 1296-1302.

［73］ HASLERUD T, BRAUCKHOFF K, REISÆTER L, et al. F18-FDG-PET for recurrent differentiated thyroid cancer: A systematic meta-analysis [J]. Acta Radiol, 2016, 57 (10): 1193-1200.

［74］ HEMPEL J M, KLOECKNER R, KRICK S, et al. Impact of combined FDG-PET/CT and MRI on the detection of local recurrence and nodal metastases in thyroid cancer [J]. Cancer Imaging, 2016, 16 (1): 37.

［75］ HIROSAWA R M, MARIVO M, LUENGO J D E M, et al. Does radioiodine therapy in patients with differentiated thyroid cancer increase the frequency of another malignant neoplasm？ [J]. ISRN Oncol, 2011, 2011: 708343.

［76］ VAN HOEK I, DAMINET S. Interactions between thyroid and kidney function in pathological conditions of these organ systems: A review [J]. Gen Comp Endocrinol, 2009, 160 (3): 205-215.

［77］ HOLST J P, BURMAN K D, ATKINS F, et al. Radioiodine therapy for thyroid cancer and hyperthyroidism in patients with end-stage renal disease on hemodialysis [J]. Thyroid, 2005, 15 (12): 1321-1331.

［78］ HONG C M, KIM C Y, SON S H, et al. I-131 biokinetics of remnant normal thyroid tissue and residual thyroid cancer in patients with differentiated thyroid cancer: comparison between recombinant human TSH administration and thyroid hormone withdrawal [J]. Ann Nucl Med, 2017, 31 (8): 582-589.

［79］ HONG E K, KIM J H, LEE J, et al. Diagnostic value of computed tomography combined with ultrasonography in detecting cervical recurrence in patients with thyroid cancer [J]. Head Neck, 2019, 41 (5): 1206-1212.

［80］ HOWARD N, GLASSER M. Iodine 131 ablation therapy for a patient on maintenance haemodialysis [J]. Br J Radiol, 1981, 54 (639): 259.

［81］ HUANG M, YAN C, WEI H, et al. Clinicopathological characteristics and prognosis of thyroid cancer in northwest China: A population-based retrospective study of 2490 patients [J]. Thorac Cancer, 2018, 9 (11): 1453-1460.

［82］ HUNG W, SARLIS N J. Current controversies in the management of pediatric patients with well-differentiated nonmedullary thyroid cancer: A review [J]. Thyroid, 2002, 12 (8): 683-702.

［83］ HYER S, VINI L, O'CONNELL M, et al. Testicular dose and fertility in men following I (131) therapy for thyroid cancer [J]. Clin Endocrinol (Oxf), 2002, 56 (6): 755-758.

［84］ IBIS E, WILSON C R, COLLIER B D, et al. Iodine-131 contamination from thyroid cancer patients [J]. J Nucl Med, 1992, 33 (12): 2110-2115.

［85］ Administration of Radioactive Substances Advisory Committee. Notes for guidance on the clinical administration of radiopharmaceuticals and use of sealed radioactive sources [J]. Nucl Med Commun, 2000, 21 (Suppl): S1-S93.

［86］ International Commission on Radiological Protection. Pregnancy and medical radiation [J]. Ann ICRP, 2000, 30 (1): iii-viii.

［87］ International Commission on Radiological Protection. Release of patients after therapy with unsealed radionuclides [J]. Ann ICRP, 2004, 34 (2): v-vi.

［88］ JARZAB B, HANDKIEWICZ-JUNAK D, WLOCH J. Juvenile differentiated thyroid carcinoma and the role of radioiodine in its treatment: A qualitative review [J]. Endocr Relat Cancer, 2005, 12 (4): 773-803.

［89］ JENTZEN W, BALSCHUWEIT D, SCHMITZ J, et al. The influence of saliva flow stimulation on the absorbed radiation dose to the salivary glands during radioiodinetherapy of thyroid cancer using ^{124}I PET/CT imaging [J]. Eur J Nucl Med Mol Imaging, 2010, 37 (12): 2298-2306.

［90］ JIMéNEZ R G, MORENO A S, GONZALEZ E N, et al. Iodine-131 treatment of thyroid papillary carcinoma in patients undergoing dialysis for chronic renal failure: A dosimetric method [J]. Thyroid, 2001, 11 (11): 1031-1034.

［91］ JIN Y, RUAN M, CHENG L, et al. Radioiodine uptake and thyroglobulin-guided radioiodine remnant ablation in patients with differentiated thyroid cancer: A prospective, randomized, open-label, controlled trial [J]. Thyroid, 2019, 29 (1): 101-110.

［92］ JOHNER S A, SHI L, REMER T. Higher urine volume results in additional renal iodine loss [J]. Thyroid, 2010, 20 (12): 1391-1397.

［93］ KARO C, IDEGUCHI R, NISHI K, et al. Radiation monitoring of an isolation room for 131I therapy after the patients were released [J]. Health Phys, 2019, 117 (4): 419-425.

［94］ KAZAURE H S, ROMAN S A, SOSA J A. Aggressive variants of papillary thyroid cancer: Incidence, characteristics and predictors of survival among 43, 738 patients [J]. Ann Surg Oncol, 2012, 19 (6): 1874-1880.

［95］ KAZAURE H S, ROMAN S A, SOSA J A. Insular thyroid cancer: a population-level analysis of patient characteristics and predictors of survival [J]. Cancer, 2012, 118 (13): 3260-3267.

［96］ KHANG A R, CHO S W, CHOI H S, et al. The risk of second primary malignancy is increased in differentiated thyroid cancer patients with a cumulative (131) I dose over 37 GBq [J]. Clin Endocrinol (Oxf), 2015, 83 (1): 117-123.

［97］ KIM H O, LEE K, LEE S M, et al. Association between pregnancy outcomes and radioactive iodine treatment after thyroidectomy among women with thyroid cancer [J]. JAMA Intern Med, 2019, 180 (1): 54-61.

［98］ KIM J Y, YOUN H Y, CHOI J, et al. Anoctamin-1 affects the migration and invasion of anaplastic thyroid carcinoma cells [J]. Anim Cells Syst (Seoul), 2019, 23 (4): 294-301.

［99］ KIM T H, KIM Y N, KIM H I, et al. Prognostic value of the eighth edition AJCC TNM classification for differentiated thyroid carcinoma [J]. Oral Oncol, 2017, 71: 81-86.

［100］ KO K Y, KAO C H, LIN C L, et al.(131) I treatment for thyroid cancer and the risk of developing salivary and lacrimal gland dysfunction and a second primary malignancy: A nationwide population-based cohort study [J]. Eur J Nucl Med Mol Imaging, 2015, 42 (8): 1172-1178.

［101］ KRAJEWSKA J, CHMIELIK E, JARZĄB B. Dynamic risk stratification in the follow-up of thyroid cancer: What is still to be discovered in 2017？[J]. Endocr Relat Cancer, 2017, 24 (11): R387-R402.

［102］ LA QUAGLIA M P, BLACK T, HOLCOMB G W 3rd, et al. Differentiated thyroid cancer: clinical characteristics, treatment, and outcome in patients under 21 years of age who present with distant metastases: A report from the Surgical Discipline Committee of the Children's Cancer Group [J]. J Pediatr Surg, 2000, 35 (6): 955-959.

［103］ LANG B H, WONG I O, WONG K P, et al. Risk of second primary malignancy in differentiated thyroid carcinoma treated with radioactive iodine therapy [J]. Surgery, 2012, 151 (6): 844-850.

［104］ LASSMANN M, HÄNSCHEID H, CHIESA C, et al. EANM Dosimetry Committee series on standard operational procedures for pre-therapeutic dosimetry I: Blood and bone marrow dosimetry in differentiated thyroid cancer therapy [J]. Eur J Nucl Med Mol Imaging, 2008, 35 (7): 1405-1412.

［105］ LEE J S, DUBOIS S G, COCCIA P F, et al. Increased risk of second malignant neoplasms in adolescents and young adults with cancer [J]. Cancer, 2016, 122 (1): 116-123.

［106］ LEE J, SONG Y, SOH E Y. Prognostic significance of the number of metastatic lymph nodes to stratify the risk of recurrence [J]. World J Surg, 2014, 38 (4): 858-862.

［107］ LEE S W. SPECT/CT in the treatment of differentiated thyroid cancer [J]. Nucl Med Mol Imaging, 2017, 51 (4): 297-303.

［108］ LEE Z, ESLICK G D, EDIRIMANNE S. Investigating antithyroglobulin antibody as a prognostic marker for differentiated thyroid cancer: A meta-analysis and systematic review [J]. Thyroid, 2020, 30 (11): 1601-1612.

［109］ LEENHARDT L, ERDOGAN M F, HEGEDUS L, et al. 2013 European thyroid association guidelines for cervical ultrasound scan and ultrasound-guided techniques in the postoperative management of patients with thyroid cancer [J]. Eur Thyroid J, 2013, 2 (3): 147-159.

［110］ LI J, LIANG J, ZHAO T, et al. Noninferior response in BRAF (V600E) mutant nonmetastatic papillary thyroid carcinoma to radioiodine therapy [J]. Eur J Nucl Med Mol Imaging, 2016, 43 (6): 1034-1039.

［111］ LIN C Y, LIN C L, HUANG W S, et al. Risk of breast cancer in patients with thyroid cancer receiving or not receiving 131I treatment: A nationwide population-based cohort study [J]. J Nucl Med, 2016, 57 (5): 685-690.

［112］ LIN H W, BHATTACHARYYA N. Survival impact of treatment options for papillary microcarcinoma of the thyroid [J]. Laryngoscope, 2009, 119 (10): 1983-1987.

［113］ LIU J, LIU Y, LIN Y, et al. Radioactive iodine-refractory differentiated thyroid cancer and redifferentiation therapy [J]. Endocrinol Metab (Seoul), 2019, 34 (3): 215-225.

［114］ LONG B, YANG M, YANG Z, et al. Assessment of radioiodine therapy efficacy for treatment of differentiated thyroid cancer patients with pulmonary metastasis undetected by chest computed tomography [J]. Oncol Lett, 2016, 11 (2): 965-968.

［115］ LUCKEY T D. Hormesis with Ionizing radiation [M]. Boca Raton, FL: CRC Press, 1980.

［116］ LUSTER M, LASSMANN M, FREUDENBERG L S, et al. Thyroid cancer in childhood: Management strategy, including dosimetry and long-term results [J]. Hormones (Athens), 2007, 6 (4): 269-278.

［117］ MA Y, HE J, SHEN N, et al. Expression of NIS, VEGF-A and thyroid autoantibody in papillary thyroid carcinoma with or without Hashimoto's disease [J]. ORL J Otorhinolaryngol Relat Spec, 2019, 81 (5-6): 281-286.

［118］ MAEKOSHI H, ORITO T, NISHIZAWA K, et al.[Measurement of 131I concentration in saliva of a patient and monitoring of exposure and contamination in a ward (author's transl)][J]. Radioisotopes, 1979, 28 (3): 180-183.

[119] MAGNÉ N, MAGNÉ J, BRACCO J, et al. Disposition of radioiodine (131) I therapy for thyroid carci-noma in a patient with severely impaired renal function on chronic dialysis: A case report [J]. Jpn J Clin Oncol, 2002, 32 (6): 202-205.

[120] MANDEL S J, MANDEL L. Radioactive iodine and the salivary glands [J]. Thyroid, 2003, 13 (3): 265-271.

[121] MATOVIC M D, JANKOVIC S M, JEREMIC M, et al. Unexpected effect of furosemide on radioiodine urinary excretion in patients with differentiated thyroid carcinomas treated with iodine 131 [J]. Thyroid, 2009, 19 (8): 843-848.

[122] MCLINTOCK I S, YOUNG J L. Laboratory contamination by radioactive iodine [J]. Lancet, 1977, 2 (8041): 769-770.

[123] METALLO M, GROZA L, BRUNAUD L, et al. Long-term quality of life and pregnancy outcomes of differentiated thyroid cancer survivors treated by total thyroidectomy and I (131) during adolescence and young adulthood [J]. Int J Endocrinol, 2016, 2016: 7586482.

[124] DOSS M. Are We approaching the end of the linear no-threshold era？[J]. J Nucl Med, 2018, 59 (12): 1786-1793.

[125] MOLENAAR R J, PLEYER C, RADIVOYEVITCH T, et al. Risk of developing chronic myeloid neoplasms in well-differentiated thyroid cancer patients treated with radioactive iodine [J]. Leukemia, 20 18, 32 (4): 952-959.

[126] MOMESSO D P, TUTTLE R M. Update on differentiated thyroid cancer staging [J]. Endocrinol Metab Clin North Am, 2014, 43 (2): 401-421.

[127] MOREDA-PINEIRO A, ROMARÍS-HORTAS V, BERMEJO-BARRERA P. A review on iodine speciation for environmental, biological and nutrition fields [J]. J Anal Atom Spectrom, 2011, 26 (11): 2107-2152.

[128] MORI H, IMASHIRO H, YAMADA M, et al.[Contamination of surroundings by patients treated with 131I (author's transl)][J]. RADIOISOTOPES, 1979, 28 (4): 252-254.

[129] MORRISH D W, FILIPOW L J, MCEWAN A J, et al. 131I treatment of thyroid papillary carcinoma in a patient with renal failure [J]. Cancer, 1990, 66 (12): 2509-25013.

[130] MORTAZAVI S M J, SHABESTANI-MONFARED A, GHIASSI-NEJAD M, et al. Radioadaptiive responses in lymphocytes of the inhabitants in Ramsar, Iran [J]. Int Congr Series, 2005, 1276: 201-203.

[131] MOSKALEV U I. Mineral Turnover. Moscow: Medicina, 1985.

[132] MURCUTT G, EDWARDS J, BOAKYE J, et al. Hemodialysis of chronic kidney failure patients requiring ablative radioiodine therapy [J]. KIDNEY INT, 2008, 73 (11): 1316-1319.

[133] NAIR R R, RAJAN B, AKIBA S, et al. Background radiation and cancer incidence in kerala, india-karanagappally cohort study [J]. Health Phys, 2009, 96 (1): 55-66.

[134] NAKADA K, ISHIBASHI T, TAKEI T, et al. Does lemon candy decrease salivary gland damage after radioiodine therapy for thyroid cancer？[J]. J Nucl Med, 2005, 46 (2): 261-266.

[135] NEEL J V, SATOH C, GORIKI K, et al. Search for mutations altering protein charge and/or function in children of atomic bomb survivors: Final report [J]. Am J Hum Genet, 1988, 42 (5): 663-676.

[136] O'DOHERTY M J, KETTLE A G, EUSTANCE C N, et al. Radiation dose rates from adult patients receiving 131I therapy for thyrotoxicosis [J]. Nucl Med Commun, 1993, 14 (3): 160-168.

[137] O'GORMAN C S, HAMILTON J, RACHMIEL M, et al. Thyroid cancer in childhood: A retrospective review of childhood course [J]. Thyroid, 2010, 20 (4): 375-380.

[138] OGRIS E.[Exposure to radioactive iodine in pregnancy: significance for mother and child][J]. Acta Med Austriaca, 1997, 24 (4): 150-153.

[139] OH H S, AHN J H, SONG E, et al. Individualized follow-up strategy for patients with an indeterminate response to initial therapy for papillary thyroid carcinoma [J]. Thyroid, 2019, 29 (2): 209-215.

［140］ OZASA K, CULLINGS H M, OHISHI W, et al. Epidemiological studies of atomic bomb radiation at the radiation effects research foundation [J]. Int J Radiat Biol, 2019, 95 (7): 879-891.

［141］ OZASA K, SHIMIZU Y, SUYAMA A, et al. Studies of the mortality of atomic bomb survivors: Report 14, 1950-2003-an overview of cancer and noncancer diseases [J]. Radiat Res, 2012, 177 (3): 229-243.

［142］ PADOVANI R P, ROBENSHTOK E, BROKHIN M, et al. Even without additional therapy, serum thyroglobulin concentrations often decline for years after total thyroidectomy and radioactive remnant ablation in patients with differentiated thyroid cancer [J]. Thyroid, 2012, 22 (8): 778-783.

［143］ PARTHASARATHY K L, KOMEREK M, QUAIN B, et al. Necropsy of a cadaver containing 50 mCi of sodium131 iodide [J]. J Nucl Med, 1982, 23 (9): 777-780.

［144］ PAWELCZAK M, DAVID R, FRANKLIN B, et al. Outcomes of children and adolescents with well-differentiated thyroid carcinoma and pulmonary metastases following ^{131}I treatment: a systematic review [J]. Thyroid, 2010, 20 (10): 1095-1101.

［145］ PELTTARI H, VÄLIMÄKI MJ, LÖYTTYNIEMI E, et al. Post-ablative serum thyroglobulin is an independent predictor of recurrence in low-risk differentiated thyroid carcinoma: A 16-year follow-up study [J]. Eur J Endocrinol, 2010, 163 (5): 757-763.

［146］ PENNINGTON C W, SIEGEL J A. The linear no-threshold model of low-dose radiogenic cancer: A failed fiction [J]. Dose Response, 2019, 17 (1): 1559325818824200.

［147］ PERROS P, BOELAERT K, COLLEY S, et al. Guidelines for the management of thyroid cancer [J]. Clin Endocrinol, 2014, 81 (Suppl1): 1-122.

［148］ PICCARDO A, ARECCO F, PUNTONI M, et al. Focus on high-risk DTC patients: high postoperative serum thyroglobulin level is a strong predictor of disease persistence and is associated to progression-free survival and overall survival [J]. Clin Nucl Med, 2013, 38 (1): 18-24.

［149］ PITOIA F, BUENO F, URCIUOLI C, et al. Outcomes of patients with differentiated thyroid cancer risk-stratified according to the American thyroid association and Latin American thyroid society risk of recurrence classification systems [J]. Thyroid, 2013, 23 (11): 1401-1407.

［150］ PODNOS Y D, SMITH D D, WAGMAN L D, et al. Survival in patients with papillary thyroid cancer is not affected by the use of radioactive isotope [J]. J Surg Oncol, 2007, 96 (1): 3-7.

［151］ PRESTON D L, RON E, TOKUOKA S, et al. Solid cancer incidence in atomic bomb survivors: 1958-1998 [J]. Radiat Res, 2007, 168 (1): 1-64.

［152］ QICHANG W, LIN B, GEGE Z, et al. Diagnostic performance of 18F-FDG-PET/CT in DTC patients with thyroglobulin elevation and negative iodine scintigraphy: A meta-analysis [J]. Eur J Endocrinol, 2019, 181 (2): 93-102.

［153］ QIU Z L, WEI W J, SHEN C T, et al. Diagnostic performance of 18F-FDG PET/CT in papillary thyroid carcinoma with negative 131I-WBS at first postablation, negative Tg and progressively increased TgAb level [J]. Sci Rep, 2017, 7 (1): 2849.

［154］ RANDOLPH G W, DUH Q Y, HELLER K S, et al. The prognostic significance of nodal metastases from papillary thyroid carcinoma can be stratified based on the size and number of metastatic lymph nodes, as well as the presence of extranodal extension [J]. Thyroid, 2012, 22 (11): 1144-1152.

［155］ RAVERA S, REYNA-NEYRA A, FERRANDINO G, et al. The Sodium/Iodide Symporter (NIS): Molecular physiology and preclinical and clinical applications [J]. Annu Rev Physiol, 2017, 79: 261-289.

［156］ SIEGEL R L, MILLER K D, JEMAL A. Cancer statistics, 2020 [J]. CA Cancer J Clin, 2020, 70 (1): 7-30.

［157］ RHEINGOLD S R, NEUGUT A I, MEADOWS A T. Secondary cancers: Incidence, risk factors, and management.//BAST RC, JR, KUFE DW, POLLOCK RE, et al. Holland-Frei Cancer Medicine [M], 5th ed. Hamilton: BC Decker INC, 2000.

［158］ RICHARDS G E, BREWER E D, CONLEY S B, et al. Combined hypothyroidism and hypoparathyroidism in an infant after maternal ^{131}I administration [J]. J Pediatr, 1981, 99 (1): 141-143.

[159] RIESCO-EIZAGUIRRE G, WERT-LAMAS L, PERALES-PATÓN J, et al. THE MIR-146B-3P/PAX8/ NIS regulatory circuit modulates the differentiation phenotype and function of thyroid cells during carcinogenesis [J]. CANCER RES, 2015, 75 (19): 4119-4130.

[160] ROBENSHTOK E, GREWAL R K, FISH S, et al. A low postoperative nonstimulated serum thyroglobulin level does not exclude the presence of radioactive iodine avid metastatic foci in intermediate-risk differentiated thyroid cancer patients [J]. Thyroid, 2013, 23 (4): 436-442.

[161] ROEPKE T K, KING E C, REYNA-NEYRA A, et al. KCNE2 deletion uncovers its crucial role in thyroid hormone biosynthesis [J]. Nat Med, 2009, 15 (10): 1186-1194.

[162] ROLL W, RIEMANN B, SCHÄFERS M, et al. 177LU-DOTATATE therapy in radioiodine-refractory differentiated thyroid cancer: a single center experience [J]. CLIN NUCL MED, 2018, 43 (10): E346-E351.

[163] RONCKERS C M, MCCARRON P, RON E. Thyroid cancer and multiple primary tumors in the seer cancer registries [J]. Int J Cancer, 2005, 117 (2): 281-288.

[164] RUBINO C, de VATHAIRE F, DOTTORINI M E, et al. Second primary malignancies in thyroid cancer patients [J]. Br J Cancer, 2003, 89 (9): 1638-1644.

[165] RUEL E, THOMAS S, DINAN M, et al. Adjuvant radioactive iodine therapy is associated with improved survival for patients with intermediate-risk papillary thyroid cancer [J]. J Clin Endocrinol Metab, 2015, 100 (4): 1529-1536.

[166] SABRA M M, GREWAL R K, GHOSSEIN R A, et al. Higher administered activities of radioactive iodine are associated with less structural persistent response in older, but not younger, papillary thyroid cancer patients with lateral neck lymph node metastases [J]. Thyroid, 2014, 24 (7): 1088-1095.

[167] SABRA M M, GREWAL R K, TALA H, et al. Clinical outcomes following empiric radioiodine therapy in patients with structurally identifiable metastatic follicular cell-derived thyroid carcinoma with negative diagnostic but positive post-therapy ^{131}I whole-body scans [J]. Thyroid, 2012, 22 (9): 877-883.

[168] SADAKATA H, SHINOZAKI H, HIGUCHI T, et al. Case of radioactive iodine exposure during pregnancy [J]. J Obstet Gynaecol Res, 2014, 40 (12): 2201-2203.

[169] SAINI V, YADAV A, ARORA M K, et al. Correlation of creatinine with TSH levels in overt hypothyroidism-a requirement for monitoring of renal function in hypothyroid patients ? [J]. Clin Biochem, 2012, 45 (3): 212-214.

[170] SALVATORI M, PEROTTI G, VILLANI M F, et al. Determining the appropriate time of execution of an I-131 post-therapy whole-body scan: Comparison between early and late imaging [J]. Nucl Med Commun, 2013, 34 (9): 900-908.

[171] SAMUEL A M, SHARMA S M. Differentiated thyroid carcinomas in children and adolescents [J]. CANCER, 1991, 67 (8): 2186-2190.

[172] de SANTIS M, CESARI E, NOBILI E, et al. Radiation effects on development [J]. Birth Defects Res C Embryo Today, 2007, 81 (3): 177-182.

[173] SAWKA A M, THABANE L, PARLEA L, et al. Second primary malignancy risk after radioactive iodine treatment for thyroid cancer: A systematic review and meta-analysis [J]. Thyroid, 2009, 19 (5): 451-457.

[174] SCHLUMBERGER M, BROSE M, ELISEI R, et al. Definition and management of radioactive iodine-refractory differentiated thyroid cancer [J]. Lancet Diabetes Endocrinol, 2014, 2 (5): 356-358.

[175] SCHLUMBERGER M, de VATHAIRE F, TRAVAGLI J P, et al. Differentiated thyroid carcinoma in childhood: Long term follow-up of 72 patients [J]. J Clin Endocrinol Metab, 1987, 65 (6): 1088-1094.

[176] SCHLUMBERGER M, TAHARA M, WIRTH L J, et al. Lenvatinib versus placebo in radioiodine-refractory thyroid cancer [J]. N Engl J Med, 2015, 372 (7): 621-630.

[177] SCHMIDT M, GÖRGES R, DRZEZGA A, et al. A matter of controversy: Is radioiodine therapy favorable in

differentiated thyroid carcinOMA？ [J]. J NUCL MED, 2018, 59 (8): 1195-1201.

［178］　SEO G H, CHO Y Y, CHUNG J H, et al. INCreased risk of leukemia after radioactive iodine therapy in patients with thyroid cancer: A nationwide, population-based study in KOREA [J]. Thyroid, 2015, 25 (8): 927-934.

［179］　SHEIKH A, POLACK B, RODRIGUEZ Y, et al. Nuclear molecular and theranostic imaging for differentiated thyroid cancer [J]. Mol Imaging Radionucl Ther, 2017, 26 (Suppl 1): 50-65.

［180］　SHEN C T, QIU Z L, SONG H J, et al. Mirna-106a directly targeting rarb associates with the expression of Na (+)/I (−) symporter in thyroid cancer by regulating mapk signaling pathway [J]. J Exp Clin Cancer Res, 2016, 35 (1): 101.

［181］　SHEN D H, KLOOS R T, MAZZAFERRI E L, et al. Sodium iodide symporter in health and disease [J]. Thyroid, 2001, 11 (5): 415-425.

［182］　SIEGEL J A, SACKS B, GREENSPAN B. Radiation dose does indeed matter: Proof that invalidates the linear no-threshold model [J]. J Nucl Med, 2018, 59 (11): 1779-1780.

［183］　SIEGEL J A, PENNINGTON C W, SACKS B, et al. Subjecting radiologic imaging to the linear no-threshold hypothesis: A non sequitur of non-trivial proportion [J]. J Nucl Med, 2017, 58 (1): 1-6.

［184］　SIEGEL J A, SACKS B, SOCOL Y. The LSS Cohort of Atomic Bomb Survivors and LNT. Comments on"Solid Cancer Incidence among the Life Span Study of Atomic Bomb Survivors: 1958-2009"(Radiat Res 2017; 187: 513-37) and"Reply to the Comments by Mortazavi and Doss"(Radiat Res 2017; 188: 369-71)[J]. Radiat Res, 2017, 188 (4): 463-464.

［185］　SILBERSTEIN E B, ALAVI A, BALON H R, et al. The SNMMI practice guideline for therapy of thyroid disease with 131I 3. 0 [J]. J Nucl Med, 2012, 53 (10): 1633-1651.

［186］　SILVEIRA J C, KOPP P A. Pendrin and anoctamin as mediators of apical iodide efflux in thyroid cells [J]. Curr Opin Endocrinol Diabetes Obes, 2015, 22 (5): 374-380.

［187］　SINGLETON M, START R D, TINDALE W, et al. The radioactive autopsy: Safe working practices [J]. Histopathology, 2007, 51 (3): 289-304.

［188］　SIOKA C, FOTOPOULOS A. Effects of I-131 therapy on gonads and pregnancy outcome in patients with thyroid cancer [J]. Fertil Steril, 2011, 95 (5): 1552-1559.

［189］　AMERICAN THYROID ASSOCIATION TASKFORCE ON RADIOIODINE SAFETY, SISSON J C, FREITAS J, et al. Radiation safety in the treatment of patients with thyroid diseases by radioiodine 131I: practice recommendations of the American Thyroid Association [J]. Thyroid, 2011, 21 (4): 335-346.

［190］　SOARES P, CELESTINO R, MELO M, et al. Prognostic biomarkers in thyroid cancer [J]. Virchows Arch, 2014, 464 (3): 333-346.

［191］　SOLLINI M, DI TOMMASO L, KIRIENKO M, et al. PSMA expression level predicts differentiated thyroid cancer aggressiveness and patient outcome [J]. EJNMMI Res, 2019, 9 (1): 93.

［192］　SONG H J, QIU Z L, SHEN C T, et al. Pulmonary metastases in differentiated thyroid cancer: Efficacy of radioiodine therapy and prognostic factors [J]. Eur J Endocrinol, 2015, 173 (3): 399-408.

［193］　STOFFER S S, HAMBURGER J I. Inadvertent 131I therapy for hyperthyroidism in the first trimester of pregnancy [J]. J Nucl Med, 1976, 17 (02): 14614-14619.

［194］　SUN Q, AKIBA S, TAO Z, et al. Excess relative risk of solid cancer mortality after prolonged exposure to naturally occurring high background radiation in Yangjiang, China [J]. J Radiat Res, 2000, 41 (Suppl): 43-52.

［195］　SUTOU S. Black rain in Hiroshima: A critique to the Life Span Study of A-bomb survivors, basis of the linear no-threshold model [J]. Genes Environ, 2020, 42: 1.

［196］　TAMILIA M, AL-KAHTANI N, ROCHON L, et al. Serum thyroglobulin predicts thyroid remnant ablation failure with 30 mCi iodine-131 treatment in patients with papillary thyroid carcinoma [J]. Nucl Med Commun, 2011, 32 (3): 212-220.

［197］ TANOOKA H. Threshold dose-response in radiation carcinogenesis: An approach from chronic beta-irradiation experiments and a review of non-tumour doses [J]. Int J Radiat Biol, 2001, 77 (5): 541-551.

［198］ TUBIANA M. Can we reduce the incidence of second primary malignancies occurring after radio-therapy？: A critical review [J]. Radiother Oncol, 2009, 91 (1): 4-15.

［199］ TUBIANA M. Dose-effect relationship and estimation of the carcinogenic effects of low doses of ionizing radiation: The joint report of the Académie des Sciences (Paris) and of the Académie Nationale de Médecine [J]. Int J Radiat Oncol Biol Phys, 2005, 63 (2): 317-319.

［200］ TUTTLE R M, AHUJA S, AVRAM A M, et al. Controversies, consensus, and collaboration in the use of 131I therapy in differentiated thyroid cancer: A Joint Statement from the American Thyroid Association, the European Association of Nuclear Medicine, the Society of Nuclear Medicine and Molecular Imaging, and the European Thyroid Association [J]. Thyroid, 2019, 29 (4): 461-470.

［201］ TUTTLE R M, ALZAHRANI A S. Risk stratification in differentiated thyroid cancer: From detection to Final follow-up [J]. J Clin Endocrinol Metab, 2019, 04 (9): 4087-4100

［202］ TUTTLE R M, GREWAL R K, LARSON S M. Radioactive iodine therapy in poorly differentiated thyroid cancer [J]. Nat Clin Pract Oncol, 2007, 4 (11): 665-668.

［203］ TUTTLE R M, LEBOEUF R, ROBBINS R J, et al. Empiric radioactive iodine dosing regimens frequently exceed maximum tolerated activity levels in elderly patients with thyroid cancer [J]. J Nucl Med, 2006, 47 (10): 1587-1591.

［204］ TUTTLE R M. Controversial issues in thyroid cancer management [J]. J Nucl Med, 2018, 59 (8): 1187-1194.

［205］ VAN NOSTRAND D, AIKEN M, ATKINS F, et al. The utility of radioiodine scans prior to iodine 131 ablation in patients with well-differentiated thyroid cancer [J]. Thyroid, 2009, 19 (8): 849-855.

［206］ VAN NOSTRAND D, BANDARU V, CHENNUPATI S, et al. Radiopharmacokinetics of radioiodine in the parotid glands after the administration of lemon juice [J]. Thyroid, 2010, 20 (10): 1113-1119.

［207］ VAN NOSTRAND D. Radioiodine refractory differentiated thyroid cancer: time to update the classifications [J]. Thyroid, 2018, 28 (9): 1083-1093.

［208］ VERBURG F A, LUSTER M, GIOVANELLA L. Adjuvant post-operative I-131 therapy in differentiated thyroid carcinoma: Are the 2015 ATA guidelines an exact science or a dark art? [J]. Eur J Nucl Med Mol Imaging, 2017, 44 (2): 183-184.

［209］ VERBURG F A, STOKKEL M P, DÜREN C, et al. No survival difference after successful ^{131}I ablation between patients with initially low-risk and high-risk differentiated thyroid cancer [J]. Eur J Nucl Med Mol Imaging, 2010, 37 (2): 276-283.

［210］ VERMA P, MALHOTRA G, AGRAWAL R, et al. Evidence of prostate-specific membrane antigen expression in metastatic differentiated thyroid cancer using ^{68}Ga-PSMA-HBED-CC PET/CT [J]. Clin Nucl Med, 2018, 43 (8): e265-e268.

［211］ WADA N, SUGINO K, MIMURA T, et al. Treatment strategy of papillary thyroid carcinoma in children and adolescents: Clinical significance of the initial nodal manifestation [J]. Ann Surg Oncol, 2009, 16 (12): 3442-3449.

［212］ WASSERMANN J, BERNIER M O, SPANO J P, et al. Outcomes and prognostic factors in radioiodine refractory differentiated thyroid carcinomas [J]. Oncologist, 2016, 21 (1): 50-58.

［213］ WAUGH D T. Fluoride exposure induces inhibition of sodium/iodide symporter (nis) contributing to impaired iodine absorption and iodine deficiency: molecular mechanisms of inhibition and implications for public health [J]. Int J Environ Res Public Health, 2019, 16 (6): 1086

［214］ WEBB R C, HOWARD R S, STOJADINOVIC A, et al. The utility of serum thyroglobulin measurement at the time of remnant ablation for predicting disease-free status in patients with differentiated thyroid cancer: a meta-analysis involving 3947 patients [J]. J Clin Endocrinol Metab, 2012, 97 (8): 2754-2763.

［215］ WIERTS R, BRANS B, HAVEKES B, et al. Dose-response relationship in differentiated thyroid cancer patients undergoing radioiodine treatment assessed by means of ^{124}I PET/CT [J]. J Nucl Med, 2016, 57 (7): 1027-1032.

［216］ XING M. Molecular pathogenesis and mechanisms of thyroid cancer [J]. Nat Rev Cancer, 2013, 13 (3): 184-199.

［217］ YANG X, LI J, LI X, et al. TERT Promoter mutation predicts radioiodine-refractory character in distant metastatic differentiated thyroid cancer [J]. J Nucl Med, 2017, 58 (2): 258-265.

［218］ YANG X, LIANG J, LI T, et al. Preablative stimulated thyroglobulin correlates to new therapy response system in differentiated thyroid cancer [J]. J Clin Endocrinol Metab, 2016, 101 (3): 1307-1313.

［219］ YEYIN N, CAVDAR I, USLU L, et al. Effects of hemodialysis on iodine-131 biokinetics in thyroid carcinoma patients with end-stage chronic renal failure [J]. Nucl Med Commun, 2016, 37 (3): 283-287.

［220］ YOON I, SLESINGER T L. Radiation exposure in pregnancy [M]. Treasure Island (FL): StatPearls Publishing, 2020.

［221］ YU C Y, SAEED O, GOLDBERG A S, et al. A systematic review and meta-analysis of subsequent malignant neoplasm risk after radioactive iodine treatment of thyroid cancer [J]. Thyroid, 2018, 28 (12): 1662-1673.

［222］ ZABLOTSKA L B, LANE R S, THOMPSON P A. A reanalysis of cancer mortality in Canadian nuclear workers (1956-1994) based on revised exposure and cohort data [J]. Br J Cancer, 2014, 110 (1):214-223.

［223］ ZHANG H Y, TENG X C, SHAN Z Y, et al. Association between iron deficiency and prevalence of thyroid autoimmunity in pregnant and non-pregnant women of childbearing age: A cross-sectional study [J]. Chin Med J (ENGL), 2019, 132 (18):2143-2149.

［224］ ESKALLI Z, ACHOURI Y, HAHN S, et al. Overexpression of interleukin-4 in the thyroid of transgenic mice upregulates the expression of duox1 and the anion transporter pendrin [J]. Thyroid, 2016, 26 (10): 1499-1512.

［225］ 北京市生态环境局. 北京市生态环境局办公室关于加强医疗机构核医学放射性废物管理的通知. 2018, 京环办〔2018〕13号.[EB/OL]. http://sthjj. beijing. gov. cn/bjhrb/index/xxgk69/zfxxgk43/fdzdgknr2/hbjfw/843211/index. html. 2018-12-11/2020-05-08.

［226］ 邓君, 王拓, 范胜男, 等. 2015年我国医用放射工作人员职业外照射个人剂量水平与分析 [J]. 中国辐射卫生, 2017, 26 (4): 398-400.

［227］ 胡长娇, 乔虹. 碘与甲状腺癌的关系 [J]. 中国医师杂志, 2016, 18 (11): 1748-1750.

［228］ 姜玉艳, 谭建, 张桂芝, 等. 1.1GBq和3.7GBq ^{131}I对中低危分化型甲状腺癌的清甲疗效比较 [J]. 中华核医学与分子影像杂志, 2019, 39 (9): 526-531.

［229］ 李娇, 林岩松. 不同复发风险分层分化型甲状腺癌的 ^{131}I治疗获益 [J]. 中华核医学与分子影像杂志, 2017, 37 (8): 506-510.

［230］ 林岩松, 张彬, 梁智勇, 等. 复发转移性分化型甲状腺癌诊治共识 [J]. 中国癌症杂志, 2015, 25 (7): 481-496.

［231］ 陆再英, 钟南山, 谢毅, 等. 内科学 [M]. 7版. 北京: 人民卫生出版社, 2010.

［232］ 马崇智, 等. 放射性同位素手册. 北京: 科学出版社, 1979.

［233］ 潘自强, 郭明强, 崔广志, 等. 中国天然辐射本底水平和居民剂量估算 [J]. 辐射防护, 1992, 12 (4): 251-259.

［234］ 沈青, 崔茜. 上海市徐汇区放射工作人员外照射剂量水平分析 [J]. 中国辐射卫生, 2013, 22 (3): 287-288.

［235］ 宋娟娟, 刘延晴, 林岩松. 中低危分化型甲状腺癌低剂量 ^{131}I治疗后短期转归的临床分析 [J]. 中国癌症杂志, 2019, 29 (3): 207-211.

［236］ 徐凌云, 谭建, 张桂芝, 等. 甲状腺乳头状癌 ^{131}I清甲治疗前后刺激性甲状腺球蛋白对清甲疗效的预测价值 [J]. 中华核医学与分子影像杂志, 2018, 38 (3): 156-159.

［237］ 张寿华，强亦忠 . 放射化学 [M]. 北京：原子能出版社，1983.

［238］ 王任飞，王勇，石峰，等 . 碘难治性分化型甲状腺癌的诊治管理共识 (2019 年版)[J]. 中国癌症杂志，2019, 29 (6): 476-480.

［239］ 丁勇，马庆杰，王任飞，等 . 分化型甲状腺癌术后 [131]I 治疗前评估专家共识 [J]. 中国癌症杂志，2019, 29 (10): 832-840.

［240］ 陈立波，丁勇，关海霞，等 . 中国临床肿瘤学会 (CSCO) 持续 / 复发及转移性分化型甲状腺癌诊疗指南 2019 [J]. 肿瘤预防与治疗，2019, 32 (12): 1051-1080.

［241］ 中华人民共和国国家卫生和计划生育委员会 . 临床核医学患者防护要求，2017, WS533—2017.[EB/OL]. http://www. nhc. gov. cn/wjw/pcrb/201706/8b557128f4a445a49b6d2157c8225129. shtml. 2017-11-01/2020-05-07.

［242］ [131]I 治疗分化型甲状腺癌指南 (2014 版)[J]. 中华核医学与分子影像杂志，2014, 34 (4): 264-278.

［243］ 中华医学会核医学分会 . 分化型甲状腺癌术后 [131]I 治疗临床路径专家共识 (2017 版)[J]. 中华核医学与分子影像杂志，2018 (6): 416-419.

［244］ 周庚寅，觉道健一 . 甲状腺病理与临床 [M]. 北京：人民卫生出版社，2005.

第八章　甲状腺癌的内分泌管理

分化型甲状腺癌（differentiated thyroid cancer，DTC）的一线治疗方法多为外科手术。对于行甲状腺切除或仅行甲状腺腺叶切除术的患者，大部分需长期甲状腺激素治疗，除促使甲状腺功能恢复正常外，也可以降低促甲状腺素（thyroid stimulating hormone，TSH）水平，以减少肿瘤复发风险。既往有不少研究表明，TSH控制水平更低，可能有助于降低DTC的术后复发风险。2015年，美国甲状腺学会（American Thyroid Association，ATA）发布了关于《成人甲状腺结节与分化型甲状腺癌的管理指南》，分别更新了DTC术后复发风险和TSH抑制治疗的评估系统。考虑到目前血清甲状腺球蛋白（thyroglobulin，Tg）的检测更加灵敏、超声对颈部淋巴结的识别更加准确，DTC术后随访过程中亚临床疾病和早期复发更加容易识别，这都可能影响TSH抑制治疗的疗效评估。事实上，最新文献已发现，对于复发风险中低危的患者而言，TSH抑制水平可能并非DTC复发的危险因素。因此，对于从事甲状腺癌诊治工作的专业医师，有必要重新认识TSH抑制在临床实践中的价值和困惑。

第一节　治疗前风险评估

一般而言，DTC患者在完成外科手术后，需根据个体情况，确定甲状腺激素治疗的剂量和TSH抑制的目标水平。在此之前，须评估术后DTC患者的死亡风险和疾病复发风险。

2017年，美国癌症联合会（American Joint Committee on Cancer，AJCC）推出了第8版原发肿瘤-淋巴结-远处转移（tumor，lymph node，metastasis TNM）分期（表8-1-1）。这是目前国际上最新、应用最广的肿瘤分期系统，用于评估DTC患者的死亡风险。新版将年龄切点值从45岁提高到55岁，并根据肿瘤侵袭程度，有无淋巴结转移和远处转移，修改了TNM分期。并且，患者术后4个月内获得的任何信息都可用于淋巴结和远处转移的分期调整。有学者分别采用第7版和第8版AJCC/TNM分期，对433例DTC患者重新评估后发现，约1/3患者从原先的Ⅲ期和Ⅳ期降至Ⅰ期和Ⅱ期,最终97.5%的患者都属于新版TNM的Ⅰ期和Ⅱ期,且所有患者的疾病特异性死亡率仅为2.6%。这说明DTC的死亡风险相对较低,患者预后良好。考虑到DTC患者的整体生存期较长,该分期系统不能完全满足对患者术后疾病持续和/或复发风险的评估要求。

表8-1-1　AJCC(第8版)成人分化型甲状腺癌TNM分期

定义	
肿瘤(T)	T_x:原发肿瘤无法评估
	T_0:无原发肿瘤的证据
	T_1:肿瘤≤2cm,局限于甲状腺内
	T_{1a}:肿瘤≤1cm,局限于甲状腺内
	T_{1b}:1cm<肿瘤≤2cm,局限于甲状腺内
	T_2:2cm<肿瘤≤4cm,局限于甲状腺内
	T_3:肿瘤>4cm,肿瘤局限于甲状腺内或侵犯带状肌
	T_{3a}:肿瘤>4cm,局限于甲状腺内
	T_{3b}:肿瘤任何大小,肉眼可见腺外侵犯,仅侵犯带状肌
	T_4:肿瘤侵犯到主要颈部结构
	T_{4a}:肿瘤任何大小,肉眼可见腺外侵犯,侵犯皮下组织、喉、气管、食管或喉返神经
	T_{4b}:肿瘤任何大小,肉眼可见腺外侵犯,侵犯椎前筋膜、包绕颈动脉或纵隔血管
淋巴结(N)	N_x:区域淋巴结无法评估
	N_0:无局部区域淋巴结转移的证据
	N_{0a}:一个或以上经细胞学或组织学证实的良性淋巴结
	N_{0b}:无淋巴结转移的影像或临床证据
	N_1:区域淋巴结转移
	N_{1a}:单侧或双侧Ⅵ区或Ⅶ区淋巴结转移
	N_{1b}:单侧、双侧以及对侧Ⅰ、Ⅱ、Ⅲ、Ⅳ、Ⅴ区或咽后淋巴结转移
远处转移(M)	M_0:无远处转移
	M_1:远处转移
预后分期	
<55岁	Ⅰ期:任何T,任何N,M_0
	Ⅱ期:任何T,任何N,M_1
≥55岁	Ⅰ期:T_1/T_2,N_x/N_0,M_0
	Ⅱ期:T_1/T_2,N_1,M_0;T_3,任何N,M_0
	Ⅲ期:T_{4a},任何N,M_0
	ⅣA期:T_{4b},任何N,M_0
	ⅣB期:任何T,任何N,M_1

2015 年，ATA 主要依据肿瘤局部侵犯的程度、肿瘤组织学的侵袭性、局部或远处转移等因素，将成人 DTC 初始治疗后疾病持续 / 复发风险分为低危、中危、高危（表 8-1-2），各组疾病复发概率分别为<5%、5%~20%、>20%。相较于 2009 年的旧版本，新版更加细致地描述了恶性肿瘤的病理特征，突出了淋巴结转移的数量和大小及血管侵犯对复发风险的影响，增加了 $BRAF^{V600E}$ 突变的测定。在该分层系统基础上，结合患者的手术方式和 / 或放射性 [131] 碘清除术后甲状腺残余组织（清甲治疗），以及血清 Tg 的测值，可确立初始的 TSH 抑制目标。

在临床上，医师还需关注患者的既往病史、用药情况及基础健康状况，尤其是心血管系统和骨骼系统。最终，结合个体的复发风险、甲状腺激素治疗不良反应风险，制订出适合患者需求的治疗方案。

表 8-1-2　2015 年 ATA 成人分化型甲状腺癌初始治疗后疾病持续 / 复发风险分层

危险分层	定义
低危	1. 乳头状癌符合以下全部条件 无局部或远处转移； 所有肉眼可见的肿瘤均被彻底切除； 肿瘤没有侵犯周围组织； 肿瘤非侵袭型的组织学亚型（高细胞、鞋钉样、柱状细胞等），并且没有血管侵犯； 若该患者术后行 [131]I 治疗，治疗后全身显像没有发现甲状腺床以外摄 [131] 碘的转移灶； 术前触诊或影像学检查未发现转移淋巴结（cN_0）或术后病理发现转移淋巴结（pN_1）≤ 5 枚且最长径 < 0.2cm（微小转移淋巴结） 2. 局限于甲状腺内、包膜完整的滤泡型乳头状癌 3. 局限于甲状腺内、高分化滤泡状癌伴有包膜侵犯、无或<4 处血管侵犯 4. 局限于甲状腺内的单灶或多灶微小乳头状癌，包括 $BRAF^{V600E}$ 突变者
中危	符合以下任一项： 显微镜下见肿瘤侵犯甲状腺周围组织 患者 [131]I 治疗后行首次全身 [131]I 显像发现颈部摄 [131]I 的转移病灶 肿瘤是侵袭型的组织学亚型（高细胞、鞋钉样、柱状细胞等） 乳头状癌伴血管侵犯 区域淋巴结转移（cN_1 或 pN_1）且所有受累淋巴结的最长径 < 3cm 多灶性甲状腺乳头状癌伴有腺外侵犯和 $BRAF^{V600E}$ 突变
高危	符合以下任一项： 肉眼可见肿瘤侵犯甲状腺周围软组织 肿瘤切除不完全 伴有远处转移 术后血清甲状腺球蛋白测定值提示有远处转移 术后病理发现任一转移淋巴结（pN_1）的最长径 ≥ 3cm 甲状腺滤泡状癌伴有广泛血管侵犯（ > 4 处血管侵犯）

（徐书杭　倪文婧）

第二节　甲状腺激素治疗

一、TSH/TSHR 信号通路与甲状腺

TSH 是由垂体合成与释放的肽类激素,分子量约为 28 000Da,由 α 和 β 两条链组成。TSH 与垂体分泌的其他激素如促黄体素、卵泡刺激素及人绒毛膜促性腺激素有相同的 α 链,但是 β 链不同,后者决定了此类激素的不同生物学功能。TSH 受体(thyroid stimulating hormone receptor,TSHR)是位于甲状腺滤泡细胞基底外侧膜表面的 G 蛋白耦联受体,TSH 与之结合后发挥其相应的生物学作用。TSHR 可耦联至 Gs 和 Gq 两种 G 蛋白,前者有助于 TSH 刺激碘摄取、甲状腺激素分泌、腺体生长与分化,后者是 TSH 通过刺激碘有机化合成甲状腺激素的限速步骤。

在人类胚胎发育过程中,早期甲状腺器官和滤泡的形成并不受垂体调控,这意味着胚胎甲状腺发育更依赖于局部的诱导信号。在小鼠胚胎 14 天、人胚胎 60 天时才分别出现 TSHR 表达。小鼠实验中,在胚胎发育 17 天甲状腺器官形成的末期,如无功能性 TSHR 表达,滤泡细胞结构和 Tg 合成不受影响,但甲状腺过氧化物酶和钠碘转运子(sodium iodine transporter,NIS)表达显著下降。在妊娠后期直至成人期间,TSH 才是甲状腺生长和功能调控的主要调节因子。我们对人甲状腺干细胞的诱导分化研究也发现,TSH 可诱导成体甲状腺干细胞分化表达 NIS,而促细胞增殖的雌激素可降低 NIS 表达。这说明,在胚胎期 TSH/TSHR 信号是甲状腺滤泡细胞完成分化的必要条件,但与甲状腺发育无明显相关。

甲状腺癌可分别源于滤泡性甲状腺细胞和滤泡旁 C 细胞。滤泡性甲状腺细胞来源的肿瘤中,乳头状甲状腺癌(papillary thyroid carcinoma,PTC)和滤泡性甲状腺癌(follicular thyroid carcinoma,FTC)均属于 DTC,占甲状腺恶性肿瘤的大多数。DTC 的发生机制包括基因突变、基因扩增和拷贝数增加、基因易位、异常的基因甲基化等。同时,一些信号通路的改变也发挥了重要作用。其中,TSHR 信号通路也被认为在其中扮演了一定角色。研究发现,FTC 在 TRβPV 小鼠中自发发生,但在这些小鼠与 Tshr$^{-/-}$ 小鼠杂交后产生的子代中却未发生甲状腺癌。同时,对小鼠甲状腺进行 $BRAF^{V600E}$ 特异性敲入可引起侵袭性 PTC,而与 Tshr$^{-/-}$ 小鼠杂交后产生的子代也不会发生 PTC,这都证实 TSHR 信号通路在 DTC 发生中的必要性。多项研究表明,血清 TSH 水平升高与人类甲状腺癌风险增加有相关性。

但仍不清楚的是 TSHR 信号是直接启动甲状腺癌的发生,还是只有依赖于 TSHR 的滤泡细胞才会在癌基因驱动下发展成为甲状腺癌。现有研究发现,TSHR 信号传导的过度激活会引起良性功能亢进性的滤泡性腺瘤,这表明 TSHR 信号可能会减少甲状腺滤泡细胞的恶性转化。因此,有理由推测,TSH/TSHR 信号通路本身活化后可抑制甲状腺滤泡细胞的恶

性转化进而抑制甲状腺癌的发生,只有在由致癌改变触发细胞癌变后才促进甲状腺癌的生长和进展。理解 TSH/TSHR 信号通路与甲状腺癌的内在关联,才能帮助我们理解 TSH 抑制治疗在 DTC 术后的作用和价值。

二、甲状腺激素治疗与 DTC 复发

尽管 DTC 的死亡风险相对较低,患者术后整体生存期长,但仍然面临疾病持续/复发的风险。因此,DTC 患者术后常规行甲状腺激素治疗以控制疾病发展。Carhill 等分析了登记于美国国家甲状腺癌治疗合作研究组的 4 941 例 DTC 患者,发现适度的 TSH 抑制可显著改善总体生存率和无病生存率。但当 TSH 抑制到不可测或亚正常水平时,并未有更多的生存获益。结合美国、中国和韩国的多项人群研究表明,复发风险和/或治疗反应性不同的患者,TSH 抑制治疗的临床价值可能不完全相同,相应的 TSH 目标水平也需做出调整。

对于中高危 DTC 群体,美国 Gwiezdzinska 等纳入 867 例 DTC 中高危患者,发现术后随访第 1.5 年、3 年和 5 年的 TSH 抑制水平与无进展生存率的改善无关。第 3 年时,TSH 抑制程度越轻,患者后续总体生存期越长。中国 Tian 等的一项回顾性分析发现,PTC 中高危患者在首次术后、放射性碘治疗开始前,若 Tg 抗体均为阴性且刺激性 Tg(stimulating-Tg)<1ng/ml,TSH 抑制并不影响初始治疗后疾病的复发率。这启发我们重新审视 TSH 抑制治疗对中高危患者疾病进展和复发的影响。对于复发中高危患者,若初始治疗后,动态评估提示治疗反应良好,可将 TSH 放宽至 0.5~2.0mU/L;若存在生化反应不全或反应不确切,仍遵循 2015 年美国 ATA 指南的建议,高危 DTC 患者的 TSH 水平控制在 0.1mU/L 以下,中危患者控制在 0.1~0.5mU/L。

低危 DTC 患者术后 TSH 抑制的获益情况,已得到更多关注。意大利 Livia 等发现不同程度的 TSH 抑制并未影响患者术后 1 年和 3 年的结构性疾病复发率。韩国 Lee 等纳入 1 528 例低危 PTC 患者,行腺叶切除术后平均随访 5.6 年,依据期间的 TSH 水平分成 4 组(<0.5,0.5~1.9,2.0~4.4 和 ≥4.5mU/L),发现各组间的无复发生存率没有显著差别。这说明,TSH 抑制对低危 DTC 患者短期复发的影响较小。来自韩国的 Asan 医学中心尝试对 363 例低危 PTC 患者停止 TSH 抑制治疗,最终 53.2% 的患者成功停服左甲状腺素(levothyroxine,L-T_4),且只出现 1 例复发,经二次手术后现处于无疾病状态。该中心的另一项研究纳入 446 例腺叶切除术后的 DTC 低危患者,按照是否接受 TSH 抑制治疗分为两组,中位随访 8.6 年后发现,未接受 TSH 抑制治疗组患者 TSH>2mU/L 的比例高达 89%,生化反应不全和结构反应不全的患者更多。但是,两组的无病生存期和治疗反应良好的比例相近,统计学上并无差异。这表明,低危 DTC 患者长期的 TSH 抑制治疗,临床获益相对有限。对于复发风险很低和治疗反应性很好的患者,术后 TSH 抑制可能并非要求低于 2.0mU/L,甚至在正常范围内即可。此时,甲状腺激素治疗的重点在于 L-T_4 替代,防止术后甲状腺功能减退(甲减)的发生。

来自中国和韩国的多项研究表明,术前较高的 TSH 水平是显著影响术后甲减发生的因素。其中一项研究显示,术前 TSH>1.7mU/L 是术后发生甲减及持续性甲减不恢复的唯一危险因素。而术前 TSH 水平越低(<1.7~1.95mU/L),术后 L-T_4 用药时间越短,则停药成功

率越高。来自国内 Wang 等的研究发现,低危患者行腺叶切除术后 1 个月、3 个月的 TSH 水平相比于术前下降明显,但术后 3 个月、6 个月及 12 个月的 TSH 水平已逐步趋于稳定。进一步分析显示,术后 3 个月的 TSH 水平与术前 TSH 存在显著相关性。这表明,医师可结合术前 TSH 水平以及术后定期的随访监测,特别是术后 3 个月的 TSH 情况,考虑适时 L-T$_4$ 补充治疗,以避免甲减的发生。

目前,来自不同专业、工作经验不一的临床医师对 TSH 抑制治疗的认识和意愿并不一致。2021 年,由美国密歇根大学 Papaleontiou 教授牵头的一项调查研究中,收集到 448 名内分泌科医生和外科医生推荐 PTC 患者行 TSH 抑制(TSH<0.5mIU/L)治疗的意愿。结果显示,分别有 80.4%、48.8% 和 29.7% 的医生愿意 / 极度愿意推荐中危、低危和极低危 PTC 患者进行 TSH 抑制。其中,对于中危患者,内分泌科医生比外科医生更倾向于进行 TSH 抑制;而对于低危和极低危患者,临诊经验更加丰富的医生并不乐意推荐 TSH 抑制治疗。因此,通过循证医学证据明确不同风险患者 TSH 抑制的获益如何,将有助于规范和统一临床实践。不管如何,DTC 术后甲状腺激素治疗的 TSH 目标应该更加个体化。对于术后初治期复发风险评估为中、高危的患者,或术后动态风险评估为非反应良好的患者,总体上仍应接受不同程度的 TSH 抑制。而对于初治期复发风险评估为低危、动态风险评估为治疗反应良好的患者,可能不需要 TSH 抑制,此时要注重评估抑制治疗带来的相关不良反应风险,这可能是影响 TSH 目标水平更重要的因素。

三、TSH 抑制的不良反应与防治

虽然 DTC 患者术后整体生存率非常高,但随之而来的问题是,当 TSH 长期抑制在正常范围以下或处于正常低值时,可能会对骨骼和心血管系统等造成不良影响。在临床上应及时评估 TSH 抑制的不良反应,并权衡该治疗带来的获益与风险。

(一)TSH 抑制与骨骼系统

TSH 通过抑制低密度脂蛋白受体相关蛋白 5 基因,激活 Wnt-5a 通路,进而刺激成骨细胞的分化和增殖;也可作用于 TSHR-G 蛋白偶联受体减少破骨细胞生成,起到骨保护的作用。当 TSH 长期受抑制以及外源性补充过多的甲状腺激素时,会加速骨转换,导致骨吸收和骨形成失衡,骨量减少,增加了高骨转换型骨质疏松(osteoporosis,OP)和骨折的风险。

Mazziott 等发现,在 L-T$_4$ 治疗期间,DTC 术后绝经患者的椎体骨折患病率约为 33%,且 TSH<0.5mU/L 群体的患病率显著高于 TSH 目标水平控制在 0.5~1mU/L 和 >1mU/L 的患者。椎体骨折与 L-T$_4$ 的治疗时程存在显著相关性。Moon 等人的研究亦表明,TSH 抑制治疗超过 5 年的 DTC 绝经患者,腰椎骨小梁评分明显更低。但也有其他研究显示,虽然 DTC 女性患者在长期的 TSH 抑制治疗期间骨小梁微结构遭到一定的破坏,但并未显著增加骨丢失的风险,TSH 抑制也并非是恶化骨状态的重要因素。在人体内,人的骨髓及外周巨噬细胞中可表达与 TSH-β 亚基亲和力相当的 TSH-β 亚基变体。该变体可与表达在骨细胞的 TSHR 结合后启动增殖和分化。甲状腺激素虽能抑制垂体释放 TSH,但会增强骨髓中变体的表达,从而起到骨保护的作用。这可能是上述研究存在不一致的部分原因。

总之,尽管研究结果之间存在一些矛盾,但作为骨折高危群体的老年人和绝经后女性,仍建议在 TSH 抑制治疗时定期评估骨骼健康,减少副作用的发生。

(二) TSH 抑制与心血管系统

在心肌细胞内,T3 可以激活编码肌浆 / 内质网钙 ATP 酶 2 和肌球蛋白重链 α 基因的表达;下调心肌重链 β 和受磷蛋白的基因表达。当甲状腺激素过量时,钙 ATP 酶 2 的增多和受磷蛋白的减少导致肌质网内钙离子摄入变多;同时,α 链增多和 β 链减少,使得 ATP 向 ADP 转化增加,这些会导致心肌收缩力增强。并且,甲状腺激素也可激活心肌细胞上钠、钾、钙的膜离子通道,参与心肌细胞和血管平滑肌的信号通路,最终对心脏产生正性的变时变力作用。因此,过多的甲状腺激素造成患者静息心率增快,早期心搏出量可增多。但随着时间的延长,室性和房性期前收缩,心房颤动(房颤)和缺血性卒中等发生风险增加。左心室长期过度做功,耗氧量增加,心肌肥厚,心脏灌注不足可引发心肌缺血。此外,过多甲状腺激素可导致颈动脉内膜中层厚度增加,动脉弹性下降;纤维蛋白原增多,血栓更易形成。这些都会增加冠状动脉粥样硬化性心脏病和栓塞性卒中的风险。

荷兰 Hesselink 等发现,长期接受 TSH 抑制治疗的 DTC 患者,心血管疾病(cardiovascular disease,CVD)死亡率和全因死亡率分别是普通对照组的 3.4 倍和 4.4 倍,TSH 水平越低,CVD 死亡率越高。Pajamäki 等随访 18.8 年的研究表明,TSH 抑制可显著增加 CVD 的发病率,且当 TSH<0.1mU/L 时最为明显。但是,该研究中患者的全因死亡率和普通人群相比没有差别且 CVD 所致的死亡率反而更低。这与此前荷兰研究结果相矛盾。可能的原因是手术方式、放射性碘治疗以及 TSH 抑制目标水平不同。而相比于正常人群,DTC 患者术后生活方式可能更加健康;长期的随访使得患者能更及时地发现 CVD 相关危险因素并及早治疗,致使 DTC 患者的 CVD 死亡率有所改善。此外,与 CVD 密切相关的血脂水平也受 TSH 抑制的影响。有研究表明,术后 TSH<0.03mU/L 的 DTC 女性患者可显著降低总胆固醇水平,而 TSH 维持在 2~5mU/L 的患者高胆固醇血症和高低密度脂蛋白血症的发生风险均会明显增加。

综上说明,TSH 过度抑制和甲状腺激素替代不完全都会增加 CVD 不良事件的发生风险。临床医师应根据患者的年龄、性别、基础状况、癌症分期和复发风险等制订适合患者的甲状腺激素治疗方案。

(三) TSH 抑制治疗副作用的防治

由于长期亚临床甲亢是 OP 的危险因素,对需要将 TSH 抑制到低于正常参考范围下限的 DTC 患者(特别是绝经后妇女),治疗前应评估基础骨代谢和骨密度情况,并定期监测血清钙 / 磷、24 小时尿钙 / 磷、骨转换生化标志物和骨密度。

绝经后 DTC 患者在 TSH 抑制治疗期间,应常规接受 OP 初级预防:确保钙摄入 1 000mg/d,维生素 D 补充 400~800U(10~20μg)/d。对未使用雌激素或双膦酸盐治疗的绝经后妇女、TSH 抑制治疗前或治疗期间达到 OP 诊断标准者,维生素 D 应增至 800~1 200U(20~30μg)/d,并酌情联合其他抗 OP 治疗药物(如双膦酸盐类、降钙素类、雌激素类、甲状旁腺激素 1-34 片段、选择性雌激素受体调节剂等)。

鉴于长期的亚临床甲亢可造成患者心血管不良事件（包括房颤、缺血性心脏病，心脏舒缩功能障碍等）发生率增加，因此对需要将 TSH 抑制到低于正常参考范围下限的患者，治疗前需评估基础心脏情况；定期监测心电图，必要时行动态心电图和超声心动图检查；定期监测血压、血糖和血脂水平。必要时可使用 β 受体拮抗剂对心血管不良事件进行干预（表 8-2-1）。有基础心脏疾病或心血管事件高危因素的患者，应针对性地给予地高辛、血管紧张素转换酶抑制剂或其他心血管药物治疗，并适当放宽 TSH 抑制治疗的目标。

表 8-2-1　DTC 患者 TSH 抑制治疗期间 β 受体阻滞剂的治疗指征

	TSH < 0.1 mIU/L	TSH 0.1~0.5 mIU/L
≥ 65 岁	治疗	考虑治疗
< 65 岁，有心脏病	治疗	治疗
< 65 岁，有心血管疾病危险因素	治疗	考虑治疗
< 65 岁，有甲亢症状	治疗	治疗

四、TSH 抑制的双风险评估系统

2015 年 ATA 指南将 DTC 的 TSH 抑制治疗分为两个阶段：初治期（表 8-2-2）及随访期长期（表 8-2-3）。后者是综合考虑 TSH 抑制治疗的副作用风险（表 8-2-4）和动态风险（治疗反应评估）双风险后的个体化 TSH 目标。

表 8-2-2　2015 年 ATA 指南 DTC 初治期 TSH 抑制治疗目标

危险度分层		TSH 抑制治疗目标 /(mIU·L⁻¹)
高危		<0.1
中危		0.1~0.5
低危	全切 / 近全切，无论是否清甲，血清 Tg 可测	0.1~0.5
低危	全切 / 近全切，无论是否清甲，血清 Tg 测不到	0.5~2.0*
低危	腺叶切除	0.5~2.0*

注：* 对 TSH 抑制治疗副作用风险评估为高危的患者，TSH 治疗目标或可放宽。

表 8-2-3　2015 年 ATA 指南 DTC 随访期长期 TSH 抑制治疗目标

TSH 抑制目标 /(mIU·L⁻¹)		DTC 治疗反应评估（动态风险）			
		反应良好	反应不确切	生化反应不全	结构反应不全
TSH 抑制治疗副作用风险	高危	0.5~2.0*	0.1~0.5	<0.1	<0.1
	中危	0.5~2.0*	0.5~2.0	0.1~0.5	<0.1
	低危	0.5~2.0*	0.5~2.0	0.5~2.0	0.1~0.5

注：* 对 TSH 抑制治疗副作用风险评估为高危的患者，TSH 治疗目标或可放宽。

表 8-2-4　TSH 抑制治疗的副作用风险分层

TSH 抑制治疗的副作用风险分层	适用人群
低危	符合下述所有情况： ①中青年；②无症状者；③无心血管疾病；④无心律失常；⑤无肾上腺素能受体激动的症状或体征；⑥无心血管病危险因素；⑦无合并疾病；⑧绝经前妇女；⑨骨密度正常；⑩无骨质疏松的危险因素
中危	符合下述任一情况： ①中年；②高血压；③有肾上腺素能受体激动的症状或体征；④吸烟；⑤存心血管疾病危险因素或糖尿病；⑥围绝经期妇女；⑦骨量减少；⑧存在骨质疏松的危险因素
高危	符合下述任一情况： ①临床心脏病；②老年；③绝经后妇女；④伴发其他严重疾病

儿童 DTC 患者 TSH 抑制治疗目标：低危 0.5~1.0mU/L，中危 0.1~0.5mU/L，高危<0.1mU/L。与成年人 TSH 抑制治疗相比，儿童的整体抑制治疗目标更低，副作用风险考虑较少，且没有初治期和长期随访治疗之分。

妊娠期 DTC 患者 TSH 控制目标：妊娠期间诊断为 DTC 且不手术的患者，TSH 水平维持在 0.1~1.5mU/L，妊娠前诊断为 DTC 并已治疗的患者，TSH 维持原控制目标。

五、甲状腺激素治疗的细节

TSH 抑制治疗首选 L-T_4 口服制剂，并通过定期复查患者的 TSH 水平做出相应调整。在评估 TSH 水平和具体给药细节中，需注意以下几个问题。

1. **TSH 水平可能受多种因素的影响出现波动**　当患者妊娠或合并服用其他药物(如二甲双胍、多巴胺激动剂、糖皮质激素、阿仑单抗和干扰素 α 等)时，会引起 TSH 水平下降。而女性、肥胖、高龄、日常饮食中含豆制品或食用含有钙、铁和碘这些微量元素的膳食或补剂等均会导致 TSH 水平升高。同时，有研究表明脱碘酶基因存在多态性的 DTC 患者，T_4 向 T_3 转化不足，甲状腺激素对 TSH 的负反馈作用减弱，TSH 水平也会相应升高。不同的 TSH 检测方法也会影响其结果的测定。此外，尽管不同年龄段人群的 TSH 日节律分泌有所不同，但有研究表明 TSH 上、下午采血的结果之间并无明显差别。总而言之，尽管在 TSH 抑制时上述因素造成的影响可能较为有限，但临床医师应注意识别并排除可能的干扰。

2. **应考虑影响 L-T_4 吸收与利用的因素**　当 L-T_4 合并其他药物、食物一起服用时，会降低 L-T_4 的吸收；若患者有减肥手术史，或合并胃肠道疾病如幽门螺杆菌感染、慢性胃炎或溃疡性结肠炎等时，会导致 L-T_4 吸收不良；当患者处于甲减状态时，甲状腺激素的吸收峰值下降，药峰时间延迟，从而导致 L-T_4 生物利用度下降。此外，部分甲状腺激素会在肝脏中与葡萄糖醛酸结合，后进入小肠进一步分解。有研究表明，若编码其中关键酶尿苷二磷酸葡萄糖醛酸转移酶的基因是单倍体，DTC 患者术后 TSH 抑制所需的 L-T_4 剂量相对偏高。

3. **临床医师应指导患者正确合理的用药**　对于先天甲状腺缺如的患者，每日需

$1.6\sim1.8\mu g/kg$ 的 L-T_4，以恢复正常的 TSH 水平；若要达到 TSH 抑制水平，L-T_4 需加量到 $2.0\sim2.2\mu g/kg$。L-T_4 吸收最佳到最差的时间排名是早餐前 60 分钟，睡前，早餐前 30 分钟，餐时。应鼓励患者在最佳时间服药。若患者合并服用其他药物食物，应注意间隔 $1\sim4$ 小时服用。L-T_4 的每日剂量固定不变。若患者不慎忘记服药，应在当天或随后的几天补足剂量。在长期随访中，定期复查甲状腺功能，积极与患者沟通，提高服药依从性。

4. 甲状腺激素药物制剂的选择　鉴于干甲状腺片中甲状腺激素的含量和 T_3/T_4 的比例不稳定，故不建议在长期抑制治疗中作为首选。但当 T_4 向 T_3 转化障碍时，可选择该种剂型的甲状腺素片，并注意药物之间剂量的转换：65mg 甲状腺片（T_3 9μg、T_4 38μg）= 100μg 左甲状腺素钠片。另外，当前国际上已出现 L-T_4 的液性制剂。一项荟萃分析显示吸收障碍的患者服用液性制剂更加有效，这可能与液性制剂无须在胃中分解，吸收更快有关，是未来 TSH 抑制和甲状腺激素补充治疗的新选择。

六、小结

作为 DTC 术后的常规治疗方案，甲状腺激素治疗是实现 DTC 有效管理的一个重要部分。ATA 推荐，结合术后多个评估系统包括初始危险分层、动态风险、TSH 抑制副作用风险等制订 TSH 控制目标，这仍是目前 DTC 术后甲状腺激素治疗较为合理的指导。最新的研究已经表明，对于术后评估初治期复发风险较低、动态风险为治疗反应良好的患者，可能并非需要 TSH 抑制。尤其是对于术前 TSH 水平偏低（<$1.70\sim1.95$mU/L）的人群，术后有可能维持甲状腺功能正常，并实现尽早停药。同时，临床医师应注意评估 TSH 抑制的副作用风险，对于副作用风险高危而复发风险低危的患者，应放宽 TSH 抑制的范围。总体而言，在临床实践中，临床医师应加强 TSH 抑制和 L-T_4 用药的细节把控。对于 DTC 术后的甲状腺激素治疗，应注重精准化评估、个体化实施，这对于提高患者生活质量、改善预后，均有重要的现实意义。

（徐书杭　倪文婧）

第三节　其　　他

一、^{131}I 治疗前甲状腺功能减退症的风险管理

放射性碘（radioactive iodine, RAI）治疗在分化型甲状腺癌的治疗过程中有非常重要的地位（参考本书核医学部分第一节）。RAI 治疗依赖于高 TSH 血症，其前后的甲减的发生给患者带来一定的风险。本节将简单介绍如何处理 RAI 治疗相关的甲减，使患者临床获益。

（一）^{131}I 治疗甲状腺癌的准备

无论是清甲（残余组织消融）、辅助治疗（术后残留的亚临床镜下病灶）还是清灶（术后肉眼可见残余或转移病灶），^{131}I 的治疗效果都有赖于碘饥饿状态与足够高的 TSH。因此，在治

疗前保证这两方面的措施至关重要。

1. 碘饥饿状态　在低碘摄入造成的非放射碘摄入明显减少的情况下,残余甲状腺(或残余病灶/转移病灶)在 ^{131}I 治疗时就会摄入更多的放射碘,从而达到更加理想的疗效。通常治疗前需保证低碘饮食 2~4 周,并持续至 ^{131}I 治疗完成后。此期间应格外留意避免意外碘摄入,如 CT 造影剂、各种含碘食物(包括调料)等,应通过监测尿碘来明确。

2. 高 TSH 血症　作为甲状腺激素的上位激素,TSH 可以作用于其靶器官甲状腺细胞的特异受体,刺激甲状腺激素的合成和分泌,同时也明显增加甲状腺摄碘功能。因此,足够高的血清 TSH 水平可以帮助残余甲状腺或残余病灶/转移病灶中分化的甲状腺癌细胞维持一种高摄碘状态。

RAI 治疗可用于甲状腺全切术后序贯的治疗,也可用于评价已经丧失手术机会但仍可使用 ^{131}I 治疗的患者。

因此,前者常常可在甲状腺全切术后 2~4 周监测血清 TSH 水平,达到标准后即可进行;而后者则发生于发现转移灶而又丧失手术彻底切除的机会时,同样需要足够高的血清 TSH 水平,才能保证 ^{131}I 的充分摄入。

3. 升高 TSH 的方法

(1)利用下丘脑-垂体-甲状腺轴的负反馈机制:在甲状腺全切术后,维持甲状腺功能正常并采取 TSH 抑制治疗,依赖于甲状腺激素的外源性摄入。欲使用 RAI 治疗,需停用甲状腺激素制剂摄入 2~4 周,使血液中甲状腺激素浓度极低,通过负反馈机制大大促进 TSH 的合成和释放。一般需 TSH 高于 30~40uIU/ml,方可开始 ^{131}I 治疗。

(2)利用外源性 TSH 制剂:基因重组 TSH(rhTSH)注射剂的成功研制使升高 TSH 水平变得相对简单易行。可在继续服用原剂量 L-T_4 的同时,连续 2 天肌内注射 rhTSH,第 3 天即进行 RAI 治疗。

(二)甲状腺功能减退症的风险管理

停用甲状腺激素制剂用以升高 TSH 的方法直接依赖于甲减产生后的负反馈机制,因此未使用 rhTSH 治疗的患者都会出现短暂的甲减情形,而这种暂时的甲减往往产生的临床表现较为轻微而不易觉察,但也有部分患者出现较为明显的症状。但是由于患者一般均是从 TSH 抑制状态停用甲状腺激素制剂,因此可认为是一种急性过程;部分患者尤其是老年患者和有一些其他基础病的患者,可能出现明显的症状,值得警惕。多次 ^{131}I 处理后拟清灶治疗的患者,因自身产生甲状腺激素的能力极弱,出现较明显的甲减症状也是可以预期的。总体而言,有关这一时期患者的相关研究数量不多,高质量证据相对较少。因此本文仍按照甲减对各系统的影响进行描述,对证据较多的部分系统进行重点剖析。

1. 甲减的临床表现

(1)一般情况:甲减患者一般情况改变并不太突出,主要受代谢降低和交感神经兴奋性减低影响较大。因甲状腺激素撤退期一般均为 4~6 周,故临床表现相对不太明显。通常乏力为较为常见的主诉,但因其非特异性常常于就诊时被忽略。怕冷、少汗、皮肤毛发干燥及面部与四肢轻度肿胀等临床表现在部分患者可见,在 ^{131}I 治疗和恢复 TSH 抑制治疗之后随之缓解。

(2)心血管系统临床表现：心血管系统相关研究在甲状腺激素撤退所致暂时性甲状腺功能减退时期是研究资料相对最为丰富的。根据现有文献,目前发现的心血管系统异常可表现为心电图异常、静息和运动期间心率降低、左心室舒张功能受损、负荷时收缩功能受损、心排血量下降的同时出现体循环阻力增加,心脏效率降低。目前已有数据表明,中青年患者在这一段甲状腺功能减退时期的运动耐力下降,高血压增加。因此,对于既往心脏病患者,特别是老年心脏病患者,在暂时性甲减时期需要特别注意病情变化,尤其需要警惕高血压、心力衰竭的加重,而冠心病的状况也会逐渐加重。而这一时期血脂代谢状况也是趋于加重动脉粥样硬化的,尽管并无研究显示血脂组分改变发生显著差异。另外,个别研究显示这一时期的血清同型半胱氨酸水平显著升高。虽然这些代谢改变都将在 L-T_4 药物加用后恢复,但对于冠心病状况不够稳定或治疗不够正规的情况下,应慎重考虑甲状腺激素撤退;待冠心病得到正规诊治而状况稳定后再择期行甲状腺激素撤退和 ^{131}I 序贯治疗更为恰当。如患者已合并心力衰竭且使用洋地黄类药物,需注意监测洋地黄血药浓度,因甲减时洋地黄代谢速率减慢,易造成中毒。

(3)呼吸系统临床表现：对于典型甲减患者来说,虽然肺功能在静息时往往正常,但通气功能是有所下降的。真正更加影响患者的是甲减带来的鼻黏膜水肿、喉头水肿和舌体肥大,造成睡眠呼吸暂停综合征的加重。对于甲状腺激素撤退期的患者,如原先有睡眠呼吸暂停综合征,需留意患者的病情变化。

(4)消化系统临床表现：甲状腺功能减退症患者的胃肠道平滑肌张力减弱,造成胃排空延缓,胃肠蠕动减慢;临床往往表现为食欲减退、腹胀、恶心、排便困难和便秘等,严重者可发生胃扩张、胃潴留、假性肠梗阻等。甲状腺激素撤退期间发生便秘及排便困难的并不少见,但极少发生严重胃肠道症状。

(5)神经系统临床表现：对于甲减患者,神经系统的临床表现主要是代谢减慢和交感神经兴奋性降低所致。对于甲状腺激素撤退期间的患者来说,近记忆能力、理解力、计算力和注意力集中程度的下降均是需要警惕的临床表现,可能在一定程度上影响人的工作与生活能力。困倦在部分患者亦可表现得较为明显。近期亦有文献表明,甲减患者可出现情感障碍,有可能与甲减时脑血流减慢有一定关系。因此,在甲状腺激素撤退期间,对于患者的照护可能应得到更多的重视,不仅是从生活质量考虑,也是从患者安全角度考虑。

(6)其他：约半数甲减患者的肌肉有受损,收缩与松弛均变慢;而甲状腺激素撤退期间的患者肌肉关节系统的影响应该相对较小,但实验室检查可出现肌酶升高, L-T_4 治疗后一般均好转。甲减对血液系统的影响也因甲状腺激素撤退造成甲减病程较短而不会太严重。如对凝血系统造成影响,则需进行监测。而在甲状腺激素撤退期间出现低钠血症也有数例见诸报道。另外,慢性肾病患者在甲状腺激素撤退期间出现急性肾衰竭也有报道,尽管机制并不清楚,但也值得警惕。总之,我们对甲状腺激素撤退期间的研究还远远不够,尤其是在有基础病的患者,使用 ^{131}I 治疗需要更为仔细的观察。

(7)生活质量：目前已有多个研究对甲状腺激素撤退期间患者的生活质量做了分析,结果一致认为该期间的患者生活质量明显下降。由此可见,使用 rhTSH 治疗对生活质量的改善是其能推广的重要依据。

2. T₃ 在甲状腺激素撤退期间的补救作用　在 L-T₄ 停药后,立即使用半衰期短的 T₃ 作为过渡方案也是一种治疗选择,目前在欧美常常使用,但目前我国尚无相应药物被批准上市。服用 T₃ 25μg 每日 2 次或酌情加量,在治疗前 2 周停用;当然,停 T₃ 后甲减症状会较快出现,TSH 也会升高。T₃ 由于药物半衰期较短,故血药浓度很难维持稳定,血清 TSH 也会相应波动偏大,因此不良反应如心悸甚至心律失常、情绪变化如焦虑等也均有可能出现。

3. 重组促甲状腺激素(rhTSH)的治疗　对于停药甲减会造成明显风险以及由于各种原因内源性的 TSH 无法升高至目标的患者,还可考虑 rhTSH 治疗。

(1)重组促甲状腺激素(rhTSH):基因重组人促甲状腺激素(rhTSH)于 20 世纪 90 年代末问世,分别于 2005 年和 2007 年被批准用于 ¹³¹I 治疗前的准备。rhTSH 与人 TSH 结构一致,因此可作用于甲状腺细胞或分化型甲状腺癌细胞。rhTSH 在分化型甲状腺癌辅助治疗方面的进展彻底改变了以往清甲治疗和辅助治疗前必须经历甲状腺激素撤退造成短暂性甲减的历史,但在清灶治疗前使用 rhTSH 尚未获批。

(2)rhTSH 的使用:在经历甲状腺全切术并采用 TSH 抑制疗法的患者,传统方法始终无法避免短暂性甲减。应用 rhTSH 可以解决这一问题,此方法可彻底规避甲状腺激素撤退所致甲减的发生,减少患者的痛苦。rhTSH 辅助清甲治疗及辅助治疗已经在欧美地区成为主流,但目前在我国尚未上市。对于部分垂体功能问题造成甲状腺激素撤退后 TSH 仍不能上升至 30μIU/ml 的患者,rhTSH 在用于辅助清灶治疗也已有部分尝试。目前观察到 rhTSH 治疗出现的不良反应极少,仅一小部分患者在注射后 48 小时内出现一过性头晕、头痛、恶心,个别患者出现呕吐症状。

(3)rhTSH 辅助治疗与甲状腺激素撤退辅助治疗的比较:既往研究表明传统甲状腺激素撤药辅助治疗期间,在撤药治疗的过程中也存在很多问题。首先,撤药造成的短暂性甲减可能造成部分患者心脑血管事件、肺、神经精神系统并发症发生的风险增加,尤其对于高龄患者和罹患相应基础病患者。也因此会造成患者依从性下降及生活质量下降的问题。另外,撤药并不总是能达到升高 TSH 的目的,由于下丘脑、垂体功能异常、甲状腺残余功能较多、长期类固醇激素治疗者以及老年患者,TSH 往往很难升高至目标范围。rhTSH 辅助治疗作为一个新的治疗方法,其优势在于可以避免甲减相关不良反应及风险,提高患者依从性,显著提高生活质量。虽然短暂甲减造成的不良反应目前认为大部分是可逆的,但其造成明显的生活质量下降及工作能力丧失也是存在的,因此应用 rhTSH 是有意义的。故虽然 rhTSH 价格昂贵,但是如果因为 rhTSH 带来的生活质量的提升以及工作能力保留,减少生活上及处理撤药相关的其他花费,则可以抵销其 rhTSH 费用,也就有很好的成本经济效益。在合并心脏疾病、高血压、严重动脉硬化、贫血、精神障碍、撤药时有生命危险者,无法生成足够的内源性的 TSH 的患者应优先考虑应用 rhTSH 辅助治疗。

(4)rhTSH 辅助清灶治疗的尝试:rhTSH 辅助"清灶"治疗目前还未被批准。一般状况良好的患者原则上仍应用传统的撤药方法。但现有资料表明有学者尝试对于晚期肿瘤,合并手术无法切除的巨块型病灶、广泛转移灶、老年患者,合并基础疾病较多的等由于无法耐受撤药造成一过性甲减相关的风险的患者,可予 rhTSH 辅助 ¹³¹I 治疗。结果显示 rhTSH 在晚期分化型甲状腺癌治疗中耐受性良好,根据 2013 年的一篇对比晚期分化性甲状腺癌的 rhTSH 及撤药治疗的 meta 分析中显示对比传统撤药治疗效果相当。rhTSH 虽然规避了甲减相关风险,但由于仍有合并一过性的高 TSH 血症,仍有造成肿瘤增大进展继而造成关键部位压迫的可能性,如中枢、脊柱部位的肿瘤增大可引起截瘫,颈部肿块引起气管压迫症状甚至呼吸困难,骨转移瘤进展造成病理性骨折、严重骨痛等。不过目前认为,对于已知 / 可疑危险部位存在病灶的高风险人群中,在 rhTSH 治疗后一般肿瘤增大比较迅速的大多是因为肿瘤本身肿胀甚至出血而非肿瘤本身进展明显,提前应用糖皮质激素可能避免肿瘤肿胀相关的并发症;但糖皮质激素用法目前尚不统一,并且糖皮质激素治疗也并不能完全避免肿瘤占位效应相关的并发症。此外,rhTSH 辅助放射碘治疗时由于甲状腺功能正常,放射碘清除相对较快,减少了甲状腺外组织放射碘的暴露,也提示了更好的安全性。总之,对于使用 rhTSH 辅助 ^{131}I 清灶治疗,目前还在进一步探索之中。

二、TSH 抑制治疗对骨骼的影响及管理

甲状腺癌是常见的恶性肿瘤之一,其中甲状腺乳头状癌与甲状腺腺泡癌合称为分化型甲状腺癌(differentiated thyroid carcinoma,DTC),其患病率最高,预后相对较好。国内外发布的甲状腺癌诊疗指南中,推荐 DTC 患者术后接受促甲状腺激素(thyroid stimulating hormone,TSH)抑制治疗。TSH 由腺垂体分泌,主要作用于甲状腺,促进滤泡细胞的增殖,同时促进甲状腺激素(thyroid hormone,TH)的合成与分泌。TSH 的合成与分泌一方面受下丘脑分泌的促甲状腺激素释放激素(thyroid releasing hormone,TRH)的促进影响,同时受到甲状腺激素的抑制调控。因 DTC 行甲状腺部分切除或全切的患者,由于自身甲状腺功能减退,需要补充左甲状腺素(levothyroxine,L-T_4)以维持正常的甲状腺生理功能。考虑到 TSH 对甲状腺细胞的促增殖作用,DTC 患者补充超生理替代剂量的甲状腺激素,能够负反馈抑制上游 TSH 分泌,使机体处于亚临床甲状腺功能亢进状态,有利于减少甲状腺滤泡细胞的增殖,从而减小 DTC 的复发与转移风险。

近年来,长期 TSH 抑制治疗的获益与风险逐渐受到关注,尤其是对心血管、骨骼等系统的不良反应受到重视,患者可能出现骨量丢失、骨质疏松,发生骨折,引起生活质量下降,甚至寿命缩短。然而,究竟长期 TSH 抑制治疗对骨骼具有怎样的影响,临床医师该如何监测与处理,这些问题尚未阐释清楚。为了提高临床医师对长期接受 TSH 抑制治疗的 DTC 患者骨骼健康的认识及管理水平,切实减少骨质疏松症及骨质疏松性骨折的发生,本节重点介绍了长期 TSH 抑制治疗对骨骼的影响及其机制,如何进行骨骼代谢指标和骨量的评估,必要时该给予患者哪些药物来保护骨骼,并梳理了长期 TSH 抑制治疗的 DTC 患者骨骼健康管理流程,以期使患者从 TSH 抑制治疗中获益,并减少其对骨骼的不良影响。

(一)TSH 抑制治疗对骨骼的影响

长期 TSH 抑制治疗对骨骼具有明显的不利影响。多项临床研究提示长期 TSH 抑制治疗有助于减少 DTC 患者肿瘤复发和转移的风险,但近年来越来越多的研究表明补充超生理量的甲状腺激素会对骨骼产生不利影响,包括加快骨转换,导致骨密度降低,增加骨质疏松

及骨折的风险,尤其在绝经女性与老年人,TSH 抑制治疗对骨骼的不良影响尤为突出。

1999 年 Greenspan 等依据甲状腺功能状态,将 1966—1997 年的多项临床研究进行分层分析,结果表明 TSH 抑制治疗会导致骨质丢失、骨密度降低的不良作用,其在绝经后女性中更为显著。2015 年发表的一项临床研究纳入 771 例患者,平均随访时间达 6.5 年,将患者根据是否接受 TSH 抑制治疗分为 TSH 抑制组(中位 TSH≤0.4mIU/L)和非抑制组(中位 TSH>0.4mIU/L),结果表明 TSH 抑制组术后罹患骨质疏松的风险是非抑制组的 3.5 倍。Lee 等对多项 TSH 抑制治疗与骨折相关性的临床研究进行了系统分析,在样本量较大的临床研究中发现 TSH 抑制治疗会增加骨质疏松性骨折风险。一项对 136 名男性开展的队列研究,也提示 TSH 抑制治疗组的髋部骨折风险高于对照组。甚至有研究发现在甲状腺功能正常的人群当中,相对较低的 TSH 水平和相对较高的游离甲状腺素水平与骨质疏松及髋部骨折间存在相关性。2015 年的一项样本量达 7 万余人的荟萃分析表明亚临床甲亢状态(TSH<0.45mIU/L)与髋部骨折存在相关性,在校正了年龄与性别后,亚临床甲亢状态与正常甲状腺功能时髋部骨折的风险比为 1.36。上述研究都表明 TSH 抑制治疗导致的亚临床甲亢状态对骨骼具有不利影响。

总体来说,长期 TSH 抑制治疗可能增加骨丢失率,引起骨密度降低,增加骨质疏松症、甚至骨折风险。骨质疏松症是以骨微结构受损、骨强度下降,导致骨折风险增加为特点的疾病。骨质疏松性骨折可能导致心脑血管不良事件增加,引发肺炎、压疮、肌少症等一系列并发症,不仅严重影响患者的生活质量,甚至可能缩短患者寿命。因此,关注 TSH 抑制治疗的 DTC 患者的骨骼健康,具有重要临床意义。

(二) TSH 抑制治疗对骨骼产生不利影响的机制

DTC 患者接受 TSH 抑制治疗时处于亚临床甲亢状态,即 TH 水平位于正常高限,而 TSH 水平低于正常范围。以往认为 TSH 抑制治疗对骨骼的影响主要源于过多的甲状腺激素补充,而近期研究表明 TSH 对骨骼代谢具有直接调控作用,低 TSH 水平也直接参与骨丢失过程的发生。因此,TSH 抑制治疗对骨骼产生不利影响的可能机制包括以下两方面。

1. 甲状腺激素对骨代谢具有重要调控作用　甲状腺激素对于骨骼生长和骨量维持具有重要作用。在儿童期,甲状腺激素分泌过多会导致骨骼线性生长加快、骨龄提前、颅缝早闭,分泌不足则会引起骨骼发育迟缓、身材矮小、软骨内成骨异常。在成年期,甲状腺功能亢进会导致高骨转换状态、骨量丢失、骨密度下降、骨折风险增加,甲状腺功能减退则可能引起骨转换减缓、骨量增加。

甲状腺激素对骨骼的影响是通过其受体实现的,甲状腺激素受体(thyroid hormone receptor, TR)是一种核受体,其亚型包括 TRα1、TRα2、TRβ1 及 TRβ2,广泛分布于多种组织中。骨组织中 TRα1 数量较多,是甲状腺激素作用于骨骼的主要受体。动物实验表明,甲状腺功能正常的 TRα1 突变成年鼠出现骨吸收减弱、骨重塑缓慢、骨密度升高和骨质增加,表现为骨硬化;而 TRβ 突变,可致甲状腺激素水平升高,成年鼠出现高骨转换型骨质疏松。TH 对骨骼具有复杂调控作用,对成骨细胞与破骨细胞都有影响。TH 能促进成骨细胞的增殖与分化,促进骨基质蛋白的产生和矿化,增加骨钙素、I 型胶原蛋白、碱性磷酸酶的合成,还能增强甲状旁腺激素对成骨细胞的作用。甲状腺激素过多会导致破骨细胞的活性与数量增加,引起骨量丢失。TH对破骨细胞的作用有两种途径：TH作用于成骨细胞，促进核因子κB受体活化因子配体（receptor activator of NF-κB ligand，RANKL）表达，抑制护骨素表达，导致破骨细胞数量和活性增加；TH可直接作用于破骨细胞，不依赖RANKL信号通路，增加细胞活性，促进骨吸收。

过多的TH对骨骼的不利影响机制：①TH过多对成骨细胞和破骨细胞活性均有影响，可缩短骨重建周期，使骨吸收大于骨形成，逐渐出现骨量丢失，引起高骨转换型骨质疏松，临床检查可发现骨转换生化指标升高和骨密度下降；②TH升高会导致机体代谢率升高，引起尿钙增加，出现负钙平衡，为维持血钙水平稳定，骨吸收作用将代偿性增强；③过多的TH可抑制TSH分泌，使TSH的骨保护作用减弱。

2. TSH对骨代谢也具有重要调控作用　以往认为TSH抑制治疗对骨骼的影响主要是过多的甲状腺激素所致，而近期研究表明TSH对骨骼具有重要的直接调控作用。2003年Abe等的研究首次发现，TSH受体敲除小鼠的骨吸收与骨形成均加快，全身骨密度降低，表现为高骨转换型骨质疏松。TSH受体基因敲除的杂合子小鼠在甲状腺激素水平正常情况下，也表现出骨密度显著下降，表明TSH对骨骼具有直接保护作用。

TSH受体属于G蛋白偶联受体家族，其在成骨细胞与破骨细胞前体均有表达，TSH可对其直接发挥作用。一方面，TSH与受体结合后，抑制NF-κB与c-jun信号通路，抑制破骨细胞的形成，抑制骨吸收。另一方面，TSH能够激活WNT通路直接促进成骨细胞分化，促进骨形成；同时，WNT5a能够促进护骨素的合成，使得RANKL与护骨素比值降低，抑制破骨细胞形成。可见，TSH具有抑制骨吸收、促进骨形成的骨保护作用，当DTC患者接受TSH抑制治疗时，TSH水平明显降低，将导致骨吸收增加、骨形成下降，进一步加重骨量丢失。

（三）如何监测接受TSH抑制治疗DTC患者的骨骼健康

由于长期TSH抑制治疗可能加快骨丢失，引起继发性骨质疏松，导致骨折风险增加，因此，在临床工作中，首先建议对DTC患者的疾病复发风险、TSH抑制治疗效果、不良事件风险进行分层，给予患者个体化的、合适剂量的左甲状腺激素治疗。另外，应重视TSH抑制治疗对骨代谢的不利影响，定期监测骨代谢指标、骨密度、骨骼X线片和骨折风险，为进一步酌情给予必要的骨质疏松症防治措施，奠定基础。

在接受TSH抑制治疗期间，建议了解患者是否有骨痛、身高变矮、轻微外力下骨折、活动受限等骨质疏松相关临床症状，以了解骨骼健康状况。

关于骨骼状况的检查，首先建议患者完成基本的骨代谢生化指标检查，包括血清钙、磷、25OHD、甲状旁腺激素水平的检查，以了解患者是否存在维生素D缺乏以及甲状旁腺功能状况是否正常。血清25OHD水平是评估维生素D营养状况的主要指标，目前国际上较为认可的维生素D营养状况判断标准是：血清25OHD浓度>30ng/ml，为维生素D充足；25OHD浓度为20~30ng/ml，为维生素D不足；25OHD浓度<20ng/ml，为维生素D缺乏。其次，建议尽早完成骨转换生化指标检查，骨转换生化指标是骨组织分解与合成代谢的产物或酶类，包括骨形成标志物与骨吸收标志物，分别反映成骨细胞和破骨细胞活性，简称骨标志物，其能够早期反映骨丢失状况，可尽早进行检测。临床常用的骨转换生化指标见表8-3-1，其中国际骨质疏松基金会推荐血清PINP（procollagen type 1 N-peptide）和β-CTX（C-terminal telopeptide of type 1 collagen）是灵敏度较高的骨转换指标。

表 8-3-1　骨转换生化指标

骨形成指标	骨吸收指标
总碱性磷酸酶（TAP）	羟脯氨酸（HOP）
骨特异性碱性磷酸酶（BAP）	吡啶啉（PYD）、脱氧吡啶啉（DYD）
骨钙素（OC）、未羧基化骨钙素（ucOC）	Ⅰ型胶原氨基端（NTX）及羧基端片段（CTX）
Ⅰ型原胶原氨基端（PINP）及羧基端片段（PICP）	破骨细胞酶类：抗酒石酸酸性磷酸酶（TRACP5b）、组织蛋白酶 K

　　骨密度能反映骨矿盐含量，部分反映骨强度，其变化相对较慢，可以在开始 TSH 抑制治疗时，以及此后每 1~2 年进行测量，以了解骨量变化。骨密度测量方法有多种，包括双能 X 线吸收测定法（dual energy X-ray absorptiometry，DXA）、定量超声、定量计算机断层照相法、定量核磁显像等，其中 DXA 测量的骨密度是目前学术界公认的骨质疏松症诊断的金标准。由于尚无针对 DTC 患者 TSH 抑制治疗所致骨质疏松症的诊断标准，可暂时沿用中华医学会骨质疏松和骨矿盐疾病分会 2017 版骨质疏松诊疗指南的诊断标准（表 8-3-2）。

表 8-3-2　绝经后女性和 50 岁以上男性骨质疏松症诊断标准

骨质疏松症的诊断标准（符合以下三条之一者）
髋部或椎体脆性骨折
DXA 测定的中轴骨骨密度或桡骨远端 1/3 骨密度的 T- 值 ≤－2.5
骨密度测量符合骨量减少（－2.5<T- 值<－1.0）＋肱骨近端、骨盆或前臂远端发生的脆性骨折

　　注：如患者为绝经前女性或 50 岁以下男性，建议依据骨密度测量的 Z 值，Z 值低于 －2.0 诊断为低骨量。

　　对于没有条件进行 DXA 骨密度测量者，骨骼 X 线片是一种简单的定性检查方法，有经验的放射科医师可以作出骨质疏松症的诊断。

　　此外，世界卫生组织建立了骨折风险评估工具（WHO fracture risk assessment tool，FRAX®），依据患者的临床危险因素及股骨颈密度建立模型，可评估未来 10 年发生主要骨质疏松性骨折和髋部骨折的风险，可作为临床是否治疗骨质疏松症的参考之一。如 FRAX® 计算出患者未来 10 年髋部骨折概率 ≥3% 或任何主要骨质疏松性骨折概率 ≥20%，提示患者应接受强有效抗骨质疏松药物治疗。

（四）如何减少 TSH 抑制治疗对 DTC 患者骨骼的不利影响

　　1. 个体化调整 TSH 抑制治疗方案　建议临床医师充分权衡 TSH 抑制治疗的获益与风险，晚期分化型甲状腺癌患者甲状腺切除术后，将 TSH 抑制在 0.1mU/L 以下，有助于延长患者的生存时间。对于其他 DTC 患者，要综合考虑肿瘤复发风险分层、发生副作用的危险指数及 TSH 治疗反应等因素，来调整 TSH 的抑制水平。

　　2. TSH 抑制治疗过程中，保护骨骼策略　对于接受 TSH 抑制治疗的 DTC 患者，建议采取有利于骨骼健康的生活方式干预,并给予骨健康基本补充剂,以降低骨丢失率。对于出现明显骨量减少、骨质疏松、具有骨折高风险或已经发生脆性骨折的患者,建议加用强有效的抗骨质疏松药物进行联合治疗。

(1)生活方式干预:生活方式干预主要包括饮食、运动、接受充足阳光照射等方面。由于TSH 抑制治疗可能引起患者负钙平衡,饮食方面建议摄入富含钙的食物,多项营养调查表明,我国城市和农村居民的钙摄入处于较低水平,每日钙摄入量约为 400mg,远低于营养协会、中华医学会骨质疏松和骨矿盐疾病分会的推荐量。建议患者每天进食含钙丰富食物,牛奶、奶酪、酸奶等奶制品,大豆及豆浆、豆腐等豆制品,虾皮、海带、荠菜、紫菜、西蓝花及加钙食品等,增加食物的钙摄入是补钙的首选措施。

适当的运动,尤其是有氧运动和阻抗运动,有助于增加肌肉量和肌力,肌肉功能改善有助于增加骨骼承受的机械载荷,促进骨骼合成代谢,还有助于改善身体的协调能力,降低跌倒及其引发的骨折风险。

维生素 D 能够增加肠道对钙的回吸收、抑制 PTH 的合成与分泌,减少继发性甲状旁腺功能亢进引起的骨丢失加速,还能够促进骨骼矿化,改善肌肉功能。由于天然食物中维生素 D 含量较少,膳食补充维生素 D 的可行性不足。保证充足的日晒有利于皮肤在紫外线照射下合成维生素 D,建议选择上午 10 时至下午 3 时紫外线充足的时段进行日晒,至少持续10~20 分钟,尽可能暴露足够面积的皮肤以促进维生素 D 的合成。皮肤有色素沉着、涂抹防晒霜以及年龄>65 岁人群光照后维生素 D 合成能力下降,冬季阳光少云雾多,通过日晒合成维生素 D 有限,建议选择口服维生素 D 制剂来补充。

(2)骨健康基本补充剂:钙剂和维生素 D 是骨健康基本补充剂。钙元素是骨无机质的重要组成部分,充足钙摄入有助于促进骨矿化,减少骨丢失。Kung 和 Yeung 对接受 TSH抑制治疗 1 年以上的绝经后女性 DTC 患者,进行为期两年的骨量监测,结果表明每日补充1 000mg 钙剂组骨量稳定,而服用安慰剂两年的对照组出现明显骨量下降。营养调查显示,我国居民平均每人每天摄入钙量<400mg/d,尚不足成人钙推荐摄入量的一半,故尚需补充元素钙 500~600mg/d。不同钙剂含钙量不同,碳酸钙含钙量相对较高,且易溶于胃酸,吸收率高,临床选用较多,但偶有上腹不适和便秘等不良反应。枸橼酸钙含钙量较低,但为水溶性,胃肠道不良反应少,导致肾结石的风险小,适用于胃酸缺乏和有肾结石风险的患者。值得注意的是,对于高钙血症、高尿钙、肾结石的患者,应禁用或慎用钙剂,服用洋地黄类强心剂的心力衰竭患者,也不宜补钙。

维生素 D 具有促进肠道对钙的吸收,促进骨骼矿化,抑制甲状旁腺素释放,减少骨丢失等有益作用。维生素 D 制剂包括普通维生素 D 和活性维生素 D。普通维生素 D 是骨骼基本营养补充剂,是纠正维生素 D 营养缺乏的基本药物,其进入体内后,需经肝、肾活化,发挥作用。维生素 D 的补充剂量可参考中华医学会骨质疏松和骨矿盐疾病分会的"维生素 D 及其类似物临床应用共识",不建议单次补充超大剂量的维生素 D,因为其可能弊大于利。补充维生素 D 期间应定期检测患者血清 25OHD 水平,以了解其维生素 D 的营养状态,并调整剂量。国外多数研究认为老年人血清 25OHD 水平 ≥75nmol/L(30ng/ml),有利于降低跌倒和骨折风险,25OHD 水平应至少补充至 50nmol/L(20ng/ml),以减少继发性甲状旁腺功能亢进症的发生。活性维生素 D 进入体内可直接发挥作用,起效较普通维生素 D 快,其定位于治疗药物,更适用于维生素 D 合成、活化能力下降的老年人或合并慢性肝肾疾病的患者。不建议采用活性维生素 D 来纠正广大人群的维生素 D 营养缺乏。应用维生素 D 制剂应定期监测血钙和 24 小时尿钙浓度,避免出现高钙血症或高尿钙的风险,保证治疗的安全性。

(3)强有效的抗骨质疏松治疗药物:针对 TSH 抑制治疗 DTC 合并骨量减少、骨质疏松、具有高骨折风险或已经发生了非暴力性骨折的患者,建议在钙剂和维生素 D 治疗基础上,应联合使用更为有效的抗骨质疏松治疗药物,然而本领域的临床研究十分有限,大样本前瞻性的循证医学研究亟待开展。根据骨质疏松症的发生机制主要是骨转换失衡,目前骨质疏松症治疗药物主要包括骨吸收抑制剂和骨形成促进剂两大类。由于 TSH 抑制治疗主要引起高骨转换型骨质疏松,从疾病机制方面,建议首选骨吸收抑制剂治疗骨质疏松,骨形成促进剂可能也有一定疗效,但相应临床研究有待于进一步开展。

1)双膦酸盐类:双膦酸盐类药物是目前临床应用最为广泛的抗骨质疏松药物,主要包括阿仑膦酸钠、唑来膦酸、利塞膦酸钠、伊班膦酸钠等。双膦酸盐类能够特异地结合到骨重建活跃的骨表面,抑制破骨细胞功能,减少骨丢失,增加骨密度。Rosen 等对接受 TSH 抑制治疗 6 个月以上的男性和绝经前女性进行临床研究,结果显示每 3 个月静脉输注 30mg 帕米膦酸钠治疗,较安慰剂组,患者腰椎、全髋、股骨大转子的骨密度均显著增加。Panico 等的研究纳入接受 TSH 抑制治疗 3~9 年且骨密度的 T 值不超过 −2.5 的绝经后女性,将其分为四组,分别为接受 TSH 抑制治疗时长约 3 年、6 年、9 年及未接受 TSH 抑制治疗的对照组,对所有患者进行两年的阿仑膦酸钠治疗,同时辅以钙剂、维生素 D 补充,结果表明第一组骨密度升高 7.8%(与对照组的 8.2% 相近),而第二组和第三组骨密度分别升高 4.6% 和 0.86%,提示阿仑膦酸钠治疗 2 年对接受 TSH 抑制治疗超过 9 年的绝经后女性患者的疗效不明显,推测接受 TSH 抑制治疗时间越长,骨质疏松治疗越困难。

2)绝经激素治疗:接受 TSH 抑制治疗的绝经后女性更易罹患骨质疏松。雌激素能够抑制破骨细胞形成,促进其凋亡,开展绝经激素治疗有助于抑制骨转换、减少骨丢失、降低骨折风险。一项横断面研究显示老年女性长期使用过量的甲状腺激素(>1.6μg/kg)会导致骨密度下降,若同时补充雌激素治疗,骨密度明显高于只服用甲状腺激素的患者。值得注意的是,长期绝经激素治疗有潜在增加子宫内膜癌、乳腺癌及心血管疾病风险,建议在妇产科医师的监测与指导下使用该治疗。

3)RANKL 抑制剂:RANKL 抑制剂是一种人源化 IgG2 单克隆抗体,目前主要有地诺单抗(denosumab),其能够特异性靶向结合 RANKL,抑制骨吸收,增加骨密度。此药物已经在美国 FDA 批准用于绝经后有高危骨折风险的骨质疏松症妇女,有助于降低绝经后骨质疏松症妇女椎体、非椎体和髋部骨折的发生,还用于其他治疗方法无效或不能耐受的患者,以降低患者骨折的风险。一项为期 3 年的随机、双盲、安慰剂对照临床研究评价地诺单抗治疗绝经后妇女骨质疏松症的有效性和安全性,患者被随机分为治疗组(地诺单抗 60mg 皮下注射,每 6 个月 1 次,n=3 902)或安慰剂(n=3 906)。主要评价指标为 3 年期间骨折发生率,结果显示与安慰剂组相比,治疗组新发脊柱骨折发生率降低了68%,髋部骨折发生率降低40%。由于TSH抑制治疗所致的骨质疏松症为高骨转换型,地诺单抗作为强有效的骨吸收抑制剂,预计对DTC患者可能有疗,近期该药有望在我国获批。

4)降钙素类:降钙素能够抑制破骨细胞活性、减少破骨细胞数量,减少骨量丢失,缓解骨源性疾病引起的疼痛。然而,对接受TSH抑制治疗的绝经后女性,有研究表明在补充足量钙剂的基础上加用降钙素,骨骼并未额外获益。目前建议降钙素主要用于减轻骨质疏松患者的疼痛,疗程不超过3~6个月。

5)其他药物:抗骨质疏松症的其他药物还包括选择性雌激素受体调节剂类、甲状旁腺激素类似物、维生素K等。目前这些药物对TSH抑制治疗继发的骨质疏松症可能也有一定疗效,但循证医学证据有待于进一步积累。

3. TSH抑制治疗中关于骨骼健康的检查及治疗流程　关于接受TSH抑制治疗的DTC患者骨骼健康的管理流程,参考相关文献及中华医学会骨质疏松和骨矿盐疾病分会制订的《原发性骨质疏松症诊疗指南》(2017版),如下诊疗流程仅供临床医师参考(图8-3-1)。

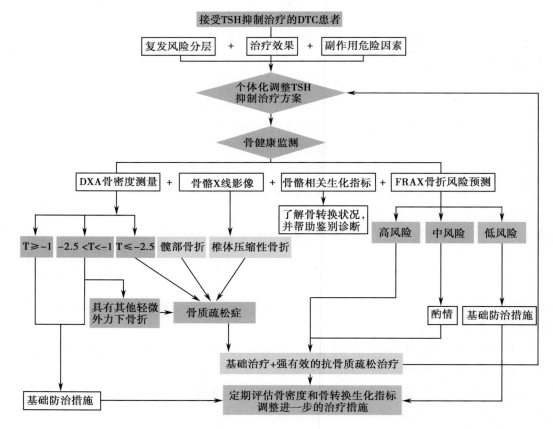

图8-3-1　绝经后女性或50岁以上男性DTC患者接受TSH抑制治疗的骨健康管理流程

若绝经前女性或50岁以下男性DTC患者接受TSH抑制治疗,建议骨密度判断依据Z评分,当Z评分>–2.0,给予基础防治措施,当Z评分≤–2.0,给予基础治疗联合强有效的抗骨质疏松治疗。

综上,DTC 患者术后长期 TSH 抑制治疗有助于减少肿瘤复发风险,改善疾病预后,但存在对骨骼健康的潜在不利影响,可能引起骨转换加快、骨丢失、骨密度降低甚至骨折,此不良反应在绝经后女性和老年人群中尤为明显。建议临床医师重视长期 TSH 抑制治疗对 DTC 患者骨骼的不利影响,一方面个体化调整 TSH 抑制治疗方案,另一方面对骨转换生化指标、骨密度、骨折风险进行监测,建议患者注意生活方式调整,给予钙剂与维生素 D 的基础治疗,当患者出现骨质疏松、骨折高风险或发生轻微外力下骨折时,应联合使用强有效的抗骨质疏松药物治疗,尤其是骨吸收抑制剂,以增加骨密度、降低骨折风险。

(李　梅　李乃适　赵　洲　孙　磊)

参考文献

［1］ ABE E, MARIANS R C, YU W, et al. TSH is a negative regulator of skeletal remodeling [J]. Cell, 2003, 115 (2): 151-162.

［2］ AUBERT C E, FLORIANI C, BAUER D C, et al. Thyroid function tests in the reference range and fracture: Individual participant analysis of prospective cohorts [J]. J ClinEndocrinolMetab, 2017, 102 (8): 2719-2728.

［3］ BALIRAM R, LATIF R, BERKOWITZ J, et al. Thyroid-stimulating hormone induces a Wnt-dependent, feed-forward loop for osteoblastogenesis in embryonic stem cell cultures [J]. ProcNatlAcadSci U S A, 2011, 108 (39): 16277-16282.

［4］ BALIRAM R, LATIF R, ZAIDI M, et al. Expanding the role of thyroid-stimulating hormone in skeletal physiology [J]. Front Endocrinol (Lausanne), 2017, 8: 252.

［5］ BASSETT J H, NORDSTRÖM K, BOYDE A, et al. Thyroid status during skeletal development determines adult bone structure and mineralization [J]. MolEndocrinol, 2007, 21 (8): 1893-1904.

［6］ BASSETT J H, O'SHEA P J, SRISKANTHARAJAH S, et al. Thyroid hormone excess rather than thyrotropin deficiency induces osteoporosis in hyperthyroidism [J]. MolEndocrinol, 2007, 21 (5): 1095-1107.

［7］ BASSETT J H, WILLIAMS G R. Role of thyroid hormones in skeletal development and bone maintenance [J]. Endocr Rev, 2016, 37 (2): 135-187.

［8］ BIONDI B, COOPER D S. Thyroid hormone suppression therapy [J]. EndocrinolMetabClin North Am, 2019, 48 (1): 227-237.

［9］ BLUM M R, BAUER D C, COLLET T H, et al. Subclinical thyroid dysfunction and fracture risk: A meta-analysis [J]. JAMA, 2015, 313 (20): 2055-2065.

［10］ BRABANT G. Thyrotropin suppressive therapy in thyroid carcinoma: What are the targets？ [J]. J ClinEndocrinolMetab, 2008, 93 (4): 1167-1169.

［11］ CARHILL A A, LITOFSKY D R, ROSS D S, et al. Long-term outcomes following therapy in differentiated thyroid carcinoma: NTCTCS Registry Analysis 1987-2012 [J]. J ClinEndocrinolMetab, 2015, 100 (9): 3270-3279.

［12］ CONTE L, MONTI E, GAY S, et al. Evaluation of adequacy of levo-thyroxine dosage in patients with differentiated thyroid carcinoma: correlation between morning and afternoon TSH determination [J]. J Endocrinol Invest, 2018, 41 (10): 1193-1197.

［13］ CUMMINGS S R, SAN MARTIN J, MCCLUNG M R, et al. Denosumab for prevention of fractures in postmenopausal women with osteoporosis [J]. N Engl J Med, 2009, 361 (8): 756-765.

［14］ DAVIES T F, LATIF R, MINSKY N C, et al. Clinical review: The emerging cell biology of thyroid stem cells [J]. J ClinEndocrinolMetab, 2011, 96 (9): 2692-2702.

[15] De MINGO DOMINGUEZ M L, GUADALIX IGLESIAS S, MARTIN-ARRISCADO ARROBA C, et al. Low trabecular bone score in postmenopausal women with differentiated thyroid carcinoma after long-term TSH suppressive therapy [J]. Endocrine, 2018, 62 (1): 166-173.

[16] DIESSL S, HOLZBERGER B, MÄDER U, et al. Impact of moderate vs stringent TSH suppression on survival in advanced differentiated thyroid carcinoma [J]. ClinEndocrinol (Oxf), 2012, 76 (4): 586-592.

[17] DUNTAS L H, BIONDI B. Short-term hypothyroidism after Levothyroxine-withdrawal in patients with differentiated thyroid cancer: Clinical and quality of life consequences [J]. Eur J Endocrinol, 2007, 156 (1): 13-19.

[18] GIOVANELLA L, DUNTAS L H. Management of endocrine disease: The role of rhTSH in the management of differentiated thyroid cancer: pros and cons [J]. Eur J Endocrinol, 2019, 181 (4): R133-R145.

[19] GRANI G, RAMUNDO V, VERRIENTI A, et al. Thyroid hormone therapy in differentiated thyroid cancer [J]. Endocrine, 2019, 66 (1): 43-50.

[20] GREENSPAN S L, GREENSPAN F S. The effect of thyroid hormone on skeletal integrity [J]. Ann Intern Med, 1999, 130 (9): 750-758.

[21] HA T K, KIM D W, PARK H K, et al. Factors influencing the successful maintenance of euthyroidism after lobectomy in patients with papillary thyroid microcarcinoma: A single-center study [J]. EndocrPract, 2019, 25 (10): 1035-1040.

[22] HAUGEN B R, ALEXANDER E K, BIBLE K C, et al. 2015 American Thyroid Association Management Guidelines for adult patients with thyroid nodules and differentiated thyroid cancer: The American Thyroid Association Guidelines Task Force on Thyroid Nodules and Differentiated Thyroid Cancer [J]. Thyroid, 2016, 26 (1): 1-133.

[23] HOFTIJZER H C, HEEMSTRA K A, VISSER T J, et al. The type 2 deiodinase ORFa-Gly3Asp polymorphism (rs12885300) influences the set point of the hypothalamus-pituitary-thyroid axis in patients treated for differentiated thyroid carcinoma [J]. J ClinEndocrinolMetab, 2011, 96 (9): E1527-E1533.

[24] HOVENS G C, STOKKEL M P, KIEVIT J, et al. Associations of serum thyrotropin concentrations with recurrence and death in differentiated thyroid cancer [J]. J ClinEndocrinolMetab, 2007, 92 (7): 2610-1615.

[25] JABBAR A, PINGITORE A, PEARCE S H, et al. Thyroid hormones and cardiovascular disease [J]. Nat Rev Cardiol, 2017, 14 (1): 39-55.

[26] KIM C W, HONG S, OH S H, et al. Change of bone mineral density and biochemical markers of bone turnover in patients on suppressive levothyroxine therapy for differentiated thyroid carcinoma [J]. J Bone Metab, 2015, 22 (3): 135-141.

[27] KIM E H, JEON Y K, PAK K, et al. Effects of thyrotropin suppression on bone health in menopausal women with total thyroidectomy [J]. J Bone Metab, 2019, 26 (1): 31-38.

[28] KIMURA T, van KEYMEULEN A, GOLSTEIN J, et al. Regulation of thyroid cell proliferation by TSH and other factors: A critical evaluation of in vitro models [J]. Endocr Rev, 2001, 22 (5): 631-656.

[29] KLEIN HESSELINK E N, KLEIN HESSELINK M S, DE BOCK G H, et al. Long-term cardiovascular mortality in patients with differentiated thyroid carcinoma: An observational study [J]. J ClinOncol, 2013, 31 (32): 4046-4053.

[30] KLUBO-GWIEZDZINSKA J, AUH S, GERSHENGORN M, et al. Association of thyrotropin suppression with survival outcomes in patients with intermediate-and high-risk differentiated thyroid cancer [J]. JAMA Netw Open, 2019, 2 (2): e187754.

[31] KLUBO-GWIEZDZINSKA J, BURMAN KD, van NOSTRAND D, et al. Potential use of recombinant human thyrotropin in the treatment of distant metastases in patients with differentiated thyroid cancer [J].

EndocrPract, 2013, 19 (1): 139-148.

［32］ KUNG A W, YEUNG S S. Prevention of bone loss induced by thyroxine suppressive therapy in postmeno-pausal women: The effect of calcium and calcitonin [J]. J ClinEndocrinolMetab, 1996, 81 (3): 1232-1236.

［33］ LAMARTINA L, GRANI G, DURANTE C, et al. Follow-up of differentiated thyroid cancer-what should (and what should not) be done [J]. Nat Rev Endocrinol, 2018, 14 (9): 538-551.

［34］ LAMARTINA L, MONTESANO T, FALCONE R, et al. Is it worth suppressing tsh in low-and intermediate-risk papillary thyroid cancer patients before the first disease assessmenT？[J]. EndocrPract, 2019, 25 (2): 165-169.

［35］ LAURENT I, TANG S, ASTÈRE M, et al. Liquid L-thyroxine versus tablet L-thyroxine in patients on L-thyroxine replacement or suppressive therapy: a meta-analysis [J]. Endocrine, 2018, 61 (1): 28-35.

［36］ LEE M C, KIM M J, CHOI H S, et al. Postoperative thyroid-stimulating hormone levels did not affect recurrence after thyroid lobectomy in patients with papillary thyroid cancer [J]. Endocrinol-Metab (Seoul), 2019, 34 (2): 150-157.

［37］ LEE S J, KIM K M, LEE E Y, et al. Low normal TSH levels are associated with impaired BMD and hip geometry in the elderly [J]. Aging Dis, 2016, 7 (6): 734-743.

［38］ LEE Y, YOON B H, LEE S, et al. Risk of osteoporotic fractures after thyroid-stimulating hormone suppression therapy in patients with thyroid cancer [J]. J Bone Metab, 2019, 26 (1): 45-50.

［39］ LEE Y K, LEE H, HAN S, et al. Association between thyroid-stimulating hormone level after total thyroidectomy and hypercholesterolemia in female patients with differentiated thyroid cancer: A retrospec-tive study [J]. J Clin Med, 2019, 8 (8).

［40］ LEE Y M, JEON M J, KIM W W, et al. Optimal thyrotropin suppression therapy in low-risk thyroid cancer patients after lobectomy [J]. J Clin Med, 2019, 8 (9): 1279.

［41］ LUSTER M, LIPPI F, JARZAB B, et al. rhTSH-aided radioiodine ablation and treatment of differentiated thyroid carcinoma: A comprehensive review [J]. EndocrRelat Cancer, 2005, 12 (1): 49-64.

［42］ MA C, XIE J, LIU W, et al. Recombinant human thyrotropin (rhTSH) aided radioiodine treatment for residual or metastatic differentiated thyroid cancer [J]. Cochrane Database Syst Rev, 2010,(11): CD008302.

［43］ NGUYEN T T, HEATH H 3rd, BRYANT S C, et al. Fractures after thyroidectomy in men: A population-based cohort study [J]. J Bone Miner Res, 1997, 12 (7): 1092-1099.

［44］ MATRONE A, CAMPOPIANO M C, NERVO A, et al. Differentiated thyroid cancer, from active surveillance to advanced therapy: Toward a personalized medicine [J]. Front Endocrinol (Laus-anne), 2019, 10: 884.

［45］ MAZZIOTTI G, FORMENTI A M, FRARA S, et al. High prevalence of radiological vertebral fractures in women on thyroid-stimulating hormone-suppressive therapy for thyroid carcinoma [J]. J Clin Endocrinol Metab, 2018, 103 (3): 956-964.

［46］ MIRZA F, CANALIS E. Management of endocrine disease: Secondary osteoporosis: Pathophysiology and management [J]. Eur J Endocrinol, 2015, 173 (3): R131-R151.

［47］ MITCHELL A L, GANDHI A, SCOTT-COOMBES D, et al. Management of thyroid cancer: United Kingdom National Multidisciplinary Guidelines [J]. J Laryngol Otol, 2016, 130 (S2): S150-S160.

［48］ MOON J H, KIM K M, OH T J, et al. The effect of tsh suppression on vertebral trabecular bone scores in patients with differentiated thyroid carcinoma [J]. J Clin Endocrinol Metab, 2017, 102 (1): 78-85.

［49］ NABHAN F, RINGEL M D. Thyroid nodules and cancer management guidelines: Comparisons and controversies [J]. Endocr Relat Cancer, 2017, 24 (2): R13-R26.

［50］ NGUYEN T T, HEATH H 3rd, BRYANT S C, et al. Fractures after thyroidectomy in men: A population-based cohort study [J]. J Bone Miner Res, 1997, 12 (7): 1092-1099.

［51］ NOH H M, PARK Y S, LEE J, et al. A cross-sectional study to examine the correlation between serum

TSH levels and the osteoporosis of the lumbar spine in healthy women with normal thyroid function [J]. Osteoporos Int, 2015, 26 (3): 997-1003.

[52] PAJAMÄKI N, METSO S, HAKALA T, et al. Long-term cardiovascular morbidity and mortality in patients treated for differentiated thyroid cancer [J]. Clin Endocrinol (Oxf), 2018, 88 (2): 303-310.

[53] PANICO A, LUPOLI G A, FONDERICO F, et al. Osteoporosis and thyrotropin-suppressive therapy: Reduced effectiveness of alendronate [J]. Thyroid, 2009, 19 (5): 437-442.

[54] PARK S, JEON M J, SONG E, et al. Clinical features of early and late postoperative hypothyroidism after lobectomy [J]. J Clin Endocrinol Metab, 2017, 102 (4): 1317-1324.

[55] PARK S, KIM W G, HAN M, et al. Thyrotropin suppressive therapy for low-risk small thyroid cancer: A propensity score-matched cohort study [J]. Thyroid, 2017, 27 (9): 1164-1170.

[56] PERRIER N D, BRIERLEY J D, TUTTLE R M. Differentiated and anaplastic thyroid carcinoma: Major changes in the American Joint Committee on Cancer eighth edition cancer staging manual [J]. CA Cancer J Clin, 2018, 68 (1): 55-63.

[57] SHTEINSHNAIDER M, MUALLEM KALMOVICH L. Reassessment of differentiated thyroid cancer patients using the eighth TNM/AJCC classification system: A comparative study [J]. Thyroid, 2018, 28 (2): 201-209.

[58] RAZVI S, BHANA S, MRABETI S. Challenges in interpreting thyroid stimulating hormone results in the diagnosis of thyroid dysfunction [J]. J Thyroid Res, 2019, 2019: 4106816.

[59] REINERS C, HÄNSCHEID H, LUSTER M, et al. Radioiodine for remnant ablation and therapy of metastatic disease [J]. Nat Rev Endocrinol, 2011, 7 (10): 589-595.

[60] ROSEN H N, MOSES A C, GARBER J, et al. Randomized trial of pamidronate in patients with thyroid cancer: bone density is not reduced by suppressive doses of thyroxine, but is increased by cyclic intravenous pamidronate [J]. J Clin Endocrinol Metab, 1998, 83 (7): 2324-2330.

[61] SANTORO A B, VARGENS D D, BARROS FILHO MDE C, et al. Effect of UGT1A1, UGT1A3, DIO1 and DIO2 polymorphisms on L-thyroxine doses required for TSH suppression in patients with differentiated thyroid cancer [J]. Br J Clin Pharmacol, 2014, 78 (5): 1067-1075.

[62] TU J, WANG S, HUO Z, et al. Recombinant human thyrotropin-aided versus thyroid hormone withdrawal-aided radioiodine treatment for differentiated thyroid cancer after total thyroidectomy: A meta-analysis [J]. Radiother Oncol, 2014, 110 (1): 25-30.

[63] SCHNEIDER R, SCHNEIDER M, REINERS C, et al. Effects of levothyroxine on bone mineral density, muscle force, and bone turnover markers: a cohort study [J]. J ClinEndocrinolMetab, 2012, 97 (11): 3926-3934.

[64] SHTEINSHNAIDER M, MUALLEM KALMOVICH L, KOREN S, et al. Reassessment of differentiated thyroid cancer patients using the eighth TNM/AJCC Classification System: A comparative Study [J]. Thyroid, 2018, 28 (2): 201-209.

[65] SIDDIQUI J A, PARTRIDGE N C. Physiological bone remodeling: Systemic regulation and growth factor involvement [J]. Physiology (Bethesda), 2016, 31 (3): 233-245.

[66] SUH B, SHIN D W, PARK Y, et al. Increased cardiovascular risk in thyroid cancer patients taking levothyroxine: A nationwide cohort study in Korea [J]. Eur J Endocrinol, 2019, 180 (1): 11-20.

[67] TIAN T, HUANG R, LIU B. Is TSH suppression still necessary in intermediate-and high-risk papillary thyroid cancer patients with pre-ablation stimulated thyroglobulin <1 ng/ml before the first disease assessment？ [J]. Endocrine, 2019, 65 (1): 149-154.

[68] TOIVONEN J, TÄHTELÄ R, LAITINEN K, et al. Markers of bone turnover in patients with differentiated thyroid cancer with and following withdrawal of thyroxine suppressive therapy [J]. Eur J Endocrinol, 1998, 138 (6): 667-673.

［69］ TU J, WANG S, HUO Z, et al. Recombinant human thyrotropin-aided versus thyroid hormone withdrawal-aided radioiodine treatment for differentiated thyroid cancer after total thyroidectomy: A meta-analysis [J]. RadiotherOncol, 2014, 110 (1): 25-30.

［70］ VERBURG F A, LUSTER M. Thyroid cancer: Balancing benefit and risk in TSH management of DTC [J]. Nat Rev Endocrinol, 2018, 14 (3): 136-137.

［71］ VIRILI C, ANTONELLI A, SANTAGUIDA M G, et al. Gastrointestinal malabsorption of thyroxine [J]. Endocr Rev, 2019, 40 (1): 118-136.

［72］ 白耀. 甲状腺病学：基础与临床 [M]. 北京：科学技术文献出版社, 2003.

［73］ WILLIAMS G R, BASSETT J. Thyroid diseases and bone health [J]. J Endocrinol Invest, 2018, 41 (1): 99-109.

［74］ XIANG P, CHU X, CHEN G, et al. Nodules with nonspecific ultrasound pattern according to the 2015 American Thyroid Association malignancy risk stratification system: A comparison to the Thyroid Imaging Reporting and Data System (TIRADS-Na)[J]. Medicine (Baltimore), 2019, 98 (44): e17657.

［75］ XING M. Molecular pathogenesis and mechanisms of thyroid cancer [J]. Nat Rev Cancer, 2013, 13 (3): 1841-1899.

［76］ XU S, CHEN G, PENG W, et al. Oestrogen action on thyroid progenitor cells: Relevant for the pathogenesis of thyroid nodules？[J]. J Endocrinol, 2013, 218 (1): 125-133.

［77］ ZAIDI M, YUEN T, SUN L, et al. Regulation of skeletal homeostasis [J]. Endocr Rev, 2018, 39 (5): 701-718.

［78］ 贾浩, 刘晓莉, 孙辉. 分化型甲状腺癌患者促甲状腺激素抑制治疗中骨代谢变化的研究现状 [J]. 中国普通外科杂志, 2017, 26 (5): 643-647.

［79］ 夏维波, 章振林, 林华, 等. 维生素 D 及其类似物临床应用共识 [J]. 中华骨质疏松和骨矿盐疾病杂志, 2018, 11 (1): 1-19.

［80］ 夏维波, 章振林, 林华, 等. 原发性骨质疏松症诊疗指南 (2017)[J]. 中华骨质疏松和骨矿盐疾病杂志, 2017, 10 (5): 413-444.

［81］ 中华人民共和国国家卫生健康委员会. 甲状腺癌诊疗规范 (2018 年版)[J]. 中华普通外科学文献 (电子版), 2019, 13 (1): 1-15.

［82］ 中华医学会内分泌学分会, 中华医学会外科分会内分泌学组, 中国抗癌协会头颈肿瘤专业委员会, 等. 甲状腺结节与分化型甲状腺癌诊治指南 [J]. 中华内分泌代谢杂志, 2012, 28 (10): 779-797.

第九章　甲状腺癌的外照射治疗

甲状腺癌的发病率在全球范围内逐年升高,居头颈部恶性肿瘤发病率的首位,为30%左右,其中甲状腺乳头状癌和滤泡状癌约占90%。外照射(external beam radiotherapy,EBRT)主要应用于高危甲状腺癌患者的术后辅助治疗,或者是复发和转移性病例的局部治疗。虽然外照射仅在小部分患者中使用,但仍然是甲状腺癌综合治疗中不可缺少的重要组成部分。

第一节　甲状腺癌的术后辅助外照射

甲状腺癌的首选治疗方式为手术切除,放射治疗(放疗)通常配合在术后治疗中使用。术后辅助外照射的临床实施应根据患者年龄、手术类型、手术切除情况、术后病理类型、病变范围等多个因素来综合决定。对于恶性程度较低的分化型甲状腺癌,要充分考虑并权衡外照射给患者带来的治疗获益和不良反应,再慎重选择。而对于未分化癌或分化差的癌,如果术后仍有残留或广泛淋巴结转移,则应及时给予足够范围的外照射,尽可能降低局部残留病灶进展或复发,改善预后。

一、不同病理类型甲状腺癌的辅助外照射

(一) 分化型甲状腺癌

分化型甲状腺癌(differentiated thyroid carcinoma,DTC)主要包括乳头状癌和滤泡状癌,均起源于滤泡细胞。关于分化型甲状腺是否需要进行术后辅助外照射,一直缺乏高质量的研究证据,因此存在比较大的争议。德国的分化型甲状腺癌多中心试验(the multicentre study on differentiated thyroid cancer,MSDS)试图进行此方面的临床研究,但由于入组困难提前关闭了。该研究入组标准为 $pT_{3b/4}pN_{0/1/X}M_{0/X}$ 的 DTC 术后患者,经 RAI 和 TSH 抑制治

疗后,随机分为观察组和外照射组。R0 切除者外照射剂量 59.4Gy,R1 切除者剂量 66.6Gy。初期结果外照射组的局部复发率低于观察组(0% vs. 3%),但长期随诊结果两组并无显著差异。但此项研究备受诟病的原因是其入组的标准低于我们常用的指南推荐,因此无法获得阳性结果也在预料之中。

虽然缺乏前瞻性的研究证实,但是一些单中心的研究仍提示了可能从外照射获益的 DTC 患者群体。加拿大玛格丽特公主医院回顾了 1958—1998 年治疗的 729 例甲状腺癌术后患者,DTC 占 81%,其中 72% 接受了 RAI 治疗,44% 接受了外照射,外照射剂量 45~50Gy/20 次,中位随访时间 11.3 年,结果发现:相比未接受外照射者,接受外照射高危患者的 10 年疾病特异生存率和无局部区域复发率均显著提高(81% vs. 64.6%,$P = 0.04$;86.4% vs. 65.7%,$P = 0.01$);主要获益人群为年龄>60 岁、pT_4 期乳头状癌、无大体肿瘤残留者。美国 MD Anderson 中心分析了 88 例 pT_{4a} 期 DTC 术后患者,其中仅有喉返神经或气管软骨膜受侵者只进行 RAI 治疗,有明显软组织或器官受侵者进行 RAI 联合外照射治疗,中位随访时间 117 个月,结果发现即使 RAI 联合外照射组的患者病情更为严重,其局部复发和无复发生存仍明显优于单独 RAI 治疗组。

目前,ATA 和 NCCN 指南均推荐对于年龄大于 45 岁、甲状腺腺体外侵犯或术后肿瘤大体残留且不摄碘的患者进行外照射。BTA 对 60 岁以上患者也有类似的推荐。综上所述,现广为接受的 DTC 的辅助外照射应用指征如下:① T_4 病变 R1/R2 切除,肿瘤明显外侵且患者年龄大于 45 岁;② T_4 病变 R2 切除或不能切除,病灶不摄碘。

(二)甲状腺髓样癌

甲状腺髓样癌(medullary thyroid carcinoma,MTC)是较少见的一类甲状腺癌,与其他类型相比,MTC 更易出现进展期病变,甲状腺包膜外受侵比例约为 30%,出现淋巴结转移和远处转移的比例分别为 70% 和 10%。MTC 的首选治疗仍然是手术,由于其不摄碘,RAI 治疗无效,外照射多用于无法手术切除或大体肿瘤残留的 MTC 患者。近期一项系统回顾研究结果发现,外照射可以降低高危 MTC 患者的局部复发风险,特别是有淋巴结转移、甲状腺包膜外受侵或肿瘤残留者。但是,局部进展期 MTC 的治疗失败多由于远处转移造成,因此外照射虽然可改善局部控制,却无明显生存获益。荟萃分析结果显示,外照射可将 MTC 的局部复发风险降低 38%,外照射剂量 60Gy 以上或与手术间隔时间在 2 个月以内的疗效最佳。目前 MTC 的辅助外照射指征主要包括:① pT_4 病变 R0 切除后;② R1/R2 切除术后;③广泛淋巴结转移伴包膜外侵。

(三)甲状腺未分化癌

甲状腺未分化癌(anaplastic thyroid carcinoma,ATC)是甲状腺癌中少见的侵袭性类型,其病情进展较快,中位生存期常不到 6 个月,一年的生存率仅约为 20%。ATC 不摄碘,既往手术和外照射是其主要治疗手段,近年来与化疗、靶向及免疫治疗等联合的综合治疗模式是研究的发展方向。外照射既可作为 ATC 术后的辅助治疗手段,也可作为不能手术患者的初治选择。NCCN 和 ATA 指南均推荐非转移性 ATC 根治术后不论是否化疗均应补充外照射。最近一项来自美国国家癌症数据库(National Cancer Data Base,NCDB)的研究结果显示,496 例经根治性手术切除的非转移性 ATC,375 例接受了外照射,292 例接受了化疗,外照射的平均剂量达 63Gy/33 次,接受外照射和同步放化疗者的总生存时间分别延长了 3.2 个月(12.3 vs. 9.1 个月,$P = 0.004$)和 4.9 个月(14.0 vs. 9.1 个月,$P = 0.003$)。因此,对于可手术切除的非转移性 ATC,术后辅助外照射或同步放化疗均可能提高患者总生存,如何合理安排术后辅助治疗仍需高质量的前瞻性研究来进一步明确。

对于不可手术切除或转移性 ATC 外照射的治疗作用也有不少研究报道。在 Pezzi 等对 1 288 例不可手术或不完全切除 ATC 的研究中,47.6% 的患者接受了外照射,结果发现:照射剂量与患者生存呈正相关;剂量大于 45Gy 的患者生存率要明显优于剂量小于 45Gy 或未接受外照射者;外照射剂量达 60~75Gy 者的一年总生存率约为剂量 45~59.9Gy 患者的两倍(31% vs. 16%,$P=0.008$)。Glaser 等报道了来自 NCDB 数据库的 3 552 例 ATC 患者的统计数据,结果显示:甲状腺切除术和高剂量外照射可明显改善患者的总生存。因此,即使是对于进展期的 ATC,积极的治疗方式,包括高剂量外照射和系统治疗,仍然可能起到非常重要的作用。由于未分化癌的肿瘤生长和进展迅速,放疗分割方式可采用加速超分割或大分割的模式,以对抗肿瘤的加速再增殖,提高生物效应。此外,也可考虑同步放化疗或联合免疫及靶向治疗来提高疗效。

二、外照射方法

(一)外照射技术

权衡甲状腺癌患者的外照射应用,除了评估疗效获益,还需考虑不良反应。目前调强适形放疗(IMRT)和三维适形放疗(3D-CRT)等较先进的技术已被多数中心采用。研究证实调强放疗技术能更好地实现和提高靶区治疗剂量、获得更好的疗效,还可较好地保护正常组织器官、明显降低或减轻放疗引起的不良反应。韩国国立癌症研究所评估了同步加量 IMRT 技术治疗 pT_4 或 N_{1b} 的 PTC 术后患者,结果发现:较未行外照射者,同步加量 IMRT 技术治疗的患者 4 年的无局部区域复发生存率显著提高(100% vs. 84.6%,$P=0.002$)。而 Schwartz 等研究显示 IMRT 技术可将甲状腺癌患者外照射后的远期并发症发生率从 12% 降至 2%。

(二)靶区定义

目前如何选择最优的外照射靶区范围仍存在争议。主要分累及野和扩大野照射两种意见。累及野照射范围包括瘤床或复发病灶 + 转移淋巴结区,扩大野照射范围包括累及野 + 选择性颈部和上纵隔淋巴引流区。Kim 等发现扩大野照射时未出现照射野外复发者,而且明显改善了局部控制率(40% vs. 89%),而 Servagi 等发现累及野的疗效与扩大野等同,但照射范围小、毒副反应轻,故更推荐此类照射野。一般而言,分化型癌多选用累及野,未分化或分化差的癌选用扩大野,但也需要根据具体病理类型、病变范围、淋巴结受侵等情况来定。

1. 瘤床区(GTVtb)　包括术前肿瘤侵犯的区域,若手术不规范,也应该酌情包括部分或全部术床。

2. 大体肿瘤区(GTV)　包括残存或复发肿瘤区,以及转移淋巴结区。

3. **高危区（CTV1）**　包括甲状腺区域、周围淋巴引流区及所有病理证实的淋巴结阳性区域。

4. **选择性治疗区（CTV2）**　包括无病理证实但可能出现转移的Ⅱ～Ⅵ区淋巴引流区和上纵隔淋巴引流区。

（三）处方剂量

处方剂量可以采用常规分割或大分割的剂量分割方式。对于肿瘤生长和进展迅速者，也可采用加速超分割的方式。

常规分割参考剂量：

1. **肉眼残存区域**　66~70Gy，建议在保证安全的前提下，给予足够高的剂量。
2. **切缘病理阳性区**　63~66Gy。
3. **高度可疑受累区**　59.4~63Gy。
4. **选择性治疗区**　50~54Gy。
5. **正常组织限量**　脊髓最高剂量≤45Gy，腮腺平均剂量≤26~30Gy，喉最高剂量≤70Gy。

三、小结

术后辅助外照射可显著提升高危 DTC 的局部控制率，还可能改善肿瘤相关生存率，主要应用于 45 岁以上甲状腺外侵犯、术后肿瘤大体残留且不摄碘的 DTC 患者；外照射可降低 MTC 的局部术后复发风险，主要应用于 pT₄ 病变、R1/R2 切除术后或广泛淋巴结转移伴包膜外侵者；对于 ATC，单用外照射或者与化疗等联合治疗，可能提高患者总生存。临床上选择外照射时，需充分考虑患者的治疗获益和可能的治疗风险，尽可能采用先进的放疗技术，减少治疗相关不良反应的发生。

第二节　复发及转移性甲状腺癌的外照射

对于复发及转移性的甲状腺癌患者，外照射有利于局部区域控制。对整体治疗可以起到积极的辅助和补充作用。当有肉眼可见、无法手术的局部复发肿瘤或位于关键部位无法手术切除的远处转移，均可考虑外照射治疗，尤其在肿瘤不摄碘或放射碘治疗效果差、出现碘难治性状态时。

一、局部／区域复发的外照射

局部／区域复发主要包括甲状腺床复发和颈部淋巴结转移。若病灶无法手术切除且摄碘，则 RAI 和外照射均为有效的治疗手段。若病灶不摄碘、在 RAI 治疗后仍有残留或其他治疗手段无效时，外照射治疗是重要的局部治疗选择之一。在制订放疗计划时，不但要考虑靶区剂量的覆盖,同时考虑正常组织的耐受量以避免严重的并发症。调强放疗技术具有安全、有效、副作用小等优势,可作为放疗技术首选。

二、远处转移的外照射

DTC 最常见的远处转移部位是肺,其次是骨,其他部位包括脑、肝、纵隔、肾上腺、皮肤等。甲状腺癌远处转移的治疗主要包括系统治疗和局部治疗。局部治疗手段以手术、射频消融和外照射,尤其是立体定向放射治疗(stereotactic radiosurgery,SRS 或 stereotactic radiotherapy,SRT)为主。

(一)肺转移

研究报道 DTC 肺转移的中位生存可达 10.45 年,无进展生存可达 3.65 年。但当伴有以下因素时则提示预后不良:高龄、高 FDG 摄取、侵袭性病理类型、病灶不摄碘、初始分期较晚。发生肺转移时,外照射主要适用于:①寡转移(寡转移的定义现尚无统一标准,通常认为转移灶数量在 1~5 个以内);②大结节病灶,经过系统治疗或 ^{131}I 治疗后仍有残留者;③不摄碘的肺转移灶;④局部转移病灶危及生命或伴有严重压迫等症状者。对于寡转移病灶,SRS/SRT 在保证充足生物剂量的前提下,可获得不错的临床疗效。

(二)骨转移

最常见的骨转移部位为脊柱,常伴随神经功能障碍、影响生活质量的疼痛症状,或可能增加死亡风险。约 70% 的 DTC 骨转移患者会因为出现至少一种骨相关事件(脊髓压迫、病理性骨折)而需要进行外照射或手术等治疗。外照射主要适用于有局部疼痛症状或严重骨质破坏的承重骨转移病灶。外照射可以有效缓解疼痛症状、减少及延缓病理性骨折等事件的发生,提高生活质量。对于孤立、有症状的转移灶,外照射还可以作为外科手术切除后的补充治疗,特别是一些位于关键部位、手术无法完全切除的病灶。

(三)脑转移

DTC 脑转移发生率为 0.3%~1.4%,ATC 脑转移发生率约为 10%。外照射和外科手术是脑转移的主要治疗手段,不论转移灶的数量、大小及是否摄碘,外照射均可应用。脑转移的疾病特异死亡率高达 67%,文献报到手术完全切除后其中位生存期可达 12.4 个月,随着放疗技术的发展,尤其 SRS/SRT 可获得与手术近似的疗效。文献报道 DTC 脑转移经过手术或 SRS 后,中位生存时间明显延长(11.9 个月 vs. 7.1 个月,$P = 0.04$),若联合 TKI 等的新型综合治疗手段可能还有进一步的提升空间。但对于多发颅内转移或肿瘤体积大、脑水肿症状明显时,应同时加强脱水降颅压等辅助治疗,必要时先行手术辅助降低颅压。

(四)其他部位转移

外照射主要适用于肿瘤不摄碘或 RAI 效果差出现碘难治性状态时的姑息治疗。可以减轻局部压迫或疼痛等症状,提高患者生存质量。

甲状腺癌远处转移的外放射剂量、分割尚无统一意见。可以采用大分割短疗程,也可以采用常规分割。大分割治疗有明显的生物学和经济学优势,与新型治疗手段联合可能有潜在临床获益。

三、外照射不良反应

外照射相关不良反应主要包括急性反应和慢性反应,常见的有急性黏膜炎、皮肤反应、喉水肿、吞咽困难和颈部纤维化等。纵隔转移放疗可能产生放射性脊髓炎、放射性肺炎,而骨盆转移放疗可能产生放射性骨髓抑制、放射性肠炎等。在给予较高剂量的外照射治疗时,可通过积极的护理支持治疗、合理缩小照射范围、使用三维或调强外照射等技术,均有利于提高复发和转移灶的局部控制,降低治疗不良反应的发生率。

(侯晓荣)

参考文献

［1］ BERNSTEIN M B, KRISHNAN S, HODGE J W, et al. Immunotherapy and stereotactic ablative radiotherapy (ISABR): A curative approach？[J]. Nat Rev Clin Oncol, 2016, 13 (8): 516-524.

［2］ BIERMANN M, PIXBERG M, RIEMANN B, et al. Clinical outcomes of adjuvant external-beam radiotherapy for differentiated thyroid cancer-results after 874 patient-years of follow-up in the MSDS-trial [J]. Nuklearmedizin, 2009, 48 (3): 89-98.

［3］ BRIERLEY J, TSANG R, PANZARELLA T, et al. Prognostic factors and the effect of treatment with radioactive iodine and external beam radiation on patients with differentiated thyroid cancer seen at a single institution over 40 years [J]. Clin Endocrinol (Oxf), 2005, 63 (4): 418-427.

［4］ CHEN P V, OSBORNE R, AHN E, et al. Adjuvant external-beam radiotherapy in patients with high-risk well-differentiated thyroid cancer [J]. Ear Nose Throat J, 2009, 88 (7): E01.

［5］ CHINTAKUNTLAWAR A V, YIN J, FOOTE R L, et al. A phase 2 study of pembrolizumab combined with chemoradiotherapy as initial treatment for anaplastic thyroid cancer [J]. Thyroid, 2019, 29 (11): 1615-1622.

［6］ FAROOKI A, LEUNG V, TALA H, et al. Skeletal-related events due to bone metastases from differentiated thyroid cancer [J]. J Clin Endocrinol Metab, 2012, 97 (7): 2433-2439.

［7］ GLASER S M, MANDISH S F, GILL B S, et al. Anaplastic thyroid cancer: Prognostic factors, patterns of care, and overall survival [J]. Head Neck, 2016, 38 (Suppl 1): E2083-E2090.

［8］ GOMES-LIMA C J, WU D, RAO S N, et al. Brain metastases from differentiated thyroid carcinoma: Prevalence, current therapies, and outcomes [J]. J Endocr Soc, 2019, 3 (2): 359-371.

［9］ HAMILTON S N, TRAN E, BERTHELET E, et al. The role of external beam radiation therapy in well-differentiated thyroid cancer [J]. Expert Rev Anticancer Ther, 2017, 17 (10): 905-910.

［10］ HAUGEN B R, ALEXANDER E K, BIBLE KC, et al. 2015 American Thyroid Association Management Guidelines for Adult Patients with Thyroid Nodules and Differentiated Thyroid Cancer: The American Thyroid Association Guidelines Task Force on Thyroid Nodules and Differentiated Thyroid Cancer [J]. Thyroid, 2016, 26 (1): 1-133.

［11］ HENRIQUES de FIGUEIREDO B, GODBERT Y, SOUBEYRAN I, et al. Brain metastases from thyroid carcinoma: A retrospective study of 21 patients [J]. Thyroid, 2014, 24 (2): 270-276.

［12］ IYENGAR P, WARDAK Z, GERBER D E, et al. Consolidative radiotherapy for limited metastatic non-small-cell lung cancer: A phase 2 randomized clinical trial [J]. JAMA Oncol, 2018, 4 (1): e173501.

［13］ KALKANIS S N, KONDZIOLKA D, GASPAR L E, et al. The role of surgical resection in the management of newly diagnosed brain metastases: A systematic review and evidence-based clinical practice guideline [J]. J Neurooncol, 2010, 96 (1): 33-43.

[14] KUSHCHAYEVA Y S, KUSHCHAYEV S V, WEXLER J A, et al. Current treatment modalities for spinal metastases secondary to thyroid carcinoma [J]. Thyroid, 2014, 24 (10): 1443-1455.

[15] LEE E K, LEE Y J, JUNG Y S, et al. Postoperative simultaneous integrated boost-intensity modulated radiation therapy for patients with locoregionally advanced papillary thyroid carcinoma: Preliminary results of a phase Ⅱ trial and propensity score analysis [J]. J Clin Endocrinol Metab, 2015, 100 (3): 1009-1017.

[16] LINSKEY M E, ANDREWS D W, ASHER A L, et al. The role of stereotactic radiosurgery in the management of patients with newly diagnosed brain metastases: A systematic review and evidence-based clinical practice guideline [J]. J Neurooncol, 2010, 96 (1): 45-68.

[17] EXPERT PANEL ON RADIATION ONCOLOGY-BONE METASTASEs, LO S S, LUTZ S T, et al. ACR Appropriateness Criteria ® spinal bone metastases [J]. J Palliat Med, 2013, 16 (1): 9-19.

[18] EXPERT PANEL ON RADIATION ONCOLOGY-BONE METASTASES, LUTZ ST, LO SS, et al. ACR Appropriateness Criteria ® non-spine bone metastases [J]. J Palliat Med, 2012, 15 (5): 521-526.

[19] MANGONI M, GOBITTI C, AUTORINO R, et al. External beam radiotherapy in thyroid carcinoma: Clinical review and recommendations of the AIRO"Radioterapia Metabolica"Group [J]. Tumori, 2017, 103 (2): 114-123.

[20] MIKALSEN L, ARNESEN M R, BOGSRUD T V, et al. Combining radioiodine and external beam radiation therapy: The potential of integrated treatment planning for differentiated thyroid cancer [J]. Acta Oncol, 2017, 56 (6): 894-897.

[21] MOLEY J F. Medullary thyroid carcinoma: Management of lymph node metastases [J]. J Natl Compr Canc Netw, 2010, 8 (5): 549-556.

[22] NAR DEMIRER A, AYTURK S, TUTUNCU N B, et al. Unresectable huge sternal and mediastinal metastasis of follicular thyroid carcinoma: Radiotherapy as first-line and palliative therapy [J]. Exp Clin Endocrinol Diabetes, 2009, 117 (4): 155-158.

[23] OTAKE S, GOTO T. Stereotactic radiotherapy for oligometastasis [J]. Cancers (Basel), 2019, 11 (2): 133.

[24] OWEIDA A, PHAN A, VANCOURT B, et al. Hypofractionated radiotherapy is superior to conventional fractionation in an orthotopic model of anaplastic thyroid cancer [J]. Thyroid, 2018, 28 (6): 739-747.

[25] PERROS P, BOELAERT K, COLLEY S, et al. Guidelines for the management of thyroid cancer [J]. Clin Endocrinol (Oxf), 2014, 81 (Suppl 1): 1-122.

[26] PEZZI TA, MOHAMED A, SHEU T, et al. Radiation therapy dose is associated with improved survival for unresected anaplastic thyroid carcinoma: Outcomes from the National Cancer Data Base [J]. Cancer, 2017, 123 (9): 1653-1661.

[27] POWELL C, NEWBOLD K, HARRINGTON K J, et al. External beam radiotherapy for differentiated thyroid cancer [J]. Clin Oncol (R Coll Radiol), 2010, 22 (6): 456-463.

[28] RIEBER J, STREBLOW J, UHLMANN L, et al. Stereotactic body radiotherapy (SBRT) for medically inoperable lung metastases:A pooled analysis of the German working group"stereotactic radiotherapy"[J]. Lung Cancer, 2016, 97: 51-58.

[29] ROWELL N P. The role of external beam radiotherapy in the management of medullary carcinoma of the thyroid: A systematic review [J]. Radiother Oncol, 2019, 136: 113-120.

[30] SABRA M M, GHOSSEIN R, TUTTLE R M. Time course and predictors of structural disease progression in pulmonary metastases arising from follicular cell-derived thyroid cancer [J]. Thyroid, 2016, 26 (4): 518-524.

[31] SAEED N A, KELLY J R, DESHPANDE H A, et al. Adjuvant external beam radiotherapy for surgically resected, nonmetastatic anaplastic thyroid cancer [J]. Head Neck, 2020, 42 (5): 1031-1044.

［32］ SALAMA J K, GOLDEN D W, YOM S S, et al. ACR Appropriateness Criteria ® thyroid carcinoma [J]. Oral Oncol, 2014, 50 (6): 577-586.

［33］ SERVAGI VERNAT S, KHALIFA J, SUN X S, et al. 10-year locoregional control with postoperative external beam radiotherapy in patients with locally advanced high-risk non-anaplastic thyroid carcinoma de novo or at relapse, a propensity score analysis [J]. Cancers (Basel), 2019, 11 (6): 849.

［34］ SMALLRIDGE R C, AIN K B, ASA S L, et al. American Thyroid Association guidelines for management of patients with anaplastic thyroid cancer [J]. Thyroid, 2012, 22 (11): 1104-1139.

［35］ SUN X S, SUN S R, GUEVARA N, et al. Indications of external beam radiation therapy in non-anaplastic thyroid cancer and impact of innovative radiation techniques [J]. Crit Rev Oncol Hematol, 2013, 86 (1): 52-68.

［36］ TAM S, AMIT M, BOONSRIPITAYANON M, et al. Adjuvant external beam radiotherapy in locally advanced differentiated thyroid cancer [J]. JAMA Otolaryngol Head Neck Surg, 2017, 143 (12): 1244-1251.

［37］ TEREZAKIS S A, LEE K S, GHOSSEIN R A, et al. Role of external beam radiotherapy in patients with advanced or recurrent nonanaplastic thyroid cancer: Memorial Sloan-kettering Cancer Center experience [J]. Int J Radiat Oncol Biol Phys, 2009, 73 (3): 795-801.

［38］ 李晔雄. 肿瘤放射治疗学 [M]. 5 版. 北京：中国协和医科大学出版社. 2018.

第十章　甲状腺癌的化学治疗及靶向治疗

甲状腺癌的发病率在我国呈逐年上升趋势,在女性中已经位列前十。尽管甲状腺癌的5年生存率逐渐提高,在 2012—2015 年达到 84.3%,但仍有很多患者会出现肿瘤复发或转移。对于其中的分化型甲状腺癌(differentiated thyroid cancer,DTC)患者,大约 2/3 的患者会对放射性碘治疗产生抵抗,迫切需要针对这类患者进行系统治疗。此外,甲状腺髓样癌(medullary thyroid cancer,MTC)和未分化甲状腺癌(anaplastic thyroid cancer,ATC)一旦出现复发或转移,往往缺乏有效的治疗手段,特别是 ATC 患者往往在 6 个月内发生死亡。通常情况下,甲状腺癌对于传统的细胞毒药物治疗并不敏感,随着针对基因改变和信号通路研究的不断加深,分子靶向治疗成为系统治疗的主流。

第一节　分化型甲状腺癌

一、放射性碘难治性分化型甲状腺癌的定义

对于复发转移性 DTC,除了常规的促甲状腺素(thyroid-stimulating hormone,TSH)抑制治疗,放射性碘治疗(radioactive iodine,RAI)是理论上的标准治疗。但遗憾的是,并非所有的复发或转移病灶能够摄取碘,并且很多复发转移性 DTC 在疾病进展过程中会伴随肿瘤的去分化,逐渐减低甚至丧失对碘的摄取,导致 RAI 的疗效欠佳。此外,RAI 虽然理论上可以反复使用,但一旦达到某个累积剂量,不良反应和第二原发肿瘤的风险就会增加。基于这些情况,如何准确定义放射性碘难治性分化型甲状腺癌(radioactive iodine-refractory DTC,RAIR-DTC)就显得至关重要,从而使这些患者尽快接受系统治疗并且避免不必要的放射线暴露。

目前国际上缺乏公认的 RAIR-DTC 的定义,通常会采用美国甲状腺协会(American

Thyroid Association,ATA)的指南相关内容:①至少有 1 个复发或转移病灶在治疗前的全身扫描中不摄取碘;②肿瘤病灶最初摄取碘,但在后续的扫描或治疗中丧失摄碘能力;③放射性碘在某些病灶,但并非全部病灶中被摄取;④转移性病灶虽然摄取碘,但在治疗后 1 年内进展。此外,RAI 的累积剂量超过 600mCi 在很多临床试验中也被定义为 RAIR-DTC,而许多新兴检查手段也有助于改善这一定义。

值得注意的是,即便患者被定义为 RAIR-DTC,但并不意味着需要马上接受系统治疗,因为很多患者处于无症状的状态,这时就需要权衡治疗利弊。因此,需要确保患者在接受充分的 TSH 抑制治疗同时进行密切随访病灶的变化,很多临床试验采用某段固定时间内基于 RECIST 标准(response evaluation criteria in solid tumors)的疾病进展作为开始治疗的重要依据。

二、化学治疗

多柔比星(阿霉素)是唯一被美国 FDA 批准用于治疗甲状腺癌的化疗药物,但并没有研究证实其能够有效改善生存,而其他化疗药物同样未能取得进展。迄今为止,大部分临床试验均使用多柔比星单药或联合其他药物,但均存在很多的缺陷,导致无法客观地解读试验结果。首先,绝大部分试验均为小样本单臂研究,仅有一项随机对照研究。该研究入组了 84 例具有可测量病灶的晚期甲状腺癌患者,组织学类型包括 DTC、MTC 和 ATC,随机接受多柔比星单药($60mg/m^2$)或多柔比星($60mg/m^2$)联合顺铂($60mg/m^2$)的治疗。结果显示,在其中 35 例 DTC 患者,联合治疗组的肿瘤缓解率(31%)明显高于单药治疗组(16%),但遗憾的是并没有转换为生存的获益。毒性方面,联合治疗组有 12% 的患者发生了危及生命的毒性,而单药治疗组为 5%,但并没有发生治疗相关性死亡。其次,大部分试验入组患者的组织学类型过于多样,即便是 DTC 患者也没有采用目前公认的碘难治性的入选标准。再次,绝大部分试验的开展年代久远,并没有采用目前公认的 RECIST 标准进行肿瘤疗效评估。最后,大部分试验并没有进行充分的生存随访和报道。除传统的化疗药物以外,虽然某些新药组合如培美曲塞联合紫杉醇或吉西他滨联合奥沙利铂在小样本或回顾性研究中获得了较高的肿瘤缓解率(分别为 27% 和 57%),但并未得到其他研究的重复或广泛的认同。总体而言,虽然以多柔比星为代表的某些化疗药物对于 RAIR-DTC 具有一定抗肿瘤活性,但鉴于临床证据的缺乏特别是对于延长生存的意义不明,目前其治疗地位已经被分子靶向治疗所替代。

三、抗血管多靶点激酶抑制药

作为一种富血供的恶性肿瘤,血管内皮生长因子(vascular endothelial growth factor,VEGF)与甲状腺癌的发生、发展和不良预后具有密切的关系。而 VEGF 与血管内皮生长因子受体(vascular endothelial growth factor receptor,VEGFR)结合后,会激活恶性肿瘤包括甲状腺癌中重要的 MAPK(mitogen-activated protein kinase)和 PI3K-Akt-mTOR 信号传导通路,因此针对 VEGF/VEGFR 的抗血管生成药物成为潜在的靶向治疗药物选择。

迄今为止,索拉非尼(sorafenib)和仑伐替尼(lenvatinib)被美国 FDA 批准用于治疗 RAIR-DTC,而前者在国内于 2017 年 3 月获得治疗适应证。索拉非尼是一个主要针对 VEGFR、PDGFR 和 RAF 的多靶点激酶抑制药,以往的治疗适应证包括肾癌和肝细胞肝癌。在一项名为 DECISION 的Ⅲ期随机双盲对照研究中,417 例 RAIR-DTC 患者以 1∶1 随机接受索拉非尼(400mg 每天 2 次)或安慰剂的治疗,其中随机至安慰剂组的患者允许在疾病进展后接受索拉非尼的交叉治疗。入组患者的组织学类型包括乳头状癌(papillary thyroid cancer,PTC)、滤泡状癌(follicular thyroid cancer,FTC)和低分化癌(poorly differentiated thyroid cancer,PDTC),其他入组标准包括在过去 14 个月内符合 RECIST 标准的疾病进展、具有至少一个可测量病灶和血清 TSH 水平<0.5mIU/L,而 RAIR-DTC 的定义包括至少有 1 个不摄碘的靶病灶、摄碘病灶经过 RAI 治疗后在过去 16 个月内进展或 RAI 的累积剂量超过 600mCi。作为本研究的主要终点,索拉非尼组的中位无进展生存(progression-free survival,PFS)为 10.8 个月,显著高于安慰剂组的 5.8 个月($P<0.000\ 1$),而几乎所有的亚组包括 BRAF 或 RAS 基因突变的患者均能从索拉非尼的治疗中获益。在客观缓解率(objective response rate,ORR)方面,索拉非尼组和安慰剂组分别为 12.2% 和 0.5%($P<0.000\ 1$)。在总生存期(overall survival,OS)方面,2 组差异无统计学意义,很大程度上是由于安慰剂组中 71.4% 的患者在疾病进展后接受了索拉非尼的挽救治疗。在安全性方面,索拉非尼组由于不良事件(adverse events,AE)导致短暂停药、剂量下调或永久停药的比例分别为 66.2%、64.3% 和 18.8%,其中手足皮肤反应(hand-foot skin reaction,HFSR)是主要的原因。索拉非尼常见的 3/4 级毒性反应包括 HFSR(20.3%)、高血压(9.7%)、低钙血症(5.8%)、体重下降(5.8%)、腹泻(5.3%)和乏力(5.3%)。该研究在后期根据治疗周期所进行的毒性分析显示,大部分毒性包括 HFSR 在前 2 个周期最为明显,随后趋于稳定或缓解,通过剂量暂停/降低或对症治疗后能够有效处理。

仑伐替尼是另一个获批用于治疗 RAIR-DTC 的抗血管多靶点激酶抑制药,主要针对 VEGFR、PDGFR 和 FGFR 等,其他适应证包括肝细胞肝癌、肾癌和子宫内膜癌。在一项名为 SELECT 的Ⅲ期随机双盲对照研究中,392 例 RAIR-DTC 患者以 2∶1 随机接受仑伐替尼(24mg 每天 1 次)或安慰剂的治疗,其中安慰剂组患者允许在疾病进展后接受仑伐替尼的交叉治疗。入组患者的组织学类型包括 PTC、FTC 和 PDTC,其他入组标准包括具有至少一个可测量病灶和在过去 13 个月内基于独立影像评估的符合 RECIST 标准的疾病进展,而 RAIR-DTC 的定义包括至少有 1 个不摄碘的靶病灶、摄碘病灶经过 RAI 治疗后在过去 12 个月内进展或 RAI 的累积剂量超过 600mCi,以往接受过一种酪氨酸激酶抑制药的患者被允许入组。作为本研究的主要终点,仑伐替尼组的中位 PFS 为 18.3 个月,显著高于安慰剂组的 3.6 个月($P<0.001$),而几乎所有的亚组包括 BRAF 或 RAS 基因突变的患者均能从仑伐替尼的治疗中获益。对于以往接受过一种激酶抑制药的患者,仑伐替尼组的中位 PFS 为 15.1 个月,仍然显著高于安慰剂组的 3.6 个月($P<0.001$)。在 ORR 方面,仑伐替尼组和安慰剂组分别为 64.8% 和 1.5%($P<0.001$),而前者有 1.5% 的患者获得了完全缓解(complete response,CR)。在 OS 方面,2 组差异无统计学意义($P=0.10$),但通过处理交叉治疗导致的偏

倚后生存差别变得明显(P=0.05)。在安全性方面,仑伐替尼组由于 AE 导致短暂停药、剂量下调或永久停药的比例分别为 82.4%、67.8% 和 14.2%。有 6 例(2.3%)患者出现治疗相关的死亡。仑伐替尼常见的 3/4 级毒性包括高血压(41.8%)、蛋白尿(10.0%)、体重下降(9.6%)、乏力(9.2%)、腹泻(8.0%)和食欲下降(5.4%)。在该研究后期针对年龄(以 65 岁为分界)的亚组分析中,年轻或年老患者的 PFS 获益较为接近(HR 0.19 和 0.27),但年轻患者具有较高的 ORR(72% vs. 55%,P=0.003 8),而年老患者具有较高的 3/4 级治疗相关的 AE(89% vs. 67%,P<0.001),但有意思的是年老患者的 OS 较安慰剂组差异有统计学意义(P=0.020)。在另一项亚组分析中,仑伐替尼组中发生治疗相关高血压的患者较未发生者具有较长的中位 PFS(18.8 个月 vs. 12.9 个月,P=0.008 5),但 OS 没有差别。

由于目前缺乏索拉非尼和仑伐替尼比较的临床试验,虽然后者似乎具有较强的抗肿瘤活性(较高的 ORR 和较长的 PFS),但不同试验之间的比较非常容易产生偏倚。虽然有研究证明仑伐替尼具有较好的成本效益(cost-effectiveness),但这是基于美国的药物成本数据分析所得,在国内似乎并不适用。鉴于索拉非尼目前已经获批并且已经医保覆盖,而仑伐替尼价格昂贵,似乎一线选择索拉非尼而二线选择仑伐替尼是合理的选择,而且 SELECT 研究提示不同的激酶抑制药之间没有完全的交叉耐药,仑伐替尼在二线仍然获得了较长的 PFS。此外,仑伐替尼的毒性相对较大,特别是抗血管生成药物特有的 AE 包括高血压、蛋白尿和动静脉血栓事件。对于一线使用索拉非尼疾病进展或毒性不可耐受的患者,使用包括仑伐替尼在内的其他分子靶向治疗药物可能有助于延长生存。

凡德他尼(vandetanib)是一个主要针对 VEGFR、RET 和 EGFR 的抗血管多靶点激酶抑制药,早在 2011 年就被美国 FDA 批准用于治疗 MTC。在一项 Ⅱ 期随机双盲对照研究中,145 例 RAIR-DTC 患者以 1∶1 随机接受凡德他尼(300mg 每天 1 次)或安慰剂的治疗。结果显示,凡德他尼组的中位 PFS 为 11.1 个月,显著高于安慰剂组的 5.9 个月(P=0.008),而 ORR 和 OS 在 2 组没有差别。在安全性方面,凡德他尼组由于 AE 导致短暂停药、剂量下调或永久停药的比例分别为 38%、22% 和 33%,常见的 3/4 级毒性包括 QT_C 间期延长(14%)、腹泻(10%)、虚弱(7%)和乏力(5%)。基于上述研究,一项名为 VERIFY 的 Ⅲ 期随机双盲对照研究正在开展,目前尚未公布结果。卡博替尼(cabozantinib)是一个主要针对 VEGFR2、RET 和 MET 的激酶抑制药,其在 2012 年就被美国 FDA 批准用于治疗 MTC,其他适应证包括肾癌和肝细胞肝癌。在一项 Ⅱ 期单臂研究中,25 例既往经抗 VEGFR 靶向药物治疗失败(21 例接受过 1 种,4 例接受过 2 种)的 RAIR-DTC 患者接受了卡博替尼(60mg 每天 1 次)的挽救治疗。结果显示,ORR 为 40%,中位 PFS 和 OS 分别为 12.7 个月和 24.7 个月。在安全性方面,56% 的患者需要进行剂量下调,常见的 3/4 级毒性包括低磷血症(16%)、脂肪酶或淀粉酶升高(12%)、疲劳(12%)、乏力(12%)、腹泻(8%)、HFSR(8%)、低钠血症(8%)和低钾血症(8%)。这项研究首次证明卡博替尼具有较好的挽救治疗作用,一项名为 COSMIC-311 的 Ⅲ 期随机双盲对照研究正在开展中。此外在一线治疗领域,一项 Ⅱ 期单臂研究入组了 35 例 RAIR-DTC 患者,卡博替尼(60mg 每天 1 次)治疗的 ORR 达到了 54%,说明该药物值得深入研究。

除了上述药物,还有很多抗血管多靶点激酶抑制药针对 RAIR-DTC 开展了临床研究,但均为小样本单臂设计并且组织学类型复杂,循证学依据相对有限(表 10-1-1)。

表 10-1-1 抗血管多靶点激酶抑制药的 Ⅱ 期临床试验

药物	组织学类型	人数	ORR/%	中位 PFS/ 个月
莫特塞尼(motesanib)	RAIR-DTC	93	14	9.3
舒尼替尼(sunitinib)	RAIR-DTC,MTC	35	31	12.8
舒尼替尼(sunitinib)	RAIR-DTC	23	26	241(天)
阿昔替尼(axitinib)	RAIR-DTC,MTC, ATC	60	30	18.1
阿昔替尼(axitinib)	RAIR-DTC,MTC	52	35	16.1
帕唑帕尼(pazopanib)	RAIR-DTC	39	49	11.7
多韦替尼(dovitinib)	RAIR-DTC,MTC	40	20.5	5.4
阿帕替尼(apatinib)	RAIR-DTC	20	90(750mg) 70(500mg)	88.9%(6 个月) 90.0%(6 个月)
索凡替尼(surufatinib)	RAIR-DTC,MTC	59	23.2	11.1

四、BRAF 和 MEK 抑制药

在甲状腺癌中,MAPK 通路(RAS-RAF-MEK-ERK 通路)是重要的信号传导通路,其中 *BRAF* 和 *RAS* 是常见且互相排斥(mutually exclusive)的驱动基因。*BRAF* 主要突变位点是 *BRAF^{V600E}*,在 PTC、PDTC 和 ATC 中的突变比例分别为 62%、33% 和 29%。由于 BRAF 和 MEK 抑制药的单药或联合治疗在 *BRAF* 突变的恶性黑色素瘤和非小细胞肺癌获得了成功,BRAF 突变的甲状腺癌成为理想的研究对象。

在一项 Ⅱ 期单臂研究中,51 例具有 *BRAF^{V600E}* 突变的 RAIR-PTC 患者接受了维莫非尼(vemurafenib,960mg 每天 2 次)的治疗。结果显示,对于既往未接受过抗血管多靶点激酶抑制药的 26 例患者(队列 1),ORR 和中位 PFS 分别为 38.5% 和 18.2 个月;对于既往接受过靶向治疗的 25 例患者(队列 2),ORR 和中位 PFS 分别为 27.3% 和 8.9 个月,提示 BRAF 抑制药的挽救治疗效果不如初始治疗。在安全性方面,队列 1 的患者由于 AE 导致短暂停药、剂量下调或永久停药的比例分别为 85%、58% 和 27%。队列 2 的比例分别为 64%、48% 和 28%。第二原发鳞癌是最常见的 3/4 级 AE,队列 1 和 2 分别有 7 例(27%)和 5 例(20%)的患者发生了皮肤鳞癌,队列 1 另有 2 例(8%)分别发生了头颈部和气管鳞癌。

达拉非尼(dabrafenib)是另一种针对 *BRAF^{V600E}* 突变的抑制药,其与 MEK 抑制药曲美替尼(trametinib)联合能够有效抑制 MAPK 通路,防止单独抑制 BRAF 后导致的继发性耐药,目前这一联合治疗已经获批用于治疗恶性黑色素瘤、非小细胞肺癌和 ATC。在一项 Ⅱ 期随机对照研究中,53 例具有 *BRAF^{V600E}* 突变的 RAIR-PTC 患者随机接受了达拉非尼单药(150mg 每天 2 次)或达拉非尼(150mg 每天 2 次)联合曲美替尼(2mg 每天 1 次)的治疗,入组患者中有 25% 既往接受过多靶点激酶抑制药。结果显示,单药和联合治疗组的 ORR 分别为 50% 和 54%,中位 PFS 分别为 11.4 个月和 15.1 个月。上述 2 项研究提示 BRAF 抑制药对于 *BRAF* 突变的 RAIR-PTC 特别是未经治疗的患者具有良好的疗效,无论是 ORR 还是 PFS 似乎不逊色于抗血管多靶点激酶抑制药,而联合 MEK 抑制药是否能够像其他肿瘤那样改善疗效和克服耐药则需要 Ⅲ 期大样本临床研究的验证。

研究发现,与恶性黑色素瘤不同,抑制甲状腺癌的 MAPK 通路后出现继发性耐药的部分原因是旁通路激活,特别是 HER3 信号的上调,而联合 HER3 抑制药有助于恢复肿瘤细胞对于 BRAF 和 MEK 抑制药的敏感性。基于上述理论依据,一项联合达拉非尼和泛 HER 抑制药拉帕替尼(lapatinib)的 Ⅰ 期临床研究得以开展。这项研究入组了 21 例 *BRAF^{V600E}* 突变的晚期甲状腺癌患者(19 例 RAIR-DTC 和 2 例 ATC,5 例合并脑转移,62% 既往接受过 BRAF 或多靶点激酶抑制药的治疗),接受达拉非尼(150mg 每天 2 次)联合 3 个递增剂量的拉帕替尼(750mg、1 250mg 和 1 500mg,每天 1 次)的治疗。结果显示,达拉非尼联合 1 500mg 的拉帕替尼是安全可耐受的组合,全体患者的 ORR 和中位 PFS 分别为 58% 和 18 个月;而在没有并发脑转移或既往未接受 BRAF 抑制药的患者,ORR 和中位 PFS 分别为 64% 和 29 个月。

五、mTOR 和 PI3K 抑制药

在甲状腺癌中,PI3K-Akt-mTOR 通路是另一条重要的信号传导通路,能够直接被上游的多种受体酪氨酸激酶(receptor tyrosine kinase,RTK)激活。西罗莫司(temsirolimus)和依维莫司(everolimus)是目前临床研究广泛的 mTOR 抑制药,特别是后者被批准治疗多种恶性肿瘤包括乳腺癌、肾癌和神经内分泌肿瘤。

迄今为止,目前有 3 项 Ⅱ 期单臂临床研究测试了依维莫司(10mg 每天 1 次)在晚期甲状腺癌中的疗效,ORR 均小于 10%,显示出单药的抗肿瘤活性有限(表 10-1-2)。由于 VEGFR 是 PI3K-Akt-mTOR 通路上游重要的 RTK,mTOR 和 VEGFR 抑制药的联合治疗理论上能够更有效地抑制这一通路。在一项 Ⅱ 期单臂临床研究中,38 例晚期甲状腺癌患者接受了依维莫司(5mg 每天 1 次)联合索拉非尼(400mg 每天 2 次)的治疗。在其中 28 例 RAIR-DTC 中,ORR 达到了 61%(总体 55%),但未见生存报道。为了验证依维莫司能否逆转肿瘤细胞对于索拉非尼的耐药,Brose 等开展了另一项 Ⅱ 期单臂临床研究,入组了 35 例经索拉非尼治疗失败的 RAIR-DTC 患者。结果显示,仅有 1 例患者获得了部分缓解(partial response,PR),但中位 PFS 达到了 13.7 个月。上述 2 项研究的初步结果虽然证明了这种联合治疗具有一定的协同效果,但似乎更应该在一线使用。同样,另一项 Ⅱ 期单臂临床研究联合使用西罗莫司(25mg 每周 1 次)和索拉非尼(200mg 每天 2 次),也获得了类似的结果。该研究入组了 36 例 RAIR-DTC 患者(包括 2 例 ATC),其中 20 例(56%)既往接受过系统治疗(化疗和/或靶向治疗)。结果显示,所有患者的 ORR 为 22%,既往未接受系统治疗患者的 ORR(38%)明显高于既往接受过系统治疗的患者(10%)。总体患者的 1 年 PFS 为 30.5%,但中位治疗时间在既往未接受系统治疗患者中明显高于接受过的患者(7.5 个月 vs. 3.3 个月),提示 PFS 有可能

得到延长。

表 10-1-2　mTOR 抑制药的 II 期临床试验

方案	组织学类型	人数	ORR/%	中位 PFS
依维莫司	RAIR-DTC，MTC，ATC	38	5	47 周
依维莫司	RAIR-DTC，ATC	28	0	9 个月
依维莫司	RAIR-DTC	33	6	12.9 个月
依维莫司 + 索拉非尼	RAIR-DTC，MTC	38	55	NR
依维莫司 + 索拉非尼	RAIR-DTC	35	3	13.7 个月
西罗莫司 + 索拉非尼	RAIR-DTC，ATC	36	22	30.5%（1 年）

除 BRAF 以外，RAS 是甲状腺癌第二常见的突变类型，主要发生于 FTC（49%）、PDTC（45%）和 ATC（29%）。在 PI3K-Akt-mTOR 通路中，RAS 是一个重要的调节因素，研究发现 FTC 和 ATC 具有很高比例的这一通路的激活，提示了相应靶向治疗的可能性。但遗憾的是，在一项针对 RAIR-FTC 和 PDTC 的 II 期单臂临床研究中，43 例患者接受了泛 PI3K 抑制药 buparlisib（100mg 每天 1 次）的治疗，没有 1 例患者获得肿瘤缓解率（CR 或 PR），6 个月的 PFS 仅为 41.7%。这一研究提示，无论是 MAPK 还是 PI3K-Akt-mTOR 通路均存在复杂的交联和反馈机制，单一的激酶抑制药并不能有效抑制肿瘤的信号增殖，基于个体化的联合治疗是未来的研究方向。

六、RET 抑制药

虽然 RET 基因的点突变在 MTC 中较为常见，但在 PTC 中 RET 基因融合（又称 RET/PTC 重排）的发生率为 6.8%，而在青少年或有放射性暴露史患者中比例更高。CCDC6-RET 基因融合（RET/PTC1）是最常见的类型，其次是 NCOA4-RET（RET/PTC3），二者合计约占所有融合突变类型的 90%。虽然非特异性 RET 抑制药如凡德他尼和卡博替尼对于含有或不含有 RET 基因突变的 MTC 具有抗肿瘤活性，但目前针对含有 RET 基因融合的 PTC 的靶向治疗研究集中于特异性 RET 抑制药。

Pralsetinib（BLU-667）是一个特异性的 RET 抑制药，对于野生或突变型 RET 均有很强的抑制作用，并且对于 VEGFR2 的抑制作用很弱，因此非靶毒性的发生率较低。在 2019 年的 ASCO 年会中，Taylor 等报道了采用 pralsetinib（400mg 每天 1 次）治疗 RET 突变甲状腺癌的 I 期扩展研究的结果。入组患者除了大部分 RET 突变的 MTC 外，共有 9 例具有 RET 基因融合的 PTC 患者接受了治疗，其中 5 例患者的治疗时间超过 1 年。在 ORR 方面，在 6 例具有可测量病灶的患者中，5 例（83%）获得了肿瘤缓解。在毒性方面，常见的治疗相关 3/4 级 AE 主要是高血压（16%）和粒细胞缺乏（11%）。

selpercatinib（LOXO-292）是另一个特异性的 RET 抑制药，研究提示其对于各种 RET

突变细胞株的抑制作用显著优于卡博替尼和凡德他尼。在 2019 年的 ESMO 年会上, Wirth 等报道了采用 selpercatinib(160mg 每天 2 次)治疗 *RET* 突变甲状腺癌的 I/II 期临床研究的结果。该研究共入组了 27 例具有 *RET* 基因融合的晚期甲状腺癌患者(21 例 PTC, 1 例 Hürthle 细胞, 3 例 PDTC 和 2 例 ATC), 既往中位的系统治疗数为 3 线, 89% 接受过 RAI, 48% 接受过仑伐替尼和/或索拉非尼, 26 例具有脑转移。在 ORR 方面, 在 26 例具有可测量病灶的患者中, 16 例(62%)获得了肿瘤缓解。在毒性方面, 常见的治疗相关 3/4 级 AE 主要是高血压(9%)和转氨酶升高(7%)。基于这项研究, 美国 FDA 于 2020 年 5 月批准 selpercatinib 治疗 *RET* 基因融合的 DTC 患者。

七、NTRK 抑制药

NTRK 基因家族包括 *NTRK1*、*NTRK2* 和 *NTRK3* 这 3 个基因, 分别编码 TRKA、TRKB 和 TRK3 这 3 个受体蛋白, 后者通常表达于神经组织中。近年来的研究提示, *NTRK* 基因会和其他伙伴基因发生重排从而产生 TRK 融合蛋白, 而后者会激活包括 MAPK、PI3K-Akt-mTOR 等多条促进肿瘤增殖的信号传导通路, 因此通过抑制 NTRK 的功能有可能达到抑制肿瘤的目的。*NTRK* 基因融合的发生率除了某些特定肿瘤(唾液腺乳腺样分泌癌、分泌型乳腺癌和婴儿型纤维肉瘤)以外, 在绝大部分恶性肿瘤中属于罕见突变。在甲状腺癌中, *NTRK* 基因融合发生率是 1.2%, 主要涉及 *PTC* 和 *NTRK3* 基因。

拉罗替尼(larotrectinib, LOXO-101)是全球首个选择性 NTRK 抑制药, 早在 2018 年 11 月就被美国 FDA 批准用于治疗 *NTRK* 基因融合的实体肿瘤。在一项集合了 3 项 I/II 期临床研究的汇总分析中, 26 例具有 *NTRK* 基因融合的晚期甲状腺癌患者接受拉罗替尼(最终推荐剂量 100mg 每天 2 次)的治疗。结果显示, 在 24 例具有可测量病灶的患者中, 19 例(79%)获得了肿瘤缓解, 而所有的治疗相关 3/4 级 AE 的发生率均不超过 5%。

恩曲替尼(entrectinib)是另一个 NTRK 抑制药, 还可抑制 ALK 和 ROS1, 在 2019 年 8 月被美国 FDA 批准用于治疗 NTRK 基因融合的实体肿瘤和 ROS1 阳性的 NSCLC。在一项集合了 3 项 I/II 期临床研究的汇总分析中, 5 例具有 *NTRK* 基因融合的晚期甲状腺癌患者接受恩曲替尼(最终推荐剂量 600mg 每天 1 次)的治疗。结果显示, 所有 5 例(100%)患者均获得了肿瘤缓解, 而所有的治疗相关 3/4 级 AE 的发生率均不超过 5%。

除了上述的 *RET* 和 *NTRK* 基因融合, 其他少见的基因融合包括 *BRAF*、*ALK* 和 *ROS1* 等, 理论上也可能从相应的激酶抑制药中获益, 但需要更多的临床试验数据加以验证。

八、免疫检查点抑制药

甲状腺癌免疫治疗方兴未艾。近年来, 以免疫检查点抑制药(immune checkpoint inhibitors, ICIs)为主要代表的免疫治疗在多数实体肿瘤中获得了成功, 但 DTC 通常被认为是"冷肿瘤"而并不适合免疫治疗。近期, Mehnert 等报道了 KEYNOTE-028 研究中采用帕博利珠单抗(pembrolizumab, 10mg/kg 每 2 周重复)治疗晚期 DTC 患者的结果。在入组的 22 例 PD-L1 表达阳性的 DTC 患者中, 16 例(73%)既往接受过系统治疗, 2 例(9%)患者获得了 PR,中位 PFS 为 9 个月,1 年的 OS 为 90%。在毒性方面,5 例患者发生了免疫相关性不良事件(immune-related adverse events,irAE),但仅有 1 例肠炎达到了 3 级。基于 ICI 单药有限的抗肿瘤活性,目前在研的很多临床研究采用了联合其他药物特别是多靶点或特异性激酶抑制药的方案。在 2020 年的 ASCO 会议中,Haugen 等报道了一项采用帕博利珠单抗(200mg,每 3 周重复)联合仑伐替尼(20mg 每天 1 次)的 II 期临床研究的初步结果。该研究入组了 30 例以往未经抗 VEGFR 靶向治疗的 RAIR-DTC 患者,ORR 和 1 年的 PFS 分别为62% 和 74%。在安全性方面,70% 的患者需要下调仑伐替尼的剂量,常见的 3/4 级毒性包括高血压(47%)、体重下降(13%)、手足皮肤反应(13%)、白细胞减少(7%)、腹泻(7%)和口腔黏膜炎(7%)。

第二节　甲状腺髓样癌

一、化学治疗

与 DTC 的化学治疗类似,多柔比星首先被用于治疗晚期 MTC,但总体上有效率低且毒性较大。在一项随机比较多柔比星单药(60mg/m^2)或多柔比星(60mg/m^2)联合顺铂(60mg/m^2)的临床研究中,在入组的 10 例晚期 MTC 患者中,分别有 1 例(25%)和 2 例(33%)获得了PR,但在另一项包含同样联合化疗的 II 期临床研究中没有肿瘤缓解发生。此外,2 项研究采用达卡巴嗪联合 5- 氟尿嘧啶(5-Fu)的方案治疗 MTC,ORR 分别达到 60% 和 80%,但样本量只有 5 例和 4 例。总体上,MTC 的联合化疗具有一定的抗肿瘤活性,但大部分基于小样本研究和个例报道并且对于生存的获益并不明确,目前晚期 MTC 的系统治疗主要为靶向治疗。

当然,并不是所有的晚期 MTC 患者都需要马上接受系统治疗,对于肿瘤进展缓慢的患者可以采用等待观察的手段,对于某些有症状包括腹泻甚至并发 Cushing 综合征的患者可以采用对应的药物治疗。

二、抗血管多靶点激酶抑制药

凡德他尼是全球首个获批用于治疗晚期 MTC 的抗血管多靶点激酶抑制药,主要针对的靶点包括 VEGFR、RET 和 EGFR。在一项名为 ZETA 的 III 期随机双盲对照研究中,331 例晚期 MTC 患者(包括散发性和遗传性)以 2:1 随机接受凡德他尼(300mg 每天 1 次)或安慰剂的治疗,其中随机至安慰剂组的患者允许在疾病进展后接受凡德他尼的交叉治疗。作为本研究的主要终点,凡德他尼组的中位 PFS 为 30.5 个月,显著高于安慰剂组的 19.3 个月($P<0.001$)。在 ORR 方面,凡德他尼组和安慰剂组分别为 45% 和 13%($P<0.001$),而具有 RET 基因 M918T 突变的患者接受凡德他尼治疗后的 ORR 似乎高于 M918T 突变阴性的

患者(54.5% vs. 39.9%)。在生化缓解方面。凡德他尼组降钙素和 CEA 下降的比例分别为 69% 和 52%,均显著高于安慰剂组的 3% 和 2%。在 OS 方面,2 组差异无统计学意义。在安全性方面,凡德他尼组由于 AE 导致剂量下调或永久停药的比例分别为 35% 和 12%,常见的 3/4 级毒性包括腹泻(11%)、高血压(9%)、QT_C 间期延长(8%)和乏力(6%)。凡德他尼组中有 49.3% 的患者由于 TSH 水平升高需要甲状腺激素替代治疗,而在安慰剂组中的比例为 17.2%。这项研究奠定了凡德他尼治疗晚期 MTC 的标准地位,但缺点在于并没有仅入组有症状或肿瘤进展的患者,而上市后的研究发现凡德他尼导致的 QT_C 间期延长有引起预激综合征甚至猝死的风险,因此治疗前的筛选、治疗中的监测和合并用药的毒性叠加应加以重视。

卡博替尼是另一个获批用于治疗晚期 MTC 的抗血管多靶点激酶抑制药,主要针对的靶点包括 VEGFR、RET 和 MET。在一项名为 EXAM 的 Ⅲ 期随机双盲对照研究中,330 例晚期 MTC 患者(包括散发性和遗传性)以 2:1 随机接受卡博替尼(140mg 每天 1 次)或安慰剂的治疗。该研究需要入组患者在筛选前 14 个月符合 RECIST 标准的疾病进展,其中 21% 既往接受过激酶抑制药的治疗,并不允许安慰组的患者在疾病进展后接受交叉治疗。作为本研究的主要终点,卡博替尼组的中位 PFS 为 11.2 个月,显著高于安慰剂组的 4.0 个月($P<0.001$)。在 ORR 方面,卡博替尼组和安慰剂组分别为 28% 和 0%($P<0.001$),而 *RET* 基因 M918T 突变阳性和阴性患者接受凡德他尼治疗后的 ORR 分别为 32% 和 25%。在生化缓解方面,与基线相比,卡博替尼组的中位降钙素和 CEA 呈明显下降,而安慰组呈明显上升。在安全性方面,卡博替尼组由于 AE 导致短暂停药、剂量下调或永久停药的比例分别为 79%、65% 和 16%,常见的 3/4 级毒性包括 HFSR(27%)、乏力(20%)、高血压(18%)、虚弱(12%)、体重下降(10%)、食欲下降(10%)、出血(7%)、吞咽困难(7%)、黏膜炎(7%)、腹痛(6%)、呕吐(5%)、背痛(5%)和呼吸困难(5%)。在该研究后续的生存报道中,卡博替尼组和安慰组的中位 OS 分别为 26.6 个月和 21.1 个月,但差异无统计学意义($P=0.24$)。但在亚组分析中,对于具有 *RET* 基因 M918T 突变的患者,卡博替尼显著延长了中位 OS(44.3 个月 vs. 18.9 个月,$P=0.03$)。目前,一项名为 EXAMINER 的随机双盲对照研究正在比较小剂量卡博替尼(60mg 每天 1 次)和标准剂量卡博替尼(140mg 每天 1 次)治疗 MTC 的疗效和安全性,希望能在不影响抗肿瘤活性的基础上降低卡博替尼相对较大的毒性。

由于目前缺乏凡德他尼和卡博替尼头对头比较的临床试验,虽然前者似乎具有较强的抗肿瘤活性(较高的 ORR 和较长的 PFS),但 ZETA 和 EXAM 研究的入组人群有很大不同,似乎后者的疾病更为晚期(需要处于疾病进展期)和更难治(21% 既往接受过包括凡德他尼在内的激酶抑制药)。在安全性方面,凡德他尼的治疗耐受性似乎优于卡博替尼,但前者需要注意 QTc 间期延长的问题,而后者需要注意胃肠道穿孔、瘘管形成和出血的风险。

安罗替尼(anlotinib)是另一种抗血管多靶点激酶抑制药,主要的靶点包括 VEGFR、PDGFR 和 FGFR 等,同时对 RET 也有一定的抑制作用,目前在国内获批用于治疗 NSCLC。在一项 Ⅱ 期单臂临床研究中,58 例晚期 MTC 患者接受了安罗替尼(12mg 每天 1 次,口服 2 周停药 1 周)的治疗。结果显示,ORR 为 56.9%,48 周的 PFS 为 84.5%,36 个月的 OS 为 76.4%。在安全性方面,10% 的患者因为 AE 导致停药,常见的 3/4 级 AE 包括 HFSR(8.6%)

和高血压(5.2%)。在 2019 年的 ASCO 年会上,Li 等报道了一项 Ⅱ 期随机双盲对照研究中,91 例晚期 MTC 患者以 1:1 随机接受安罗替尼(剂量同前)或安慰剂的治疗。作为本研究的主要终点,安罗替尼组的中位 PFS 为 20.67 个月,显著高于安慰剂组的 11.07 个月(P=0.028 9)。在 ORR 方面,安罗替尼组和安慰剂组分别为 48.39% 和 3.45%($P<0.000 1$)。在安全性方面,常见的 3/4 级 AE 包括高血压(12.9%)、脂肪酶升高(12.9%)、高血压(11.29%)、高甘油三酯血症(11.29%)和腹泻(8.06%)。虽然 Ⅱ 期临床研究的统计学效力有欠缺,但鉴于凡德他尼和卡博替尼尚未进入国内市场,安罗替尼不失为目前治疗晚期 MTC 患者的合理选择。

除了上述 3 种药物,还有多种抗血管多靶点激酶抑制药针对晚期 MTC 开展了临床研究,但均为小样本单臂设计缺乏随机对照,因此循证学依据相对有限(表 10-2-1)。

表 10-2-1　抗血管多靶点激酶抑制药治疗 MTC 的 Ⅱ 期临床试验

药物	人数	ORR/%	中位 PFS/ 个月
motesanib	91	2	12
索拉非尼	16	6	17.9
帕唑帕尼	35	14.3	9.4
仑伐替尼	59	36	9

三、RET 抑制药

几乎所有的遗传性 MTC 和大约 50% 的散发型 MTC 具有 *RET* 基因的点突变,而后者最常见的突变类型是 M918T。大量研究证实,*RET* 是 MTC 重要的驱动基因,因此特异性 RET 抑制药无疑具有很大的治疗前景。pralsetinib(BLU-667)是一个特异性的 RET 抑制药,对于野生或突变型 RET 均有很强的抑制作用。在 2019 年的 ASCO 年会中,Taylor 等报道了采用 pralsetinib(400mg 每天 1 次)治疗 *RET* 突变甲状腺癌的 Ⅰ 期扩展研究的结果。在具有可测量病灶的 32 例患者中,18 例(56%)获得了肿瘤缓解;即便在 16 例既往接受过凡德他尼或卡博替尼的患者中,ORR 也达到了 63%,提示与非特异性 RET 抑制药之间不存在交叉耐药。selpercatinib(LOXO-292)是另一个特异性的 RET 抑制药。在 2019 年的 ESMO 年会上,Wirth 等报道了采用 selpercatinib(160mg 每天 2 次)治疗 *RET* 突变甲状腺癌的 Ⅰ/Ⅱ 期临床研究的结果。结果显示,无论是既往接受过或未接受过凡德他尼和 / 或卡博替尼治疗的患者,其 ORR 分别为 56% 和 59%,并且不受点突变类型的影响。在生化缓解方面,分别有 91% 和 64% 的患者降钙素和 CEA 的水平与基线相比下降超过 50%,分别有 22% 和 15% 完全恢复正常。基于这项研究,美国 FDA 于 2020 年 5 月批准 Selpercatinib 治疗 *RET* 突变的 MTC 患者。由于选择性 RET 抑制药对于 VEGFR 等血管生成靶点的作用很弱,因此其相关毒性较非选择性 RET 抑制药明显降低,而两者之间的头对头随机对照研究正在进行之中。

第三节　甲状腺未分化癌

一、化学治疗

作为侵袭性最强的恶性肿瘤之一,大部分 ATC 患者在诊断时已失去局部治疗(手术或放疗)的机会,其中位 OS 不足 6 个月。由于 ATC 患者大部分属于高龄,传统的多柔比星并不适合,而紫杉醇是 ATC 最常用的化疗药物。在一项采用不同用法紫杉醇单药治疗晚期 ATC 患者的 II 期临床试验中,53%(10/19 例)的患者获得了肿瘤缓解,但中位 OS 仅为 24 周,提示肿瘤耐药的早期发生。在一项使用紫杉醇单药($80mg/m^2$,第 1、8、15 天,每 4 周重复)作为诱导化疗治疗晚期 ATC 患者的临床研究中,ORR 在 9 例 IVB 期和 4 例 IVC 期患者中分别达到 33%(3 例)和 25%(1 例),其中 4 例 IVB 期后续接受了根治性手术治疗。与既往未接受诱导化疗的历史数据相比,IVB 期患者显著改善了中位 OS,而 IVC 期患者则没有差别。虽然上述研究提示紫杉醇对于 ATC 具有一定的敏感性,但通常缓解期很短,对于总生存的贡献有限,提示需要联合其他药物或新的治疗手段。

fosbretabulin(combretastatin A4 phosphate,CA4P)是一种新型的血管阻断药物(vascular-disrupting agent),能够抑制微管蛋白的聚合,同时选择性作用于肿瘤的新生血管内皮细胞。在一项 II 期单臂临床研究中,26 例晚期 ATC 患者接受了 fosbretabulin 的治疗($45mg/m^2$,第 1、8、15 天,每 4 周重复)。结果显示,没有患者获得肿瘤缓解,中位 OS 为 4.7 个月,3 级和 4 级的 AE 发生率分别是 35% 和 4%。在一项 II 期随机对照临床研究中,80 例晚期 ATC 患者随机接受了紫杉醇($200mg/m^2$,第 1 天)联合卡铂(AUC 5,第 1 天)或化疗联合 fosbretabulin 的治疗($60mg/m^2$,第 1、8、15 天),2 组治疗方案均每 3 周重复,fosbretabulin 可以在化疗完成 6 个周期后给予维持治疗($60mg/m^2$,第 1、8 天,每 3 周重复)。结果显示,单纯化疗组和联合治疗组的 ORR 分别为 16% 和 20%,中位 PFS 分别为 3.1 个月和 3.3 个月,中位 OS 分别为 4.0 个月和 5.2 个月($P=0.22$),3/4 级的 AE 发生率分别为 45.9% 和 62.8%。在亚组分析中,针对既往接受了手术治疗的 55 例患者,联合治疗组的中位 OS(8.2 个月)明显高于单纯化疗组(4.0 个月),但 P 值(0.25)没有达到统计学差异。crolibulin(EPC2407)是 fosbretabulin 的衍生物,Gramza 等在一项 I 期剂量递增临床研究中采用 crolibulin($75\sim100mg/m^2$,第 1 天)联合顺铂($13\sim20mg/m^2$,第 1~3 天)治疗了 16 例晚期 ATC 患者,有 1 例(13%)获得了 CR,常见 3 级 AE 包括淋巴细胞减少(33%)、低钠血症(29%)、贫血(19%)、高血压(14%)和低磷血症(9%)。

efatutazone(CS-7017)是一种口服的过氧化物酶增殖激活受体(peroxisome proliferator-activated receptor,PPAR)的激动剂,其通过 PPARγ 介导的转录激活对于 ATC 产生很强的抗肿瘤活性,并且和紫杉醇联合具有很好的协同作用。在一项 I 期剂量递增临床研究中,

15 例晚期 ATC 接受了 efatutazone（0.15mg、0.3mg 和 0.5mg，每天 2 次）联合紫杉醇（175mg/m²，第 1 天）的联合治疗。结果显示，1 例患者获得了部分缓解，10 例患者发生 3/4 级 AE，但只有 2 例与 efatutazone 有关。丙戊酸（valproic acid，VPA）是一种组蛋白去乙酰化酶抑制药，研究发现其与紫杉醇联合对于 ATC 细胞株具有很强的抑制作用。在一项 II / III 期随机对照临床研究中，25 例晚期 ATC 患者随机接受了紫杉醇单药（80mg/m²，每周 1 次）或紫杉醇联合丙戊酸（1 000mg/d）的治疗，但结果显示无论是中位疾病进展时间还是总生存两组均没有差别。

二、BRAF 和 MEK 抑制药

大约 29% 的 ATC 具有 *BRAF* 基因的点突变，突变类型主要是 V600E。在一项针对 *BRAF^V600E* 突变肿瘤的 II 期篮子试验中（basket trial）中，7 例 ATC 患者接受了维莫非尼（960mg 每天 2 次）的治疗，各有 1 例患者分别获得 CR 和 PR。随后，在一项 II 期单臂临床研究中，16 例 *BRAF^V600E* 突变的晚期 ATC 患者接受了达拉非尼（150mg 每天 2 次）联合曲美替尼（2mg 每天 1 次）的治疗。结果显示，ORR 为 69%（11/16 例），12 个月的肿瘤缓解率、PFS 和 OS 分别为 90%、79% 和 80%。在安全性方面，由于 AE 导致短暂停药、剂量下调或永久停药的比例分别为 38%、30% 和 8%，常见的 3/4 级毒性包括贫血（13%）、腹泻（6%）、乏力（6%）和血糖升高（6%）。基于这项临床，美国 FDA 于 2018 年 5 月批准了这一方案治疗晚期 ATC 患者的适应证。在 2020 年的 ASCO 会议上，Cabanillas 等报道了一项双靶向联合免疫治疗的 II 期临床研究结果。该研究入组 17 例 *BRAF^V600E* 突变的晚期 ATC 患者，先给予 1 个周期 28 天的维莫非尼（960mg 每天 2 次）和考比替尼（cobimetinib，60mg 每天 1 次）的联合治疗，然后联合阿替利珠单抗（atezolizumab，840mg，每 2 周重复），同时将维莫非尼的剂量减为 720mg（每天 2 次）。结果显示，ORR 和 1 年的 PFS 分别 71% 和 81.1%，似乎与之前报道的联合靶向治疗并无明显优势。

三、靶向治疗和免疫治疗

迄今为止，多种抗血管多靶点激酶抑制药针对晚期 ATC 开展了临床研究，但均为小样本单臂设计缺乏随机对照，循证学依据相对有限（表 10-3-1）。Lyer 等在一项单中心回顾性分析中发现，对于 12 例接受激酶抑制药后进展的患者（6 例接受仑伐替尼、5 例接受达拉非尼联合曲美替尼、1 例接受曲美替尼）再给予帕博利珠单抗（200mg，每 3 周重复）的联合治疗。结果显示，5 例（42%）患者对于联合治疗获得了 PR，其中 3 例（60%）患者接受了仑伐替尼联合帕博利珠单抗。在 2018 年的 ESMO 年会上，Dierks 等报道了联合仑伐替尼（24mg/d，允许减量至 14mg/d）和帕博利珠单抗（200mg，每 3 周重复）治疗晚期 ATC（6 例）和 PDTC（2 例）的初步结果。结果显示，在可评价疗效的 7 例患者中，1 例获得 CR，4 例获得 PR，2 例获得疾病稳定（stable disease，SD），显示出良好的协同作用。目前，一项采用仑伐替尼联合帕博利珠单抗的前瞻性 II 期单臂临床研究正在开展中。

表 10-3-1　抗血管多靶点激酶抑制药治疗 ATC 的 Ⅱ 期临床试验

药物	人数	ORR/%	中位 PFS	中位 OS
帕唑帕尼	15	0	62 天	111 天
索拉非尼	20	10	1.9 个月	3.9 个月
仑伐替尼	17	24	7.4 个月	10.6 个月

（郭　晔　薛丽琼）

参考文献

[1] CHEN W, ZHENG R, BAADE P D, et. al. Cancer statistics in China, 2015 [J]. CA Cancer J Clin, 2016, 66 (2): 115-132.

[2] ZENG H, CHEN W, ZHENG R, et al. Changing cancer survival in China during 2003-2015: A pooled analysis of 17 population-based cancer registries [J]. Lancet Glob Health, 2018, 6 (5): e555-e567.

[3] RAO S N, CABANILLAS M E. Navigating systemic therapy in advanced thyroid carcinoma: From standard of care to personalized therapy and beyond [J]. J Endocr Soc, 2018, 2 (10): 1109-1130.

[4] TUTTLE R M, AHUJA S, AVRAM A M, et al. Controversies, consensus, and collaboration in the use of 131i therapy in differentiated thyroid cancer: A Joint Statement from the American Thyroid Association, the European Association of Nuclear Medicine, the Society of Nuclear Medicine and Molecular Imaging, and the European Thyroid Association [J]. Thyroid, 2019, 29 (4): 461-470.

[5] HAUGEN B R, ALEXANDER E K, BIBLE K C, et al. 2015 American Thyroid Association Management guidelines for adult patients with thyroid nodules and differentiated thyroid cancer: The American Thyroid Association Guidelines Task Force on Thyroid Nodules and Differentiated Thyroid Cancer [J]. Thyroid, 2016, 26 (1): 1-133.

[6] MU Z Z, ZHANG X, LIN Y S. Identification of radioactive iodine refractory differentiated thyroid cancer [J]. Chonnam Med J, 2019, 55 (3): 127-135.

[7] EISENHAUER E A, THERASSE P, BOGAERTS J, et al. New response evaluation criteria in solid tumours: revised RECIST guideline (version 1. 1)[J]. Eur J Cancer, 2009, 45 (2): 228-247.

[8] SHIMAOKA K, SCHOENFELD D A, DEWYS W D, et al. A randomized trial of doxorubicin versus doxorubicin plus cisplatin in patients with advanced thyroid carcinoma [J]. Cancer, 1985, 56 (9): 2155-2160.

[9] HANAUSKE A R, DUMEZ H, PICCART M, et al. Pemetrexed combined with paclitaxel: A dose-finding study evaluating three schedules in solid tumors [J]. Invest New Drugs, 2009, 27 (4): 356-365.

[10] SPANO J P, VANO Y, VIGNOT S, et al. GEMOX regimen in the treatment of metastatic differentiated refractory thyroid carcinoma [J]. Med Oncol, 2012, 29 (3): 1421-1428.

[11] BROSE M S, NUTTING C M, JARZAB B, et. al. Sorafenib in radioactive iodine-refractory, locally advanced or metastatic differentiated thyroid cancer: A randomised, double-blind, phase 3 trial.[J]. Lancet, 2014, 384 (9940): 319-328.

[12] WORDEN F, FASSNACHT M, SHI Y, et al. Safety and tolerability of sorafenib in patients with radioiodine-refractory thyroid cancer [J]. Endocr Relat Cancer, 2015, 22 (6): 877-887.

[13] SCHLUMBERGER M, TAHARA M, WIRTH L J, et al. Lenvatinib versus placebo in radioiodine-refractory thyroid cancer [J]. N Engl J Med, 2015, 372 (7): 621-630.

[14] BROSE M S, WORDEN F P, NEWBOLD K L, et al. Effect of age on the efficacy and safety of lenvatinib in radio-iodine-refractory differentiated thyroid cancer in the phase Ⅲ SELECT trial [J]. J Clin Oncol, 2017, 35

(23): 2692-2699.

[15] WIRTH L J, TAHARA M, ROBINSON B, et al. Treatment-emergent hypertension and efficacy in the phase 3 Study of (E7080) lenvatinib in differentiated cancer of the thyroid (SELECT)[J]. Cancer, 2018, 124 (11): 2365-2372.

[16] WILSON L, HUANG W, CHEN L, et al. Cost effectiveness of lenvatinib, sorafenib and placebo in treatment of radioiodine-refractory differentiated thyroid cancer [J]. Thyroid, 2017, 27 (8): 1043-1052.

[17] DADU R, DEVINE C, HERNANDEZ M, et al. Role of salvage targeted therapy in differentiated thyroid cancer patients who failed first-line sorafenib [J]. J Clin Endocrinol Metab, 2014, 99 (6): 2086-2094.

[18] LEBOULLEUX S, BASTHOLT L, KRAUSE T, et al. Vandetanib in locally advanced or metastatic differentiated thyroid cancer: A randomised, double-blind, phase 2 trial [J]. Lancet Oncol, 2012, 13 (9): 897-905.

[19] CABANILLAS M E, DE SOUZA J A, GEYER S, et al. Cabozantinib as salvage therapy for patients with tyrosine kinase inhibitor-refractory differentiated thyroid cancer: Results of a multicenter phase ii international thyroid oncology group trial [J]. J Clin Oncol, 2017, 35 (29): 3315-3321.

[20] DIAZ-CANO S J. Motesanib diphosphate in progressive differentiated thyroid cancer [J]. N Engl J Med, 2008, 359 (25): 2727.

[21] CARR L L, MANKOFF D A, GOULART B H, et al. Phase II study of daily sunitinib in FDG-PET-positive, iodine-refractory differentiated thyroid cancer and metastatic medullary carcinoma of the thyroid with functional imaging correlation [J]. Clin Cancer Res, 2010, 16 (21): 5260-5268.

[22] BIKAS A, KUNDRA P, DESALE S, et al. Phase 2 clinical trial of sunitinib as adjunctive treatment in patients with advanced differentiated thyroid cancer [J]. Eur J Endocrinol, 2016, 174 (3): 373-380.

[23] COHEN E E, ROSEN L S, VOKES E E, et al. Axitinib is an active treatment for all histologic subtypes of advanced thyroid cancer: Results from a phase II study [J]. J Clin Oncol, 2008, 26 (29): 4708-4713.

[24] LOCATI L D, LICITRA L, AGATE L, et al. Treatment of advanced thyroid cancer with axitinib: Phase 2 study with pharmacokinetic/pharmacodynamic and quality-of-life assessments [J]. Cancer, 2014, 120 (17): 2694-2703.

[25] BIBLE K C, SUMAN V J, MOLINA J R, et al. Efficacy of pazopanib in progressive, radioiodine-refractory, metastatic differentiated thyroid cancers: Results of a phase 2 consortium study [J]. Lancet Oncol, 2010, 11 (10): 962-972.

[26] LIM S M, CHUNG W Y, NAM K H, et al. An open label, multicenter, phase II study of dovitinib in advanced thyroid cancer [J]. Eur J Cancer, 2015, 51 (12): 1588-1595.

[27] ZHANG X, WANG C, LIN Y. Pilot dose comparison of apatinib in chinese patients with progressive radioiodine-refractory differentiated thyroid cancer [J]. J Clin Endocrinol Metab, 2018, 103 (10): 3640-3646.

[28] CHEN J, JI Q, BAI C, et al. Surufatinib in chinese patients with locally advanced or metastatic differentiated thyroid cancer and medullary thyroid cancer: A multicenter, open-label, phase II trial [J]. Thyroid, 2020, 30 (9): 1245-1253.

[29] HAROON AL RASHEED M R, XU B. Molecular alterations in thyroid carcinoma [J]. Surg Pathol Clin, 2019, 12 (4): 921-930.

[30] BROSE M S, CABANILLAS M E, COHEN E E, et al. Vemurafenib in patients with BRAF (V600E)-positive metastatic or unresectable papillary thyroid cancer refractory to radioactive iodine: A non-randomised, multicentre, open-label, phase 2 trial [J]. Lancet Oncol, 2016, 17 (9): 1272-1282.

[31] SHAH M H, WEI L, WIRTH L J, et. al. Results of randomized phase II trial of dabrafenib versus dabrafenib plus trametinib in BRAF-mutated papillary thyroid carcinoma [J]. J Clin Oncol, 2017, 35 (15_suppl): 6022-6022.

[32] MONTERO-CONDE C, RUIZ-LLORENTE S, DOMINGUEZ JM, et al. Relief of feedback inhibition of HER3 transcription by RAF and MEK inhibitors attenuates their antitumor effects in BRAF-mutant

thyroid carcinomas [J]. Cancer Discov, 2013, 3 (5): 520-533.

［33］ CHENG L, JIN Y, LIU M, et al. HER inhibitor promotes BRAF/MEK inhibitor-induced redifferentiation in papillary thyroid cancer harboring BRAFV600E [J]. Oncotarget, 2017, 8 (12): 19843-19854.

［34］ LIM S M, CHANG H, YOON M J, et al. A multicenter, phase Ⅱ trial of everolimus in locally advanced or metastatic thyroid cancer of all histologic subtypes [J]. Ann Oncol, 2013, 24 (12): 3089-3094.

［35］ SCHNEIDER T C, de WIT D, LINKS T P, et al. Everolimus in patients with advanced follicular-derived thyroid cancer: Results of a phase Ⅱ Clinical Trial [J]. J Clin Endocrinol Metab, 2017, 102 (2): 698-707.

［36］ HANNA G J, BUSAIDY N L, CHAU N G, et al. Genomic correlates of response to everolimus in aggressive radioiodine-refractory thyroid cancer: A phase Ⅱ Study [J]. Clin Cancer Res, 2018, 24 (7): 1546-1553.

［37］ SHERMAN E J, DUNN L A, HO A L, et al. Phase 2 study evaluating the combination of sorafenib and temsirolimus in the treatment of radioactive iodine-refractory thyroid cancer [J]. Cancer, 2017, 123 (21): 4114-4121.

［38］ LIU Z, HOU P, JI M, et al. Highly prevalent genetic alterations in receptor tyrosine kinases and phosphatidylinositol 3-kinase/akt and mitogen-activated protein kinase pathways in anaplastic and follicular thyroid cancers [J]. J Clin Endocrinol Metab, 2008, 93 (8): 3106-3116.

［39］ BORSON-CHAZOT F, DANTONY E, ILLOUZ F, et al. Effect of buparlisib, a pan-class I PI3K inhibitor, in refractory follicular and poorly differentiated thyroid cancer [J]. Thyroid, 2018, 28 (9): 1174-1179.

［40］ Cancer Genome Atlas Research Network. Integrated genomic characterization of papillary thyroid carcinoma [J]. Cell, 2014, 159 (3): 676-690.

［41］ SUBBIAH V, GAINOR J F, RAHAL R, et al. Precision targeted therapy with BLU-667 for RET-driven cancers [J]. Cancer Discov, 2018, 8 (7): 836-849.

［42］ SUBBIAH V, VELCHETI V, TUCH B B, et al. Selective RET kinase inhibition for patients with RET-altered cancers [J]. Ann Oncol, 2018, 29 (8): 1869-1876.

［43］ WIRTH L, DRILON A, SOLOMON B, et. al. Registrational results of LOXO-292 in patients with RET-altered thyroid cancers [J]. Ann OncoL, 2019, 30 (5): 933.

［44］ COCCO E, SCALTRITI M, DRILON A. NTRK fusion-positive cancers and TRK inhibitor therapy [J]. Nat Rev Clin Oncol, 2018, 15 (12): 731-747.

［45］ HONG D S, DUBOIS S G, KUMMAR S, et al. Larotrectinib in patients with TRK fusion-positive solid tumours: A pooled analysis of three phase 1/2 clinical trials [J]. Lancet Oncol, 2020, 21 (4): 531-540.

［46］ DOEBELE R C, DRILON A, PAZ-ARES L, et al. Entrectinib in patients with advanced or metastatic NTRK fusion-positive solid tumours: Integrated analysis of three phase 1-2 trials [J]. Lancet Oncol, 2020, 21 (2): 271-282.

［47］ MEHNERT J M, VARGA A, BROSE M S, et al. Safety and antitumor activity of the anti-PD-1 antibody pembrolizumab in patients with advanced, PD-L1-positive papillary or follicular thyroid cancer [J]. BMC Cancer, 2019, 19 (1): 196.

［48］ HAUGEN B, FRENCH J, WORDEN F P, et. al. Lenvatinib plus pembrolizumab combination therapy in patients with radioiodine-refractory (RAIR), progressive differentiated thyroid cancer (DTC): Results of a multicenter phase Ⅱ international thyroid oncology group trial.[J/OL]. J Clin Oncoly, 2020, 38 (15_suppl): 6512.

［49］ WILLIAMS S D, BIRCH R, EINHORN L H. Phase Ⅱ evaluation of doxorubicin plus cisplatin in advanced thyroid cancer: A Southeastern Cancer Study Group Trial [J]. Cancer Treat Rep, 1986, 70 (3): 405-407.

［50］ ORLANDI F, CARACI P, BERRUTI A, et al. Chemotherapy with dacarbazine and 5-fluorouracil in advanced medullary thyroid cancer [J]. Ann Oncol, 1994, 5 (8): 763-765.

［51］ MARCHAND L, NOZIÈRES C, WALTER T, et al. Combination chemotherapy with 5-fluorouracil and dacarbazine in advanced medullary thyroid cancer, a possible alternative？[J]. Acta Oncol, 2016, 55 (8):

1064-1066.

［52］ WELLS S A Jr, ROBINSON B G, GAGEL R F, et al. Vandetanib in patients with locally advanced or metastatic medullary thyroid cancer: a randomized, double-blind phase Ⅲ trial [J]. J Clin Oncol, 2012, 30 (2): 134-141.

［53］ ELISEI R, SCHLUMBERGER M J, MÜLLER S P, et al. Cabozantinib in progressive medullary thyroid cancer [J]. J Clin Oncol, 2013, 31 (29): 3639-3646.

［54］ SCHLUMBERGER M, ELISEI R, MÜLLER S, et al. Overall survival analysis of EXAM, a phase Ⅲ trial of cabozantinib in patients with radiographically progressive medullary thyroid carcinoma [J]. Ann Oncol, 2017, 28 (11): 2813-2819.

［55］ SUN Y, DU F, GAO M, et al. Anlotinib for the treatment of patients with locally advanced or metastatic medullary thyroid cancer [J]. Thyroid, 2018, 28 (11): 1455-1461.

［56］ SCHLUMBERGER M J, ELISEI R, BASTHOLT L, et al. Phase Ⅱ study of safety and efficacy of motesanib in patients with progressive or symptomatic, advanced or metastatic medullary thyroid cancer [J]. J Clin Oncol, 2009, 27 (23): 3794-3801.

［57］ LAM E T, RINGEL M D, KLOOS R T, et al. Phase Ⅱ clinical trial of sorafenib in metastatic medullary thyroid cancer [J]. J Clin Oncol, 2010, 28 (14): 2323-2330.

［58］ BIBLE K C, SUMAN V J, MOLINA J R, et al. A multicenter phase 2 trial of pazopanib in metastatic and progressive medullary thyroid carcinoma: MC057H [J]. J Clin Endocrinol Metab, 2014, 99 (5): 1687-1693.

［59］ SCHLUMBERGER M, JARZAB B, CABANILLAS M E, et al. A Phase Ⅱ trial of the multitargeted tyrosine kinase inhibitor lenvatinib (E7080) in advanced medullary thyroid cancer [J]. Clin Cancer Res, 2016, 22 (1): 44-53.

［60］ ROMEI C, CIAMPI R, ELISEI R. A comprehensive overview of the role of the RET proto-oncogene in thyroid carcinoma [J]. Nat Rev Endocrinol, 2016, 12 (4): 192-202.

［61］ AIN K B, EGORIN M J, DESIMONE P A. Treatment of anaplastic thyroid carcinoma with paclitaxel: Phase 2 trial using ninety-six-hour infusion. Collaborative Anaplastic Thyroid Cancer Health Intervention Trials (CATCHIT) Group [J]. Thyroid, 2000, 10 (7): 587-594.

［62］ HIGASHIYAMA T, ITO Y, HIROKAWA M, et al. Induction chemotherapy with weekly paclitaxel administration for anaplastic thyroid carcinoma [J]. Thyroid, 2010, 20 (1): 7-14.

［63］ MOONEY C J, NAGAIAH G, FU P, et al. A phase Ⅱ trial of fosbretabulin in advanced anaplastic thyroid carcinoma and correlation of baseline serum-soluble intracellular adhesion molecule-1 with outcome [J]. Thyroid, 2009, 19 (3): 233-240.

［64］ SOSA J A, ELISEI R, JARZAB B, et al. Randomized safety and efficacy study of fosbretabulin with paclitaxel/carboplatin against anaplastic thyroid carcinoma [J]. Thyroid, 2014, 24 (2): 232-240.

［65］ SOSA J A, BALKISSOON J, LU S P, et al. Thyroidectomy followed by fosbretabulin (CA4P) combination regimen appears to suggest improvement in patient survival in anaplastic thyroid cancer [J]. Surgery, 2012, 152 (6): 1078-1087.

［66］ COPLAND J A, MARLOW L A, KURAKATA S, et al. Novel high-affinity PPARgamma agonist alone and in combination with paclitaxel inhibits human anaplastic thyroid carcinoma tumor growth via p21WAF1/CIP1 [J]. Oncogene, 2006, 25 (16): 2304-2317.

［67］ SMALLRIDGE R C, COPLAND J A, BROSE M S, et al. Efatutazone, an oral PPAR-γ agonist, in combination with paclitaxel in anaplastic thyroid cancer: results of a multicenter phase 1 trial [J]. J Clin Endocrinol Metab, 2013, 98 (6): 2392-2400.

［68］ CATALANO M G, POLI R, PUGLIESE M, et al. Valproic acid enhances tubulin acetylation and apoptotic activity of paclitaxel on anaplastic thyroid cancer cell lines [J]. Endocr Relat Cancer, 2007, 14 (3): 839-845.

［69］ CATALANO M G, PUGLIESE M, GALLO M, et al. Valproic acid, a histone deacetylase inhibitor, in combination with paclitaxel for anaplastic thyroid cancer: results of a multicenter randomized controlled phase Ⅱ/Ⅲ trial [J]. Int J Endocrinol, 2016, 2016: 2930414.

［70］ HYMAN D M, PUZANOV I, SUBBIAH V, et. al. Vemurafenib in multiple nonmelanoma cancers with BRAF V600 mutations [J]. New Engl J Med, 2015, 373 (8): 726-736.

［71］ SUBBIAH V, KREITMAN R J, WAINBERG Z A, et al. Dabrafenib and trametinib treatment in patients with locally advanced or metastatic BRAF V600-Mutant anaplastic thyroid cancer [J]. J Clin Oncol, 2018, 36 (1): 7-13.

［72］ CABANILLAS M E, DADU R, FERRAROTTO R, et. al. Atezolizumab combinations with targeted therapy for anaplastic thyroid carcinoma (ATC).[J]. J Clin Oncol, 2020, 38 (15_suppl): 6514.

［73］ IYER P C, DADU R, GULE-MONROE M, et al. Salvage pembrolizumab added to kinase inhibitor therapy for the treatment of anaplastic thyroid carcinoma [J]. J Immunother Cancer, 2018, 6 (1): 68.

［74］ BIBLE K C, SUMAN V J, MENEFEE M E, et al. A multiinstitutional phase 2 trial of pazopanib monotherapy in advanced anaplastic thyroid cancer [J]. J Clin Endocrinol Metab, 2012, 97 (9): 3179-3184.

［75］ SAVVIDES P, NAGAIAH G, LAVERTU P, et al. Phase Ⅱ trial of sorafenib in patients with advanced anaplastic carcinoma of the thyroid [J]. Thyroid, 2013, 23 (5): 60060-60064.

［76］ TAHARA M, KIYOTA N, YAMAZAKI T, et al. Lenvatinib for anaplastic thyroid cancer [J]. Front Oncol, 2017, 7: 25.

第十一章 甲状腺癌的其他治疗

尽管甲状腺癌，尤其是分化型甲状腺癌（DTC）的临床进程相对惰性，总体预后相对较好，但仍有一部分患者经临床标准化的手术、放射性碘治疗、TSH 抑制治疗后存在疾病的持续、复发或转移。针对这些晚期甲状腺癌患者，化疗所能发挥的作用较为有限，分子靶向治疗成为主要的系统治疗方式。目前索拉非尼及乐伐替尼已获批为 RAIR-DTC 的一线靶向治疗药物，同时更多的靶向药物临床试验为这部分患者提供了诸多选择，但仍有相当一部分患者使用后出现耐药、不能耐受其副作用等情形。其他治疗方式如免疫治疗、放射性粒子植入治疗等虽很少纳入甲状腺癌的主要治疗方案，但在上述治疗失败或存在应用局限时可为这部分晚期 TC 患者提供进一步的治疗选择。另外，消融治疗由于其创伤小、恢复快等特点成为部分甲状腺良性结节、微小癌治疗的新选择，以及部分复发转移性甲状腺癌的补充治疗手段，规范合理的应用或有助于提高甲状腺癌患者的生活质量。

第一节　免疫治疗

免疫系统是多细胞动物特化的一个系统，用以维持多细胞动物在细胞层面和分子层面的稳定性。100 余年来人类对免疫系统进行不懈的研究，目前针对该领域的主要问题已经有了一定的认知。1909 年 Paul Ehrlich 提出免疫监视学说，认为免疫系统可以遏制肿瘤的发生，免疫功能异常是肿瘤发生的基本原因之一。1959 年 Frank Macfarlane Brunet 和 Lewis Thomas 提出了"免疫监视"的假说，认为免疫系统能够识别并清除恶性肿瘤，从而抑制肿瘤的发生发展。2002 年 Gavin P Dunn 和 Robert D Schreiber 等首次提出"免疫编辑"理论，系统阐述了癌症和免疫系统之间的三阶段关系——清除、平衡和逃逸。在清除阶段，免疫系统检测并清除已经发生的肿瘤细胞。清除的结果可能是完全的，或是不完全的。在部分肿瘤被清除的情况下，宿主免疫系统与幸存下来的肿瘤细胞变体进入一种动态平衡。在平衡阶段,免疫系统将持续对肿瘤细胞施加一种选择性压力,新的具有更强的抗免疫攻击能力的变种会出现,最终进入免疫逃逸阶段。

利用免疫进行抗癌治疗的相关报道最早见于 19 世纪 60 年代。一位叫威廉·布什的医生使用丹毒感染癌症患者后观察到肿瘤显著缩小;美国纽约纪念医院的医生用注射细菌进入肿瘤的方法治疗癌症,使得不少患者在无药可医的情况下得到了缓解。后来进一步发展出细胞因子疗法、过继免疫细胞疗法、肿瘤疫苗及溶瘤病毒等免疫治疗方法,但在疗效和安全性方面均未得到临床的一致认可。很长时间以来人类并没有找到可靠的免疫治疗方法,直至免疫检查点蛋白的发现。免疫检查点蛋白是位于效应 T 细胞上的一些激活性或抑制性受体调节开关,是精准调节 T 细胞免疫攻击性能的一种重要机制。目前认知较多并广泛应用于临床的主要有两个,一是细胞毒性 T 淋巴细胞相关抗原 4(CTLA-4),1996 年美国学者 James Allison 在《科学》(*Science*)杂志发表论文,首次证明 CTLA-4 对 T 细胞的抑制性调节作用;第二个是程序性死亡受体 1(PD-1),1992 年由日本学者本庶佑首次发现,2013 年依此开创了抑制免疫负调节的抗肿瘤治疗方法,并成为 *Science* 杂志的年度十大科学突破之首。免疫检查点抑制治疗利用机体内在的生理机制治疗肿瘤,与传统治疗手段相比具有完全不同的作用机制,在黑色素瘤、肾癌、非小细胞肺癌、头颈鳞癌、宫颈癌等多个瘤种展现出显著的治疗效果,将肿瘤系统治疗带入了新的纪元。James Allison 和本庶佑也因这一突出贡献获得 2018 年的诺贝尔生理学或医学奖。

对于进展期甲状腺癌,小分子酪氨酸激酶抑制剂被证实能够显著延长患者的无进展生存时间(PFS),但对总生存(OS)的改善作用仍不明确,迫切需要找到更加有效的治疗方法。以免疫检查点抑制剂(immune checkpoint blokades,ICB)为代表的免疫治疗正在改变多种肿瘤的治疗格局,ICB 的主要疗效特点之一是对 OS 的显著延长作用。越来越多的研究证据表明,甲状腺癌是免疫相关性肿瘤,细胞因子和趋化因子、不同类型的免疫细胞及免疫检查点蛋白等均与甲状腺癌的侵袭性发展密切相关。因此,我们有理由期待,如同其他类型的肿瘤一样,免疫治疗也可能成为甲状腺癌患者的福音。尽管陆续有相关的个案报道和早期临床试验结果在披露,但甲状腺癌的免疫治疗探索仍处于起步阶段。此外,甲状腺癌有其比较独特的疾病特点,如相伴发生的自身免疫性甲状腺疾病和特异性抗原甲状腺球蛋白(Tg),这些可能为我们在甲状腺癌寻找免疫治疗的疗效预测标志物或探索联合治疗方法提供线索。

一、免疫检查点抑制治疗

(一)免疫检查点抑制治疗的作用机制

肿瘤细胞可主动分泌或表达肿瘤抗原(TA),肿瘤细胞坏死也可引起肿瘤抗原释放。在肿瘤引流区淋巴结中,TA 被抗原递呈细胞(APC)呈递给 T 淋巴细胞,启动并激活抗肿瘤免疫反应。随后,扩增的肿瘤特异性 T 淋巴细胞进入循环系统,到达肿瘤部位并浸润至肿瘤组织,产生杀伤肿瘤细胞的作用。坏死的肿瘤细胞将释放更多抗原,从而使这一抗肿瘤免疫反应的环路得以延续。很多不同的干预手段通过作用于上述环路的不同阶段,发挥增强抗肿瘤免疫反应的作用。同时,为保证免疫系统在清除外来抗原的过程中不会伤害到宿主自身,机体进化出免疫检查点蛋白及相关的免疫抑制机制,以保证免疫反应过程能够及时终止。然而,当发生肿瘤时,肿瘤细胞能够利用多种机制逃避机体的免疫监视,包括免疫检查点蛋白。

CTLA-4 是 CD28 依赖性 T 细胞应答的负性调节物,在抑制自身免疫和维持免疫稳态方面发挥关键作用。在免疫应答过程中,T 细胞受体(TCR)与抗原结合后,必须获得另外一个协同刺激信号才能完成 T 细胞活化,即 T 细胞表面的 CD28 分子需与 APC 表面的 B7 分子相结合。CTLA-4 与 CD28 具有高度同源性,与它结合相同的配体 B7-1(CD80)和 B7-2(CD86),且表现出比 CD28 更高的亲和力。但两者在 T 细胞上的定位完全不同,CD28 在静息 T 细胞和活化 T 细胞表面均有表达,CTLA-4 主要分布于细胞内,当 T 细胞受到刺激时,才会被动员到细胞表面。一旦表达于活化 T 细胞的质膜上,CTLA-4 与 CD28 竞争结合 B7 并胜出,结果导致 T 细胞活化受阻,产生免疫抑制。因此,靶向 CTLA-4 的单克隆抗体主要作用于免疫反应的起始阶段,通过阻断 CTLA-4 与 B7 分子相结合,使 T 细胞重新获得共刺激信号,促进 T 细胞增殖和活化,启动免疫反应,在黑色素瘤等多种肿瘤展现出一定的治疗效果。

激活的 T 细胞也表达程序性死亡受体 1(PD-1),这是另一种被广泛关注的免疫检查点蛋白,同样介导免疫抑制作用。PD-1 的配体 PD-L1(B7-H8)和 PD-L2(B7-DC)在肿瘤细胞、间质细胞和 APC 的表面均有表达。两者结合可诱导 T 细胞凋亡、导致 T 细胞无能或耗竭。某些类型的肿瘤细胞可通过增加 PD-L1 的表达抑制 T 细胞活性,产生免疫逃逸。PD-1 通路介导的免疫抑制主要发生在 T 细胞和肿瘤细胞相互作用的效应阶段,靶向 PD-1 或 PD-L1 的抑制剂通过激活这一阶段的免疫反应杀伤肿瘤细胞。

(二) 免疫检查点抑制治疗的作用特点和疗效评价标准

免疫检查点抑制剂激活 T 淋巴细胞,使其重新获得内在的适应性和记忆性,抗肿瘤作用模式上与传统治疗手段不同。ICB 除可产生较广谱的抗肿瘤治疗作用外,临床多表现为长程的有效性和长期的生存时间。此外,因作用机制不同,ICB 具有独特的反应模式,如超进展(hyperprogressive disease,HPD)和假性进展。不同文献报道的 HPD 的发生率为 4%~29%,目前对其判定尚无统一的标准,多被定义为肿瘤反常的加速生长。假性进展是另外一种 ICB 不同于传统治疗手段的反应模式,是指在治疗的初始阶段出现肿瘤负荷增加,可表现为原有病灶增大或出现新的病灶,但随后肿瘤负荷减轻,通过活组织检查证实增大或新出现的病灶为肿瘤坏死或炎性细胞浸润。

由于 ICB 不同的临床获益模式,患者的影像学表现可能为延迟反应、持续稳定或假性进展等。传统抗肿瘤治疗药物以直接杀伤肿瘤细胞为目的,其疗效评估以肿瘤大小变化为标准,而 ICB 对 ORR 和 PFS 的改善作用并不显著,而以疾病稳定和长期生存作为抗肿瘤治疗活性的代表。因此,临床衍生出专门针对免疫治疗的疗效评价标准,即 irRECIST。其与传统标准之间的主要区别性特征:①由于免疫治疗反应可能出现延迟或假性进展,因此建议在随访到 PD 的 4 周后再次进行疗效确认;②新病灶的出现不一定表示疾病进展,符合大小标准的新病灶评估为"新的可测量病灶",并纳入总的肿瘤负荷。

二、甲状腺癌是免疫相关性肿瘤

(一)细胞因子和趋化因子

细胞因子和趋化因子介导的免疫反应与甲状腺疾病的发生发展密切相关。如趋化因子受体3(CXCR3)及其配体 CXCL9、CXCL10 和 CXCL11 介导了自身免疫性甲状腺疾病的免疫致病过程。甲状腺上皮细胞在受到 γ 干扰素(IFN-γ)刺激后,可分泌具有 1 型辅助性 T 淋巴细胞(Th1)趋化作用的 CXCL10,促进 Th1 细胞迁移到甲状腺组织并分泌更多的 IFN-γ,启动自身免疫反应并使之持续循环,从而发生自身免疫性甲状腺疾病(AITD)。对于乳头状甲状腺癌(PTC),*RET* 基因重排、*BRAF* 或 *RAS* 基因激活突变均可上调 CXCL10 的表达,CXCL10 的表达水平与 PTC 更强的增殖和侵袭能力相关。另外有研究显示,PTC 细胞的 Toll 样受体 3(TLR3)表达增加,而 CXCL10 是 TLR3 信号通路的下游产物。肥大细胞与肿瘤患者较差的临床预后相关。甲状腺癌组织中具有较多的肥大细胞浸润,肥大细胞分泌的 CXCL10、CXCL1 具有促进甲状腺癌(thyroid cancer,TC)细胞增殖的作用,CXCL8 可促进 TC 的上皮间质转化(EMT),并使其具有干细胞样表型特征。靶向或降低 TC 肿瘤微环境中 CXCL8 的浓度可起到一定的治疗作用,研究表明,IFN-γ 即是通过抑制 CXCL8 的分泌降低伴有 *BRFA^{V600E}* 突变的 TC 细胞的迁移能力。TC 肿瘤微环境中的 CCR3、CCR7、CXCR4、CXCL8、CCL2 等趋化因子或趋化因子受体均具有不同程度的促瘤作用。

(二)肿瘤相关性免疫细胞

免疫细胞是肿瘤微环境的重要组成成分。TC 肿瘤微环境中主要的肿瘤相关性免疫细胞包括 B 细胞、T 细胞、肥大细胞、自然杀伤细胞(NK)、肿瘤相关巨噬细胞(TAMs)和树突状细胞(DCs)等,它们在 TC 发生发展过程中发挥着不同的作用。

18%~40% 的 PTC 患者中可检测到 B 细胞分泌的甲状腺抗体,这一比例在正常人群中仅为 10%~14%。与正常甲状腺组织相比,PTC 中具有更多的肥大细胞浸润,这可能与 TC 细胞分泌的具有肥大细胞趋化作用的 VEGF-A 相关。如前所述,肥大细胞通过分泌趋化因子、组胺和白细胞介素 8(IL-8)等使 TC 细胞去分化、获得更加恶性的生物学表型,并介导免疫逃逸。T 细胞是介导抗肿瘤免疫反应的主要成分,T 细胞表面抑制性免疫检查点蛋白的表达,包括 PD-1、TIM3、Lag-3 和 TIGIT 等,也是肿瘤细胞发生免疫逃逸的重要机制。这些免疫检查点蛋白传递的抑制性信号通过干扰 IL-2、肿瘤坏死因子 α(TNF-α)、IFN-γ 等炎症因子的表达影响 T 细胞功能。Tregs 是一类具有免疫抑制作用的 T 细胞,可同时表达 PD-1 和 CTLA-4。Tregs 在进展期或伴有局部侵犯的分化型甲状腺癌(DTC)、转移淋巴结和未分化甲状腺癌(ATC)中可见浸润增加,提示 Tregs 介导的免疫抑制作用在 TC 进展和去分化的过程中发挥重要作用。体外研究显示,NK 细胞能够裂解杀伤 ATC 细胞,给予荷瘤小鼠具有 NK 细胞激动作用的细胞因子 IL-12,有助于重建机体的免疫清除作用。进展期或转移性 TC 外周血中的 NK 细胞数量减少。TAMs 包括 M1 和 M2 两种类型。M1 型 TAM 通过表达 IL-1、IL-12 和 TNF-α 发挥抗瘤作用,M2 型 TAM 表达 IL-10 和 CD163,具有促瘤和抑制免疫清除的作用。研究表明,PTC 中 M2 型 TAM 的浸润数量与肿瘤更强的侵袭性和不良预后相关。成熟 DCs 的抗原递呈作用对于启动抗肿瘤免疫反应至关重要,而 PTC 肿瘤组织中浸润的多为表达 CD1a 或 S100 的不成熟 DCs,不能有效激活 T 细胞,维持抗肿瘤免疫反应。DCs 的成熟不良或无能与 TAMs 有关,靶向抑制性 TAMs 可能通过促进 DCs 成熟发挥抗肿瘤治疗效应。

(三) 免疫检查点蛋白

对于转移性 PTC,有研究者比较了肿瘤转移淋巴结(TILN)和未转移淋巴结(UILN)中 CD4$^+$T 淋巴细胞的亚群分布。结果显示,TILN 中 PD-1+T 细胞的数量明显增多,对于同时伴有结外侵犯的 TILN 尤为显著。另一项研究评估了 PTC 肿瘤组织中 PD-L1 的表达水平,发现 PD-L1 主要定位于肿瘤细胞的胞质,仅少量细胞膜染色,胞质或胞膜 PD-L1 阳性表达者的中位 PFS(分别为 49 个月和 36 个月)明显差于 PD-L1 不表达者(186 个月)。研究显示,所有分期的 PTC 肿瘤组织均可表达 PD-L1,阳性率约为 53.2%,ATC 中 PD-L1 表达的阳性率最高,可达 70%~90%,而甲状腺髓样癌(MTC)则较少见。PD-L1 表达水平与甲状腺癌更高的复发风险和较差的临床预后相关。

三、甲状腺癌的免疫治疗

(一) 免疫检查点抑制治疗

如上所述,PD-1+T 细胞在 PTC 的肿瘤转移淋巴结中浸润增加,PD-L1 的表达水平与患者更高的复发风险和更差的无病生存时间相关。这提示免疫检查点参与了 TC 的侵袭性发展过程,ICB 有可能成为进展性 TC 有效的治疗手段。KEYNOTE-028 是一项 Ib 期临床研究,旨在评估 pembrolizumab 治疗进展期实体瘤的安全性和有效性。其中的甲状腺癌队列共纳入 22 例 PD-L1 表达阳性的乳头状甲状腺癌和滤泡性甲状腺癌(FTC)患者,治疗相关不良反应的发生率为 82%,发生率>15% 的常见不良反应包括腹泻和乏力,仅有 1 例患者发生 ≥3 级不良反应,为 3 级的结肠炎,无毒性相关的治疗中断或治疗相关死亡。2 例患者达到部分缓解(PR),ORR 为 9%,有效持续时间分别为 8 个月和 20 个月。另有 12 例患者病情稳定(SD),该研究的中位无进展生存时间(mPFS)为 7 个月。ICB 能否给 TC 患者带来生存获益,尚需进一步探索。

(二) 其他免疫治疗方法

综上所述,甲状腺癌是免疫相关性肿瘤,从细胞到分子水平的多种免疫逃逸机制参与了甲状腺癌的侵袭性发展。除免疫检查点抑制治疗外,基础研究领域的成果积累也促进了其他免疫治疗方法在甲状腺癌进行临床转化的积极探索。

1. **抑制 TAMs 的募集** 甲状腺癌肿瘤组织中具有 TAMs 趋化作用的细胞因子表达增加,如 CSF-1 和 CCL-2。研究显示,TAMs 占据 ATC 50% 以上的肿瘤体积,对于进展期 DTC,尽管达不到这一比例,也可见大量 TAMs 浸润。靶向阻断 CCL-2/CCR2 和 CSF-1/CSF-1R 通路既可抑制具有促瘤作用的 M2 型 TAMs 募集,也可促进 M2 型 TAMs 重新极化为具有抑瘤作用的 M1 型 TAMs,起到抗肿瘤治疗的作用。基于这一基础研究结果,多项临床研究在该领域进行了创新性探索。如 NCT01346358 研究使用 CSF-1R 抗体治疗进展期实体肿瘤,NCT01525602 研究使用 CSF-1R 抗体联合紫杉醇治疗实体肿瘤,两个研究中均包括甲状腺癌队列,相关研究结果有待进一步公布。

2. **肿瘤疫苗** 具有良好免疫原性的肿瘤抗原是激活适应性抗肿瘤免疫反应的关键。因此,针对不同的肿瘤,找到明确的肿瘤特异性抗原或新抗原,有助于开发肿瘤疫苗,通过增加抗原递呈激活 T 细胞介导的抗肿瘤免疫反应。研究发现,MAGE、MUC1 及 c-MET 等肿瘤特异性抗原在 DTC 中可与 Tg、甲状腺过氧化物酶等甲状腺特异性蛋白相伴表达;低分化或未分化 TC 相对于分化较好的 TC 具有更高的肿瘤突变负荷(TMB)和肿瘤新抗原;MTC常见癌胚抗原(CEA)的表达升高,靶向 CEA 的树突状细胞(DCs)疫苗在 MTC 展现出一定的治疗效果。一项研究从外周血单核细胞中分离成熟 DCs,负载降钙素和 CEA 后回输到患者体内,该研究共入组 7 例患者,3 例在治疗后出现降钙素和 CEA 的显著下降,其中 1 例肝、肺转移灶消失,疗效评价达到完全缓解(CR)。目前该领域也有多项临床研究正在开展当中,靶向不同的甲状腺抗原。如 NCT01856920 研究,旨在评估靶向 CEA 的 GI-6207 疫苗对 MTC 的治疗作用。

3. **重塑 TAMs 的吞噬能力** 包括甲状腺癌在内的多种肿瘤细胞表达抑制性受体CD47,配体是来自 TAMs 的 SIRPα,两者结合后可抑制 TAMs 的吞噬能力,导致无法产生有效的抗原,并进一步使得 DCs 介导的肿瘤抗原递呈机制受损。动物实验表明,阻断 SIRPα/CD47 能够引起甲状腺癌肿瘤组织退缩。因此,靶向 CD47 或者 SIRPα 的单克隆抗体代表了克服免疫抑制的另一种有效机制,但目前为止,这一思路仍局限在临床前实验阶段,能否应用于临床仍需进一步探索。

4. **激酶抑制剂的免疫调节作用** 近来有研究表明,Treg 细胞可表达 VEGFR-2,*VEGFA*和 *BRFA^{V600E}* 突变均可诱导 PD-L1 的表达。因此,靶向这些因子的激酶抑制剂可同时产生免疫调节作用,开展激酶抑制剂和 ICBs 的联合治疗可能起到协同抗肿瘤作用。例如,体外研究显示,索拉非尼可通过减少 Treg 细胞的数量增强抗肿瘤免疫反应。索凡替尼是另一种多靶点激酶抑制剂,主要靶点包括 VEGFR、FGFR-1 和 CSF1R,同时具有抗血管生成和免疫调节的作用。关于激酶抑制剂和 ICB 的联合治疗,有报道 1 例 52 岁男性转移性 ATC 患者,二代测序(NGS)发现 *BRFA^{V600E}* 突变,同时伴有 PD-L1 阳性表达,在接受 BRAF 抑制剂维罗非尼和 PD-1 抑制剂 nivolumab 治疗 20 个月后,达到临床完全缓解(cCR)。相关临床研究也正在开展过程中,如 NCT02501096,在实体瘤中评价乐伐替尼和 PD-1 抑制剂 pembrolizumab联合治疗的有效性和安全性;NCT01988896,在实体瘤中评价 PD-L1 抑制剂 atezolizumab 和MAPK 通路抑制剂 cobimetinib 联合治疗的有效性和安全性。这些研究中均包括甲状腺癌队列,相关研究结果有待进一步披露。

5. **嵌合抗原受体 T 细胞(chimeric antigen receptor T-Cell,CAR-T)** CAR-T 细胞治疗是一种精准靶向肿瘤细胞的新型免疫治疗方法,即通过基因工程技术给 T 细胞装上定位导航装置(肿瘤嵌合抗原受体),使得激活的 T 细胞能够靶向识别肿瘤细胞并发挥免疫杀伤作用。目前该种治疗方法在某些血液系统肿瘤取得了显著的临床获益,但由于实体瘤通常缺少可靶向的理想抗原,且有发生脱靶反应导致淋巴细胞攻击正常组织的可能性,目前尚局限在临床前或早期临床试验阶段。在甲状腺癌治疗领域,有研究者报道了针对 ICM-1 分子的 CAR-T 细胞制作方法,并通过临床前的体内外试验证实其具有较好的有效性、靶向性和较低的脱靶相关毒性,但有待开展临床研究进一步验证。

四、思考和展望

尽管 ICB 在多个瘤种展现出富有前景的治疗效果,但单药治疗的有效率仅有 20%~40%。如何将免疫治疗不反应者转化为反应者是我们目前迫切需要解决的问题,也是研究热点。寻找疗效预测标志物及实施可有效干预肿瘤免疫反应环路的联合治疗方法被认为是可行的探索方向。尽管甲状腺癌的免疫治疗尚处于起步阶段,但 TC 有其比较独特的疾病特点,如部分患者同时伴有自身免疫性甲状腺疾病,Tg 是比较理想的肿瘤特异性抗原,这些可能为我们在甲状腺癌寻找合适的免疫治疗方法提供线索。

研究表明,接受 ICBs 治疗的患者,如果同时伴有 AITD 或者循环血中 AbTg 和 AbTPO 的检测结果为阳性,更易发生甲状腺毒性,这提示 ICB 治疗诱发或增强了 AITD 相关的免疫反应。ICB 相关的甲状腺毒性多表现为破坏性甲状腺炎,并进一步导致永久性的甲状腺功能减退。理论上讲,如果是 TC,这一过程也将有利于清除 TC 肿瘤细胞。ICB 治疗相关的甲状腺毒性在总体人群中的发生率仅为 5%~10%,但在伴有 AITD 的患者中破坏性甲状腺炎的发生率高达 80%,20% 的甲状腺癌患者同时伴有 AITD,伴有 AITD 的 TC 患者可能是 ICBs 治疗的潜在获益人群。尽管多数 TC 患者前期都接受了甲状腺全切术,仍有少部分保留了正常的甲状腺组织,对于这部分患者,这一治疗方法可能产生的针对正常甲状腺组织的不良反应也需要得到进一步评估。

借鉴上述思路,在不伴有 AITD 或循环血中 AbTg 和 AbTPO 为阴性的情况下,我们可通过主动引入肿瘤特异性抗原诱发自身免疫反应,从而产生特异性的抗肿瘤治疗作用。Tg 是由甲状腺特异性表达的,对于 PTC 和 FTC,在接受甲状腺切除术和放射碘治疗后,Tg 可作为判断是否存在残余甲状腺组织的特异性指标。因此,对于进展性 DTC,Tg 可作为这样一种肿瘤特异性抗原。研究表明,Tg 疫苗可使 60% 的不伴有 AITD 的进展期 DTC 产生 TgAb。联合使用 Tg 疫苗和 ICBs 是否能够提高反应率,并起到更强的抗肿瘤治疗作用尚需进一步探索。

(李　丽　梁　军)

第二节　放射性粒子植入治疗

甲状腺癌作为最常见的内分泌系统恶性肿瘤,近年来在中国发病率明显上升,成为 30 岁以下女性人群的最主要癌症类型。有 5%~23% 分化型甲状腺癌患者在疾病发展及治疗过程中逐步丧失摄碘能力,发展为碘难治性 DTC(radioiodine-refractory DTC,RAIR-DTC),同时由于头颈部解剖位置特殊复杂及重要组织较多,再次摘除转移灶手术治疗常导致切口感染、积液、坏死、神经及血管受损等并发症,外科手术治疗受到一定程度的制约。同时部分低分化、未分化甲状腺癌因恶性程度较高,病灶侵蚀性强,肿瘤负荷较大,往往丧失治疗机会,生活质量差。21世纪伊始,医学领域里讨论最多的就是21世纪医学的发展方向问题,肿瘤医学研究及治疗理念需要新的突破,肿瘤的诊疗也逐步进入更科学和理性的思考。随着现代医学生物科技、物理科技、电子技术的巨大发展和进步,许多新的治疗方法在临床医学中获得新的重要地位,尤其是用于肿瘤的治疗,改变了化疗、放疗一统肿瘤非手术治疗之天下的局面。在近距离治疗中,根据 CT、MR、超声等三维影像学图像资料,正向或逆向设计插植计划,并给出相对于患者解剖位置的剂量分布,这一技术已在多种部位肿瘤的近距离治疗中应用,是近十年来近距离治疗不断发展的重要标志,并被认为是21世纪近距离治疗的主要方法之一,而粒子植入是其中的代表,从2002年国内正式开展放射性 ^{125}I 粒子植入治疗技术,该技术在恶性肿瘤多学科治疗中的作用及地位日趋凸显,已被广泛应用各种恶性肿瘤的综合治疗。为了规范放射性 ^{125}I 粒子植入治疗的临床应用,2017年国家卫生和计划生育委员会出台了《放射性粒子植入治疗技术管理规范》《放射性粒子植入治疗技术临床应用质量控制指标》两个文件规范临床治疗。近几年,放射性粒子组织间植入近距离治疗在甲状腺癌治疗中得到应用,特别在碘难治性甲状腺方面,有学者在甲状腺癌骨转移淋巴结、肺及骨转移治疗方面取得了较好的疗效,该治疗方法局部控制效果好、操作方便、可明显改善患者生存质量。

一、粒子植入治疗原理

放射性粒子组织间植入是近年来发展迅速的一种局部控制恶性肿瘤的治疗方法。将放射性核素 ^{32}P- 胶体、^{90}Y- 玻璃微球或 ^{125}I 粒子在多普勒超声、计算机 X 线断层摄影(CT)或磁共振(MRI)引导下或采用先进的粒子治疗计划系统(treatment plan system,TPS)及相关配套定位模板等设施,进行精确的剂量计算和定位,植入放射性核素粒子至实质性肿瘤组织中,并使其长时间滞留,利用放射性核素不断衰变自发地放射 γ 射线、核衰变中电子俘获的韧致辐射等综合作用下的机制不断地对病变部位进行集中持续照射,能等待更多的肿瘤细胞进入 G2/M 期,照射无间歇期,亚致死细胞没有机会修复,就这样通过直接作用即射线直接损伤或破坏活体生物活性大分子(蛋白质、酶、核苷酸等)和间接作用即射线对机体水分子的电离产生自由基(H,OH)和水合电子(e-aq)与生物大分子相互作用,引起组织细胞的损伤,达到有效抑制或破坏病变组织,表现为局部受到连续照射的细胞繁殖能力丧失、代谢紊乱、细胞衰老或死亡,从而达到治疗目的。其独特的物理学和放射生物学优势,为恶性肿瘤的治疗增添了一种新颖而有效的手段,目前已在头颈部鳞癌、局部非小细胞肺癌、食管癌和肝癌等方面取得了较好的临床疗效。放射性粒子植入局部适形放疗,使肿瘤得到高剂量,而周围正常组织受照量很少,增加肿瘤与正常组织剂量分配的差值,减少并发症,增加疗效,永久性植入的粒子、长期释放射线,使肿瘤细胞增殖减少,局部控制率提高,剂量率较低,对氧的依赖性小,降低氧增比,射线作用增强,部分克服了乏氧细胞的放射抗拒性,达到根治剂量,提高局部控制率。

二、适应证及禁忌证

2015 年 ATA 指南指出:对于有症状的、伴有局部并发症高危风险的远处转移 RAIR-DTC 应先考虑局部治疗。国内学者认为手术切除、碘-125 粒子植入术、外放疗、消融术及化疗药物栓塞等方式,对 RAIR-DTC 转移器官早期进行干预可以改善患者的预后及生活质量。近年来在甲状腺癌转移灶使用碘-125 粒子植入后取得了较好的疗效,可明显改善患者生存质量,开始对临床实践产生积极影响。随着这种新的治疗方案的出现,医生们面临着决定哪些患者进行放射性粒子治疗以及启动放射性粒子治疗的适当时机,根据目前的研究结果及临床开展数据,我们对放射性粒子在甲状腺癌中的治疗指征做出指导性建议。

粒子植入适应证:①对单发、伴有局部临床症状、侵犯周围脏器及组织结构的碘难治性分化型甲状腺癌(RAIR-DTC)病灶;②分化甲状腺癌、低分化甲状腺、未分化甲状腺癌及甲状腺髓样癌因恶性程度较高,病灶侵蚀性强,肿瘤负荷较大未能手术病灶;③低分化甲状腺、未分化甲状腺癌及甲状腺髓样癌术后复发不能或不同意再次进行外科手术切除、放疗、靶向药物治疗的病灶。

粒子植入禁忌证:①严重凝血功能障碍;②心功能不全患者;③恶病质,一般情况差,不能耐受粒子治疗者;④妊娠及哺乳的女性患者;⑤严重感染病;⑥严重糖尿病;⑦估计重要器官可能受到超过耐受剂量的照射。

三、治疗方法及质量控制

(一) 治疗方法

如何将几十至上百颗的放射粒子植入患者肿瘤内部? 通常理论上采用 CT 或 B 超导航手术,但对于几十个穿刺点医生根本无法实施在影像引导下的穿刺,术中基本上是"盲穿",常常造成肿瘤内部的"热区"(导致不良反应)和"冷区"(导致无效),更谈不上适形治疗,同时甲状腺癌常见淋巴、肺及骨转移灶,且头颈部解剖位置特殊复杂及重要组织较多。因此类似固定模板应用于前列腺癌治疗,3D 打印模板应用于甲状腺癌的放射性粒子有望成为新的方向。3D 打印模板导向技术理论,很好地支持三维治疗计划计算出的粒子分布空间模型,植入术前设计治疗计划,根据肿瘤的临床检查结果、临床期别、以往的治疗情况、肿瘤的生长部位、肿瘤的大小、肿瘤的临床分型、患者的全身情况以及合并症等综合分析及确定肿瘤体积,应正确勾画实际肿瘤靶区,确定植入粒子的分布。给出定位针的位置和进针深度、三维空间穿刺路径和窗口、每根针的进针深度、每根针的粒子分布,确定所需的粒子总活度及靶区所需粒子数,运用 3D 打印技术打印出适形穿刺植入模板,CT 辅助 3D 个体化模板引导放射性粒子植入,执行术前计划,术中/术后验证标准化流程,同时为保证粒子植入计划的同质化,强调术中剂量验证,确保肿瘤得到精确的处方剂量,将每一颗粒子精确放置到指定位置,能够较好地拟合术前计划,准确评估肿瘤及周围正常组织器官剂量。在 QA 及 QC 方面是质的提高,适合复杂部位的粒子治疗(图11-2-1)。但需注意患者影像数据采集前,需要确定手术体位。这个地位将和术中一致。体位的要求要遵循穿刺路径"垂直+最短"的原则。体位可以是俯卧、仰卧、侧卧等等。建议使用体位固定装置,如热塑膜或者体部真空垫固定。固定体位能使术前和术中,患者体位一致。固定装置可直接放置在CT床板上,床板建议使用平板。记录与手术区域有关的器官状态,如手臂位置、呼吸等。采集影像数据时,器官状态与术中一致,能减少器官形变所致的粒子植入空间误差。

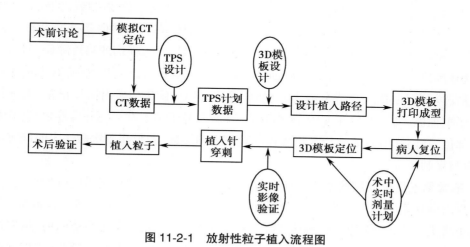

图 11-2-1 放射性粒子植入流程图

(二)质量控制

放射治疗最大的问题和最基本的问题都是剂量学问题,精确控制剂量,是保证治疗效果和控制辐射损伤的核心。治疗方案的最终判定指标:必须是能够延长患者无瘤生存期和总的生存期、必须是有尽量少的近远期不良反应、必须是能够提高患者的生存质量。因此甲状腺癌的粒子植入质量控制显得尤其重要,在临床实践中放射性粒子的剂量学执行术前计划,术中/术后验证标准化流程,同时为保证粒子植入计划的同质化,强调术中剂量验证,确保肿瘤得到精确的处方剂量,处方计量一般为120~140Gy,粒子活度范围为0.5~0.6mCi $(1.85 \times 10^7 \sim 2.22 \times 10^7 \text{Bq})$。TPS计划质控,剂量学评估参数:D90(90%的体积接受的处方剂量)≥100%处方剂量,D100(100%)的体积接受的处方剂量)≥90%处方剂量,V100(接受100%处方剂量的GTV体积)≥95%,V90(接受90%处方剂量的GTV体积)=100%,V150(接受150%处方剂量的GTV体积)<60%,V200(接受200%处方剂量的GTV体积)<40%,此外还可采用如适形指数(conformal index,CI):>50%,CI为1最佳、靶区外体积指数(external index,EI)<100%、均匀性指数(homogeneity index,HI)>50%,越接近100%说明GTV剂量分布越均匀。Vref:处方剂量覆盖的总体积(cm³);VT,ref:接受100%处方剂量的靶区体积(cm³);VT,1.5ref:接受150%处方剂量的靶区体积(cm³)。

四、不良反应及处理

国内的几项研究以常见不良事件评价标准5.0(Common terminology criteria for adverse events,CTCAE V5.0)评估甲状腺癌放射性粒子植入安全性,并发症以即刻并发症多见,给予对症处理即可控制,一般不影响患者正常生活,不良反应轻微、可控,安全性良好。

1. **常见不良反应** 主要并发症包括穿刺相关和放射性损伤相关并发症。

(1)穿刺相关主要并发症包括与穿刺相关的感染、出血、气胸、神经损伤。

(2)放射性粒子植入治疗可能造成粒子植入区域及周围小范围组织放射性损伤,主要包括皮肤溃疡、放射性皮炎、放射性肺炎。

(3)常见不良反应的处理:①针刺部位发生短期麻木感、肿胀、血肿或轻度出血,短期症状可能是术中植入针刺伤神经、血管或破坏局部微循环所致,一般应用冰袋和抗炎止痛治疗,症状会缓解,晚期症状可能因局部放射引起末梢神经、血管损伤或功能障碍所致,可用激素、大量 B 族维生素缓解症状;②术后创伤热也是常见现象,大多患者感觉粒子植入部位发热,全身发热可因创伤大小或有或无,一般不超过 38℃,多 2~3 天内恢复正常,无须特殊处理;③气胸、血胸,一般发生在术后 48 小时内,是胸部粒子植入常见的并发症之一,其发生率与病灶部位、穿刺针型号穿刺技术熟练程度胸膜穿刺层数、胸膜穿刺次数手术时间等因素有关,咯血与穿刺部位有关。

2. **不常见不良反应肺栓塞** 肺栓塞是放射性粒子植入治疗最严重的并发症之一,但发生率极低。肺栓塞的发生主要是放射性粒子植入术后粒子发生移位迁移至远端细支气管所致。当患者突然出现呼吸困难、胸痛、咳嗽、咯血并伴心率加快、发绀等症状时,应立即嘱患者绝对卧床休息,勿深呼吸,避免剧烈活动,严密观察生命体征,尤其是呼吸,立即通知医生处理,给予低流量吸氧,建立静脉通道,同时备好急救物品和药品。

五、放射性粒子治疗防护要求

开展放射性粒子工作的医疗机构应对放射工作人员、患者以及公众的防护与安全负责,基于放射粒子,^{125}I 的半衰期约为 60 天。对于直接操作的医务人员与接触患者的人群具有辐射防护的要求。

1. **患者与患者之间的防护** 病房应尽量安排一人一室,并避免到其他病房走动,以减少对其他患者的辐射。

2. **患者与家属之间的防护** 嘱家属尽量保持在 1m 以上的距离陪护患者,防止长时间受照射,影响身体健康。孕妇及儿童不宜接触患者,避免对他们的辐射。

3. **患者与医护之间的防护** 医护人员在为患者行护理及治疗时,应当与患者保持的距离为 1m 以上,如术后需近距离治疗及护理时(医护人员与患者的距离<0.5m),应当在患者的放射源部位覆盖含铅防护布或者是医护人员穿防护衣自我保护。

4. 医护人员要具备熟练的操作技能,各种治疗护理应集中进行,缩短受辐射的时间。

5. **出院指导** ①做好宣教,发放健康教育手册。②出院后患者应坚持服药,作息规律,定量活动,定期复查。出院时尽量坐专梯与专车,不挤公共交通工具车,以免造成公共污染。③在 ^{125}I 粒子植入半年内,患者家属应控制与患者接触的时间、距离,尽量避免与患者密切接触,儿童孕妇及体质虚弱、免疫机制受损的人与患者尽量保持>2m 的距离。④6 个月内,

（除到医院复诊外），应尽量避免到公众场所活动。⑤治疗期间 ^{125}I 粒子可能脱落，一旦脱落，应用放于的密闭容器中，同时联系主管医师。

六、展望

尽管大多数分化型甲状腺癌患者经手术、选择性 ^{131}I 治疗和 TSH 抑制治疗预后良好，但远处转移的发生率为 5%~25%，这导致甲状腺癌的恶性程度增加，大致生存时间为 2.5~3.5 年，5 年生存率只有 50% 左右。大约 1/3 复发或转移的 DTC 患者逐渐失去特异性碘摄取的特征，表现为 RAI 难治状态，此类患者的 5 年生存率仅为 19%，10 年生存率不足 10%，给碘难治性 DTC（RAIR-DTC）的治疗带来了巨大的挑战。对于部分疾病稳定或进展缓慢、无法手术切除、低肿瘤负荷的 RAIR-DTC 患者，可采取 TSH 抑制治疗下随诊监测的策略。如发现疾病进展，则应及时调整积极的治疗策略。有手术指征者应优先选择手术治疗；没有手术指征者目前主要考虑包括抑制肿瘤生长和 / 或抗血管生成的靶向药物治疗、诱导分化治疗、化疗等全身治疗，目前美国 FDA 批准的乐伐替尼及索拉非尼为 RAIR-DTC 一线靶向治疗药物，但仍有相当一部分患者使用后出现耐药、不能耐受其副作用等情形，新的靶向药物、免疫检查点抑制剂和联合用药对 RAIR-DTC 患者的治疗展现了新希望，但目前仍需要更多的基础和临床研究来解决这些问题。我们欣喜地发现 ^{125}I 粒子植入放射治疗，疗效确切、创伤小，为治疗 RAIR-DTC 提供了另一种新方法，但是鉴于目前国内的研究较少，尚需进一步多中心大数据的研究，来评价 ^{125}I 粒子治疗碘难治性 DTC 的远期疗效。同时我们在临床具体工作中，不论是采取局部治疗或全身治疗均应维持 TSH 抑制治疗，需考虑局部治疗及全身治疗的联合运用。在给患者进行治疗前，应综合评估患者既往治疗史、现病史、合并基础疾病、血清及影像学进展等，积极控制合并症，了解是否存在可能导致治疗不良反应发生风险升高的危险因素，同时应通过与患者的充分沟通，了解患者的需求，在权衡患者获益及风险的基础上作出医患共同的决策。

（石　峰）

第三节　消　融　治　疗

目前，甲状腺结节治疗仍以传统开放手术为主，其治疗彻底但创伤大、不美观，而腔镜下手术切口小但分离创面大、容易遗漏小结节以及容易误切正常组织。因此，一些创伤小、切口小的精确治疗方式应运而生。近年来，随着消融技术的进展，消融治疗逐渐成为治疗甲状腺结节尤其是良性结节的新方法。

甲状腺的消融治疗始于 20 世纪 80 年代初，意大利的一个研究小组首次报道了用乙醇治疗甲状腺结节。在接下来的三十年里，其他非手术和非放射性碘消融术治疗甲状腺结节的方法得到了快速发展，这些方法常具有不同的适应证。尽管其适应证和疗效仍存在一些不确定性,但是这些方法越来越多地被不同的机构所使用,以满足患者的不同的需求。

甲状腺结节的消融治疗包括化学消融和热消融。前者包括经皮无水乙醇注射,后者包括射频消融、微波消融、激光消融和高强度聚焦超声治疗。

一、超声引导下经皮无水乙醇注射

超声引导下经皮无水乙醇注射(percutaneous ethanol injection,PEI)是经皮超声引导下将95%乙醇灌注于甲状腺结节内,可导致细胞脱水、小血管血栓形成、蛋白变性、细胞凝固性坏死,随后反应性组织纤维化,随时间推移,结节体积减小。PEI适用于包膜完整的结节,包膜将无水乙醇包裹在内,不伤及周围正常组织。PEI对囊性结节效果良好,另外分化良好类型甲状腺癌术后复发及甲状腺高功能腺瘤等也是其适应证。特别对于一些老年或不能耐受手术的患者,PEI是最佳选择。

有关甲状腺囊性结节的介入治疗始于1966年,Crile在触诊下行甲状腺囊肿囊液抽吸。1974年,Miller等提出单纯抽吸后约58%的囊性结节复发,疗效受到限制。此后,各种硬化剂开始应用于原发性和复发性甲状腺囊肿。1985年,Rozman等首次使用乙醇治疗甲状腺囊肿获得很好疗效。1990年Livraghi等在超声引导下,经皮酒精注射治疗高功能性甲状腺结节。随后,陆续有几个研究团队在对甲状腺其他良性结节行超声引导下经皮酒精注射。

近年来,经皮酒精注射也被用于治疗复发性甲状腺癌。对于任何影像学提示并证实的甲状腺癌的局部复发,手术应为一线选择。然而,即使复发癌症被证实,如正常组织结构发生了形变或者手术纤维化瘢痕和癌症复发发生在一个领域,再次手术可能存在技术困难。此外,可能发生的手术并发症也使这个选择变得艰难。对于不能手术切除的局部复发或淋巴结外转移或软组织受累的患者,特别是无远处转移的患者,可以考虑外照射治疗。然而,外照射可能会增加并发症发病率。因此,对于那些担心手术风险高、术后可能出现严重并发症、担心外照射并发症而拒绝外照射的患者,超声引导的非手术治疗如经皮酒精注射或射频消融是主要的替代治疗方法。

治疗复发性DTC的转移性淋巴结,是超声引导下PEI的一个主要研究领域。大多数研究的对象为曾经接受过外科手术、RAI治疗、FNA证实淋巴结DTC转移和没有已知远处转移的患者。多数患者需要多次治疗,另外如果转移淋巴结>2cm可能难以用PEI治疗。局灶性PEI治疗代表了一种采浆果的非手术形式,对于临床表现明显或进展性淋巴结转移的DTC患者,进行颈部腔室分离后的区域性淋巴结清扫仍是一线治疗方法。

PEI治疗单纯囊肿或明显的囊性结节的疗效确切,可迅速缓解压迫症状或颈部膨出,甲状腺囊肿的复发率降低至20%以下。PEI对实性结节效果不明确,因此其治疗窗相对狭窄。在操作过程中存在无水乙醇容易泄露和需多次注射的问题,有时需要在行射频、微波和激光消融补充治疗,其并发症包括局部疼痛、短暂性甲状腺功能亢进、短暂性和永久性复发性神经麻痹、永久性同侧面部感觉障碍等。

二、超声引导下热消融

40多年前,热消融技术最初用于不同器官(如肝、肾、前列腺、骨和肺)组织的消融。随后,各种热消融技术被逐渐用于治疗甲状腺结节。热消融技术的推荐适应证:①症状性结节,由结节引起的症状,包括吞咽困难、压迫感、咳嗽和疼痛。治疗前必须排除这些症状的其他原因。应使用评分系统对主诉的严重程度进行主观评价。②具有美容指征的良性结节,先决条件为可见结节/肿胀,为通过有效的评分系统进行主观评价。③自主功能结节, ^{99m}Tc pertechnetate/ ^{123}I 扫描证实相关功能活动(TSH<0.3mU/ml,未使用甲状腺激素治疗);特别适用于那些不适合手术或放射性碘治疗的患者,避免了被含碘造影剂污染的风险和可能的心律失常(特别是心房颤动)。④拒绝常规治疗(手术、放射性碘治疗)的患者。

(一)射频消融

射频消融(radiofrequency ablation,RFA)是利用200~1 200kHz高频交替振荡电流扰动电极周围的组织离子,使电极周围数毫米内的组织温度升高并发生坏死。射频热效应还可使周围组织内的血管形成一个反应区,使其不能供应肿瘤,防止肿瘤转移。RFA 与酒精消融术一样,需要多次治疗。另外,甲状腺结节实性成分的多少不影响射频消融致其体积减小程度,可作为 PEI 治疗甲状腺囊性结节的替代方法,但较 PEI 操作难度系数大。对于甲状腺囊性及囊实性结节,可先抽吸其囊液,而后进行超声引导下 RFA,破坏其包膜及实性成分。RFA 的适应证包括功能自主性甲状腺结节、良性/囊性甲状腺结节、术后复发的甲状腺结节包括复发性甲状腺癌。

2006 年,第一个使用 RFA 治疗 30 例甲状腺结节的研究发表。在过去的十年中,2 000多例甲状腺结节患者接受了射频消融治疗。RFA 的临床实践集中在全球数个中心,大多数经验来自韩国和中国。据报道,RFA 治疗 6 个月后结节体积减小了 50%~80%,2 年后随访时减少了 79%~90%。Jeong 等在超声引导下对 236 例甲状腺良性结节患者行 RFA,治疗后平均体积缩小 84.1%。在一组来自奥地利的大样本病例(n=277,单极 RFA)中,3 个月和 12个月时总结节体积缩小率分别为 68%±16% 和 82%±13%,其中 32 例患者记录了自主功能,84% 的患者在 1 年后被生化治愈。

关于射频消融治疗患者的长期预后,目前仅有少量数据。Sim 等报道了 54 例患者中有24.1% 结节再生(定义为体积增加 50% 以上),中位随访时间为(39.9±17.5)个月。他们认为重新生长主要是由于结节边缘未得到完善的处理。Dupuy 等对 8 例分化良好的甲状腺癌局部复发患者行超声引导下 RFA,平均随访 10 个月,治疗区未见肿瘤复发;随后的报道提示局部麻醉的 RFA 治疗复发性甲状腺癌,平均体积减小 55%~95%,40%~60% 转移病灶完整消失,说明对于局部复发者,射频消融可作为一种新治疗方法,然而对于甲状腺癌的射频消融治疗仍受诸多限制,且目前样本含量太少。RFA 在高危手术患者或拒绝再次手术的患者中最为有效,不作为转移性疾病手术切除的标准替代方法。

Baek 等报道了 1 543 个甲状腺结节行 RFA 术后出现并发症(发生率为 3.3%):声音改变、结节破裂、出血、疼痛、皮肤灼伤、永久性甲状腺功能减退等。除了永久性甲状腺功能减退外,其他并发症均能自行或经治疗后恢复(几乎所有报道都是短暂的),说明射频消融对甲状腺结节安全、有效。疼痛是最常见的并发症,如有必要,需要用镇痛药治疗。其他并发症如臂丛损伤、咳嗽、呕吐、迷走神经反应和感染等也有少数病例报道。

(二)经皮微波消融

经皮微波消融(percutaneous microwave ablation,PMWA)采用高频(2 450MHz)交变电磁场,微波穿透组织,引起其中的水分子振动,产生热量并引起靶组织温度升高,从而导致其凝固坏死,烧蚀区通常大于 RFA 诱导的烧蚀区。PMWA 具有作用范围广泛、升温速度快、高温热场均匀、凝固区坏死彻底等特点。在血供丰富的肿瘤中,灌注介导的热沉效应可能导致治疗效果降低。

PMWA 冷循环系统可实施温度监控,组织碳化不明显,且血流灌注对其影响小,疗效更确切,患者痛苦相对小,在甲状腺结节治疗方面有很大的研究空间,且 PMWA 较 RFA 产生的能量更高,作用范围更广泛,适用于体积较大的各种良性甲状腺结节。PMWA 缺点之一为微波功率必须通过同轴电缆传输,而同轴电缆的直径要比 RFA 所用的电缆粗。相对于激光消融、射频消融,微波消融具有更大的消融区域(更适合大体积结节),治疗时间更短。研究认为,结节<2cm 可选择 RFA,结节 ≥2cm 推荐选择 PMWA。

关于 PMWA 在甲状腺结节中的研究报道较少。2012 年,Feng 等报道,1 年随访后,首批接受 PMWA 治疗的 11 例患者结节的相对体积减小了 45.99% ± 29.99%,之后不久,有报道称结节体积平均减少 45%~65%。Piu 等对 435 例患者进行了 PMWA,一年后平均减容率为 90%,结节治疗前平均体积为(13.07 ± 0.95)ml,12 个月随访时为(1.14 ± 0.26)ml。Wu 等记录了 100 例患者的 121 个结节,在治疗 1 年后,平均结节体积从(8.56 ± 4.21)ml 下降到(1.05 ± 1.05)ml。Liang 等对 11 例良性甲状腺结节患者行超声引导下 PMWA,临床随访显示,结节最大的直径从 1.6~4.1cm 下降至 0.4~3.0cm,差异有统计学意义。Yue 等 222 例 477个良性结节行超声引导下 PMWA 治疗后所有结节体积均缩小,6 个月后随访,平均体积缩小高达 65%。

曲明等对 2 173 个良性结节行微波消融时使用"低浓度低容量"麻醉法及"液体隔离带",所有病例均无永久性声音改变,无气管、食管损伤等严重并发症,大样本数据显示微波消融是一个安全有效的治疗良性甲状腺结节的方法。PMWA 的并发症与 RFA 相似,包括疼痛、皮肤烧灼感、血肿、发热、喉返神经损伤、甲状腺功能减退、臂丛神经损伤等,其中较为严重的是喉返神经损伤。PMWA 术所致的暂时性神经损伤发生率为 0~3.6%。

(三)激光消融

激光消融(laser thermal ablation,LTA)是通过光纤尖端发射的激光束作用于组织产生高热,破坏毛细血管,造成缺血性损伤,从而导致结节坏死。LTA 定位精准,消融区域直径可控制在 12~16mm,主要用于治疗甲状腺良性结节,对恶性结节的治疗仍处于探索阶段。

Bown 于 1983 年率先提出使用超声引导下 LTA 治疗肝脏、肾脏肿瘤等疾病。Pacella 等于 2000 年开创了热消融治疗甲状腺结节的时代。在 122 个甲状腺结节患者中,Valcavi 等在超声引导下行 LTA 治疗,治疗后进行 3 年病例追踪。治疗 6 个月后,记录到体积减少至 5.1~5.4mL（平均体积减小 46%）。随访 3 年后，122 例大结节的平均体积减小了 47.8%（平均初始体积为 23.2~21.3ml）。9% 的患者结节在基底上重新生长。78 例冷结节患者平均体积缩小 51%。12~96 个月后（平均 36 个月），其中 21 例患者因接受 LTA 治疗后评分不理想而接受了甲状腺手术。7 例毒性结节患者在接受 LTA 治疗 3 个月后，甲状腺功能恢复正常。随访 45 个月后，110 例引起局部不适患者的囊性病变平均体积减小了 85%。其中 19 例（17.3%）接受了 LTA 术后的手术。

近红外波段的激光具有定向精度高、能量高的特点，且激光消融的穿刺针纤细，操作灵活，可避免损伤重要血管和脏器，术后不良反应少。但消融区域范围较小、易受颈部血管灌注降低消融效果及使用过程中局部组织过热需借助水冷设备以防产生碳化等缺点使其目前临床上应用较少，而且激光设备费用昂贵等问题限制了推广应用。

由于甲状腺组织体积小，毗邻大血管和重要神经，因此包括 LTA 在内的热消融在治疗甲状腺结节时均有一定风险，主要为局部疼痛、偶有喘鸣和局部血肿等，但均可在 24 小时内缓解。

（四）高强度聚焦超声消融术

高强度聚焦超声（high intensity focus ultrasound，HIFU）消融术是利用超声探头在体外聚焦超声束所产生的热量进行治疗，通过采用多探头高能聚焦超声装置，在几秒钟内将超声波聚焦到靶部位，使靶组织因高温而发生凝固性坏死，这个过程是痛苦的，同时需要镇痛治疗。HIFU 目前已用于治疗前列腺癌和乳腺癌以及子宫肌瘤，在良恶性甲状腺结节的治疗方面还处于起步阶段。与 RFA 和微波治疗相比，HIFU 需要的麻醉剂剂量较小，感染发生率低，患者接受度高。

到目前为止，关于 HIFU 治疗的患者的长期随访数据有限。在小样本系列研究中，结节体积的缩小范围从 3 个月后的 55% 到 12 个月后的 68%。在一组较大的 108 例接受 HIFU 治疗的患者中，结节的中位相对体积缩小在一年后为 68.66% ± 18.48%，两年后为 70.41% ± 17.39%。HIFU 与传统的放射性碘治疗在结节体积减小程度方面相似，但相对于接受放射性碘治疗的患者中，其功能效果明显更好。HIFU 治疗最常见的并发症是疼痛、轻微皮肤损伤和咳嗽。对于小的症状性结节（<15ml），推荐使用 HIFU。其他适应证和并发症同其他热消融治疗。

以下情况需要谨慎使用消融治疗：①超声提示高风险结节（TIRADS 5 级）。特别注意即使细胞学检查为良性，仍存在 2%~5% 的假阴性；②同时存在可疑的颈部淋巴结；③细胞学提示的滤泡肿瘤（例外：放射性核素扫描证实的自发腺瘤）；④细胞学或组织学证实的恶性肿瘤；⑤恶性肿瘤的高风险（颈部外照射史，2 名或 2 名以上家庭成员患甲状腺癌的历史），细针穿刺标本有可疑分子标志物（如 $BRAF^{V600E}$ 突变）。

另外，在使用局部消融技术进行治疗之前，必须获得患者的知情同意。知情同意应内容详尽，包括治愈机会、可能的不良事件和替代治疗程序，特别是有可能会使用外科手术或放射性碘治疗等传统方法，另外还应告知由于治疗引起的组织改变而影响了超声随访的有效性。其次，所有其他形式的局部消融治疗依据的长期数据都有可能会丢失。最后，如果后期需要甲状腺手术,由于先前的局部消融治疗而引起并发症发生的风险可能会更高。上述消融技术已经纳入部分甲状腺结节治疗指南,并对其应用给出了具体建议。

三、小结

近年来,消融治疗在部分甲状腺良性结节、部分低危甲状腺微小乳头状癌及颈部转移性淋巴结非外科手术治疗中已有所开展,且日受关注。2016 年《甲状腺良性结节、微小癌及颈部转移性淋巴结热消融治疗浙江省专家共识(2015 版)》发布(现已更新为 2018 年版)。在国内甲状腺消融界产生了广泛的影响。

PEI、热消融已成为卓有成效的治疗方法,并且具有创伤小、恢复快、疗效显著及并发症少的特点。然而作为一种新技术,尚缺乏大样本、前瞻性、随机对照研究,较传统手术仍有较多不完善之处,因此消融治疗目前仍然是复发转移性甲状腺癌的补充治疗手段,应避免盲目扩大适应证而进行不规范的消融治疗。随着时间的推移和实践深入,在严格遵循医学伦理和诊治原则前提下开展探索性研究,积累循证医学证据,医学界对甲状腺热消融新的认识的进步,将尽可能规范甲状腺疾病的消融治疗。

(张 波 刘如玉 王琳萍)

参考文献

［1］ALBANO D, BERTAGNA F, BONACINA M, et al. Possible delayed diagnosis and treatment of metastatic differentiated thyroid cancer by adopting the 2015 ATA guidelines [J]. Eur J Endocrinol, 2018, 179 (3): 143-151.

［2］ANGELL T E, LECHNER M G, JANG J K, et al. BRAF V600E in papillary thyroid carcinoma is associated with increased programmed death ligand 1 expression and suppressive immune cell infiltration [J]. Thyroid, 2014, 24 (9): 1385-1393.

［3］ANTONELLI A, FERRARI S M, GIUGGIOLI D, et al. Chemokine (C-X-C motif) ligand (CXCL) 10 in autoimmune diseases [J]. Autoimmun Rev, 2014, 13 (3): 272-280.

［4］ANTONELLI A, FERRARI S M, FALLAHI P. Current and future immunotherapies for thyroid cancer [J]. Expert Rev Anticancer Ther, 2018, 18 (2): 149-159.

［5］BAI Y, NIU D, HUANG X, et al. PD-L1 and PD-1 expression are correlated with distinctive clinicopathological features in papillary thyroid carcinoma [J]. Diagn Pathol, 2017, 12 (1): 72.

［6］BARTSCH D K, LUSTER M, BUHR H J, et al. Indications for the surgical management of benign goiter in adults [J]. Dtsch Arztebl Int, 2018, 115 (1-2): 1-7.

［7］BASTMAN J J, SERRACINO H S, ZHU Y, et al. Tumor-infiltrating T cells and the PD-1 checkpoint pathway in advanced differentiated and anaplastic thyroid cancer [J]. J Clin Endocrinol Metab, 2016, 101 (7): 2863-2873.

［8］BATISTATOU A, ZOLOTA V, SCOPA C D. S-100 protein+dendritic cells and CD34+dendritic interstitial cells in thyroid lesions [J]. Endocr Pathol, 2002, 13 (2): 111-115.

［9］CAILLOU B, TALBOT M, WEYEMI U, et al. Tumor-associated macrophages (TAMs) form an interconnected cellular supportive network in anaplastic thyroid carcinoma [J]. PLoS One, 2011, 6 (7): e22567.

［10］BIèCHE I, RUFFET E, ZWEIBAUM A, et al. MUC1 mucin gene, transcripts, and protein in adenomas and papillary carcinomas of the thyroid [J]. Thyroid, 1997, 7 (5): 725-731.

［11］ BONGIOVANNI M, REBECCHINI C, SAGLIETTI C, et al. Very low expression of PD-L1 in medullary thyroid carcinoma [J]. Endocr Relat Cancer, 2017, 24 (6): L35-L38.

［12］ BOROS P, BALÁZS G, SZEGEDI G. Natural killer activity in thyroid cancer patients [J]. Haematologia (Budap), 1987, 20 (3): 189-193.

［13］ BRAY F, FERLAY J, SOERJOMATARAM I, et al. Global cancer statistics 2018: GLOBOCAN estimates of incidence and mortality worldwide for 36 cancers in 185 countries [J]. CA Cancer J Clin, 2018, 68 (6): 394-424.

［14］ HAUGEN B R, ALEXANDER E K, BIBLE K C, et al. 2015 American Thyroid Association Management guidelines for adult patients with thyroid nodules and differentiated thyroid cancer: The American Thyroid Association Guidelines Task Force on thyroid nodules and differentiated thyroid cancer [J]. Thyroid, 2016, 26 (1): 1-133.

［15］ CABRERA R, ARARAT M, XU Y, et al. Immune modulation of effector CD4+and regulatory T cell function by sorafenib in patients with hepatocellular carcinoma [J]. Cancer Immunol Immunother, 2013, 62 (4): 737-746.

［16］ POSTOW M A, CALLAHAN M K, WOLCHOK J D. Immune checkpoint blockade in cancer therapy [J]. J Clin Oncol, 2015, 33 (17): 1974-1982.

［17］ CARTER B W, BHOSALE P R, YANG W T. Immunotherapy and the role of imaging [J]. Cancer, 2018, 124 (14): 2906-2922.

［18］ CHAMOTO K, AL-HABSI M, HONJO T. Role of PD-1 in immunity and diseases [J]. Curr Top Microbiol Immunol, 2017, 410: 75-97.

［19］ CHATTOPADHYAY K, LAZAR-MOLNAR E, YAN Q, et al. Sequence, structure, function, immunity: structural genomics of costimulation [J]. Immunol Rev, 2009, 229 (1): 356-386.

［20］ CHEN D S, MELLMAN I. Oncology meets immunology: The cancer-immunity cycle [J]. Immunity, 2013, 39 (1): 1-10.

［21］ CHEN M L, YAN B S, LU WC, et al. Sorafenib relieves cell-intrinsic and cell-extrinsic inhibitions of effector T cells in tumor microenvironment to augment antitumor immunity [J]. Int J Cancer, 2014, 134 (2): 319-331.

［22］ CHOUEIRI T K, ESCUDIER B, POWLES T, et al. Cabozantinib versus everolimus in advanced renal cell carcinoma (METEOR): Final results from a randomised, open-label, phase 3 trial [J]. Lancet Oncol, 2016, 17 (7): 917-927.

［23］ SCHADENDORF D, HODI F S, ROBERT C, et al. Pooled analysis of long-term survival data from phase II and Phase III trials of ipilimumab in unresectable or metastatic melanoma [J]. J Clin Oncol, 2015, 33 (17): 1889-1894.

［24］ DOBNIG H, ZECHMANN W, HERMANN M, et al. Radiofrequency ablation of thyroid nodules:"Good Clinical Practice Recommendations" for Austria: An interdisciplinary statement from the following professional associations: Austrian Thyroid Association (ÖSDG), Austrian Society for Nuclear Medicine and Molecular Imaging (OGNMB), Austrian Society for Endocrinology and Metabolism (ÖGES), Surgical Endocrinology Working Group (ACE) of the Austrian Surgical Society (OEGCH)[J]. Wien Med Wochenschr, 2020, 170 (1-2): 6-14.

［25］ DONG H, STROME S E, SALOMAO D R, et al. Tumor-associated B7-H1 promotes T-cell apoptosis: A potential mechanism of immune evasion [J]. Nat Med, 2002, 8 (8): 793-800.

［26］ DøSSING H, BENNEDBÆK FN, HEGEDÜS L. Long-term outcome following laser therapy of benign cystic-solid thyroid nodules [J]. Endocr Connect, 2019, 8 (7): 846-852.

［27］ DUNN G P, BRUCE A T, IKEDA H, et al. Cancer immunoediting: from immunosurveillance to tumor escape [J]. Nat Immunol, 2002, 3 (11): 991-998.

［28］ DUNN G P, OLD L J, SCHREIBER R D. The three Es of cancer immunoediting [J]. Annu Rev Immunol, 2004, 22: 329-360.

［29］ DURANTE C, HADDY N, BAUDIN E, et al. Long-term outcome of 444 patients with distant metastases from papillary and follicular thyroid carcinoma: benefits and limits of radioiodine therapy [J]. J Clin Endocrinol Metab, 2006, 91 (8): 2892-2899.

［30］ EMENS L A, ASCIERTO P A, DARCY P K, et al. Cancer immunotherapy: Opportunities and challenges in the rapidly evolving clinical landscape [J]. Eur J Cancer, 2017, 81: 116-129.

［31］ VISCIANO C, PREVETE N, LIOTTI F, et al. Tumor-associated mast cells in thyroid cancer [J]. Int J Endocrinol, 2015, 2015: 705169.

［32］ FELDKAMP J, GRÜNWALD F, LUSTER M, et al. Non-surgical and non-radioiodine techniques for ablation of benign thyroid nodules: Consensus statement and recommendation [J]. Exp Clin Endocrinol Diabetes, 2020, 128 (10): 687-692.

［33］ FERRARA R, MEZQUITA L, TEXIER M, et al. Hyperprogressive disease in patients with advanced non-small cell lung cancer treated with PD-1/PD-L1 inhibitors or with single-agent chemotherapy [J]. JAMA Oncol, 2018, 4 (11): 1543-1552.

［34］ FIFE B T, BLUESTONE J A. Control of peripheral T-cell tolerance and autoimmunity via the CTLA-4 and PD-1 pathways [J]. Immunol Rev, 2008, 224: 166-182.

［35］ FREEMAN G J, LONG A J, IWAI Y, et al. Engagement of the PD-1 immunoinhibitory receptor by a novel B7 family member leads to negative regulation of lymphocyte activation [J]. J Exp Med, 2000, 192 (7): 1027-1034.

［36］ FRENCH J D, KOTNIS G R, SAID S, et al. Programmed death-1+T cells and regulatory T cells are enriched in tumor-involved lymph nodes and associated with aggressive features in papillary thyroid cancer [J]. J Clin Endocrinol Metab, 2012, 97 (6): E934-E943.

［37］ GABRILOVICH D I, NAGARAJ S. Myeloid-derived suppressor cells as regulators of the immune system [J]. Nat Rev Immunol, 2009, 9 (3): 162-174.

［38］ GAO F, LI C, GU Y, et al. CT-guided ^{125}I brachytherapy for mediastinal metastatic lymph nodes recurrence from esophageal carcinoma: Effectiveness and safety in 16 patients [J]. Eur J Radiol, 2013, 82 (2): e70-e75.

［39］ GERFO P L, FEIND C, WEBER C, et al. Immunotherapy of thyroid cancer by induction of autoimmune thyroiditis [J]. Surgery, 1983, 94 (6): 959-965.

［40］ GOGALI F, PATERAKIS G, RASSIDAKIS G Z, et al. Phenotypical analysis of lymphocytes with suppressive and regulatory properties (Tregs) and NK cells in the papillary carcinoma of thyroid [J]. J Clin Endocrinol Metab, 2012, 97 (5): 1474-1482.

［41］ GONZÁLEZ HE, LEIVA A, TOBAR H, et al. Altered chemokine receptor expression in papillary thyroid cancer [J]. Thyroid, 2009, 19 (9): 957-965.

［42］ GUNDA V, GIGLIOTTI B, NDISHABANDI D, et al. Combinations of BRAF inhibitor and anti-PD-1/PD-L1 antibody improve survival and tumour immunity in an immunocompetent model of orthotopic murine anaplastic thyroid cancer [J]. Br J Cancer, 2018, 119 (10): 1223-1232.

［43］ HAHN S Y, SHIN J H, NA D G, et al. Ethanol ablation of the thyroid nodules: 2018 consensus statement by the Korean Society of Thyroid Radiology [J]. Korean J Radiol, 2019, 20 (4): 609-620.

［44］ HAQ M, HARMER C. Differentiated thyroid carcinoma with distant metastases at presentation: prognostic factors and outcome [J]. Clin Endocrinol (Oxf), 2005, 63 (1): 87-93.

［45］ HERBST R S, BAAS P, KIM D W, et al. Pembrolizumab versus docetaxel for previously treated, PD-L1-positive, advanced non-small-cell lung cancer (KEYNOTE-010): A randomised controlled trial [J]. Lancet, 2016, 387 (10027): 1540-1550.

［46］ HODI F S, O'DAY S J, MCDERMOTT D F, et al. Improved survival with ipilimumab in patients with metastatic melanoma [J]. N Engl J Med. 2010, 363 (8): 711-723.

［47］ OKAZAKI T, HONJO T. PD-1 and PD-1 ligands: from discovery to clinical application [J]. Int Immunol, 2007, 19 (7): 813-824.

［48］ HWU P, YANG J C, COWHERD R, et al. In vivo antitumor activity of T cells redirected with chimeric antibody/T-cell receptor genes [J]. Cancer Res, 1995, 55 (15): 3369-3373.

［49］ ITO Y, MIYAUCHI A, KIHARA M, et al. Patient age is significantly related to the progression of papillary microcarcinoma of the thyroid under observation [J]. Thyroid, 2014, 24 (1): 27-34.

［50］ IWAI Y, ISHIDA M, TANAKA Y, et al. Involvement of PD-L1 on tumor cells in the escape from host immune system and tumor immunotherapy by PD-L1 blockade [J]. Proc Natl Acad Sci U S A, 2002, 99 (19): 12293-12297.

［51］ JAISWAL S, JAMIESON C H, PANG W W, et al. CD47 is upregulated on circulating hematopoietic stem cells and leukemia cells to avoid phagocytosis [J]. Cell, 2009, 138 (2): 271-285.

［52］ KIM J H, BAEK J H, LIM H K, et al. 2017 Thyroid radiofrequency ablation guideline: Korean Society of Thyroid Radiology [J]. Korean J Radiol, 2018, 19 (4): 632-655.

［53］ KIM J H, BAEK J H, LIM H K, et al. Summary of the 2017 thyroid radiofrequency ablation guideline and comparison with the 2012 guideline [J]. Ultrasonography, 2019, 38 (2): 125-134.

［54］ JUNGHANS R P. The challenges of solid tumor for designer CAR-T therapies: A 25-year perspective [J]. Cancer Gene Ther, 2017, 24 (3): 89-99.

［55］ KIM S, CHO S W, MIN H S, et al. The expression of tumor-associated macrophages in papillary thyroid carcinoma [J]. Endocrinol Metab (Seoul), 2013, 28 (3): 192-198.

［56］ KUMAR A, SHAH D H, SHRIHARI U, et al. Significance of antithyroglobulin autoantibodies in differentiated thyroid carcinoma [J]. Thyroid, 1994, 4 (2): 199-202.

［57］ LANDA I, IBRAHIMPASIC T, BOUCAI L, et al. Genomic and transcriptomic hallmarks of poorly differentiated and anaplastic thyroid cancers [J]. J Clin Invest, 2016, 126 (3): 1052-1066.

［58］ PYONTECK S M, AKKARI L, SCHUHMACHER A J, et al. CSF-1R inhibition alters macrophage polarization and blocks glioma progression [J]. Nat Med, 2013, 19 (10): 1264-1272.

［59］ LANG B, WOO Y C, CHIU K W. Two-year efficacy of single-session high-intensity focused ultrasound (HIFU) ablation of benign thyroid nodules [J]. Eur Radiol, 2019, 29 (1): 93-101.

［60］ LATCHMAN Y, WOOD C R, CHERNOVA T, et al. PD-L2 is a second ligand for PD-1 and inhibits T cell activation [J]. Nat Immunol, 2001, 2 (3): 261-268.

［61］ LEACH D R, KRUMMEL M F, ALLISON J P. Enhancement of antitumor immunity by CTLA-4 blockade [J]. Science, 1996, 271 (5256): 1734-1736.

［62］ BRILLI L, DANIELLI R, CIUOLI C, et al. Prevalence of hypophysitis in a cohort of patients with metastatic melanoma and prostate cancer treated with ipilimumab [J]. Endocrine, 2017, 58 (3): 535-541.

［63］ RYDER M, GILD M, HOHL T M, et al. Genetic and pharmacological targeting of CSF-1/CSF-1R inhibits tumor-associated macrophages and impairs BRAF-induced thyroid cancer progression [J]. PLoS One, 2013, 8 (1): e54302.

［64］ MILKOVIC M, SARCEVIC B, GLAVAN E. Expression of MAGE tumor-associated antigen in thyroid carcinomas [J]. Endocr Pathol, 2006, 17 (1): 45-52.

［65］ MARTINS M B, MARCELLO M A, BATISTA FDE A, et al. CD8+TIL recruitment may revert the association of MAGE A3 with aggressive features in thyroid tumors [J]. J Immunol Res, 2014, 2014: 921864.

［66］ MCCALL K D, HARII N, LEWIS C J, et al. High basal levels of functional toll-like receptor 3 (TLR3) and noncanonical Wnt5a are expressed in papillary thyroid cancer and are coordinately decreased by phenylmethimazole together with cell proliferation and migration [J]. Endocrinology, 2007, 148 (9): 4226-4237.

［67］ MEHNERT J M, VARGA A, BROSE M S, et al. Safety and antitumor activity of the anti-PD-1 antibody pembrolizumab in patients with advanced, PD-L1-positive papillary or follicular thyroid cancer [J]. BMC Cancer, 2019, 19 (1): 196.

[68] ALHUSSEINI M, SAMANTRAY J. Hypothyroidism in cancer patients on immune checkpoint inhibitors with anti-pd1 agents: insights on underlying mechanisms [J]. Exp Clin Endocrinol Diabetes, 2017, 125 (4): 267-269.

[69] MELILLO R M, GUARINO V, AVILLA E, et al. Mast cells have a protumorigenic role in human thyroid cancer [J]. Oncogene, 2010, 29 (47): 6203-6215.

[70] The RET/PTC-RAS-BRAF linear signaling cascade mediates the motile and mitogenic phenotype of thyroid cancer cells [J]. J Clin Invest, 2016, 126 (4): 1603.

[71] NAOUM G E, MORKOS M, KIM B, et al. Novel targeted therapies and immunotherapy for advanced thyroid cancers [J]. Mol Cancer, 2018, 17 (1): 51.

[72] NIXON I J, WHITCHER M M, PALMER F L, et al. The impact of distant metastases at presentation on prognosis in patients with differentiated carcinoma of the thyroid gland [J]. Thyroid, 2012, 22 (9): 884-889.

[73] OSORIO J C, NI A, CHAFT J E, et al. Antibody-mediated thyroid dysfunction during T-cell checkpoint blockade in patients with non-small-cell lung cancer [J]. Ann Oncol, 2017, 28 (3): 583-589.

[74] PANDOLFI F, CIANCI R, LOLLI S, et al. Strategies to overcome obstacles to successful immunotherapy of melanoma [J]. Int J Immunopathol Pharmacol, 2008, 21 (3): 493-500.

[75] PAPINI E, PACELLA C M, SOLBIATI L A, et al. Minimally-invasive treatments for benign thyroid nodules: A Delphi-based consensus statement from the Italian minimally-invasive treatments of the thyroid (MITT) group [J]. Int J Hyperthermia, 2019, 36 (1): 376-382.

[76] PUXEDDU E, KNAUF J A, SARTOR M A, et al. RET/PTC-induced gene expression in thyroid PCCL3 cells reveals early activation of genes involved in regulation of the immune response [J]. Endocr Relat Cancer, 2005, 12 (2): 319-334.

[77] QURESHI O S, KAUR S, HOU T Z, et al. Constitutive clathrin-mediated endocytosis of CTLA-4 persists during T cell activation [J]. J Biol Chem, 2012, 287 (12): 9429-9440.

[78] RATH G M, SCHNEIDER C, DEDIEU S, et al. The C-terminal CD47/IAP-binding domain of throm-bospondin-1 prevents camptothecin-and doxorubicin-induced apoptosis in human thyroid carcinoma cells [J]. Biochim Biophys Acta, 2006, 1763 (10): 1125-1134.

[79] BRAY F, FERLAY J, SOERJOMATARAM I, et al. Global cancer statistics 2018: GLOBOCAN estimates of incidence and mortality worldwide for 36 cancers in 185 countries [J]. CA Cancer J Clin, 2018, 68 (6): 394-424.

[80] KOLLIPARA R, SCHNEIDER B, RADOVICH M, et al. Exceptional response with immunotherapy in a patient with anaplastic thyroid cancer [J]. Oncologist, 2017, 22 (10): 1149-1151.

[81] ROBERT C, THOMAS L, BONDARENKO I, et al. Ipilimumab plus dacarbazine for previously untreated metastatic melanoma [J]. N Engl J Med, 2011, 364 (26): 2517-2526.

[82] ROTONDI M, COPERCHINI F, AWWAD O, et al. Effect of interferon-γ on the basal and the TNFα-stimulated secretion of CXCL8 in thyroid cancer cell lines bearing either the RET/PTC rearrangement or the BRAF V600e mutation [J]. Mediators Inflamm, 2016, 2016: 8512417.

[83] RYDER M, GHOSSEIN R A, RICARTE-FILHO J C, et al. Increased density of tumor-associated macrophages is associated with decreased survival in advanced thyroid cancer [J]. Endocr Relat Cancer, 2008, 15 (4): 1069-1074.

[84] SCHOTT M, SEISSLER J, LETTMANN M, et al. Immunotherapy for medullary thyroid carcinoma by dendritic cell vaccination [J]. J Clin Endocrinol Metab, 2001, 86 (10): 4965-4969.

[85] SCHUSTER S J, SVOBODA J, CHONG E A, et al. Chimeric antigen receptor T cells in refractory B-cell lymphomas [J]. N Engl J Med, 2017, 377 (26): 2545-2554.

［86］ MAUDE S L, FREY N, SHAW P A, et al. Chimeric antigen receptor T cells for sustained remissions in leukemia.[J]. N Engl J Med, 2014, 371 (16): 1507-1517.

［87］ CANTARA S, BERTELLI E, OCCHINI R, et al. Blockade of the programmed death ligand 1 (PD-L1) as potential therapy for anaplastic thyroid cancer [J]. Endocrine, 2019, 64 (1): 122-129.

［88］ SONG Z, FENG R, SUN M, et al. Curcumin-loaded PLGA-PEG-PLGA triblock copoly-meric micelles: Preparation, pharmacokinetics and distribution in vivo [J]. J Colloid Interface Sci, 2011, 354 (1): 116-123.

［89］ SPEISER D E, HO P C, VERDEIL G. Regulatory circuits of T cell function in cancer [J]. Nat Rev Immunol, 2016, 16 (10): 599-611.

［90］ SPENCER C A, TAKEUCHI M, KAZAROSYAN M, et al. Serum thyroglobulin autoantibodies: Preva-lence, influence on serum thyroglobulin measurement, and prognostic significance in patients with differ-entiated thyroid carcinoma [J]. J Clin Endocrinol Metab, 1998, 83 (4): 1121-1127.

［91］ CHAMPIAT S, DERCLE L, AMMARI S, et al. Hyperprogressive disease is a new pattern of progression in cancer patients treated by anti-PD-1/PD-L1 [J]. Clin Cancer Res, 2017, 23 (8): 1920-1928.

［92］ STEWART T J, SMYTH M J. Improving cancer immunotherapy by targeting tumor-induced immune suppression [J]. Cancer Metastasis Rev, 2011, 30 (1): 125-140.

［93］ SWANN J B, SMYTH M J. Immune surveillance of tumors [J]. J Clin Invest, 2007, 117 (5): 1137-1146.

［94］ TEFT W A, KIRCHHOF M G, MADRENAS J. A molecular perspective of CTLA-4 function [J]. Annu Rev Immunol, 2006, 24: 65-97.

［95］ TERME M, PERNOT S, MARCHETEAU E, et al. VEGFA-VEGFR pathway blockade inhibits tumor-induced regulatory T-cell proliferation in colorectal cancer [J]. Cancer Res, 2013, 73 (2): 539-549.

［96］ BABA T, BADR MEL S, TOMARU U, et al. Novel process of intrathymic tumor-immune toler-ance through CCR2-mediated recruitment of Sirpα+dendritic cells: A murine model [J]. PLoS One, 2012, 7 (7): e41154.

［97］ VEDVYAS Y, MCCLOSKEY J E, YANG Y, et al. Publisher Correction: Manufacturing and preclin-ical validation of CAR T cells targeting ICAM-1 for advanced thyroid cancer therapy [J]. Sci Rep, 2020, 10 (1): 12733.

［98］ VORON T, COLUSSI O, MARCHETEAU E, et al. VEGF-A modulates expression of inhibitory check-points on CD8+T cells in tumors [J]. J Exp Med, 2015, 212 (2): 139-148.

［99］ WANG Q, GAO J, WU X. Pseudoprogression and hyperprogression after checkpoint blockade [J]. Int Immunopharmacol, 2018, 58: 125-135.

［100］ QING W, FANG WY, YE L, et al. Density of tumor-associated macrophages correlates with lymph node metastasis in papillary thyroid carcinoma [J]. Thyroid, 2012, 22 (9): 905-910.

［101］ WILLINGHAM S B, VOLKMER J P, GENTLES A J, et al. The CD47-signal regulatory protein alpha (SIRPa) interaction is a therapeutic target for human solid tumors [J]. Proc Natl Acad Sci U S A, 2012, 109 (17): 6662-6667.

［102］ ZHANG S, ZHENG Y, YU P, et al. The combined treatment of CT-guided percutaneous ^{125}I seed implantation and chemotherapy for non-small-cell lung cancer [J]. J Cancer Res Clin Oncol, 2011, 137 (12): 1813-1822.

［103］ ZHAO X W, VAN BEEK E M, SCHORNAGEL K, et al. CD47-signal regulatory protein-α (SIRPα) inter-actions form a barrier for antibody-mediated tumor cell destruction [J]. Proc Natl Acad Sci U S A, 2011, 108 (45): 18342-18347.

［104］ ZOU W, CHEN L. Inhibitory B7-family molecules in the tumour microenvironment [J]. Nat Rev Immunol, 2008, 8 (6): 467-477.

［105］ 陈佳铭, 房居高, 廉猛, 等. 大数据时代背景下的甲状腺癌精准诊疗 [J]. 中国耳鼻咽喉头颈外

科 , 2019, 26 (3): 138-141.

[106] 陈杰 , 石峰 , 黄文孝 , 等 . 术中瘤床植入放射性 ^{125}I 粒子治疗颈部转移性鳞癌 [J]. 中国耳鼻咽喉颅底外科杂志 , 2016, 22 (4): 269-272.

[107] 陈万青 , 孙可欣 , 郑荣寿 , 等 .2014 年中国分地区恶性肿瘤发病和死亡分析 [J]. 中国肿瘤 , 2018, 27 (1): 1-14.

[108] 陈为 , 谢芳 , 张明博 , 等 . 超声引导 ^{125}I 粒子植入治疗碘难治性分化型甲状腺癌 [J]. 中国医学影像学杂志 , 2020, 28 (01): 26-30.

[109] 陈志军 , 谭丽玲 , 粟宇 , 等 . ^{125}I 粒子植入治疗难治性甲状腺癌骨转移临床应用 [J]. 中华核医学与分子影像杂志 , 2018, 38 (1): 14-16.

[110] 丛慧 , 梁军 , 林岩松 . 碘难治性分化型甲状腺癌的诊断与靶向治疗 [J]. 国际放射医学核医学杂志 , 2015,(1): 25-31.

[111] 底学敏 , 牛书雷 , 赵静 , 等 .CT 引导下 ^{125}I 粒子植入治疗晚期胃癌淋巴结转移 [J]. 山东大学学报 (医学版), 2017, 55 (09): 79-84.

[112] 中国抗癌协会甲状腺癌专业委员会 (CATO). 甲状腺微小乳头状癌诊断与治疗中国专家共识 (2016版)[J]. 中国肿瘤临床 , 2016, 43 (10): 405-411.

[113] 高明 , 魏松锋 . 甲状腺癌精准治疗概念下的加法与减法 [J]. 中国肿瘤外科杂志 , 2017, 9 (4): 207-210.

[114] 葛明华 , 徐栋 , 杨安奎 , 等 . 甲状腺良性结节、微小癌及颈部转移性淋巴结热消融治疗专家共识 (2018 版)[J]. 中国肿瘤 , 2018, 27 (10): 768-773.

[115] 郭金和 , 胡效坤 , 滕皋军 . 放射性粒子治疗技术行业存在的问题和发展方向 [J]. 中华医学杂志 , 2017, 97 (19): 1444-1445.

[116] 简闽 , 史炼钢 . 精准外科理念下分化型甲状腺癌的手术治疗进展 [J]. 大连医科大学学报 , 2017, 39 (2): 197-201.

[117] 李敏 , 文鹏 , 钱秋琴 , 等 . 碘 -125 粒子植入治疗碘难治性分化型甲状腺癌淋巴结转移灶的临床研究 [J]. 中国癌症杂志 , 2020, 30 (2): 122-127.

[118] 王任飞 , 王勇 , 石峰 , 等 . 碘难治性分化型甲状腺癌的诊治管理共识 (2019 年版)[J]. 中国癌症杂志 , 2019, 29 (6): 476-480.

[119] 林岩松 , 杨雪 . 碘难治性甲状腺癌的诊治进展 [J]. 中国癌症杂志 , 2017, 27 (6): 442-450.

[120] 甲状腺微小乳头状癌热消融诊疗指征专家共识 [J]. 中华医学超声杂志 (电子版), 2019, 16 (8): 571-574.

[121] 马玉博 , 魏枫 , 邵国 . 基于精准医学的分化型甲状腺癌的分子靶向治疗进展 [J]. 医学综述 , 2018, 24 (6): 1082-1086.

[122] 秦建武 . 精准医疗在甲状腺癌中的临床应用与展望 [J]. 医学与哲学 (B), 2016, 37 (10): 9-13.

[123] 石峰 , 秦昂 . 放射性核素 ^{125}I 粒子治疗恶性淋巴结转移瘤临床观察 [J]. 实用临床医药杂志 , 2011, 15 (7): 37-40.

[124] 孙旭 .ROS 响应性的纳米载体联合光动力疗法及化学疗法协同增效治疗甲状腺癌 [D]. 吉林 : 吉林大学 , 2018.

[125] 张晓伟 , 程少先 , 徐文礼 , 等 . 精准医学模式下基层医院规范化手术治疗分化型甲状腺癌的体会 [J]. 当代医学 , 2018, 24 (21): 128-130.

[126] 胡效坤 . 放射性粒子植入治疗技术管理规范 (2017 年版)[J]. 中华医学杂志 , 2017, 97 (19): 1450-1451.

附　　录

附录一　甲状腺癌患者长期随访中医患的共同决策

国家癌症中心《2017中国癌症报告》提出"甲状腺癌发病率上升趋势快,需格外引起重视",大城市女性尤为显著。目前其发病率居我国居民第7位、女性人群第4位。最常见的甲状腺癌类型是分化型甲状腺癌(DTC),包括乳头状甲状腺癌、滤泡性甲状腺癌、Hürthle细胞甲状腺癌和低分化甲状腺癌,它们全都起源于滤泡细胞,占甲状腺癌总数的95%以上。大部分DTC进展缓慢,近似良性病程,生存率高,10年生存率为85%~90%,因此甲状腺癌进行初始治疗后的长期随访监测过程显得尤其重要。长期的随访中,可能出现的三种发展方向:①无复发/转移,继续监测;②有复发/转移,再次手术或 ^{131}I 治疗,非常规治疗,外放疗、化疗、靶向治疗等;③对于部分疾病稳定或进展缓慢、无法手术切除、低肿瘤负荷的碘难治性甲状腺癌(radioiodine-refractory DTC,RAIR-DTC)患者,可采取 TSH 抑制治疗下随诊监测的策略。同时在 TSH 水平 DTC 复发风险分层及 TSH 抑制治疗副作用双风险分层设立 TSH 抑制长期治疗目标的决策。每一种医疗决策都有利与弊,没有适用所有患者的最佳选择。20世纪后期开始,对肿瘤的认识观念和治疗理念都发生重大变化,更强调肿瘤治疗的目的是生存时间的延长和生活质量的改善,肿瘤治疗观念已发生根本转变,由传统的"单纯追求根治性治疗"的观念转为"延长生存与改善生活质量并重"。因患者的价值观、偏好和背景等,对医疗需求出现多元化、个性化的要求,那么考虑哪一种方式是更好的选择将是面临的艰巨任务。

一、治疗选择

36岁已婚女性患者,未孕。3年半前发现甲状腺癌肺多处转移,已行甲状腺全切手术+双侧颈部淋巴结清扫,术后行3次 ^{131}I 治疗,碘治疗总量500mCi,肺部转移灶较前明显好转,血清球蛋白Tg从首次>500ng/ml到末次Tg 64ng/ml,末次 ^{131}I 治疗10个月,TSH 抑制治疗随访中,本月发现意外怀孕2个月,她婚后一直未孕,非常希望有个孩子。对于这位患者目前的最佳选择是什么? 从循证医学(evidence-based medicine,EBM)的角度我们应该如何探讨治疗方案的选择? 我们知道EBM是一种医学的科学实践方法。EBM的第一大原则是更加可信的医疗决策来源于更好的研究证据。EBM的第二大原则是针对某一特定结果的最佳现有证据,并不是仅仅由任何单个研究确认,而是由所有相关研究的证据共同得出。根据临床常规和EBM的第一、二大原则,可以推测出大多的决策是患者应该得到有效的治疗,即终止妊娠,继续碘治疗。然而,EBM的第三大原则常常会被人所忽视,它与张某这样的患者密切相关。对于EBM的原则决策前,我们需将患者对生活和健康的要求、观点、信念目标及价值观,以及文化背景和爱好考虑在内。在与患者就治疗方案的选择进行讨论时,我们需与患者进行充分的沟通,充分考虑患者在价值观,以及文化背景和对健康的理解与要求,在这个问题上患者是唯一可信的专家,患者也应该大胆地提出自己的要求与想法。治疗方法的确立不能仅仅反映临床医师的喜好及理解,而应该是临床医师与患者的相互影响,共同做出决定。实际上,越来越多的指南提倡患者参与治疗决策,临床医师与患者讨论每个治疗方案的利弊,包括治疗效果、医保、缺陷、潜在的副作用和对生活质量的影响等,以便制订更科学的个性化治疗方案。

二、如何与患者一起做出共同决策

共同决策(shared decision making,SDM)鼓励向患者提供充足的、容易理解的信息,同时把临床医师和患者的合作在治疗方案的确立中作为主要依据,这样SDM会得出与患者的价值观、爱好和文化背景更加一致的决定,同时反过来提高患者的生活质量,增加达到健康目标的可能。临床的共同决策包括两位专家,一位是临床多学科(multidisciplinary teams,MDT)团队(精通医学及相关专业知识),另一位是患者(擅长他们的价值观、爱好和文化背景)。一个高质量SDM的制订,需几个步骤:①不确定性,对患者解释,没有最佳的选择,但仍需做出一个选择;②共享信息,医师向患者提供每个选择的好坏,患者应当了解每种治疗方法的获益与损害,患者与医师分享自己的相关资料及对健康的想法;③认真考虑,充分沟通,根据共享的信息,形成一个真实的价值取向,获得一个对于患者来说最好的选择及治疗计划。在这个过程的最后,患者应该清楚地认识到,决策是必需的,寻求最佳治疗方案的过程不是一个技术过程,而是一个价值取向的过程。同时许多患者因为教育层次、阅读水平、知识面及医学专业性较强等方面的原因,在理解重要的医疗信息并做出明智的决定时,难免会有一定的局限性,因此需要一些决策辅助工具(decision aid,DA),用它来帮助患者在治疗方案的选择中作出决策。在决策制订的过程中,DA通过使用一些图画和文字的新式来表现医疗信息,帮助改善医师与患者之间的交流,帮助医师引出患者的价值观、爱好和文化背景。继续回到张某,张某的最终治疗取决采取哪一种方式。第一种方式可能更为常见,临床医师主要考虑医师的投入及经验,完全不考虑患者的价值观与需求或者患者没有分享自己的相关资料及对健康的想法,治疗方案的决策即终止妊娠,继续碘治疗。第二种方式,两位专家,医师MDT团队(精通科学)和张某(知道自己的需求和价值观),医师MDT团队说明没有十全十美的方法,但必须做出选择,他们用 DA 给张某展现了每种治疗方案的特征、风险、副作用、费用及可能出现的结局;张某分享了她对健康的观点,对婚姻及家庭的价值观,在与医师经过几次共同慎重讨论,最终选择继续妊娠,生育后根据病情的实际情况采取适宜的进一步治疗方案。

在长期的随访过程中,可能面临许多的决策,尽管我们可能更多习惯于传统的决策方式。这有医师个人习惯决策思维的原因,也有患者因为认知及经济等各种原因把决策全权交给医师,但是随着肿瘤治疗理念的不断发展,患者对健康的要求不断提高,"共同决策"的治疗方案将更加普及。

（石　峰）

附录二　如何正确认识及预防甲状腺癌

一、正确认识甲状腺癌

甲状腺是人体重要的内分泌器官,位于颈部正中,呈"H形或蝴蝶形",棕红色,分左右两个侧叶,位于"喉结"下方 2~3cm 处,在吞咽东西时可随其上下移动。甲状腺外覆有纤维囊,称甲状腺被囊,囊外包有颈深筋膜(气管前层),在甲状腺侧叶与环状软骨之间常有韧带样的结缔组织相连接。故吞咽时,甲状腺可随吞咽而上下移动。甲状腺的主要功能是合成和分泌甲状腺激素,甲状腺素具有维持调节人体正常体温、促进体格智力生长发育、调节代谢等多种功能,甲状腺素还会影响人体诸多器官功能,具有维护重要脏器功能等一系列作用,其背面有甲状腺旁腺。甲状腺癌是原发于甲状腺的恶性肿瘤,是目前最常见的内分泌恶性肿瘤,近年来我国甲状腺结节发病率呈现增高的趋势,随着甲状腺方面体检的增加,越来越多的患者在体检时发现甲状腺结节,人群中 20 岁以上成人的甲状腺结节患病率高达 15.6%,40 岁以上人群则高达 28.7%,而借助高分辨超声检查结节检出率可高达 20%~76%,其中 5%~15% 的甲状腺结节为恶性结节,即为甲状腺癌。根据《2015 中国肿瘤登记中心年报》显示,中国甲状腺癌在恶性肿瘤的发病率排名第 10 位。甲状腺癌发病率迅速增长主要归因于甲状腺乳头状癌发病率的迅速增加,尤其是癌灶直径<1cm 的甲状腺微小乳头状癌。

在医学上,根据显微镜下不同的病理类型,把甲状腺癌分为甲状腺乳头状癌、甲状腺滤泡状癌、未分化癌、髓样癌,不同的类型具有不同的临床表现。①甲状腺乳头状癌:它是最常见的类型,女性得病明显多于男性。且多见于 40 岁以下女性,大部分患者无明显不舒服,多数都是自己触摸到颈部肿块而看病,肿块一般都比较硬,并且可以随着吞口水动作上下移动。有些肿块较大的患者,可以出现声音嘶哑或者吞咽不适。甲状腺乳头状癌恶性程度低,生长缓慢,规范治疗后一般有 93% 左右的患者可以存活 10 年。②甲状腺滤泡癌:其恶性程度略高于乳头状癌,多见于 40 岁以上女性。一般表现为颈部单个肿块,肿块生长速度慢,但是容易侵犯周围的组织,可以通过血液转移到肺部及骨头。规范治疗后一般有85%左右的患者可以存活10年。③未分化癌:此类型比较少见,是一种恶性程度较高的甲状腺癌,多见于中老年男性,这类患者,在发病前多年即发现有甲状腺肿大或者甲状腺结节,且在较短的时间内肿块明显增大,它生长相对较快,早期就容易发生转移,大约14%的患者可以活过10年。④髓样癌:多见于30~40岁,中等恶性程度。这类肿瘤组织可以分泌一些激素,引起手足抽搐、颜面部潮红、心悸、腹泻等。较早发生转移,约75%的患者可以存活10年。其中,乳头状癌和滤泡状癌又称分化型甲状腺癌(differentiated thyroid cancer,DTC),占甲状腺癌的绝大部分。

近年来分化型甲状腺癌的发病率在全球范围内持续上升,每年甲状腺癌新发病例占所有癌症新发病例的1%~5%,新发现的甲状腺癌中大多数(>90%)是乳头状癌(papillary thyroid cancer,PTC),多见于中青年,且多为女性,预后较好,大多经过规范治疗,寿命跟正常人没有区别,生活质量也不会受到明显影响。根据相关研究数据显示,中国的甲状腺癌发病流行地区主要集中在沿海地区,其中东部地区的甲状腺癌的发病率最高,中部地区的甲状腺癌的发病率最低,且城市地区的甲状腺癌的发病率远远高于农村地区。在这个谈癌色变的时代,甲状腺癌似乎待人比较"温和",肿瘤生长相对缓慢,且治疗效果好,以致有人戏称,如果人生注定要患一种癌症,宁愿选择甲状腺癌,"得上癌症是不幸的,但是得上甲状腺癌是万幸的",甚至有人将其称为"幸福癌",由此可见甲状腺癌的预后是比较好的。大部分甲状腺癌患者无特殊不适,部分结节较大或晚期患者可有如下典型临床表现:①存在明显的甲状腺肿大或结节,此为患者的主要症状,甲状腺内会有质硬结节出现,可伴随患者的吞咽动作而上下移动;②部分患者存在明显的甲状腺外侵犯与颈部压迫感,一旦肿瘤增大至相应的程度就会对气管造成压迫,气管会从原有的位置移动到别处,同时出现一定程度的呼吸障碍,肿瘤向气管侵犯的时候,患者就会有呼吸困难或咯血的症状出现,肿瘤向食管进行压迫时,会导致患者出现吞咽障碍的临床症状,肿瘤向喉返神经侵犯时,患者会出现声音嘶哑的症状表现;③颈淋巴结肿大,肿瘤转移到淋巴结后,颈深上、中、下淋巴是最常见的部位,在此处可摸到有肿大的淋巴结存在。

分化型甲状腺癌的一个显著特征就是肿瘤细胞可以选择性的摄取放射性核素^{131}I,患者一般根据手术时术中探查肿块大小及肿块与周围组织器官的情况,以及手术后病理报告情况,确定下一步是否需要行放射性核素^{131}I治疗,根据甲状腺癌指南,复发危险分层为中高危患者术后需要选择行^{131}I治疗。^{131}I对甲状腺具有靶向性,患者口服^{131}I溶液后,残留甲状腺及甲状腺癌转移病灶大量摄取^{131}I,进入病灶内的^{131}I通过衰变时释放的β射线,来摧毁残留甲状腺及病灶。首先,通过^{131}I治疗可清除分化型甲状腺癌术后残留的甲状腺组织,可减少甲状腺癌的复发、降低病死率,并且,有利于通过甲状腺球蛋白检测进行患者随访;同时还有利于手术后再分期以及转移灶的治疗。其次,对于已转移的甲状腺癌患者,也无须恐慌,大多淋巴结和肺转移病灶,通过放射性^{131}I靶向治疗,也可达到有效缩小或清除甲状腺癌转移病灶的作用。这种治疗方法属于核医学科治疗手段,在国内外已经有60多年治疗历史。治疗后患者终身口服左甲状腺素钠片行内分泌抑制治疗或替代治疗。

综上所述,甲状腺癌并不可怕,患上甲状腺癌,也无须恐慌,采用规范化综合治疗,预后非常良好,生存期很长。^{131}I "导弹"治疗,在甲状腺癌的诊断和治疗过程中发挥着重要作用,随访中即使甲状腺癌复发,只要及时选择手术或 ^{131}I 治疗,大多数可得到有效控制。

二、如何预防甲状腺癌

(一)甲状腺癌病因及表现

目前,甲状腺癌的发病原因尚不清楚,甲状腺癌的发病率不断增加与多种因素有关,医学界仍在积极探索中。但随着科学技术的不断发展和临床医学的进步,人们对甲状腺癌危险因素的认识也逐渐增加。据文献报道,电离辐射、饮食碘过量或缺碘、雌激素水平、其他甲状腺疾病、肥胖以及家族遗传等因素都可能与甲状腺癌的发生相关。其中,电离辐射是迄今为止甲状腺癌最明确的危险因素之一,人体受到的辐射时间越长,年龄越小,甲状腺癌发病率就越高。我们知道 1945 年日本广岛原子弹爆炸和 1986 年苏联切尔诺贝利核电站泄漏,都在随后的数年中引起周围居民儿童甲状腺癌患者明显增加,此后很长时间内当地甲状腺癌的发病率也是居高不下。

很多疾病在早期往往会给我们发出一些警告信号,但是甲状腺癌稍例外,相当一部分甲状腺癌患者早期没有明显症状,部分患者偶尔照镜子时发现自己颈部有一个肿块而发现,部分患者因出现声音嘶哑的情况,才引起重视来就诊,等等。很多患者都是无意中发现颈部肿块,行进一步检查时发现甲状腺癌。如果检查发现存在甲状腺结节,千万不要惊慌失措,因为甲状腺结节多数以良性为主,发现甲状腺结节。一般来说,我们需要关注甲状腺结节性的大小、形状及生长速度,如果结节形状不规则,生长速度较快,同时又伴有声音嘶哑、呼吸困难,颈部又有质硬肿大的淋巴结,且抗感染治疗后结节不缩小,当出现这些预警信号时,需高度警惕是否为甲状腺癌,提示我们需要尽早去医疗机构做进一步的检查。根据结节情况,可选择超声造影及行细针穿刺等检查,进一步完善病理检查,明确是否为甲状腺癌。

(二)怀疑甲状腺癌应做哪些检查

甲状腺癌家族史,颈部受照射史,年龄<15 岁,男性,结节生长迅速,在除外声带病变(如炎性反应或息肉等)后的持续性声音嘶哑、发音困难,结节形状不规则,与周围组织粘连固定等临床特征常提示结节可能为恶性,建议进一步检查。

1. **超声检查**　彩超可以检查甲状腺结节,确定结节的大小、数目及生长部位。一些恶性的结节,通常没有明显的边界,彩超下回声不均匀或者实性。但是彩超只能发现结节,特异性不高。

2. **甲状腺显像**　确定甲状腺形态、大小,诊断异位甲状腺,了解甲状腺结节部位、数量、性状及其功能状态,查找甲状腺癌转移灶,或者一些颈部肿块的鉴别。

检查前准备:停用含碘丰富的食物或药物 1~2 周,如海鲜、海带等海产品及胺碘酮等药物。

方法:空腹口服小剂量的 ^{131}I(50~100μCi),24 小时后行颈部静态显像,显像期间患者不可做吞咽动作。

结果判断:核素显像不能对肿块的良恶性做出诊断,但可根据结节的功能状态等做出估计。甲状腺显像表现为多发的结节、热结节,则良性可能性大;孤立单发的冷结节往往恶性可能性大。

3. 细针穿刺活检　细针穿刺活检为准确性很高的诊断方法,被认为是术前判断甲状腺结节性质灵敏度及特异度最高的微创诊断方法。常规用于结节性甲状腺疾病诊断过程的第一步,如一些无法确定良恶性的甲状腺结节,家族有人有甲状腺癌病史,发现甲状腺结节者或者其他影像学发现的结节等。

排除指征:经甲状腺显像证实为有自主摄取功能的"热结节";超声提示为纯囊性结节;或者超声影像已高度怀疑为恶性的结节,既往做过甲状腺癌的手术。这些情况一般细针穿刺不作为常规检查。

检查前准备:穿刺前要求完善血常规、凝血功能、传染病学检查,完善彩超检查。有出血倾向或凝血功能示出凝血时间显著延长者禁忌。长期服用抗凝药物及女性月经期者暂缓此项检查。

方法:一般患者取仰卧位,在超声引导下,用穿刺针快速穿刺抽吸,吸取甲状腺组织送检。

结果判断:通过细胞病理学判断,准确率高。

(三) 如何做到早发现、早诊断、早治疗甲状腺癌

首先,注意生活方式,同时做好预防。第一,儿童期应尽量避免被辐射,如颈部 X 线照射、颈部 CT 及放射性 ^{131}I 甲状腺扫描等检查,以及甲状腺邻近部位的检查如胸片和牙片等,行相关检查时最好要采用"铅围脖"遮挡颈部以保护甲状腺。第二,避免过度劳累,保持精神愉悦,及时排解不良情绪,是预防甲状腺疾病的重要方式。第三,调节饮食结构,合理控制碘摄入,国内外的研究结果表明,长期低碘和长期高碘饮食,甲状腺都是"受害者",都可诱发甲状腺癌,但甲状腺癌的类型可能有所差别。为了防止摄入碘量过低或过高,可以通过尿碘的检查判断,正常人的尿碘含量为 100~200μg/L,可以此为参考。第四,远离工作生活中的辐射环境。第五,避免应用雌激素,多吃新鲜蔬菜及水果,避免肥腻、辛辣的食物,同时注意控制体重,避免肥胖,积极锻炼身体,提高抗病能力。

其次,定期健康体检,并警惕颈部无痛性肿块。很多专家认为目前最有效的预防措施是定期健康体检,建议至少每年 1 次。通过健康体检可发现很多没有任何症状的早期甲状腺癌。B 超检查简单易行、速度快、无创伤,是甲状腺癌诊断的重要检查手段。一个有经验的 B 超医师能发现 0.3cm 大小的病变。我们正常的甲状腺既薄又软,看不见也摸不着。现实生活中,一些人自己摸到或在体检时发现甲状腺结节后,十分害怕,担心自己得了甲状腺癌,其实,发现甲状腺结节不必过分紧张,因为甲状腺结节并不等于甲状腺癌。但一旦自己触摸到甲状腺肿块,需提高警惕,尤其当肿块直径超过 1cm,并且表面不光滑、质地硬,增长速度较快,伴有声嘶等,应怀疑癌肿,及时到医院就诊,进一步完善相关检查以排除甲状腺癌。甲状腺周围触摸到质地较硬活动度差的淋巴结。也应高度怀疑甲状腺癌伴局部淋巴结转移，需要尽早到医院就诊。

第三，高危人群需定期筛查。对于直系亲属中有甲状腺癌病史的人来说，特别是母亲、姨妈、姑姑、姐妹等，患甲状腺癌的比例相对较高。研究发现，25%的髓样癌患者有家族史，甲状腺乳头状癌也有5%的家族易感性。高分辨率超声在甲状腺结节诊断中越发重要。甲状腺结节的超声检出50%~70%，甲状腺恶性结节的发生率为4%~6.5%，因此，建议这类高危人群要定期筛查，每年至少做1次甲状腺B超检查。慢性甲状腺炎和结节性甲状腺肿的患者，建议每年至少做1次甲状腺B超检查，及时发现变化，同时伴有甲状腺功能低下者，需要在医生指导下补充甲状腺素。必要时根据甲状腺超声结果，确定是否行甲状腺结节细针穿刺。

通过以上举措，早发现甲状腺癌并不困难，对甲状腺癌有一定的了解，也是对疾病的一种预防措施，生活规律，避免辐射，定期体检，远离甲状腺癌。

（石　峰　李艳玲）

附录三　甲状腺癌患者围手术期的健康教育

一、甲状腺癌的发病因素、症状及治疗方法

近年来，全球范围内甲状腺肿瘤发病率增长迅速，女性多见。甲状腺良性肿瘤包括甲状腺腺瘤、结节性甲状腺肿、甲状舌管囊肿、亚急性甲状腺炎等，其中甲状腺腺瘤较为常见。甲状腺恶性肿瘤俗称甲状腺癌，是头颈部最为常见的恶性肿瘤，甲状腺肿瘤一般没有症状，少数有喉部异物感、吞咽困难、呼吸困难、发音困难或声音嘶哑、疼痛（由于结节急剧增大造成）。甲状腺结节是否导致症状取决于其大小和位置，尤其是当结节超过3cm以及靠近气管时，更容易出现异物感。目前我国甲状腺恶性肿瘤以每年20%的速度持续增长，在城市地区女性甲状腺癌发病率居女性所有恶性肿瘤的第4位。目前，甲状腺癌的发病原因尚不清楚，甲状腺癌的发病率不断增加与多种因素有关，电离辐射、饮食碘过量或缺碘、雌激素水平、其他甲状腺疾病、肥胖以及家族遗传等因素都可能与甲状腺癌的发生相关。根据肿瘤起源及分化差异，甲状腺癌主要包括三种类型：分化型甲状腺癌、甲状腺髓样癌以及甲状腺未分化癌。最常见的甲状腺癌类型是分化型甲状腺癌（differentiated thyroid carcinoma，DTC），DTC治疗目前主要分三步走，手术治疗 + 放射性^{131}I治疗 +TSH抑制治疗。大多数分化型甲状腺癌患者经手术、选择性^{131}I治疗和TSH抑制治疗预后良好，10年生存率为85%~90%。

二、甲状腺肿瘤外科手术治疗选择原则

1. 对于影像学检查高度可疑恶性的甲状腺结节及行细针穿刺抽吸活检术细胞学检查

证实为恶性的甲状腺结节,一般首选手术治疗。手术切除是除未分化癌以外各型甲状腺肿瘤的基本治疗方法,手术范围和疗效与肿瘤的病理类型有关,大部分多行甲状腺患侧腺体及峡部切除、对侧腺体大部分切除或全切,并根据病情及病理类型决定是否加行颈部淋巴结根治性清扫或放射性碘治疗。甲状腺良性肿瘤中存在以下情况者亦需要行手术治疗:①较大的结节有压迫症状者;②虽未引起压迫症状,但影响生活和工作者;③并发功能亢进或怀疑癌变者。

2. 对于甲状腺肿瘤的治疗,目前以手术为主。根据不同病理分型、临床分期、颈淋巴结转移、健康状况、年龄等情况来确定适合每一个患者的治疗方式。但并不是每位甲状腺肿瘤患者都需要手术,医生会根据不同患者的具体情况,制订个性化的治疗方案。

若甲状腺结节小于 1cm,腺内型无周围被膜侵犯,且无淋巴结转移,没有家族史和颈部射线照射史,可以暂时不做手术。征得患者同意后,也可在医生的指导下进行密切随访。以下几种情况,医生一般采用其他综合治疗方法,不进行手术:①甲状腺未分化癌,有淋巴结转移者;②甲状腺癌与气管、颈部大血管粘连者;③手术后复发者;④有其他严重疾病者。

3. 甲状腺肿瘤手术方式　传统甲状腺恶性肿瘤的手术方式包括原发灶的清除和淋巴结清扫。手术方式有甲状腺一侧腺叶及峡部切除或甲状腺全切术,并根据病情及病理类型决定是否行颈部淋巴结清扫术或放射性碘治疗。随着人们对术后美观的要求提高,医学研究不断深入,手术方式不断创新,微创手术逐步在临床推广应用。具体来说,甲状肿瘤患者可以选择的手术治疗方式如下。

(1)手术切除:术前医生会对患者的生活自理能力、活动能力、营养状况、基础疾病等多方面进行充分评估,如果患者身体条件比较好,能够耐受麻醉和手术,可以考虑手术。

1)单纯患侧腺叶切除:适用于结节较小、未侵犯包膜的甲状腺肿瘤。

2)患侧甲状腺腺叶峡部切除或患者甲状腺腺叶 + 峡部 + 对侧大部切除:适用于肿块直径>1.5cm 的甲状腺肿瘤。

3)病灶侧腺叶、峡部切除及对侧腺体次全切除术:适用于分化型甲状腺肿瘤,如触及淋巴结肿大则加同侧Ⅱ~ⅤB区改良颈部淋巴结清扫术。

4)患侧腺叶加峡部切除术:适用于乳头状癌单发结节。

5)患侧腺叶加峡部切除术或全切除术:适用于滤泡状癌。

6)甲状腺全切术或全切术加颈淋巴结清扫术:适用于髓样癌。

专家提示:以上手术方式不是绝对的,新的观点建议小于一叶的术式不再推荐。医生也可能根据患者的具体情况,详细会诊、讨论后,制订出最适合患者的手术治疗。

(2)腔镜甲状腺手术:近年来,腔镜甲状腺手术发展迅猛,最常见的是改良小切口 Miccoli 微创手术、经胸 - 乳径路、口腔前庭径路、锁骨下径路、腋径路等行腔镜甲状腺腺体部分切除术或者大部分切除术,术后外观无瘢痕,创伤小,恢复快。甲状腺肿块切除术。其中 Miccoli 手术切口长度约为 2cm,利用超声刀的良好凝切功能,在进行切割的同时对血管进行凝闭,置入内镜对腺体情况进行观察。

(3)甲状腺射频消融治疗:随着人们对术后美观的要求提高,医学研究不断深入,手术方式不断创新,微创手术逐步在临床推广应用。甲状腺射频消融治疗成为了重要的甲状腺肿瘤微创治疗手段,其创伤小、恢复快、瘢痕小。医生选择最佳穿刺点及路径,在超声引导下将射频针插入结节内部,通过射频针输出能量,在病灶中产生射频波,使周围组织细胞中的大分子或离子发生振荡、摩擦、撞击而发热,直至温度达到治疗温度范围,在病灶中维持一定时间后,导致周围蛋白质变性,凝固后坏死。进行多平面、连续移动,实现多点、多面消融,直到射频电极产生的强回声汽化区完全覆盖结节。

在微创手术适应证的把握上,目前国内外尚无统一的标准,甚至存在一定争议。因此,在甲状腺肿瘤手术方式的选择上,不能一味强调美观,盲目追求微创或无创,而应该将治疗效果放在首位,相信医生的判断和建议。

三、术前检查的内容及意义

甲状腺肿瘤术前检查对手术方式的选择具有非常重要的作用。术前辅助检查主要包括实验室与仪器检查,判断甲状腺功能,检查肿块的局部情况,全身各器官(尤其是心肺)的基本功能状态,有无远处转移等。检查越细致,医生术前对病情的把握就会越准确,有利于权衡利弊,针对性地制订手术方案,防止相关的并发症。

(一) 抽血

术前抽血检查非常必要,可以有效规避术中各种风险和意外情况,促进术后康复,让您以最佳的状态接受手术。包括血常规、血型、凝血功能、肝肾功能、电解质、甲状腺功能等实验室检查项目。抽血前护士会根据情况请您空腹、禁食、禁饮。

1. 通过血常规、血型、凝血功能检查可以了解术前的一般状况,是否有贫血及出血性疾病,为术中可能需要输血时提前做好配血准备。

2. 通过血糖、血脂、肝肾功能等血液生化检查,针对异常结果术前进行提前干预,将血糖、血脂水平及肝肾功能状态维持在正常范围,避免手术应激引发应激性高血糖,加重肝肾功能紊乱,甚至引起术后肝肾衰竭。同时血糖水平也是影响伤口愈合的重要因素,通过术前血糖监测,了解患者血水平及对降糖治疗的反应性,对术后制订血糖调节策略提供依据,从而促进机体顺利康复。

3. 通过乙肝、丙肝、梅毒、艾滋病相关传染病项目的筛查,防止交叉感染。如有感染,手术室医护人员和器械都需要提前准备。

4. 通过钙磷镁等血清电解质水平测定,避免甲状腺肿瘤术后由于降钙素等激素水平紊乱引起的钙、磷和镁等离子的代谢异常。

5. 通过游离三碘甲状腺原氨酸(FT_3)、游离四碘甲状腺原氨酸(FT_4)、促甲状腺激素(TSH)判断甲状腺功能状态,有无亢进或功能减退的症状。TSH 检测是明确甲状腺功能的重要初筛试验,也是判断甲状腺功能紊乱的首要依据。所有甲状腺结节患者,尤其是高度疑似甲状腺癌或确诊患者均应检测血清 TSH 水平。

6. 通过抗甲状腺球蛋白抗体(TgAb)、甲状腺过氧化物酶抗体(TPOAb)和 TSH 受体抗体(TRAb)等甲状腺自身抗体检测,判断是否存在与自身免疫性甲状腺疾病相关的自身抗体。

7. 通过甲状腺球蛋白(Tg)、降钙素(Ct)和癌胚抗原(CEA)等甲状腺癌肿瘤标志物检测,对甲状腺癌进行术前预测与诊断。其中 Ct 和 CEA 帮助医生判断是否为甲状腺髓样癌,但对于分化型甲状腺癌,甲状腺球蛋白(Tg)一般不用于术前诊断,常用于监测复发与转移。

(二) 仪器检查

1. **超声检查**　甲状腺肿瘤最常用且首选的影像学检查方法,操作简便、无创分辨率高,可检出甲状腺内直径>2mm 的微小结节,清晰地显示其边界、形态及内部结构等信息,探测甲状腺结节大小、数量、位置、囊实性、形状、边界、钙化、血供、与周围组织的关系等,对甲状腺肿瘤的颈部淋巴结肿大定位有重要作用。甲状腺 B 超发现小结节伴有微小钙化提示恶性可能;结节若为实质性并呈不规则反射,则恶性可能大。

甲状腺影像报告和数据系统(TI-RADS)国际上有多种分类,根据国家卫健委 2018 年12 月出台的甲状腺癌诊疗规范,建议采用如下 TI-RADS 分类标准(附录表 1)。

附录表 1　甲状腺 TI-RADS 分类

分类	评价	超声表现	恶性风险
0	无结节	弥漫性病变	0
1	阴性	正常甲状腺(或术后)	0
2	良性	囊性或实性为主,形态规则、边界清楚的良性结节	0
3	可能良性	不典型的良性结节	<5%
4	可疑恶性	恶性征象:实质性、低回声或极低回声、微小钙化、边界模糊/微分叶、纵横比>1	5%~85%
4a		具有 1 种恶性征象	5%~10%
4b		具有 2 种恶性征象	10%~50%
4c		具有 3~4 种恶性征象	50%~85%
5	恶性	超过 4 种恶性征象,尤其是有微钙化和微分叶者	85%~100%
6	恶性	经病理证实的恶性病变	无

2. **X 线检查**　可了解气管有无移位、狭窄、肿块钙化及上纵隔增宽。甲状腺部位出现细小的絮状钙化影,可能为癌。胸部及骨骼摄片可了解有无肺及骨转移。检查时需要放射科医生拍摄颈部正侧位片。在检查过程中取下患者身上的金属饰品及物品,照片时请患者按照工作人员的指示深呼吸。

3. **甲状腺放射性核素扫描**　甲状腺放射性核素扫描的主要原理是使放射性药物经口、静脉、吸入的途径进入人体,然后被甲状腺组织特异性地摄取成像,可以观察甲状腺的位置、形态、大小以及甲状腺的摄取功能,适用于直径>1cm 且有血清 TSH 降低的甲状腺结节。一般单个冷结节,与周围组织分界不清,为恶性肿瘤的可能性较大。该检查无创、易于接受,是甲状腺肿瘤的筛查方法。如在孕期或哺乳期请及时告知医护人员,禁止行此项检查注射药物后多饮水,暂时不去人员密集的场所,也不立即进行其他检查。

4. 细针穿刺细胞学检查　为了明确诊断术前还需要做甲状腺穿刺活检,进行病理学检查。

5. CT 或 MRI 检查　适用于有压迫症状的肿物,巨大结节或有胸骨后甲状腺结节者。可显示肿瘤与食管、气管、血管、纵隔内重要结构的关系以及颈部淋巴结转移情况,判断有无肺转移或者骨转移。在检查前务必去除检查部位的金属物品。如对碘造影剂过敏、在孕期或哺乳期、植入心脏起搏器,要及时告知医护人员。

6. 纤维喉镜检查　甲状腺肿瘤术前纤维喉镜检查可以帮助评估双侧声带功能及活动情况,若出现声带活动减弱甚至固定的征象,高度怀疑肿瘤压迫或侵犯喉返神经,医生将在术前做好相应的手术预案并与患者进行充分沟通,告知有术后气管切开或气管造瘘的风险。检查前医生会对患者进行咽部及喉部喷雾麻醉,检查过程中患者需要配合医生做吞咽动作或发"咿"的声音,检查后 2 小时禁食、水,避免咽喉部表面麻醉引起的呛咳。

7. 其他检查　如 PET-CT、骨扫描等检查心、肺、肝、胆、胰及全身骨骼的情况。

还有体格检查,尿、大便常规,心、肺功能检查。尿常规检查是查是否有尿路感染、肾病;大便常规检查是否有肉眼不可见的便血或寄生虫;心电图则能反映一些患者自己不知道的心脏情况,有些问题需要先经过治疗才能手术;肺功能检测可以评估患者能不能耐受手术以及术后发生并发症的可能。医生将会为患者进行全面的身体检查,特别是甲状腺及其周围情况等。另外还会检查患者是否存在异常肿大的淋巴结,尤其是在颈部区域,因为这里是甲状腺癌发生淋巴结转移时最常出现的地方。

这些检查帮助医生评估患者对手术的耐受性,判断有无转移,为手术方案的选择提供参考。

四、甲状腺癌手术前需要做好的准备

甲状腺手术前一般需要对甲状腺及全身做全面检查,以了解患者身体一般状况及手术风险大小、根据检查结果,安排手术日期。手术前要做好心理、身体的准备,以最好的状态应对手术。对于合并心脏病、高血压、糖尿病的患者,术前需要将血压、血糖控制平稳。

(一) 手术前

1. 熟悉病房环境及科室的各项规章制度(探陪制度)。

2. 术前注意患者的进食情况与营养状况,医生会根据病情给予正确的饮食指导。医生会对贫血、血浆蛋白低、重度营养不良者,术前根据需要输血、补蛋白质或补充营养。

3. 肿瘤和手术可能会对患者造成双重心理压力,患者在术前往往充满焦虑、恐惧,导致睡眠障碍,食欲减退,免疫力低下,这些都不利于术后恢复。家属要及时发现患者情绪的波动,鼓励患者学会自我放松和表达自身感受,并根据患者的自身情况进行耐心疏导,增强患者的信心。

4. 完善术前各项检查。医生一般会对患者进行较全面的检查,包括抽血化验、心肺功能检查、心电图等,目的是评估患者是否能耐受手术。

5. 因其他疾病长期服用药物的,术前一定要告知医生,医生会根据配伍禁忌指导用药,对于术前长期口服氯吡格雷(clopidogrel)、华法林(warfarin)、阿司匹林(aspirin)等抗血小板及抗凝药物的患者,医生一般会要求至少停口服药 1 周,口服抗凝药患者术前 1 周改为皮下注射抗凝剂。否则会增加术中出血的风险。

6. 术前三天吃少渣饮食(粥、面条)等。

7. 戒烟、戒酒。需至少提前 1~2 周停止吸烟。

8. 老年患者以及有吸烟史的患者每天练习吹气球,锻炼肺功能,这样有助于预防术后肺部感染。

9. 术前注意休息和睡眠。放松心情,睡个好觉,避免紧张、焦虑,以免血压升高而耽误手术。

10. 术前 12 小时须禁食,术前 4~6 小时禁水。术前禁食期间,医生一般会根据需要对患者进行静脉输液和肠外营养支持,保持充足的液体量和热量。

(二) 手术当日

1. 术日晨取下活动性义齿、眼镜、发夹、手表、首饰等金属物品。换好护士发的手术衣服。

2. 如果有饥饿感及时告知医生,医生会给患者适当补液,以免手术过程中不能耐受。

3. 手术日晨,配合护士必要时留置胃管、尿管等。

4. 耐心等待手术室的通知。

(三) 了解手术时的麻醉

1. 甲状腺癌手术麻醉怎么做　目前甲状腺癌手术麻醉方式首选全身麻醉(全麻)。临床上常用的全身麻醉的方法有吸入麻醉、静脉麻醉和复合麻醉。甲状腺癌手术的麻醉中,全麻联合颈丛神经阻滞对患者血流动力学影响小,术中对患者造成的应激反应小,机体各项指标平稳,波动幅度较小,苏醒快,拔管早,术后疼痛较轻,术后并发症较少,有利于患者术后恢复。手术过程中麻醉师和医护人员通过各种仪器监测患者的心率、血压、呼吸,一旦出现过深的麻醉,立刻就能够发现,马上进行处理,所以是比较安全的。

2. 甲状腺癌手术后多久麻醉药作用消失　一般术后要平躺 6 小时,术后前两天会感到头痛,之后逐渐缓解,与个人体质有关。

关于麻醉苏醒,患者和家属常常会有这样的疑问:"麻醉后什么时候能够醒来?""麻醉之后能不能醒来?"麻醉苏醒其实就是麻醉药物从体内逐渐代谢排出体外,表现为患者逐渐清醒的过程。麻醉恢复的程度取决于肌肉松弛药和麻醉药血药浓度下降的程度,与机体本身的肝肾功能也有关。人体并不能像电脑设计特定的程序一样可以有一个固定的代谢模式,每个人都有个体差异性。这就是为什么在同样给药、同样手术的情况下,有些人手术后麻醉能够很快苏醒,而有些人则要迟缓一些。如果患者出现苏醒延迟,不必过分担心患者醒不过来,麻醉医生的职责就是让患者平稳地"睡去",安全地醒来。他们会严密观察,调控好恢复期患者的各项生理指标,并采取相应的措施,如适当补液加快药物排出、给予特殊的拮抗药物等,使患者能平安度过此期。

3. **间断唤醒患者与咳嗽**　手术麻醉后未完全清醒之前,每 15 分钟唤醒患者并督促咳嗽非常重要。术后保持清醒可以避免呼吸遗忘、扩张肺部、促进器官分泌物排出之外,还可以避免因麻醉药物未完全代谢引起的并发症——反流与误吸,即胃肠道里的东西(包括食物残渣、胃酸等)经食管逆行到咽喉部,再进入气管到达肺部。

全麻使患者的痛觉消失、神志消失、自主反射抑制以及肌肉松弛、呼吸遗忘等。全麻期间患者没有自主呼吸,医生会用呼吸机来辅助患者呼吸以维持生命体征。当患者的手术完成后,麻醉师会停止给药,术后在麻醉复苏室观察的这段时间,医护人员会不断地运用物理方法刺激唤醒患者,如拍打患者或是用声音唤醒患者让其醒过来。因为麻醉药物会在患者体内有所残留,此时患者的自主呼吸仍然处于抑制的状态。如果在这段时间内患者没有苏醒,产生自主呼吸,那么后果将不堪设想,所以回病房后几小时之内,护士都会嘱咐患者家属不间断唤醒患者,让患者深呼吸以便尽快恢复正常呼吸。护士也会用心电监护仪,血氧监测仪监测患者生命体征变化。

麻醉后患者刚回到病房,家属该注意什么?相信这个问题是每一位手术患者及家属所关注的问题。

全麻患者苏醒后不会马上回到病房。一般在麻醉复苏室观察 1 小时左右,患者才会被送回病房。回到病房后,护士都会给予患者吸氧、心电监护。如果监护仪显示血氧饱和度<91%(一般护士会定时巡视)或者患者睡觉的时候出现打鼾,那么最好是让患者肩部垫高,或者去枕平卧,摆成头后仰的姿势,这样就可以使呼吸道通畅了。当然有些患者手术后会出现的恶心、呕吐,此时将患者头偏向一侧非常必要,便于清除口腔内呕吐物和分泌物,防止误吸入气管内造成窒息。

五、甲状腺癌术后快速康复及其应对

如果医嘱无禁忌,患者手术后能及早开始活动、恢复饮水,过渡到进食,这是使患者快速康复的重要因素。

(一) 术后护理

1. **体位指导**　术后先测量血压,待血压稳定后取半卧位,保证呼吸、引流通畅。

2. **观察病情**　对患者的一般生命体征进行监测,观察患者的发声情况,并判断是否存在声音嘶哑、音调降低以及饮水呛咳。如出现敷料渗血的情况,及时报告医务人员。防止引流管打折、扭曲、堵塞至关重要。还须严密观察引流液的颜色、量和性质,并准确记录。一般情况下术后 24 小时内多为淡红色的液体,以后会逐渐减少,如果引流液为鲜红色,且量快速增加,应考虑有出血,应尽早报告医生予以及时处理。

3. **功能活动**　手术后麻醉清醒,患者即可在床上进行深呼吸、咳嗽、四肢屈伸活动。保护引流管及引流袋,首次可在护士的协助下翻身,次日初次下床必须在医护人员或家属的帮助下慢慢下床活动,以防意外跌倒(注意引流管,提着时要低于伤口的位置以免逆行感染)。活动时要掌握循序渐进、劳逸结合的原则,逐渐增加活动范围和活动量。

4. 饮食护理　术后待患者病情平稳,意识清醒后可少量饮水,如未出现不适可鼓励患者少量流食,由于咀嚼会引起伤口的疼痛,术后早期可以进食面条、粥、鸡蛋羹等半流质饮食,有利于吞咽并减轻伤口疼痛,可逐渐过渡到软食,保证患者的营养状况。对于含碘食品不宜过多食用,也不用特意忌口,适当吃均衡饮食。

5. 注意呼吸　癌肿范围较大,长期压迫会使气管软化,造成呼吸困难。术后应密切观察患者的呼吸状况,一旦出现窒息立即报告医务人员。

6. 镇痛　有些患者装有镇痛泵,翻身、起床、走动时要注意避免管道脱出,保护好连接镇痛泵的管道。

7. 排尿　手术后如果出现排尿困难大部分是暂时性的,一般情况下在6小时左右可恢复正常。若装有镇痛泵,排尿恢复时间可能会相应延长,若长时间不能排尿者,需联系病房医护人员。

8. 减少探视。

(二)居家康复指导与应对

1. 饮食方面

(1)三高一低一适量:高热量、高蛋白、高维生素饮食,低碘饮食,适量补充钙、磷。

(2)忌辛辣刺激性食物:如葱、蒜、花椒、辣椒、桂皮、姜等。忌肥腻、油煎食物。

(3)忌含碘高的食物:如海带、紫菜、鲜带鱼等。其中海带含碘量最高。

(4)忌含碘药物:如华素片(西地碘片)、乙胺碘呋酮(胺碘酮)等。

(5)含碘中药:如海藻、昆布、香附、夏枯草等。

(6)忌烟、酒。

2. 运动方面　甲状腺摘除同时淋巴清扫的患者大多出现肩痛、肩关节不灵活等情况,所以要多做深呼吸训练和颈部锻炼。例如腹式呼吸,就是吸气的时候腹部鼓起来,呼气的时候腹部用力缩紧。感觉舒服的前提下,吸得越深越好。术后一周改变体位时,应保持颈、躯干同时转动;床上坐起或弯曲移动颈部时将手放在头后支撑头部重量。术后2周练习颈部运动,轻微点头、仰头、伸展和左右旋转颈部。术后颈部活动不便,2周内应避免体力劳动,尤其搬重物,因其会加重颈部负担。

(三)激素替代治疗注意事项

1. 甲状腺手术后由于切除了部分或者全部的甲状腺,甲状腺功能无法代偿,通常需要服用左甲状腺素钠片,建议每日晨起空腹服用,因为空腹服用药物的吸收率最高。服药剂量医生会根据血清TSH的监测结果调整用药剂量。由于疾病的严重程度不同,医生会结合患者实际情况根据双风险分层设立TSH抑制治疗目标。

2. 术后要定期复诊检查甲状腺激素水平,调整服用左甲状腺素钠片的剂量,直至达标。初期患者需每月去医院测定TSH,以确定左甲状腺素钠片是否增量或减量;达标后可3个月复查甲状腺功能,以保证TSH维持于目标范围。手术1年后,可以6个月复查一次,需要注意,如果服药的剂量发生变化,可于调整药量后4~6周复查,原因是左甲状腺素钠片的半衰期过长,需要4周达到血药浓度稳定。

（四）其他方面

保持心情愉悦,自我调节紧张情绪,释放精神压力、加强锻炼等。

（石　峰）

附录四　甲状腺癌患者 ^{131}I 治疗期健康教育

近 30 年来,甲状腺癌发病率持续快速增长,其治疗也备受关注。甲状腺癌是最常见的内分泌系统恶性肿瘤,占全身恶性肿瘤的 1.1%。绝大部分属于分化型甲状腺癌（differentiated thyroid carcinoma,DTC）,其中约 90% 是乳头状癌,DTC 发展过程相对缓慢,治疗效果好,通常经过外科手术、放射性 ^{131}I 治疗及促甲状腺激素抑制治疗这一经典"三阶梯"治疗模式,5 年相对生存率达 95% 以上。1946 年首次报道放射性 ^{131}I 用于治疗分化型甲状腺癌以来,经过 60 多年的发展,该治疗方法已成为 DTC 术后进一步治疗的重要手段。^{131}I治疗作为分化型甲状腺癌术后重要的靶向治疗手段,不仅可以有效降低部分中危患者的潜在复发风险,还可以降低存在摄碘病灶高危 DTC 患者的复发及死亡风险。

一、^{131}I 治疗甲状腺癌的原理

碘和酪氨酸是甲状腺合成甲状腺激素必需的原料,甲状腺滤泡细胞可以通过其基底膜上的钠碘转运体逆浓度及电化学梯度将碘摄入甲状腺滤泡细胞,以合成甲状腺激素。DTC是来源于甲状腺滤泡上皮细胞的肿瘤,可表达钠碘同向转运体,具有摄取碘的能力,因此能够摄取进入体循环的放射性 ^{131}I。^{131}I 是一种放射性核素,半衰期为 8.02 天,正常情况下自然界是不会存在的。它是 β 衰变核素,发射 β 射线（99%）和 γ 射线（1%）。β 射线最大能量为 0.606 5MeV,γ 射线能量为 0.364MeV。β 射线可对细胞造成电离辐射损伤,导致残余甲状腺滤泡上皮细胞和分化型甲状腺癌的癌细胞裂解和凋亡。β 射线在组织内平均射程<1mm,所以能量几乎全部释放在残留甲状腺组织或病灶内,对周围组织和器官影响较小,属于靶向内放射治疗。γ 射线可用来显像,显示 ^{131}I 在体内的分布并探查可疑病灶。

二、放射性 ^{131}I 治疗 DTC 的意义、适应证及禁忌证

1. **意义**　在 2006 年及 2009 年美国甲状腺学会甲状腺结节及分化型甲状腺癌诊治指南（简称 ATA 指南）中,^{131}I 治疗 DTC 涵盖了两个概念:清甲及清灶。清甲,顾名思义,清除术后残余甲状腺,残留甲状腺组织被完全清除后,体内无甲状腺球蛋白（Tg）的正常来源,有利于通过检测血清 Tg 水平的变化对 DTC 的复发或转移进行诊断,利于初始分期及长期随诊的目的,清甲后的 ^{131}I WBS 及 SPECT/CT 融合显像可发现部分摄 ^{131}I 的颈部淋巴结转移,甚至远处转移灶;而清灶则是采用 ^{131}I 清除无法手术切除的残余、复发及转移性 DTC 病灶,旨在改善疾病特异性生存率及无病生存率。很多时候清甲及清灶不能截然区分和界定,因

为甲状腺组织钠-碘转运子的表达水平明显高于 DTC 病灶。残留甲状腺组织能摄取放射性 ^{131}I，放射性 ^{131}I 在清除残留甲状腺组织的同时，也清除了隐匿在残留甲状腺组织中的微小 DTC 病灶，同时具备摄碘能力的转移病灶也可摄取 ^{131}I。

2. **适应证** 根据美国 ATA 指南甲状腺癌复发危险分层，中高危患者建议术后常规行 ^{131}I 治疗，清除残留甲状腺及残留病灶，以控制病情并减少疾病的复发和转移。2015 美国 ATA 指南甲状腺癌危险分层：①高危患者，包括已知存在远处转移、肉眼可见的甲状腺外侵犯、肿瘤未完全切净、术后 Tg 提示远处转移（Tg 明显异常升高）、病理分期有 N_1 期且任一转移淋巴结直径 $\geqslant$ 3cm。②中危患者，包括显微镜下可见肿瘤侵犯甲状腺周围软组织、术后首次全身放射性碘扫描（RAI）发现颈部异常碘聚集灶、侵袭性病理组织学类型（如高细胞压型、钉状突起亚型、柱状细胞亚型等）、合并血管侵犯的甲状腺乳头状癌、临床分期为 N_1 期或病理分期为 N_1 期，转移淋巴结个数>5 个但淋巴结最大直径<3cm、局限于甲状腺内的甲状腺乳头状癌，原发肿瘤直径 1~4cm，伴有 $BRAF^{V600E}$ 突变、合并甲状腺外侵犯和 $BRAF^{V600E}$ 突变的多灶性微小乳头状癌，综合评估放射性 ^{131}I 治疗获益。③低危患者，通常不推荐行放射性 ^{131}I 治疗，主要包括无局部或者远处转移、所有肉眼可见肿瘤病灶均已被切除、局部组织或结构未被肿瘤侵犯、肿瘤无侵袭性病理组织学类型（如高细胞压型、钉状突起亚型、柱状细胞亚型等）、如已行 ^{131}I 治疗，治疗后首次全身放射性碘扫描（RAI）未发现甲状腺床外异常碘聚集、无血管侵犯、临床分期为 N_0 期或病理分期为 N_1 期（转移淋巴结 $\leqslant$ 5 个，最大直径<0.2cm）、局限于甲状腺内的包囊内滤泡亚型甲状腺乳头状癌、局限于甲状腺内伴包膜侵犯但没有合并血管侵犯或受侵犯<4 个的高分化滤泡状癌、局限于甲状腺内的微小乳头状癌，单发或多灶性，包括 $BRAF^{V600E}$ 基因突变者。

3. **禁忌证** 妊娠期、哺乳期以及计划 6 个月内妊娠者；严重心、肝、肾功能异常；WBC<3.0×10^9/L；手术切口未愈。

三、放射性 ^{131}I 治疗相关准备及常见治疗剂量

1. **^{131}I 治疗相关准备** ^{131}I 的疗效有赖于进入残留甲状腺组织和 DTC 病灶内的 ^{131}I 剂量。由于人体内稳定碘离子与 ^{131}I 竞争进入甲状腺组织和 DTC 病灶，因此患者在治疗前通常需要低碘饮食至少 1~2 周（<50μg/d），要尽量避免食用含碘较多的食物，含碘最多的是海产品，主要有海带、紫菜、海鱼、海虾，其次是可乐、鹌鹑蛋、鸡蛋、盒装奶制品、叉烧肉和香肠等腌制食品，同时需要特别注意避免行增强 CT 检查，如已行增强 CT 检查，建议 1~2 个月后再行 ^{131}I 治疗。

正常甲状腺滤泡上皮细胞和 DTC 细胞的胞膜上表达 NIS，在 TSH 刺激下可使其摄取 ^{131}I，因此，清甲治疗前需要升高血清 TSH 水平。当血清 TSH>30mU/L 可明显增加 DTC 肿瘤组织对 ^{131}I 的摄取。有 2 种方法可升高 TSH 水平：升高内源性 TSH 水平和给予外源性 TSH。治疗前需要停服左甲状腺素片 2~3 周，使血清促甲状腺激素（TSH）升高到 30μU/ml。同时准备行 ^{131}I 治疗女性患者应注意避孕，入院后需测定甲状腺激素水平、Tg、抗甲状腺球蛋白抗体（TgAb）、三大常规、肝肾功能、电解质、血脂、心电图、颈部彩超、胸部 CT 或胸部 X 线

检查。

　　2. ^{131}I 治疗剂量　①推荐采用 30~100mCi 剂量的放射性 ^{131}I 进行中、低危患者的清甲治疗；②伴可疑或已证实的镜下残存病灶或高侵袭性组织学亚型（高细胞型、柱状细胞型等）但无远处转移的中、高危患者，推荐辅助治疗剂量为 150mCi；③颈部残留手术未切除的 DTC 组织，伴颈部淋巴结或远处转移，但无法手术或拒绝手术、全甲状腺切除术后不明原因血清 Tg 尤其刺激性 Tg 水平升高者，清甲治疗同时应兼顾清灶治疗，放射性 ^{131}I 剂量为 100~200mCi；④远处转移：肺转移的治疗，病灶仍摄碘并评价为临床有效，应每隔 6~12 个月再次治疗，经验性治疗剂量推荐为 100~200mCi，70 岁以上剂量为 100~150mCi；骨转移灶，剂量为 100~200mCi；⑤对于青少年、育龄妇女、高龄患者和肾功能轻、中度受损患者，可酌情减少放射性 ^{131}I 剂量。

　　3. ^{131}I 治疗副作用及处理　①因 ^{131}I 具有放射性，行 ^{131}I 治疗，需要住院并隔离治疗，辐射隔离的时间至少不低于 48 小时，为保证患者以及医疗工作人员的辐射安全，^{131}I 治疗场所设计要符合相关法规的要求。甲状腺癌治疗病房是按照国家防护标准要求经过特殊设计。②服 ^{131}I 前后需要禁食 2 小时，可以喝水。^{131}I 治疗后要多喝水，建议每小时喝 200ml，头 24 小时内饮水量约 2 000ml；24 小时后，甲状腺吸碘率已达最高峰，建议大量饮水，比平时多 3 倍，半小时就要喝掉 200ml，至少 3 000ml/d。同时，一定要勤排尿，及时排空膀胱，避免放射性对全身不必要的照射。③治疗剂量的 ^{131}I 会导致不同程度的放射性炎性反应，尤其是残留甲状腺组织较多时更为明显。为减轻局部症状，可口服泼尼松 15~30mg/d，一般服用 3~5 天，部分患者可持续约 1 周。④^{131}I 治疗后，部分患者可能出现恶心、呕吐、便秘及腹部不适等消化道症状，在 ^{131}I 治疗前可根据情况，适当选择护胃止吐药物，并建议患者自备通便茶，酌情促进排泄。⑤^{131}I 治疗后短期（1~15 天）内常见的不良反应包括：乏力、颈部肿胀和咽部不适、口干甚至唾液腺肿痛、味觉改变、鼻泪管阻塞、上腹部不适甚至恶心、泌尿道损伤等。有研究显示在 ^{131}I 治疗期间服用酸性糖果或维生素 C 片、嚼无糖口香糖、按摩唾液腺或补液等，可刺激唾液分泌，减轻唾液腺的辐射损伤。一般在口服 ^{131}I 24 小时内开始含服酸性糖果或维生素 C，连续 3 天，但也有报道，使用 ^{131}I 治疗后不同时间含服维生素 C 未明显改变唾液腺的辐射吸收剂量。我们通常建议患者住院期间甚至出院后 2~3 周多含服酸性糖果，促进唾液分泌，减少唾液腺辐射损伤。⑥^{131}I 治疗后部分患者可能出现白细胞计数或血小板计数下降，行 ^{131}I 治疗前，我们通常会评估血常规情况并对症处理，治疗后建议患者每周复查血常规，直至连续两周正常。⑦^{131}I 治疗后，通常 24~72 小时开始口服甲状腺素，常规用药为"优甲乐"。同时建议治疗后避孕 6~12 个月。因为碘主要通过胃肠道和泌尿系统排泄，卵巢会受到小剂量辐射，^{131}I 半衰期为 8 天，加上人体代谢功能，辐射约每周减少一半，10 个半衰期，即约 3 个月后辐射基本达到安全要求。6~12 个月时，身体功能恢复，甲状腺功能稳定，可考虑怀孕。

　　同时，我们需要注意，大量饮水、多排尿和服用缓泻剂等有助于减轻腹腔和盆腔的辐射损伤，但需注意可能引发的电解质紊乱。合并其他慢性疾病和 / 或高龄 DTC 患者，持续甲减加上清甲后 ^{131}I 的损伤，其基础疾病病情可能在短期内加重，需密切观察并及时处理。另外,清甲治疗后短期内患者可能出现一些心理方面的改变,如无聊感、焦虑、失眠、恐惧等,这并非 ^{131}I 的直接损伤,主要源于治疗实施过程中的一些因素(如辐射防护隔离、甲减逐渐加重和其他疾病影响等),常能自行缓解,也可做相应对症处理。

四、放射性 ^{131}I 治疗 DTC 的疗效评价

一般在 ^{131}I 清甲治疗后 2~10 天内进行 Rx-WBS。因清甲所用的 ^{131}I 剂量远高于 Dx-WBS 的剂量,所以在 Dx-WBS 未见 DTC 转移病灶的患者中,10%~26% 可通过 Rx-WBS 发现 DTC 转移病灶。10% 会因发现新病灶而改变清甲治疗前的肿瘤分期。9%~15% 的患者会根据 Rx-WBS 结果调整后续的治疗方案。

1. **清甲治疗效果评价**　清甲治疗 1~3 个月应常规随诊。进行甲状腺激素、TSH、Tg、TgAb 水平监测,及时了解 Tg 变化,同时调整甲状腺素剂量,将 TSH 控制在相应的抑制水平。必要时加做颈部超声监测可疑转移淋巴结经 ^{131}I 治疗后的变化。^{131}I 治疗 6 个月左右,可进行清甲是否成功的评估,随访前应停甲状腺素 T$_4$ 3~4 周或者三碘甲状腺原氨酸(T$_3$)2 周。清甲成功的判断标准: ^{131}I 显像甲状腺床无放射性浓聚或停用 T$_4$ 后刺激性 Tg<1μg/L。DTC 完全缓解的标准:甲状腺手术后行放射性碘清除残余甲状腺组织的患者满足如下标准,被认为肿瘤完全缓解。①没有肿瘤存在的临床证据;②没有肿瘤存在的影像学证据;③清甲治疗后 ^{131}I WBS 没有发现甲状腺床和床外组织 ^{131}I 摄取;④在无 TgAb 干扰时,甲状腺激素抑制治疗情况下测不到血清 Tg,TSH 刺激情况下 Tg<1μg/L。如清甲成功且未发现转移灶则每年随访 1 次,若发生转移,应尽早安排下一步治疗。

2. **清灶治疗效果评价**　1~3 个月应常规随诊,在清灶治疗后 6 个月进行疗效评价。转移灶数目减少或直径减小,Tg 和 TgAb 的水平降低或消失为治疗有效;与治疗前相比转移灶数目增加,或旧的转移灶直径增大,则为进展。病灶仍摄取碘并评价为临床有效,应每隔 6~12 个月再次施行治疗。重复治疗使用剂量的原则与首次治疗相同,如首次治疗效果差,可考虑适当增加剂量。应注意随着累积活度增高,发生不良反应和并发症的危险性也增高,所以对重复治疗的风险与效益应慎重评估。

综上所述,分化型甲状腺癌经过经典"三阶梯"治疗模式,治疗效果好,长期生存率高。

(石　峰　李艳玲)

附录五　^{131}I 治疗前后注意事项

一、^{131}I 治疗前注意事项

1. ^{131}I 治疗前应低碘饮食 2~4 周。
2. ^{131}I 治疗前 4~8 周避免行含碘增强造影剂和药物的应用。

3. ^{131}I 治疗前停止服用 L-T_4 2~4 周或给予外源性 TSH，达到 TSH>30mU/L。

4. 停药会导致甲减，可能会带来一些不适（乏力、胸闷、便秘等）。

5. ^{131}I 治疗前注意一般情况（基础疾病）的调整（血压、血糖等，保证心肺功能）。

6. 术后 PTH 水平低下的患者，建议补充钙剂及活性维生素 D，待血清钙水平达正常低值后再行碘治疗。

7. ^{131}I 治疗前对患者及家属进行辐射安全防护指导，育龄期女性须排除妊娠。

二、^{131}I 治疗后注意事项

（一）服碘后（0 小时~4 天）

1. 服 ^{131}I 后，2 小时内禁食，可少量饮水，尽量平卧休息。

2. 服 ^{131}I 后，2 小时后，多饮水，每天酌情吃适量酸性食物［水果，如柠檬等；或口服维生素 C 含片（4~6 片 /d），尽量不选择话梅等腌渍食物］；若腮腺肿痛、口干，还可轻柔按摩腮腺及唾液腺处。

3. 坚持每天足量服用 L-T_4（服碘 24~72 小时后开始服用）。

4. ^{131}I 扫前尽量洗澡，无法洗澡的患者（年老体弱等）更换内衣裤。

5. 住院期间的衣物，若沾染药液、尿液，应交核医学科统一管理。

（二）出院后

1. 为了减少不必要的辐射，出院 2 周内，请减少不必要的近距离接触，宜保持社交距离不小于 1m，尽量缩短接触时间；避免与婴幼儿及孕妇密切接触，如搂抱等。

2. 继续保持低碘饮食（无指南提及）。

3. ^{131}I 治疗后 6 个月内应注意避孕。

4. 若自感颈部、肩膀僵硬，活动不便，需坚持做颈肩康复操。

5. 4~6 周复查。

（杨　辉　丁　颖）

附录六　甲状腺癌患者 ^{131}I 治疗辐射安全与管理

肿瘤是严重危害人类健康的疾病之一。随着现代医学进一步发展，对肿瘤的治疗理念由传统的手术、化疗、放疗逐步向肿瘤的综合治疗发展，其最终目的是提高肿瘤的治疗效果，减少不良反应，以达到延缓患者生存期或治愈的效果。"手术 +^{131}I+TSH 抑制的治疗模式使甲状腺癌患者获益最大化"。肿瘤的放射性核素治疗目前备受关注，但因为核素辐射无色、无味、无臭，人体无法直接感应，加之核辐射事故时有发生，使得人们几乎闻辐色变，对核素辐射有种莫名的恐惧。其实，在我们生存的大自然里，辐射与阳光、空气、水同时存在，人类在一百多年前发现核辐射以来，核技术已广泛应用于工农业生产、医疗事业和军事领域，如

X线透视、肿瘤放疗、辐照加工、辐射保鲜、工业探伤、核能发电等,核技术的应用极大地促进了经济的发展和社会进步,亦带给了我们许多的方便。事实上日常生活中已经少不了核辐射的应用,我们应该利用它的优点,加强辐射安全与管理,避开它的危险性,更好地利用核技术造福患者。

一、什么是辐射

辐射,像光一样,是一种能量,它以电磁波(如γ射线等)和高速粒子(如电子等)的形态传送。通常我们依其能量的高低或电离物质的能力,分成非电离辐射和电离辐射两大类。①非电离辐射:指能量低无法使物质电离的辐射,例如太阳光、灯光、红外线、微波、无线电波、雷达波等。②电离辐射:指能量高,能使物质产生电离作用的辐射。电离辐射又区分为电磁辐射,粒子辐射。一般所称的辐射或放射线,都是指电离辐射而言。天然辐射包括宇宙射线及宇生放射性核素、地壳中天然放射性衰变链中的放射性核素、空气中的氡及其衰变产物,以及包含在食物及饮料中的各种天然存在的放射性核素。人工辐射包括医学诊断与治疗程序、大气层核试验的放射性沉降物、事故释放源、核能发电链排放源、核与辐射技术利用排放源,以及人为活动引起的天然辐射增强源。数据显示,天然辐射源对中国和全球居民平均年个人有效剂量分别为3.1mSv和2.4mSv,其中室内氡照射(氡及其子体)是主要贡献者(约占50%);人工辐射源所致中国和全球平均职业照射水平个人有效剂量分别为2.1mSv和0.8mSv,医学应用不是主要贡献者,分别处于第4位和第3位。可见辐射存在于我们日常生活中。

二、辐射安全与管理

开展放射性^{131}I核素治疗工作的医疗机构应对放射工作人员、患者及公众的防护与安全负责,主要包括:应制订全面的质量保证大纲,制定并落实放射防护管理制度,应建立健全包括患者防护在内的管理制度和操作流程;应保障放射工作人员、患者以及公众的放射防护安全与健康,对工作人员所受的职业照射应加以限制;应针对实施诊疗时可能出现的故障或失误,制订应急预案,并进行应急培训和演练,将可能出现的故障或失误所致后果减到最小;应制订人员培训计划,对人员的专业技能、放射防护知识和有关法律知识进行培训,使之满足放射工作人员的工作岗位要求。最终使核素治疗更加规范、科学,最大限度保护患者利益,保证医疗质量和安全。具体要求如下。

(一) 病区平面布局和分区管理符合防护要求

要根据所使用放射性药物的种类、性质和日使用最大剂量等,按照相应的辐射防护基本要求进行合理布局和场地建设。核医学科病房多属第3类开放型放射性工作单位,可设在医院的一般建筑物内,但应集中在建筑物的一端或一层,与非放射性工作科室相对隔离。患者、医护人员各自有独立通道,具有独立下水道排放系统及衰变池,以利于对患者的管理和公共安全。病房实行分区管理,三区之间应有严格的分界和过渡通道。非污染区(非限制区)包括医生和护士办公室、候诊室、挂号登记室等。工作区(监督区)包括废物储存室、分装配药室、给药注射室、淋浴洗涤室等;控制区患者活动区,属于控制区范围,包括隔离病房、患者活动走廊、患者专用厕所等。在核医学诊疗工作区域,控制区的入口和出口应设置门锁权限控制和单向门等安全措施,限制患者或受检者的随意流动,保证工作场所内的工作人员和公众免受不必要的照射;在分装和给药室的出口处应设计卫生通过间,进行污染检测。活性区和高活性区四周墙壁必须有足够的厚度,进行防护设计时,必须考虑位置和周围环境,要重视屋顶的防护。屏蔽厚度计算方法可参考国家标准,门应加铅皮,以推拉门为宜,门上小窗为铅玻璃,地板与墙壁接缝无缝隙,表面易清洗。每间病房均设对讲机、抽风机,通风机排气口应超过周围(50m 范围内)最高屋脊 3m 以上,每天通风 6~10 次,以清除室内的放射性气体。病房每间设一床位,也可设两床位,但床距应大于 1.5m,中间加铅防护屏,附设的照明灯、水管、电缆、空调设备不应突出墙面外,以免妨碍清除污染。病床及病房门设立醒目标识,注明使用放射性药物的种类、放射性活度、剂量、使用时间。设立废水处理池和净水系统,为患者大小便处理所专用,废水处理系统和医院下水道相连,但排入下水道前应设取样监测,合乎要求方可排入下水道。患者大便排入净化处理系统,尿液排入废水池。

(二) 患者的辐射安全与管理

1. 治疗期间的放射防护要求

(1)住院进行放射性 ^{131}I 治疗时,患者及家属自愿遵守隔离式治疗管理模式,并签署知情同意书。

(2)除医护人员之外的人员不应进入隔离病房。

(3)向隔离病房内传递生活必需品,应通过病房外的缓冲区传递。

(4)服用放射性药物后 1 周内,不得在病室内"串门"或者集聚。

(5)服药过程中应遵循防污染措施指导。

(6)医护人员宜通过视频及对讲进行查房等医疗活动,在每个病房内要安装监视器和对讲系统,医生和护士可以通过监视电视观察患者的病情变化。患者也可以通过呼叫设施及时与医生和护士联系。当医护人员必须进入专用病房对患者进行救治时,应穿戴个人防污染用品。

(7)病房区域内应配备测量患者体内活度的设备或可测量周围剂量当量率的仪器。

2. 患者出院的管理要求

(1)接受 ^{131}I 治疗的患者,应在其体内的放射性活度降至 400MBq 或距离患者体表 1m 处的周围剂量当量率 $\leqslant$ 25μSv/h 方可出院,以控制该患者家庭与公众成员可能受到的照射。

(2)出院时应按要求给出接触同事和亲属及到公众场所的合理限制和有关防护措施(限制接触时间及距离等)的书面建议。

3. 陪护者、探视者和家属的防护管理要求

(1)开展核医学工作的医疗机构应向陪护者、探视者和家庭成员提供有关的辐射防护措施(例如限定接触或接近患者或受检者的时间等)及其相应的书面指导,使其在患者或受检者诊断或治疗期间所受的剂量不超过 5mSv。儿童应尽量避免探视已施用放射性药物的患者或受检者,无法避免时所受剂量不应超过 1mSv。

(2)对接受放射性药物治疗的患者,应对其家庭成员提供辐射防护的书面指导。对接受

放射性药物治疗的住院患者,仅当其家庭成员中的成人所受剂量不超过 5mSv,其家庭成员中的儿童以及其他公众所受剂量不超过 1mSv,才能允许患者出院。

（石　峰）

附录七　甲状腺癌与生育

甲状腺癌是近年来发病率增加最快的实体肿瘤之一,也是育龄期女性最常见的内分泌系统恶性肿瘤,其中分化型甲状腺癌(DTC)占绝大部分。随着国家计划生育政策的调整和对优生优育的重视,育龄期女性 DTC 患者其疾病及治疗是否影响生育、妊娠是否增加肿瘤复发的风险、妊娠期和产后阶段其 TSH 抑制治疗的相关问题越来越引起关注,妊娠期 DTC 及产后包括妊娠期间发现 DTC、妊娠前已发现 DTC 已行手术并行 / 未行 ^{131}I 治疗的 DTC 及其产后。TSH 抑制治疗的相关问题日益受到关注促甲状腺激素(TSH)抑制治疗是 DTC 术后管理的重要一环。

一、妊娠与 DTC 的关系

妊娠期孕妇内分泌发生改变,具有甲状腺刺激作用的一些激素,包括绒毛膜促性腺激素、孕激素和雌激素,均能够产生类似甲状腺激素的作用,可能与甲状腺肿瘤的发生有一定的关系(参考文献:YOSHIMURA M,HERSHMAN J M.Thyrotropic action of human chorionic gonadotropin.Thyroid,1995,5 :425-434.)。妊娠是否会增加甲状腺癌的复发风险? 有研究表明,有 DTC 治疗史的妇女,如果妊娠前没有结构(超声是否有可疑癌症结节)或生化(Tg 水平是否升高)复发的证据,妊娠不会增加肿瘤复发的风险,妊娠期间无须额外监测。然而,若患者妊娠前存在结构或生化异常,妊娠对甲状腺癌可能是刺激因素,需要监测。

二、妊娠期间发现 DTC 的处理

妊娠期分化型甲状腺癌(DTC)如何处理? 按照《妊娠和产后甲状腺疾病诊治指南》(2019 版)推荐,妊娠早期发现的乳头状甲状腺癌应该进行超声监测,每 3 个月复查甲状腺超声,监测肿瘤的增长速度。如果妊娠中期结节仍然保持稳定,或者是在妊娠后半期发现的结节,手术或许可以推迟到产后;若在妊娠 24~26 周前肿瘤增大明显(体积增加 50%,直径增加 20%)、或存在颈部淋巴结的转移,应行手术治疗。甲状腺手术应在妊娠第 4~6 个月进行,以降低母亲及胎儿并发症。在妊娠早期手术,麻醉会影响胎儿器官形成和引起自然流产;在妊娠 7~9 个月手术易发生早产。若肿瘤直到妊娠中期仍保持稳定,或在妊娠后半期才诊断,手术应在分娩后进行。已确诊的 DTC,若手术延期至产后,TSH>2.0mU/L,应考虑给予甲状腺激素治疗。L-T_4 治疗的目标是维持 TSH 在 0.3~2.0mU/L。

三、DTC已行手术并行／未行 ^{131}I 治疗的DTC患者的妊娠管理

(一) 孕前准备

甲状腺是人体重要的内分泌器官,其功能是分泌甲状腺激素以调节机体代谢,甲状腺功能与女性生育力密切相关。甲状腺功能亢进或减退,包括亚临床甲状腺功能减退,均可损害卵巢储备力,影响子宫内膜容受性,与女性生育力减退密切相关。尽管多数研究发现孕期与非孕期DTC患者局部复发、远处转移、远期生存率无显著差异;但甲状腺肿瘤患者因为手术及 ^{131}I 治疗,甲状腺器官丧失,需补充外源性甲状腺激素,维持正常的机体代谢,因此甲状腺肿瘤患者的孕前准备尤其重要。孕前准备就是孕前3个月在生活、饮食、心理、身体检查等诸多方面做规划,从而使备孕妈妈的卵子和备孕爸爸的精子质量尽可能达到最优,孕育健康、聪慧的宝宝。孕育宝宝是夫妻双方的共同责任,那么孕前准备工作有哪些呢?

1. 做好孕前时间评估 ^{131}I 治疗后,部分女性患者短期内可出现月经推迟、经量减少或短暂性闭经,多数在1年内恢复正常。 ^{131}I 治疗不会对卵巢产生永久性损害, ^{131}I 治疗1年后,患者的受孕能力及妊娠结果不会因 ^{131}I 治疗而受到影响;同时 ^{131}I 对男性睾丸损伤不足以导致不育、生产事件及后代先天性发育不良等风险增加。 ^{131}I 治疗后12个月后即不影响生育。

2. 做好孕前疾病评估 不同患者因疾病原因,甲状腺激素抑制治疗控制标准不同,所以需专业医师做好孕前疾病评估,评估疾病是否处于稳定期,体内甲状腺激素的控制是否达标。DTC患者未怀孕前,应使TSH维持在0.5~2.5mU/L,使卵巢正常排卵,怀孕后需告知医师,以便及时调整左甲状腺激素钠片的剂量。

(1)重视孕前检查:孕前检查一般建议在孕前3~6个月开始做检查,包括夫妻双方。女方的孕前检查在月经干净后3~7天内进行,注意检查前避免同房。女性孕前检查项目主要包括血常规检查、妇科B超检查、弓形虫筛查、肝功能检查等;男性孕前检查项目主要包括ABO血型以及RH血型检查、HIV、肝炎全项、肝功能检查、精子质量和数量的检查、染色体检测等。

(2)除上述孕前检查外,对于患者我们还需对肿瘤疾病进行一些相关检查,如甲状腺功能、颈部B超、胸部CT、性激素等,以便疾病监测评估及孕期甲状腺激素调整药量。夫妻有意识地学习甲状腺疾病的相关知识,性知识、孕育知识和胎教知识,了解如何才能怀孕及妊娠过程中会出现什么特殊生理现象,如早孕反应、胎动、妊娠水肿、腰腿痛等。当出现这些生理现象时,能够正确地对待,避免不必要的紧张和恐慌。不要嫌麻烦,为了生一个健康的宝宝,还是耐心地做好检查。

3. 慎饮食、调起居,养成良好的生活习惯 在孕前3个月,要注意饮食多样化,不可以偏食、挑食,摄入量主要是以满足身体营养需求的标准来均衡饮食,加强营养,养精蓄锐,为夫妻双方备好良好的精子和卵子创造有利的物质条件。尽量不熬夜,早睡早起;根据自己的喜好,因地制宜地进行必要的体育锻炼,如晨起慢跑、打羽毛球、晚间散步,以增强体质,保持良好的身体状态。对于女性而言,怀孕前首先要改掉不良的饮食习惯,多吃蔬果,保证充足

的休息和睡眠,调理好身体,做一个详细孕前检查,充分保持愉快平稳的心情,来迎接孕期生活。同时夫妻间经常加强感情交流,能使爱情不断深化,使妻子有一种幸福感、安全感和归属感,减少对肿瘤疾病的恐惧,这对稳定妻子的情绪,培养良好的心境是十分有益的,使得妻子的情绪始终处于愉悦状态,有利于妻子排出高质量的卵子。

(二) 妊娠期间科学管理

1. 做好孕期检查

(1)怀孕后,应于3个月内去户口所在地的妇幼保健院建立母子保健档案,持保健档案到相应的医院进行系统的孕期检查,将根据孕期的时间点进行相应的检查项目,以便做到优生优育。

(2)除上述孕期检查外,发现妊娠时,应尽快复查甲状腺功能。因胎儿生长发育所需的甲状腺激素,须由母体全部(妊娠12周之前)或部分(妊娠12~20周)提供,若TSH高于妊娠期TSH参考范围,即提示亚临床甚至临床甲状腺功能减低,此种情况下需要及早、足量地增加L-T$_4$剂量(根据TSH增高的程度增加50~100μg/d),随后根据甲状腺功能复查结果调整。同时因为妊娠期孕妇内分泌发生改变,具有甲状腺刺激功能的绒毛膜促性腺激素,孕激素和雌激素,产生类似甲状腺激素的作用,可能增加肿瘤的复发风险,母体保持TSH抑制目标有利于抑制DTC复发或进展。若发现妊娠时TSH抑制达标,仍须定期复查。这是因为妊娠期间母体和胎儿对甲状腺激素的需求增加,为维持TSH抑制治疗持续达标,部分患者孕期可能需要增加L-T$_4$的剂量。所以甲状腺肿瘤患者在孕期需做常规系统检查外还需做专科检查,以便进行疾病监控,保证母子安全。我们一般建议前3个月每2周进行甲状腺功能检查,3个月后每4周进行甲状腺功能检查,情况异常时可增加频次,同时将结果传给您的医生,以便进行指导。

2. 妊娠期间DTC患者TSH抑制治疗目标管理 TSH抑制治疗的相关问题在DTC患者妊娠期间尤显重要,TSH抑制治疗是DTC术后管理的重要一环。对于妊娠前已确诊且已接受治疗的DTC患者,在妊娠期间TSH抑制目标可延续孕前根据初始肿瘤复发风险及TSH抑制治疗副作用的双风险分层设立TSH抑制治疗目标的决策而设定的目标。甲状腺癌复发风险高危,血清TSH应在副作用可耐受的前提下保持<0.1mU/L;甲状腺癌复发风险低危且治疗反应良好者,血清TSH目标可放宽至2.0mU/L以下;甲状腺癌复发风险介于高、低危之间,或治疗反应不确定及生化反应不完全,或虽复发风险高危但TSH抑制治疗不良反应亦高危,血清TSH可在不良反应可耐受的前提下控制于0.1mU/L正常范围下限。

3. 注意预防各种疾病及加强营养

(1)甲状腺患者朋友因为甲状腺器官的缺失,免疫功能相对降低,容易引起疾病,所有孕期尤其预防流感、风疹、带状疱疹、单纯疱疹等病毒的感染,这些病毒对胎儿危害最大,可通过胎盘侵害胎儿,导致胎儿生长迟缓、智力缺陷、各种畸形,甚至引起流产死胎等。因此,孕期预防疾病防止病毒感染非常重要。同时谨慎用药:妊娠期间孕妇一定要谨慎用药,尤其是头3个月,正是胎儿各器官发育和形成的重要时期,此时胎儿对药物特别敏感。如果需要用药,需咨询你的医生。同时注意TSH抑制治疗用药首选L-T$_4$口服制剂。不建议使用左三碘甲腺原氨酸(L-T_3)、T_3/T_4联合和干甲状腺片治疗。这是因为妊娠期间T_4可通过胎盘且对胎儿发育至关重要，而T_3极少通过胎盘。

（2）孕期的营养：孕期前3个月是胚胎形成的时期，在胚胎形成过程中也是胎儿各器官系统形成的时期，如果受到内外环境因素的影响、营养物质缺乏的影响，可能造成孩子各器官系统的畸形。所以，孕早期要均衡饮食，怀孕以后，摄入各种B族维生素。叶酸也是B族维生素里的一种，摄入叶酸可以避免胎儿神经管畸形，避免形成无脑儿、脊柱裂、脑脊膜膨出等情况。除了B族维生素外，还要注意补充脂溶性维生素，如维生素A、维生素D、维生素E、维生素K，还有其他的微量元素，如镁、硒、锌，都是孕妇每天所必需的维生素和微量元素。如果孕妇均衡饮食不能保证，建议要服用这些东西，尤其是孕早期。需要提醒的是，由于孕期服用较多地含钙铁的食物，如与甲状腺激素制剂同时服用可能会影响L-T_4药物吸收，所以需保证足够时间间隔。

四、DTC 患者产后科学管理

分娩结束相当于完成了一个大工程，要进行产后康复及哺乳期。产后康复除子宫、卵巢、形体、外貌等恢复外，还应包含各个组织功能的恢复，产后的身体最为脆弱，各项身体指标均处于严重失衡状态，如果在这段时间内，气血得不到恢复，很容易拖延恶化成为各种疾病，同时加大肿瘤疾病的风险。所有在这段期间除产后子宫恢复；产后身材恢复；对于甲状腺患者还需注意 TSH 抑制治疗的调整及产后心理恢复。在产后 3 个月里，新妈妈们若是没有及时调整好心理状态，易发生精神障碍和患上精神类疾病，悲伤、恐惧、抑郁、焦虑、愤怒、麻木等负性情绪得不到及时、正确处理，将影响整体治疗效果，降低患者生活质量，诱导肿瘤复发。所以在这一阶段里，仍需加强科学管理。

（一）产后阶段 DTC 患者 TSH 抑制治疗

产后阶段 DTC 患者应继续坚持 TSH 抑制治疗，目标与妊娠前或妊娠期间的既定目标一致。产后 DTC 患者 TSH 抑制治疗的首选用药、服药方法和注意事项，与妊娠期间相同。妊娠期为满足孕期母体及胎儿对甲状腺激素的需求，我们可能增加甲状腺激素剂量30%~50%，一旦分娩结束，母体甲状腺激素需求量变化，分娩后可将L-T_4减量至孕前用量，同时建议 4 周检查母亲的甲状腺功能，及时调整甲状腺激素的用量。产后 1 年内的甲状腺功能监测频率须考虑患者的术式、甲状腺自身抗体水平、临床表现及副作用等多个因素个性化确定。

（二）甲状腺肿瘤患者是否可以母乳喂养

可以。正常哺乳需要母体体内具备足量L-T_4，L-T_4也是母乳中的正常成分之一。研究显示，通过人体哺乳转移给婴儿的T_4量仅为其每日总需求量的1%，哺乳期外源性非过量摄入的L-T_4对后代没有负面影响，所以建议母乳喂养。哺乳可以增进母子感情，有益于心绪放松，增加新陈代谢，降低疾病发生的可能。

（三）复查建议

产后 6~12 个月，属于产后女性的理想恢复期，也是体内激素及新陈代谢的恢复期。在这一时期为了及时评估妊娠对甲状腺肿瘤患者是否带来复发风险,我们需进行较为全面的一次检查评估,需进行甲状腺功能、免疫功能、肝肾功能、B超、CT、心电图等检查,了解患者的身体状况。该时期建议患者到医院进行必要的门诊,可考虑3个月一次,如果发现检查异常,建议及时干预,如果仍在母乳喂养,建议停止母乳喂养,进行积极治疗。

（石　峰　曾小奇）

附录八　甲状腺癌患者的营养教育

一、甲状腺肿瘤与营养

甲状腺癌是头颈部常见的恶性肿瘤之一,属于内分泌系统肿瘤,在所有恶性肿瘤中约占3%。病理类型中分化型甲状腺癌(DTC)占甲状腺癌的90%以上。目前DTC的主要治疗手段为手术切除 $+^{131}I$ 内放射治疗 + 抑制TSH疗法,不同的治疗阶段会对患者机体的营养状况产生不同的影响,且肿瘤是一种消耗性的疾病,营养不良症状在恶性肿瘤患者中极为常见,其并发率在50%以上。肿瘤患者一旦发生营养不良,其治疗耐受性会降低,治疗并发症发生率会进一步增高,从而延长住院时间、增加治疗费用,最终影响患者疗效。约1/5的恶性肿瘤患者直接死亡原因是营养不良。营养教育与干预在消除或减少与营养相关的危险因素、降低营养相关疾病的发病率和死亡率方面有重要意义。近期研究表明,早期及时给予患者营养干预可以纠正和延缓体重下降,增加治疗耐受性及敏感性,减轻治疗不良反应,从而提高患者的生活质量。因此,为肿瘤患者提供全程的系统的营养教育及干预以改善患者机体营养状况意义重大。

二、甲状腺癌患者围术期怎么吃

甲状腺癌患者术前营养不良的发生率较低,但若出现吞咽困难或合并甲亢症状时,则可能出现体重下降等情况。手术后患者的分解代谢高于合成代谢,且术后颈部的切口会造成进食时疼痛,部分患者害怕进食,导致摄入量减少,会造成患者营养不良的发生。

（一）甲状腺癌患者术前怎么吃

1. 饮食营养均衡,多摄入高蛋白、高能量、富含维生素的食物。

2. 少食多餐,多吃新鲜蔬菜、水果等;不要吃辛辣、刺激、油腻的食物。

3. 忌烟、忌酒。

4. 术前禁食禁饮时间根据手术及麻醉方式的不同而不一样,具体遵照医嘱执行。

5. 医生根据肿瘤侵犯的范围,部分患者可能手术前会置入鼻胃管。

附：高能量高蛋白膳食

（1）配膳原则:此类膳食的能量及蛋白质均高于正常膳食标准,能量供给35~50kcal

(kg·d)，一般每日能量增加 300~500kcal，总能量为 2 000~3 000kcal/d；蛋白质供给为每千克理想体重 1.2~2.0g，每日 100~120g，蛋白质占总能量 20%，其中优质蛋白质占 50% 以上。

碳水化合物和脂肪：碳水化合物宜适当增加，以保证蛋白质的充分利用，每日 400~500g 为宜。脂肪适量，以防血脂升高，一般每日 60~80g。

矿物质：高蛋白膳食会增加尿钙排出，长期摄入，易出现负钙平衡。故膳食中建议增加钙的供给量，如多选用富含钙的乳类和豆类食品。

维生素：长期高蛋白膳食，维生素 A 的需要量也随之增多，且营养不良者一般肝脏中维生素 A 贮存量也下降，故应及时补充。与能量代谢关系密切的维生素 B_1、维生素 B_2、烟酸供给也应充足。

（2）食谱举例（附录表 2）

附录表 2　高能量高蛋白膳食一日食谱

早餐	白粥(大米 50g)肉包子(面粉 70g、鲜肉糜 30g)豆浆(豆浆 300ml、糖 15g)煮鸡蛋 1 个
加餐	牛奶 250ml 苹果 125g
午餐	米饭(大米 150g)红烧草鱼(草鱼 150g)胡萝卜肉末(胡萝卜 100g、肉末 20g)凉拌菠菜(100g)
加餐	藕粉(藕粉 20g、糖 15g)
晚餐	米饭(大米 150g)香菇蒸鸡(干香菇 20g、鸡块 100g)豆腐干炒番茄(豆腐干 50g、番茄 150g)清炒莴笋叶(莴笋叶 100g)
加餐	牛奶 200ml
能量 2 682.6kcal	蛋白质 120.5g(18.0%)
脂肪 61.4g(20.6%)碳水化合物 412g(61.4%)	

注：全日烹调用盐 6g，油 25ml。

（二）甲状腺癌患者术后怎么吃

1. 术后饮食应严格遵守医务人员的嘱咐　局部麻醉手术术后 2 小时即可进食，全身麻醉手术后第一天进食。

2. 遵循"由稀到稠、由少到多"的饮食原则　初起饮食应为流食，如米汤、面汤等，无不适逐步改为半流质，如馄饨、蒸鸡蛋等，继而是易吞食、易消化、营养丰富的软食，如面条、软饭等，配以肉、鱼、蛋、豆制品、蔬菜、水果等。

3. 少量多餐　每天摄入 6~8 餐，部分患者可根据需要给予特殊医学用途配方食品进行补充。

4. 原则上不必忌口，饮食要均衡，食物多样化　每天要摄入谷类、蔬菜水果类、肉鱼蛋类、豆奶类食物，在平衡膳食的基础上多摄入新鲜蔬菜和水果，因其中含有丰富的维生素 C、β 胡萝卜素等，有强抗氧化作用，对抗癌有一定的作用。

5. 不吃酸、辣等刺激性的食物，饮食不宜过冷或过热。

附：流质膳食

流质膳食是极易消化、含残渣很少、呈流体状态或在口腔内能融化为液体的膳食。流质膳食是不平衡膳食，只能短期使用，长期使用会导致营养不良。

（1）配膳原则

1）只能短期或过渡期应用,流质膳食为了增加膳食中的能量,在病情允许的情况下,可给予少量芝麻油、花生油等易消化的脂肪。

2）少量多餐,每天进食 6~8 餐。

3）不含刺激性食物及调味品。

（2）食谱举例（附录表 2）

附录表 2　流质膳食一日食谱

早餐	过箩甜米汤 200ml 蒸蛋 1 个
加餐	甜豆腐脑 200ml
午餐	过箩瘦肉末汤 200ml 冲蛋花 200ml
加餐	甜牛奶 200ml
晚餐	鸡汤冲淮山药粉 200ml
加餐	酸牛奶 1 杯（125ml）

能量 672kcal	蛋白质 36.5g(21.7%)
脂肪 25.2g(33.7%)	碳水化合物 74.6g(44.6%)

注:1）流质营养价值低,只能短期（2~4 天）使用,每天 6~8 餐,需长期应用者,应配合肠内或肠外营养。

2）淮山药粉、油茶、藕粉、面粉用量为 10~15g,全天用糖 20g。

3）糖尿病患者尽量不用蔗糖,可用甜味剂。

（3）流质膳食可用食物:①谷类,稠米汤、面汤、藕粉、稀米粥类、淮山药粉等;②蛋类,蛋花、蒸嫩蛋羹;③豆类,豆浆、豆腐脑等;④乳类,牛奶、羊奶、酸奶、脱脂奶等;⑤肉类,过箩鸡汤、肉汤、肝泥汤、鱼汤等;⑥蔬菜类,鲜菜汁、菜汤;⑦水果类,鲜果汁、果子水。

附:半流质膳食

半流质膳食是一种比较稀的食物,外观呈半流体状态,易于咀嚼和消化,质地介于软食和流质间的膳食。

（1）配膳原则

1）膳食必须比较稀软,含膳食纤维少,易于咀嚼、吞咽和消化。

2）能量供给应适宜,全天供给的总能量一般为 1 500~1 800kcal。

3）进食半流质膳食时宜少量多餐,每天可进餐 5~6 次。

4）应特别注意使营养成分尽量齐全足量,以维持营养平衡。若患者需要长时间食用半流质膳食,更应注意使之含有高热能、高蛋白和丰富的维生素。

（2）食谱举例（附录表 3）

附录表 3　半流质膳食一日食谱

早餐	白米粥（大米 50g）蒸鸡蛋 50g
加餐	牛奶 200ml（白糖 15g）
午餐	馄饨（面粉 100g、瘦猪肉 90g）

加餐	牛奶 200ml(白糖 15g)
晚餐	热汤面(细面 100g、鸡脯肉 50g、碎青菜叶 100g)
加餐	豆浆 250ml 饼干 10g

能量 1 766kcal	蛋白质 77.9g(17.6%)
脂肪 52.9g(26.9%)碳水化合物 245.5g(55.6%)	

(3)半流质可用食物:①谷类,粥、面条、馄饨、面包、馒头、水饺、米粉、饼干、蛋糕等;②蛋类,除油炸外均可使用;③奶类,液态全脂奶、酸奶、奶粉、奶酪、脱脂奶等;④豆类,豆腐、豆腐脑、豆浆、豆腐干等;⑤肉鱼类,肉末、肉丸、肉松、肝末、鱼丸、软烧鱼、鱼片等;⑥蔬菜水果类,嫩碎菜叶、软水果、煮水果、果泥、果汁等。

附:软食

软食是一种质软,容易咀嚼和吞咽,比普食易消化的膳食。软食应首先满足患者的营养需求,使患者达到营养平衡。软食烹调加工要适当,使之清淡易消化。

(1)配膳原则

1)软食应细软,易咀嚼、消化,少用含膳食纤维和动物肌纤维多的食物,或切碎煮烂后食用。

2)能量每日 2 200~2 400kcal,蛋白质每日 70~80g。

3)注意补充维生素和矿物质:由于软食中的蔬菜和肉类均需切碎、煮烂,导致维生素和矿物质损失比较多,因此应多补充菜汁、苹果泥等以保证足够的维生素和矿物质。

4)应特别注意不应选用油炸及过分油腻的食品、含纤维素较多的蔬菜,如芹菜、韭菜、空心菜、蚕豆、生萝卜、糙米、全麦面制品、干豆类以及辛辣气味浓烈的调味品如辣椒、咖喱粉和芥末等。

(2)食谱举例(附录表 4)

附录表 4　软食一日食谱

早餐	香菇鸡丝粥(大米 50g、鸡肉丝 20g、香菇 30g),煮鸡蛋 1 个,馒头 50g
加餐	煮梨水 150ml
午餐	软米饭(大米 150g),萝卜丝煮鱼(草鱼 100g、萝卜丝 100g),烧碎油菜叶(油菜叶 150g、瘦猪肉 25g)
加餐	黄瓜汁 150ml
晚餐	软米饭(大米 150g),碎肉豆腐(碎肉 30g、豆腐 100g),鱼香茄子(茄子 150g、瘦猪肉 50g)
加餐	酸牛奶 100ml

能量 2 337.7kcal	蛋白质 86.9g(15%)
脂肪 74.8g(28.8%)碳水化合物 328.5g(56.2%)	

注:全日烹调用盐 6g,油 25ml。

(三)带人工气道的甲状腺癌患者术后怎么吃

1. 甲状腺由于其特殊解剖学位置(与喉气管、食管相邻,处于消化道和呼吸道交汇处),甲状腺癌一旦侵犯首先累及喉气管或者食管,侵犯喉气管的甲状腺癌占该病总发病率的 2%左右。手术仍然是目前侵犯喉气管甲状腺癌的主要治疗手段,根据肿瘤侵犯喉气管的范围和程度不同,术中会行气管造瘘、气道重建或气管切开术,留置鼻胃管。

2. 术后管饲，从鼻胃管注入肠内营养制剂或匀浆膳食，营养液根据患者的胃肠功能、经济条件来选用。消化吸收功能正常或接近正常的患者，可选择整蛋白制剂、含膳食纤维类制剂，消化吸收功能较差，可选择短肽类制剂。

3. 根据患者病情、胃肠道功能选择合适的输注方式，应遵循的原则：剂量由少到多、速度由慢到快、浓度由低到高。首次使用的肠内营养剂量应为目标量的 1/3 或 1/4，由医生或者营养师根据患者的体重、各项生化指标、耐受程度、并发症等每天进行制剂及摄入量的调整，逐步增加至目标量。

4. 经鼻饲提供营养素和足够的热量，不足者则遵医嘱肠外营养支持。

5. 鼻胃管放置时间根据手术方式而定，一般 1 周至 1 个月。伤口愈合后即可经口进食，经口进食前先练习吞咽动作，取坐位头稍前倾，从空吞咽动作开始练习，如进食出现咳嗽则暂停继续进食，多做几次清咽咳嗽动作，排除误入气管的食物。饮食选择容易下咽且不易引起呛咳的食物为宜，宜先从糊状半流质开始，如选择可控性较强的食物如黏稠的燕麦粥、藕粉等，逐渐过渡到软食、普食。经口进食量达到每日需要量的 60%，就可拔除胃管，完全从口腔进食。

6. 恢复从口腔进食后应选用高蛋白、高能量、高维生素饮食，每天 6~8 餐，以保证能量的摄入，食物制作及选择应便于吞咽、无须过多咀嚼、质地柔软、少渣、少粗纤维、无刺激性。

（四）甲状腺癌患者术后出现并发症时怎么吃

1. 出现乳糜漏时饮食怎么吃　乳糜漏常常源于淋巴管受损，患者引流液中含有大量乳糜性营养物质，其中含有大量的血清蛋白，故充足的营养支持非常重要。

（1）饮食原则是无脂、高蛋白、高碳水化合物、高维生素饮食。

（2）引流液<500ml/d，可以进食，食物的选择应遵循医生或营养师的指导，也可给予中链三酰甘油膳食，中链三酰甘油的吸收通过门静脉进入肝脏，不参与形成乳糜途径。既可保障营养供能，又能有效控制乳糜形成。

（3）引流液>500ml/d，需禁食，改为全胃肠外营养（total parenteral nutrition，TPN）。禁食是减少乳糜液产生的有效措施。为保证患者足够的营养与能量，可采取以下措施。

1）给予足量的 TPN，包括中长链脂肪乳、氨基酸、维生素等，若条件许可，可用全合一肠外营养营养剂。

2）乳糜胸可导致 T 淋巴细胞丢失，免疫力下降，感染机会增多，可适当补充蛋白粉，或者输入血浆 200~400ml/d，以增强免疫力，以血浆效果较好。

2. 出现手足抽搐的患者饮食怎么吃　可多摄入含钙高的食物，如牛奶、豆制品、鱼类等。症状轻者，口服钙片和活性维生素 D，每周测血钙或尿钙一次，随时调整用药剂量，抽搐发作时，应立即静脉缓慢推注 10% 葡萄糖酸钙，以解除痉挛。

3. 出现呛咳患者怎么吃　不宜给流质饮食，遵医嘱予成形软食或糊状半流质，防止误吸。一般无须特殊治疗，经过锻炼和适应后，一般术后数日即可恢复正常。

三、甲状腺癌患者进行 ^{131}I 治疗怎么吃

^{131}I 是 DTC 术后治疗的重要手段之一，包含两个层次：一是清除术后残留的甲状腺组

织,简称 ^{131}I 清甲;二是清除手术不能切除的转移灶,简称 ^{131}I 清灶。为了确保诊断性放射性碘扫描和放射性碘治疗达到最佳效果, ^{131}I 治疗前 2 周及治疗期间均需低碘饮食,以降低体内碘池碘量(尿碘/尿肌酐<50μg/g),禁碘的好坏影响放射性碘的吸收,影响治疗效果。同时 ^{131}I 治疗前需停服左甲状腺素片,要求 TSH>30mIU/L,停药后患者处于甲减状态,部分患者出现食欲减退、畏寒、乏力等症状。

(一)进行 ^{131}I 治疗前怎么吃

^{131}I 治疗前 2 周饮食原则:低碘饮食(碘摄入量<50μg/d)。

1. 吃什么,吃多少　限制各种高碘食物摄入。每日谷薯杂豆类 200~500g,肉鱼(淡水鱼)蛋清 150~250g,奶类(酸奶)300g,蔬菜(菠菜除外)500g 以上,水果 200~350g。

2. 选用无碘盐,忌吃含碘高的食物如海带、紫菜、海鱼、贝类及其他海产品;多选择新鲜的肉类、蔬菜和水果,避免选用加工的肉制品和罐头食品如火腿、腌肉等,避免选用各种加工类的,以盐防腐的制品。

3. 供给足够蛋白质。

4. 限制脂肪和富含胆固醇膳食。患者因停服左甲状腺素片处于甲减状态,甲减患者常有高脂血症,这在原发性甲状腺功能减退症中更明显,故应限制脂肪供给量。每天脂肪供给占总能量的 20%~25%,并限制高胆固醇食物的摄入。

5. 膳食加工成软食或普食,烹调方法多选用蒸、煮、炖、拌,避免油炸、油煎,避免食用辣椒、生蒜、花椒、芥末等刺激性食物。

6. 膳食摄入不足者应口服补充特殊医学用途配方食品以保证营养的供给。

附:低碘饮食

低碘饮食要求每日碘摄入量不超过 50μg。

(1)配膳原则

1)避免含碘丰富的食物如海产品等。

2)不用加碘盐及禁饮用高碘成分饮品。

(2)食谱举例(附录表 5)

附录表 5　低碘饮食一日食谱

早餐	酸奶 250ml,花卷 125g(面粉 75g),煮鸭蛋 1 个,凉拌黄瓜(黄瓜 100g)
加餐	苹果 125g
午餐	米饭(大米 150g),红烧草鱼(草鱼 100g),碎豆腐肉末(豆腐 150g,猪瘦肉 15g),凉拌金针菇(200g)
加餐	梨 75g
晚餐	米饭(大米 150g),茄子烧肉(茄子 150g、猪瘦肉 75g),清炒四季豆(四季豆 150g)
能量 2 409kcal	蛋白质 110.5g(18.3%)
脂肪 54g(20.2%)碳水化合物 369g(61.5%)	
碘 39.93μg/d	

注:全日烹调用盐 6g,油 25ml。

附：常见食物含碘量成分表（2018）（附录表6）

附录表6　常见食物含碘量成分表（2018）

食物类	食物名称	碘含量/(μg·100g⁻¹)	食物类	食物名称	碘含量/(μg·100g⁻¹)
谷类	甘薯(红)	0.5	加工食品	海藻饮料	184.5
	马铃薯	1.2		豆腐干	46.2
	燕麦米	3.9		豆腐(北京)	7.7
	香米(黑)	20.6		豆腐皮	4.8
	糙米	4		火腿肠(洛阳)	46.2
	糯米	2		午餐肉(罐头)	1.3
	玉米(鲜)	极少		肉松	37.3
	小米	3.7		杏仁露(露露)	5.3
	大米	2.3		可乐	68.4
	小麦粉	2.9		草莓汁(蓝源)	61.9
豆类	黄豆	9.7		桃汁(蓝源)	87.4
	黑豆(有机)	6.1		牛肉辣酱	32.5
	绿豆	5.0		豆豉鱼(罐头)	24.1
	赤小豆(红小豆)	7.8		豆豉鲮鱼(罐头)	7.3
	芸豆	4.7		杏仁咸菜	274.5
	蚕豆	1.3		方便面	8.4
	豌豆(干,代表值)	6.0		甜面酱	9.6
蔬菜	豆角	1.3		酱油	2.4
	茄子(圆)	0.8		鸡精粉	26.7
	平菇	1.9	奶类	牛奶(巴氏)	1.9
	黄豆芽	10.6		酸奶	0.9
	芹菜	0.7	坚果	榛子仁	6.3
	番茄	2.5		花生米	2.7
	西葫芦	0.4		核桃	10.4
	黄瓜	0.2		开心果	10.3
	山药	3.6		松子仁	12.3
海产品	带鱼(白带鱼,刀鱼)	5.5	肉类	鸡肉	12.4
	紫菜(干,甘肃)	171 465		鸡肝	1.3
	海杂鱼	295.9		猪肘(酱)	12.3
	虾米(海米,虾仁)	82.5		猪肝(卤)	16.4
	海草	15 982		猪肉(瘦)	1.7
	螺旋藻	3 830		牛肉(瘦)	10.4
	贻贝(淡菜)	346		牛肉(酱)	1.2
	海苔	2 427		羊肉(瘦)	7.7
	海苔(美好时光)	842		草鱼	6.4
	虾皮	264.5		黄花鱼(小)	5.8
	虾酱	21			
	海带(干)	36 240			
	海带(鲜)	113.9			

（二）^{131}I 治疗期间出现各种副作用时怎么吃

1. 出现恶心呕吐时怎么吃　首次 ^{131}I 治疗后可能会出现恶心呕吐,但症状一般比较轻微,在治疗后数小时到 1 天时间内出现,且缓解迅速,一般很少持续超过 24 小时。

（1）鼓励所有患者适当应用止吐药,如果不想在治疗前吃止吐药,可以向医生说明,在治疗后感到不适再服用。

（2）多喝水,每天 2 000ml 以上,以加快放射碘的排泄,可选择水、果汁、清肉汤等。

（3）全天少食多餐,每天 6~8 次或小份餐,胃部过空,会让恶心更严重。

（4）尝试清淡的、柔软的、易消化的食物,如青菜肉末粥等。

（5）避免油腻或多脂食物,避免辛辣或味道刺激的食物,避免强烈味道的食物。

（6）恶心呕吐严重时可用吸管进食或用带盖的杯子喝,避免食物的味道散发出来。

（7）如果治疗后 2~3 小时内出现呕吐等症状,必须立即通知医生,因为这可能关系到治疗剂量是否足够。

2. 唾液腺肿胀和疼痛时怎么吃

（1）吃酸味糖果、无糖口香糖或吃一些食物让唾液分泌,建议在治疗后 1~2 小时内开始吃酸味糖果（如柠檬糖）促进唾液分泌,并且在第一天晚上和第二天频繁食用,最好是 15~30 分钟就吃一点或一直吃,夜晚进食频率可以降低,但最好频繁起夜进食,这样可以刺激唾液分泌,减少唾液腺对放射碘的暴露。

（2）喝足量的水,最好治疗后就开始频繁喝水,加速肾脏排泄。

（3）按摩唾液腺,涂抹人工唾液。

（4）药物,如镇痛药、抗炎药、放射保护药等,遵医嘱执行。

3. 口干时怎么吃　有时会因唾液分泌减少而口干,也可能是放射碘导致的涎腺炎所致,一般持续数周到数月就会彻底好转,唾液腺分泌量减少,唾液黏稠度增大,使口腔酸度增加,利于细菌繁殖。

（1）加强口腔清洁护理,经常用温和的漱口水（1 000ml 水、1 茶匙盐和 1 茶匙小苏打水混合制成,用前摇匀）漱口以保持口腔清洁,防止感染。

（2）每天尽可能多喝水,食物选择软的、湿润的、易消化的食物,摄入充足的新鲜蔬菜及水果,可多选用梨、菠萝等生津类水果。

（3）为减低口干的感觉可口含冰块、咀嚼口香糖、饮用淡茶、柠檬汁等。

4. 味觉异常时怎么吃　味觉异常可以在治疗后数天到数周后发生,并持续数周。

（1）避免接触不喜欢的气味和食物。

（2）可尝试少量食用酸豆角、泡菜等开胃食物。

（3）可选用助消化的药膳如酵母片、山楂麦芽饮（山楂 10g,炒麦芽 10g,甘草数片,泡开水服）等。

（4）进食不足者,要注意多摄入高营养密度、易消化食物,必要时口服补充特殊医学用途配方食品以保证营养的供给。

5. 血细胞计数下降时怎么吃　^{131}I 使骨髓不可避免地接受了放射暴露,因此在数周或数月内血细胞计数可能下降。营养上在全面均衡营养的基础上，可配合多食优质蛋白质食物，尤其是动物性食品，红肉类食物为主，如排骨、动物血、肝脏等以及鸡、鸭、鱼等食物。

(三) ^{131}I 治疗后怎么吃

治疗后 1 个月内饮食同治疗前 4 周的饮食原则：低碘饮食（碘摄入量<50μg/d）；1 个月以后饮食原则为三高一低一适宜：高蛋白、高能量、高维生素饮食，低碘饮食，适宜的钙供给。

1. **高蛋白**　蛋白质摄入可达 1.2~1.5g/（kg·d）。

2. **高维生素饮食**　多吃新鲜的蔬菜和水果，蔬菜每日 500g 以上，品种 5 个以上，多选用有颜色的蔬菜如红色、黄色、绿色、紫色蔬菜如黄瓜、西红柿、油麦菜等，水果每日 200~350g。

3. **低碘饮食**　忌吃含碘高的食物（如海带、紫菜）及各类海产品（如海鱼、贝类、海虾等）。

4. **适宜的钙供给**　含钙高的食物如奶类、豆类、鱼类（选择淡水鱼），建议每日喝奶一到两杯（可多选择酸奶），每日一个鸡蛋（也可选择鸭蛋），每日豆类 25~35g 或其等量制品。

四、甲状腺癌患者 TSH 抑制／替代治疗期间的营养教育

甲状腺癌患者因甲状腺部分或全部切除，需终身进行 TSH 抑制／替代治疗。有研究显示，TSH 抑制治疗后 DTC 患者复发和死亡风险显著降低 27%，TSH 抑制水平低，能抑制治疗 DTC 患者复发风险，但是 TSH 水平过低可诱发心血管系统危险因素，影响骨代谢，诱发骨质疏松。同时，若患者本身患有心血管系统及骨质疏松等疾病，TSH 水平过低会进一步加重其病情。膳食营养是影响心血管疾病的重要环境因素之一。循证医学表明，膳食中摄入胆固醇、能量和饱和脂肪酸过多，或蔬菜水果摄入不足等均可提高心血管疾病的发生风险，而合理科学的膳食可降低心血管疾病风险。DTC 患者生存期长，TSH 抑制治疗时间长，有研究显示，TSH 抑制治疗的 DTC 患者更容易出现膳食结构不合理及多种营养素摄入不足，应加强对 TSH 抑制治疗的 DTC 患者的营养教育及针对性干预。

(一) 合理膳食

1. 甲状腺癌患者 TSH 抑制／替代治疗期间始终要求限碘饮食（碘摄入量<120μg/d）。

2. 遵循平衡膳食的原则。

3. **高钙、高维生素 D**　TSH 抑制治疗后 DTC 患者钙摄入严重不足，应多增加高钙食物如豆制品、奶类的摄入，必要时使用钙补充剂。

4. **食物摄入多样化**　多选择新鲜的食物，增加鱼类、豆类、奶类的摄入及足量摄入新鲜蔬菜和水果。

5. 尽量避免加工肉类（火腿、香肠、腊肉），限制过咸及盐加工食品的摄入（如咸菜、泡菜、咸肉），可以用一些调味剂如番茄、葱、大蒜、香菜、柠檬及醋等来增加食物的风味，减少盐的摄入。

6. 避免含糖饮料，限制高能量密度的食物（如甜点心、甜食、腊肠、肥肉、油炸食品）。

7. 戒烟酒，如一定要饮酒则应控制量，建议成年男性一天饮用酒的乙醇量不超过 25g，成年女性一天不超过 15g（25g 乙醇≈高度白酒 50ml）。

因甲状腺癌患者需终身进行 TSH 抑制 / 替代治疗,而 TSH 水平与心血管系统危险因素息息相关。美国癌症研究所研究表明,合理的膳食和健康的生活方式既可降低心血管疾病的发病率,同时也可以帮助肿瘤康复者防止肿瘤转移和复发。因此除了合理膳食,规律的锻炼及保持健康体重也是 TSH 抑制 / 替代治疗的甲状腺癌患者始终要重点关注的。

(二)规律锻炼

1. 每日至少进行中等强度活动 30 分钟或每周至少 150 分钟中等体力强度的活动,同时每周最好进行 2 次增加肌肉强度的阻抗运动。

2. 锻炼应注意循序渐进,每 4~6 周作为一个锻炼周期,每次锻炼的时间和强度随体能的改善可以逐渐增加(如从 20 分钟增加至 30 分钟或从 30 分钟增加至 40 分钟),注意避免过度疲劳。

3. 心脏不好或有其他骨关节病等患者最好咨询主管医师后再开始较大强度的锻炼,或找专业的健身顾问或营养师制订一个锻炼计划。

(三)体重管理

1. 维持健康体重对于 TSH 抑制 / 替代治疗的甲状腺癌患者和合理膳食及规律的锻炼一样重要。肥胖是糖尿病、心血管疾病及肿瘤的潜在危险因素,消瘦则不仅影响患者对治疗的耐受力,也可能影响免疫力。因此体重应保持在正常体重范围,即体重指数(BMI)保持在 18.5~23.9(BMI= 体重 kg/ 身高 m^2)。

2. 如果体重不足可以找医院的营养科医师咨询,营养医师可以帮助患者制订一份高能量而又健康的食谱或制订一个口服特殊医学用途配方食品的补充方案,通过增加进食次数及补充特殊医学用途配方食品来增加摄入。

3. 肿瘤患者控制体重的方法一定不能饿肚子,主要是靠选择高营养密度、低热量的食物来实现,如多选择低能量和营养素丰富的植物性食物,如蔬菜、全谷类及豆类作为每日三餐的主要食物,而少选择甜食和含糖饮料等。这样除了可以更容易维持健康体重外,还可以带来很多额外的健康方面的好处,如有利于摄入更多的防肿瘤的营养素。

(陈　伟　曾小奇)

附录九　甲状腺癌患者的心灵康复

据 CNKI 统计:癌症的发病率上升趋势明显,目前我国癌症发病率接近 50/10 万,据预测,到 2020 年,中国也将有 550 万新发癌症病例,其中死亡人数将达 400 万。"中国抗癌协会肿瘤心理学专业委员会"官网数据:25%~45% 的肿瘤患者的在不同的病程和疗程中并发抑郁障碍、焦虑障碍在 10%~30%,睡眠障碍发病率均为 26.54%,16%~42% 的肿瘤患者出现适应障碍、生物学打击;疼痛、器官丧失功,能障碍、治疗本身带来的不良反应、对疾病的恐惧、担心肿瘤复发、社会经济打击、人际关系改变、经济压力、社会歧视等;悲伤、恐惧、抑郁、焦虑等负面情绪得不到及时正确处理,将影响整体治疗效果,降低患者生活质量,诱导肿瘤复发。由于癌症本身及其治疗的复杂性,现有的治疗手段不能满足医疗和护理的需要。心理治疗可改善肿瘤患者身心疲劳的症状,他们需要心理治疗,也渴望得到心理治疗。近些年来,各种形式的心理干预方法已运用于临床,帮助患者及其亲人面对癌症的诊断、治疗、复发和康复。大量临床实践和研究均证明,心理治疗性干预在肿瘤临床中是非常重要的,将心理干预作为整体医疗的一部分,与传统的治疗方法有机地整合在一起,不但可以辅助和增强治疗方法的效果,在延长患者寿命的同时,有利于提高患者的生存质量。

一、癌症的发生发展与心理因素的关系

长期的行为医学研究显示,负面心理因素(如紧张、焦虑、抑郁、痛苦、忧伤等)、生活事件、人格特性、应对方式等对某些人类癌症的发生有一定关系。研究证明,不善于宣泄生活事件的负面情绪体验者,习惯采用克己、消极对应的人,其癌症发生率高,且癌症患者发病前的生活事件发生率高,其中以家庭不幸等方面的事件为多,例如丧偶、近亲死亡、疾病、离婚、失业、经济状态的改变、暴力事件等。1988年Bahrusch首先提出了C(cancer)型行为。其基本特征:压抑、愤怒不能发泄、焦虑、克制消极负面情绪、体验过多等,并认为C型行为者患恶性肿瘤的概率高于其他人群。亦有研究表明,恢复良好的中晚期癌症患者,大多具有性格乐观,善于表达,能宣泄负面情绪的性格。当患者得知自己患癌症后,产生的心理影响贯穿于症状的出现、诊断、早期阶段、复发、长期适应到最终死亡。最初的心理反应往往是危机反应,表现为震惊、焦虑或否认;随着临床治疗的开始,患者会出现急性疼痛、恶心、呕吐、焦虑、抑郁等心理和生理反应;在缓解期患者表现为焦虑、抑郁、疑病等反应;临终前患者表现焦虑、慢性疼痛、抑郁、恐惧、家庭紧张等反应,甚至会出现自杀动机或行为。所以悲伤、恐惧、抑郁、焦虑、愤怒、麻木等负性情绪得不到及时、正确处理,将影响整体治疗效果,降低患者生活质量,诱导肿瘤复发。

二、甲状腺癌肿瘤患者的心理四阶段及处理

如果确诊患有癌症,患者本人及家属通常都难以接受。患者会表述:"我不相信""我没有一点症状?""是不是弄错人了?"在那一刹那间,患者可能感到悲伤、拒绝相信或者是愤怒、恐惧,甚至内疚。经过多方查证被确认患上癌症后,紧张、担心、不安、焦急、烦躁、忧虑等,此时需要一段时间才能接受这个事实。患者心理会经过几个特定的心理反应阶段。目前国内外临床上常用的心理干预方法主要有两类:一是教育性干预,包括心理教育、社会支持、情绪支持、集体性心理干预等;二是认知(行为干预),具体方法包括认知治疗、松弛训练、生物反馈、暗示疗法、催眠疗法、音乐疗法、气功疗法等。我们对于不同的阶段,采取相应的处理。

(一)怀疑否认阶段及处理

这是许多癌症患者获知癌症诊断后最初阶段的心理反应。患者突然得知确诊为癌症,企图以否认的心理方式来达到心理平衡,怀疑医生的诊断错误或检查错误。为加强自己的

否决想法,从一个医院到另一个医院,会找很多医生反复咨询诊断及治疗方案,重复做着多项相同的检查,以期证实自己无病的想法。有侥幸心理的患者在接受治疗时总盼望"奇迹"出现,并可能在病情缓解后不遵医嘱进行服药、治疗。患者会出现紧张、担心、不安、焦急、烦躁、忧虑等;在患病初期,应视情况分阶段告知患者病情,对乐观型可直接告知诊断,树立治疗疾病的信心。纠正患者片面认知"癌症即绝症",充分关心和理解患者,多与患者沟通交流,告诉患者甲状腺癌手术后预后很好,治愈率很高,消除患者对疾病和治疗的误解、恐惧和担心。对消极型则需注意告知的技巧,告知患者保持稳定的情绪,适时释放压力,做事不过分执着,家人等应注意自己的语言、态度、行为,要避免在患者面前提及"癌""肿瘤"等字眼,不能流露出对患者不利的语言和行为。

(二)愤怒发泄阶段及处理

甲状腺癌患者大多属于"急性子",情绪不稳定,不管什么事情,想到就要急着去完成,对自己、对他人要求高,不喜欢轻易向别人表达内在情感。一旦证实了癌症的诊断,患者常会出现强烈的愤怒和悲痛,事事感到不如意、不顺眼,怕被周围人遗弃。表现得悲愤、烦躁、拒绝治疗,并把这种愤怒向周围的人发泄。常常有意识地与亲人、医护人员发生吵闹,对疾病的治疗效果、预后表现出悲观、绝望,缺乏信心。特别是 ^{131}I 治疗期的甲状腺激素刺激状态,患者情绪忧郁,反应迟钝,失眠,食欲缺乏;言语、活动减少,兴趣减退,不愿与人交往,对检查、治疗态度消极,甚至不配合。这种情绪持续不定,会消耗患者战胜疾病与正常生活的精力;医生应明确告诉患者,情绪不稳定会通过神经反射引起体内激素分泌增加,对甲状腺造成不良刺激,影响治疗和康复。同时提供患者释放负性情绪和压力的空间和机会,让患者自由表达情感,可设计专门心灵关怀辅导方案,设立"患者心灵成长日历"。开展艺术治疗,通过音乐、绘画、书法等打开患者美丽心灵之门,不断注入积极心灵资源,有效地缓解肿瘤患者因来自于疾病本身的恐惧、手术、放射性碘治疗、家庭经济压力而导致的人格及情绪、人际关系的改变,帮助他们重树信心,积极配合治疗,提高生活质量,并促进医患关系。对于 ^{131}I 放射治疗患者,详细讲解治疗的目的和需配合的注意事项,加强心理支持,减轻患者担心放射治疗对人体造成的伤害及隔离治疗产生的孤独感,共同商讨治疗方案。鼓励患者尽可能自理,淡化"患者角色",看到自身生命价值,增强抗击癌症的意志。

(三)配合治疗期及处理

由愤怒期转入合作期,此时患者心理状态趋于平静、安详、友善、沉默不语。这时又能顺从地接受治疗并希望得到舒适周到的治疗和照顾,希望能延缓死亡的时间,但是随着治疗的开展,较长时间的治疗,对疾病的治疗效果、预后的期盼,治疗本身带来的不良反应,可能产生消沉、灰心、情绪低落、精神萎靡、食欲减退、睡眠不佳等状况。悲观沮丧的情绪,性格内向的患者抑郁、悲观尤为突出,对疾病以至生活失去信心,承受力下降。此时我们医务人员应针对患者治疗过程中出现的各种负性心理情绪问题,提供专业的、整体的情感与精神支持和帮助,让患者明白疾病的发生、治疗和康复与自身放松和心态调整,保持稳定的情绪至关重要。同时加强家庭社会支持系统,多给予心理疏导,避免不良情绪刺激,改善其治疗条件,提供良好的居住环境对患者的心理障碍治疗也起到重要作用。

(四) 接受升华期及处理

也有许多癌症患者虽然有着多种心理矛盾,但最终能认识到现实是无法改变的,最终能以平静的心情面对现实,生活得更充实、更有价值,希望在有限的时间里,实现自己的愿望和理想,把消极的心理转为积极地面对,以使心理通过代偿来达到平衡。此期患者在积极的心理状态下,身体状态也会随心理状态的改变朝好的方面发展。但是甲状腺癌初期治疗后,将面临一个长期的观察随访期,在这个阶段,家庭及家属心理支持尤为重要,让患者和家属知晓性格急躁、情绪不稳定不利于甲状腺疾病的治疗和康复,认识到它的危害,从而有自我加以改变的内驱力。家属的情绪和生活状态对患者的影响很大,对患者的治疗和康复也起着至关重要的作用,患者家属应学会不在意患者情绪反应,鼓励彼此多沟通交流,学会换位思考,心怀感恩之心对待彼此,良好的沟通交流,不仅可以让自己很好地表达对患者的关心和希望,让患者感受到关爱和信心,同时,也能释放自己的压力,调整好自己心态,提高自己和患者的生活质量。鼓励患者参加各类社交活动,重视环境对患者的影响,给予患者心理社会支持的同时,应寻求更多的社会支持系统。

传统医学一般把健康理解为"无病、无残、无伤"。进入20世纪中期以后,健康的内涵不断发展。1948年,世界卫生组织(WHO)提出了著名的健康三维概念,即"健康不仅是没有疾病或不虚弱,而是身体的、心理的和社会的完美状态"。1990年,WHO进一步定义了四维健康概念,即"一个人在身体健康、心理健康、社会适应健康和道德健康四个方面皆健全"。现代医学认为健康不仅是没有疾病,而且应该是躯体、精神、社会保持完美的状态。随着医疗技术的快速发展,虽然疾病治疗水平不断提高,但不论何种先进的技术都无法代替心灵的宽慰给机体带来的修复与安宁。因此,如何使患者从生理、心理、社会方面得到全人关怀和身心康复,仍然是一个难题。临床心灵关怀是指医务人员针对患者患病过程中出现的各种负性心理情绪问题,提供专业的、整体的情感与精神支持和帮助。其服务范围包括临终关怀、危机辅导、哀伤辅导、家庭及社会关系辅导、异常心理辅导、医学伦理、医患沟通技巧等方面。心灵关怀在发达国家已较为普遍,我国香港等地也已有较成熟的经验。如香港玛丽医院,每位癌症患者接受的是由医生、营养师、护士、物理治疗师、职业治疗师、社工、临床心理专家、义工、牧灵工作者组成的专门治疗小组的全面全人照顾。如今,越来越多的业内人士对世界卫生组织所倡导的"全人医治"理念有进一步的认同"有时去治愈,常常去帮助,总是去安慰"。医生特鲁多的墓志铭穿越时空,久久地流传。这段铭言,让更多的医务人员在践行他们救死扶伤的天职的同时,也更多地以仁者之心去帮助和安慰病患。安慰,是一种人性的传递,是在平等基础上的情感表达,更是医学的一种责任。医务人员学会如何安慰患者,并坚持经常安慰患者,是一个大课题。医学是饱含人文精神的科学。没有人文精神的医学,就失去了医学最本质的意义。临床心灵关怀,便是对医学人文精神最好的阐释。

(石　峰)

附录十　什么时候才使用靶向药物治疗

随着临床研究的深入,甲状腺癌的治疗迈向了精准治疗时代,手术、^{131}I 以及 TSH 抑制治疗的联合虽然达到了 95.8% 的 5 年生存期,但是毕竟还存在 15% 的碘难治性甲状腺癌(RAIR-DTC),其 5 年、10 年生存期分别为 66%、10%,一旦到了进展期,我们便会束手无良策。靶向药物的诞生,为 RAIR-DTC 的治疗带来新的曙光。

什么时候才使用靶向药物治疗? 这是临床医师和患者共同关注的焦点,也是甲状腺癌精准治疗全程化管理的重要一环。

一、RAIR-DTC 靶向药物治疗的时机

我国《复发转移性分化型甲状腺癌诊治共识》及《碘难治性分化型甲状腺癌的诊治管理共识(2019 年版)》建议:手术、^{131}I 以及 TSH 抑制治疗无效或存在治疗禁忌的进展性复发或转移性 DTC 患者考虑接受分子靶向药物治疗。美国《碘难治性分化型甲状腺癌诊疗建议》提到:根据 RAIR-DTC 的诊断及 RECIST 标准判断是否开始靶向治疗。

目前美国食品药品管理局(FDA)已批准用于进展性 RAIR-DTC 的靶向治疗药物有索拉非尼、仑伐替尼。

凡德他尼和卡博替尼正在进行针对进展性 RAIR-DTC 的临床试验。

我国食品药品监督管理总局(CFDA)也已批准索拉非尼、仑伐替尼用于晚期 DTC 的治疗。

具有我国自主知识产权的甲磺酸阿帕替尼、多纳非尼、安罗替尼现在正在进行进展性 RAIR-DTC 的临床研究并展示出良好的应用前景。

二、RAIR-DTC 之外的甲状腺癌靶向药物治疗时机

1. **甲状腺髓样癌(MTC)**　对局部晚期或有转移病灶的 MTC 患者,扩大手术范围无法提高预后,应考虑手术联合其他治疗。建议及时考虑对有高肿瘤负荷、无法局部治疗及进展期广泛转移 MTC 患者使用靶向药物治疗。

目前美国 FDA 已批准用于治疗远处转移型 MTC 的靶向药物有凡德他尼和卡博替尼。

2. **甲状腺未分化癌(ATC)**　ATC 是罕见但极具侵袭性的癌症类型,进展迅速,预后差。美国癌症联合委员会(AJCC)将 ATC 的所有病例定义为Ⅳ期。常规治疗,如:手术、单纯放疗、化疗或放化疗结合均无法有效延长 ATC 患者生存期,靶向药物为 ATC 治疗提供了新方向。

索拉非尼已被美国 FDA 批准用于治疗。仑伐替尼也已在日本被批准用于治疗无法手术的 ATC 患者。

维罗非尼、达帕非尼、曲美替尼、克唑替尼及依维莫司等药物已开始临床试验。

3. **低分化甲状腺癌(PDTC)**　分化程度介于 DTC 和 ATC 之间,发病相对稀少。PDTC 预后较差,初次手术的清除程度与预后显著相关,存在远处转移时预后较差,应及时进行靶向药物治疗。

目前美国 FDA 已批准卡博替尼、仑伐替尼治疗 PDTC 的临床试验。

三、慎用酪氨酸激酶抑制剂类靶向药物的患者

鉴于酪氨酸激酶抑制剂(TKIs)类靶向药物在实际使用中,蛋白尿和高血压都是 TKIs 的常见不良反应,若患者本身具有潜在的肾功能疾病、肾切除,或既往有原发性高血压、糖尿病病史的患者,要慎用 TKIs 类靶向药物并密切随访观察。

四、目前正在进行临床试验的其他药物

目前正在进行临床试验的 TKIs 药物还有:帕唑帕尼、舒尼替尼、阿西替尼、维莫非尼、达拉非尼以及 mTOR 抑制剂依维莫司等。

五、临床研究进展

有研究报道,DTC 的甲状腺球蛋白(Tg)、MTC 的降钙素(CT)及癌胚抗原等肿瘤标志物的倍增时间可以评估疾病进展,因此在肿瘤标志物出现大幅度上升时应注意寻找靶病灶并考虑使用靶向药物治疗。

除此之外,术前预辅助靶向治疗,气管、脊髓、大脑部位存在较大病灶,或 ^{18}F-FDG 摄取水平升高等情况也应考虑靶向药物治疗。

(杨　辉　丁　颖)

附录十一　靶向药物治疗中的注意事项

靶向治疗是晚期甲状腺癌的一种新型治疗方式,目前美国食品药品管理局(FDA)已经批准索拉非尼、乐伐替尼、凡德他尼和卡博替尼等 4 种酪氨酸激酶抑制剂(tyrosine kinase inhibitors, TKI)用于晚期甲状腺癌的治疗。靶向药物具有完全不同于传统化疗药物的作用机制及不良反应,主管医师在建议患者应用靶向药物时需做好充分的医患沟通,详细解释相关注意事项。

一、计划使用靶向药物前的医患沟通

如果计划使用某种靶向药物,在用药前需要与患者和家属进行充分的医患沟通,说明以下事项:

1. 药物的主要作用机制、适应证及甲状腺癌诊疗指南的推荐级别。

2. 药物使用方法及计划使用时间。

3. 药物常见不良反应。

4. 药物费用,包括药物价格、是否可以医保报销及报销比例、有无慈善赠药政策等。

5. 患者合并症或相关高危因素对靶向药物的可能影响及预处理。

经过以上充分沟通后,确认无使用靶向药物的禁忌证,且患者和家属对药物相关不良反应、药物费用等知情同意,则可以开始治疗。

二、应用靶向药物之前须知

开具处方后,进一步医患沟通内容如下。

(一)建议患者详细阅读药物说明书

尤其注意说明书中的以下内容。

1. **用法用量中的服药细节**　如仑伐替尼要求每日同一时间服用。如果忘记服药并且未能在 12 小时内口服,应略过该次剂量并且于原定用药时间服用下一次剂量。

2. **注意事项**　主要包括常见不良反应的发生率、临床表现和如何处理。可以结合说明书中的"不良反应"部分一起看。

3. **药物相互作用**　重点看正在服用的药物中有没有与靶向药物有相互作用的,如果有请告知主管医师。

4. **禁忌证**　如果有禁忌证,请告知主管医师。

通过详细阅读说明书,对靶向药物用法用量、可能出现的不良反应、自己需要注意事项等有初步认识,以提高药物治疗的依从性。

(二)解释复查相关事项

1. **规律性复诊**　用药初期每 1~2 周复诊,用药 1~2 个月后可延长复查时间间隔或按照医嘱定期复查。为提高治疗延续性,建议提前预约主管医师的门诊时间行规律性复诊。

2. **临时复诊**　如果出现新发症状或者已有症状明显加重影响日常生活者,建议临时复诊,条件允许情况下联系主管医师复诊,必要时其他医师或急诊复诊。

(三)文字形式的注意事项及用药记录

一方面建议主管医师向患者提供文字形式的注意事项,可以是电子病历或纸质病历、患者教育手册、自制的注意事项单页等,形式不限(但不建议仅仅口头解释注意事项);另一方面建议患者以文字形式做用药记录,包括用药情况、相关症状和检查结果等,复诊时携带用药记录以备医师查看。

三、靶向药物应用过程中须知

(一)规律服药

遵照主管医师医嘱规律服药,并注意用药细节,如:空腹服用或与食物同服或饭后半小时服用;每日用药时间是否需要固定等。初次应用靶向药物往往出现胃肠道不适,笔者团队的用药经验:初次用药从最小剂量开始,在 3~5 天内逐渐加量调整至标准使用剂量,可降低胃肠道反应发生率。

（二）定期复查

定期复查的目的主要包括不良反应评估及疗效评价两个方面。

1. 不良反应评估　主要复查血常规、尿液分析、肝肾功能、甲状腺功能等。需注意肝肾功能检查需要空腹抽血。一般用药初期复查较频繁，之后逐步延长复查间隔时间。

2. 疗效评价　主要通过超声、CT 或 MR 等影像学检查方法进行疗效评价。根据肿瘤部位及转移器官不同进行相应部位的检查。需注意腹部相关检查时需要空腹。

（三）常见不良反应及防治措施

1. 皮肤毒性　常见的不良反应之一，主要表现为皮疹和 / 或手掌足趾红肿并感觉异常，后者称为手足皮肤反应。

（1）防治皮疹的措施：沐浴后或睡觉前涂抹保湿霜；使用去头屑的洗发水缓解头皮不适或作为浴液使用来缓解瘙痒；穿宽松的衣服；避免过热水温沐浴；避免直接日晒；使用防晒指数（SPF）≥ 30 的防晒霜。

（2）防治手足皮肤反应的措施：常规检查手足皮肤，修剪趾甲、去除老茧；避免皮肤受压、受热和摩擦；穿棉袜或软垫，穿软底鞋或网球鞋；勿长时间站立、行走；低浓度（1%~3%）硫酸镁溶液或金银花 50g 煮水浸泡手足；芦荟汁、尿素软膏、拜耳手足护理霜等涂抹患处并穿棉袜以隔离被褥等。

2. 高血压　靶向药物治疗前需明确基线血压，原有高血压病患者需预先用药使血压控制在 <140/90mmHg（注意血压正常的患者不推荐预防性降压治疗）；治疗前无高血压病但合并吸烟、肥胖、高龄、糖尿病等高血压高危因素患者，需禁烟、调整饮食结构及治疗基础疾病，以降低药物性高血压的发生率。

靶向药物治疗中持续监测血压：应当从用药前就开始，贯穿整个治疗过程，尤其是治疗初期的 2 周内应每日监测血压；既往高血压病或者合并高危因素患者建议持续每日监测血压。当血压 ≥ 140/90mmHg 或出现与相关症状，如明显头痛、头晕、视觉障碍等，应立即联系主管医师获得指导或急诊处理。用药过程中血压需稳定在 <140/90mmHg。

3. 腹泻　最常见的胃肠道不良反应，通常发生在治疗开始后的几个月内，治疗过程中逐渐减少，并有反复发生的特点。一旦出现腹泻，主要措施包括饮食调整、补液、药物止泻等。

（1）饮食调整：改用清淡易消化饮食，如稀饭、藕粉、烂面条等；可以进食鸡蛋羹；暂停食用奶制品、果汁、蔬菜汁等。

（2）补液：首选口服补液，如饮用足够的淡盐水、流质或半流质饮食、菜汤等；如腹泻 24 小时不缓解，或口服补液有困难，或出现脱水表现时，需监测电解质及生命体征，并应用静脉补液、纠正电解质紊乱等。

（3）药物治疗：常用止泻药物包括洛哌丁胺及蒙脱石散。洛哌丁胺建议用法为首次 4mg，之后每 2 小时 2mg；或每次腹泻服 2mg。但注意每日最大剂量成人不超过 16mg，且感染性腹泻（如脓血便、大便常规提示白细胞或脓细胞阳性、发热等）禁用。蒙脱石散建议用法为每日 4 次（晨起、早中餐间、中晚餐间、睡前），每次 3~6g。注意本品为粉剂，请用尽量少的水冲服,且服药前后半小时内不要大量饮水。腹泻 24 小时无明显好转可加用复方谷氨酰胺胶囊及活性菌制剂。

4. **蛋白尿**　最常见的肾脏不良反应。因蛋白尿往往无伴随症状,所以常常被患者忽视。需强调定期复查尿液分析的重要性。一旦发现蛋白尿阳性,需及时复诊。必要时遵医嘱行 24 小时尿蛋白定量检查。

5. **其他不良反应**　包括黏膜炎、恶心呕吐、疲乏、甲状腺功能障碍、肝肾功能损伤、出血、静脉栓塞等。有些患者有伴随症状,有些无症状的不良反应需要定期复查发现。

(四) 减量及停药

如果出现药物相关不良反应,主管医师会根据不良反应程度给予相应的处理。必要时建议靶向药物减量、暂时或永久性停药,患者需遵照医嘱严格执行。

总之,靶向药物治疗在给患者带来生存获益希望的同时,也会发生相关不良反应。加强患者教育、适时进行疗效评价、注意不良反应评估及处理可以提高患者治疗耐受性及依从性,最终提高靶向药物治疗的疗效及安全性。

（吕　静　王莎莎）

参考文献

[1] ALBANO D, BERTAGNA F, BONACINA M, et al. Possible delayed diagnosis and treatment of metastatic differentiated thyroid cancer by adopting the 2015 ATA guidelines [J]. Eur J Endocrinol, 2018, 179 (3): 143-151.

[2] ALEXANDER E K, MARQUSEE E, LAWRENCE J, et al. Timing and magnitude of increases in levothyroxine requirements during pregnancy in women with hypothyroidism [J]. N Engl J Med, 2004, 351 (3): 241-249.

[3] ALEXANDER E K, PEARCE E N, BRENT G A, et al. 2017 guidelines of the American thyroid association for the diagnosis and management of thyroid disease during pregnancy and the postpartum [J]. Thyroid, 2017, 27 (3): 315-389.

[4] BRAY F, FERLA Y J, SOERJOMATARAM I, et al. Global cancer statistics 2018: GLOBOCAN estimates of incidence and mortality worldwide for 36 cancers in 185 countries [J]. CA Cancer J Clin, 2018, 68 (6): 394-424.

[5] BUTOW P N, HILLER J E, PRICE M A, et al. Epidemiological evidence for a relationship between life events, coping style, and personality factors in the development of breast cancer [J]. J Psychosom Res, 2000, 49 (3): 169-181.

[6] CARAYON P, THOMAS-MORVAN C, CASTANAS E, et al. Human thyroid cancer: membrane thyrotropin binding and adenylate cyclase activity [J]. J Clin Endocrinol Metab, 1980, 51 (4): 915-920.

[7] CHEN L, LUO Q, SHEN Y, et al. Incremental value of ^{131}I SPECT/CT in the management of patients with differentiated thyroid carcinoma [J]. J Nucl Med, 2008, 49 (12): 1952-1957.

[8] CHEN W, ZHENG R, BAADE P, et al. Cancer statistics in China, 2015 [J]. CA Cancer J Clin, 2016, 66 (2): 115-132.

[9] CHO Y M, IMAI T, HASUMURA M, et al. Lack of enhancement of susceptibility to mammary and thyroid carcinogenesis in rats exposed to DMBA and DHPN following prepubertal iodine deficiency [J]. Cancer Sci, 2006, 97 (10): 1031-1036.

［10］ CURTIS R E, ROWLINGS P A, DEEG H J, et al. Solid cancers after bone marrow transplantation [J]. N Engl J Med, 1997, 336 (13): 897-904.

［11］ DADU R, CABANILLAS M E. Optimizing therapy for radioactive iodine-refractory differentiatedthyroid cancer: Current state of the art and future directions.[J]. Minerva Endocrinol, 2012, 37 (4): 335-356.

［12］ DALTON S O, BOESEN E H, ROSS L, et. al. Mind and cancer, Dopsychlogicalfactore cause cancer [J]. Eur J Cance, 2002, 38 (10): 1313.

［13］ EZZAT S, SARTI D A, CAIN D R, et al. Thyroidincidentalomas: Prevalence by palpation and uhrasonography [J]. Arch Intern Med, 1994, 154: 1838-1840.

［14］ HAUGEN B R, ALEXANDER E K, BIBLE K C, et al. 2015 American Thyroid Association Management Guidelines for adult patients with thyroid nodules and differentiated thyroid cancer: The American Thyroid Association Guidelines Task Force on Thyroid Nodules and Differentiated Thyroid Cancer [J]. Thyroid, 2016, 26 (1): 1-133.

［15］ HEGEDÜS L. Clinical practice: The thyroid nodule [J]. N Engl J Med, 2004, 351 (17): 1764-1771.

［16］ IñIGUEZ-ARIZA N M, BIBLE K C. Toward predictive biomarkers of response to kinase inhibitor therapies in differentiated thyroid cancer [J]. Endocrine, 2017, 57 (3): 364-365.

［17］ KITAHARA C M, SOSA J A. The changing incidence of thyroid cancer [J]. Nat Rev Endocrinol, 2016, 12 (11): 646-653.

［18］ LIU B, KUANG A, HUANG R, et al. Influence of vitamin C on salivary absorbed dose of ^{131}I in thyroid cancer patients: A prospective, randomized, single-blind, controlled trial [J]. J Nucl Med, 2010, 51 (4): 618-623.

［19］ NAKADA K, ISHIBASHI T, TAKEI T, et al. Does lemon candy decrease salivary gland damage after radioiedine therapy for thyroid cancer [J] J Nucl Med, 2005, 46: 261-266.

［20］ PACINI F, VORONTSOVA T, DEMIDCHIK E P, et al. Post-Chernobyl thyroid carcinoma in Belarus children and adolescents: Comparison with naturally occurring thyroid carcinoma in Italy and France [J]. J Clin Endocrinol Metab, 1997, 82 (11): 3563-3569.

［21］ RINGEL M D, ANDERSON J, SOUZA S L, et al. Expression of the sodium iodide symporter and thyroglobulin genes are reduced in papillary thyroid cancer [J]. Mod Pathol, 2001, 14 (4): 289-296.

［22］ SILVA-VIEIRA M, CARRILHO VAZ S, ESTEVES S, et al. Second primary cancer in patients with differentiated thyroid cancer: Does radioiodine play a role？[J]. Thyroid, 2017, 27 (8): 1068-1076.

［23］ SIPOS J A, MAZZAFERRI E L. Thyroid cancer epidemiology and prognostic variables [J]. Clin Oncol (R Coll Radiol), 2010, 22 (6): 395-404.

［24］ TORI M. Hybrid-type endoscopic thyroidectomy (HET: Tori's method) for differentiated thyroid carcinoma including invasion tothe trachea [J]. SurgEndosc, 2014, 28 (3): 902-909.

［25］ TAMHANE S, GHARIB H. Thyroid nodule update on diagnosis and management [J]. Clin Diabetes Endocrinol, 2016, 2: 17.

［26］ TING H H, BRITO J P, MONTORI V M. Shared decision making: science and action [J]. Circ Cardiovasc Qual Outcomes, 2014, 7 (2): 323-327.

［27］ VAN WASSENAER A G, STULP M R, VALIANPOUR F, et al. The quantity of thyroid hormone in human milk is too low to influence plasma thyroid hormone levels in the very preterm infant [J]. Clin Endocrinol (Oxf), 2002, 56 (5): 621-627.

［28］ VANDEN BORRE P, MCFADDEN D G, G UNDA V, et al. The next generation of orthotopic thyroid cancer models: Immunocompetent orthotopic mouse models of BRAF V600E-positive papillary and anaplastic thyroid carcinoama [J]. Thyroid, 2014, 24 (4): 705-714.

［29］ VULSMA T, GONS M H, de VIJLDER J J. Maternal-fetal transfer of thyroxine in congenital hypothyroidism due to a total organification defect or thyroid agenesis [J]. N Engl J Med, 1989, 321 (1): 13-16.

［30］ WONG R, FARRELL S G, GROSSMANN M. Thyroid nodules: Diagnosis and management [J]. Med J Aust, 2018, 209 (2): 92-98.

［31］ ZHAO L X, LI L, LI F L, et al. Rectus abdominis muscle metastasis from papillary thyroid cancer identified by I-131 SPECT/CT [J]. Clin Nucl Med, 2010, 35 (5): 360-361.

［32］《妊娠和产后甲状腺疾病诊治指南》(第 2 版) 编撰委员会, 中华医学会内分泌学分会, 中华医学会围产医学分会. 妊娠和产后甲状腺疾病诊治指南 (第 2 版)[J]. 中华内分泌代谢杂志, 2019, 35 (8): 636-665.

［33］ 曾小奇, 石峰. 促甲状腺素抑制治疗甲状腺癌患者的膳食调查分析 [J]. 现代预防医学, 2020, 47 (1): 49-52.

［34］ 董芬, 张彪, 单广良. 中国甲状腺癌的流行现状和影响因素 [J]. 中国癌症杂志, 2016, 26 (01): 47-52.

［35］ 张林华. 甲状腺癌患者的超声及 CT 影像学表现及诊断价值分析 [J]. 影像研究与医学应用, 2018, 2 (11): 35-36.

［36］ 中华医学会内分泌学分会, 中华医学会外科学分会内分泌学组, 中国抗癌协会头颈肿瘤专业委员会, 等. 甲状腺结节和分化型甲状腺癌诊治指南 [J]. 中华内分泌代谢杂志, 2012, 28 (10): 779-797.

［37］ 关海霞. 从经验到循证, 理性设定分化型甲状腺癌促甲状腺激素抑制治疗目标 [J]. 中华内科杂志, 2014, 53 (9): 694-696.

［38］ 赫捷, 陈万青. 2012 中国肿瘤登记年报 [M]. 北京 : 军事医学科学出版社, 2012: 27-29.

［39］ 石红梅, 杨雷, 王宁. 北京市东城区 2001—2011 年甲状腺癌发病趋势分析 [J]. 肿瘤, 2016, 36 (7): 791-795.

［40］ 黄丽, 罗健. 肿瘤心理肿瘤 [M]. 北京 : 人民卫生出版社, 2000.

［41］ 匡安仁. ^{131}I 治疗分化型甲状腺癌. 北京 : 人民卫生出版社, 2013.

［42］ 张琳. 强化精氨酸肠内营养对口腔头颈部恶性肿瘤病人术后效果的临床研究 [J]. 影像研究与医学应用, 2018, 2 (21): 225-226.

［43］ 林洁, 谢丽梅, 李玉珠, 等. 快速康复外科理念在甲状腺癌根治术围手术期护理的疗效分析 [J]. 黑龙江医学, 2015, 39 (8): 957-958.

［44］ 林岩松. 分化型甲状腺癌的碘 -131 治疗现状和进展 [J]. 中华耳鼻咽喉头颈外科杂志, 2019, 54 (1): 62-68.

［45］ 盛矢薇, 陈立波, 陆汉魁, 等. 含碘造影剂对分化型甲状腺癌肺转移病灶 ^{131}I 疗效的影响 [J]. 上海交通大学学报 (医学版), 2010, 30 (3): 253-255.

［46］ 滕卫平, 刘永峰, 高明, 等. 甲状腺结节和分化型甲状腺癌诊治指南, 中华内分泌代谢杂志, 2012, 28 (10): 779-797.

［47］ 田蓉, 匡安仁, 秦卫仕. 分化型甲状腺癌患者 ^{131}I 治疗后全身显像的临床价值 [J]. 中华核医学杂志, 2000,(4): 162.

［48］ 王良友, 林海江, 赵璐璐, 等. 2010—2014 年浙江省台州市甲状腺癌发病和死亡趋势分析 [J]. 中国慢性病预防与控制, 2016, 24 (5): 396-398.

［49］ 王平, 赵群仔. 腔镜下甲状腺切除术的回顾与展望 [J]. 中华外科杂志, 2016, 54 (11): 815-818.

［50］ 姚宏伟, 修典荣, 王立新, 等. 完全腔镜、腔镜辅助以及常规开放甲状腺切除术的对比研究 : 前瞻性、非随机、对照研究 [J]. 中国微创外科杂志, 2010, 10 (5): 415-419.

［51］ 余永利, 罗全勇, 陈立波, 等. 中华核医学杂志, 2006, 26 (5): 261-263.

［52］ 中国超重肥胖医学营养治疗专家共识编写委员会. 中国超重 / 肥胖医学营养治疗专家共识 (2016 年版)[J]. 中华糖尿病杂志, 2016, 8 (9): 525-540.

［53］ 中国康复医学会心血管病专业委员会, 中国营养学会临床营养分会, 中华预防医学会慢性病预防与控制分会, 等. 心血管疾病营养处方专家共识 [J]. 中华内科杂志, 2014, 53 (2): 151-158.

［54］ 中国抗癌协会肿瘤营养与支持专业委员会肿瘤放疗营养学组. 头颈部肿瘤放疗者营养与支持治疗专家共识 [J]. 中华放射肿瘤学杂志, 2018, 27 (1): 1-6.

［55］ 中华人民共和国国家卫生健康委员会 : GBZ128—2019 职业性外照射个人监测规范 [S]. 2019.

［56］ 邹小农, 赵平, 中国癌症态势七十年分析 [J]. 中国肿瘤临床与康复, 2019, 26 (10): 1153-1161.

分化型甲状腺癌术后患者就医卡 -^{131}I 治疗前

年　　月　　日

姓名：　　　　性别：　　　　年龄：　　　　家族史：	
既往史：　　　　　　　　过敏史：	

手术资料

第 1 次手术时间：　　　　　　医院：　　　　　科室：

手术方式：并发症喉返神经损伤□　甲状旁腺损伤□

病理报告：

　甲状腺病变：

　周围侵犯及转移淋巴结：

　基因突变检测：

第 2 次手术时间：　　　　　　医院：　　　　　科室：

手术方式：并发症喉返神经损伤□　甲状旁腺损伤□

病理报告：

　甲状腺病变：

　周围侵犯及转移淋巴结：

　基因突变检测：

术后评估

复发危险度分层：低危□　中危□　高危□　　　　　TNM 分期：

目前状态

声音嘶哑有□　无□　　手脚麻木有□　无□　　颈部切口瘢痕增生有□　无□

其他：

甲状腺功能：FT$_3$_____　FT$_4$_____　TSH_____　A-Tg_____　Tg_____

甲状旁腺激素：_____　血钙：_____　尿碘：_____

颈部淋巴结超声：

CT 或其他检查：

目前用药情况：

优甲乐 _____μg/d,甲状腺片 _____mg/d,钙剂 _____mg/d

如已禁碘,禁碘时间：_____天

如已停用优甲乐 / 甲状腺片,停用时间：_____天

分化型甲状腺癌术后患者就医卡 - 诊断性 ^{131}I 全身显像后

年　　月　　日

姓名：　　　　性别：　　　　　年龄：　　　　　家族史：
既往史：　　　　　　　　　　过敏史：

手术资料

第 1 次手术时间：　　　　　　　医院：　　　　　科室：
手术方式：并发症喉返神经损伤□　　甲状旁腺损伤□
病理报告：
　甲状腺病变：

　周围侵犯及转移淋巴结：

　基因突变检测：

第 2 次手术时间：　　　　　　　医院：　　　　　科室：
手术方式：并发症喉返神经损伤□　　甲状旁腺损伤□
病理报告：
　甲状腺病变：

　周围侵犯及转移淋巴结：

　基因突变检测：

术后评估
复发危险度分层：低危□　中危□　高危□　　　　　TNM 分期：

目前状态
声音嘶哑有□　无□　　手脚麻木有□　无□　　颈部切口瘢痕增生有□　无□
其他：

甲状腺功能：FT$_3$_____　FT$_4$_____　TSH_____　A-Tg_____　Tg_____
甲状旁腺激素：_____　血钙：_____　尿碘：_____

颈部淋巴结超声：

CT 或其他检查：

禁碘停药后（年月日）
甲状腺功能：FT$_3$_____　FT$_4$_____　TSH_____　A-Tg_____　sTg_____
甲状旁腺激素：_____　血钙：_____　尿碘：_____

诊断性 ^{131}I 全身显像（DxWBS）报告（年月日）：

后续治疗建议：
优甲乐_____μg/d，甲状腺片_____mg/d，钙剂_____mg/d

分化型甲状腺癌术后患者就医卡 -^{131}I 治疗全身显像后

年　　月　　日

姓名：　　　　性别：　　　　年龄：　　　　家族史：	
既往史：　　　　　　　　　过敏史：	
手术资料	
第 1 次手术时间：　　　　　　　　医院：　　　　科室： 手术方式:并发症喉返神经损伤□　　甲状旁腺损伤□ 病理报告： 　甲状腺病变： 　周围侵犯及转移淋巴结： 　基因突变检测：	
第 2 次手术时间：　　　　　　　　医院：　　　　科室： 手术方式:并发症喉返神经损伤□　　甲状旁腺损伤□ 病理报告： 　甲状腺病变： 　周围侵犯及转移淋巴结： 　基因突变检测：	
术后评估 复发危险度分层:低危□　中危□　高危□　　　　　　TNM 分期：	
目前状态 声音嘶哑有□　无□　　手脚麻木有□　无□　　颈部切口瘢痕增生有□　无□ 其他： 甲状腺功能:FT$_3$_____　FT$_4$_____　TSH_____　A-Tg_____　Tg_____(日期) 甲状旁腺激素:_____　血钙:_____　尿碘:_____(日期) 颈部淋巴结超声:(日期) CT 或其他检查:(日期)	
禁碘停 L-T$_4$ 后 甲状腺功能:FT$_3$_____　FT$_4$_____　TSH_____　A-Tg_____　sTg_____(日期) 甲状旁腺激素:_____　血钙:_____　尿碘:_____(日期)	
^{131}I 治疗后全身显像（RxWBS）报告：	
后续治疗建议： 优甲乐 _____μg/d,甲状腺片 _____mg/d,钙剂 _____mg/d	

分化型甲状腺癌术后患者就医卡 - 术后 ^{131}I 治疗后长期随访

年　　月　　日

姓名：　　　　　　性别：　　　　　　年龄：　　　　　　家族史：			
既往史：　　　　　　　　　　　过敏史：			

甲状腺癌复发危险度分层：低危□　中危□　高危□　　　　TNM 分期：

TSH 抑制治疗副反应风险分层：低危□　中危□　高危□

告知 1 次或多次 ^{131}I 治疗结果：
第 1 次 ^{131}I 治疗（年月日医院）停药后 TSH_____sTg_____A-Tg_____尿碘 _____
全身显像（RxWBS）报告：

第 n 次 ^{131}I 治疗（年月日医院）停药后 TSH_____sTg_____A-Tg_____尿碘 _____
全身显像（RxWBS）报告：

治疗后诊断性 ^{131}I 全身显像（年月日医院）停药后 TSH_____sTg_____A-Tg_____尿碘 _____
诊断性 ^{131}I 全身显像（DxWBS）报告：

目前状态距离末次术后 _____ 年距离末次碘治疗 _____ 年
声音嘶哑：有□　无□　　　手脚麻木：有□　无□　　　骨质疏松：有□　无□
绝经：有□　无□　　　心血管疾病：有□　无□　　　心悸、手抖：有□　无□
其他：
甲状腺功能：FT$_3$_____　FT$_4$_____　TSH_____　A-Tg_____　Tg_____（日期）
甲状旁腺激素：_____　血钙：_____　尿碘：_____（日期）
颈部淋巴结超声：（日期）

CT、MR 或其他检查：（日期）

目前用药情况：
优甲乐 _____μg/d，甲状腺片 _____mg/d 其他

后续治疗建议：
优甲乐 _____μg/d，甲状腺片 _____mg/d 其他

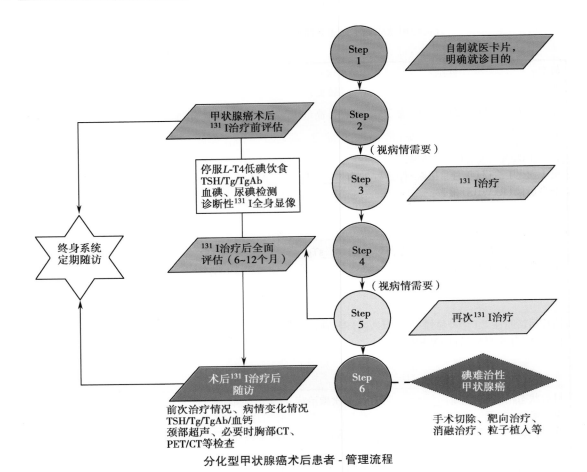

Step 1　自制就医卡片，明确就诊目的

Step 2　甲状腺癌术后^{131}I治疗前评估

（视病情需要）　停服L-T4低碘饮食　TSH/Tg/TgAb　血碘、尿碘检测　诊断性^{131}I全身显像

Step 3　^{131}I治疗

Step 4　^{131}I治疗后全面评估（6~12个月）

（视病情需要）

Step 5　再次^{131}I治疗

Step 6　碘难治性甲状腺癌

术后^{131}I治疗后随访
前次治疗情况、病情变化情况
TSH/Tg/TgAb/血钙
颈部超声、必要时胸部CT、
PET/CT等检查

终身系统定期随访

手术切除、靶向治疗、消融治疗、粒子植入等

分化型甲状腺癌术后患者 - 管理流程